U0350254

眼睑、结膜与眶部肿瘤图谱
Eyelid, Conjunctival, and Orbital Tumors:
an Atlas and Textbook

第3版

原著　Jerry A. Shields, MD
　　　Carol L. Shields, MD

主译　李冬梅　姜利斌

译者（按汉语拼音排序）

陈　菲	陈兰兰	崔　莹	丁静文	董　杰
董　力	郭思彤	侯志嘉	姜　雪	姜利斌
李　洋	李冬梅	刘洪雷	刘文冬	刘兆川
齐　畅	秦碧萱	宋东宇	王　倩	乌日汗
辛　月	于明依	袁博伟	张　丽	

人民卫生出版社

Jerry A. Shields, Carol L. Shields: Eyelid, conjunctival, and orbital tumors: an atlas and textbook, Third edition. ISBN 978-1-4963-2148-0

Copyright © 2016 Wolters Kluwer. All rights reserved.

This is a Simplified Chinese translation published by arrangement with Lippincott Williams & Wilkins/Wolters Kluwer Health, Inc., USA.

Not for resale outside People's Republic of China (including not for resale in the Special Administrative Region of Hong Kong and Macau, and Taiwan.)

本书限在中华人民共和国境内(不包括香港、澳门特别行政区及台湾)销售。

图书在版编目(CIP)数据

眼睑、结膜与眶部肿瘤图谱 / (美)杰瑞·A·希尔兹(Jerry A. Shields)原著;李冬梅,姜利斌主译 . —北京:人民卫生出版社,2018

ISBN 978-7-117-27478-4

Ⅰ.①眼… Ⅱ.①杰… ②李… ③姜… Ⅲ.①眼睑疾病 - 肿瘤 - 图谱②结膜疾病 - 肿瘤 - 图谱③眼眶疾病 - 肿瘤 - 图谱 Ⅳ.①R739.7-64②R777.3-64

中国版本图书馆 CIP 数据核字(2018)第 225478 号

人卫智网　www.ipmph.com　医学教育、学术、考试、健康,购书智慧智能综合服务平台
人卫官网　www.pmph.com　人卫官方资讯发布平台

版权所有,侵权必究!

图字:01-2018-0666

眼睑、结膜与眶部肿瘤图谱

主　　译:李冬梅　姜利斌
出版发行:人民卫生出版社(中继线 010-59780011)
地　　址:北京市朝阳区潘家园南里 19 号
邮　　编:100021
E - mail:pmph @ pmph.com
购书热线:010-59787592　010-59787584　010-65264830
印　　刷:中国农业出版社印刷厂
经　　销:新华书店
开　　本:889×1194　1/16　印张:49
字　　数:1551 千字
版　　次:2018 年 11 月第 1 版　2018 年 11 月第 1 版第 1 次印刷
标准书号:ISBN 978-7-117-27478-4
定　　价:525.00 元

打击盗版举报电话:010-59787491　E-mail:WQ @ pmph.com
(凡属印装质量问题请与本社市场营销中心联系退换)

谨以此书献给我们的七个孩子：

Jerry、Patrick、Bill、Maggie Mea、John、Nellie 和 Mary Rose。

他们正处于少年及青年时期，对于我们来说仍然是最宝贵的。

我们希望他们在家庭生活和职业生涯中获得满足和成功，

希望他们在追逐梦想的时候蓬勃发展。

自 Wills 眼科医院眼肿瘤中心由 Jerry Shields 于 1974 年成立以来，它已经发展成为世界上最大和最优秀的眼肿瘤团队之一，每周接诊的新患者人数众多，肿瘤手术量多达数十例。科室目前由这一领域内的带头人 Jerry 和他的妻子 Carol Shields 领导。Jerry 和 Carol 以及他们的团队已经在同行评议的眼科文献中发表了数百篇论文，并在美国和全球各地针对眼肿瘤的诊断和治疗进行了大量的专题讲座。在我看来，没有比他们更好的医生，可以胜任编写这本治疗眼内及眼周肿瘤教程的工作。

《眼睑、结膜与眶部肿瘤图谱》的前两版非常精彩！更新的第 3 版则增加了更多的诊断、最新照片、前沿医学技术及手术治疗方法。本书分为三个部分，共 41 章，包括 2600 多张高质量图片。第 1 部分为眼睑肿瘤，由 15 个章节组成，其中包括各种眼睑肿瘤、上皮肿瘤，如基底细胞和鳞状细胞癌、皮脂腺瘤、黑色素细胞瘤、血管性肿瘤和多种肿瘤样病变，最后一章为眼睑肿瘤的手术治疗方法。第 2 部分为结膜肿瘤，包括迷芽瘤（如皮样肿瘤、内皮肿瘤），浸润性鳞状细胞癌，血管性肿瘤，淋巴肿瘤和多种结膜肿瘤样病变。其中最后一章介绍结膜肿瘤的手术治疗方法。第 3 部分为眶部肿瘤，包括囊性病变、血管性和出血性病变、外周神经和视神经肿瘤、肌源性肿瘤（如横纹肌肉瘤）、泪腺肿瘤、淋巴肿瘤和白血病，以及许多炎症条件下的眶部肿瘤样病变。最后一章介绍眶部肿瘤的手术治疗方法。

每一章节均涵盖多种不同肿瘤或相似病变，并进行详细讨论，对每类疾病的临床特征、鉴别诊断、组织病理学和手术方法进行介绍，并附以病变实体外观、影像学、组织病理学和手术治疗的大量高清照片进一步阐明观点。让我们祝贺 Jerry 和 Carol Shields 博士在原书基础上推出了更加完善的第 3 版。作为本专业学科的临床医生，我们诚挚地感谢他们作出的贡献。

Christopher J. Rapuano，MD
角膜中心主任，屈光中心联合主任
Wills 眼科医院，外科
Thomas Jefferson 大学 Sidney Kimmel 医学院，
眼科学教授
宾夕法尼亚州，费城

这本书是继前两版眼肿瘤图谱后的第 3 版,题目是《眼睑、结膜与眶部肿瘤图谱》,全书共 780 多页,长度与之前相近,但是已经对内容进行了许多改进。作为一个长期从事眼眶和眼附属器肿瘤相关工作的人,我可以毫不犹豫地说,每一位眼科医生和医学生都应将它作为教科书收藏并仔细研读(第 1 版同样值得收藏)。本书所涵盖内容,以简练清晰的方式呈现于目录和索引中。

进入互联网出版时代,无论是在医学还是非医学领域,实体书都受到了严重的威胁。如今"快餐式"阅读以及"碎片化"信息逐渐成为了学者获取知识的新方式,这种阅读方式容易令人产生思维惰性,无法深入理解书中的主题思想,是非常不正确的学习方式。如果我们通读全书并熟悉全书内容,把书变成自己的一位老朋友,就能做到融会贯通。虽然我们不可能记住书中的所有内容,但可以重新去查阅,并轻松找到所需的信息。

即使书籍的地位危在旦夕,也总有一些书经过时间的考验逐渐凸显其价值所在。文学评论家指出,这些书是人类智慧的结晶,毋庸置疑将成为经典,在同类书籍中作为"典范",并发挥中枢性和开创性作用。这里特别推荐 Miller 和 Newman 修订的第 3 版 *Walsh and Hoyt's Clinical Neuro-Ophthalmology*(Lippincott Williams & Wilkins,2004),Spencer 编辑的 *Ophthalmic Pathology:An Atlas and Text*(WB Saunder,1995),以及 Miller 和 Albert 编辑的 *Albert and Jakobiec's Principles and Practice of Ophthalmology*(WB Saunders,2007),这些杰作同样值得称赞。

这一版的每一部分都进行了全面的修订,简洁而实用地讲述了临床医生需要了解的眼睑、结膜与眶部肿瘤的诊断和处理方法,相关内容紧随科研进展。书中精心挑选了 2600 多张临床和组织病理学特征相关的彩色图片,并补充有黑白影像图片,更加深刻地阐释了文章内容。所有参考文献均为最新并经过了慎重的选择。从上一版开始,就已经增加并描述了许多新的肿瘤类型。最吸引我的两种是神经鞘黏液瘤(最常发生在眼睑,也可累及结膜和眶部)和色素血管性斑痣性错构瘤病的 cesioflammea 型。后者合并有鲜红斑痣及同侧眼部黑色素沉着病、黑色素细胞增多症或黑色素细胞瘤。7 个鲜红斑痣病例中有 3 个是双侧发病(除外黑色素细胞增多症)。在 3 名患者中观察到脉络膜黑色素瘤,并且在一名患者中观察到了视盘黑色素细胞瘤(为了更完整地描述超出本书内容的主题,读者可参考以下文献:Shield et al. Arch Ophthalmol. 2011;129:746–750)。

作者对眼表肿瘤的局部药物治疗及敷贴治疗方法进行了批判性评估,并首次将其引入到教科书中。同时探讨了结膜黑色素瘤患者前哨淋巴结活检和清扫的争议性作用。这非常有助于临床医生和病理学家对肿瘤的临床和组织病理特征的描述,以及难治性肿瘤治疗方案的选择,如原发性获得性黑色素沉着症、自发性黑色素瘤和皮脂腺癌等。眼睑毛细血管瘤可导致弱视,在多种不同的治疗方案中,均提及普萘洛尔可促进眼睑毛细血管瘤退化的作用,以此控制弱视的发展。本书对恶性泪腺上皮瘤的治疗方法进行了非常详尽的描述。最后,作者目前最杰出和最具代表性的贡献是申请了世界卫生组织对眼附属器淋巴瘤的分类和美国癌症联合委员会(American Joint Commission on Cancer,AJCC)对眼附属器非淋巴瘤性实体肿瘤的分类。

Carol 和 Jerry Shields 作为临床眼科肿瘤医师,将临床经验和相关文献紧密结合,使本书成为一个独特而权威的参考和学习资料。他们也因此赢得了美国眼科和眼肿瘤学终极"强力夫妇"的荣誉称号。然而,他们对工作的热情与付出并没有对家庭生活产生负面的影响。他们已经成功地将大部分孩子抚养成人且给予了他们良好的教育。Shields 夫妇是国家乃至全世界的财富,他们帮助了无数患者,慷慨地与同事和学生分享他们的知识,他们以临床经验为基础,编写和发表优秀的书籍和论文,也极大地丰富了相关文献。我非常钦佩他们,是这本书的忠实爱好者,这本书给予了非同寻常且晦涩难懂的主题以清晰透彻的摘要且十分易于

理解,令我赞不绝口。我希望今后他们可以继续努力,在眼肿瘤学的探索中继续前行。

Frederick A. Jakobiec, MD, DSc
Harvard 大学医学院,眼科学和病理学
Henry Willard Williams 名誉教授
Harvard 医学院前任眼科主任
麻省眼耳医院眼科前任主任
David Glendenning Cogan 眼科病理实验室现任主任
马萨诸塞州波士顿,麻省眼耳医院

四十年专注于眼睑、结膜与眶部肿瘤治疗

四十年很长。四十年的时间已经超过了大部分人的职业生涯。

四十年里，我们用内外科方法来研究眼睑、结膜和眶部肿瘤。四十年里，我们始终投身于良恶性眼周肿瘤以及多种假性病变的治疗和研究之中。每个工作日的清晨，我们赶到费城，为眼周肿瘤患者进行诊断、治疗及眼周组织重建手术。同时，我们也花费了宝贵的时间探索新的美容手术方法。工作结束后，我们在夕阳的陪伴下回家。

四十年里，我们发现、思考、设计、评判、研究，一连几小时不停歇，无数的眼肿瘤研究项目圆满完成，并将研究向前推进。进展过程缓慢而稳定，但回头看，我们参与了知识的巨大飞跃过程。

1999 年，我们出版了第 1 版图谱，共 3 卷，题为 *Atlas of Eyelid and Conjunctival Tumors*、*Atlas of Intraocular Tumors* 和 *Atlas of Orbital Tumors*。经过大量的改进和更新，我们随后在 2008 年分两卷出版了第 2 版：*Intraocular Tumors：An Atlas and Textbook* 和 *Eyelid，Conjunctival，and Orbital Tumors：An Atlas and Textbook*。

在这里，我们向您推荐第 3 版图谱。这一版增添了新的图片、最新的参考文献和观察结果，影像设备也更加先进。为了方便读者阅读，我们仔细地进行了排版，每页放置 6 张图片来描述病例或解释一个临床或手术要点，每个病变都按照眼睑、结膜和眶部组织的解剖顺序进行描述。坚持阅读，您将获得完整的认知体验。

这本书用大量的图片讲解了常见病变如霰粒肿和睑裂斑，以及罕见病变如眼睑类脂蛋白沉积症、木样结膜炎、眶部幼年性黄色肉芽肿和结膜遗传性良性上皮内角化不良症等。我们根据个人经验，将多年积累下来的临床实践真知和临床病理联系进行汇总，编写了这本图谱，用高质量的图示和图片来说明手术原则。我们希望这本独特的图谱及教程能够为眼科综合科室，眼整形外科，眼病理学科以及其他相关疾病的医疗及研究人员提供帮助，有助于他们的实践工作，并丰富他们的阅读体验。

Jerry A. Shields, MD
Carol L. Shields, MD

这本图谱包含了我们终其一生收集的常见及罕见眼睑、结膜和眶部肿瘤。这是医学的艺术作品，对眼周区域种类众多而又各具特点的肿瘤谱系进行了说明、描述、分类和解释。这一成果不仅是我们共同努力的结晶，更体现了团队与团队间的合作精神。

我们非常感谢教授们和同事们在眼肿瘤基础知识方面给予的指导，不断激励着我们进一步探索。特别要感谢我们的患者，给予我们信任并与我们分享他们的故事，让我们有幸可以照顾他们。

我们要感谢 Wills 眼科医院眼肿瘤中心的一流眼科摄影师团队：Tika Siburt、Tessa Tintle、Jacqueline Hanable 和 Sandor Ferenczy，他们运用高超的摄影技巧巧妙捕捉的每张照片都以最高质量显示出肿瘤的显著特征。还要感谢 Linda Warren 对手术图片的解释说明。在 David Lashinsky 的带领下，Wills 眼科医院眼肿瘤中心的全体医务人员为我们的患者提供了耐心细致的服务，所以在这里，我们要郑重地向他们表示崇高的敬意。此外，我们还要特别感谢 Sandra Dailey，帮助我们处理与本书有关的日常事务。同时，我们员工的团队精神和敬业精神也应得到表彰。

十分感谢 Thomas Jefferson 大学 Wills 眼科医院的医务人员，其中包括眼科主任 Julia Haller 博士，以及眼科各领域包括视网膜、葡萄膜炎、角膜、眼整形、小儿眼科、青光眼和神经眼科的同道们和其他工作人员，是他们协助我们诊治患者，并提出他们的观点和看法。还要特别感谢我们优秀的眼整形医师团队，他们通力合作，为一个个疑难病例进行手术缺陷的修复和重建。另外，角膜科医生为我们的患者提供了亲切而专业的咨询服务，在此，我们也要向他们表达诚挚的谢意。

我们要特别感谢托马斯·杰斐逊大学（Thomas Jefferson University）神经放射学系的全体工作人员在计算机断层扫描和磁共振成像上对我们的帮助。还要

特别感谢 Wills 眼科医院影像科主任 Jack Scully 多年来的鼎力支持，他在眼影像学科和先进影像技术领域作出了巨大的贡献。

我们要感谢 Wills 眼科医院眼肿瘤中心的同道们，是他们协同我们一起通过内外科手段治疗患者。其中包括美丽的外科医生 Sara Lally 博士，她同样致力于眼睑、结膜和眶部肿瘤的研究，且其针对手术技巧的勇敢创新，常使人望其项背。我们要感谢 Arman Masheyekhi 博士和 Emil Say 博士，他们都是眼肿瘤领域优秀的外科医生和杰出学者。此外，其他数百名肿瘤科工作人员和访问学者对眼肿瘤领域的贡献也应得到认可和赞扬。

我们特别听取了著名眼病理学家 Ralph C. Eagle Jr 博士的宝贵意见。在多年的合作过程中，他为我们提供了眼肿瘤病例方面专业的病理学咨询，其中的一些疑难病例极具挑战性。对于他的奉献精神和无与伦比的诊断洞察力，感激之情无以言表。在本书中，您将注意到大量由 Eagle 博士提供的显微照片。正是他精湛的摄影技术为我们呈现了这些壮观的病理图片。

最后，要感谢七个可爱的孩子给予我们的理解和支持。在我们出版第 1 版时他们都还非常小，而出版第 2 版时他们都还是青少年。现在到了第 3 版，他们都已经成年，正是他们的理解和鼓励给予了我们创作这本书源源不断的动力。

所以，请您尽情享受本书第 3 版的阅读时光吧。让我们来一同感受这 41 章的炫目之美。其中的每一章都对图片、文本、表格和参考文献进行了更新。我们希望您仔细体会每一页的内容，并对您诊治患者有所帮助。

Jerry A. Shields, MD
Carol L. Shields, MD
（秦碧萱　李冬梅　译）

11

第一篇　眼睑肿瘤

第 三 篇　眶部肿瘤

眼睑皮肤良性肿瘤

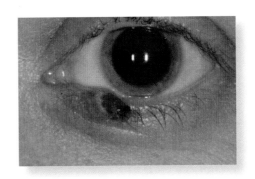

皮肤科相关书籍中介绍了多种良性肿瘤及假瘤（1~3），但其中很多疾病类型也可见于眼睑部的皮肤，本章节主要介绍眼科专家和眼科病理学家所公认的倾向于发生在眼睑部皮肤的良性肿瘤。

概述

鳞状细胞乳头状瘤是非专业术语，特用于描述几种不同情况的病变，其临床表现呈疣状外观，且组织病理学上表现为良性鳞状上皮增生。因此，本病并非专业临床病理学命名，而是眼科专家和眼科病理学家用于描述此类疾病特征的一种表达方式。鳞状细胞乳头状瘤是最常见的眼睑病变之一，好发于中老年人，临床表现多样。临床上常将其与结膜乳头状瘤进行鉴别，结膜乳头状瘤是一种良性肿瘤，与人乳头状瘤病毒感染有关，好发于青年人，病变呈粉红色，该病会在结膜相关章节详细阐述。

临床特征

眼睑鳞状细胞乳头状瘤临床表现多样，常为带蒂或无蒂，可单发或多发。病变常与邻近皮肤颜色相近，偶见色素沉着，且多见于黑种人。无蒂乳头状瘤基底较宽，略高于皮面，表面多光滑。而带蒂乳头状瘤呈明显隆起，表面粗糙，卷曲或呈脑回状，病变处（角化乳头状瘤或"疣"）有时可见粗糙的角蛋白外壳。此病病程发展较为缓慢。

鉴别诊断

需要与其进行鉴别诊断的疾病包括黑色素细胞痣、基底细胞癌、脂溢性角化病（seborrheic keratosis，SK）、纤维瘤和寻常疣等。其中无蒂鳞状细胞乳头状瘤与无色素型黑色素细胞痣或未破溃的基底细胞癌在临床表现上十分相似。

组织病理

显微镜下，眼睑乳头状瘤由被覆棘层上皮的血管化纤维结缔组织组成。带蒂病变表现为指状突起，由纤维血管结缔组织构成，表面覆盖角化过度的上皮或棘层上皮。

眼睑鳞状细胞乳头状瘤

治疗方法

眼睑鳞状细胞乳头状瘤可定期随访观察,若患者有美容需求,可行手术切除(4~9)。也可选择性使用二氧化碳激光、氩激光以及光动力等方式治疗。近年来临床上也提出一些新的非手术治疗方法,如外用或注射咪喹莫特(imiquimod)等干扰素以及干扰素相关药物。目前临床上更倾向于使用局麻下将病变切除及烧灼的治疗方法。

预后

眼睑乳头状瘤预后良好。与发生在泪液排出系统内翻性鳞状细胞乳头状瘤不同,眼睑乳头状瘤几乎没有恶性倾向。

Selected References

Reviews

1. Deprez M, Uffer S. Clinicopathological features of eyelid skin tumors. A retrospective study of 5504 cases and review of literature. *Am J Dermatopathol* 2009;31(3): 256–262.
2. Kersten RC, Ewing-Chow D, Kulwin DR, et al. Accuracy of clinical diagnosis of cutaneous eyelid lesions. *Ophthalmology* 1997;104(3):479–484.
3. Verma V, Shen D, Sieving PC, et al. The role of infectious agents in the etiology of ocular adnexal neoplasia. *Surv Ophthalmol* 2008;53(4):312–331.

Therapy

4. Beckman H, Fuller TA, Boyman R, et al. Carbon dioxide laser surgery of the eye and adnexa. *Ophthalmology* 1980;87:990–1000.
5. Wohlrab TM, Rohrbach JM, Erb C, et al. Argon laser therapy of benign tumors of the eyelid. *Am J Ophthalmol* 1998;125:693–697.
6. Togsverd-Bo K, Haedersdal M, Wulf HC. Photodynamic therapy for tumors on the eyelid margins. *Arch Dermatol* 2009;145(8):944–947.
7. Eshraghi B, Torabi HR, Kasaie A, et al. The use of a radiofrequency unit for excisional biopsy of eyelid papillomas. *Ophthal Plast Reconstr Surg* 2010;26(6): 448–449.
8. Lee BJ, Nelson CC. Intralesional interferon for extensive squamous papilloma of the eyelid margin. *Ophthal Plast Reconstr Surg* 2012;28(2):e47–e48.
9. Ahn HB, Seo JW, Roh MS, et al. Canaliculitis with a papilloma-like mass caused by a temporary punctal plug. *Ophthal Plast Reconstr Surg* 2009;25(5):413–414.

● 眼睑鳞状细胞乳头状瘤

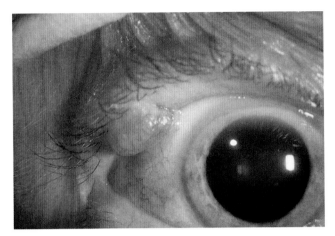

图1.1　患者女性，63岁，上睑缘无蒂鳞状细胞乳头状瘤，病变呈粉色，表面光滑

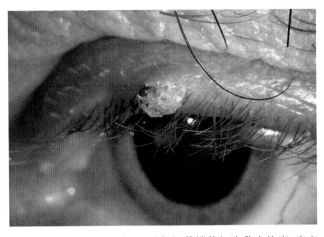

图1.2　患者男性，72岁，上睑部短蒂鳞状细胞乳头状瘤，病变表面粗糙、不规则

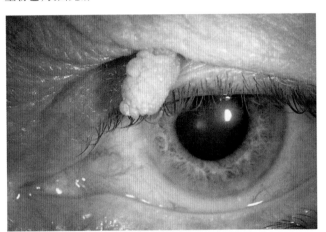

图1.3　患者男性，68岁，上睑明显带蒂鳞状细胞乳头状瘤

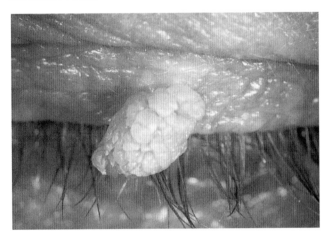

图1.4　图1.3病变特写，示病变表面褶皱

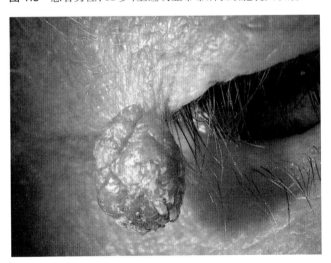

图1.5　患者男性，80岁，眼睑外侧部明显带蒂鳞状细胞乳头状瘤

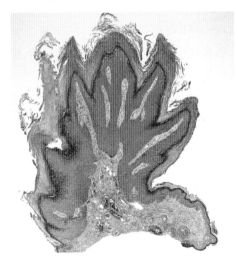

图1.6　鳞状细胞乳头状瘤组织病理学检查，示纤维血管组织呈弱嗜酸性，上皮增生伴角化过度和角化不全（HE×25）

眼睑脂溢性角化病

概述

脂溢性角化病（seborrheic keratosis，SK；基底细胞乳头状瘤；脂溢性疣）是一种常见皮肤良性病变，易发生于胸背部皮肤，也常见于老年患者面部与眼周区（1~9）。病变发生于毛发分布区域，不累及掌、跖及黏膜区域，常为单发，也可多发，推测此病与常染色体显性遗传有关。短期内出现多发性 SK 病灶，或原有 SK 病灶体积迅速增长，提示患者可能存在内脏恶性肿瘤，特别是合并胃肠道腺癌可能，这种现象称为"Leser-Trélat 征"（4）。

临床特征

脂溢性角化病早期临床表现为淡褐至深褐色斑疹或扁平色素沉着，后期逐渐隆起呈圆顶状（1）。病变可带蒂，外观类似带蒂的乳头状瘤。脂溢性角化病一般无明显临床症状，偶尔会出现身体易摩擦部位的瘙痒或局部刺激症状。脂溢性角化病常为孤立病灶，病变部位不固定，外观类似于一个"突出于皮肤表面的纽扣"。黑色丘疹性皮病是一种特殊的脂溢性角化病，好发于黑种人，特征性表现为位于颧部或眼周区域的多发黑色扁平丘疹（5）。

鉴别诊断

需与脂溢性角化病进行鉴别的疾病应包括所有角化性、色素性皮肤病变，尤其是黑色素瘤，黑色素细胞痣、色素型基底细胞癌（1~9）等。

组织病理和发病机制

脂溢性角化病组织病理学表现为基底样细胞良性增生。组织病理学上将其分为六种类型，病变一般表现为六种类型中的一个或几个，其中棘层肥厚型是最常见的。几乎所有类型的脂溢性角化病均表现为表皮角化过度、棘层肥厚和乳头瘤样增生，增生常以基底细胞为主。其特征性表现是上皮内存在角化囊肿（角囊肿或假性角化囊肿），但是应注意与鳞状细胞癌的角化珠相鉴别，囊肿逐渐融合可使病变表面粗糙。脂溢

性角化病来源于毛囊漏斗部，可能与角质细胞成熟受阻有关。

脂溢性角化病的发病机制并不明确，其诱发因素可能与年龄、日晒、遗传等有关。

治疗方法

根据临床情况不同，脂溢性角化病一般可临床观察随访或手术切除治疗。眼睑区域的病变，出于美容的目的或影响患者配戴眼镜时，可行手术切除（6，7）。可使用刮除或削除方法处理皮肤表面脂溢性病变，或采用标准术式全层切除表皮和真皮及皮下组织，术后行一期缝合，无需切除睑板组织。小的扁平病灶可用激光或液氮去除，但局部切除后不除外局部复发可能。

预后

脂溢性角化病预后良好。当病灶数目突发性增多或生长过快时提示并发胃肠道腺癌可能（Leser-Trélat 征）（6），但皮肤病变本身没有恶性倾向。

Selected References

Reviews

1. Deprez M, Uffer S. Clinicopathological features of eyelid skin tumors. A retrospective study of 5504 cases and review of literature. *Am J Dermatopathol* 2009;31(3):256–262.
2. Kersten RC, Ewing-Chow D, Kulwin DR, et al. Accuracy of clinical diagnosis of cutaneous eyelid lesions. *Ophthalmology* 1997;104(3):479–484.
3. Doxanas MT, Iliff WJ, Iliff NT, et al. Squamous cell carcinoma of the eyelids. *Ophthalmology* 1987;94:538–541.

Clinical Features

4. Ellis DL, Yates RA. Sign of Leser-Trelat. *Clin Dermatol* 1993;11:141–148.
5. Hairston MA Jr, Reed RN, Derbes VJ. Dermatosis papulosa nigra. *Arch Dermatol* 1964;89:655–658.

Therapy

6. Scully J. Treatment of seborrheic keratosis. *JAMA* 1970;213:1498.
7. Beckman H, Fuller TA, Boyman R, et al. Carbon dioxide laser surgery of the eye and adnexa. *Ophthalmology* 1980;87:990–1000.

Case Reports

8. Spott D, Wood M, Healon G. Melanoacanthoma of the eyelid. *Arch Dermatol* 1972;105:898–899.
9. Foley P, Mason G. Keratotic basal cell carcinoma of the upper eyelid. *Aust J Dermatol* 1995;36:95–96.

● 眼睑脂溢性角化病

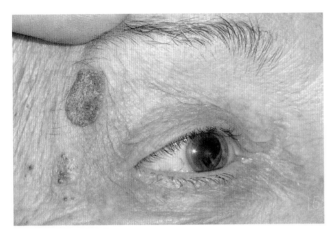

图 1.7　患者女性,74 岁,右上睑颞侧脂溢性角化病

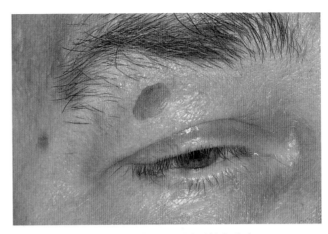

图 1.8　患者男性,62 岁,右眉弓下脂溢性角化病

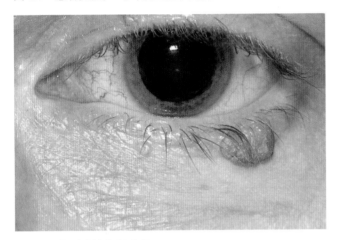

图 1.9　左下睑棕色斑丘疹

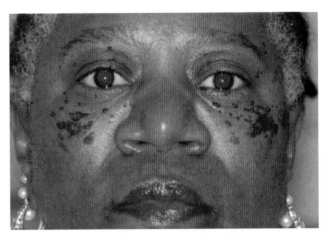

图 1.10　患者女性,62 岁,非洲裔美国籍,脂溢性角化病表现为面部及眼睑的黑色丘疹性皮损,此病主要发生于面部及眼周区域,也可发生于颈部

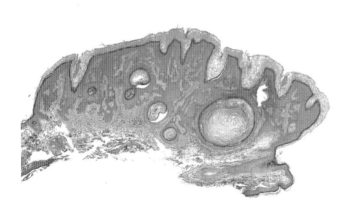

图 1.11　脂溢性角化病组织病理学表现,示棘层肥厚,角化过度与角化囊肿(HE×50)

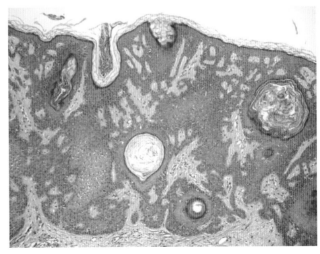

图 1.12　脂溢性角化病光镜下可见典型的基底样细胞增生形成的角化囊肿(HE×100)

● 眼睑脂溢性角化病：临床变异

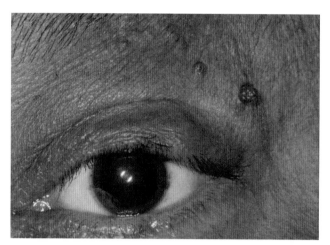

图 1.13　患者男性,非洲裔美国国籍,左上睑多发性脂溢性角化病

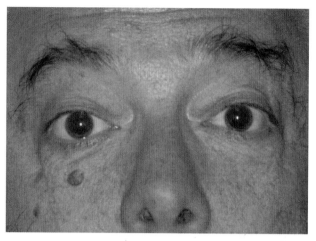

图 1.14　患者男性,高加索白种人,右下睑及外眦多发性脂溢性角化病

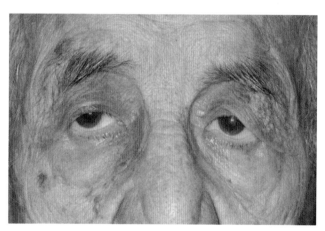

图 1.15　患者男性,82 岁,左上睑及颞侧皮肤大面积脂溢性角化病

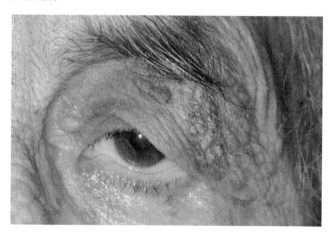

图 1.16　图 1.15 病变特写,可见大面积皮损表面不规则破溃

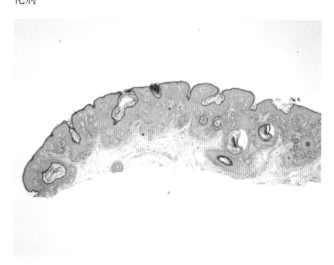

图 1.17　脂溢性角化病低倍镜下观察,示表皮不光滑,角化过度、角化囊肿与棘层肥厚（HE×10）

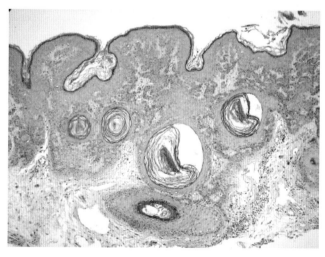

图 1.18　图 1.17 病变高倍镜下观察,示棘层角化（HE×10）

眼睑倒转毛囊角化病

概述

倒转毛囊角化病（inverted follicular keratosis，IFK）是一种良性皮肤病变，好发于中老年男性，外观呈"疣状"（1~9）。"倒转毛囊角化病"一词由 Helwig 医生于 1954 年首先提出，并推测此病来源于毛囊漏斗部。现在也有说法认为 IFK 实际上是一种刺激型脂溢性角化病（9）。

临床特征

倒转毛囊角化病表现为近睑缘部位的单发丘疹，可呈乳头状，伴或不伴色素。其发生可能与病毒感染有关，病程进展迅速，发生于面部和眼睑区域的病变可有皮损，表面有结痂。患者可有烧灼感或瘙痒感。Boniuk 与 Zimmerman 医生曾对 65 例患眼进行观察研究（3），该研究中患者的平均年龄为 69 岁。其中 43%发生于睑缘，5 例表现为皮肤角化灶。另一项包括全身倒转毛囊角化病的病例研究显示，在 40 例患者中，有 34 例发生于面部，仅两例发生于眼睑区域（4）。

鉴别诊断

倒转毛囊角化病的临床鉴别诊断与脂溢性角化病相同，包括所有色素角化性疾病，尤其是黑色素瘤、黑色素细胞痣、色素型基底细胞癌等（1）。

组织病理

倒转毛囊角化病的组织病理学表现为鳞状上皮细胞和基底细胞增生导致的叶状棘层肥厚（3,9）。其典型表现为局限于棘上皮层内边界欠清的鳞状漩涡结构。如前所述，有学者曾认为倒转毛囊角化病来源于毛囊。但并没有明确的病理依据支持这一观点，目前人们更赞同倒转毛囊角化病属于反向刺激型脂溢性角化病（9）。

治疗方法

倒转毛囊角化病的治疗与脂溢性角化病相似，可根据临床情况，采取观察随访或行手术切除治疗。发生于眼睑区域的病变，出于美容目的或影响眼镜配戴时可以考虑切除。可使用刮除或削除方法处理皮肤表面病灶，和/或采用冷冻疗法。术后复发不常见。

预后

倒转毛囊角化病预后良好。当病变数目突然增多或生长过快时且合并有胃肠道腺癌时（Leser-Trélat 征），需给予特别关注，但皮肤病变本身没有恶性倾向。

Selected References

Reviews

1. Deprez M, Uffer S. Clinicopathological features of eyelid skin tumors. A retrospective study of 5504 cases and review of literature. *Am J Dermatopathol* 2009;31(3):256–262.
2. Doxanas MT, Iliff WJ, Iliff NT, et al. Squamous cell carcinoma of the eyelids. *Ophthalmology* 1987;94:538–541.
3. Boniuk M, Zimmerman LE. Eyelid tumors with reference to lesions confused with squamous cell carcinoma. II: Inverted follicular keratosis. *Arch Ophthalmol* 1963;69:698–707.
4. Mehregan AH. Inverted follicular keratosis. *Arch Dermatol* 1964;89:229–235.

Therapy

5. Beckman H, Fuller TA, Boyman R, et al. Carbon dioxide laser surgery of the eye and adnexa. *Ophthalmology* 1980;87:990–1000.

Case Reports

6. Sassani JW, Yanoff M. Inverted follicular keratosis. *Am J Ophthalmol* 1979;87:810–813.
7. Scheie HG, Yanoff M, Sassani JW. Inverted follicular keratosis clinically mimicking malignant melanoma. *Ann Ophthalmol* 1977;9:949–952.
8. Schweitzer JG, Yanoff M. Inverted follicular keratosis. A report of two recurrent cases. *Ophthalmology* 1987;94:1465–1468.
9. Lever WF. Inverted follicular keratosis is an irritated seborrheic keratosis. *Am J Dermatopathol* 1983;5:474.

- 眼睑倒转毛囊角化病

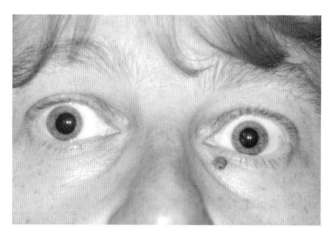

图 1.19 患者女性，50 岁，下睑倒转毛囊角化病

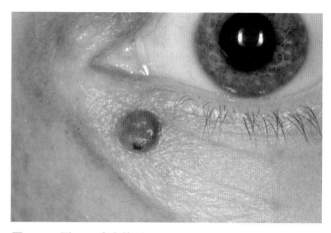

图 1.20 图 1.19 病变特写

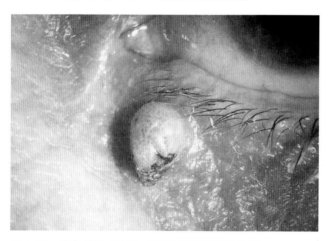

图 1.21 患者男性，80 岁，内眦处倒转毛囊角化病

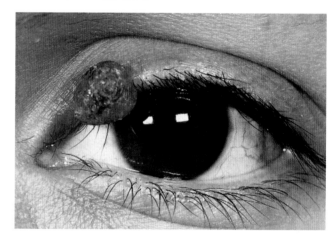

图 1.22 患者女性，24 岁，上睑倒转毛囊角化病（James Patrinely, MD 供图）

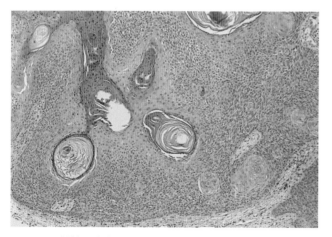

图 1.23 倒转毛囊角化病组织病理学检查，示棘层肥厚和角化囊肿（HE×40）

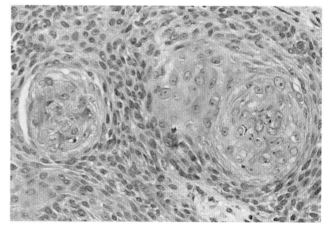

图 1.24 倒转毛囊角化病组织病理学检查，示棘上皮层内鳞状漩涡（HE×150）

眼睑假上皮瘤样增生

概述

　　假上皮瘤样增生（pseudoepitheliomatous hyperplasia，PEH）是一种实性肿物，为良性增生性假瘤样病变（1~6），可生长至肿瘤体积大小。病变可于几周之内迅速生长，若不予治疗，可于数月后逐渐消退。其临床表现与基底细胞癌相似，而组织病理学上与鳞状细胞癌表现较为相似。PEH 可为原发病变，也可继发于真菌感染、外伤或某些药物使用后。PEH 也可生长于某些恶性肿瘤边缘，如基底细胞癌、鳞状细胞癌或转移性乳腺癌。

临床特征

　　假上皮瘤样增生临床表现多样。可呈结节状、不规则或被覆痂皮，最终可形成溃疡。病变外周组织可出现炎症反应或瘢痕形成。众所周知，角化棘皮瘤是一种特殊类型的假上皮瘤样增生，可出现与基底细胞癌表现相似的溃疡病灶，下一章将会进行详细阐述。

鉴别诊断

　　很多疾病表现与假上皮瘤样增生类似，鳞状细胞癌和基底细胞癌是临床上最常见的且较难与假上皮瘤样增生相鉴别的疾病（1）。

组织病理

　　多数病理学家认为，组织病理学上较难区分假上皮瘤样增生与鳞状细胞癌，假上皮瘤样增生特点为真皮层不规则锯齿状浸润，其尖端突向表皮相应病变区，角化囊肿形成，以及大量有丝分裂相。但鳞状细胞分化程度良好，且较低侵袭性，病变基底部常见炎性细胞浸润，棘状上皮层内可见微小脓肿形成。

治疗方法

　　因为假上皮瘤样增生与鳞状细胞癌和基底细胞癌极其相似，其治疗方法与眼睑恶性肿瘤相同，最佳处理方式为手术切除。若不给予任何干预治疗，本病最终也有自愈倾向。

Selected References

Reviews

1. Deprez M, Uffer S. Clinicopathological features of eyelid skin tumors. A retrospective study of 5504 cases and review of literature. *Am J Dermatopathol* 2009;31(3): 256–262.
2. Freeman RG. On the pathogenesis of pseudoepitheliomatous hyperplasia. *J Cutan Pathol* 1974;1:231–237.
3. Stone OJ. Hyperinflammatory proliferative (blastomycosislike) pyodermas. Review, mechanisms, and therapy. *J Dermatol Surg Oncol* 1986;12:271–273.

Case Reports

4. Barr CC, Gamel JW. Blastomycosis of the eyelid. *Arch Ophthalmol* 1986;104:96–97.
5. Kincaid MC, Green WR, Hoover RE, et al. Iododerma of the conjunctiva and skin. *Ophthalmology* 1981;88(12):1216–1220.
6. Ferry AP. Granular cell tumor (myoblastoma) of the palpebral conjunctiva causing pseudoepitheliomatous hyperplasia of the conjunctival epithelium. *Am J Ophthalmol* 1981;91(2):234–238.

● 眼睑假上皮瘤样增生

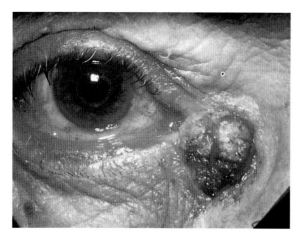

图 1.25   内眦处假上皮瘤样增生,临床表现类似基底细胞癌（华盛顿军事病理研究所供图）

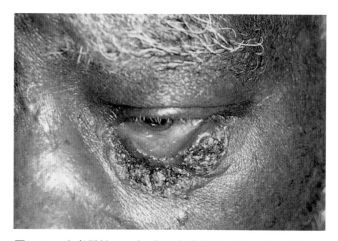

图 1.26   患者男性,84 岁,多处皮肤病损,图示继发于芽生菌病的假上皮瘤样增生伴睑外翻（Charles Barr. MD 供图）

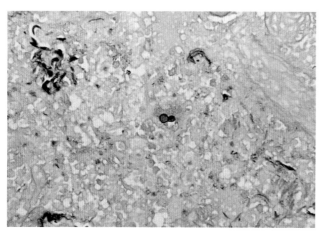

图 1.27   图 1.26 病变组织病理学检查,示芽生菌性炎症（六胺银染色 ×200）（Charles Barr. MD 供图）

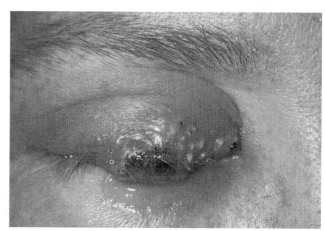

图 1.28   患者男性,37 岁,患者来自球孢子菌病流行区亚利桑那州,处于肾切除后免疫抑制阶段。图为继发于球孢子菌病的假上皮瘤样增生（Charles Barr. MD 供图）

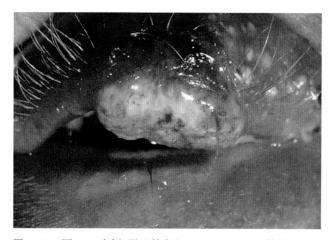

图 1.29   图 1.28 病例,眼睑外翻（Charles Barr. MD 供图）

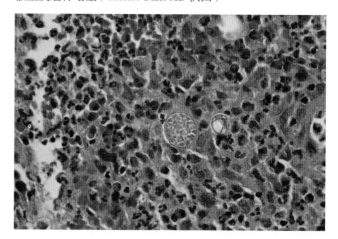

图 1.30   图 1.28 组织病理学检查,示嗜酸性细胞、淋巴细胞和孢子粗球孢子菌感染的内生孢子（HE×150）（Charles Barr. MD 供图）

眼睑角化棘皮瘤和非特异性角化病

概述

　　角化棘皮瘤（keratoacanthoma，KA）有其独特的临床表现，属于一种特殊类型的假上皮瘤样增生（1~11）。虽然本图谱将 KA 归为良性肿瘤一类，但有学者认为其可能为鳞癌的变异形式。有 85% 病例发生于面部，5% 病例发生于眼睑。在一项对 10 名眼睑 KA 患者（6 男，4 女）的病例研究中，患者年龄范围为 27~78 岁，平均年龄为 59 岁（1）。KA 常为单发，有时也可多发。多发病变可能与某些家族性癌症综合征有关，如 Ferguson-Smith 综合征和 Muir-Torre 综合征（MTS）。多发性 KA 提示患者可能合并有内脏恶性肿瘤，此为家族性癌症综合征特征性表现。因此本病患者应警惕并对相关内脏肿瘤进行筛查（1，2）。KA 易发于免疫抑制患者，尤其是肾移植术后患者。

临床特征

　　角化棘皮瘤生长迅速，2 个月内直径可达 0.5~2cm。不经治疗也可有自愈倾向。若病变长期不愈合，临床表现与鳞状细胞癌极为相似（7，8）。此外病变也可表现为半圆形隆起，伴有中央火山口样凹陷，类似结节溃疡型基底细胞癌。少数病例中病变为"巨大型"（9~11），但此种类型病变大多被确诊为鳞状细胞癌。巨大型角化棘皮瘤（直径 >5cm）也可发生于眼周皮肤（10）。

鉴别诊断

　　角化棘皮瘤的临床鉴别诊断主要包括基底细胞癌、鳞状细胞癌和其他表皮和附属器的肿瘤。

组织病理和发病机制

　　组织病理学上，角化棘皮瘤由分化良好的鳞状上皮细胞组成，中央呈火山口样凹陷，内含角蛋白（1），可见微小脓肿和炎性细胞浸润。如前所述，由于角化棘皮瘤也具有高度侵袭性，可浸润至真皮、神经或肌肉，致使本病与鳞状细胞癌较难鉴别（9）。角化棘皮瘤的发病机制目前尚未明确，推测可能与病毒感染相关。

治疗方法

　　角化棘皮瘤的治疗方法包括临床观察、Mohs 法或冰冻监控手术切除（1）。由于本病与鳞癌不易明确鉴别，目前临床上首选手术切除治疗。若病变范围较大，需先行切取活检，并计划施行重建手术。活检时，为避免切取中央凹陷区坏死组织，需从病变边缘区取活组织检查。若手术切缘干净，术后不易复发（1）。目前临床上常使用冷冻、类固醇激素、激光治疗和化疗等方法（1）。病灶内局部注射化疗药物 5- 氟尿嘧啶（4）或甲氨蝶呤（5）或 5- 氟尿嘧啶膏剂，每天三次，连续使用 3~6 周，该疗法也取得了很好的疗效。此外，咪喹莫特对部分病例也有显著疗效（6）。

非特异性角化病

　　"非特异性角化病"用于描述不属于上述任何病理类型的一种角化性病变。病变可以各种形式出现在眼睑部位，可表现为无蒂的角化斑块或皮角，好发于老年人。处理方法可采取临床观察随诊，也可基于患者美容需求行手术切除。

Selected References

Reviews
1. Donaldson MJ, Sullivan TJ, Whitehead KJ, et al. Periocular keratoacanthoma: Clinical features, pathology, and management. *Ophthalmology* 2003;110:1403–1407.
2. Reid BJ, Cheesbrough MJ. Multiple keratoacanthomas. A unique case and review of the current classification. *Acta Dermatol Venereol* 1978;58:169–173.
3. Boniuk M, Zimmerman LE. Eyelid tumors with reference to lesions confused with squamous cell carcinoma. III: Keratoacanthoma. *Arch Ophthalmol* 1967;77:29–40.

Therapy
4. Bergin DJ, Lapins NA, Deffer TA. Intralesional 5-fluorouracil for keratoacanthoma of the eyelid. *Ophthal Plast Reconstr Surg* 1986;2:201–204.
5. Melton JL, Nelson BR, Stough DB, et al. Treatment of keratoacanthomas with intralesional methotrexate. *J Am Acad Dermatol* 1991;25:1017–1023.
6. Urosevic M, Dummer R. Role of imiquimod in skin cancer treatment. *Am J Clin Dermatol* 2004;5:453–458.

Case Reports
7. Olver JM, Muhtaseb M, Chauhan D, et al. Well-differentiated squamous cell carcinoma of the eyelid arising during a 20-year period. *Arch Ophthalmol* 2000;118:422–424.
8. Requena L, Romero E, Sanchez M, et al. Aggressive keratoacanthoma of the eyelid: "Malignant" keratoacanthoma or squamous cell carcinoma? *J Dermatol Surg Oncol* 1990;16:564–568.
9. Grossniklaus HE, Wojno TH, Yanoff M, et al. Invasive keratoacanthoma of the eyelid and ocular adnexa. *Ophthalmology* 1996;103:937–941.
10. Reifler DM. Large periocular keratoacanthoma. *Ophthalmic Surg* 1987;18:469–470.
11. Boynton JR, Searl SS, Caldwell EH. Large periocular keratoacanthoma: The case for definitive treatment. *Ophthalmic Surg* 1986;17:565–569.

● 眼睑角化棘皮瘤

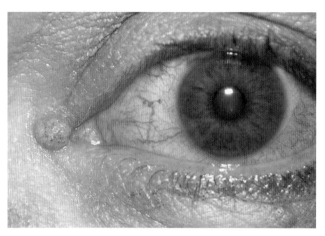

图 1.31　患者女性,44 岁,内眦处小溃疡型角化棘皮瘤,已经病理检查确诊

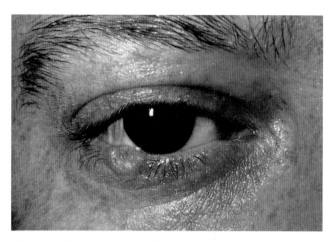

图 1.32　肾移植术后免疫抑制患者,下睑角化棘皮瘤(Don Nicholson, MD 供图)

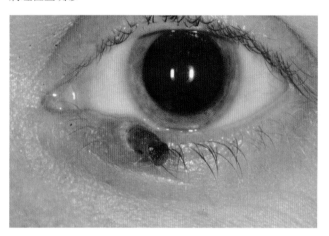

图 1.33　患者,年轻女性,角化棘皮瘤中央可见皮角

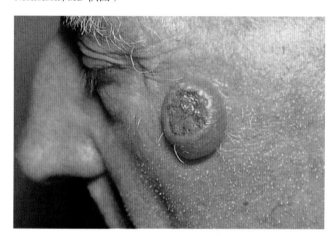

图 1.34　颞部巨大角化棘皮瘤(Margaret Lally, MD 供图)

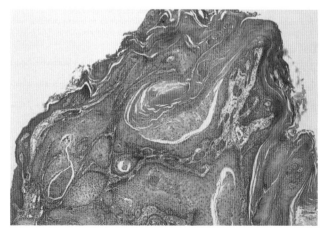

图 1.35　图 1.32 病变组织病理学检查,可见鳞状细胞增生、棘状肥大、角化过度和中央火山口样坏死区(HE×10)(Don Nicholson, MD 供图)

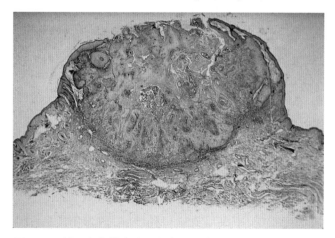

图 1.36　另一角化棘皮瘤组织病理学检查,可见病灶边界清晰,中央火山口样凹陷伴角蛋白填充(HE×10)

● 眼睑角化棘皮瘤：病例介绍、手术切除与植皮

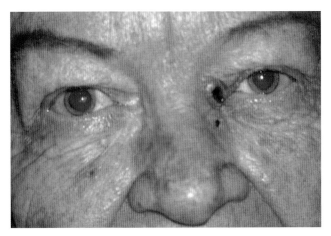

图 1.37　患者女性，75 岁，几个月内快速进展的内眦部溃疡型角化棘皮瘤

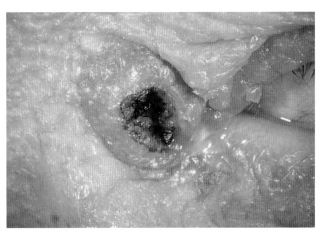

图 1.38　图 1.37 病变特写，可见肿物中央火山口样凹陷

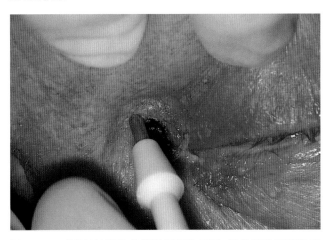

图 1.39　对隆起的肿物外缘进行钳取活检，活检部位不能选取中央火山口样凹陷处。组织病理学为角化棘皮瘤

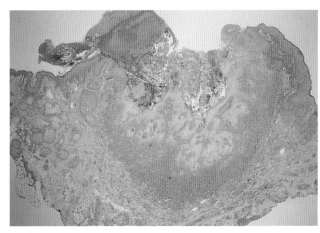

图 1.40　角化棘皮瘤组织病理学检查，示局部棘皮病变伴中央火山口样凹陷（HE×10）

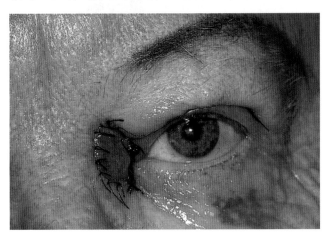

图 1.41　肿物切除及皮片移植术后即刻外观

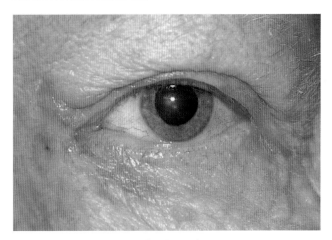

图 1.42　术后 3 个月外观像，效果良好

● 眼睑角化棘皮瘤：年轻患者与老年患者的临床病理联系

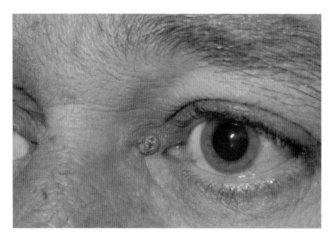

图 1.43   年轻男性患者，内眦处角化棘皮瘤

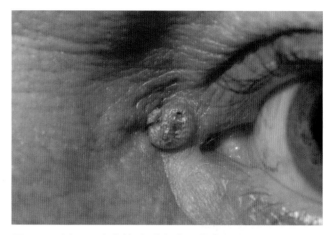

图 1.44   图 1.43 病变特写，病损中央溃疡

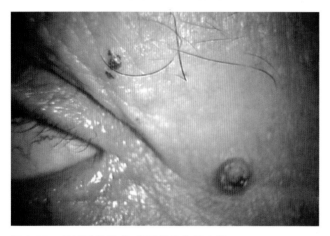

图 1.45   老年男性患者，外眦处角化棘皮瘤

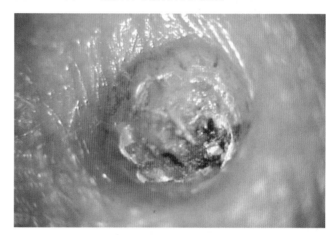

图 1.46   图 1.45 病变特写，病损中央溃疡

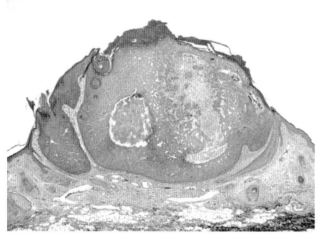

图 1.47   低倍镜下可见圆形隆起，内部伴有角化过度和棘层肥厚（HE×10）

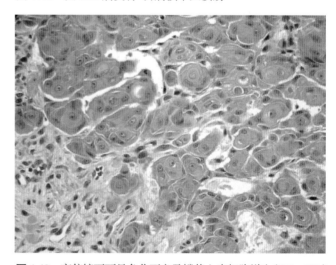

图 1.48   高倍镜下可见角化不良及鳞状上皮细胞增生（HE×100）

眼睑非特异性角化病

"非特异性角化病"描述了一种不符合上述任何临床特征的角化过度病变。可有多种临床表现,包括无蒂角化斑块与皮角。

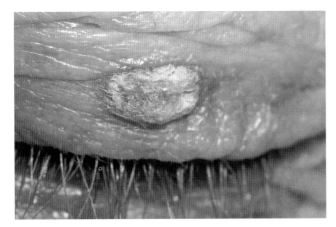

图 1.49　患者男性,65 岁,上睑无蒂角化斑块

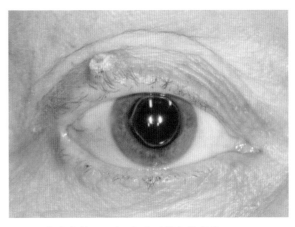

图 1.50　患者女性,82 岁,上睑无蒂角化斑块

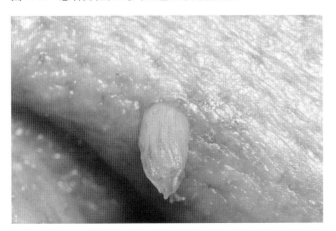

图 1.51　患者女性,65 岁,上睑垂直生长的皮角

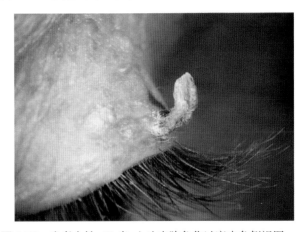

图 1.52　患者女性,55 岁,上睑皮肤角化过度皮角侧视图

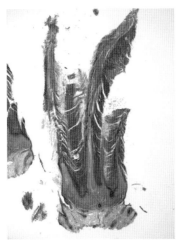

图 1.53　皮角低倍镜下观察,可见角化过度、角化不全、棘层肥厚和清晰的基底部(HE×5)

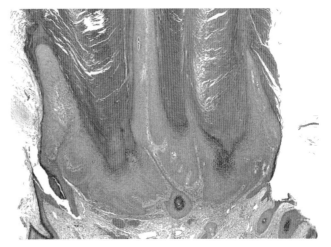

图 1.54　皮角高倍镜下观察,可见更明显的角化过度,角化不全和基底部棘层肥厚(HE×20)

（齐　畅　李冬梅　译）

第 2 章

眼睑皮肤癌前病变与恶性肿瘤

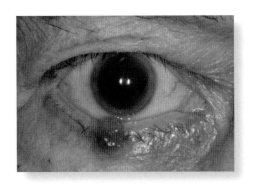

概述

包括眼睑区域的皮肤组织会随着年龄增长而发生变化,长期暴露在紫外线下也可引起皮肤损伤(1~12)。光化性角化病(日光性角化病)是一种常见的癌前病变,好发于眼睑区域,也可发生于面部、背部、手部及男性秃发区域(1,2)。过度阳光暴露是本病的明确诱发因素。日本一篇文献统计结果表示:本病的平均发病年龄为62岁,并且有轻微性别倾向,女性更易发病(3)。若不予治疗,约有20%可恶变为鳞状细胞癌(squamous cell carcinoma, SCC)。

临床特征

光化性角化病的临床表现多样,常为多发灶,可表现为红斑、表皮剥脱、无蒂斑块或最终形成皮角、结节或疣状物。病变呈粉红色,直径1~10mm不等。如前所述,本病好发于长期日光照射的老年高加索人群,该种族比一般人群接触日光照射时间更长。

鉴别诊断

鉴别诊断包括本章提到的各种良恶性上皮病变。与脂溢性角化病表现不同,本病皮损边界不清。光化学角化病可有色素沉着,临床表现与恶性雀斑样痣及早期黑色素瘤极为相似,邻近皮肤出现多发光化性损伤可有助于鉴别诊断。

组织病理和发病机制

组织病理学上,光化性角化病表现为棘层肥厚、局部角化过度、角化不全,及不典型角质细胞呈芽蕾状伸入至真皮乳头层(2,3)。细胞间隙由角化不全及细胞间桥断裂所致。其特征性表现为毛囊皮脂腺开口处过度角化,在鳞状细胞癌中却没有这种表现。真皮层可见中至重度的嗜碱性胶原蛋白变性和中度的淋巴浆细胞性浸润(2)。一些文献中提及本病的几种组织病理学变异情况,对鳞状细胞癌的组织病理学研究也同时揭示了一些光化性角化病的相应特征。

眼睑光化性角化病

治疗方法

光化性角化病应采用个体化治疗方案（1）。较小的、无症状病变可以临床观察。较大病变可以选择行削除术或椭圆形切除术。质硬病变可以使用液氮冷冻术，多个及无法完全切除的病灶也可以采用冷冻治疗或局部化疗。临床已证实使用 5- 氟尿嘧啶膏剂和双氯芬酸凝胶局部化疗有效（1,7~11）。

目前临床上采用每周三次局部外用咪喹莫特治疗脸部与脱发部位头皮的光化性角化病（7~9）。在一项对 492 名患者进行的随机、双盲、平行对照实验中，监测患者对咪喹莫特的完全及部分清除率（分别为 48.3% 和 64.0%）。实验组临床观察及统计学分析均显著优于安慰剂对照组（分别为 7.2% 和 13.6%）（9）。咪喹莫特治疗组病变的平均减少百分比是 86.6%，安慰剂对照组为 14.3%。结果证明，5% 咪喹莫特膏剂每周三次，连续使用 16 周是治疗光化性角化病的安全有效方法（9）。光动力治疗也是临床治疗光化性角化病的主要方法之一（10）。

预后

由光化性角化病引起的鳞状细胞癌分期较低，且预后良好，局部侵袭性最小，转移率仅为 1%~3%（6）。利用组织病理学检查诊断鳞状细胞癌时，需注意应在病变边缘附近寻找光化性角化病灶。边缘区为光化性角化病的鳞状细胞癌预后更好，与原发鳞状细胞癌相比更不易发生转移。

Selected References

Reviews

1. Lagler CN, Freitag SK. Management of periocular actinic keratosis: a review of practice patterns among ophthalmic plastic surgeons. *Ophthal Plast Reconstr Surg* 2012; 28(4):277–281.
2. López-Tizón E, Mencía-Gutiérrez E, Garrido-Ruíz M, et al. Clinicopathological study of 21 cases of eyelid actinic keratosis. *Int Ophthalmol* 2009;29(5):379–384.
3. Kiyokane K, Sakatani S, Kusakabe H, et al. A statistical study on clinical findings of solar keratosis. *J Med* 1992;23:389–398.
4. Doxanas MT, Iliff WJ, Iliff NT, et al. Squamous cell carcinoma of the eyelids. *Ophthalmology* 1987;94:538–541.
5. Lund HZ. How often does squamous cell carcinoma of the skin metastasize? *Arch Dermatol* 1965;92:635–637.
6. Caya JG, Hidayat AA, Weiner JM. A clinicopathologic study of 21 cases of adenoid squamous cell carcinoma of the eyelid and periorbital region. *Am J Ophthalmol* 1985;99:291–297.

Therapy

7. Urosevic M, Dummer R. Role of imiquimod in skin cancer treatment. *Am J Clin Dermatol* 2004;5:453–458.
8. Ross AH, Kennedy CT, Collins C, et al. The use of imiquimod in the treatment of periocular tumours. *Orbit* 2010;29(2):83–87.
9. Korman N, Moy R, Ling M, et al. Dosing with 5% imiquimod cream 3 times per week for the treatment of actinic keratosis: results of two phase 3, randomized, double-blind, parallel-group, vehicle-controlled trials. *Arch Dermatol* 2005;141:467–473.
10. Toledo-Alberola F, Belinchón-Romero I, Guijarro-Llorca J, et al. Photodynamic therapy as a response to the challenge of treating actinic keratosis in the eyelid area. *Actas Dermosifiliogr* 2012;103(10):938–939.
11. Couch SM, Custer PL. Topical 5-fluorouracil for the treatment of periocular actinic keratosis and low-grade 16. squamous malignancy. *Ophthal Plast Reconstr Surg* 2012; 28(3):181–183.
12. Batra R, Sundararajan S, Sandramouli S. Topical diclofenac gel for the management of periocular actinic keratosis. *Ophthal Plast Reconstr Surg* 2012;28(1):1–3.

● 眼睑光化性角化病

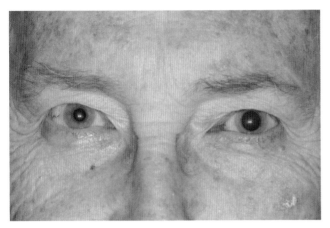

图 2.1　光化性角化病,可见眼周、鼻部、脸颊和前额区域多发皮损。左颊上明显光化性角化病灶,可见白色角化过度灶及周围红晕

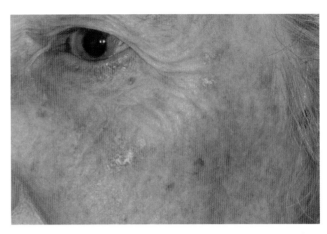

图 2.2　图 2.1 病变特写,示白色角化过度灶和周围光化性角化病红斑

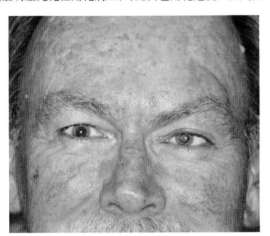

图 2.3　额头、鼻梁,眉弓上,脸颊处多个红斑的和面部光化性角化病

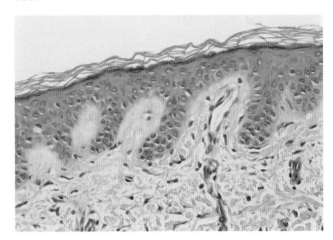

图 2.4　光化性角化病的组织病理学检查,示表皮层皮芽蕾伸入至真皮乳头（HE×20）

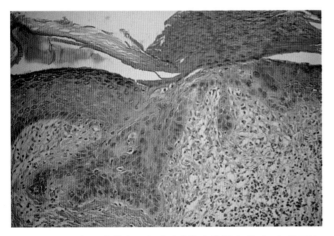

图 2.5　组织病理学检查,示更严重的光化性角化病、角化不全及皮肤炎症反应（HE×25）

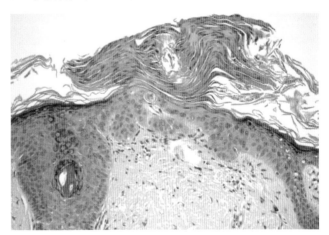

图 2.6　高倍镜下光化性角化病组织病理学检查,示角化不全,表皮芽蕾延至真皮层,及少量未分化上皮内肿瘤细胞（HE×50）

● 眼睑光化性角化病：与结膜鳞状细胞癌的关系

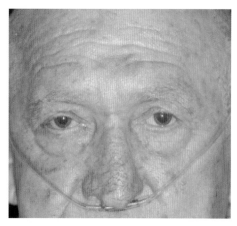

图 2.7   老年男性患者，合并有慢性阻塞性肺气肿与酒渣鼻，可见面部多发光化性角化病，前额与鼻部尤著

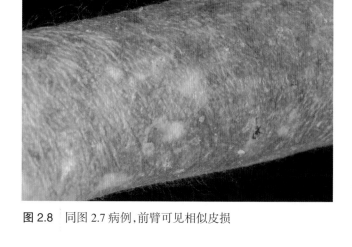

图 2.8   同图 2.7 病例，前臂可见相似皮损

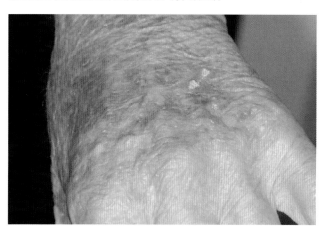

图 2.9   同图 2.7 病例，示手背部白色鳞屑

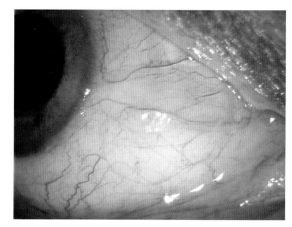

图 2.10   同一病例，示结膜的光化性角化病

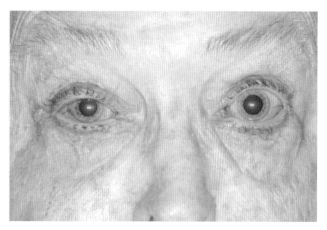

图 2.11   另一病例，面部示酒渣鼻和光化性角化病，右眼外眦处尤著

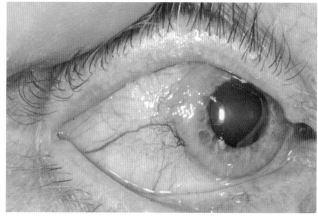

图 2.12   图 2.11 病例，右眼结膜鳞状细胞癌（组织活检证实）。结膜鳞状细胞癌患者更易好发于皮肤光化性角化病患者

放射性眼睑病变

概述

除了光照以外，很多因素可诱发眼睑恶性肿瘤，包括放射性眼睑病变（1~6）、着色性干皮病（xeroderma pigmentosum, XP）和 Jadassohn 皮脂腺痣，此外任何原因导致的免疫缺陷也会增加眼睑良恶性病变的风险。

放射性眼睑病变继发于各种疾病的眼部放射治疗后（1~6）。数年前，面部放疗常用于治疗痤疮和其他良性疾病，可导致面部皮肤组织发生急、慢性病变，远期可以发展为"放射诱导"的上皮或腺体肿瘤以及软组织肉瘤。对视网膜母细胞瘤患者，特别是该疾病的生殖系突变患者进行放射治疗，可诱发多种肿瘤，其中也包括眼睑区域肿瘤的发生（2,4~6）。此外，对鼻旁窦或鼻咽部的恶性肿瘤进行放射治疗，也可继发放射性眼睑病变甚至眼睑恶性肿瘤。此外，好发于老年患者的眼睑皮脂腺癌，也可发生于接受放疗的视网膜母细胞瘤患儿（5,6）。这种情况以前更常见，因为当时视网膜母细胞瘤放射治疗所使用的辐射剂量常>80Gy，而现在根据病情需要，辐射剂量选取量仅为25~40Gy。

临床特征

放射性眼睑病变的急性期为放射治疗后一周左右。其特点为眼睑红斑，睫毛脱落，偶发表皮剥脱或溃疡。慢性放射性眼睑病变不显著，可有皮肤萎缩与睫毛脱落等临床表现。

诊断

放射性眼睑病变的主要诊断依据为放射治疗史与临床表现，但是一些中年眼睑恶性肿瘤患者，常不能明确其幼年时是否曾因痤疮或其他因素接受过眼部放射治疗。

组织病理

急性放射性眼睑病变的特点为水肿及发生于表皮、皮脂腺上皮细胞和毛囊的早期退行性改变。晚期放射性眼睑病变与光化性角化病病理表现相似，出现上皮细胞核异型及个体细胞角化现象。此外，可发现真皮乳头层散在巨噬细胞、真皮层纤维化、附属器萎缩及显著的皮脂腺萎缩（3）。也可见毛细血管扩张，个体细胞水肿以及血栓形成及再通现象。由上述特征性放射性眼睑病变转化的鳞状细胞癌，常为梭形细胞鳞癌，其恶性程度高，并且比普通型鳞状细胞癌更易发生转移。

治疗方法

本病的处理方法主要为防止皮肤糜烂、感染和远期癌症的预防。局部使用抗生素软膏有助于舒缓病损，防止感染，注意应避免使用皮质类固醇制剂。患者应避免过度日光暴露，因为光化刺激可进一步增加恶变风险。存在严重表皮剥脱和溃疡的患者需要给予更积极的外科治疗，以重建血液供应。强调患者每年进行随访的重要性，并建议患者在出现可疑症状时立即复诊。

Selected References

Reviews
1. Hsu A, Frank SJ, Ballo MT, et al. Postoperative adjuvant external-beam radiation therapy for cancers of the eyelid and conjunctiva. *Ophthal Plast Reconstr Surg* 2008;24(6):444–449.
2. Abramson DH, Ellsworth RM, Zimmerman LE. Nonocular cancer in retinoblastoma survivors. *Trans Am Acad Ophthalmol* 1976;81:454–456.

Pathology
3. Karp LA, Streeten BW, Cogan DG. Radiation-induced atrophy of the meibomian glands. *Arch Ophthalmol* 1979;97:303–305.

Case Reports
4. Bhatt PR, Al-Nuaimi D, Raines MF. Bilateral basal cell carcinoma of the lower eyelids following radium treatment for blepharitis. *Eye (Lond)* 2008;22(7):980–981.
5. Rundle P, Shields JA, Shields CL, et al. Sebaceous gland carcinoma of the eyelid 16 years after irradiation for retinoblastoma. *Eye* 1999;13:109–110.
6. Kivela T, Asko-Seljavaara S, Pihkala U, et al. Sebaceous carcinoma of the eyelid associated with retinoblastoma. *Ophthalmology* 2001;108:1124–1128.

● **放射性眼睑病变**

放射治疗可引起眼睑急、慢性病变,远期甚至可发展为鳞状细胞癌及皮脂腺肿瘤。

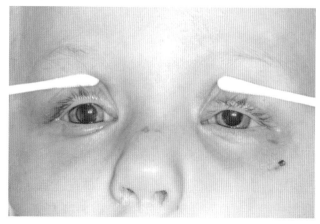

图 2.13 视网膜母细胞瘤外照射治疗后引发的急性放射性睑缘炎

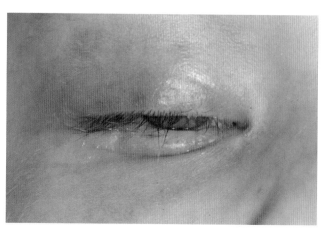

图 2.14 图 2.13 病变特写,可见红斑、表皮剥脱与睫毛脱落

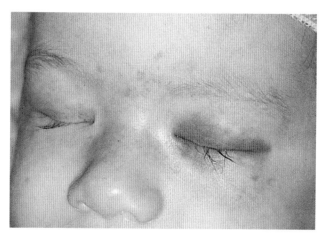

图 2.15 视网膜母细胞瘤患儿放疗后,早期放射性眼睑病变,可见眼睑红斑

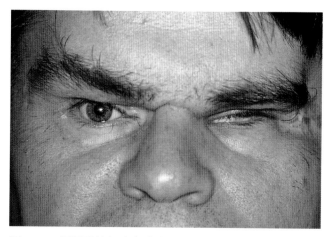

图 2.16 视网膜母细胞瘤放疗后 43 年,放射性眼睑病变处眼睑组织增厚及退缩

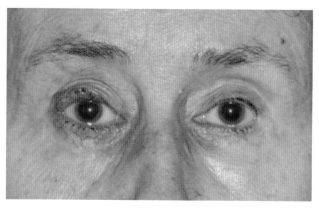

图 2.17 患者女性,72 岁。右眼慢性眼睑病变,幼年面部痤疮放射治疗史。可见皮肤变薄,鼻唇沟和下颌毛细血管扩张

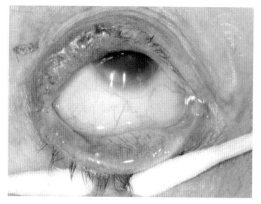

图 2.18 图 2.17 病例右眼特写。右眼眼睑病变加重,最终活检显示为弥漫性皮脂腺癌

眼睑着色性干皮病

概述

着色性干皮病（xeroderma pigmentosun, XP）是一种常染色体隐性遗传病，与本图谱所述的其他疾病不同，此病为非特异性眼睑病变，但由于本病患者对紫外线敏感，可导致眼睑及结膜等部位的多种皮肤癌性病变（1~16）。

成纤维细胞和淋巴细胞培养实验已证实该病患者 DNA 损伤修复功能缺陷。患者常于 20 岁前死亡，有些甚至在 10 岁之前死亡。鳞状细胞癌及恶性黑色素瘤广泛转移是死亡原因之一。

临床特征

着色性干皮病分为六个递进的病程阶段，病变发展细节本图谱不详述。在疾病早期，皮肤暴露部位可见大量雀斑、红疹及鳞屑，之后与放射性皮肤病变表现相似，出现点状色素沉着与毛细血管扩张，晚期则会发生各种恶性皮肤肿瘤，包括鳞状细胞癌、基底细胞癌、恶性黑色素瘤及某些肉瘤，通常发生于 20~30 岁（1~3）。多发良恶性肿瘤可影响患者外观。

诊断

着色性干皮病的诊断可依据皮肤特征性表现和 / 或阳性家族史确诊。本病患者可出现非皮肤性疾病，包括精神缺陷、生长发育迟缓或性发育迟缓。de Sanctis–Cacchione 综合征是以着色性干皮病、心智缺陷、小头畸形、侏儒症、性腺机能减退、耳聋、共济失调为特点的一种多系统疾病。

组织病理

组织病理学上，早期特征为非特异性改变，包括表皮基底层的过度角化和色素沉着。随后出现不规则的色素沉着斑块、上皮非典型增生和棘层肥厚现象，与光化性角化病表现相似。病程最后阶段则发展为上述各种良恶性肿瘤的特征性病理表现（5）。

治疗方法

着色性干皮病的处理方法主要包括避免日光照射、局部涂抹防晒霜、防护服、紫外线防护眼镜，以及尽早切除癌前病变及恶性肿瘤。一些文献也提到在病变早期口服或局部给药的治疗方法（2, 3），本章不详述。

Selected References

Reviews

1. Newsome DA, Kraemer KH, Robbins JH. Repair of DNA in xeroderma pigmentosum conjunctiva. *Arch Ophthalmol* 1975;93:660–662.
2. Kraemer KH, DiGiovanna JJ, Moshell AN, et al. Prevention of skin cancer in xeroderma pigmentosum with the use of oral isotretinoin. *N Engl J Med* 1998;318:1633–1637.
3. Kraemer KH, DiGiovanna JJ. Topical enzyme therapy for skin diseases? *J Am Acad Dermatol* 2002;46:463–466.
4. Brooks BP, Thompson AH, Bishop RJ, et al. Ocular manifestations of xeroderma pigmentosum: long-term follow-up highlights the role of DNA repair in protection from sun damage. *Ophthalmology* 2013;120(7):1324–1336.
5. Ramkumar HL, Brooks BP, Cao X, et al. Ophthalmic manifestations and histopathology of xeroderma pigmentosum: two clinicopathological cases and a review of the literature. *Surv Ophthalmol* 2011;56(4):348–361.
6. Alfawaz AM, Al-Hussain HM. Ocular manifestations of xeroderma pigmentosum at a tertiary eye care center in Saudi Arabia. *Ophthal Plast Reconstr Surg* 2011;27(6):401–404.
7. Touzri RA, Mohamed Z, Khalil E, et al. Ocular malignancies of xeroderma pigmentosum: clinical and therapeutic features. *Ann Dermatol Venereol* 2008;135(2):99–104.
8. Dollfus H, Porto F, Caussade P, et al. Ocular manifestations in the inherited DNA repair disorders. *Surv Ophthalmol* 2003;48(1):107–122.
9. Goyal JL, Rao VA, Srinivasan R, et al. Oculocutaneous manifestations in xeroderma pigmentosa. *Br J Ophthalmol* 1994;78(4):295–297.
10. Paridaens AD, McCartney AC, Hungerford JL. Premalignant melanosis of the conjunctiva and the cornea in xeroderma pigmentosum. *Br J Ophthalmol* 1992;76(2):120–122.

Therapy

11. Kheirkhah A, Ghaffari R, Kaghazkanani R, et al. A combined approach of amniotic membrane and oral mucosa transplantation for fornix reconstruction in severe symblepharon. *Cornea* 2013;32(2):155–160.

Case Reports

12. Gaasterland DE, Rodrigues MM, Moshell AN. Ocular involvement in xeroderma pigmentosum. *Ophthalmology* 1982;89:980–986.
13. Kamal S, Bodh SA, Kumar S, et al. Orbital myiasis complicating squamous cell carcinoma in xeroderma pigmentosum. *Orbit* 2012;31(2):137–139.
14. El-Hayek M, Lestringant GG, Frossard PM. Xeroderma pigmentosum in four siblings with three different types of malignancies simultaneously in one. *J Pediatr Hematol Oncol* 2004;26(8):473–475.
15. Calugaru M, Barsu M. Exuberant epibulbar tumor penetrating into the orbit in xeroderma pigmentosum. *Graefes Arch Clin Exp Ophthalmol* 1992;230(4):352–357.
16. Hertle RW, Durso F, Metzler JP, et al. Epibulbar squamous cell carcinomas in brothers with Xeroderma pigmentosa. *J Pediatr Ophthalmol Strabismus* 1991;28(6):350–353.

● 眼睑着色性干皮病

与放射性眼睑病变相同,着色性干皮病也可引起眼睑及结膜区域的鳞状细胞癌、基底细胞癌、恶性黑色素瘤及其他皮肤恶性肿瘤。

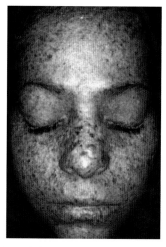

图 2.19   着色性干皮病患儿,多发性面部皮损

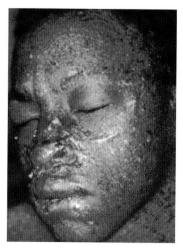

图 2.20   着色性干皮病患者,非洲裔美国国籍,多发性面部皮损

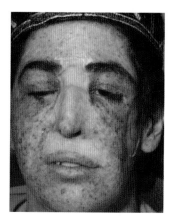

图 2.21   着色性干皮病患儿,15 岁,黑色素瘤及鳞状细胞癌切除术后,可见其面部多处皮肤移植瘢痕

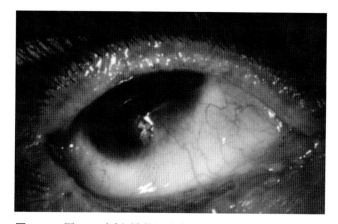

图 2.22   图 2.21 病例,鳞状细胞癌切除术后,结膜纤维化

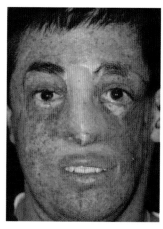

图 2.23   图 2.21 病例,24 岁时,可见持续增多的着色性干皮病病灶及面部瘢痕

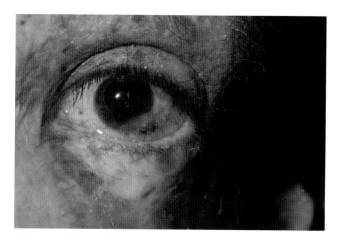

图 2.24   图 2.23 病例,可见结膜纤维化及中心呈粉红色的鳞状细胞癌

皮脂腺痣

概述

Jadassohn 皮脂腺痣（表皮痣综合征）近几年引起了科学家们的关注（1~17）。皮脂腺痣可表现为眼睑区域孤立性病变，也可为器官样痣综合征的一部分。器官样痣综合征的其他神经系统病变包括继发于蛛网膜囊肿和脑萎缩的癫痫发作及精神发育迟滞，眼球表面迷芽瘤为其最常见眼部病变，而器官样痣综合征最常见的皮肤表现为 Jadassohn 皮脂腺痣（1,2）。这种先天性皮肤病变晚期常可引发基底细胞癌或其他良恶性皮肤肿瘤。本病的结膜及眼底表现参见本图谱其他章节。

临床特征

皮脂腺痣可以作为孤立性病变发生在眼睑或眉弓，也可为发生于面部皮肤、耳后区及头皮部位等大面积皮肤病变的一部分，与其病变相连续，并累及眼睑及眉弓区域。通常表现为粉色或棕色，边界清晰但欠规则。头皮区域病灶常可致局部脱发。发病初期病变平坦，青春期逐渐隆起，推测与该时期皮脂腺增生相关（3~5）。

诊断

诊断依据为上述所提到的典型临床特征。患者应完善眼部、皮肤及神经系统检查以排除上述系统性病变。

组织病理

组织病理学上，皮脂腺痣分为三个阶段。第一个阶段（青春期前）由上皮增生引起。本阶段基质细胞增多密集，真皮层内缺少毛囊及皮脂腺结构。第二阶段（青春期）的特点是棘层肥厚、乳头状瘤样增生、角化过度和皮脂腺增生，这些腺体开口于表皮。此外，真皮乳头层可见未分化完全的毛囊芽蕾结构。第三阶段（成人期）可发展为良、恶性皮肤组织肿瘤，最常见的为基底细胞癌和汗腺腺瘤，约 20% 皮脂腺痣最终会发展为基底细胞癌或其他并不常见的皮肤附属器肿瘤；约 75% 汗管囊腺瘤并发于皮脂腺痣。

治疗方法

眼睑区域较小皮损可行手术切除并予一期缝合，大面积的皮肤病变则需要联合行皮瓣转位或皮片移植手术。使用皮肤组织扩张器扩大皮肤面积，为皮瓣移植修复大范围病变做准备。虽然临床上首选行外科手术治疗，但是大范围病变也可以进行保守治疗，原则上病变内出现的任何可疑肿瘤灶都应行手术切除。

Selected References

Reviews

1. Shields JA, Shields CL, Eagle RC Jr, et al. Ophthalmic features of the organoid nevus syndrome. *Trans Am Ophthalmol Soc* 1996;94:65–86.
2. Shields JA, Shields CL, Eagle RC Jr, et al. Ocular manifestations of the organoid nevus syndrome. *Ophthalmology* 1997;104:549–557.
3. Alfonso I, Howard C, Lopez PF, et al. Linear nevus sebaceous syndrome: a review. *J Clin Neuroophthalmol* 1987;7:170–177.
4. Lambert HM, Sipperley JO, Shore JW, et al. Linear nevus sebaceous syndrome. *Ophthalmology* 1987;94:278–282.
5. Solomon LM, Fretzin DF, Dewald RL. The epidermal nevus syndrome. *Arch Dermatol* 1968;97:273–285.
6. Wilkes SR, Campbell RJ, Waller RR. Ocular malformation in association with ipsilateral facial nevus of Jadassohn. *Am J Ophthalmol* 1981;92:344–352.
7. Roth AM, Keltner JL. Linear nevus sebaceous syndrome. *J Clin Neuroophthalmol* 1993;13:44–49.

Case Reports

8. Shields CN, Shields CL, Lin C, et al. Calcified scleral choristoma in organoid nevus syndrome simulating retinoblastoma. *J Pediatr Ophthalmol Strabismus* 2014;51: e1–e3.
9. Kraus JN, Ramasubramanian A, Shields CL, et al. Ocular features of the organoid nevus syndrome. *Retin Cases Brief Rep* 2010;4:385–386.
10. Callahan AB, Jakobiec FA, Zakka FR, et al. Isolated unilateral linear epidermal nevus of the upper eyelid. *Ophthal Plast Reconstr Surg* 2012;28(6):e135–e138.
11. Pushker N, Mehta M, Bajaj MS, et al. Atypical oculo-orbital complex choristoma in organoid nevus syndrome. *J Pediatr Ophthalmol Strabismus* 2006;43(2):119–122.
12. Chiu TY, Fan DS, Chu WC, et al. Ocular manifestations and surgical management of lid coloboma in a Chinese infant with linear nevus sebaceous syndrome. *J Pediatr Ophthalmol Strabismus* 2004;41:312–314.
13. Askar S, Kilinc N, Aytekin S. Syringocystadenoma papilliferum mimicking basal cell carcinoma on the lower eyelid: a case report. *Acta Chir Plast* 2002;44(4):117–119.
14. Mullaney PB, Weatherhead RG. Epidermal nevus syndrome associated with a complex choristoma and a bilateral choroidal osteoma. *Arch Ophthalmol* 1996;114: 1292–1293.
15. Pe'er J, Ilsar M. Epibulbar complex choristoma associated with nevus sebaceous. *Arch Ophthalmol* 1995;113:1301–1304.
16. Hayasaka S, Sekimoto M, Setogawa T. Epibulbar complex choristoma involving the bulbar conjunctiva and cornea. *J Pediatr Ophthalmol Strabismus* 1989;26:251–253.
17. Diven DG, Solomon AR, McNeely MC, et al. Nevus sebaceous associated with major ophthalmologic abnormalities. *Arch Dermatol* 1987;123:383–386.

● 眼睑皮脂腺痣：眼周的相关表现

　　皮脂腺痣综合征的皮肤病损最常出现在内眦区域，鼻部和前额部，这些区域的病变有明显的恶变倾向，但是结膜区域病变（迷芽瘤）无恶变倾向。

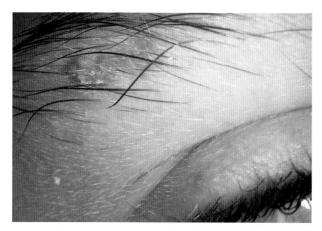

图2.25　右眉弓颞侧可见小皮脂腺痣

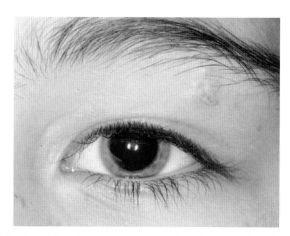

图2.26　患儿左侧上睑紧邻眉弓下方可见小皮脂腺痣并可见明显的皮角

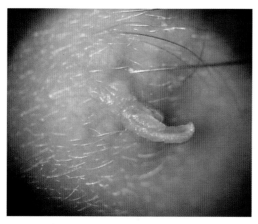

图2.27　图2.26病变特写，可见皮角，以及围绕在皮角周围的无蒂皮脂腺痣

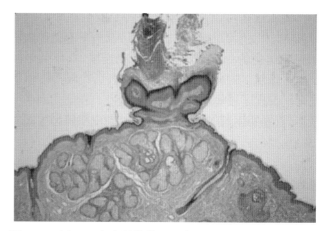

图2.28　图2.27病变低倍镜下观察，可见病灶不规则，隆起，角化过度，及真皮层皮脂腺增生（HE×5）

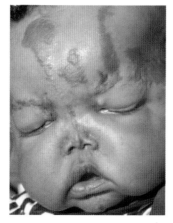

图2.29　皮脂腺痣分布于患儿前额、眉毛、眼睑及鼻部

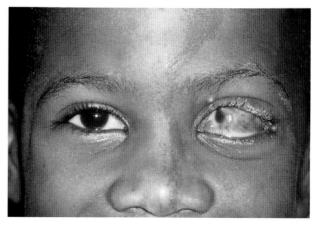

图2.30　眼睑、鼻部以及前额的皮脂腺痣与其同侧的结膜迷芽瘤相关

眼睑基底细胞癌

概述

眼睑基底细胞癌（basal cell carcinoma，BCC）是眼睑最常见的恶性病变。在美国每年有超过 40 万名该病患者就诊。目前已有大量关于眼睑基底细胞癌诊断与治疗的文献发表（1~57）。基底细胞癌好发于头面部，常起源于眼睑，在北美洲，该病的发病率占所有眼睑恶性肿瘤的 90% 以上。基底细胞癌好发于白种人，年龄范围 50~80 岁，但是年轻人也可患病，尤其在已有原发病灶的基础上发病，如痣样基底细胞癌综合征，Jadassohn 皮脂腺痣，或着色性干皮病（9~13）。

临床特征

虽然不同的研究结果不同，但据作者经验，眼睑基底细胞癌约 65% 发生于下睑，15% 发生于上睑，15% 发生于内眦，5% 发生于外眦。本病一般无明显疼痛，但侵袭性强的基底细胞癌播散至眼睑及眼眶时可引起疼痛。

眼睑部位的病变可表现为以下几种形式，包括结节型、结节溃疡型、色素型、囊性型、硬斑病样型、和表浅型。多数病变典型表现为边缘珍珠样隆起，呈蜡样或半透明状。靠近病灶边缘处可见毛细血管扩张，此为该病变特征性表现。当基底细胞癌发生于睑缘处时，可导致侵犯区域睫毛缺如。在眼睑处最常见的三种类型为结节型、结节溃疡型和硬斑病样型。

大于 80% 的眼睑基底细胞癌表现为结节型或结节溃疡型（3），最初表现为无蒂、圆顶状半透明病灶并逐渐扩大。当它增大时，病变中心部分的血供会超过外周，且溃疡型病变可向结节溃疡型转变，溃疡型病变有时发生出血。硬斑病样或硬化型基底细胞癌较少见，约占所有病变类型的 2%。该种病变表现为灰白色扁平病灶，边界不清，并伴有脱睫，由于没有明确的瘤样病灶，临床上常被误诊为睑缘炎。

未经治疗或治疗不完全的基底细胞癌，特别是硬斑型基底细胞癌有较高的侵袭性，并可浸润至泪道排出系统及眼眶组织，颅内侵袭少见。肿瘤侵袭至眼眶会导致复视或眼球挤压移位，除非肿瘤体积较大，一般无明显眼球突出表现。基底细胞癌自发消退情况较罕见（52）。

鉴别诊断

本章节提到的所有疾病都可与基底细胞癌相鉴别。角化棘皮瘤也可表现为溃疡，但病变发展更快。色素型基底细胞癌必须与黑色素细胞痣、黑色素瘤和脂溢性角化病相鉴别。囊性基底细胞癌表现可类似小汗腺汗囊瘤或大汗腺汗囊瘤。

组织病理

基底细胞癌的组织病理学表现可分为几种类型。局限性结节溃疡型病变可见分化良好的基底细胞被结缔组织分隔，呈明显的叶状、巢状或条索状。小叶周边肿瘤细胞平行排列，形成所谓的栅栏样排列。小叶周围的基质皱缩，形成明显的裂隙。硬斑病样型病灶周围缺乏栅栏状排列的瘤细胞，肿瘤边界不清，基底细胞瘤团呈芽蕾状或条索状浸润深至真皮层，基质纤维增生活跃。

发病机制

眼睑基底细胞癌诱发因素包括：年龄、浅肤色、日光照射、三氧化二砷接触史、瘢痕、放射接触史、免疫抑制等。如前所述，在痣样基底细胞癌综合征和着色性干皮病以及 Jadassohn 皮脂腺痣中，遗传因素也起到重要作用。经证实，女性患者中吸烟与基底细胞癌有相关性，但男性患者无明显相关（4）。有文献提出毛囊蠕形螨引起的毛囊皮脂腺慢性感染也可能是该病致病因素之一（5）。蠕形螨在生活中十分常见，其与本病的相关性还需要更多的研究证实。

从细胞学分析，基底细胞癌瘤细胞是一种多能干细胞，与表皮和毛囊外根鞘结构的基底细胞有关，并且终身生长。否认该细胞为分化成熟的基底细胞来源。

治疗方法

眼睑基底细胞癌的首要治疗目标为完整切除病灶，尽管术后效果会影响患者外观容貌。小的病变应完整切除并做术中冰冻证实切缘干净（17~19），然后一期缝合,或行皮瓣皮片移植术重建缺损区域。重建的方法本书不详细讨论。当无法行一期缝合时,如内眦区域切口,也可开放伤口待其自然愈合。这种让其自然愈合的方法在 90% 的病例中可以取得令人满意的功能恢复和美容效果(39)。

对于疑似为基底细胞癌的较大病灶,取少量组织行切取或穿刺活检,进行组织病理学诊断,然后进行更广泛的手术切除和重建。在确诊后,行大范围切除术、Mohs 手术或冰冻监控切除方法,可有效的控制复发概率(38)。

对于不接受手术的病例,冷冻疗法也可以起到良好的控制作用(34)。一些学者主张将冷冻疗法作为小面积基底细胞癌的首选治疗方法(40)。对于复发病例或不能耐受手术的患者,可使用姑息性放射治疗(43)。如果怀疑病变侵袭眼眶,应行计算机断层扫描(computed tomography,CT)和 / 或磁共振成像(magnetic resonance imaging,MRI)检查。若未及时治疗或切除不彻底,病变可进一步侵袭眼眶、鼻腔和颅内。当肿瘤发展至此程度时,则需要行眶内容摘除术或放射治疗。

当肿瘤侵入眼眶无法完整切除时,眶内容摘除术可能是最好的治疗方法(49),仅有 1% 的眼睑基底细胞癌需要行眶内容摘除术。

其他用于治疗眼外基底细胞癌的方法包括刮除术、电干燥法、光动力疗法、干扰素治疗、局部使用新霉素、局部或全身化疗等,但这些方法并未广泛应用于基底细胞癌的治疗。最近研究热点较为关注局部应用咪喹莫特软膏,可治疗某些眼周或眼外的基底细胞癌病变,特别是对于非手术治疗的老年患者或表浅病灶,治疗效果良好(22~23)。

此外,另一种治疗基底细胞癌的药物 – 维莫德吉(vismodegib),也广受关注(20,21),这种口服药物可阻断 hedgehog 途径,该途径参与基底细胞癌基因及细胞的相关表达。虽然此法费用昂贵且常难以承受,但对多发基底细胞癌患者有显著疗效。

基底细胞癌发生区域淋巴转移极为罕见(50,51)。尽管病变可以侵入淋巴管,但几乎不发生远处转移。然而,若病变切除不彻底,可引起侵袭性及复发性病变,从而降低本病治愈率。如果病变未经及时治疗或切除不彻底,可引起眼眶部转移,但基底细胞癌颅内转移所致死亡病例很罕见。基底细胞癌的死亡率不足 1%(54)。

痣样基底细胞癌综合征

基底细胞痣综合征,也被称为 Gorlin-Goltz 综合征或 Goltz 综合征,属常染色体显性遗传性疾病,是一种累及外、中胚层来源的多系统异常综合征(10~13)。一般是由于染色体 9q22.3-q31 的 PTCH(patched)基因突变所致。男性更为常见。其特点为患者青春期后出现多发性基底细胞癌,其他表现还包括牙源性角化囊肿,手掌及足底可见特殊凹陷(可能为顿挫型基底细胞癌)、大脑镰异位钙化、骨组织异常(如分叉肋),以及合并其他罕见肿瘤如成神经管细胞瘤和脑膜瘤。少数可合并其他眼部异常,如先天性白内障,葡萄膜及视神经缺损、斜视、眼球震颤和小眼球。据统计,约 0.7% 基底细胞癌患者合并此综合征。

痣样基底细胞癌综合征可以表现为多发性基底细胞癌,呈直径 1~10mm 的红棕色病变,数量从数个到数千个不等。肿瘤可表现为有蒂、色素性、结节样、红斑或溃疡。在 105 例眼睑基底细胞癌病例中,有 4 例该综合征患者(11)。基底细胞癌好发于面部,包括眼睑区域,在临床与组织病理学上,痣样基底细胞癌综合征与典型基底细胞癌表现相似。

对于痣样基底细胞癌综合征患者,其基底细胞癌病灶与之前所述其他基底细胞癌的处理方法相似,而且必须认真处理该综合征的基底细胞癌病灶,较小病灶行手术切除或使用上述其他方法去除病变。有文献提及全身广泛应用 5- 氨基酮戊酸光动力疗法,对于弥漫性基底细胞癌及基底细胞样滤泡错构瘤疗效显著(34)。维莫德吉是一种用于治疗痣样基底细胞癌综合征的口服药物,可以促使肿瘤消退,但疗程长,价格较为昂贵,且患者不易耐受(20,21)。

Selected References

Reviews

1. Shinder R, Ivan D, Seigler D, et al. Feasibility of using American Joint Committee on Cancer Classification criteria for staging eyelid carcinomas. *Orbit* 2011;30(5):202–207.
2. Ho SF, Brown L, Bamford M, et al. 5 years review of periocular basal cell carcinoma and proposed follow-up protocol. *Eye (Lond)* 2013;27(1):78–83.
3. Payne JW, Duke JR, Butner R, et al. Basal cell carcinoma of the eyelids: a long-term follow-up study. *Arch Ophthalmol* 1969;81:53–58.
4. Wojno TH. The association between cigarette smoking and basal cell carcinoma of the eyelids in women. *Ophthalmol Plast Reconstr Surg* 1999;15:390–392.
5. Erbagci Z, Erbagci I, Erkilic S. High incidence of demodicidosis in eyelid basal cell carcinomas. *Int J Dermatol* 2003;42:567–571.
6. Leibovitch I, McNab A, Sullivan T, et al. Orbital invasion by periocular basal cell carcinoma. *Ophthalmology* 2005;112:717–723.
7. Allali J, D'Hermies F, Renard G. Basal cell carcinomas of the eyelids. *Ophthalmologica* 2005;219:57–71.
8. Paavilainen V, Tuominen J, Pukkala E, et al. Basal cell carcinoma of the eyelid in

Finland during 1953–1997. *Acta Ophthalmol Scand* 2005;83:215–220.

9. Nerad JA, Whitaker DC. Periocular basal cell carcinoma in adults 35 years of age and younger. *Am J Ophthalmol* 1988;106:723–729.

Nevoid Basal Cell Carcinoma Syndrome

10. Gorlin RJ, Goltz RW. Multiple nevoid basal cell epithelioma, jaw cysts and bifid rib. A syndrome. *N Engl J Med* 1960;262:908–912.

11. Honavar SG, Shields JA, Shields CL, et al. Basal cell carcinoma of the eyelids associated with Gorlin-Goltz syndrome. *Ophthalmology* 2001;108:1115–1123.

12. Boonen SE, Stahl D, Kreiborg S, et al. Delineation of an interstitial 9q22 deletion in basal cell nevus syndrome. *Am J Med Genet A* 2005;132:324–328.

13. Lo Muzio L, Nocini P, Bucci P, et al. Early diagnosis of nevoid basal cell carcinoma syndrome. *J Am Dent Assoc* 1999;130:669–674.

Pathology/Genetics

14. Milman T, McCormick SA. The molecular genetics of eyelid tumors: recent advances and future directions. *Graefes Arch Clin Exp Ophthalmol* 2013;251(2):419–433.

Diagnosis

15. Pelosini L, Smith HB, Schofield JB, et al. In vivo optical coherence tomography (OCT) in periocular basal cell carcinoma: correlations between in vivo OCT images and postoperative histology. *Br J Ophthalmol* 2013;97(7):890–894.

Therapy

16. Yin VT, Pfeiffer ML, Esmaeli B. Targeted therapy for orbital and periocular basal cell carcinoma and squamous cell carcinoma. *Ophthal Plast Reconstr Surg* 2013;29(2):87–92.

17. Levin F, Khalil M, McCormick SA, et al. Excision of periocular basal cell carcinoma with stereoscopic microdissection of surgical margins for frozen-section control: report of 200 cases. *Arch Ophthalmol* 2009;127(8):1011–1015.

18. Gayre GS, Hybarger CP, Mannor G, et al. Outcomes of excision of 1750 eyelid and periocular skin basal cell and squamous cell carcinomas by modified en face frozen section margin-controlled technique. *Int Ophthalmol Clin* 2009;49(4):97–110.

19. Bertelmann E, Rieck P. Relapses after surgical treatment of ocular adnexal basal cell carcinomas: 5-year follow-up at the same university centre. *Acta Ophthalmol* 2012;90(2):127–131.

20. Gill HS, Moscato EE, Chang AL, et al. Vismodegib for periocular and orbital basal cell carcinoma. *JAMA Ophthalmol* 2013;31(12):1591–1594.

21. Kahana A, Worden FP, Elner VM. Vismodegib as eye-sparing adjuvant treatment for orbital basal cell carcinoma. *JAMA Ophthalmol* 2013;131(10):1364–1366.

22. Sullivan TJ. Topical therapies for periorbital cutaneous malignancies: indications and treatment regimens. *Curr Opin Ophthalmol* 2012;23(5):439–442.

23. Blasi MA, Giammaria D, Balestrazzi E. Immunotherapy with imiquimod 5% cream for eyelid nodular basal cell carcinoma. *Am J Ophthalmol* 2005;140:1136–1138.

24. Oldfield V, Keating GM, Perry CM. Imiquimod: in superficial basal cell carcinoma. *Am J Clin Dermatol* 2005;6:195–200.

25. Schulze HJ, Cribier B, Requena L, et al. Imiquimod 5% cream for the treatment of superficial basal cell carcinoma: results from a randomized vehicle-controlled phase III study in Europe. *Br J Dermatol* 2005;152:939–947.

26. Peris K, Campione E, Micantonio T, et al. Imiquimod treatment of superficial and nodular basal cell carcinoma: 12-week open-label trial. *Dermatol Surg* 2005;31:318–323.

27. Carneiro RC, de Macedo EM, Matayoshi S. Imiquimod 5% cream for the treatment of periocular Basal cell carcinoma. *Ophthal Plast Reconstr Surg* 2010;26(2):100–102.

28. Ross AH, Kennedy CT, Collins C, et al. The use of imiquimod in the treatment of periocular tumours. *Orbit* 2010;29(2):83–87.

29. Gaitanis G, Kalogeropoulos C, Bassukas ID. Imiquimod can be combined with cryosurgery (immunocryosurgery) for locally advanced periocular basal cell carcinomas. *Br J Ophthalmol* 2011;95(6):890–892.

30. Garcia-Martin E, Gil-Arribas LM, Idoipe M, et al. Comparison of imiquimod 5% cream versus radiotherapy as treatment for eyelid basal cell carcinoma. *Br J Ophthalmol* 2011;95(10):1393–1396.

31. Pakdel F, Kashkouli MB. Re: "Imiquimod 5% cream for the treatment of periocular basal cell carcinoma". *Ophthal Plast Reconstr Surg* 2011;27(4):305; author reply 305–306.

32. Prokosch V, Thanos S, Spaniol K, et al. Long-term outcome after treatment with 5% topical imiquimod cream in patients with basal cell carcinoma of the eyelids. *Graefes Arch Clin Exp Ophthalmol* 2011;249(1):121–125.

33. Jebodhsingh KN, Calafati J, Farrokhyar F, et al. Recurrence rates of basal cell carcinoma of the periocular skin: what to do with patients who have positive margins after resection. *Can J Ophthalmol* 2012;47(2):181–184.

34. Cook BE, Bartley GB. Treatment options and future prospects for the management of eyelid malignancies: an evidence-based update. *Ophthalmology* 2001;108:2088–2098.

35. Doxanas MT, Green WR, Iliff CE. Factors in the successful surgical management of basal cell carcinoma of the eyelids. *Am J Ophthalmol* 1981;91:726–736.

36. Chalfin J, Putterman AM. Frozen section control in the surgery of basal cell carcinoma of the eyelid. *Am J Ophthalmol* 1979;87:802–809.

37. Fraunfelder FT, Zacarian SA, Wingfield DL, et al. Results of cryotherapy for eyelid malignancies. *Am J Ophthalmol* 1984;97:184–188.

38. Conway RM, Themel S, Holbach LM. Surgery for primary basal cell carcinoma including the eyelid margins with intraoperative frozen section control: comparative interventional study with a minimum clinical follow up of 5 years. *Br J Ophthalmol* 2004;88:236–238.

39. Shankar J, Nair RG, Sullivan SC. Management of peri-ocular skin tumours by laissez-faire technique: analysis of functional and cosmetic results. *Eye (Lond)* 2002;16:50–53.

40. Buschmann W. A reappraisal of cryosurgery for eyelid basal cell carcinomas. *Br J Ophthalmol* 2002;86:453–457.

41. Hamada S, Kersey T, Thaller VT. Eyelid basal cell carcinoma: non-Mohs excision, repair, and outcome. *Br J Ophthalmol* 2005;89:992–994.

42. Cuevas P, Arrazola JM. Topical treatment of basal cell carcinoma with neomycin. *Eur J Med Res* 2005;10:202–203.

43. Krema H, Herrmann E, Albert-Green A, et al. Orthovoltage radiotherapy in the management of medial canthal basal cell carcinoma. *Br J Ophthalmol* 2013;97(6):730–734.

44. Apalla Z, Karteridou A, Lallas A, et al. Letter: Immunocryotherapy for difficult-to-treat basal cell carcinoma of the eyelid. *Dermatol Surg* 2013;39(1 Pt 1):146–147.

45. Litwin AS, Rytina E, Ha T, et al. Management of periocular basal cell carcinoma by Mohs micrographic surgery. *J Dermatolog Treat* 2013;24(3):232–234.

46. Lewis CD, Perry JD. Transconjunctival lateral cantholysis for closure of full-thickness eyelid defects. *Ophthal Plast Reconstr Surg* 2009;25(6):469–471.

47. Stafanous S. Five-year cycle of basal cell carcinoma management re-audit. *Orbit* 2009;28(4):264–469.

48. Togsverd-Bo K, Haedersdal M, Wulf HC. Photodynamic therapy for tumors on the eyelid margins. *Arch Dermatol* 2009;145(8):944–947.

49. Shinder R. Risk factors for orbital exenteration in periocular basal cell carcinoma. *Am J Ophthalmol* 2012;154(1):212; author reply 212–213.

Prognosis

50. Von Domarus H, Stevens PJ. Metastatic basal cell carcinoma: report of five cases and review of 170 cases in the literature. *J Am Acad Dermatol* 1984;10:1043.

51. Iuliano A, Strianese D, Uccello G, et al. Risk factors for orbital exenteration in periocular basal cell carcinoma. *Am J Ophthalmol* 2012;153(2):238–241.

Case Reports

52. Gupta M, Puri P, Kamal A, et al. Complete spontaneous regression of a basal cell carcinoma. *Eye (Lond)* 2003;17:262–263.

53. Marty CL, Randle HW, Walsh JS. Eruptive epidermoid cysts resulting from treatment with imiquimod. *Dermatol Surg* 2005;31:780–782.

54. Litwin AS, Shah-Desai SD, Malhotra R. Two new cases of metastatic basal cell carcinoma from the eyelids. *Orbit* 2013;32(4):256–259.

55. Zeitouni NC, Raghu PR, Mansour TN. Orbital invasion by periocular infiltrating Basal cell carcinoma. *Dermatol Surg* 2012;38(12):2025–2027.

56. Kirzhner M, Jakobiec FA. Clinicopathologic and immunohistochemical features of pigmented basal cell carcinomas of the eyelids. *Am J Ophthalmol* 2012;153(2):242–252.

57. Belliveau MJ, Coupal DJ, Brownstein S, et al. Infundibulocystic basal cell carcinoma of the eyelid in basal cell nevus syndrome. *Ophthal Plast Reconstr Surg* 2010;26(3):147–152.

● 眼睑基底细胞癌：结节型和结节溃疡型

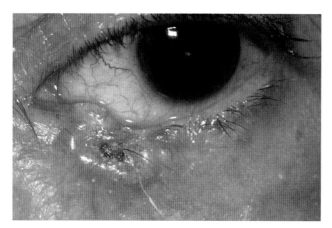

图 2.31　患者女性，71 岁，下睑结节溃疡型基底细胞癌。下睑是眼周基底细胞癌最常见部位

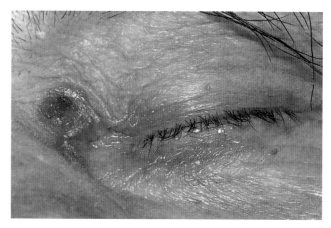

图 2.32　患者男性，85 岁，内眦部结节溃疡型基底细胞癌。内眦部是眼周基底细胞癌第二常见部位

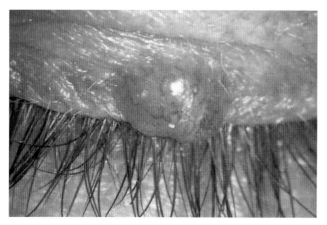

图 2.33　患者女性，61 岁，上睑部结节型基底细胞癌，基底细胞癌不常侵犯上睑

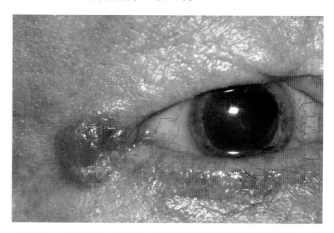

图 2.34　患者男性，87 岁，外眦部结节溃疡型基底细胞癌。外眦为眼周基底细胞癌最不常见部位

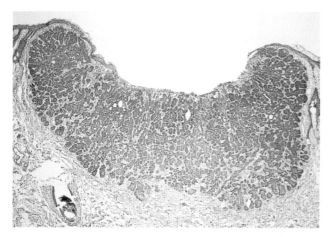

图 2.35　结节溃疡型基底细胞癌的组织病理学检查，示密集的嗜碱性细胞及中心火山口样凹陷（HE×10）

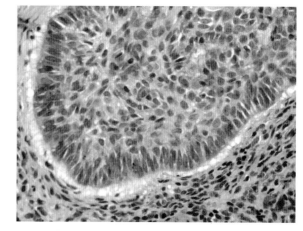

图 2.36　结节溃疡型基底细胞癌的组织病理学检查，示边界清晰的栅栏状排列（HE×200）

● 眼睑基底细胞癌：硬斑病样型

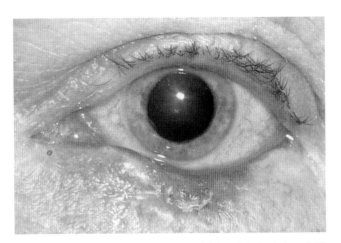

图 2.37　患者女性，77 岁，下睑硬斑病样型基底细胞癌。病灶边界不清并伴有下睑全部睫毛缺失

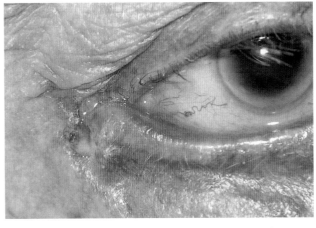

图 2.38　患者男性，88 岁，内眦硬斑病样型基底细胞癌

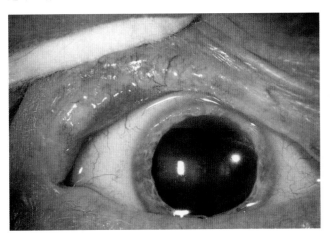

图 2.39　患者男性，78 岁，上睑硬斑病样型基底细胞癌，临床诊断为可疑皮脂腺癌

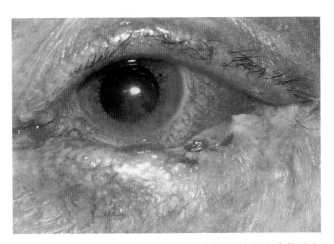

图 2.40　患者男性，76 岁，下睑硬斑病样型基底细胞癌伴继发性结膜炎。侵袭性皮脂腺癌有类似表现

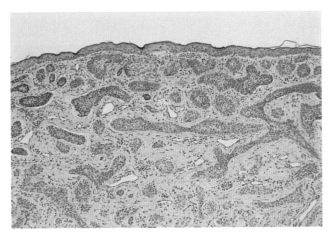

图 2.41　硬斑病样型基底细胞癌的组织病理学检查，示排列成不规则条索状的瘤细胞团。基底细胞癌的嗜碱性细胞核在光镜下形成典型的蓝色带（HE × 15）

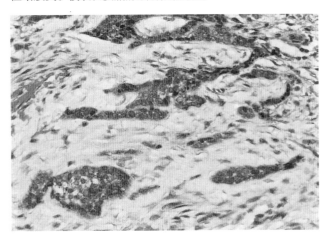

图 2.42　硬斑病样型基底细胞癌的组织病理学检查，示皮下的涡状瘤细胞（HE × 100）

● **眼睑基底细胞癌：临床变异型**

尽管大多数眼睑基底细胞癌呈典型的结节状、结节溃疡型、或硬斑样生长，但也可表现为其他形式。

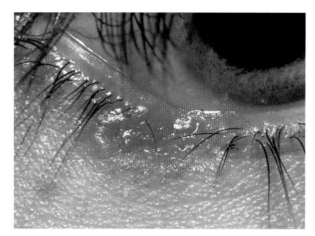

图 2.43   患者女性，17 岁，下睑结节溃疡型基底细胞癌，该患者既往健康，无其他系统疾病。基底细胞癌在青年人中罕见

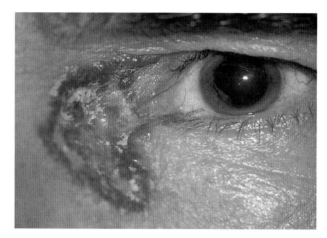

图 2.44   患者男性，52 岁，内眦处侵袭性、色素型不规则基底细胞癌，该患者无其他系统疾病，但对侧眼有结膜恶性黑色素瘤

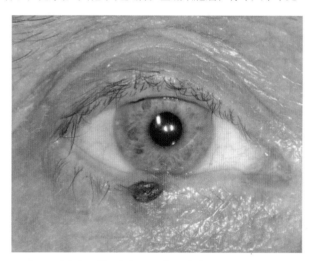

图 2.45   下睑出血性、溃疡型基底细胞癌

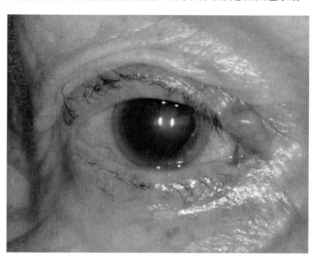

图 2.46   上睑内眦部无溃疡结节型基底细胞癌，可见睫毛缺失

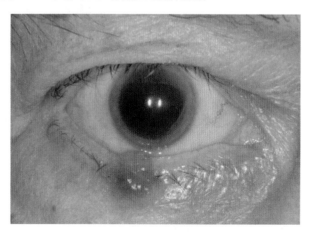

图 2.47   下睑血管性溃疡型基底细胞癌伴有睫毛缺失

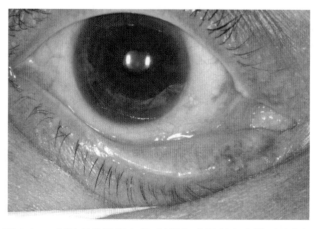

图 2.48   非洲裔美国籍患者，轻微色素性硬斑病样型基底细胞癌伴有睫毛缺失并侵犯结膜

● 眼睑基底细胞癌：晚期病例

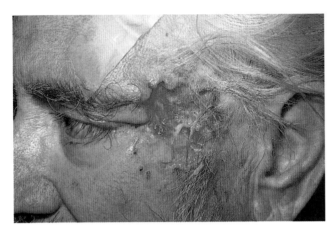

图 2.49　患者男性，80 岁，起源于外眦部位的大面积溃疡型基底细胞癌，并侵犯至颞部皮肤

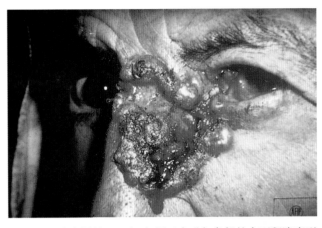

图 2.50　患者男性，85 岁，起源于内眦与鼻部的大面积溃疡型基底细胞癌，并侵犯眼眶

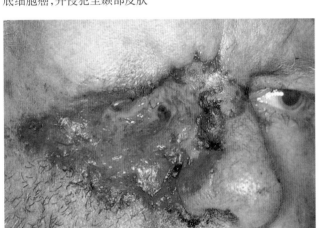

图 2.51　老年男性患者，起源于下睑的基底细胞癌并侵犯眼眶（Massachusettes Eye and Ear Infirmary 供图）

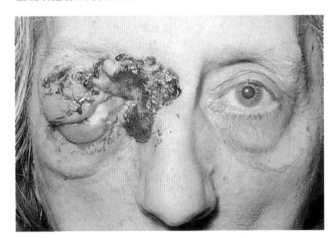

图 2.52　基底细胞癌晚期扩散侵犯眼睑及眼眶

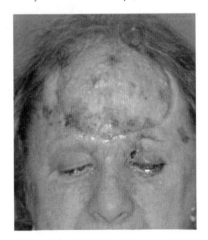

图 2.53　基底细胞癌的广泛侵袭，累及前额部头皮及双侧眼眶

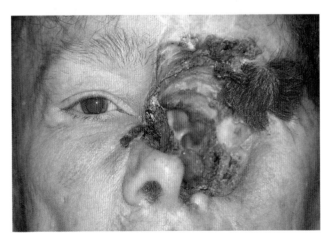

图 2.54　患者女性，67 岁，巨大型基底细胞癌侵犯并造成眼眶、眼球、鼻部严重损毁

● **眼睑基底细胞癌: 痣样基底细胞癌综合征 (Gorlin–Goltz 综合征)**

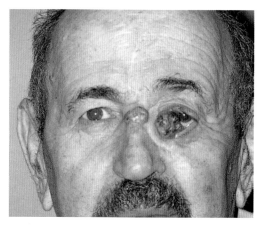

图 2.55 患者男性,70 岁,痣样基底细胞癌综合征,表现为眼睑基底细胞癌的眶内浸润,其女儿患有多发性基底细胞癌

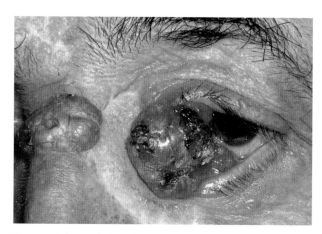

图 2.56 图 2.55 病例眶鼻侧巨大病灶特写。该患者已行眶内容摘除术

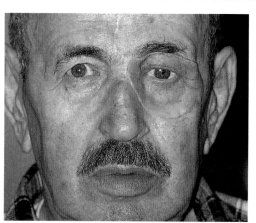

图 2.57 图 2.55 病例,眶内容摘除术及面部重建术后,配戴赝复体的面部外观像

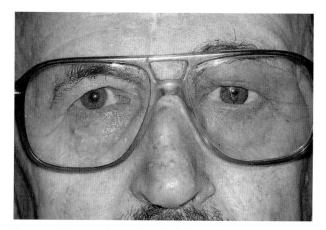

图 2.58 同一个病例,眶内容摘除术及面部重建术后,配戴赝复体及眼镜的面部外观像

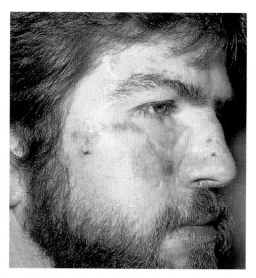

图 2.59 青年男性患者,示痣样基底细胞癌综合征的面部病损 (Richard Lewis 供图)

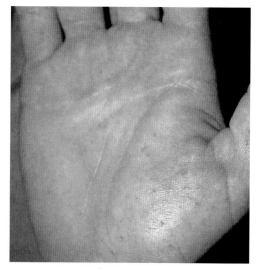

图 2.60 图 2.59 病例,示手掌特殊凹陷,为痣样基底细胞癌综合征的特征性表现 (Richard Lewis 供图)

● 眼睑基底细胞癌：痣样基底细胞癌综合征（Gorlin–Goltz 综合征）伴多发性皮肤恶性肿瘤

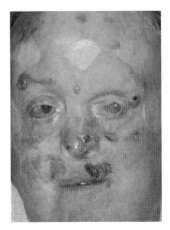

图 2.61　中年男性患者，面部观，可见数个基底细胞癌病灶及皮肤移植瘢痕

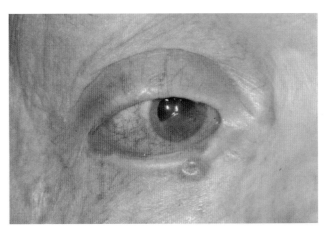

图 2.62　右眼下睑特写，可见眼睑结节溃疡型基底细胞癌及下睑内眦处硬斑病样型基底细胞癌

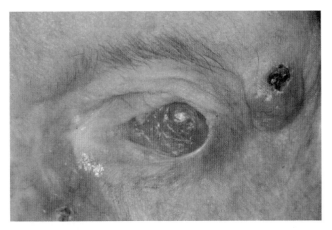

图 2.63　左眼近外眦部溃疡型基底细胞癌和继发于眼睑切除术后的角膜干燥症

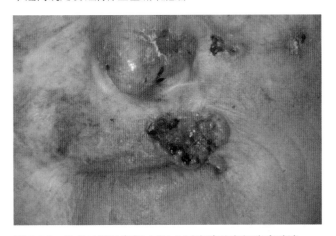

图 2.64　患者口周及鼻部，可见上唇皮肤基底细胞癌破溃

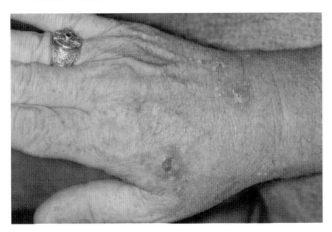

图 2.65　手背部基底细胞癌

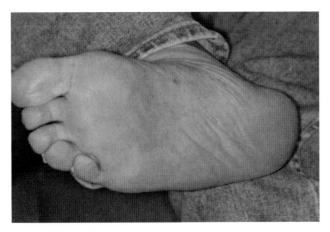

图 2.66　同一病例，示足弓掌面小凹陷

● 眼睑基底细胞癌：痣样基底细胞癌综合征（Gorlin-Goltz 综合征）伴牙源性角化囊肿

痣样基底细胞癌综合征可以是一种慢性进展性疾病，以下展示一名超过 40 年随访患者的影像记录照片。

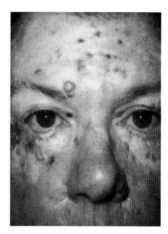

图 2.67　患者女性，约 40 岁时面部外观相，可见多发性面部基底细胞癌

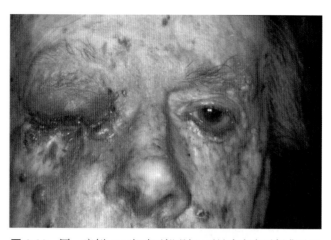

图 2.68　同一病例，86 岁时面部观相，可见病变广泛侵袭及眼睑下垂。因眼睑基底细胞癌侵袭眶内，致右眼球固定

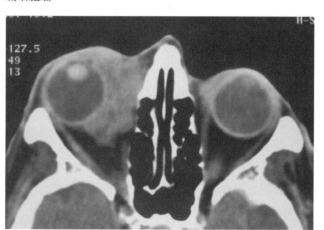

图 2.69　轴位 CT，可见眼睑基底细胞癌眶内转移

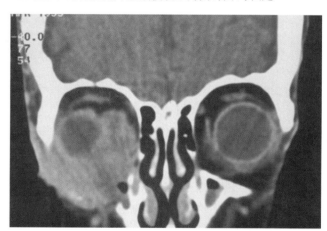

图 2.70　冠状位 CT，可见眼睑基底细胞癌眶内转移

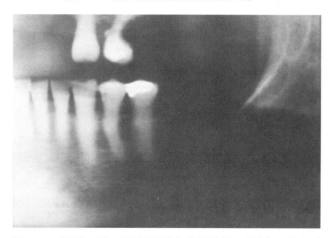

图 2.71　牙科 X 线，可见牙源性角化囊肿（图示黑色区域为牙齿缺损部位）

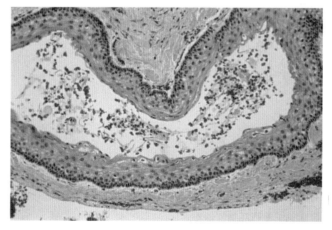

图 2.72　牙源性角化囊肿组织病理学检查，示角化上皮与腔内角蛋白（HE×50）

● 眼睑基底细胞癌：五边形全层眼睑切除术及局部应用咪喹莫特

　　眼睑基底细胞癌的治疗在本章已经进行详细阐述，下图举例说明全层眼睑切除术和局部应用咪喹莫特的治疗方法。小范围的基底细胞癌可以采用五边形全层眼睑切除术，并行冰冻切片以证实切缘干净。下图简单介绍手术方法，本书第15章将进行详细阐述。本例为一个老年贫穷的手术申请者，目前局部应用咪喹莫特治疗，咪喹莫特是一种免疫增强剂。

Blasi MA, Giammaria D, Balestrazzi E. Immuotherapy with imiquimod 5%cream for eyelid nodular basal cell carcinoma. Am J Ophthalmol 2005；140–1136–119.

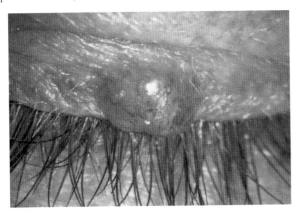

图 2.73　患者女性，61岁，上睑部局限性基底细胞癌

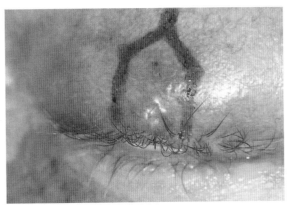

图 2.74　标记笔画出五边形切口

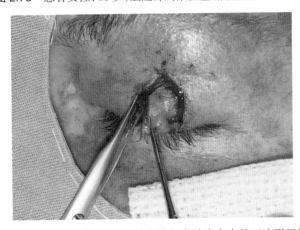

图 2.75　使用手术刀、手术剪去除包含肿瘤在内的五边形组织

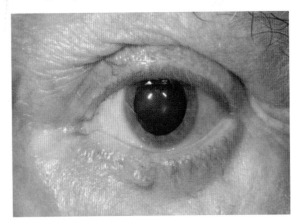

图 2.76　老年患者，基底细胞癌，无医疗保险，局部应用咪喹莫特治疗

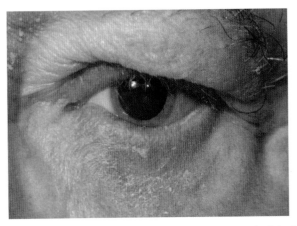

图 2.77　图 2.76 病例，应用6周咪喹莫特后，可见皮肤红斑、瘢痕，肿物消退

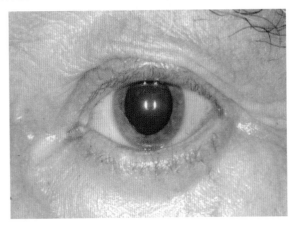

图 2.78　图 2.76 病例，应用6个月咪喹莫特后肿物完全消退

● 眼睑基底细胞癌：手术治疗效果

　　五边形眼睑皮肤全层切除手术的术前及术后表现，下图示一期闭合切口及皮肤移植术。图中提及的手术方法在第 15 章进行详细阐述。

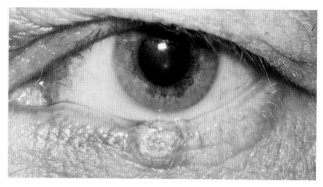

图 2.79　患者男性，60 岁，下睑部基底细胞癌，行五边形全层切除术，一期闭合切口，术中冰冻切片检测病灶切缘，并行颞侧半圆形皮瓣转位（Tenzel 皮瓣）以完成一期缝合

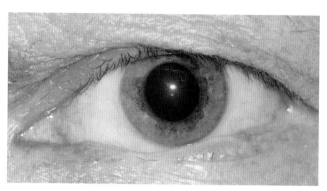

图 2.80　图 2.79 病例，术后数周呈现满意的面部外观效果

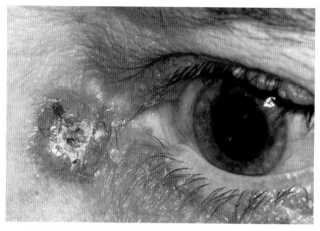

图 2.81　患者女性，70 岁，行病灶切除及一期缝合切口。内眦部典型基底细胞癌，行圆形切除病灶及术中冰冻切片检查后，皮肤缺损张力导致一期缝合切口困难，因此未行缝合，而是自身肉芽组织生长愈合

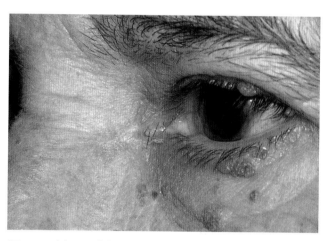

图 2.82　图 2.81 病例，术后自身肉芽组织愈合

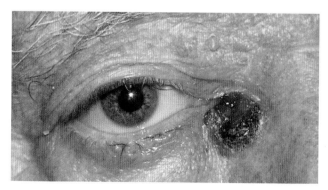

图 2.83　病灶切除联合皮肤移植手术。内眦部位的基底细胞癌，切除病灶后利用对侧上睑游离皮瓣进行移植。移植皮肤可取自耳后或其他区域

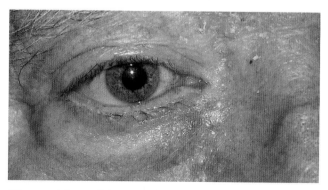

图 2.84　图 2.83 病例，术后 4 个月外观，恢复效果极佳

● 眼睑基底细胞癌：疏于治疗或晚期病例行眶内容摘除术

晚期病例会侵犯眼眶，建议行眶内容摘除术。

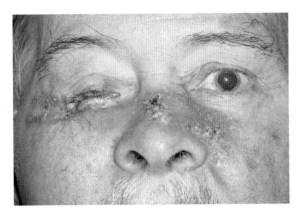

图 2.85　患者男性，63 岁，外眦部侵袭性基底细胞癌，已经侵犯深部眼眶

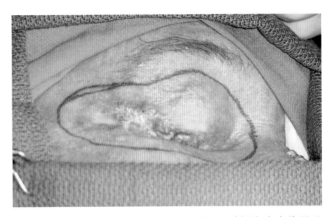

图 2.86　图 2.85 病例，预计手术切除范围，计划在术中将眼睑全部切除

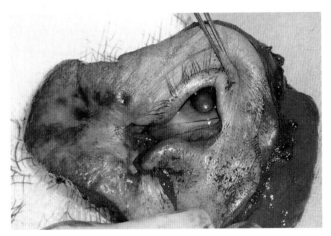

图 2.87　图 2.85 病例，示眶内容摘除术所切除组织

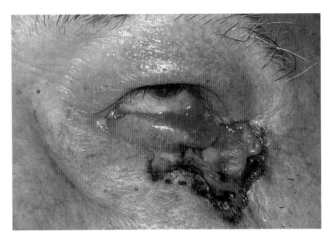

图 2.88　患者男性，69 岁，下睑与外眦部位基底细胞癌，侵犯眼眶前部，并引起眼睑退缩及眼球移位

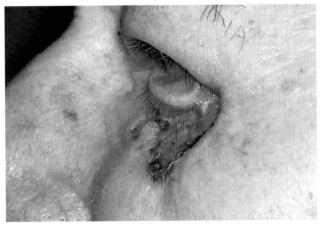

图 2.89　图 2.88 侧面观，示眶部肿瘤引起的硬化与纤维化导致下睑退缩。该病变为硬斑病样型基底细胞癌

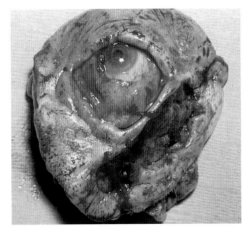

图 2.90　图 2.88 病例，眶内容摘除术切除的组织

眼睑鳞状细胞癌

概述

眼睑鳞状细胞癌的病因、临床特征、鉴别诊断和治疗与前一章节及其他教科书、文章中描述的基底细胞癌相似（1~30）。虽然目前观点尚未统一，但大多数书籍将鳞状细胞癌分为原位鳞状细胞癌（鲍文病，Bowen 病）和侵袭性鳞状细胞癌。

与基底细胞癌一样，鳞状细胞癌好发于白种人，且好发于男性，并与之前所提到的致病因素及日光暴露有关。此前人们认为，鲍文病与多种系统性癌症有很高的相关性，包括胃肠道癌症，但目前仍存在争议。

侵袭性鳞状细胞癌也主要好发于白色人种老年患者，以及慢性职业性和休闲性日光暴露患者，也可发生于免疫抑制或对阳光过敏的青年患者，特别是白化病患者。发病率约占眼睑恶性肿瘤的 2%~10%（1~8）。可为原发也可继发于上述所提到的其他恶性疾病，如鲍文病、光化性角化病、放射性眼睑病变、或着色性干皮病等。

临床特征

鲍文病的特征性临床表现为红斑、结痂、角化性病变，好发于日光暴露区域。在临床上与光化性角化病表现非常相似（1~8），但其病变的平均直径为1.3cm，远大于典型的光化性角化病。

眼睑鳞状细胞癌可以有多种临床表现。与基底细胞癌不同，本病常发生在上睑。病变早期与基底细胞癌表现相似，呈无蒂或乳头状病变。常见中央区溃烂，形成蚕蚀性溃疡样外观，可有刺激性出血。有时鳞状细胞癌可呈乳头状、囊样或皮角样结构。病变周围区域出现的光化性角化病可以提示该诊断。晚期的鳞状细胞癌有高度侵袭性，可侵犯至眼眶、软组织及神经（1），进而可导致一系列临床症状，如麻木、疼痛、上睑下垂、复视和眼球移位等。

鉴别诊断

在临床表现上，眼睑鳞状细胞癌没有典型特征可以与本章节所提及的其他疾病相鉴别。其表现与基底细胞癌、皮脂腺癌、默克尔细胞癌（Merkel cell carcinoma），以及良性病变如光化性角化病、脂溢性角化病、倒转毛囊角化病、假上皮瘤样增生和角化棘皮瘤相似。如前面所述，现在很多人认为角化棘皮瘤是鳞状细胞癌中的一种变异类型。

组织病理

显微镜下可观察到，鲍文病由异常但分化良好的上皮细胞形成的斑块状棘皮层取代了全层表皮结构，但其基底膜完整。鳞状细胞内包含嗜酸性细胞质、细胞间桥，并可见角化珠。细胞呈异型性并且完全失去成熟上皮细胞形态。

侵袭性的基底细胞癌表现类似，但其分化程度更低、侵袭性更强，肿瘤细胞可突破基底膜至真皮层。尽管瘤灶在光镜下表现不连续，实际为肿瘤突破表皮向下延伸的手指状突起。组织病理学上，鳞状细胞癌表现差异较大，分化良好的细胞可见明显的角化作用，分化不良的细胞异型性明显，并呈现肉瘤样病理表现。分化更差的肿瘤需要行免疫组织化学或电子显微镜技术来鉴别病灶是否为鳞状细胞来源，并排除其他恶性肿瘤。

发病机制

眼睑鳞状细胞癌可以为原发，但大多数都是继发于先前存在的病变，如光化性角化病、鲍文病、放射性皮肤病、烧伤瘢痕及慢性炎症性病变。鳞状细胞癌起源于皮肤的棘细胞 – 鳞状上皮层，前文已经提过本病的诱发因素，此处不赘述。

治疗方法

眼睑鳞状细胞癌的治疗与基底细胞癌及其他眼睑恶性肿瘤相似（9~17）。对于小面积的鳞状细胞癌疑似病灶可以直接切除并行组织活检，面积更大病变，则需在术前通过切取或穿刺活检确定病变性质并设计手术切除范围，术后行眼睑重建术。可采用 Mohs 手术或冷冻方法切除病变。当冰冻切片结果证实切缘干净时，才可以进行眼睑重建手术。

在基底细胞癌一章已详细描述，其他可选用的治疗方法有放射治疗、冷冻治疗、病灶内化疗、干扰素治疗和光动力疗法。局部应用咪喹莫特治疗鲍文病的疗效也已有相关文献支持（16，17）。这些方法的具体应用在之后的章节将会详细介绍。除此以外，临床上对于眼周区域鳞状细胞癌也可进行前哨淋巴结活检（14，15），虽然这种方法仍有争议，但是在某种程度上可以帮助检测区域淋巴结转移并指导治疗。

预后

　　眼睑鳞状细胞癌的预后随分化程度、病因、肿瘤大小和肿瘤浸润深度不同而异。与基底细胞癌不同的是，眼睑鳞状细胞癌的侵袭性更强，甚至发生局部淋巴结转移。文献报道的眼睑鳞状细胞癌区域淋巴结转移率为2%~24%（18）。鳞状细胞癌也有极强的神经侵袭性，并可以沿着神经侵犯至眼眶及颅内。因此晚期或复发的患者应做影像学检查以排除眼眶及周围软组织转移灶，如 MRI 和 CT。源于光化性角化病的鳞状细胞癌预后较好，转移率 <2%（4）。

Selected References

Reviews

1. Soparkar CN, Patrinely JR. Eyelid cancers. *Curr Opin Ophthalmol* 1998;9:49–53.
2. Doxanas MT, Iliff WJ, Iliff NT, et al. Squamous cell carcinoma of the eyelids. *Ophthalmology* 1987;94:538–541.
3. Kwitko MI, Boniuk M, Zimmerman LE. Eyelid tumors with reference to lesions confused with squamous cell carcinoma. I. Incidence and errors in diagnosis. *Arch Ophthalmol* 1963;69:693–697.
4. Reifler DM, Hornblass A. Squamous cell carcinoma of the eyelid. *Surv Ophthalmol* 1986;30:349–365.
5. Sullivan TJ, Boulton JE, Whitehead KJ. Intraepidermal carcinoma of the eyelid. *Clin Experiment Ophthalmol* 2002;30:23–27.
6. Crawford C, Fernelius C, Young P, et al. Application of the AJCC 7th edition carcinoma of the eyelid staging system: a medical center pathology based, 15-year review. *Clin Ophthalmol* 2011;5:1645–1648.
7. Verma V, Shen D, Sieving PC, et al. The role of infectious agents in the etiology of ocular adnexal neoplasia. *Surv Ophthalmol* 2008;53(4):312–331.
8. Shinder R, Ivan D, Seigler D, et al. Feasibility of using American Joint Committee on Cancer Classification criteria for staging eyelid carcinomas. *Orbit* 2011;30(5):202–207.

Therapy

9. Bowyer JD, Sullivan TJ, Whitehead KJ, et al. The management of perineural spread of squamous cell carcinoma to the ocular adnexae. *Ophthal Plast Reconstr Surg* 2003;19:275–281.
10. Cook BE Jr, Bartley GB. Treatment options and future prospects for the management of eyelid malignancies: an evidence-based update. *Ophthalmology* 2001;108:2088–2098.
11. Rice JC, Zaragoza P, Waheed K, et al. Efficacy of incisional vs punch biopsy in the histological diagnosis of periocular skin tumours. *Eye* 2003;17:478–481.
12. Malhotra R, James CL, Selva D, et al. The Australian Mohs database: periocular squamous intraepidermal carcinoma. *Ophthalmology* 2004;111:1925–1929.
13. Yin VT, Pfeiffer ML, Esmaeli B. Targeted therapy for orbital and periocular basal cell carcinoma and squamous cell carcinoma. *Ophthal Plast Reconstr Surg* 2013;29(2):87–92.
14. Pfeiffer ML, Savar A, Esmaeli B. Sentinel lymph node biopsy for eyelid and conjunctival tumors: what have we learned in the past decade? *Ophthal Plast Reconstr Surg* 2013;29(1):57–62.
15. Vuthaluru S, Pushker N, Lokdarshi G, et al. Sentinel lymph node biopsy in malignant eyelid tumor: hybrid single photon emission computed tomography/computed tomography and dual dye technique. *Am J Ophthalmol* 2013;156(1):43–49.
16. Sullivan TJ. Topical therapies for periorbital cutaneous malignancies: indications and treatment regimens. *Curr Opin Ophthalmol* 2012;23(5):439–442.
17. Couch SM, Custer PL. Topical 5-fluorouracil for the treatment of periocular actinic keratosis and low-grade squamous malignancy. *Ophthal Plast Reconstr Surg* 2012;28(3):181–183.

Prognosis

18. Faustina M, Diba R, Ahmadi MA, et al. Patterns of regional and distant metastasis in patients with eyelid and periocular squamous cell carcinoma. *Ophthalmology* 2004;111:1930–1932.

Case Reports

19. Chak G, Morgan PV, Joseph JM, et al. A positive sentinel lymph node in periocular invasive squamous cell carcinoma: a case series. *Ophthal Plast Reconstr Surg* 2013;29(1):6–10.
20. Trobe JD, Hood I, Parsons JT, et al. Intracranial spread of squamous carcinoma along the trigeminal nerve. *Arch Ophthalmol* 1982;100:608–611.
21. Rossi R, Puccioni M, Mavilia L, et al. Squamous cell carcinoma of the eyelid treated with photodynamic therapy. *J Chemother* 2004;16:306–309.
22. Conill C, Sanchez-Reyes A, Molla M, et al. Brachytherapy with 192Ir as treatment of carcinoma of the tarsal structure of the eyelid. *Int J Radiat Oncol Biol Phys* 2004;59:1326–1329.
23. Brannan PA, Anderson HK, Kersten RC, et al. Bowen disease of the eyelid successfully treated with imiquimod. *Ophthalmol Plast Reconstr Surg* 2005;21:321–322.
24. Martin-Garcia RF. Imiquimod: an effective alternative for the treatment of invasive cutaneous squamous cell carcinoma. *Dermatol Surg* 2005;31:371–374.
25. El-Sawy T, Frank SJ, Hanna E, et al. Multidisciplinary management of lacrimal sac/nasolacrimal duct carcinomas. *Ophthal Plast Reconstr Surg* 2013;29(6):454–457.
26. Inaba K, Ito Y, Suzuki S, et al. Results of radical radiotherapy for squamous cell carcinoma of the eyelid. *J Radiat Res* 2013;54(6):1131–1137.
27. Gill HS, Moscato EE, Chang AL, et al. Vismodegib for periocular and orbital basal cell carcinoma. *JAMA Ophthalmol* 2013;131:1591–1594.
28. Sharkawi E, Hamedani M, Fouladi M. Eyelid squamous cell carcinoma in situ treated with topical 5-fluorouracil. *Clin Experiment Ophthalmol* 2011;39(9):915–916.
29. Ross AH, Kennedy CT, Collins C, et al. The use of imiquimod in the treatment of periocular tumours. *Orbit* 2010;29(2):83–87.
30. Petsuksiri J, Frank SJ, Garden AS, et al. Outcomes after radiotherapy for squamous cell carcinoma of the eyelid. *Cancer* 2008;112(1):111–118.

● 眼睑鳞状细胞癌

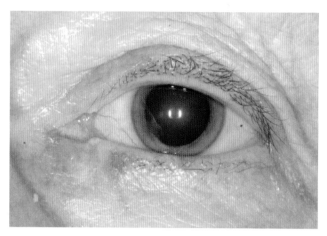

图 2.91   患者女性，64 岁，下睑原位鳞状细胞癌，可见病损发红并有鳞屑

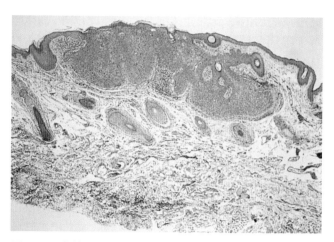

图 2.92   光镜下观察原位鳞状细胞癌，可见鳞状细胞增生导致表皮增厚，基底膜完整（ HE × 15 ）

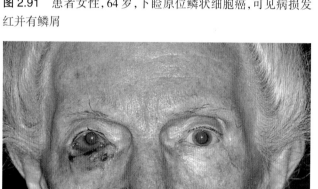

图 2.93   患者女性，88 岁，右下睑鳞状细胞癌

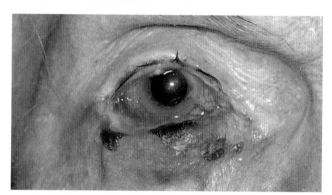

图 2.94   图 2.93 病变特写，可见浸润性癌症，伴有结痂与睑外翻

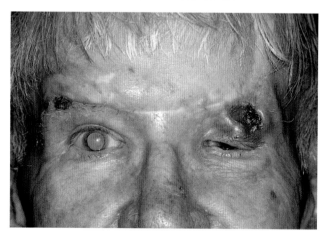

图 2.95   患者男性，87 岁，上睑鳞状细胞癌。白种人，之前工作为救生员，长期暴露在阳光下，皮肤可见光化性改变

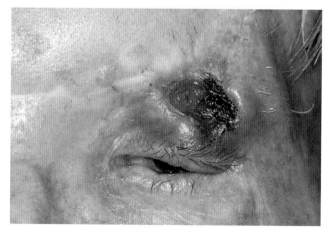

图 2.96   图 2.95 病例特写，可见上睑溃疡型病灶

● 眼睑鳞状细胞癌：浸润扩散至上睑

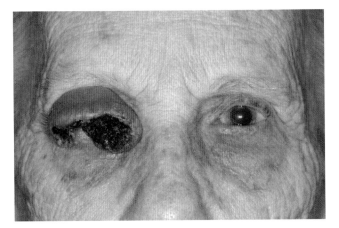

图 2.97　全上睑巨大鳞状细胞癌

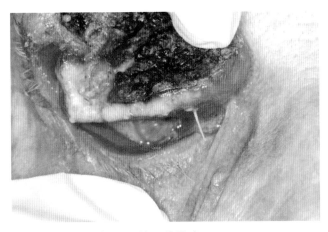

图 2.98　翻开肿瘤可见下方正常眼球

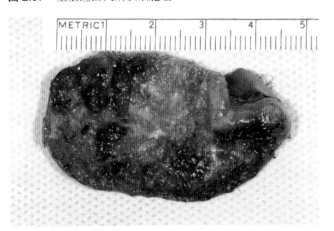

图 2.99　肿块完全切除

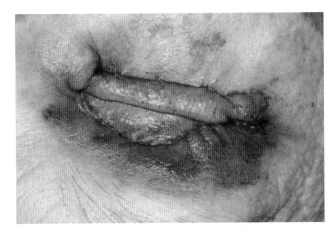

图 2.100　Cutler-Beard 上睑再造术后

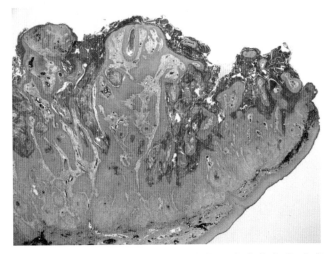

图 2.101　低倍镜下可见浸润性鳞状细胞癌伴角化过度（HE×50）

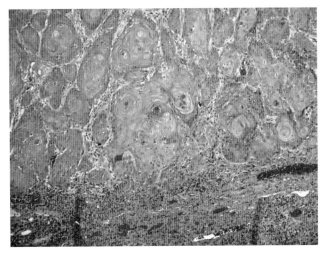

图 2.102　高倍镜下可见浸润性且分化不良的鳞状细胞癌，可见角化不良和炎性细胞浸润（HE×250）

● 眼睑鳞状细胞癌：侵袭性肿瘤

　　在一些病例中，鳞状细胞癌可发生于免疫抑制、白化病等患者，这种情况下肿瘤往往表现出高度侵袭性，并可转移至眼眶，需行眶内容摘除术。

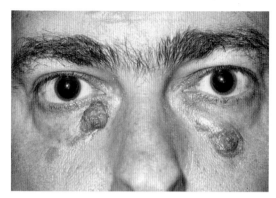

图 2.103　患者男性，41 岁，肾移植术后免疫抑制阶段，双侧眼睑溃疡型鳞状细胞癌（Narsing Rao, MD 供图）

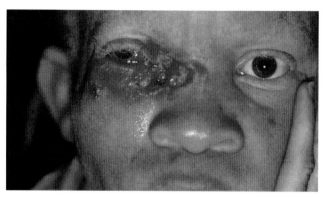

图 2.104　扎伊尔黑人，白化病患者，眼睑弥漫性鳞状细胞癌。此类患者更易在青年阶段罹患多种皮肤癌症（Ralph C. Eagle Jr, MD 供图）

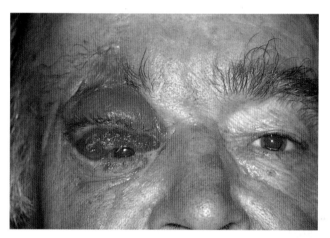

图 2.105　患者男性，69 岁，弥漫性鳞状细胞癌侵犯眼眶，推测病变起源于上睑，需行眶内容摘除术

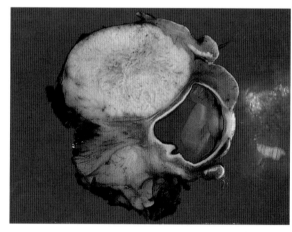

图 2.106　图 2.105 病例切除病变组织，可见巨大肿物占位挤压眼球

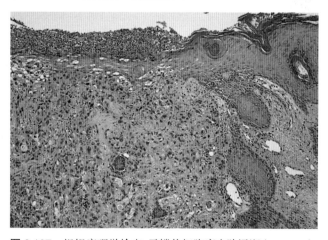

图 2.107　组织病理学检查，示鳞状细胞癌皮肤浸润（HE×20）

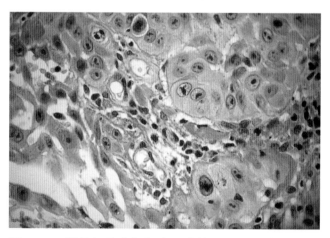

图 2.108　鳞状细胞癌组织病理学检查，示恶性鳞状细胞（HE×200）

● 眼睑鳞状细胞癌：深层囊性复发性肿瘤

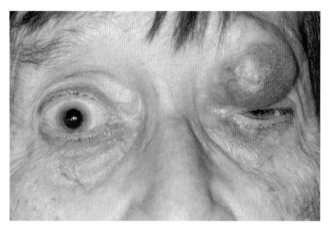

图 2.109　老年女性患者，左侧眉弓下方巨大波动性肿块。该患者 1 年前在眼睑同一部位接受过鳞状细胞癌的切除与放射治疗。本病的临床鉴别诊断为良性囊肿或囊性鳞状细胞癌复发

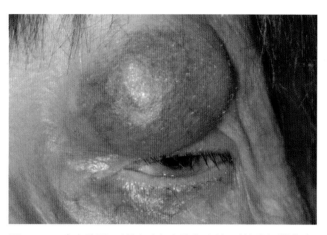

图 2.110　病变特写，可见上睑红色隆起病灶，可触及轻微波动

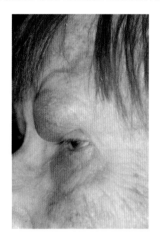

图 2.111　图 2.110 病变侧面观

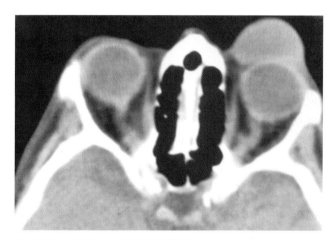

图 2.112　轴位 CT 示眼球前部肿物

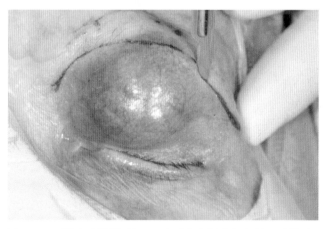

图 2.113　图片示眉弓下切口，术后发生鳞癌复发并远处转移，术后需放疗。患者术后 18 个月死于与本病无关的心血管疾病

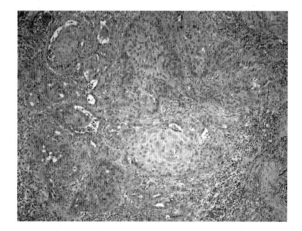

图 2.114　侵袭性鳞状细胞癌的组织病理学检查，示恶性鳞状细胞浸润（HE×150）

（齐　畅　李冬梅　译）

第 3 章

眼睑皮脂腺肿瘤

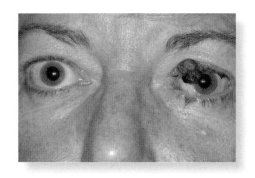

概述

眼睑区域皮脂腺包括睑板腺、Zeiss 腺、泪阜部皮脂腺及眉部皮脂腺。以上腺体均可以出现增生、腺瘤及恶性腺癌（皮脂腺癌）等病变（1~10）。皮脂腺瘤与 Muir-Torre 综合征（Muir-Torre syndrome, MTS）之间存在内在联系（2~4, 6~10）。

Muir-Torre 综合征

MTS 是一种常染色体显性遗传疾病，主要表现为皮脂腺瘤、皮脂腺癌、角化棘皮瘤、消化系统恶性肿瘤或者其他系统肿瘤。MTS 中发生皮脂腺瘤的个数可达 1~100 个以上（2~4, 6~10）。

患一个或多个皮脂腺瘤的患者存在合并其他系统恶性肿瘤的可能，尤以消化系统为甚。其他系统肿瘤可以发生较晚或先于皮脂腺瘤，并可出现多种相关系统性恶性肿瘤。免疫组化检测结果表明 MSH2 错配修复基因的表达缺失是 MTS 的一个重要指标，并可用于该病患者及其家属的临床筛查。

临床特征

眼睑相关皮脂腺增生好发于中老年人群，与 MTS 无明显相关性。主要表现为局部单发或多发性棕黄色丘疹，或睑板弥漫性增厚。皮脂腺瘤可与 MTS 相关，其临床表现与皮脂腺增生相似，但体积稍大并表现为表面光滑的黄色结节。

组织病理

睑板腺增生由边界清晰成熟的睑板腺小叶组成，一般位于扩张的睑板腺导管周围。睑板腺瘤由两种细胞构成，即成熟的睑板腺细胞和未分化的基底细胞。肿瘤小叶通常没有明显的导管。在某些病例中，睑板腺增生与睑板腺瘤组织病理学表现相似，以至于在组织病理学上难以将二者相鉴别。在 MTS 中，睑板腺瘤的典型表现为皮脂腺瘤细胞穿透基底层突出浸润至表皮层（1）。

眼睑皮脂腺增生和皮脂腺瘤

治疗方法

最佳治疗方法为完整切除病变组织。对于多发的小病灶，采用电干燥法、烧灼法、三氯乙酸法治疗通常有效。作为治疗的一部分，对于单发或多发性皮肤睑板腺瘤患者，还应评估排查其是否患有消化系统恶性肿瘤，或 MTS 相关的其他系统肿瘤。

Selected References

Reviews/Initial Descriptions

1. Rishi K, Font RL. Sebaceous gland tumors of the eyelids and conjunctiva in the Muir-Torre syndrome: A clinicopathologic study of five cases and literature review. *Ophthal Plast Reconstr Surg* 2004;20:31–36.
2. Muir G, Yates-Bell AJ, Barlow KA. Multiple primary carcinomata of the colon duodenum and larynx associated with keratoacanthoma of the face. *Br J Surg* 1967;54:191–195.
3. Torre D. Multiple sebaceous tumors. *Arch Dermatol* 1968;98:549–551.
4. Rulon DB, Helwig EB. Cutaneous sebaceous neoplasms. *Cancer* 1974;22:82.

Case Reports

5. Bhattacharya AK, Nayak SR, Kirtane MV, et al. Sebaceous adenoma in the region of the medial canthus causing proptosis. *J Postgrad Med* 1995;41:87–88.
6. Tillawi I, Katz R, Pellettiere V. Solitary tumors of meibomian gland origin and Torre's syndrome. *Am J Ophthalmol* 1987;104:179–182.
7. Jakobiec FA. Sebaceous adenoma of the eyelid and visceral malignancy. *Am J Ophthalmol* 1974;78:952–960.
8. Font RL, Rishi K. Sebaceous gland adenoma of the tarsal conjunctiva in a patient with Muir-Torre syndrome. *Ophthalmology* 2003;110:1833–1836.
9. Singh AD, Mudhar HS, Bhola R, et al. Sebaceous adenoma of the eyelid in Muir-Torre syndrome. *Arch Ophthalmol* 2005;123:562–565.
10. Demirci H, Nelson C, Shields CL, et al. Eyelid sebaceous carcinoma associated with Muir-Torre syndrome in two cases. *Ophthal Plast Reconstr Surg* 2007;23:77–79.

眼睑皮脂腺癌

概述

皮脂腺癌是眶周区域中最常见的肿物之一,常发生于眼睑组织,并且一直是眼科研究的关注热点(1~33)。皮脂腺癌可表现出极强的局部侵袭性,并可向局部淋巴结和全身远处器官转移(表3.1)。由于皮脂腺癌常伪装成其他良性或低度恶性病变,从而使诊断延误,造成了较高的发病率和死亡率。因此,掌握眶周皮脂腺癌临床特点和治疗对眼科学者们极为重要。近年来,由于对皮脂腺癌认识的加深,使得该病可以早期诊断,并且为低创伤性治疗提供有利时机(1~5,17,18)。虽然眼科学者们对眶周皮脂腺癌的临床变异情况越来越熟悉,但对皮脂腺癌延误诊断和错误治疗的情况仍然存在(1~3)。

表3.1 美国癌症联合委员会(American Joint Commission for Cancer, AJCC)眼周皮脂腺癌分期

TNM 分期	定　义
原发肿瘤(T)	
Tx	原发肿瘤不明
T0	无原发肿瘤证据
Tis	原位皮脂腺癌
T1	肿瘤直径 <5mm,未侵及睑板和睑缘
T2a	肿瘤直径 5~10mm 或任何直径 <10mm 已侵犯睑板和睑缘
T2b	肿瘤直径 10~20mm,或侵袭眼睑全层
T3a	肿瘤直径 >20mm 或任何侵袭邻近眼球组织或眼眶组织或周围神经
T3b	可以通过眼球摘除、眶内容物摘除或眶骨切除术摘除肿瘤
T4	肿瘤组织因侵袭眼球、眼眶组织、颅面组织和大脑等无法摘除
局部淋巴结(N)	
Nx	局部淋巴结无法评估
cN0	临床和影像学检查无局部淋巴结转移
pN0	淋巴结病理检查证实无局部淋巴结转移
N1	局部淋巴结转移
远处转移(M)	
M0	无远处转移的证据
M1	转移至远处器官和组织
基于 TNM 分类的皮脂腺癌分期	
0 期	Tis N0 M0
ⅠA 期	T1N0 M0
ⅠB 期	T2a N0 M0
ⅠC 期	T2b N0 M0
Ⅱ 期	T3a N0 M0
ⅢA 期	T3b N0 M0
ⅢB 期	T 任意一期 +N1 M0
ⅢC 期	T4+ 任意一期 N+M0
Ⅳ	T 任意一期 +N 任意一期 +M1

引自 Edge SB, Byrd DR, Compton CC, et al, eds Carcinoma of the Eyelid. In: *AJCC Cancer Staging Manual*. 7th ed. New York, NY: Springer; 2010: 523–530.

在西方国家,皮脂腺癌占眼睑恶性肿瘤的 2%~7%。在中国和印度,基底细胞癌相对较少,皮脂腺癌大约占眼睑恶性肿瘤的一半（18）。这种恶性程度高的肿瘤有发生局部复发和局部及远处转移的可能。皮脂腺癌主要发生在老年人群,经放射治疗的视网膜母细胞瘤患者或患有痤疮的儿童和年轻人群也可发生（29~31）。而且皮脂腺癌明显好发于老年女性（70%）（1~5）。在眶周区域,皮脂腺癌通常发生于上睑板的睑板腺,也可发生于睫毛（Zeis 腺）、泪阜和眉毛部位的相关腺体。类似于皮脂腺瘤,皮脂腺癌可与 MTS 相关（11~15）。

临床特征

皮脂腺癌最常见的两种临床表现为单发性眼睑结节和弥漫性眼睑增厚。单发病灶一般为起源自睑板的质硬结节,深达表皮层。随着肿瘤生长,逐渐变成黄色并导致睫毛脱落。当发生眼睑外翻时,可于睑结膜面更清晰地观察到病灶。溃疡较为少见,但可见于晚期病例。单发结节样病灶在早期常被误诊为睑板腺囊肿。

弥漫生长型皮脂腺癌常与慢性睑结膜炎混淆。弥漫性上皮内病灶可以在睑结膜、球结膜、角膜甚至泪阜呈 pagetoid 扩散发展（1~5）。同大多数眼睑炎相似,皮脂腺癌多为单眼发病并可导致眼睑增厚和硬化。

皮脂腺癌可有其他较少见的临床表现。当病变来源于 Zeis 腺时,肿瘤主要位于睑缘而非深层的睑板（27）。皮脂腺癌可继发于深部微小或亚临床眼睑病灶的浸润性泪腺肿物,也可导致原发性泪腺肿瘤（26）。此外,个别病例可表现为蒂状肿物,或泪阜区呈黄色且体积增大改变。

分类

AJCC 制定的眶周皮脂腺癌分级系统可对肿瘤转移和患者死亡进行预测（16~18）。Ⅰ期和Ⅱ期患者发病 10 年后,患者存在 <5% 的风险发生远处转移,而Ⅲ期和Ⅳ期患者发病 10 年后发生远处转移的风险超过 50%（18）。

鉴别诊断

在临床上,眼睑皮脂腺癌同其他本节讨论的表皮病变相比较,无特征性的病理表现。皮脂腺瘤需同其他恶性肿瘤相鉴别,如基底细胞癌、鳞状细胞癌、Merkel 细胞癌,以及类似于睑板腺囊肿和睑结膜炎的相关炎性病灶（1）。

组织病理

皮脂腺癌由恶性增殖的皮脂腺细胞构成。脂质沉积致细胞质内空泡形成,并可在油红 O 染色的特殊脂肪染色下显示良好。由于病变为弥漫性且多中心性起源,在一些病理切片中很难确定原发腺体。

虽然存在多种皮脂腺癌的分类方法,但最受学术界认可的为以下四种病理类型:小叶型、粉刺型、乳头型和混合型（9）。组织病理学上,皮脂腺癌的分化程度可以进一步分为良好、中等和差三级。最常见的小叶型皮脂腺癌同正常皮脂腺结构相似,周边为低分化细胞,中央为高分化可产生脂质的细胞;粉刺型皮脂腺癌表现为中央大面积的坏死中心,周边为存活的肿瘤细胞;乳头型皮脂腺癌表现为突出的乳头和皮脂腺分化区;混合型皮脂腺癌表现为以上三种类型任意组合。如果病变发生并仅限于 Zeis 腺,显微镜下表现为仅侵犯睑缘而不累及睑板。

皮脂腺癌具有从上皮内病变（pagetoid）向眼睑皮肤和结膜上皮发展的能力,这是其最广为人知且最常被引用的特点。据报道,约 44%~80% 病例会呈上述表现（4,9）。在 Chao 等人对 25 例病例的分析中（4）,皮脂腺癌伴发扩散患者最终行眶内容物摘除术治疗的风险更大。

治疗方法

最佳的治疗方法为大范围手术切除和术中快速冰冻切片,或者化学外科治疗。如果可疑病灶较大且考虑行大范围重建手术,可先行刮片或穿刺活检。对于累及球结膜和睑结膜的弥漫性病变,可先行多点小活检,再根据组织病理学结果确定的肿物范围制定手术方案（1~5）。组织病理学证实的深部肿瘤可行手术切除,而对于上皮内 pagetoid 扩散病变则需行二次冻融疗法治疗。在病变广泛弥散伴上皮表浅 pagetoid 扩散可行大范围冷冻治疗和局部丝裂霉素点眼控制（23）。睑板深部肿瘤则需行睑板后层及邻近结膜切除术,并联合口唇黏膜移植或睑板结膜瓣整形术。

对于睑板腺癌侵犯前眶的患者,眶内容物摘除术是最佳治疗方法（1~5）。然而放射治疗尚未确证有效,可能只适用于眶骨或颅腔内无法切除的瘤体(24)。全身化疗可有效减小术前肿瘤体积,便于之后行手术切除,也可以防治肿瘤转移(25)。

预后

虽然皮脂腺癌是高度恶性肿瘤,随着临床和病理专家对该病研究愈加透彻,使患者可以得到早期诊断及有效治疗,该病预后明显改善。弥散、多中心性和侵犯眼眶的皮脂腺癌患者预后较差。如 Zeis 腺来源的局限性肿瘤预后相对较好,可能是由于这类肿瘤临床表现更明显且更易于早期诊断。皮脂腺癌的 AJCC 分级可对患者的预后进行预测(16~18)。

Selected References

Reviews

1. Shields JA, Demirci H, Marr BP, et al. Sebaceous carcinoma of the ocular region. *Surv Ophthalmol* 2005;50:103–122.
2. Shields JA, Saktanasate J, Lally SL, et al. Sebaceous carcinoma of the eyelids. The 2014 Prof Winifred Mao Lecture. *Asian Pacific J Ophthalmol* 2015; in press.
3. Shields JA, Demirci H, Marr BP, et al. Sebaceous carcinoma of the eyelids. Personal experience with 60 cases. *Ophthalmology* 2004;111:2151–2157.
4. Chao A, Shields CL, Krema H, et al. Outcome of patients with periocular sebaceous gland carcinoma with and without pagetoid conjunctival epithelial invasion. *Ophthalmology* 2001;108:1877–1883.
5. Shields JA, Demirci H, Marr BP, et al. Conjunctival epithelial involvement by sebaceous carcinoma. The 2003 J. Howard Stokes Lecture, part 3. *Ophthal Plast Reconstr Surg* 2005;21:92–96.
6. Doxanas MT, Green WR. Sebaceous gland carcinoma. Review of 40 cases. *Arch Ophthalmol* 1984;103:245–249.
7. DePotter P, Shields CL, Shields JA. Sebaceous gland carcinoma of the eyelids. *Int Ophthalmol Clin* 1993;33:5–9.
8. Kass LG, Hornblass A. Sebaceous carcinoma of the ocular adnexa. *Surv Ophthalmol* 1989;33:477–490.
9. Rao NA, Hidayat AA, McLean IW, et al. Sebaceous gland carcinoma of the ocular adnexa. A clinicopathologic study of 104 cases with five year follow-up data. *Hum Pathol* 1982;13:113–222.
10. Boniuk M, Zimmerman LE. Sebaceous gland carcinoma of the eyelid, eyebrow, caruncle and orbit. *Trans Am Acad Ophthalmol Otolaryngol* 1968;72:619–642.

Muir–Torre Syndrome

11. Muir G, Yates-Bell AJ, Barlow KA. Multiple primary carcinomata of the colon duodenum and larynx associated with keratoacanthoma of the face. *Br J Surg* 1967;54:191–195.
12. Torre D. Multiple sebaceous tumors. *Arch Dermatol* 1968;98:549–551.
13. Rishi K, Font RL. Sebaceous gland tumors of the eyelids and conjunctiva in the Muir-Torre syndrome: A clinicopathologic study of five cases and literature review. *Ophthal Plast Reconstr Surg* 2004;20:31–36.
14. Demirci H, Nelson C, Shields CL, et al. Eyelid sebaceous carcinoma associated with Muir-Torre syndrome in two cases. *Ophthal Plast Reconstr Surg* 2007;23:77–79.
15. Tillawi I, Katz R, Pellettiere V. Solitary tumors of meibomian gland origin and Torre's syndrome. *Am J Ophthalmol* 1987;104:179–182.

Classification

16. Edge SB, Byrd DR, Compton CC, et al, eds. Carcinoma of the eyelid. In: *AJCC Cancer Staging Manual*. 7th ed. New York, NY: Springer; 2010:523–530.
17. Esmaeli B, Nasser QJ, Cruz H, et al. American Joint Committee on Cancer T category for eyelid sebaceous carcinoma correlates with nodal metastasis and survival. *Ophthalmology* 2012;119:1078–1082.
18. Kaliki S, Ayyar A, Nair AG, et al. Neoadjuvant systemic chemotherapy in the management of extensive eyelid sebaceous gland carcinoma: A study of 10 cases. *Ophthal Plast Reconstr Surg* 2015 Feb 11. [Epub ahead of print]

Management

19. Harvey JT, Anderson RL. Management of Meibomian gland carcinoma. *Ophthalmic Surg* 1982;13:56–61.
20. Dzubow LM. Sebaceous carcinoma of the eyelid: Treatment with Mohs surgery. *J Dermatol Surg Oncol* 1985;11:40–44.
21. Putterman AM. Conjunctival map biopsy to determine pagetoid spread. *Am J Ophthalmol* 1986;102:87–90.
22. Lisman RD, Jakobiec FA, Small P. Sebaceous carcinoma of the eyelids. The role of adjunctive cryotherapy in the management of conjunctival pagetoid spread. *Ophthalmology* 1989;96:1021–1026.
23. Shields CL, Naseripour M, Shields JA, et al. Topical mitomycin-C for pagetoid invasion of the conjunctiva by eyelid sebaceous gland carcinoma. *Ophthalmology* 2002;109:2129–2133.
24. Pardo FS, Borodic G. Long-term follow-up of patients undergoing definitive radiation therapy for sebaceous carcinoma of the ocular adnexae. *Int J Radiat Oncol Biol Phys* 1990;34:1189–1190.
25. Murthy R, Honavar SG, Vurman S, et al. Neoadjuvant chemotherapy in the management of sebaceous gland carcinoma of the eyelid with regional lymph node metastasis. *Ophthal Plast Reconstr Surg* 2005;21:301–309.

Case Reports

26. Shields JA, Font RL. Meibomian gland carcinoma presenting as a lacrimal gland tumor. *Arch Ophthalmol* 1974;92:304–308.
27. Shields JA, Shields CL. Sebaceous adenocarcinoma of the glands of Zeis. *Ophthalmol Plastic Reconstr Surg* 1988;4:11–14.
28. Khan JA, Grove AS Jr, Joseph MP, et al. Sebaceous carcinoma. Diuretic use, lacrimal system spread, and surgical margins. *Ophthal Plast Reconstr Surg* 1989;5:227–234.
29. Honavar S, Shields CL, Shields JA, et al. Primary intraepithelial sebaceous gland carcinoma of the palpebral conjunctiva. *Arch Ophthalmol* 2001;119:764–767.
30. Kivela T, Asko-Seljavaara S, Pihkala U, et al. Sebaceous carcinoma of the eyelid associated with retinoblastoma. *Ophthalmology* 2001;108:1124–1128.
31. Rundle P, Shields JA, Shields CL, et al. Sebaceous gland carcinoma of the eyelid seventeen years after irradiation for bilateral retinoblastoma. *Eye* 1999;13:109–110.
32. Howrey RP, Lipham WJ, Schultz WH, et al. Sebaceous gland carcinoma. A subtle second malignancy following radiation therapy in patients with bilateral retinoblastoma. *Cancer* 1998;83:767–771.
33. Khan JA, Doane JF, Grove AS Jr. Sebaceous and meibomian carcinomas of the eyelid. Recognition, diagnosis, and management. *Ophthal Plast Reconstr Surg* 1991;7:61–66.

● 眼睑皮脂腺癌：睑板腺来源

大部分皮脂腺癌来源于上睑的睑板腺。

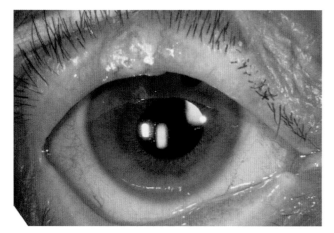

图 3.1　患者女性，66 岁，上睑缘局部皮脂腺癌，睑板腺来源

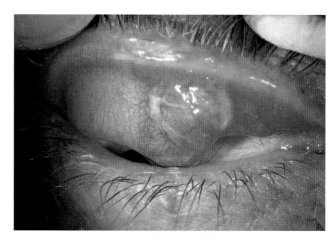

图 3.2　患者女性，44 岁，外翻眼睑可见上睑结膜面皮脂腺癌，睑板腺起源

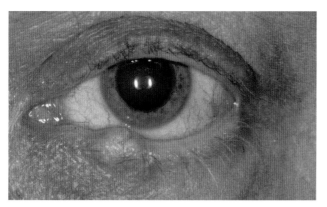

图 3.3　患者男性，65 岁，下睑皮脂腺癌，与睑板腺囊肿相似

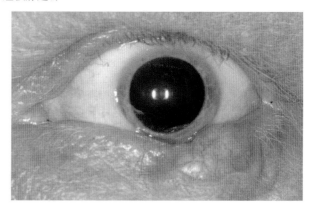

图 3.4　下睑轻度增大的结节状皮下皮脂腺癌，可见黄色肿物及脱睫

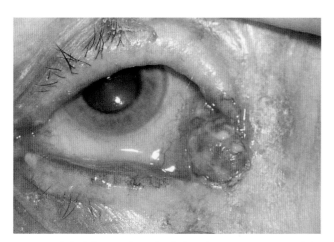

图 3.5　患者女性，75 岁，睑板腺癌患者表现为外眦处的黄色肿物

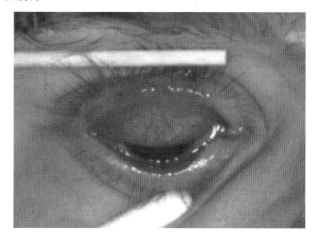

图 3.6　患者男性，17 岁，睑板腺癌，曾因生殖细胞系突变的视网膜母细胞瘤行同侧眼部放射性治疗，表现为上睑的弥漫性增厚。视网膜母细胞瘤放射治疗是儿童睑板腺癌的一个常见原因，此情况也可发生在儿童时期曾接受放射治疗痤疮的成年患者中

眼睑皮脂腺癌：Zeis 腺来源

皮脂腺癌可来源于睑缘部睫毛根部的 Zeis 腺，全身预后好于睑板腺癌或混合型皮脂腺癌。
Shields JA, Shields CL. Sebaceous adenocarcinoma of the glands of Zeis. Ophthalmol Plastic Reconstr Surg 1988；4:11–14.

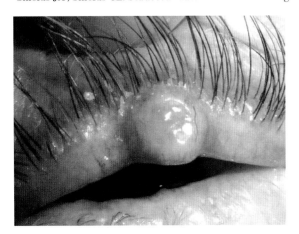

图 3.7　患者男性，80 岁，上睑缘 Sessile Zeis 腺癌

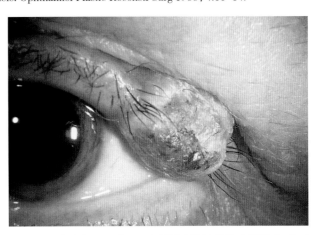

图 3.8　患者女性，64 岁，上睑颞侧睑缘结节状皮脂腺癌，起自颞侧睑板腺

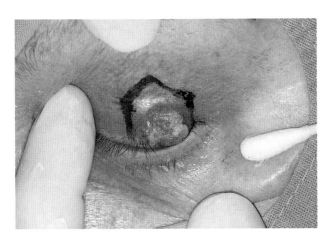

图 3.9　拟行五边形切口切除图 3.8 中病灶区肿瘤。肿瘤切除后切口行一期缝合

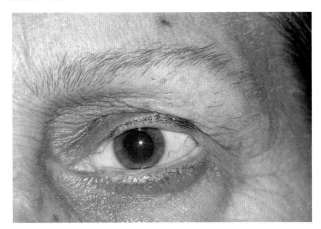

图 3.10　图 3.9 中肿瘤切除后数周后复查可见皮肤切口愈合良好

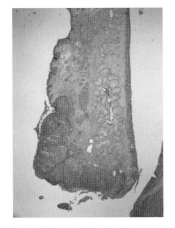

图 3.11　图 3.8 中病变组织病理检查，示临近睑缘处的嗜碱性肿物（HE×5）

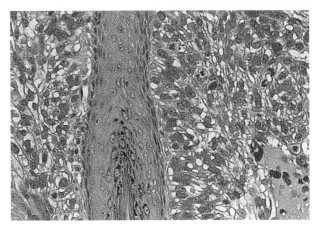

图 3.12　图 3.8 中病变组织病理检查，示睫毛根部有肿瘤细胞聚集（HE×50）

● 眼睑皮脂腺癌：类炎症反应的弥漫性病变

皮脂腺癌可疑侵及眼睑皮肤和结膜上皮并表现为 pagetoid 扩散，其临床表现为类似于睑结膜炎的炎症反应过程。

Chao A, Shields CL, Krema H, et al. Outcome of patients with periocular sebaceous gland carcinoma with and without pagetoid conjunctival epithelial invasion. Ophthalmology 2001; 108:1877–1883.

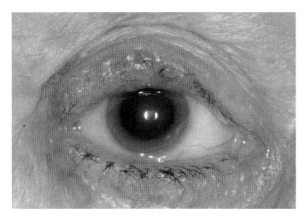

图 3.13　患者女性，75 岁，皮脂腺癌导致的上睑弥漫性增厚，表现为睫毛不规则脱落和表皮剥脱

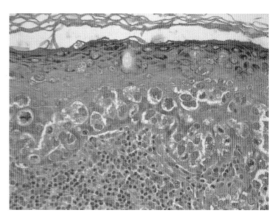

图 3.14　组织病理学检查，示弥漫性上皮浸润的皮脂腺癌，可见基底膜完整及真皮层慢性炎细胞浸润（HE × 20）

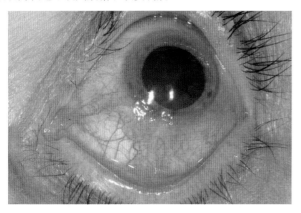

图 3.15　睑板腺癌导致弥漫性结膜受累及角膜上皮早期浸润，眼睑受累较轻

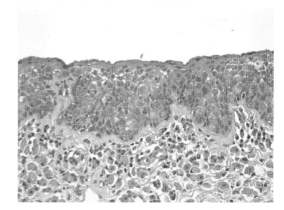

图 3.16　组织病理学检查，示皮脂腺癌弥漫性累及结膜上皮，基底膜完整以及结膜基质层慢性炎细胞浸润（HE × 20）

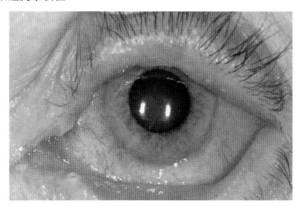

图 3.17　弥漫性睑缘受累，眼睑轻度增厚以及继发于眼睑皮脂腺癌的结膜浅层受累

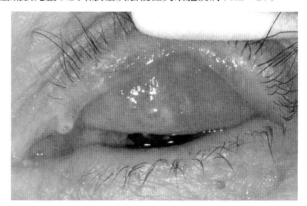

图 3.18　图 3.17 病例翻转上睑后表现为弥漫性睑结膜受累。临床中遇到无法解释的睑结膜炎时需考虑到皮脂腺癌的可能，因此翻转上睑检查睑结膜面极为重要。发现类似皮脂腺癌的表现需行病理活检

● 眼睑皮脂腺癌：蒂状

下图所示为睑板皮脂腺癌临床病理联系，该病例特征性表现为蒂状生长。

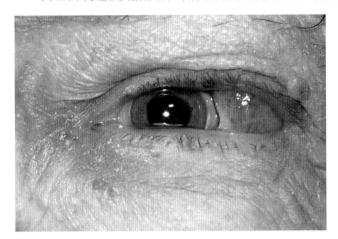

图 3.19　患者女性，89 岁，外眦部病灶，该患者拒绝治疗

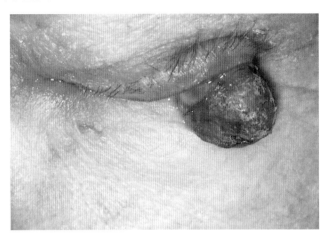

图 3.20　图 3.19 病变在一周内迅速发展，表现为瘤体增大、蒂状、质硬

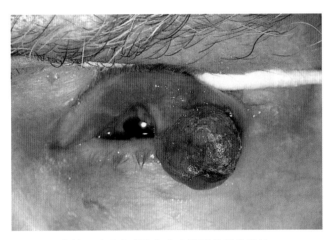

图 3.21　翻转上睑后表现为起自睑结膜的蒂状病灶

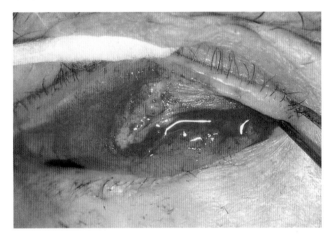

图 3.22　病灶切除后上睑结膜面外观，肿瘤切除后行睑结膜大范围冷冻治疗

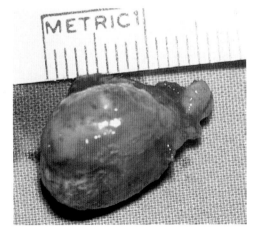

图 3.23　切除瘤体外观像

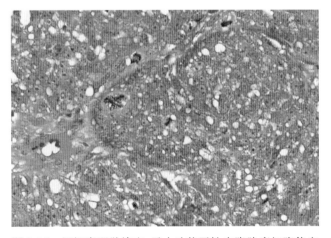

图 3.24　组织病理学检查，示小叶状恶性皮脂腺癌细胞伴广泛坏死，可见大量细胞质内脂肪溶解后的空泡（HE×200）

● 眼睑皮脂腺癌：临床变异及病理表现

皮脂腺癌在组织病理学上常被误诊为鳞状细胞癌或其他肿瘤，然而有经验的病理学医师可以轻松做出正确的诊断。

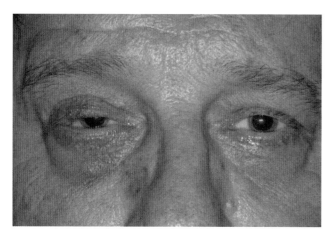

图 3.25　老年患者，75 岁，表现为右上睑水肿及上睑下垂

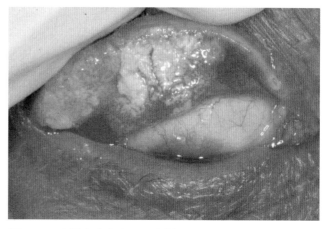

图 3.26　上图中患者右上睑翻转后可见睑结膜上广泛白色病灶，组织活检证实为皮脂腺瘤

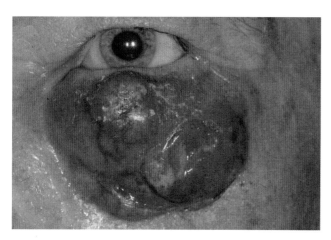

图 3.27　左下睑突出的血管化的巨大肿块

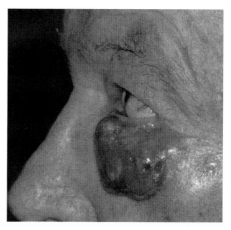

图 3.28　上图病例侧面观可见肿瘤成多叶状，组织病理学检查示强侵袭性的睑板腺癌

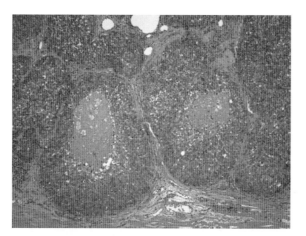

图 3.29　粉刺型皮脂腺癌组织病理学检查，示病灶小叶中心坏死伴多形性皮脂腺癌细胞（HE×50）

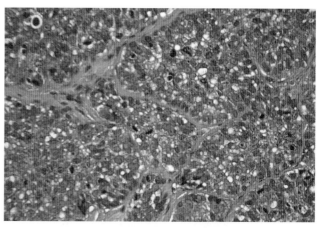

图 3.30　皮脂腺癌小叶组织病理学检查，示细胞质空泡形成和有丝分裂（HE×100）

● 眼睑皮脂腺癌：Muir–Torre 综合征相关

MTS 是一种常染色显性遗传疾病，表现为眼睑良性或恶性肿瘤、胃肠道恶性肿瘤（常为结肠癌）和其他恶性病变。

1. Rishi K, Font RL. Sebaceous gland tumors of the eyelids and conjunctiva in the Muir–Torre syndrome: A clinicopathologic study of five cases and literature review. Ophthal Plast Reconstr Surg 2004; 20:31–36.

2. Demirci H, Nelson C, Shields CL, et al. Eyelid sebaceous carcinoma associated with Muir–Torre syndrome in two cases. Ophthal Plast Reconstr Surg 2007; 23: 77–79.

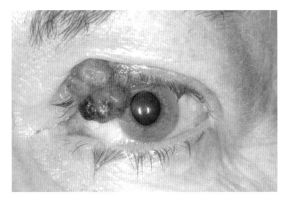

图 3.31　患者女性，60 岁，MTS 患者上睑多叶状皮脂腺癌

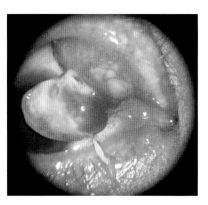

图 3.32　MTS 患者，男性，54 岁，表现为睑结膜表面蒂状皮脂腺癌伴血管化，同时合并皮脂腺癌、结肠癌和前列腺癌

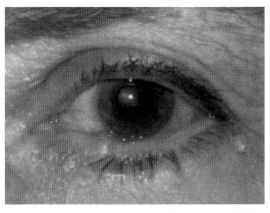

图 3.33　MTS 患者，女性，79 岁，表现为下睑小结节状皮脂腺癌，同时并发结肠、子宫、膀胱和肾脏肿瘤

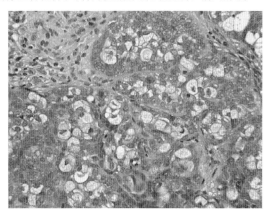

图 3.34　图 3.33 病变组织病理学检查，示小叶状中度分化皮脂腺癌细胞（HE×200）

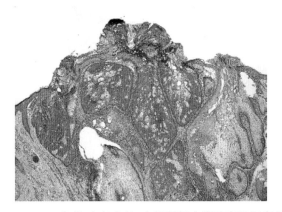

图 3.35　MTS 患者，中年女性，右侧颞部皮脂腺癌组织病理学检查，示多叶状肿瘤 pagetoid 侵袭表皮及角质层。注意右侧正常的皮脂腺结构（HE×50）

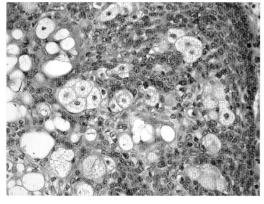

图 3.36　图 3.35 病变高倍镜下观察，示典型皮脂腺癌特征性改变（HE×200）

● 眼睑皮脂腺癌：弥漫性病变

皮脂腺癌呈 pagetoid 侵袭眼睑、结膜和眶前部。这种情况通常需要进行眶内容物摘除术。临床病理联系如下图所示。

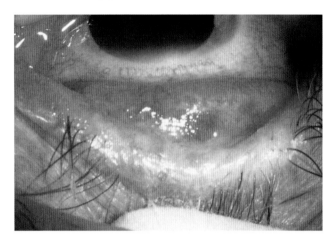

图 3.37   患者 58 岁，表现为下睑结膜弥漫性增厚

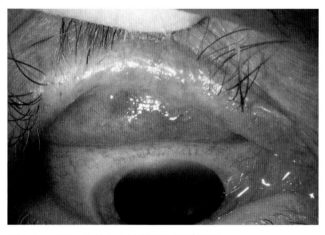

图 3.38   同一患者上睑结膜面弥漫性增厚

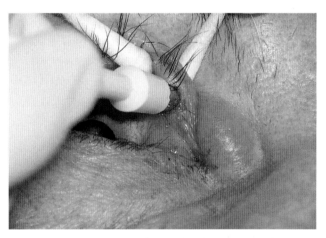

图 3.39   上睑钻孔活组织检查。该患者上睑、下睑、结膜及眶前部钻孔活检表明弥漫性皮脂腺癌

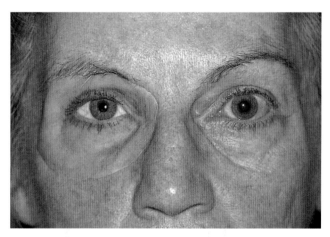

图 3.40   患者右侧眼眶内容清除术后眼外观照相，可见接合式赝复体

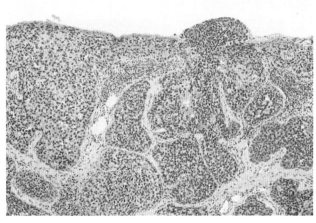

图 3.41   组织病理学检查，示皮脂腺癌小叶（HE×25）

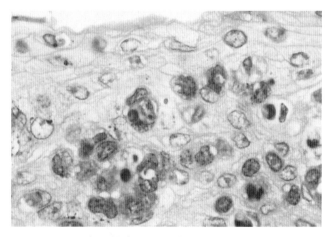

图 3.42   组织病理学检查，示退行性皮脂腺癌细胞在上皮内 pagetoid 侵袭（HE×200）

眼睑皮脂腺癌：侵袭过程

皮脂腺癌有时也可能具有局部侵袭性，表现为区域性或全身系统性转移。

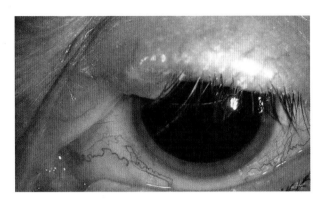

图 3.43　患者女性，84 岁，上睑病灶原始照片，医生诊断为睑板腺囊肿并行刮除术，且未将组织标本送检。2 年后病灶复发，经组织活检诊断为眼睑皮脂腺癌。该患者接受放射治疗，但病灶持续扩大

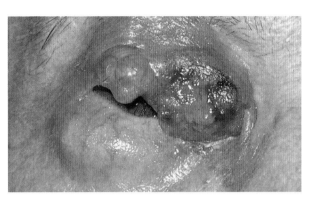

图 3.44　图 3.43 病例 2 年后皮脂腺癌复发，可见复发性巨大肿物且累及上下睑

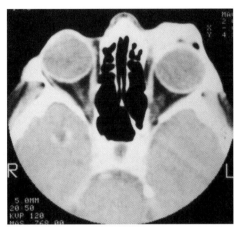

图 3.45　轴位 CT 可见肿瘤包绕眶前部

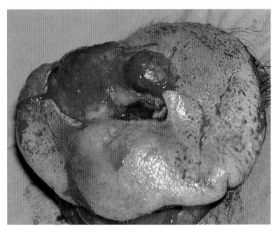

图 3.46　眶内容物摘除术可见扩大切除的眼睑组织，组织边缘病理检查均无肿瘤细胞

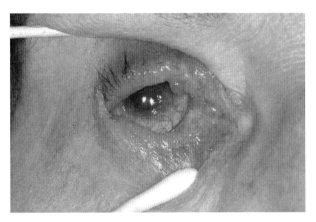

图 3.47　患者女性，51 岁，上睑皮脂腺癌弥漫性浸润，患者以睑结膜炎治疗 2 年无效后最终诊断为睑板腺癌

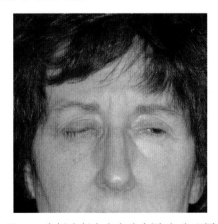

图 3.48　图 3.47 病例诊断为皮脂腺癌同时，发现同侧耳前淋巴结肿大（本图未清晰显示）。随后肿瘤淋巴转移，尽管进行淋巴结清扫和放射治疗，患者 2 年后仍死于肿瘤播散

● 眼睑皮脂腺癌：五边形全层眼睑切除术

本节为上睑肿物切除术后效果，详细手术方法将在第 15 章进一步阐述。

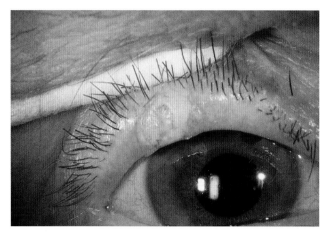

图 3.49   与图 3.1 所示病变相同，患者女性，66 岁上睑缘黄色病灶

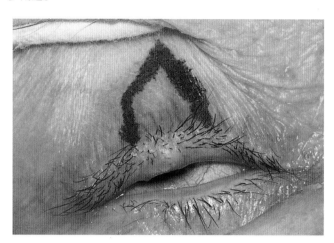

图 3.50   无菌标记笔画出拟切除组织边缘轮廓

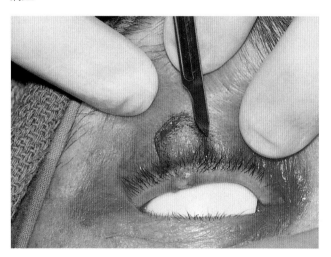

图 3.51   沿标记线切除肿物，并放置塑料壳以保护角膜组织

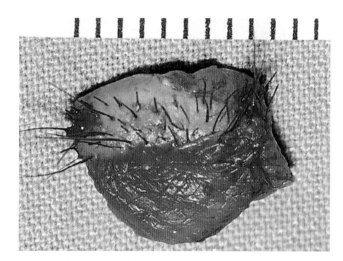

图 3.52   切除的组织标本

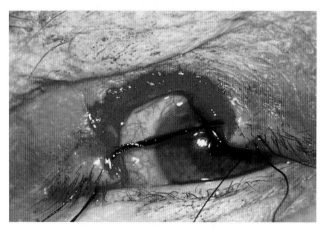

图 3.53   病灶切除术后眼睑缺损。冰冻切片可见切除组织的边缘无肿瘤细胞。使用可吸收缝线间断缝合眼睑

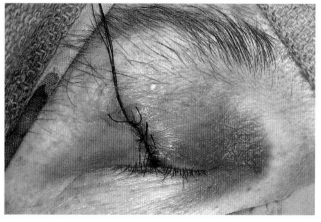

图 3.54   眼睑缝合后外观。术后眼睑缝合较紧，但 2 周后恢复其正常位置

● 眼睑皮脂腺癌：五边形切除和半圆形皮瓣重建术

半圆形皮瓣用于肿瘤切除术后眼睑缺损无法一期缝合者。眼睑肿物切除手术方法在第 15 章进行详细阐述。

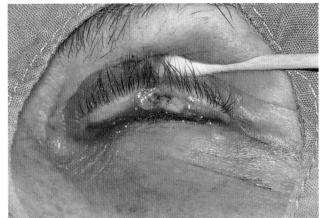

图 3.55　患者女性，72 岁，睑缘病灶外观

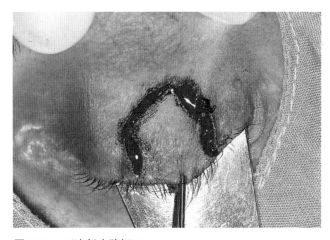

图 3.56　五边行皮肤切口

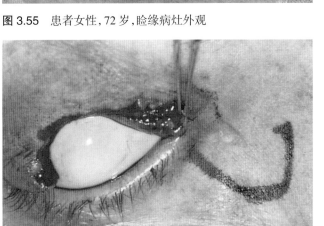

图 3.57　病灶切除后上睑大范围缺损。临时放置塑料壳保护角膜。拟在外眦部制备半圆形皮瓣（Tenzel 皮瓣）

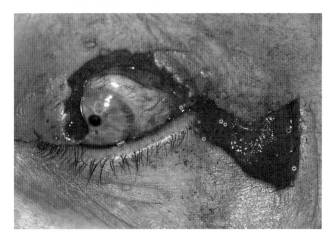

图 3.58　肿瘤切除后眼外观及修剪的半圆形皮瓣

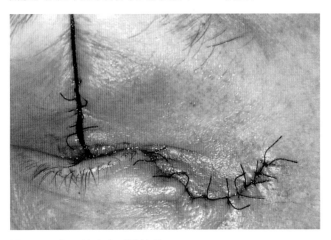

图 3.59　切口缝合术后眼外观

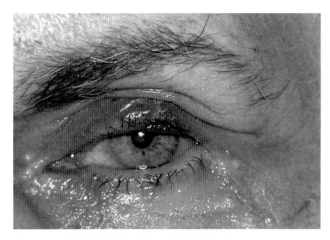

图 3.60　皮肤缝线拆除术后 2 周眼外观

● 眼睑皮脂腺癌：大范围肿瘤及前额旋转皮瓣

　　在切除面积较大的靠近眼睑内侧的肿瘤后，为了达到较为理想的闭合创面的效果，需要制备前额旋转皮瓣。采用此手术方式处理此类肿瘤的临床病理联系如下所示：

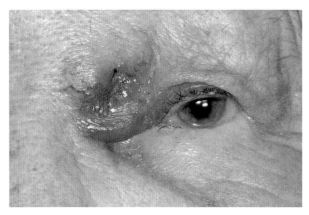

图3.61　患者女性，80岁，眼睑内眦上方病灶，呈结节状、表面溃疡。行穿刺活检诊断为皮脂腺癌

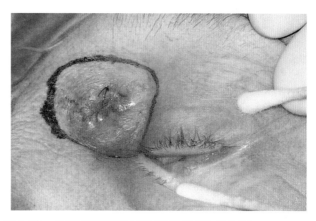

图3.62　无菌标记笔标记拟切除肿瘤的边缘轮廓

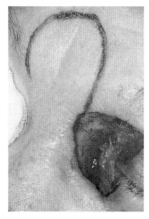

图3.63　术中冰冻切片证实切除肿物边缘为阴性。标记半圆形皮肤切口轮廓，拟旋转前额部正常皮肤以修复眼睑缺损区

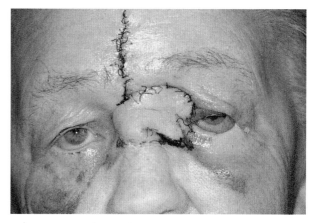

图3.64　切口缝合后患者获得较满意的外观。未获得患者术后随访照片

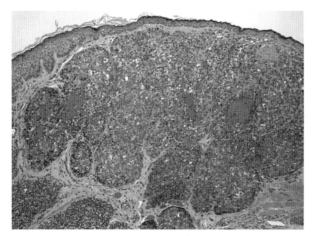

图3.65　组织病理学检查，示皮脂腺癌小叶伴其内脂肪空泡和粗大血管（HE×50）

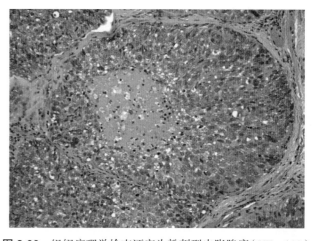

图3.66　组织病理学检查证实为粉刺型皮脂腺癌（HE×200）

● 眼睑皮脂腺癌：眼睑后层切除及重建术

　　虽然手术难度较大，眼睑后层切除术对于眶内容物摘除术来说不啻为一种具有可行性的备选术式，尤其在患侧眼仍具有较好视力的老年患者。以下所示弥漫性皮脂腺癌的地图式活检对确定手术方案具有指导意义。

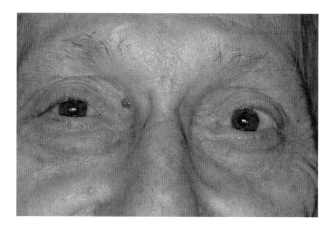

图 3.67　老年男性，患眼外观，自觉右眼异物感

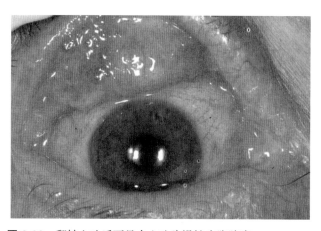

图 3.68　翻转上睑后可见全上睑弥漫性皮脂腺癌

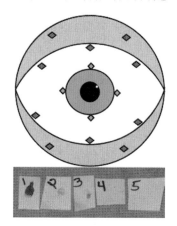

图 3.69　地图式组织活检如图所示。插图可见地图式组织活检标本放置在纸片上，将标本分别进行固定并制作永久病理切片

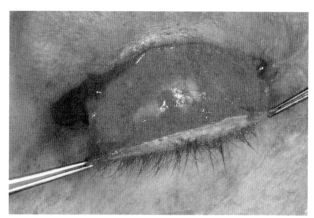

图 3.70　切除全上睑的后层眼睑组织，包括结膜和睑板，但保留眼轮匝肌和皮肤

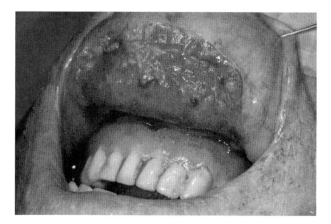

图 3.71　取口唇黏膜植片

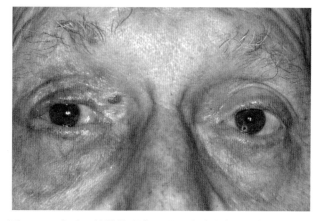

图 3.72　术后 2 月眼外观像。眼睑愈合良好，患者无不适感且未发现肿瘤复发

（刘兆川　李冬梅　译）

第 4 章

眼睑汗腺肿瘤

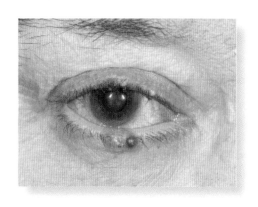

概述

外分泌汗腺和顶浆汗腺的单纯囊肿分别称为小汗腺汗囊瘤和大汗腺汗囊瘤（详见第 11 章）。此节我们将讨论以汗腺腺瘤为代表的来源于汗腺上皮的实性肿瘤。

汗腺腺瘤是常见的来源于外分泌汗腺的良性肿瘤（1~12）。约 20% 发生在眼睑（2）。其多发生于年轻女性，且好发于亚洲人种。

临床特征

汗腺腺瘤可单发或多发。多发性汗腺腺瘤多见，且常为双侧发病、对称、多见于下睑。汗腺腺瘤一般体积较小，难以被患者发现。多发性汗腺腺瘤呈棕黄色，直径为 1~3mm。多发性汗腺腺瘤通常不伴发其他异常。然而，一些报道指出唐氏综合征（3，4）、马方综合征和 Ehlers–Danlos 综合征患者常伴发汗腺腺瘤。

鉴别诊断

该病需要与本图谱中介绍的其他眼睑肿瘤相鉴别。单发性病灶同基底细胞癌、皮脂腺腺瘤和皮脂腺癌表现相似。多发性汗腺腺瘤需同毛发上皮瘤、粟丘疹、肉状瘤病等其他肿瘤鉴别。

组织病理

基于免疫组织化学和显微电镜检查表现，汗腺腺瘤是由外分泌管构成的腺瘤（5）。该腺瘤由致密的纤维组织基质之间的束状及网状带导管的实性细胞组成。导管由双层扁平细胞组成，细胞有时呈逗号或蝌蚪样外观，若发现此种特征性表现应充分考虑该疾病。导管的多囊样扩张可导致角化囊样结构，此时应考虑粟丘疹、毛发上皮瘤、鳞状细胞癌的诊断。角化的囊腔破裂后可刺激肉芽肿性炎性反应。病原学方面，单发的眼睑汗腺腺瘤中已检测到人类乳头状瘤病毒，这表明该病为病毒病原学可能（12）。

治疗方法

汗腺腺瘤通常采取保守观察，并可通过美容改善外观。较大的单发病灶可以行手术切除以排除肿瘤恶

眼睑汗腺腺瘤

变可能。其他的治疗包括电干燥法、刮除术、磨皮术、二氧化碳激光换肤术（6~11）。一些学者提倡行二氧化碳激光和三氯乙酸联合治疗（10）。虽然单发的汗腺腺瘤在细胞学上是良性病变，但在未完整切除的条件下，可以复发并呈侵袭性改变。

Selected References

Reviews

1. Ozdal PC, Callejo SA, Codere F, et al. Benign ocular adnexal tumours of apocrine, eccrine or hair follicle origin. I. 2003;38:357–363.
2. Patrizi A, Neri I, Marzaduri S, et al. Syringoma: a review of twenty-nine cases. *Acta Dermatol Venereol* 1998;78:460–462.
3. Schepis C, Siragusa M, et al. Palpebral syringomas and Down's syndrome. *Dermatology* 1994;189:248–250.
4. Urban CD, Cannon JR, Cole RD. Eruptive syringomas in Down's syndrome. *Arch Dermatol* 1981;117:374.
5. Hashimoto K, Gross BF, Lever WF. Syringoma. *J Invest Dermatol* 1966;46:150–166.

Management

6. Maloney ME. An easy method for removal of syringoma. *J Dermatol Surg Oncol* 1982;8:973–975.
7. Stevenson TR, Swanson NA. Syringoma: removal by electrodessication and curettage. *Ann Plast Surg* 1985;15:151–154.
8. Apfelberg DB, Maser MR, Lash H, et al. Superpulse CO_2 laser treatment of facial syringomata. *Lasers Surg Med* 1987;7:533–537.
9. Wang JI, Roenigk HH Jr. Treatment of multiple facial syringomas with the carbon dioxide (CO2) laser. *Dermatol Surg* 1999;25:136–139.
10. Kang WH, Kim NS, Kim YB, et al. A new treatment for syringoma. Combination of carbon dioxide laser and trichloroacetic acid. *Dermatol Surg* 1998;24:1370–1374.
11. Karam P, Benedetto AV. Syringomas: new approach to an old technique. *Int J Dermatol* 1996;35:219–220.

Histopathology

12. Assadoullina A, Bialasiewicz AA, de Villiers EM, et al. Detection of HPV-20, HPV-23, and HPV-DL332 in a solitary eyelid syringoma. *Am J Ophthalmol* 2000;129:99–101.

● 眼睑汗腺腺瘤

汗腺腺瘤可以单发也可多发。虽然该病以良性病变为主,但偶可见低度恶性改变。

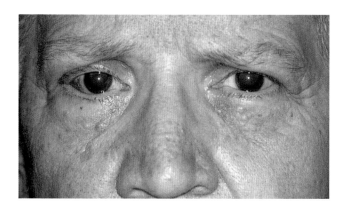

图 4.1　患者女性,70 岁,双眼下睑微小汗腺腺瘤

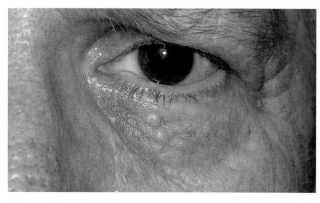

图 4.2　图 4.1 病变特写,可见左眼下睑凸起的棕黄色病灶,颜色同周围皮肤相似

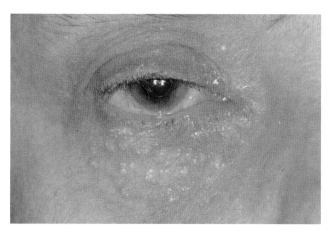

图 4.3　患者女性,50 岁,表现为下睑和颊部皮肤多发汗腺腺瘤

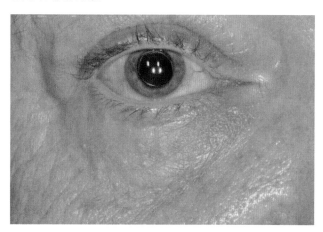

图 4.4　患者女性,57 岁,下睑和面颊部多发性微小汗腺腺瘤

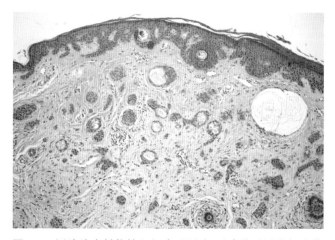

图 4.5　汗腺腺瘤低倍镜组织病理照片,示束状及网状细胞伴导管致密纤维组织浸润(HE×10)

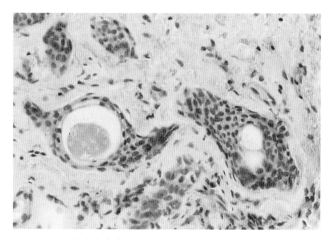

图 4.6　汗腺腺瘤高倍镜组织病理照片,示内皮细胞导管和小管排列,并见管壁少量嗜酸性物质(HE×200)

眼睑小汗腺末端汗腺瘤

概述

　　小汗腺末端汗腺瘤（又称透明细胞汗腺瘤、外分泌汗腺瘤或者小汗腺汗孔瘤）是一种来源于外分泌汗腺导管和分泌细胞的肿瘤（1~15）。该腺瘤通常单发并可以发生在身体任何部位,其中面部和耳部约占10%。该腺瘤可表现为结节状、实性或囊性。虽然大部分为良性,但仍存在恶变可能。描述该肿瘤的术语存在争议,而广泛接受的名称为小汗腺末端汗腺瘤。

临床特征

　　眼睑的小汗腺末端汗腺瘤的临床表现多样。该肿瘤一般表现为较迅速生长的实性或囊性病灶,直径可达 5~30mm（1~3）。有时表现为与邻近皮肤颜色相近的小病灶或肉质的皮下肿物。而较大的小汗腺末端汗腺瘤多表现为蓝色质硬结节,表面可发生溃疡。其中 20% 病例压痛阳性。该肿瘤偶尔可呈侵袭性生长并侵及结膜和眼眶（12）。

组织病理

　　小汗腺末端汗腺瘤在组织病理学上具有特征性表现（1~6）。该肿瘤表现为位于皮下深部边界清晰的病灶,由上皮细胞小叶构成并呈双相生长。其中一种表型由包含糖原且胞质透明细的圆形或卵圆形细胞构成。另一种表型由包含嗜酸性细胞质的紧密聚集的纺锤形细胞构成。在一些病例中,可观察到肿瘤细胞可与棘化上皮融合。酶免疫组织化学和电子显微镜检查已证实该肿瘤来源于小汗腺。小汗腺末端汗腺瘤可分化为嗜酸性、顶浆分泌、和皮脂分泌等不同类型肿瘤,这也从另一方面证明了腺上皮细胞具有多分化潜能（13）。有报道显示,起自汗腺导管上皮的小汗腺汗孔瘤可发生于眼睑组织（11）。

治疗方法

　　小汗腺末端汗腺瘤治疗方法为完整手术切除。其诊断多根据病理组织学检查,很难直接根据临床表现确诊。该病预后极好。

Selected References

Reviews

1. Ozdal PC, Callejo SA, Codere F, et al. Benign ocular adnexal tumours of apocrine, eccrine or hair follicle origin. *Can J Ophthalmol* 2003;38:357–363.
2. Wong TY, Suster S, Cheek RF, et al. Benign cutaneous adnexal tumors with combined folliculosebaceous, apocrine, and eccrine differentiation. Clinicopathologic and immunohistochemical study of eight cases. *Am J Dermatopathol* 1996;18:124–136.
3. Massa MC, Medenica M. Cutaneous adnexal tumors and cysts: a review. Part II – Tumors with apocrine and eccrine glandular differentiation and miscellaneous cutaneous cysts. *Pathol Annu* 1987;22:225–276.

Imaging

4. Furuta M, Shields CL, Danzig CJ, et al. Ultrasound biomicroscopy of eyelid eccrine hidrocystoma. *Can J Ophthalmol* 2007;42(5):750–751.

Histopathology

5. Buchi ER, Peng Y, Eng AM, et al. Eccrine acrospiroma of the eyelid with oncocytic, apocrine and sebaceous differentiation. Further evidence for pluripotentiality of the adnexal epithelia. *Eur J Ophthalmol* 1991;1:187–193.
6. Agarwal S, Agarwal K, Kathuria P, et al. Cytomorphological features of nodular hidradenoma highlighting eccrine differentiation: a case report. *Indian J Pathol Microbiol* 2006;49(3):411–413.

Case Reports

7. Boniuk M, Halpert B. Clear cell hidradenoma or myoepithelioma of the eyelid. *Arch Ophthalmol* 1964;72:59–63.
8. Ferry AP, Haddad HM. Eccrine acrospiroma (porosyringoma) of the eyelid. *Arch Ophthalmol* 1970;83:591–593.
9. Grossniklaus HE, Knight SH. Eccrine acrospiroma (clear cell hidradenoma) of the eyelid. Immunohistochemical and ultrastructural features. *Ophthalmology* 1991;98:347–352.
10. Johnson BL Jr, Helwig EB. Eccrine acrospiroma. A clinicopathologic study. *Cancer* 1969;23:641–657.
11. Vu PP, Whitehead KJ, Sullivan TJ. Eccrine poroma of the eyelid. *Clin Exp Ophthalmol* 2001;29:253–255.
12. Jagannath C, Sandhya CS, Venugopalachari K. Eccrine acrospiroma of eyelid—a case report. *Indian J Ophthalmol* 1990;38:182.
13. Haneveld GT, Hamburg A. Sweat gland tumour of the eyelid with conjunctival involvement. *Ophthalmologica* 1979;179:73–76.
14. Jain R, Prabhakaran VC, Huilgol SC, et al. Eccrine porocarcinoma of the upper eyelid. *Ophthal Plast Reconstr Surg* 2008;24(3):221–223.
15. Boynton JR, Markowitch W Jr. Porocarcinoma of the eyelid. *Ophthalmology* 1997;104(10):1626–1628.

● 小汗腺末端汗腺瘤

与单纯外分泌汗腺囊瘤临床表现不同,小汗腺末端汗腺瘤为实性肿瘤,但可含有囊性部分。临床表现多样。

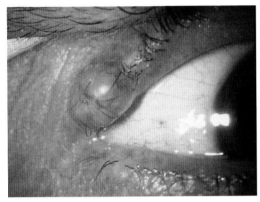

图 4.7　患者男性,75 岁,上睑小汗腺末端汗腺瘤。肿物表现为皮下较为饱满的结节状病灶

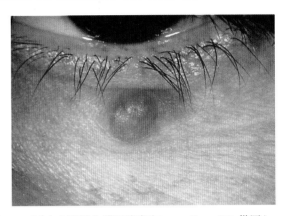

图 4.8　下睑小汗腺末端汗腺瘤(Ramon Font, MD 供图)

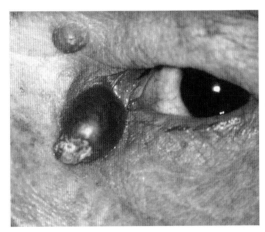

图 4.9　老年患者内眦部较大蓝色小汗腺末端汗腺瘤。该肿物具有较大囊性结构。上方较小的实性病灶可能为色素痣或乳头状瘤(Armed Forces Institute of Pathology 供图)

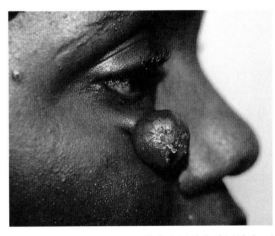

图 4.10　患者女性,19 岁,下睑蒂状小汗腺末端汗腺瘤。该病灶缓慢增大 1 年(Steven Seral, MD 供图)

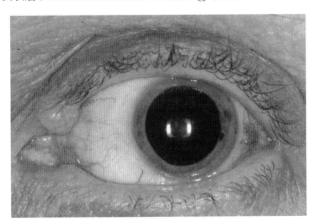

图 4.11　老年男性患者,上睑实性小汗腺末端汗腺瘤

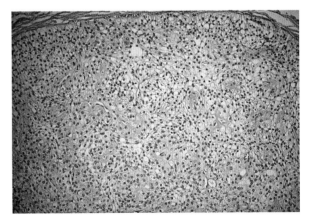

图 4.12　小汗腺末端汗腺瘤组织病理学检查,示上皮细胞的双相性。可见混合有含嗜酸性细胞质的纺锤形细胞及胞浆透明的圆形细胞(HE × 75)

眼睑乳头状汗管囊腺瘤

概述

乳头状汗管囊腺瘤是起源于顶浆分泌腺的罕见良性肿瘤（1~17）。该肿瘤常见于头顶和颞侧皮肤，偶尔发生于眼睑的 Moll 顶浆分泌腺。在一项病例系列研究中，乳头状汗管囊腺瘤在顶浆分泌腺、外分泌腺和毛囊来源的眼附属器肿瘤中所占比例约为 2%（1）。在 75% 的病例中，乳头状汗管囊腺瘤在青春期与 Jadassohn 皮脂腺痣同时出现；因此，其可能为器官样痣综合征的其中一种表现（8，14）。当乳头状汗管囊腺瘤局限于眼睑时，通常好发于中年患者且表现为单个实性肿块，并且与 Jadassohn 皮脂腺痣无相关性（9）。有些学者认为，乳头状汗管囊腺瘤可以发展成基底细胞癌，并且是 Jadassohn 皮脂腺痣和基底细胞癌的一种过渡形态（13）。

临床特征

在临床上，乳头状汗管囊腺瘤起初可表现为斑块样病灶，并逐渐隆起形似疣或乳头状瘤。该肿瘤可以出现中央区溃疡，表现类似于基底细胞癌（10）。鉴别诊断包括基底细胞癌、鳞状细胞癌、角化棘皮瘤、汗腺和毛囊肿瘤。

组织病理

在组织病理方面，乳头状汗管囊腺瘤是开口在皮肤表面的具有角化上皮导管的乳头状病灶。导管内衬的细胞表现为断头分泌、顶浆分泌和向导管间隙乳头样突出的特点。另一种特点是乳头孔之间结缔组织的慢性炎细胞浸润，主要以浆细胞为主。显微电镜下表现支持该病灶来源于顶浆分泌腺（9）。

治疗方法

对于疑似乳头状汗管囊腺瘤，治疗通常以手术切除为主。其他治疗方法如辅助放射治疗等尚未经确证。

Selected References

Reviews

1. Ozdal PC, Callejo SA, Codere F, et al. Benign ocular adnexal tumours of apocrine, eccrine or hair follicle origin. *Can J Ophthalmol* 2003;38:357–363.
2. Wong TY, Suster S, Cheek RF, et al. Benign cutaneous adnexal tumors with combined folliculosebaceous, apocrine, and eccrine differentiation. Clinicopathologic and immunohistochemical study of eight cases. *Am J Dermatopathol* 1996;18:124–136.
3. Massa MC, Medenica M. Cutaneous adnexal tumors and cysts: a review. Part II – Tumors with apocrine and eccrine glandular differentiation and miscellaneous cutaneous cysts. *Pathol Annu* 1987;22:225–276.
4. Al-Faky YH. Epidemiology of benign eyelid lesions in patients presenting to a teaching hospital. *Saudi J Ophthalmol* 2012;26(2):211–216.
5. Rammeh-Rommani S, Fezaa B, Chelbi E, et al. Syringocystadenoma papilliferum: report of 8 cases. *Pathologica* 2006;98(3):178–180.

Histopathology

6. Ni C, Dryja TP, Albert DM. Sweat gland tumor in the eyelids: a clinicopathological analysis of 55 cases. *Int Ophthalmol Clin* 1981;23:1–22.
7. Helmi A, Alaraj AM, Alkatan H. Report of 3 histopathologically documented cases of syringocystadenoma papilliferum involving the eyelid. *Can J Ophthalmol* 2011;46(3):287–289.

Case Reports

8. Helwig EB, Hackney VC. Syringoadenoma papilliferum—lesions with and without naevus sebaceus and basal cell carcinoma. *Arch Dermatol* 1995;71:361–372.
9. Jakobiec FA, Streeten BW, Iwamoto T, et al. Syringocystadenoma papilliferum of the eyelid. *Ophthalmology* 1981;88:1175–1181.
10. Perlman JI, Urban RC, Edward DP, et al. Syringocystadenoma papilliferum of the eyelid. *Am J Ophthalmol* 1994;117:647–650.
11. Johnson BL, Buerger GF Jr. Syringocystadenoma papilliferum of the eyelid. *Am J Ophthalmol* 1994;118:822–823.
12. Rao VA, Kamath GG, Kumar A. An unusual case of syringocystadenoma papilliferum of the eyelid. *Indian J Ophthalmol* 1996;44:168–169.
13. Askar S, Kilinc N, Aytekin S. Syringocystadenoma papilliferum mimicking basal cell carcinoma on the lower eyelid: a case report. *Acta Chir Plast* 2002;44:117–119.
14. Shields JA, Shields CL, Eagle RC Jr, et al. Ocular manifestations of the organoid nevus syndrome. *Ophthalmology* 1997;104:549–557.
15. Shams PN, Hardy TG, El-Bahrawy M, et al. Syringocystadenoma papilliferum of the eyelid in a young girl. *Ophthal Plast Reconstr Surg* 2006;22(1):67–69.
16. Abanmi A, Joshi RK, Atukorala D, et al. Syringocystadenoma papilliferum mimicking basal cell carcinoma. *J Am Acad Dermatol* 1994;30(1):127–128.
17. Fujita M, Kobayashi M. Syringocystadenoma papilliferum associated with poroma folliculare. *J Dermatol* 1986;13(6):480–482.

● 眼睑乳头状汗管囊腺瘤

Perlman JI, Urban RC, Edward DP, et al. Syringocystadenoma papilliferum of the eyelid. Am J Ophthalmol 1994; 117:647–650.

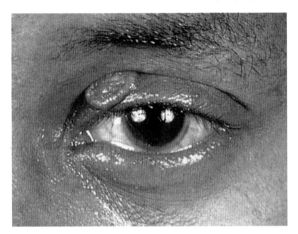

图 4.13　患者男性, 31 岁, 上睑乳头状汗管囊腺瘤（Jay Perlman, MD 供图）

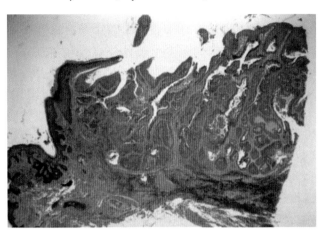

图 4.14　图 4.13 病变低倍镜组织病理学检查, 示乳头样病灶中角化内皮细胞内衬的导管开口于皮肤表面（Jay Perlman, MD 供图）

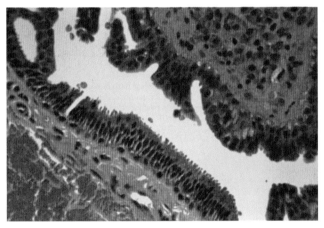

图 4.15　图 4.13 病变高倍镜组织病理学检查, 示上皮细胞内衬的导管表现为断头分泌和顶浆分泌的特点（Jay Perlman, MD 供图）

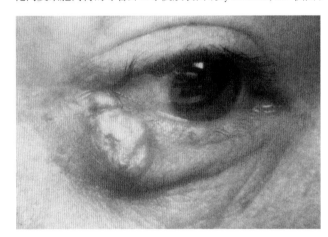

图 4.16　患者男性, 46 岁, 下睑乳头状汗管囊腺瘤

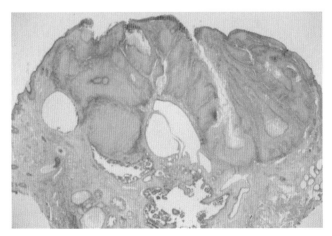

图 4.17　图 4.16 病变组织病理学检查, 示乳头样凸起病灶伴过度角化和中央凹陷（HE×10）

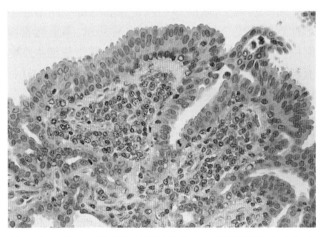

图 4.18　图 4.16 病变组织病理学检查, 示顶浆细胞上皮和皮肤炎性细胞浸润（HE×75）

眼睑多形性腺瘤（良性混合瘤）

概述

多形性腺瘤（良性混合瘤）最好发于唾液腺和泪腺（1~12），也可偶尔发生于外分泌腺和顶浆分泌腺。该肿瘤曾被称为软骨样汗管瘤，该术语由 1961 年 Hirsch 和 Helwig 提出。由于不完全包含软骨组织，多形性腺瘤这一学名更受到普遍认可（4，12）。该肿瘤可偶发于眼睑。在一项 188 例病例的研究中，7 个病例发生于眉毛而 1 个病例发生于眼睑（4）。同唾液腺和汗腺肿瘤相似，该肿瘤可以恶变为多形性腺癌（恶性混合瘤）（6）。Mandeville 等人（1）对 9 例临床病例行回顾性研究并进行综述。Palioura 等人报道了一例起自顶浆分泌腺（Moll 腺）的睑缘囊性病变（12）。

临床特征

在临床上，多形性囊腺瘤多表现为大小约 4~17mm 且缓慢增大的皮下肿物，无压痛，可呈多分叶状。在一项 9 例临床相关病例系列报道中，4 例病灶发生于睑缘，3 例病灶发生于上睑眉弓下皮肤，2 例发生于眼睑中央（1）。有 6 例未累及眉毛，病灶均与眼睑相连。未出现病灶表面皮肤的改变，仅 1 例可见皮肤表面色素沉着。该肿瘤无特有的临床特点，因而无法与其他皮下肿物相鉴别。

组织病理

组织病理上，眼睑多形性囊腺瘤的特点同泪腺多形性囊腺瘤完全相同。如同其名称所示，多形性囊腺瘤中含有表皮细胞和间叶细胞成分。腺上皮细胞在黏液样基质中构成岛样或条索样结构，并常表现为软骨样化生。上皮细胞形成双层结构，其内层本质上是分泌细胞而外层为肌皮样细胞（12）。类似于泪腺多形性囊腺瘤，眼睑多形性腺瘤偶尔可以发生恶变。

治疗方法

眼睑多形性腺瘤的治疗主要是手术完整切除肿物。诊断主要依靠肿物切除后的病理检查而非临床表现。该病预后通常较好（1）。虽然眼睑多形性囊腺瘤极少发生恶变，但在极少情况下可发生局部转移和血行播散（2）。

Selected References

Reviews

1. Mandeville JT, Roh JH, Woog JJ, et al. Cutaneous benign mixed tumor (chondroid syringoma) of the eyelid: clinical presentation and management. *Ophthal Plast Reconstr Surg* 2004;20:110–116.
2. Ishimura E, Iwamoto H, Kobushi Y, et al. Malignant chondroid syringoma. Report of a case with widespread metastases and review of pertinent literature. *Cancer* 1983;52:1966–1973.
3. Gündüz K, Demirel S, Heper AO, et al. A rare case of atypical chondroid syringoma of the lower eyelid and review of the literature. *Surv Ophthalmol* 2006;51(3):280–285.
4. Hirsch P, Helwig EB. Chondroid syringoma: mixed tumor of the skin, salivary gland type. *Arch Dermatol* 1961;84:835–847.
5. Kuo YL, Tu TY, Chang CF, et al. Extra-major salivary gland pleomorphic adenoma of the head and neck: a 10-year experience and review of the literature. *Eur Arch Otorhinolaryngol* 2011;268(7):1035–1040.

Case Reports

6. Hilton JMN, Blackwell JB. Metastasizing chondroid syringoma. *J Pathol* 1973;109:167–169.
7. Daicker S, Gafner E. Apocrine mixed tumour of the lid. *Ophthalmologica* 1975;170:548–553.
8. Jordan DR, Nerad JA, Patrinely JR. Chondroid syringoma of the eyelid. *Can J Ophthalmol* 1989;24:24–27.
9. Martorina M, Capoferri C, Dessanti P. Chondroid syringoma of the eyelid. *Int Ophthalmol* 1993;17:285–288.
10. Tyagi N, Abdi U, Tyagi SP, et al. Pleomorphic adenoma of skin (chondroid syringoma) involving the eyelid. *J Postgrad Med* 1996;42:125–126.
11. Mencia-Gutierrez E, Bonales-Daimiel JA, Gutierrez-Diaz E, et al. Chondroid syringomas of the eyelid: two cases. *Eur J Ophthalmol* 2001;11:80–82.
12. Palioura S, Jakobiec FA, Zakka FR, et al. Pleomorphic adenoma (formerly chondroid syringoma) of the eyelid margin with a pseudocystic appearance. *Surv Ophthalmol* 2013;58(5):486–491.

● 眼睑多形性腺瘤（良性混合瘤）

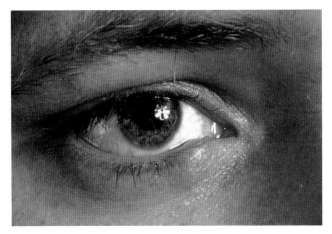

图 4.19　年轻男性患者，下睑多形性囊腺瘤（Richard Collin, MD 供图）

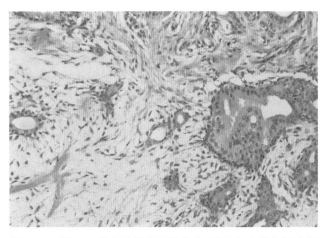

图 4.20　图 4.20 病变组织病理学检查，示腺上皮样和间叶细胞样成分（HE×100）（Richard Collin, MD 供图）

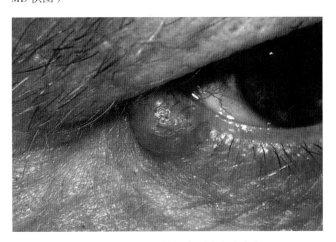

图 4.21　患者男性，58 岁，下睑外侧多形性囊腺瘤（Ingolf Wallow, MD 供图）

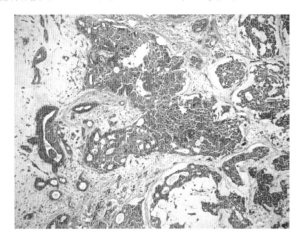

图 4.22　眼睑多形性囊腺瘤组织病理学检查，示腺样、间叶细胞样和软骨样成分（HE×100）

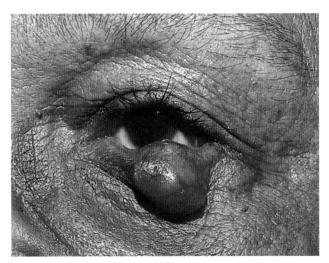

图 4.23　下睑多形性囊腺瘤（George Duncan, MD 供图）

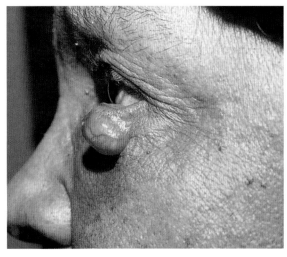

图 4.24　图 4.23 病变侧面观（George Duncan, MD 供图）

眼睑汗腺腺癌

概述

来源于汗腺的恶性肿瘤（腺癌）极为独特,除个别报道外,大部分文献报道为独立病例(1~30)。最常见的三种汗腺来源恶性肿瘤分别为黏液性汗腺癌、外分泌汗腺癌和顶浆分泌腺癌（Moll 腺癌）(1~3)。各类肿瘤之间在临床表现方面有相似之处,故而无法仅通过临床确诊。此外,由于此类肿瘤在组织病理学表现同其他原发性恶性肿瘤和眼睑转移性腺瘤相似,也很难通过病理检查确诊。

黏液性汗腺癌来源于外分泌汗腺上皮细胞并以含丰富黏蛋白为特点(3,7~19,30)。外分泌汗腺癌（又称"浸润性印戒细胞癌"）是一种特殊分化的汗腺来源腺癌,其组织病理学上同乳腺癌相似(1,22~24)。顶浆分泌腺癌多发生于顶浆分泌腺腺体密集的皮肤区域,如肛周、腋窝和外耳道（耵聍腺）。在眼睑,顶浆分泌腺癌多来源于 Moll 腺(26~29)。

临床特征

任何一种汗腺肿瘤起始表现为缓慢生长的结节状肿物,如果局部不能得到有效控制,容易复发并可能转移至邻近淋巴结。

黏液性汗腺癌有 75% 病例发生于头颈部,40% 发生于眶周区域。其男/女发病比例为 2:1。患者发病年龄跨度较大,为 8~84 岁,但老年患者更为多见,平均确诊年龄为 63 岁(3,15)。Wright 和 Font(3)报道了 21 名黏液性汗腺癌患者的病例并对其临床和组织病理学特点进行总结。黏液性汗腺癌多发生于下睑,颜色多为粉色或蓝色。病灶呈结节样隆起,可为实性或囊性。其临床表现与囊肿、基底细胞癌和角化棘皮瘤相似。

外分泌汗腺癌表现为结节状质硬皮下肿物,其边缘弥散浸润难以辨认,颜色多为蓝色或红色(22~24)。该肿瘤在眼部多好发于下睑,并向眦部进展。汗孔癌是来源于外分泌腺的汗腺癌的一种变异情况(21)。

在眼睑部,顶浆分泌腺癌来源于睫毛根部附近的 Moll 腺。其临床表现同其他汗腺和附属器肿瘤相似,不同点在于肿瘤靠近 Moll 腺所在部位的睑缘。顶浆分泌腺癌表现可与睑板腺囊肿相似并可发生溃疡(26~29)。

组织病理

黏液性汗腺癌的病理学特点是上皮细胞呈叶状或条索状漂浮于黏蛋白基质中,并由菲薄的纤维血管间隔分开(3,7~19,30)。有时黏蛋白局限于上皮细胞而非细胞外基质。有时上皮细胞可以形成小导管和腺泡,呈"囊腺样外观"。特殊染色和超微结构检查可以确定黏蛋白（唾液黏蛋白）和外分泌腺来源的肿瘤细胞的存在。

外分泌汗腺癌表现为索状排列的非典型上皮细胞(5),细胞质呈泡沫或液泡样改变。在一些细胞中,较大的液泡使细胞核移位并形成特征性的印戒样外观,液泡使黏蛋白染色。此类细胞很难同眼睑的乳腺组织细胞样转移癌相鉴别。在这种情况下,只有在临床上排除乳腺癌后才能明确原发性汗腺肿瘤的诊断。

顶浆分泌腺癌的特点是较大的富含嗜酸性细胞质的细胞呈腺样结构排列,以及存在断头分泌(4)。其病理表现同腋窝的顶浆分泌腺癌相同。

治疗方法

恶性汗腺肿瘤的最佳治疗方法是扩大切除和术中冰冻切片或行 Mohs 手术法检测肿物切缘,这同基底细胞癌和其他眼睑恶性肿瘤治疗方法相同。若遵上述方法完成手术,则预后可观。如果肿物切除不彻底则有可能局部复发、区域淋巴结转移,甚至少数可发生全身转移风险。

Selected References

Reviews

1. Ni C, Dryja TP, Albert DM. Sweat gland tumors in the eyelids: a clinicopathological analysis of 55 cases. *Int Ophthalmol Clin* 1982;22:1–22.
2. Ni C, Wagoner M, Kieval S, et al. Tumours of the Moll's glands. *Br J Ophthalmol* 1984;68:502–506.
3. Wright JD, Font RL. Mucinous sweat gland adenocarcinoma of eyelid. A clinicopathologic study of 21 cases with histochemical and electron microscopic observations. *Cancer* 1979;44:1757–1768.

Histopathology

4. Thomson SJ, Tanner NS. Carcinoma of the apocrine glands at the base of eyelashes; a case report and discussion of histological diagnostic criteria. *Br J Plast Surg* 1989;42:598–602.
5. Kramer TR, Grossniklaus HE, McLean IW, et al. Histiocytoid variant of eccrine sweat gland carcinoma of the eyelid and orbit: report of five cases. *Ophthalmology* 2002;109:553–559.

Case Reports

6. Grizzard WS, Torczinski E, Edwards WC. Adenocarcinoma of eccrine sweat glands. *Arch Ophthalmol* 1976;94:2119–2120.
7. Rodrigues MM, Lubowitz RM, Shannon GM. Mucinous (adenocystic) carcinoma of

the eyelid. *Arch Ophthalmol* 1973;89:493–494.

8. Thomas JW, Fu YS, Levine MR. Primary mucinous sweat gland carcinoma of the eyelid simulating metastatic carcinoma. *Am J Ophthalmol* 1979;87:29–33.

9. Cohen KL, Peiffer RL, Lipper S. Mucinous sweat gland adenocarcinoma of the eyelid. *Am J Ophthalmol* 1981;92:183–188.

10. Gardner TW, O'Grady RB. Mucinous adenocarcinoma of the eyelid. *Arch Ophthalmol* 1984;102:912.

11. Boi S, De Concini M, Detassis C. Mucinous sweat-gland adenocarcinoma of the inner canthus: a case report. *Ann Ophthalmol* 1988;20:189–190.

12. Liszauer AD, Brownstein S, Codere F. Mucinous eccrine sweat gland adenocarcinoma of the eyelid. *Can J Ophthalmol* 1988;23:17–21.

13. Sanke RF. Primary mucinous adenocarcinoma of the eyelid. *Ophthalmic Surg* 1989;20:668–671.

14. Shuster AR, Maskin SL, Leone CR Jr. Primary mucinous sweat gland carcinoma of the eyelid. *Ophthalmic Surg* 1989;20:808–810.

15. Snow SN, Reizner GT. Mucinous eccrine carcinoma of the eyelid. *Cancer* 1992;70:2099–2104.

16. Fox SB, Benson MT, Mody CH, et al. Mucinous sweat-gland adenocarcinoma of the eyelid. *Ger J Ophthalmol* 1992;1:371–373.

17. Werner MS, Hornblass A, Sassoon J, et al. Mucinous eccrine carcinoma of the eyelid. *Ophthal Plast Reconstr Surg* 1996;12:58–60.

18. Boynton JR, Markowitch W Jr. Mucinous eccrine carcinoma of the eyelid. *Arch Ophthalmol* 1998;116:1130–1131.

19. Sudesh R, Siddique S, Pace L. Primary eyelid mucinous adenocarcinoma of eccrine origin. *Ophthalmic Surg Lasers* 1999;30:394–395.

20. Krishnakumar S, Mohan ER, Babu K, et al. Eccrine duct carcinoma of the eyelid mimicking meibomian carcinoma: clinicopathological study of a case. *Surv Ophthalmol* 2003;48:439–446.

21. Boynton JR, Markowitch W Jr. Porocarcinoma of the eyelid. *Ophthalmology* 1997;104:1626–1628.

22. Jakobiec FA, Austin P, Iwamoto T, et al. Primary infiltrating signet ring carcinoma of the eyelids. *Ophthalmology* 1983;90:291–299.

23. Wollensak G, Witschel H, Bohm N. Signet ring cell carcinoma of the eccrine sweat glands in the eyelid. *Ophthalmology* 1996;103:1788–1793.

24. Auw-Haedrich C, Boehm N, Weissenberger C. Signet ring carcinoma of the eccrine sweat gland in the eyelid, treated by radiotherapy alone. *Br J Ophthalmol* 2001;85:112–113.

25. Kodama T, Tane N, Ohira A, et al. Sclerosing sweat duct carcinoma of the eyelid. *Jpn J Ophthalmol* 2004;48:7–11.

26. Aurora AL, Luxenberg MN. Case report of adenocarcinoma of glands of Moll. *Am J Ophthalmol* 1970;70:984–986.

27. Seregard S. Apocrine adenocarcinoma arising in Moll gland cystadenoma. *Ophthalmology* 1993;100:1716–1719.

28. Paridaens D, Mooy CM. Apocrine sweat gland carcinoma. *Eye* 2001;15:253–254.

29. Shintaku M, Tsuta K, Yoshida H, et al. Apocrine adenocarcinoma of the eyelid with aggressive biological behavior: report of a case. *Pathol Int* 2002;52:169–173.

30. Bindra M, Keegan DJ, Guenther T, et al. Primary cutaneous mucinous carcinoma of the eyelid in a young male. *Orbit* 2005;24:211–214.

● 眼睑黏液性汗腺癌

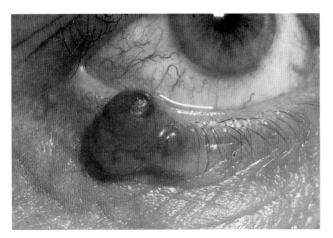

图 4.25　外分泌腺来源的黏蛋白分泌腺癌。下睑多结节样红蓝色病灶（Richard O'Grady 供图）

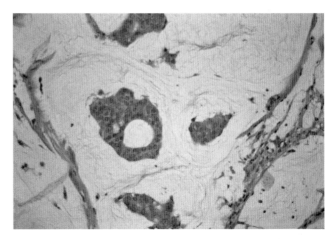

图 4.26　图 4.25 病变组织病理学检查，示上皮细胞条索间的黏蛋白（HE×100）（Richard O'Grady 供图）

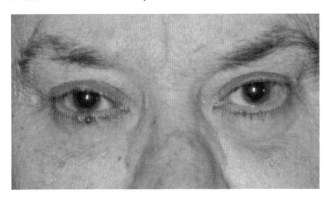

图 4.27　患者女性，76 岁，右下睑肿物

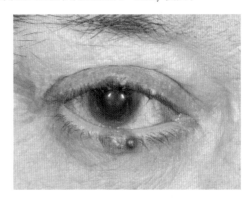

图 4.28　图 4.27 病变特写，可见下睑实性紫色肿物和囊性粉色肿物伴睫毛脱失

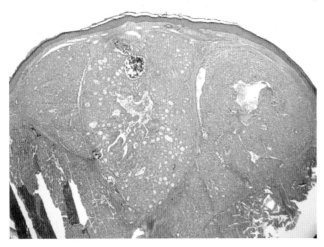

图 4.29　图 4.28 病变组织病理学检查，低倍镜下可见由纤维组织间隔出的肿瘤小叶和条索（HE×10）

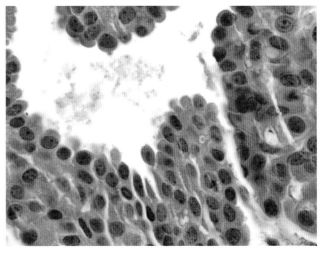

图 4.30　图 4.28 病变组织病理学检查，高倍镜下可见内衬恶性上皮细胞的导管，可见顶端胞质突起和泡沫样细胞质（HE×200）

● 眼睑汗腺腺癌

眼睑汗腺腺癌可表现为蒂状肿块或弥漫性病灶,并有向眼眶侵犯的倾向

1. Ni c, Dryja TP, Albert DM. Sweat gland tumor in the eyelids: a clinicopathological analysis of 55cases. Int Ophthalmo Clin 1981; 23:1–22.
2. Boynton JR, Markowitch WJr. Porocarcinoma of the eyelid. Ophthalmology 1997; 104:1626–1828.

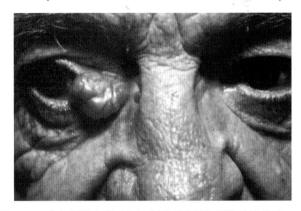

图 4.31　老年男性患者,近内眦部可见蒂状顶浆分泌腺癌

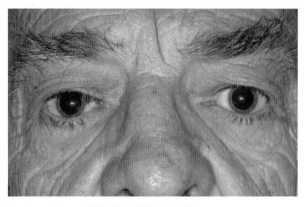

图 4.32　图 4.31 病例肿物切除术后外观

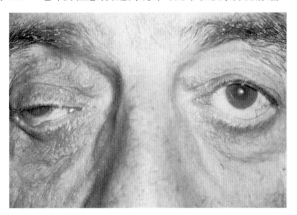

图 4.33　顶浆分泌腺癌。右眼上睑弥漫性肿物并继发上睑下垂(Thaddeus Dryja, MD 供图)

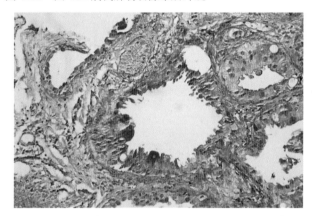

图 4.34　图 4.33 病变组织病理学检查,示内衬恶性顶浆分泌腺细胞的小导管。导管内腔可见典型的内衬细胞顶端分泌现象(PAS × 50)(Thaddeus Dryja, MD 供图)

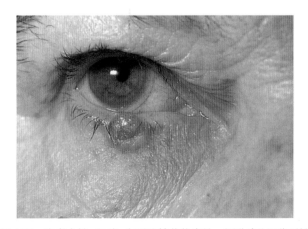

图 4.35　患者女性,68 岁,右下睑结节状病灶。汗孔癌(又称恶性小汗腺汗孔癌,起源于眼睑外分泌腺)(James Boynton, MD 供图)

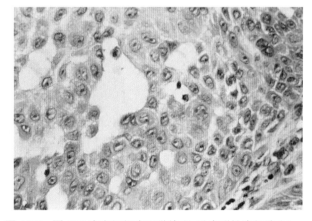

图 4.36　图 4.35 病变组织病理学检查,示多形性瘤细胞(James Boynton, MD 供图)

（刘兆川　李冬梅　译）

第 5 章

眼睑毛囊肿瘤

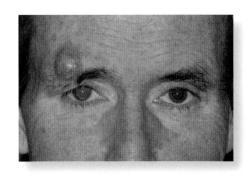

概述

毛发上皮瘤是一类良性肿瘤,临床分为孤立性、多发性两种类型(1~16)。孤立性毛发上皮瘤与遗传因素或全身性疾病无关,可发生于身体的任何部位,但最好发于面部及眼睑部。多发性毛发上皮瘤(布鲁克瘤,Brooke tumor)则属于常染色体显性遗传病(7)。汗腺或毛囊肿瘤活检结果中,毛发上皮瘤占1%~2%(1,2)。

临床特征

孤立性毛发上皮瘤常于青年时期发病,表现为圆顶状丘疹,呈肤色,可处于静止状态,也可逐渐增大、变硬(8,9)。较大的毛发上皮瘤可伴有毛细血管扩张,与基底细胞癌相似,但其较为稳定,极少发生破溃(6)。

呈常染色体显性遗传的多发性毛发上皮瘤(又称布鲁克瘤或腺样囊性上皮瘤),常于20岁前发病,病变数目逐渐增多(10~13)。起初表现为多发的质硬丘疹,皮肤色,直径约2~8mm,病变好发生于面部皮肤,多见于鼻唇沟,偶见于眼睑部,极少发生破溃或恶变为基底细胞癌。多发性毛发上皮瘤的临床表现与痣样基底细胞癌综合征、结节性硬化症的面部血管纤维瘤、结节病及汗管瘤相似。多发性毛发上皮瘤还可见于多发性圆柱瘤患者,后者同样为常染色体显性遗传病(12,13)。多发性毛发上皮瘤的致病基因定位在9p21(7)。

组织病理

毛发上皮瘤的组织病理学特点表现为不规则小叶状增生的基底细胞,伴有明显的角化囊肿(角囊肿),此为未成熟的毛发结构。这些角化囊肿在形态上与脂溢性角化病和角化型基底细胞癌表现相似,多数情况下,毛发上皮瘤很难与基底细胞癌以及鳞状细胞癌相鉴别。角化囊肿有时还可诱发异物巨细胞反应。电子显微镜和免疫组织化学研究表明,毛发上皮瘤起源于毛母质细胞,而角囊肿可进一步形成毛干结构(1~6)。

眼睑毛发上皮瘤

治疗方法

处理方法为手术切除。若切取的活检证实为毛发上皮瘤,可行根治性切除手术,瘤体周边切除范围小于基底细胞癌,因此更有利于行外科重建(4,5)。多发性病灶可使用二氧化碳激光术进行治疗(4)。多发性毛发上皮瘤的处理原则与其相似,但治疗方法可因临床特征的不同而有所调整。

Selected References

Reviews

1. Massa MC, Medenica M. Cutaneous adnexal tumors and cysts: a review. Part I – Tumors with hair follicular and sebaceous glandular differentiation and cysts related to different parts of the hair follicle. *Pathol Annu* 1985;20:189–233.
2. Ozdal PC, Callejo SA, Codere F, et al. Benign ocular adnexal tumours of apocrine, eccrine or hair follicle origin. *Can J Ophthalmol* 2003;38:357–363.
3. Kersten RC, Ewing-Chow D, Kulwin DR, et al. Accuracy of clinical diagnosis of cutaneous eyelid lesions. *Ophthalmology* 1997;104(3):479–484.

Management

4. Wheeland RG, Bailin PL, Kroanberg E. Carbon dioxide (CO2) laser vaporization for the treatment of multiple trichoepitheliomas. *J Dermatol Surg Oncol* 1984;10:470–475.
5. Votruba M, Collins CM, Harrad RA. The management of solitary trichoepithelioma versus basal cell carcinoma. *Eye* 1998;12:43–46.

Histopathology/Genetics

6. Simpson W, Garner A, Collin JRO. Benign hair-follicle derived tumours in the differential diagnosis of basal cell carcinoma of the eyelids: a clinicopathological comparison. *Br J Ophthalmol* 1989;37:347–353.
7. Harada H, Hashimoto K, Ko MS. The gene for multiple familial trichoepithelioma maps to chromosome 9p21. *J Invest Dermatol* 1996;107:41–43.

Case Reports

8. Bishop DW. Trichoepithelioma. *Arch Ophthalmol* 1965;74:4–8.
9. Gray HR, Helwig EB. Epithelioma adenoides cysticum and solitary trichoepithelioma. *Arch Dermatol* 1963;87:102–114.
10. Wolken SH, Spivey BE, Blodi F. Hereditary adenoid cystic epithelioma (Brooke's tumor). *Am J Ophthalmol* 1968;68:26–34.
11. Gaul LE. Heredity of multiple benign cystic epithelioma. *Arch Dermatol* 1953;68:517–519.
12. Parsier RJ. Multiple hereditary trichoepitheliomas and basal cell carcinomas. *J Cutan Pathol* 1986;13:111–117.
13. Sternberg I, Buckman G, Levine MR, et al. Hereditary trichoepithelioma with basal cell carcinoma. *Ophthalmology* 1986;93:531–533.
14. Kirzhner M, Jakobiec FA, Borodic G. Desmoplastic trichoepithelioma: report of a unique periocular case. *Ophthal Plast Reconstr Surg* 2012;28(5):e121–e123.
15. Aurora AL. Solitary trichoepithelioma of the eyelid. *Indian J Ophthalmol* 1974;22:32–33.
16. Kuo DS, Nyong'o OL. Congenital solitary eyelid trichoepithelioma. *J AAPOS* 2010;14(3):277–279.

● 眼睑及面部毛发上皮瘤

毛发上皮瘤可表现为单发或多发,这类良性肿瘤有时也可发展为基底细胞癌。

Sternberg I, Buckman G, Levine MR, et al. Hereditary trichoepithelioma with basal cell carcinoma Ophthalmology 1986;93:531–533.

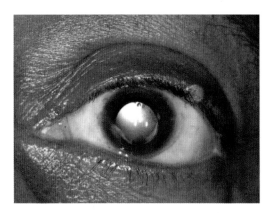

图 5.1　中年女性患者,非裔美国籍,眼睑可见灰白色皮损,伴有睫毛脱落

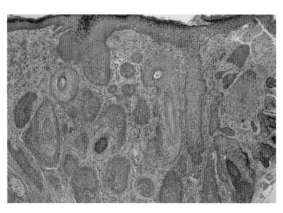

图 5.2　图 5.1 病变组织病理学检查,示小叶状生长的基底细胞,中央可见含有角化囊肿或管腔的毛发结构(HE×150)

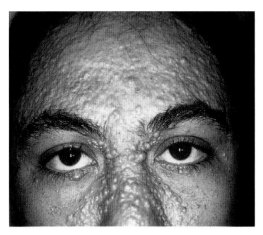

图 5.3　青年女性患者,多发性毛发上皮瘤(布鲁克瘤),其 9 位同胞兄弟姐妹中有 3 人也有相似表现(Armed Forces Institute of Pathology,Washington,DC 供图)

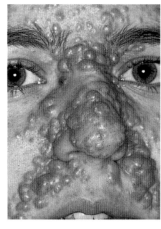

图 5.4　青年女性患者,多发性毛发上皮瘤(布鲁克瘤)(Mark Levine,MD 供图)

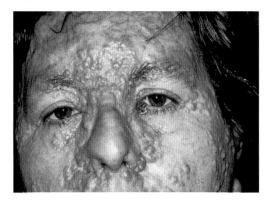

图 5.5　图 5.4 病例,其母亲照片,可见其具有相似的皮损,在左眼角内侧还可见一较大的坚硬瘤体。瘤体切除后证实为由家族性多发性毛发上皮瘤发展而来的基底细胞癌(Mark Levine,MD 供图)

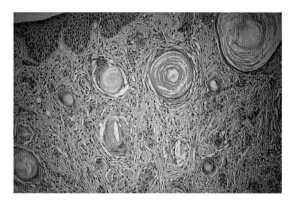

图 5.6　另一例毛发上皮瘤的组织病理学检查,示边界清晰的角化囊肿(Armed Forces Institute of Pathology,Washington,DC 供图)

眼睑毛囊瘤和毛发腺瘤

概述

毛囊瘤和毛发腺瘤是较为相似的毛囊部肿瘤,极少侵犯眼睑组织。毛囊瘤较毛发腺瘤更为常见,是一种起源于毛囊的、生长缓慢的良性肿瘤,最常发生于头颈部,也可侵犯眼睑(1~10),汗腺或毛囊肿瘤活检结果中,毛囊瘤和毛发腺瘤占 1%~2%(1~3)。

临床特征

毛囊瘤一般表现为圆顶状结节,呈正常肤色,中央凹陷为其特征性结构,凹陷内有典型的棉絮状纤毛突出,有时亦可为白色毳毛,此为重要的诊断性特征(1~10)。在眼部,毛囊瘤好发于睑缘,脂样物质可从凹陷处间断溢出。临床上,毛囊瘤易与皮脂腺囊肿、痣或基底细胞癌相混淆。毛囊瘤不会引起任何全身症状。

组织病理

显微镜下,毛囊瘤由扩张的毛囊组成,其内含有毛发及角蛋白。角化的复层扁平上皮细胞排列形成管腔,并与表皮相连,提示其为扩大扭曲的毛囊(4)。病变呈高度分化,可见基底样细胞形成分支,自扩张的毛囊延伸进入相邻结缔组织中。常可见具有双折射性质的毛发片段,毛囊壁上还可见糖原成分。一些权威人士认为此为错构瘤性病变,代表了分化程度最高的毛发肿瘤(2)。

治疗方法

毛囊瘤的最佳处理方法与其他良性肿瘤一样,可行手术完整切除病灶,若未完全切除干净,则有复发可能。

毛发腺瘤

毛发腺瘤是一类少见的、由毛囊分化形成的皮肤良性肿瘤。它好发于面部,为孤立的结节样结构,在其表面常可见扩张的毛细血管(11~13)。最近的研究才发现,毛发腺瘤还可发生于眼睑部。毛发腺瘤外形类似基底细胞癌,但其具有疣状结构,这点与脂溢性角化病相似。

组织病理学上,毛发腺瘤由毛囊分化形成,其分化程度低于毛囊瘤,但高于毛发上皮瘤(11~13)。毛发腺瘤的角化囊肿与脂溢性角化病非常相似,但其周围被嗜酸性粒细胞围绕,而后者的角化囊肿则位于增殖的基底样细胞内。

Selected References

Reviews
1. Massa MC, Medenica M. Cutaneous adnexal tumors and cysts: a review. Part I – Tumors with hair follicular and sebaceous glandular differentiation and cysts related to different parts of the hair follicle. *Pathol Annu* 1985;20:189–233.
2. Ozdal PC, Callejo SA, Codere F, et al. Benign ocular adnexal tumours of apocrine, eccrine or hair follicle origin. *Can J Ophthalmol* 2003;38:357–363.
3. Kersten RC, Ewing-Chow D, Kulwin DR, et al. Accuracy of clinical diagnosis of cutaneous eyelid lesions. *Ophthalmology* 1997;104(3):479–484.

Histopathology
4. Simpson W, Garner A, Collin JRO. Benign hair-follicle derived tumours in the differential diagnosis of basal cell carcinoma of the eyelids: a clinicopathological comparison. *Br J Ophthalmol* 1989;37:347–353.

Case Reports
5. Gray HR, Helwig EB. Trichofolliculoma. *Arch Dermatol* 1962;86:619–625.
6. Pinkus H, Sutton R. Trichofolliculoma. *Arch Dermatol* 1965;91:46–50.
7. Carreras B Jr, Lopez-Marin I Jr, Mellado VG, et al. Trichofolliculoma of the eyelid. *Br J Ophthalmol* 1981;65:214–215.
8. Steffen C, Leaming DV. Trichofolliculoma of the upper eyelid. *Cutis* 1982;30:343–345.
9. Taniguchi S, Hamada T. Trichofolliculoma of the eyelid. *Eye* 1996;10:751–752.
10. Morton AD, Nelson CC, Headington JT, et al. Recurrent trichofolliculoma of the upper eyelid margin. *Ophthal Plast Reconstr Surg* 1997;13:287–288.
11. Rahbari H, Mehregan A, Pinkus H. Trichoadenoma of Nikolowski. *J Cutan Pathol* 1977;4:90–98.
12. Shields JA, Shields CL, Eagle RC Jr. Trichoadenoma of the eyelid. *Am J Ophthalmol* 1998;126:846–848.
13. Lever JF, Servat JJ, Nesi-Eloff F, et al. Trichoadenoma of an eyelid in an adult mimicking sebaceous cell carcinoma. *Ophthal Plast Reconstr Surg* 2012;28(4):e101–e102.

眼睑毛囊瘤及毛发腺瘤

Shields JA, Shields CL, Eagle RC Jr. Trichoadenoma of the eyelid. Am J Ophthalmol 1998；126：846-848.

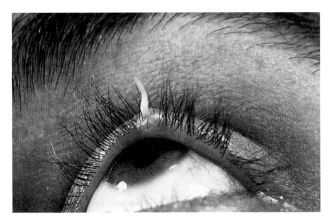

图5.7　上睑毛囊瘤,可见白色毛发自病灶内发出（Norman Charles, MD 供图）

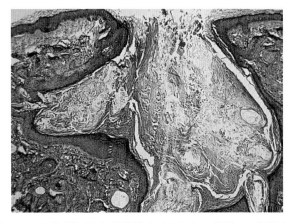

图5.8　毛囊瘤组织病理学检查,示火山口状开口,角蛋白和毛发从中生出（HE×75）（Armed Forces Institute of Pathology, Washington, DC 供图）

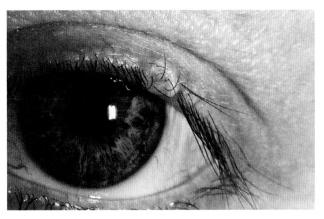

图5.9　患者女性,33岁,上睑的毛囊瘤,病灶处可见生出的黑色毛发（Victor Eliner, MD 供图）

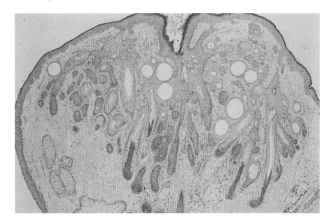

图5.10　图5.9病变组织病理学检查,示异常扩张的毛囊,其中央上方凹陷呈火山口样（HE×20）（Victor Eliner, MD 供图）

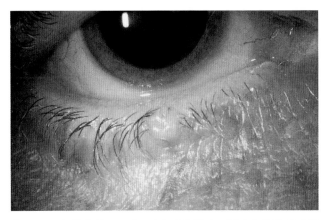

图5.11　患者女性,80岁,下睑毛发腺瘤,可见病灶处睫毛缺失,病变与基底细胞癌相似

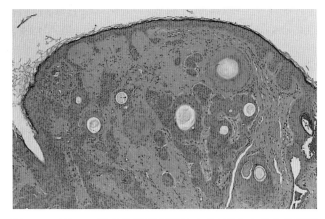

图5.12　图5.11病变组织病理学检查,示真皮内的角化囊肿被嗜酸性粒细胞围绕。与基底细胞癌和脂溢性角化病不同的是,毛发腺瘤的病灶位于表皮之下（HE×40）

眼睑毛根鞘瘤

概述

毛根鞘瘤是一类起源于毛根鞘的良性肿瘤,毛根鞘即围绕毛干的、由透明细胞形成的富含糖原的结构区域。毛根鞘瘤通常发生于头颈部(1~14),在男性中稍多见(1)。毛根鞘瘤也是一种可以起源于 Jadassohn 皮脂腺痣的皮肤附属器肿瘤。在 31 例侵犯眼部的毛根鞘瘤病例中,患者年龄为 22~88 岁不等,平均年龄 56 岁(1),最易被肿瘤侵犯的部位是鼻部,其次为眼睑组织(1)。

临床特征

毛根鞘瘤没有明显的临床特征,通常表现为疣状或乳头状小结节,因此在临床上很难做出诊断,大多数病例于初步诊断时均被误诊为基底细胞癌、疣、皮角或是其他类似病变。

Cowden 病

面部多发的毛根鞘瘤是常染色体显性遗传病 –Cowden 病的一个标志(多发性错构瘤综合征)(5~8),患有此病者应检查是否还患有与本病相关的其他肿瘤,尤其是乳腺癌和甲状腺癌。患有 Cowden 综合征的合并其他良性肿瘤还包括:口腔黏膜丘疹,肢端角化性丘疹,甲状腺结节,脂肪瘤,肠息肉以及乳腺纤维囊性病变。毛根鞘瘤可先于乳腺癌被诊断,这有利于更早地诊断乳腺癌。当多发性毛根鞘瘤合并 Cowden 病及小脑错构瘤时,称为 Lhermitte–Duclos 病(7)。

组织病理

组织病理学上,毛根鞘瘤特征性表现为由富含糖原的细胞组成的小叶状棘皮样结构,每个小叶周边可见柱状细胞呈栅栏样排列,基底膜清晰可见(1)。毛根鞘瘤的病理结构与基底细胞癌、鳞状细胞癌以及脂溢性角化病相似。结缔组织增生性毛根鞘瘤是毛根鞘瘤的一类变型,外毛根鞘细胞不规则延伸,嵌入巩膜胶原纤维束中,与侵袭性基底细胞癌极为相似(10~12)。

治疗方法

与此节所述的其他肿瘤相似,毛根鞘瘤的治疗原则同样需行手术完整切除病灶(2)。一些病例也可采用刮除术和局部应用 5- 氟尿嘧啶治疗。很少有眼睑外毛根鞘癌的报道(13,14),目前尚未确定外毛根鞘癌属于原发病变还是由毛根鞘瘤发展而来。

Selected References

Reviews

1. Hidayat AA, Font RL. Trichilemmoma of eyelid and eyebrow. A clinicopathologic study of 31 cases. *Arch Ophthalmol* 1980;98:844–884.
2. Simpson W, Garner A, Collin JRO. Benign hair-follicle derived tumours in the differential diagnosis of basal cell carcinoma of the eyelids: a clinicopathological comparison. *Br J Ophthalmol* 1989;37:347–353.
3. Massa MC, Medenica M. Cutaneous adnexal tumors and cysts: a review. Part I – Tumors with hair follicular and sebaceous glandular differentiation and cysts related to different parts of the hair follicle. *Pathol Annu* 1985;20:189–233.
4. Ozdal PC, Callejo SA, Codère F, et al. Benign ocular adnexal tumours of apocrine, eccrine or hair follicle origin. *Can J Ophthalmol* 2003;38(5):357–363.

Cowden's Disease

5. Brownstein MH, Mehregan AH, Bikowski JB. Trichilemmomas in Cowden's disease. *JAMA* 1977;238:26.
6. Bardenstein DS, McLean IW, Nerney J, et al. Cowden's disease. *Ophthalmology* 1988;95:1038–1041.
7. Padberg GW, Schot JD, Vielvoye GJ, et al. Lhermitte-Duclos disease and Cowden's disease. A single phakomatosis. *Ann Neurol* 1991;29:517–523.
8. Thyresson HN, Doyle JA. Cowden's disease (multiple hamartoma syndrome). *Mayo Clin Proc* 1981;56:179–184.

Case Reports

9. Reifler DM, Ballitch HA, Kessler DL, et al. Trichilemmoma of the eyelid. *Ophthalmology* 1987;94:1272–1275.
10. Boulton JE, Sullivan TJ, Whitehead KJ. The eyelid is a site of occurrence of desmoplastic trichilemmoma. *Eye* 2001;15:257.
11. Topping NC, Chakrabarty A, Edrich C, et al. Desmoplastic trichilemmoma of the upper eyelid. *Eye* 1999;13:593–594.
12. Keskinbora KH, Buyukbabani N, Terzi N. Desmoplastic trichilemmoma: a rare tumor of the eyelid. *Eur J Ophthalmol* 2004;14(6):562–564.
13. Dailey JR, Helm KF, Goldberg SH. Trichilemmal carcinoma of the eyelid. *Am J Ophthalmol* 1993;115:118–119.
14. Lai TF, Huilgol SC, James CL, et al. Trichilemmal carcinoma of the upper eyelid. *Acta Ophthalmol Scand* 2003;81:536–538.

眼睑毛根鞘瘤、外毛根鞘癌以及 Cowden 综合征

毛根鞘瘤可表现为与 Cowden 病（多发性错构瘤综合征）相关的孤立性或多发性病变。在 Cowden 病患者中,近一半面部皮损病变为毛根鞘瘤。偶尔毛根鞘瘤组织病理学可发生恶性变（外毛根鞘癌）。

Dailey JR, Helm KF, Goldberg SH. Trichilemmal carcinoma of the eyelid. Am J Opthalmol 1993；115：118−119.

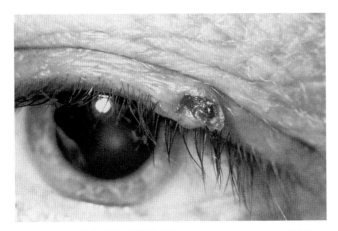

图 5.13　上睑破溃的毛根鞘瘤（Ralph C. Eagle Jr, MD 供图）

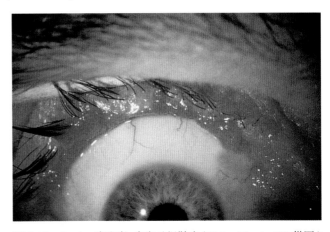

图 5.14　Cowden 病患者,多发毛根鞘瘤（Richard Lewis, MD 供图）

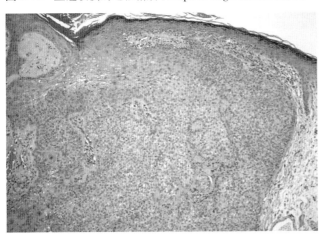

图 5.15　毛根鞘瘤的组织病理学检查,示富含糖原的细胞,边界清晰,与表皮相连（HE×50）

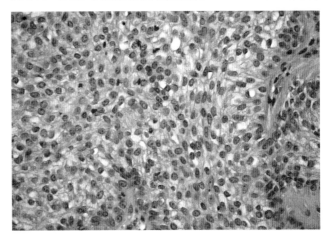

图 5.16　图 5.15 病变高倍镜下图像,可见具有相同细胞核形态的透明细胞

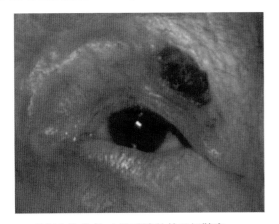

图 5.17　老年女性患者,上睑破溃的外毛根鞘癌

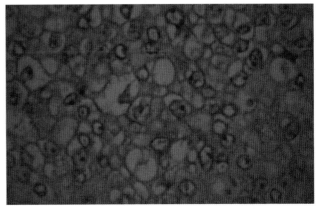

图 5.18　图 5.17 中病变组织病理学检查,示具有透明胞质的恶性细胞

眼睑毛母质瘤

概述

毛母质瘤（Malherbe 良性钙化上皮瘤；钙化上皮瘤），顾名思义，是一类起源于毛发基底部基质细胞的良性肿瘤（1~22）。毛母质瘤通常为单发，更好发于青年，有 17% 的病例可侵犯眶周组织，约 5% 的病例为多发病灶，约 40% 的病例发生于 10 岁以前，另有 20% 的病例发生于 20 岁以前（1~8）。毛母质瘤常好发于上睑及眉毛部位。

临床特征

毛母质瘤常表现为红色或蓝色的皮下肿块，边界清楚，活动度佳，触诊质硬或似砂粒状（1）。毛母质瘤好发的典型部位为临近眉毛外侧区域，临床常误诊为皮样囊肿。少数情况下，毛母质瘤还可发生于眼睑后表面的睑结膜。总体而言，毛母质瘤生长缓慢，但有时也会快速生长，类似角化棘皮瘤，但毛母质瘤极少恶变形成毛母质癌（15，16）。

组织病理

组织病理学上，毛母质瘤由增生活跃的基底样细胞、影细胞和钙化灶组成，有时还可见骨化灶（1~8）。影细胞是基底样细胞坏死后形成的区域，钙化灶由坏死区域逐渐演变形成，可见于大多数病例中。约 15%~20% 的病例中可见骨化灶，但在眼睑毛母质瘤中较为少见。

治疗方法

如果临床特征典型，可疑为毛母质瘤，应完整切除病灶。由于肿瘤常被软组织包裹，切除时应尽可能保证瘤体完整。如可以完整切除肿物，则不必行活检。

Selected References

Reviews
1. Ni C, Kimball GP, Craft FL, et al. Calcifying epithelioma: a clinicopathological analysis of 67 cases with ultrastructural studies of 2 cases. *Int Ophthalmol Clin* 1982;22:63–86.
2. Orlando RG, Rogers GL, Bremer DL. Pilomatricoma in a pediatric hospital. *Arch Ophthalmol* 1983;101:1209–1210.
3. Duflo S, Nicollas R, Roman S, et al. Pilomatrixoma of the head and neck in children: a study of 38 cases and a review of the literature. *Arch Otolaryngol Head Neck Surg* 1998;124:1239–1242.
4. Yap EY, Hohberger GG, Bartley GB. Pilomatrixoma of the eyelids and eyebrows in children and adolescents. *Ophthal Plast Reconstr Surg* 1999;15:185–189.
5. Mencia-Gutierrez E, Gutierrez-Diaz E, Garcia-Suarez E, et al. Eyelid pilomatricomas in young adults: a report of 8 cases. *Cutis* 2002;69:23–26.
6. Levy J, Ilsar M, Deckel Y, et al. Eyelid pilomatrixoma: a description of 16 cases and a review of the literature. *Surv Ophthalmol* 2008;53(5):526–35.
7. Ozdal PC, Callejo SA, Codere F, et al. Benign ocular adnexal tumours of apocrine, eccrine or hair follicle origin. *Can J Ophthalmol* 2003;38:357–363.
8. Massa MC, Medenica M. Cutaneous adnexal tumors and cysts: a review. Part I – Tumors with hair follicular and sebaceous glandular differentiation and cysts related to different parts of the hair follicle. *Pathol Annu* 1985;20:189–233.

Case Reports
9. Forbis R Jr, Helwig EB. Pilomatrixoma (calcifying epithelioma). *Arch Dermatol* 1961;83:606–618.
10. Boniuk M, Zimmerman LE. Pilomatrixoma (benign calcifying epithelioma) of the eyelid and eyebrow. *Arch Ophthalmol* 1963;70:399–406.
11. Perez RC, Nicholson DH. Malherbe's calcifying epithelioma (pilomatrixoma) of the eyelid. *Arch Ophthalmol* 1979;97:314–315.
12. O'Grady RB, Spoerl G. Pilomatrixoma (benign calcifying epithelioma of Malherbe). *Ophthalmology* 1981;88:1196–1197.
13. Shields JA, Shields CL, Eagle RC Jr, et al. Pilomatrixoma of the eyelid. *J Pediatr Ophthalmol Strabismus* 1995;32:260–261.
14. Katowitz WR, Shields CL, Shields JA, et al. Pilomatrixoma of the eyelid simulating a chalazion. *J Pediatr Ophthalmol Strabismus* 2003;40:247–248.
15. Martelli G, Giardini R. Pilomatrix carcinoma: a case report and review of the literature. *Eur J Surg Oncol* 1994;20:703–704.
16. Cahill MT, Moriarty PM, Mooney DJ, et al. Pilomatrix carcinoma of the eyelid. *Am J Ophthalmol* 1999;127:463–464.
17. Mathen LC, Olver JM, Cree IA. A large rapidly growing pilomatrixoma on a lower eyelid. *Br J Ophthalmol* 2000;84:1203–1204.
18. Kang HY, Kang WH. Guess what! Perforating pilomatricoma resembling keratoacanthoma. *Eur J Dermatol* 2000;10:63–64.
19. Gündüz K, Ecel M, Erden E. Multiple pilomatrixomas affecting the eyelid and face. *J Pediatr Ophthalmol Strabismus* 2008;45(2):122–124.
20. Abalo-Lojo JM, Cameselle-Teijeiro J, Gonzalez F. Pilomatrixoma: late onset in two periocular cases. *Ophthal Plast Reconstr Surg* 2008;24(1):60–62.
21. Huerva V, Sanchez MC, Asenjo J. Large, rapidly growing pilomatrixoma of the upper eyelid. *Ophthal Plast Reconstr Surg* 2006;22(5):401–403.
22. Niitsuma K, Kuwahara M, Yurugi S, et al. Perforating pilomatricoma on the upper eyelid. *J Craniofac Surg* 2006;17(2):372–373.

● 成人眼睑毛母质瘤

1. O'Grady RB, Spoerl G. Pilomatrixoma（benign calcifying epithelioma of Malherbe）. Ophthalmology 1987；88：1196-1197.

2. Perez RC, Nicholson DH. Malherbe's calcifying epithelioma（pilomatrixoma）of the eyelid. Arch Ophthalmol 1979；97：314-315.

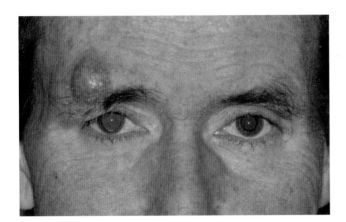

图 5.19　患者男性,75 岁,眉毛上方快速生长的病灶

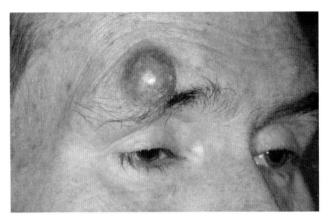

图 5.20　图 5.19 病变特写,略带粉色的肿块表面较为光滑,内部可见血管

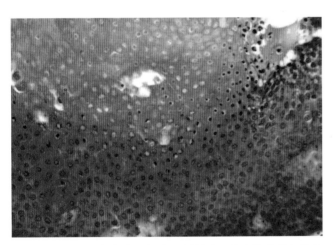

图 5.21　图 5.20 中病变组织病理学检查,示毛母质瘤中蓝色的活性细胞和粉色的坏死影细胞（HE×50）

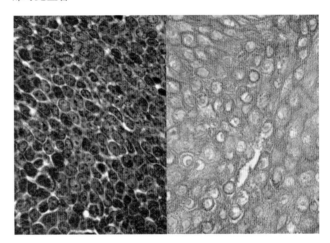

图 5.22　毛母质瘤的高倍镜下组织病理学检查,示活性细胞（蓝色）和坏死的影细胞（粉色）形成鲜明比较

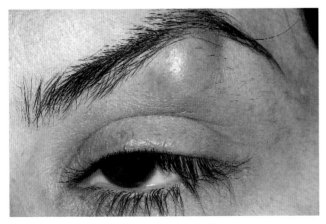

图 5.23　患者女性,39 岁,眉毛下方眼睑淡红色病灶

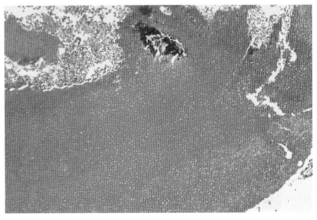

图 5.24　图 5.23 病变组织病理学检查,示坏死的影细胞和钙化灶（HE×25）

● 儿童眼睑毛母质瘤：手术切除

眼部的毛母质瘤一般行手术完整切除病灶，以如下病例所示。

Katowitz WR, Shields CL, Shields JA, et al. Pilomatrixoma of the eyelid simulating achalazion. J Pediatr Ophthalmol Strabismus 2003; 40: 247–248.

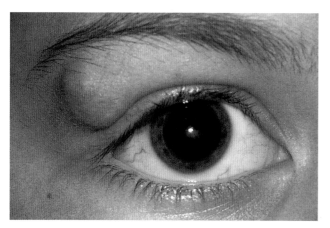

图 5.25　患儿女性，7 岁，上睑毛母质瘤，位于表皮下，触诊有砂砾感

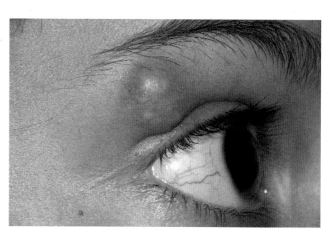

图 5.26　病灶侧面观

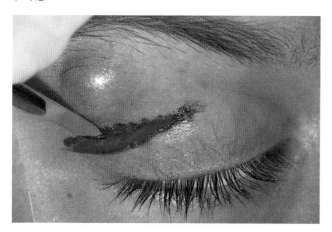

图 5.27　于病灶下方眼睑处作一切口

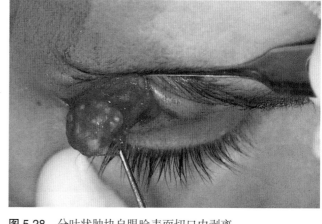

图 5.28　分叶状肿块自眼睑表面切口内剥离

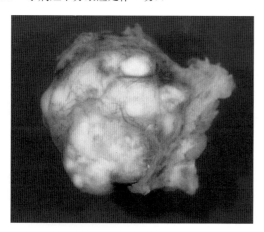

图 5.29　将切片标本固定后可见多结节状肿块

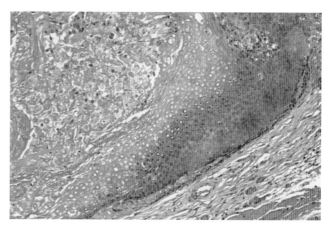

图 5.30　该病灶的组织病理学检查，示活性上皮细胞（下方）和影细胞（上方）（HE×5）

● 眼睑毛母质瘤：手术切除和组织病理学检查

毛母质瘤常好发于年轻患者的眉毛区域，临床病理联系如下图所示。
Shields JA, Shields CL, Eagle RC Jr, et al. Pilomatrixoma of the eyelid. J Pediatr Ophthalmol Strabismus 1995；32：260–261.

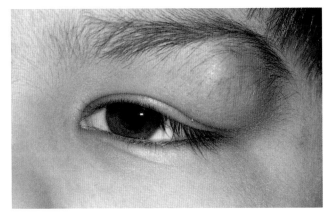

图5.31　患儿男性，8岁，眼睑颞上方眉毛下的皮下肿块，与皮样囊肿相似

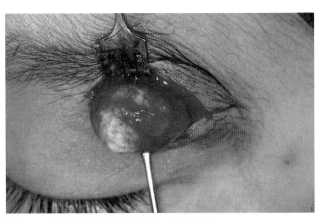

图5.32　从眉毛下方的眼睑切口切除病灶

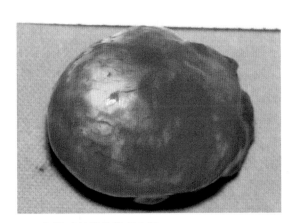

图5.33　切除后的肿块外观光滑

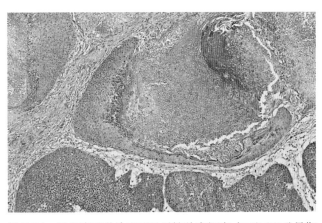

图5.34　组织病理学检查可见活性肿瘤细胞、坏死区以及早期钙化灶（HE×50）

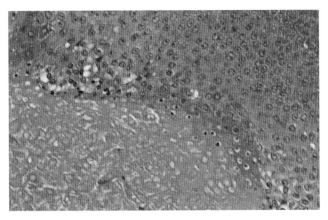

图5.35　组织病理学检查，示活性肿瘤细胞（嗜碱性）和坏死的肿瘤细胞（嗜酸性）之间相连接（HE×150）

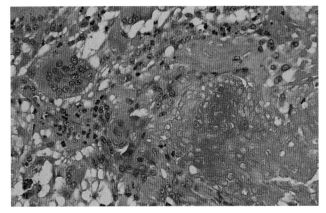

图5.36　组织病理学检查可见坏死区域附近的巨细胞反应（HE×150）

（董　力　李冬梅　译）

第 6 章

眼睑黑色素细胞瘤

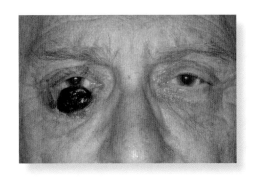

概述

黑色素细胞痣(1~12)由神经嵴来源的黑色素细胞组成,其在胚胎发育过程中迁移至皮肤。眼睑痣可分为获得性和先天性两大类。在儿童时期,获得性眼睑痣位于上皮基底层中(交界痣),其临床表现较为明显,在青年时期逐渐迁移到真皮层中(复合痣),之后完全存在于真皮层中(真皮痣)。年轻的成年人平均每人约有 15 个皮肤痣,偶有发生于眼睑的情况。多发性痣应怀疑发育不良痣综合征的可能,存在发展为皮肤黑色素瘤的家族倾向。

临床特征

临床表现随患者年龄和疾病阶段的不同而异。它通常发生于 5~15 岁之间,是一个可逐渐按上述阶段演变的小斑点。眼睑痣种类繁多,从深色色素(黑色素痣)到完全无色素性(无色素痣)。睑缘痣可延伸至睑结膜,因此需要翻转眼睑以便查看完整病变。这种病变可以围绕泪点生长(泪点周围痣)(2)。痣表面可表现为平滑或呈疣状(2,3),多数存在完整纤毛。其中有一种先天性痣,颜色深,体积较获得性痣大,稍

隆起,经常伴有大量毛发。相对于交界痣,这种病变有更大的恶变可能,高达 5%(5,11,12)。另一种先天性痣为上下睑的分裂痣("对吻痣"),在胚胎期上下睑分离之前发展形成,随着上下睑在子宫内分开而分开(10~12)。

组织病理

黑色素细胞痣分为交界型、复合型和皮内型。这三种分型并非全独立的类别,而是如上所述,代表痣的"生命周期"的不同阶段。

痣的诊断主要是通过观察发现痣细胞呈巢状排列,而不是某些典型细胞特征来进行的诊断。交界痣在表皮的基底层中有边界很清楚的细胞巢。复合痣兼具有交界痣和皮内痣的特征。偶尔也会有大量的纤维组织,可类似于神经纤维瘤或其他神经源性肿瘤的病理表现。

还有其他种类的黑色素细胞痣,如气球细胞痣和上皮样细胞痣,但很少累及眼睑。上皮样细胞痣(Spitz 痣),一种非常类似于黑色素瘤的病变,曾经于幼儿眼睑发现过该种病变。

眼睑黑色素细胞痣

治疗方法

由于具有潜在恶变可能,躯干和四肢皮肤色素痣通常需行手术切除。而位于眼睑的色素痣部分出于容貌的考虑,在没有增大趋势之前更倾向于观察。治疗一般是定期观察,切除比较可疑的病变。如果病变较浅,建议行椭圆形切除术。如果病变仅存在于睑缘,则可以在显微镜下,使用削薄技术平行于睑缘削除病变。更广泛的肿瘤需要行前层或全层眼睑切除术(1)。最近发现,先天性痣可以在出生后立即行皮肤磨削术,治疗效果很好。

有些先天性痣偶尔会涉及大部分的眼睑区域,使其治疗更加困难。在这种情况下,临床医生必须权衡病变恶化的可能性与根治手术及整容手术的效果。

Selected References

Reviews

1. Margo CE, Rabinowicz IM, Hagal MB. Periocular congenital melanocytic nevi. *J Pediatr Ophthalmol Strabismus* 1986;23:222–226.
2. Scott KR, Jakobiec FA, Font RL. Peripunctal melanocytic nevi. Distinctive clinical findings and differential diagnosis. *Ophthalmology* 1989;96:994–998.
3. Putterman AM. Intradermal nevi of the eyelid. *Ophthalmic Surg* 1980;11:584–587.
4. McDonnell PJ, Mayou BJ. Congenital divided naevus of the eyelids. *Br J Ophthalmol* 1988;72:198–201.
5. Lorentzen M, Pers M, Bretteville-Jenssen G. The incidence of malignant transformation in giant pigmented nevi. *Scand J Plast Reconstr Surg* 1977;11:163–167.

Histopathology

6. Margo CE, Habal MB. Large congenital melanocytic nevus. Light and electron microscopic findings. *Ophthalmology* 1987;94:9760–9765.
7. Jia R, Zhu H, Lin M, et al. Clinicopathological characteristics and surgical outcomes of divided nevus of the eyelids: a decade's experience on 73 cases. *Ann Plast Surg* 2012;68(2):166–170.
8. Deprez M, Uffer S. Clinicopathological features of eyelid skin tumors. A retrospective study of 5504 cases and review of literature. *Am J Dermatopathol* 2009;31(3):256–162.

Case Reports

9. Kirzhner M, Jakobiec FA, Kim N. Focal blue nevus of the eyelid margin (mucocutaneous junction): a report of a unique case with a review of the literature. *Ophthal Plast Reconstr Surg* 2011;27(5):338–342.
10. Alfano C, Chiummariello S, De Gado F, et al. Divided nevus of the eyelids: three case studies. *In Vivo* 2007;21(1):137–139.
11. Wu-Chen WY, Bernardino CR, Rubin PA. The clinical evolution of a kissing naevus after incomplete excision. *Br J Ophthalmol* 2004;88(6):848–849.
12. Betharia SM, Kumar S. Lid reconstruction for kissing naevus. *Indian J Ophthalmol* 1988;36(1):32–33.

● 眼睑黑色素细胞痣:色素型

许多获得性痣在儿童时期临床表现明显,经过此年龄段之后处于相对休眠状态。
图示眼睑边缘平坦和轻微隆起的病变。

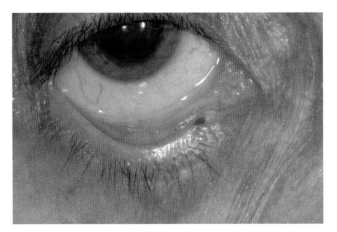

图 6.1　左下睑小的色素型黑色素细胞痣。良性病变,无睫毛缺失

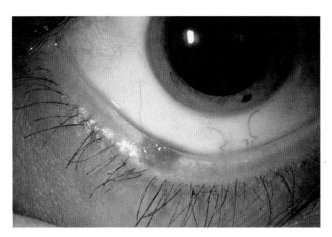

图 6.2　患者女性,46 岁,下睑缘色素性黑色素细胞痣

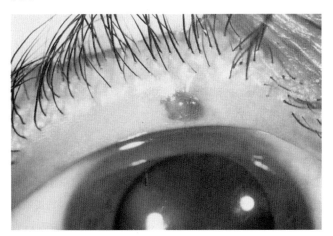

图 6.3　患者女性,40 岁,上睑缘褐色黑色素细胞痣

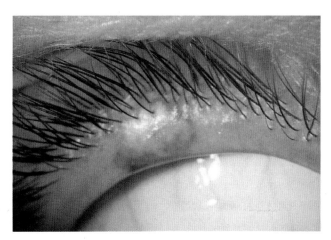

图 6.4　患者女性,44 岁,上睑缘灰色黑色素细胞痣

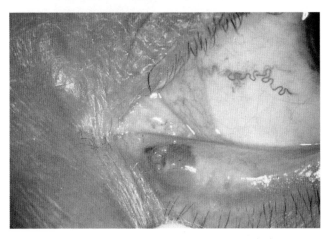

图 6.5　患者男性,50 岁,较小的泪小点周围眼睑色素痣

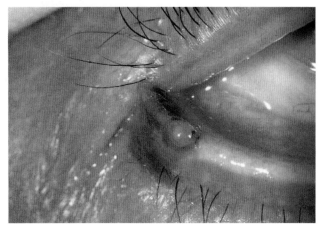

图 6.6　患者男性,90 岁,较大的泪小点周围眼睑色素痣,于儿童时出现,保持稳定

● 眼睑黑色素细胞痣:年龄和种族差异

虽然眼睑痣在 10 岁之前的白种人中是最常见的,但在其他种族以及不同的年龄段中也可发生。

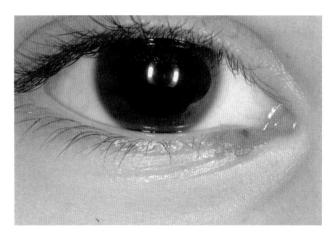

图 6.7   患儿右下睑轻度先天性色素痣

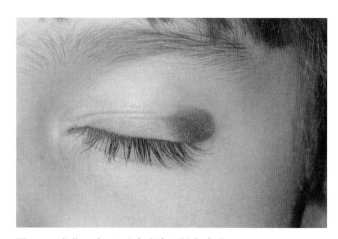

图 6.8   患儿 8 岁,上睑中度先天性色素痣

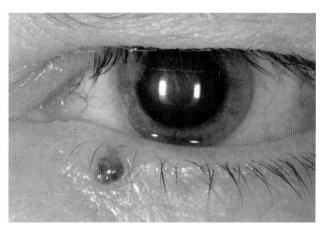

图 6.9   白种人,下睑色素痣

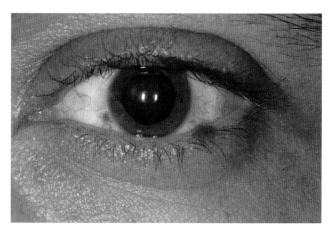

图 6.10   患者男性,中东人,睑缘色素痣。注意结膜的皮肤相关黑变病,常见于靠近角膜缘的位置

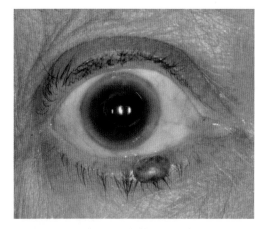

图 6.11   非洲裔美国籍患者,带蒂睑缘色素痣。注意结膜的皮肤相关黑变病

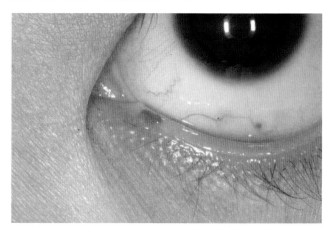

图 6.12   中年女性患者,亚洲人,轻度睑缘色素痣

● 眼睑黑色素细胞痣：无色素型

眼睑色素痣可表现为无色素型，因此容易与乳头状瘤、基底细胞癌或其他无色素性病变混淆。

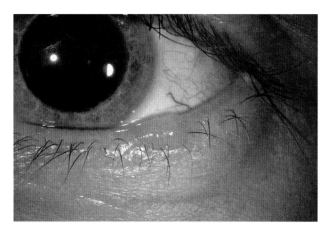

图6.13 患者男性，43岁，下睑非常不易察觉的无色素痣

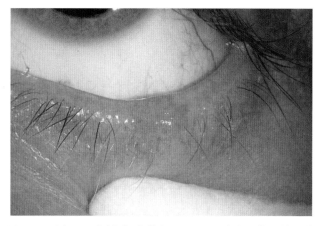

图6.14 图6.13病例，轻微外翻眼睑，可见病变围绕睑缘延伸至睑结膜

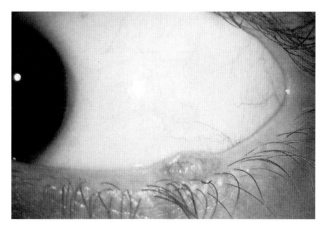

图6.15 下睑带有少量血管的无色素细胞痣。这种病变在临床上很难与无蒂乳头状瘤或结节性基底细胞癌鉴别

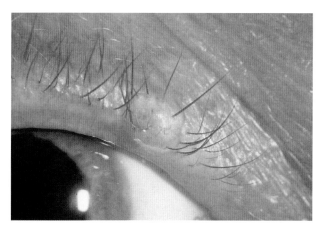

图6.16 患者女性，59岁，上睑无色素性黑色素细胞痣伴有少量睫毛缺失。需与基底细胞癌鉴别

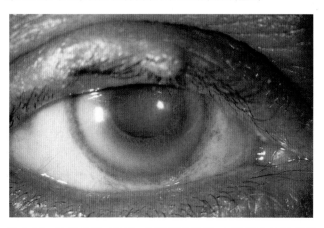

图6.17 患者男性，74岁，非洲裔美国籍，上睑较小的黑色素细胞痣，伴有少量睫毛缺失。这种病变可能与基底细胞癌或其他多种附属器肿瘤混淆

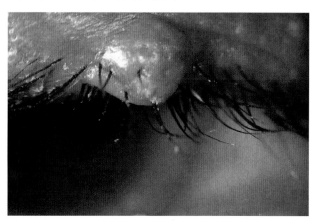

图6.18 图6.17病变特写

● 眼睑黑色素细胞痣：无色素型的不同临床特征

在某些情况下，典型的睑缘色素痣可能合并睫毛缺失，常见于中老年患者。

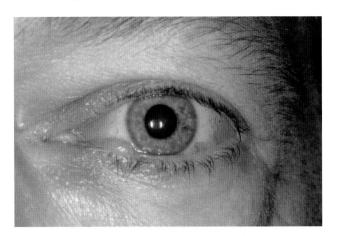

图 6.19　左下睑圆拱形睑缘痣

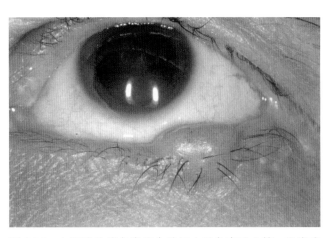

图 6.20　左下睑睑缘色素痣合并极少量色素及血管。注意病变基底部附近的睫毛稀少

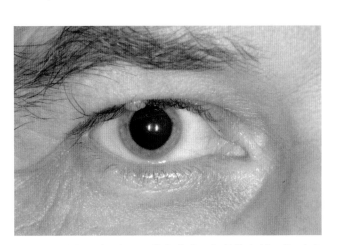

图 6.21　成年患者，右上睑缘色素痣。与其他病例一样，病变中睫毛稀疏

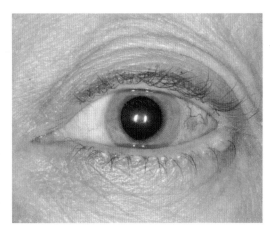

图 6.22　成年女性患者，左下睑色素痣，伴有睫毛生长

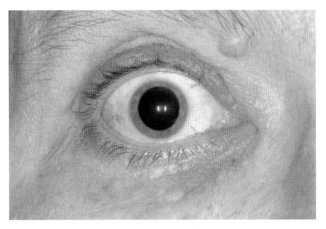

图 6.23　中年女性患者，痣位于眉毛下方。注意从病灶处突出的单根毛发

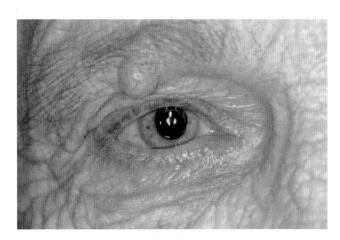

图 6.24　老年女性患者，痣位于眉毛下方

● 眼睑黑色素细胞痣：较小病变的切除手术和病理检查

生长在睑缘旁性质可疑的或者不断增长的病变可考虑行椭圆形切除术或者削除术。这些方法详见第 15 章。

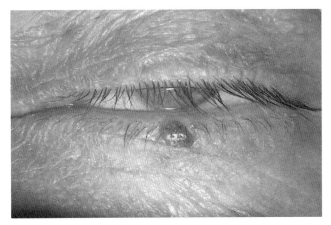

图 6.25　患者男性，69 岁，下睑黑色素细胞痣，病灶缓慢增长

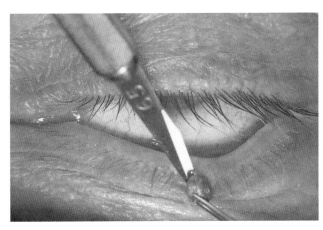

图 6.26　通过椭圆形削除术去除图 6.25 病变，切口间断缝合 2 针

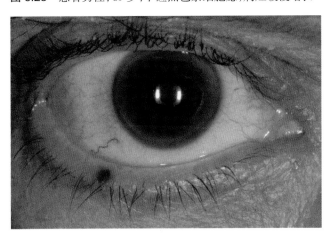

图 6.27　位于下睑缘的黑色素细胞痣

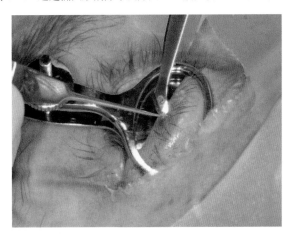

图 6.28　用睑板腺夹夹持下睑缘，削除图 6.27 所示病变，保留睑板及睑缘。仅去除从眼睑前层、睑缘到眼睑后层的上皮部分，无需缝合

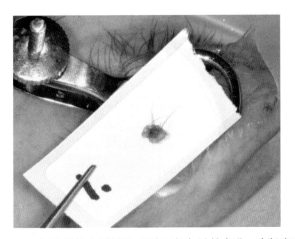

图 6.29　标本平放在纸板上，浸泡于福尔马林中进一步行病理检查

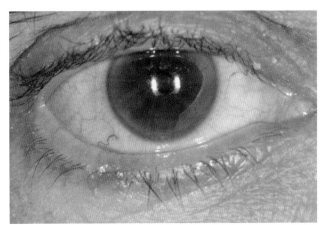

图 6.30　图 6.27 病例术后 2 周随访，伤口已愈合仅有非常小的缺损

眼睑黑色素细胞痣：先天性分裂痣（对吻痣）

眼睑分裂痣可以有多种形态。

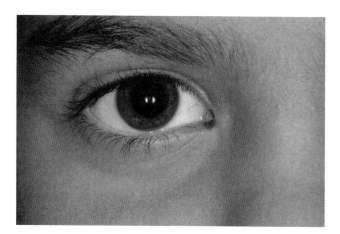

图 6.31　上下睑内眦部较小的黑色素细胞对吻痣

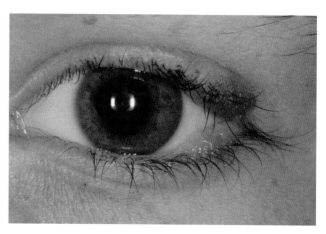

图 6.32　上下睑表面呈结节状的少量色素对吻痣

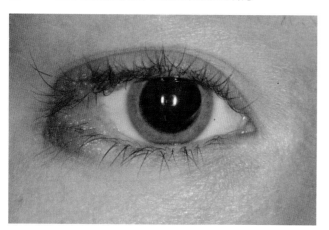

图 6.33　上下睑表面呈小结节状的无色素对吻痣

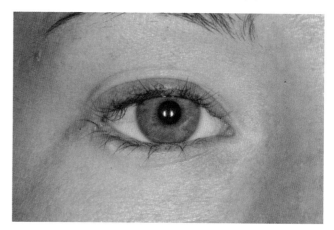

图 6.34　图 6.33 眼睑色素痣行削除术后，外观改善，眼睑结构完好，睫毛完整

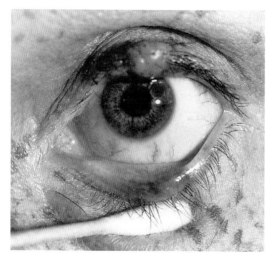

图 6.35　眼睑中央部位的分裂对吻痣

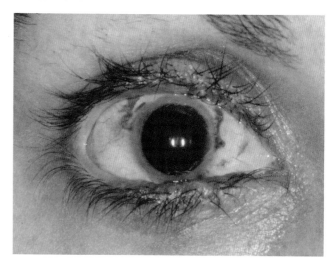

图 6.36　累及上下睑和结膜的对吻痣，色素偏淡

● 眼睑黑色素细胞痣：大范围的先天性眼周型

在某些情况下，先天性眼周痣累及范围较为广泛，治疗难度较大。

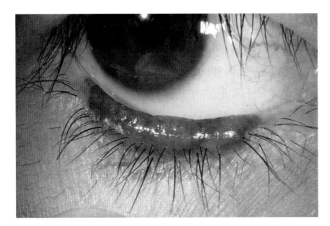

图 6.37　患者女性，30 岁，亚洲人，下睑弥漫性先天性痣

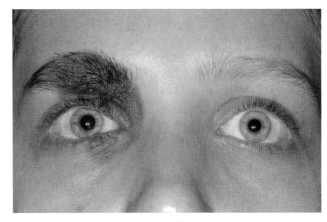

图 6.38　右眼眼睑的弥漫性先天性痣

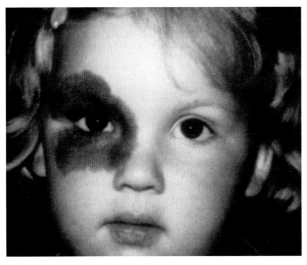

图 6.39　累及眼睑和周围皮肤的巨大先天性色素痣

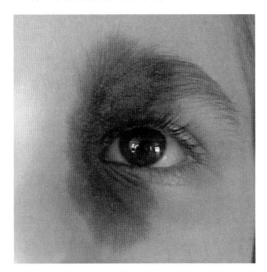

图 6.40　累及上下睑，内眦部皮肤以及眉部的巨大先天性痣。硬化病变区有毛发生长（Curtis Margo, MD 供图）

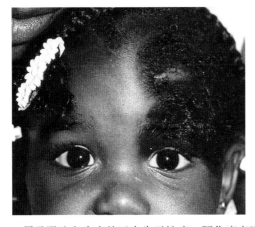

图 6.41　累及眼睑和头皮的巨大先天性痣。硬化病变区有毛发生长（Curtis Margo, MD 供图）

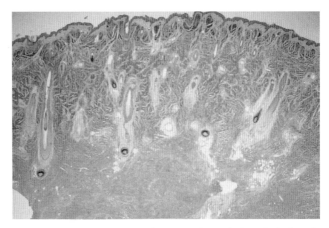

图 6.42　图 6.41 病变组织病理学活检，示真皮层中含大量色素的痣细胞巢（Curtis Margo, MD 供图）

眼皮肤黑色素细胞增多症（太田痣）

概述

眼皮肤黑色素细胞增多症是一种先天性色素沉着症,可累及眼周皮肤,葡萄膜,眼眶,同侧脑膜以及同侧硬腭(1~18)。此病可发生于白种人,亚洲人,非洲裔美国籍和其他种族。过多的黑色素细胞可以滋生葡萄膜,眼眶和脑的恶性黑色素瘤。在眼睑区域,黑色素细胞转化为恶性皮肤黑色素瘤较为罕见。虽然眼皮肤黑色素细胞增多症通常多发于白种人,但也可能发生于其他种族,并且常合并葡萄膜黑色素瘤(1)。从眼睑病理论来说,大部分眼周皮肤病变是眼皮肤黑色素细胞增多症的一种。相关的葡萄膜黑色素瘤参见 *Intraocular Tumors: A Textbook and Atlas*。

临床特征

临床上,病变皮肤平坦,呈棕褐色至灰色,可累及面部和包含眼睑的眼周皮肤。虽然病变可能分布不规律,但其往往倾向于沿着三叉神经的第一和第二分支分布。大约 10% 的病例是双侧的。有的病变可累及颞部皮肤,口腔顶部硬腭以及耳膜处。另一个相关临床表现为虹膜乳头样凸起,通常表现为虹膜表面不规则、融合以及圆拱形的凸起。当巩膜和后葡萄膜色素沉着较少或不存在时,虹膜乳头样凸起可能是主要特征。眼皮肤黑色素细胞增多症的发生很少与其他药物相关,如 Sturge-Weber 综合征和色素血管性斑痣性错构瘤病 IIa 型(7,14)。

组织病理

组织病理学检查上,太田痣的典型特征是存在于真皮层过度分散的树突状黑色素细胞。这与细胞性蓝痣有本质不同。

治疗方法

应周期性评估眼部黑色素细胞增多症患者的临床表现并同时检查眼底情况,以早期发现葡萄膜组织的恶性黑色素瘤(1~3)。葡萄膜黑色素瘤通常发生在成年白种人中,但在儿童和患有先天性黑色素细胞增生症的非洲裔美国籍患者中也有发现。要重视对这些有高危因素患者的随访,他们有低度潜在发展为葡萄膜黑色素瘤的风险。眼部或眼皮肤黑色素细胞增多症患者葡萄膜黑色素瘤的发生率估计为 1~400 例(1)。

治疗方法通常为定期观察随访。对外貌尚可接受的皮肤病变,患者可以通过化妆掩盖缺陷。也可采用激光治疗。在中国,利用 Q 开关紫翠宝石激光(Q-switched Alexandrite laser)进行治疗,取得了大量成功案例。通常不建议手术切除,但在极特殊的情况下可以考虑手术切除。

Selected References

Reviews

1. Singh AD, De Potter P, Fijal BA, et al. Lifetime prevalence of uveal melanoma in Caucasian patients with ocular (dermal) melanocytosis. *Ophthalmology* 1998;105: 195–198.
2. Shields CL, Kaliki S, Livesey M, et al. Association of ocular and oculodermal melanocytosis with the rate of uveal melanoma metastasis: analysis of 7872 consecutive eyes. *JAMA Ophthalmol* 2013;131(8):993–1003.
3. Mashayekhi A, Kaliki S, Walker B, et al. Metastasis from uveal melanoma associated with congenital ocular melanocytosis: a matched study. *Ophthalmology* 2013;120:1465–1468.
4. Lu Z, Fang L, Jiao S, et al. Treatment of 522 patients with nevus of Ota with Q-switched Alexandrite laser. *Chin Med J* 2003;116:226–230.
5. Kopf AW, Bart RS. Malignant blue (Ota's) nevus. *J Dermatol Surg Oncol* 1982;8: 442–445.
6. Dorsey CS, Montgomery H. Blue nevus and its distinction from Mongolian spot and the nevus of Ota. *J Invest Dermatol* 1954;22:225–230.
7. Shields CL, Kligman BE, Surianoi MM, et al. Pigmentovasculiris of cesioflammea type in 7 cases. Combination of ocular pigmentation (melanocytosis or melanosis) and nevus flammeus with risk for melanoma. *Arch Ophthalmol* 2011;129(6)746–750.

Case Reports

8. Patel BC, Egan CA, Lucius RW, et al. Cutaneous malignant melanoma and oculodermal melanocytosis (nevus of Ota): report of a case and review of the literature. *J Am Acad Dermatol* 1998;38(5 Pt 2):862–865.
9. Gonder JR, Ezell PC, Shields JA, et al. Ocular melanocytosis. A study to determine the prevalence rate of ocular melanocytosis. *Ophthalmology* 1982;89:950–952.
10. Gunduz K, Shields JA, Shields CL, et al. Choroidal melanoma in a 14-year-old patient with ocular melanocytosis. *Arch Ophthalmol* 1998;116:1112–1114.
11. Shields JA, Shields CL, Naseripour M, et al. Choroidal melanoma in a black patient with oculodermal melanocytosis. *Retina* 2002;22:126–128.
12. Honavar SG, Shields CL, Singh AD, et al. Two discrete choroidal melanomas in an eye with ocular melanocytosis. *Ophthalmology* 2002;47:36–41.
13. Gunduz K, Shields CL, Shields JA, et al. Iris mammillations as the only sign of ocular melanocytosis in a child with choroidal melanoma. *Arch Ophthalmol* 2000;118: 716–717.
14. Tran HV, Zografos L. Primary choroidal melanoma in phakomatosis pigmentovascularis IIa. *Ophthalmology* 2005;112:1232–1235.
15. Kim JY, Hong JT, Lee SH, et al. Surgical reduction of ocular pigmentation in patients with oculodermal melanocytosis. *Cornea* 2012;31(5):520–524.
16. Dompmartin A, Leroy D, Labbé D, et al. Dermal malignant melanoma developing from a nevus of Ota. *Int J Dermatol* 1989;28(8):535–536.
17. Haim T, Meyer E, Kerner H, et al. Oculodermal melanocytosis (nevus of Ota) and orbital malignant melanoma. *Ann Ophthalmol* 1982;14(12):1132–1136.
18. Croxatto JO, Charles DE, Malbran ES. Neurofibromatosis associated with nevus of Ota and choroidal melanoma. *Am J Ophthalmol* 1981;92(4):578–580.

● 眼部黑色素细胞增多症：临床特征

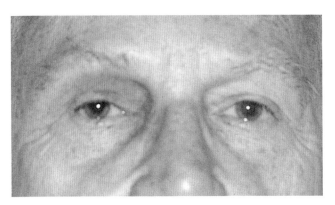

图 6.43　患者男性，74 岁，眼周皮肤色素沉着。该患者没有巩膜或葡萄膜受累

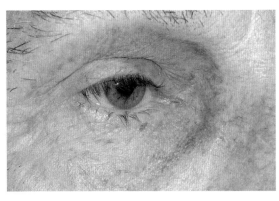

图 6.44　图 6.43 病例特写，可见累及上睑的平坦灰色色素沉着

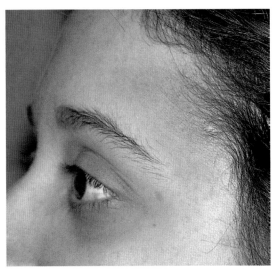

图 6.45　同侧眼皮肤黑色素细胞增多症患者的颞区典型斑块状色素沉着

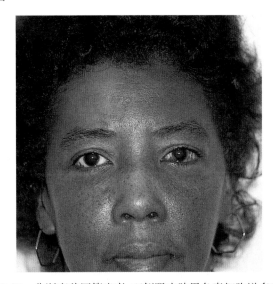

图 6.46　非洲裔美国籍患者，双侧眼皮肤黑色素细胞增多症

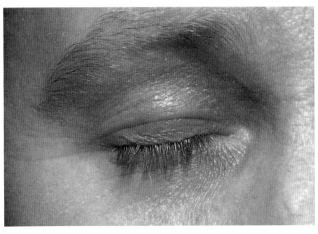

图 6.47　眼皮肤黑色素细胞增多症患者右上下睑的灰色色素沉着。患者患有巨大脉络膜黑色素瘤，尽管进行了眼球摘除术，仍然发生肝脏转移

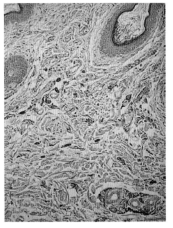

图 6.48　眼皮肤黑色素细胞增多症眼睑病变组织病理学检查，示真皮中分散的树突状黑色素细胞（HE×30）

● 先天性眼皮肤黑色素细胞增多症：不同程度的色素沉着

眼睑病变通常较为轻微，而巩膜色素沉着通常更明显。在罕见的病例中，眼皮肤黑色素细胞增多症有可能与其他系统性错构瘤合并发生，如与 Sturge–Weber 综合征有关的鲜红斑痣。

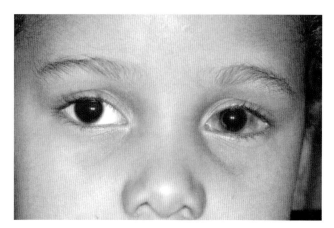

图 6.49　患儿上下睑少量皮肤色素沉着。注意更为明显的巩膜表层色素沉着

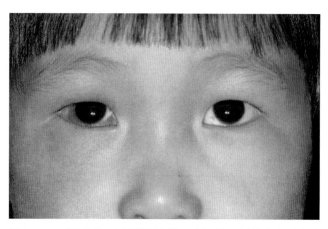

图 6.50　亚洲患儿，少量眼周皮肤色素沉着。同样注意更为明显的巩膜表层色素沉着

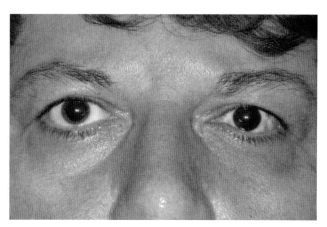

图 6.51　成年女性患者，白种人，左眼周围皮肤少量色素沉着。注意异色症和巩膜色素沉着症

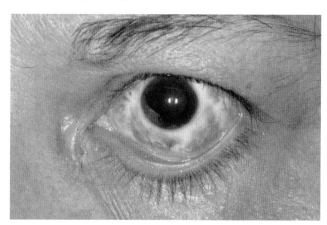

图 6.52　图 6.51 病例特写，可见同侧巩膜色素沉着

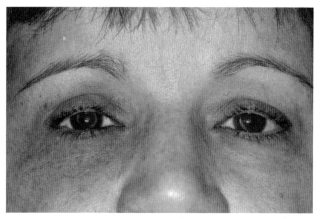

图 6.53　成年女性患者，白种人，右眼颜色较深的眼周黑色素细胞增多症。注意同侧右眼虹膜颜色较深

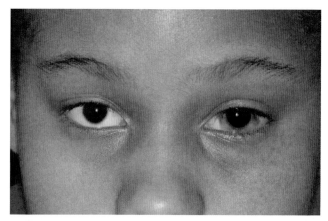

图 6.54　年轻女性患者，非洲裔美国籍，眼周皮肤和巩膜黑色素细胞增多症

眼睑恶性雀斑样痣（哈钦森黑素雀斑）

概述

恶性雀斑样痣（lentigo maligna, LM；又称哈钦森黑素雀斑, melanotic freckle of Hutchinson）是一种获得性色素沉着,通常发生在太阳暴晒的区域,如额头和颧骨区域。可累及小范围局部眼睑皮肤,也可从邻近皮肤延伸过来（1~12）。这种情况几乎完全发生于白种人,其患病率可能高达 1/300。演变成黑色素瘤的概率（恶性雀斑型黑色素瘤, lentigo maligna melanoma, LMM）在报告中各不相同（1~12）。估计有 30% 未治疗的病例将演变成恶性雀斑型黑色素瘤,一般在恶性雀斑样痣首次发现后 10~15 年发生（1~5）。一般认为恶性雀斑型黑色素瘤是结膜原发性获得性黑色素沉着症在眼睑的相应病变。眼睑和结膜病变通常一起发现。结膜原发性获得性黑色素沉着症将在之后详细讨论。

有关眼睑黑色素瘤的报道表明,其中 19%～61% 来自恶性雀斑样痣（3,4）。恶性雀斑样痣常与结膜原发性获得性黑色素沉着症有关（结膜部分讨论）,后者可能为恶性雀斑样痣的黏膜相应病损,可发展为结膜黑色素瘤。

临床特征

临床上,恶性雀斑样痣在年长的成年人中表现为扁平的,边界清楚的,不规则的棕褐色斑块样结构（1~12）。病变可逐年缓慢扩大。继发于恶性雀斑样痣的黑色素瘤最初是扁平或轻微隆起（原位黑色素瘤）,但最终会呈明显隆起样改变。

鉴别诊断

恶性雀斑样痣的鉴别诊断包括老年性雀斑样痣、脂溢性角化病、获得性黑色素细胞痣,恶性黑色素瘤。对于获得性痣的鉴别,发病年龄很重要,因为恶性雀斑样痣通常比交界性黑色素细胞痣发病年龄更晚。

组织病理

组织病理学上,恶性雀斑样痣由表皮内黑色素细胞轻度增殖组成,通常无明显巢状排列,与交界痣镜下表现相似（1~12）。因为有些病变可能存在细胞异型性,促使一些病理学家将其与原位恶性黑色素瘤划等号,但目前仍有争议。随着时间的推移,恶性雀斑样痣可以逐渐演变成真正的黑色素瘤,而治疗取决于下文所述的临床表现。

治疗方法

轻度恶性雀斑样痣的老年人或身体状况较差的患者可随访观察,无需立即治疗。如果存在进展为黑色素瘤的倾向,就需采用多种治疗方式。理想状况下,进行性恶性雀斑样痣应通过大面积手术切除进行治疗,这在眼睑区域可能很困难或不切实际。Mohs 显微手术和冰冻切片技术已应用于去除恶性雀斑样痣和恶性雀斑型黑色素瘤。替代疗法包括冷冻治疗、局部应用 5- 氟尿嘧啶、磨削、电干燥和刮除术。目前提倡腔内注射干扰素来治疗眼睑的复发性恶性雀斑样痣。最近在一些个案病例报道中,局部使用咪喹莫特膏治疗恶性雀斑样痣引起人们的关注（8~10）。

有些人认为,恶性雀斑型黑色素瘤具有比浅表性扩散性或结节性黑色素瘤更好的预后。报告中 10% 的病例发生转移。但这仍存在争议,在其他研究报道中,控制肿瘤厚度和其他因素后,恶性雀斑型黑色素瘤患者的预后与其他形式的黑色素瘤相同。

Selected References

Reviews

1. Clark WH Jr, Mihm MC Jr. Lentigo maligna and lentigo maligna melanoma. *Am J Pathol* 1969;55:39–46.
2. Blodi FC, Widner RR. The melanotic freckle (Hutchinson) of the eyelid. *Surv Ophthalmol* 1968;13:23–30.
3. Vaziri M, Buffam FV, Martinka M, et al. Clinicopathologic features and behavior of cutaneous eyelid melanoma. *Ophthalmology* 2002;109:901–909.
4. Naidoff MA, Bernardino VB, Clark WH. Melanocytic lesions of the eyelid skin. *Am J Ophthalmol* 1976;82:371–382.
5. Koh HK, Michalik E, Sober AJ, et al. Lentigo maligna melanoma has no better prognosis than other types of melanoma. *J Clin Oncol* 1984;2:994–1001.

Management

6. Malhotra R, Chen C, Huilgol SC, et al. Mapped serial excision for periocular lentigo maligna and lentigo maligna melanoma. *Ophthalmology* 2003;110:2011–2018.
7. Graham GF, Stewart R. Cryosurgery for unusual cutaneous neoplasms. *J Oncol* 1977;3:437–442.
8. Carucci JA, Leffell DJ. Intralesional interferon alfa for treatment of recurrent lentigo maligna of the eyelid in a patient with primary acquired melanosis. *Arch Dermatol* 2000;136:1415–1416.
9. Demirci H, Shields CL, Bianciotto CG, Shields JA. Topical imiquimod for periocular lentigo maligna. *Ophthalmology* 2010;117(12):2424–2429.
10. Wolf IH, Cerroni L, Kodama K, et al. Treatment of lentigo maligna (melanoma in situ) with the immune response modifier imiquimod. *Arch Dermatol* 2005;141:510–514.

Histopathology

11. Grossniklaus HE, McLean IW. Cutaneous melanoma of the eyelid. Clinicopathologic features. *Ophthalmology* 1991;98:1867–1873.
12. Grossniklaus HE. Correspondence re: A. B. Ackerman, R. Sood, and M. Koenig, Primary acquired melanosis of the conjunctiva is melanoma in situ. *Mod Pathol* 1991;4:253.

● 眼睑恶性雀斑样痣（哈钦森黑素雀斑）

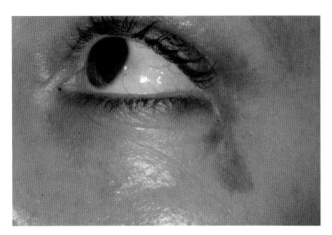

图 6.55   老年女性患者，外眦周围的恶性雀斑样痣

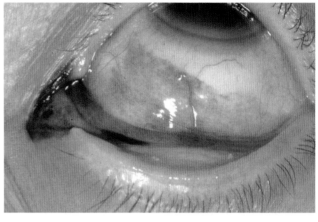

图 6.56   眼睑皮肤与相邻的结膜紧密结合的恶性雀斑样痣（原发性获得性黑变病）

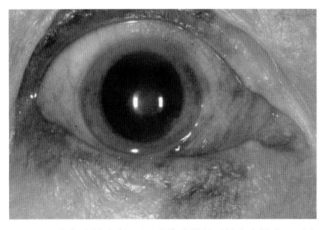

图 6.57   老年女性患者，下睑边缘弥漫性恶性雀斑样痣。再次注意相关的结膜原发性获得性黑变病

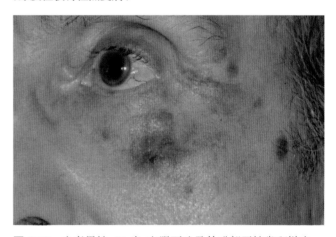

图 6.58   患者男性，91 岁，左眼下睑及外眦部恶性雀斑样痣

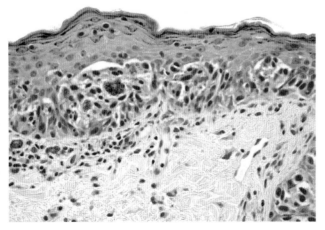

图 6.59   恶性雀斑样痣组织病理学检查，示表皮中的上皮内非典型黑色素细胞（HE×100）

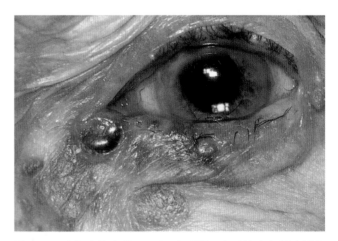

图 6.60   老年女性患者，88 岁，内眦附近由恶性雀斑样痣黑色素瘤演变恶性黑色素瘤结节

● 眼睑恶性雀斑样痣：手术切除

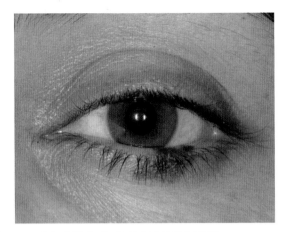

图 6.61　中年女性患者，左下睑恶性雀斑样痣

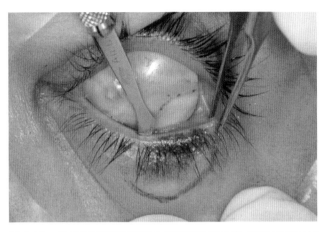

图 6.62　睑缘用无菌笔标出手术预切除的轮廓，眼睑的前层与后层分开。放置塑料壳以保护角膜

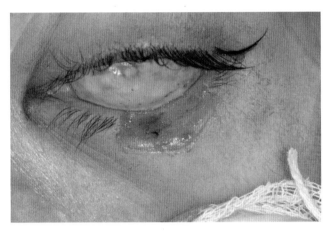

图 6.63　去除具有色素沉着病变的前层，暴露眼轮匝肌

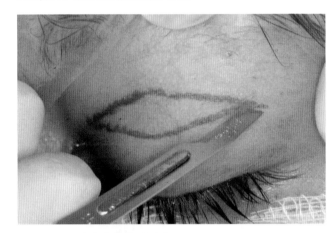

图 6.64　上睑取皮移植至下睑

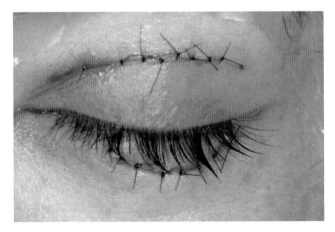

图 6.65　受体和供体部位已用尼龙缝线缝合

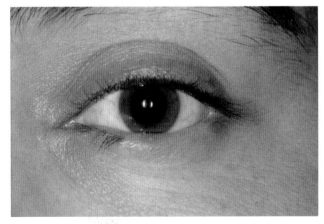

图 6.66　术后 3 个月外观。下睑愈合，皮肤移植部位上缘无睫毛

● 眼睑恶性雀斑样痣:黑色素瘤

该病例示:侵袭性肿瘤行眼眶内容物摘除术。

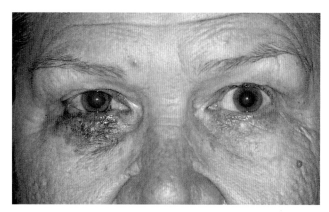

图 6.67　患者女性,68 岁,单侧下睑色素沉着。随后发展为复发性眼睑和结膜黑色素瘤,12 年余多次行局部切除术治疗

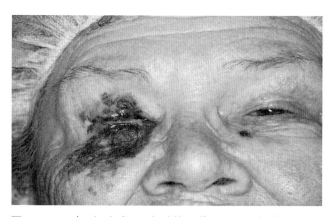

图 6.68　11 年后,患者 79 岁时外观像,眼睑处大范围复发。活检显示皮肤、结膜和前部眼眶的恶性黑色素瘤

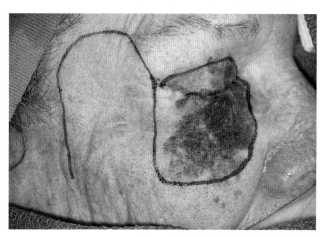

图 6.69　上下睑肿瘤切除的范围,结合眶内容物摘除术。设计旋转皮瓣修复缺损,以达到一期缝合

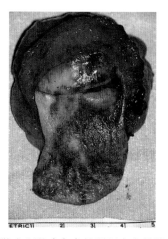

图 6.70　包括眼睑和眼球在内的眼眶内容物摘除手术标本的大体外观

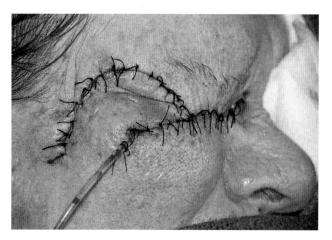

图 6.71　术后即刻外观。暂时放置外科引流管

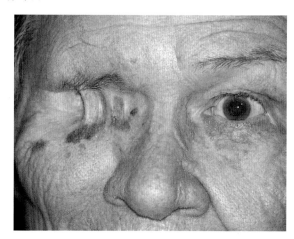

图 6.72　患者 1 年多后的外观。注意有恶性雀斑样痣黑色素瘤小范围复发。患者在初次复诊 12 年内生存良好。患者拒绝配戴眶赝复体。失去随访,但据说患者死因与本病不相关

眼睑蓝痣

概述

蓝痣是一种先天性或获得性皮肤病变,可以普通蓝痣或细胞性蓝痣的形式出现(1~7)。普通蓝痣好发于手或足背,但也可发生于全身其他皮肤区域。细胞性蓝痣通常较大,通常发生在臀部区域或骶尾区域。蓝痣是因为皮肤黑色素反射波长较短的蓝色而显现蓝色得名。普通蓝痣没有发展成黑色素瘤的可能性,而细胞性蓝痣则有低度恶变潜能。两种类型在临床上较罕见,均可发生于眼睑、眼周皮肤及眼眶。罕见病例中,蓝痣可与雀斑样痣、皮肤以及心房黏液瘤相关(Lamb 综合征)。

临床特征

在眼睑上蓝痣通常表现为分散的蓝色至黑色结节。病变类似于上一节中描述的黑色素细胞痣,但是深入表皮,并且具有特征的蓝灰色。细胞性蓝痣类似于眼皮肤黑色素细胞增多症,但它一般不明显,体积较厚且不规则,与巩膜或葡萄膜色素沉着或葡萄膜黑色素瘤无关。色素沉着甚至可以累及到上腭,眶部和脑,并且在任何组织中均可发展为黑色素瘤(3,4)。

鉴别诊断

需要与普通蓝痣相鉴别的病变包括黑色素瘤,脂溢性角化病,静脉曲张,大汗腺汗囊瘤和色素型基底细胞癌。弥漫性眼周细胞性蓝痣需要与眼皮肤黑色素细胞增多症及黑色素瘤相区分。

组织病理

普通的蓝痣由色素较深的梭形黑色素细胞组成,几乎与太田痣完全相同,只是这些黑色素细胞相对更集中一些。黑色素细胞之间还穿插有一些未着色细胞,呈神经样外观表现。细胞性蓝痣含有相似的黑色素细胞,也存在密集聚合的细胞岛,具有体积较大的梭形细胞,核呈卵圆形,细胞质为苍白色,基本不含或很少含有黑色素。细胞也可呈神经样外观表现(1~7)。其被覆表皮层通常是正常的。此外,还存在一种兼具有蓝痣、交界痣或复合性黑色素细胞痣特征的混合痣(联合痣)。

治疗方法

对于可疑普通蓝痣的处理与黑色素细胞痣相似,可以随访观察,也可因患者的美容需求将其切除。病变发生真正恶性转化并不常见。眼周细胞性蓝痣如果以大面积弥漫性方式生长,这种情况下将难以治疗。因为这类肿瘤体积过大,无法行局部切除,且组织病理学表现为恶性转化,临床医生必要时可以采取减瘤手术或眶内容摘除术进行治疗。我们收集到两例广泛眼周细胞性蓝痣的病例,患者最终逐渐发展为广泛的眼眶和脑部黑色素瘤,结果证明该种病变可以发展为致命性疾病(4)。

Selected References

Reviews
1. Rodriguez HA, Ackerman LV. Cellular blue nevus. Clinical pathologic study of 45 cases. *Cancer* 1968;21:393–405.
2. Wang Q, Prieto V, Esmaeli B, et al. Cellular blue nevi of the eyelid: a possible diagnostic pitfall. *J Am Acad Dermatol* 2008;58(2):257–260.

Case Reports
3. Silverberg GD, Kadin ME, Dorfman RF, et al. Invasion of the brain by a cellular blue nevus of the scalp. A case report with light and electron microscopic studies. *Cancer* 1971;27:349–355.
4. Gunduz K, Shields JA, Shields CL, et al. Periorbital cellular blue nevus leading to orbitopalpebral and intracranial melanoma. *Ophthalmology* 1998;105:2046–2050.
5. Sokol JA, Clark JD, Lee HB, et al. Pigmented epithelioid melanocytoid tumor of the ocular adnexa. *J Pediatr Ophthalmol Strabismus* 2010;21:47 Online:e1–e4.
6. Jakobiec FA, Stacy RC, Thakker MM. Blue nevus of the tarsus as the predominant component of a combined nevus of the eyelid. *Ophthal Plast Reconstr Surg* 2011;27(4):e94–e96.
7. Kirzhner M, Jakobiec FA, Kim N. Focal blue nevus of the eyelid margin (mucocutaneous junction): a report of a unique case with a review of the literature. *Ophthal Plast Reconstr Surg* 2011;27(5):338–342.

● 眼睑细胞性蓝痣:引起眼眶黑色素瘤

临床病理联系展示深部眼睑和眶前部细胞性蓝痣可引发黑色素瘤。

Gunduz K, Shields JA, Shields CL, et al. Periorbital cellular blue nevus leading to orbitopalpebral and intracranial melanoma. Ophthamology 1998; 105: 2046–2050.

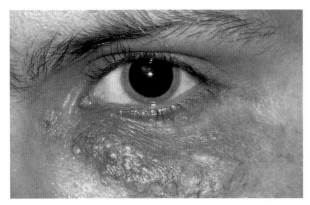

图 6.73　患者男性, 29 岁, 眼睑病变区色素性增厚。增厚的病变通过手术减瘤治疗, 并且证明是由细胞性蓝痣引起的低度恶化的黑色素瘤。患者的对侧眼弱视, 拒绝更广泛的手术切除治疗

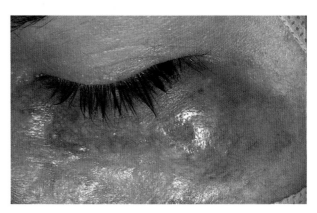

图 6.74　10 年后的病变外观, 呈现大型结节性复发

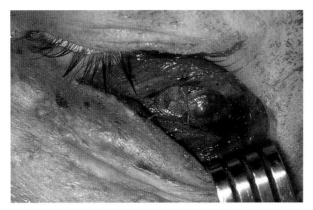

图 6.75　图 6.74 病例皮肤切开后, 手术暴露病变。切除一体积较大的、边界清晰的肿物

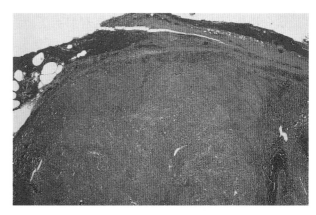

图 6.76　低倍镜示细胞样皮下结节(HE×15)

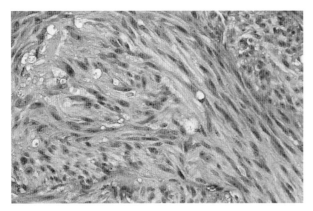

图 6.77　病变区域的组织病理学检查, 示梭形细胞, 符合细胞性蓝痣的病理学表现(HE×200)

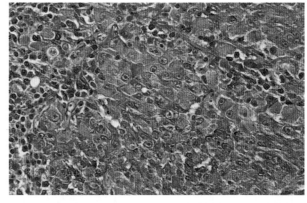

图 6.78　病变的另一个区域的组织病理学检查, 示大量间变性细胞, 与恶性黑色素瘤表现一致。患者最终死于眼眶复发和黑色素瘤转移(HE×200)

● 眼睑细胞性蓝痣：眼眶和脑部黑色素瘤相关

广泛的眼眶细胞性蓝痣可以呈进展性、复发性表现，并且可累及脑组织。如病例中所示。

Gunduz K, Shields JA, Shields CL, et al. Periorbital cellular blue nevus leading to orbitopalpebral and intracranial melanoma. Ophthalmology 1998；105：2046–2050.

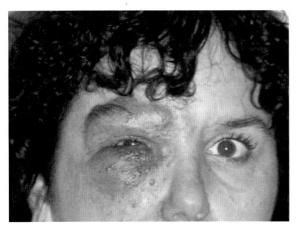

图 6.79　患者女性，31 岁，累及上下睑及周围皮肤的先天性眼周细胞性蓝痣，面部外观像

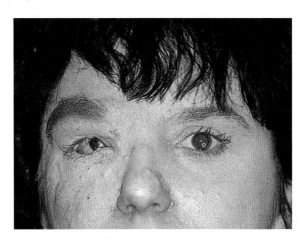

图 6.80　化妆后同一部位的面部外观像

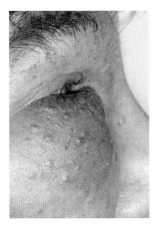

图 6.81　病变的侧面，示皮下肿物致使下睑向前膨出。注意病灶区的小色素结节

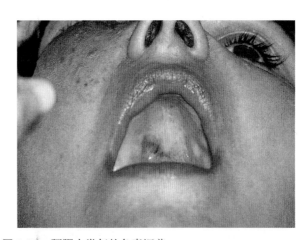

图 6.82　硬腭内类似的色素沉着

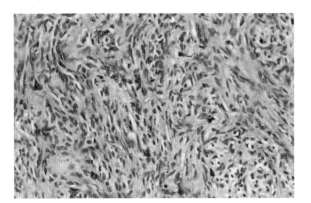

图 6.83　眼睑病变组织活检，病理学检查结果与细胞性蓝痣表现相一致（HE×200）

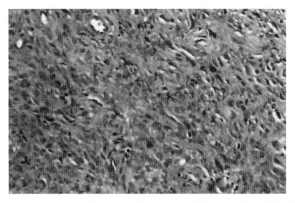

图 6.84　同一标本另一部位的病理组织学检查，示与恶性黑色素瘤组织病理学表现相一致（HE×200）

● 眼睑细胞性蓝痣：眼眶和脑部黑色素瘤相关

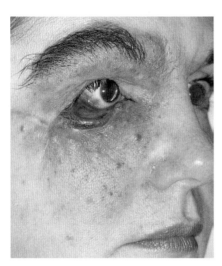

图 6.85   图 6.79 患者外观，32 岁，示继发于外科手术治疗后的下睑外翻畸形

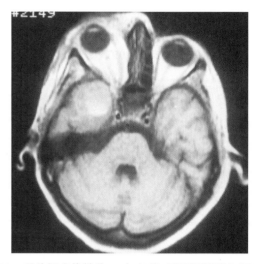

图 6.86   磁共振成像轴位 T1 加权像，示眼眶扩张和颅内广泛病灶

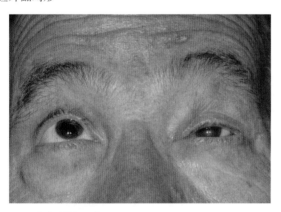

图 6.87   老年男性患者，左眼上睑下垂

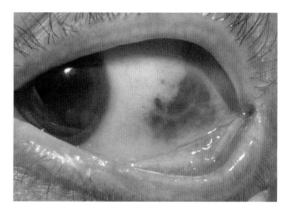

图 6.88   图 6.87 病例，检查发现巩膜细胞性蓝痣

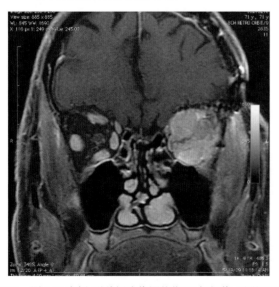

图 6.89   图 6.87 病例，磁共振成像冠状位 T1 加权像，示眼眶后部广泛肿瘤灶，证实为细胞性蓝痣转化的黑色素瘤，并伴有脑转移

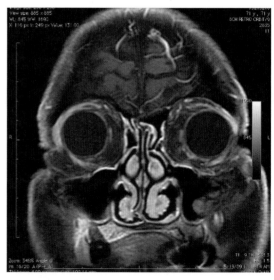

图 6.90   图 6.87 病例，磁共振成像冠状位 T1 加权像，示正常眼的眶前部结构

眼睑原发性恶性黑色素瘤

概述

皮肤黑色素瘤好发于成年白种人光照部位,曾有过度紫外线暴露史。眼睑部可作为原发病灶,也可为远处原发性黑色素瘤的转移病灶,或者是结膜黑色素瘤的扩散病灶。眼睑恶性黑色素瘤的临床特点,病理和治疗与其他部位的皮肤黑色素瘤相同(1~14)。原发性皮肤黑色素瘤有四种类型:恶性雀斑样痣黑色素瘤,浅表扩散性黑色素瘤,结节性黑色素瘤和肢端雀斑样痣黑色素瘤。前三者可发生于眼睑组织。

黑色素瘤约占眼睑恶性肿瘤的1%,远少于基底细胞癌。它几乎只发生在白种人身上,据估计,美国每75人中就有1人患有皮肤黑色素瘤。所以有理由认为白种人眼睑黑色素瘤的发病率相对较高。

临床特征

已有大量文献资料对皮肤黑色素瘤(包括眼睑黑色素瘤)的多种临床变化进行了详细讨论。临床上,眼睑黑色素瘤表现为肿物表面色素分布不均匀,可伴有表面出血或溃疡。在32例病例报告中,66%发生于下睑;59%为结节性,22%为浅表扩散性,19%为恶性雀斑样痣黑色素瘤(1)。发生于睑缘的黑色素瘤一般预后较差(1,2,10)。与其他皮肤黑色素瘤一样,眼睑黑色素瘤可复发,并可通过侵袭神经而延伸到眼眶内(12,13)。这些嗜神经性的黑色素瘤可呈无色素性表现,也可与纤维组织细胞瘤或其他纺锤体细胞瘤组织病理学表现相似(12,13)。

鉴别诊断

眼睑黑色素瘤的鉴别诊断包括:黑色素细胞痣,色素型基底细胞癌,脂溢性角化病,大汗腺汗囊瘤和静脉曲张。此外,本图谱中讨论的大多数无色素的病变,有时也可能与无色素性眼睑黑色素瘤表现相似,需要相互鉴别。

组织病理和发病机制

组织病理学表现随黑色素瘤的类型不同而异(1,9)。各种类型的特征为非典型黑色素细胞增殖,这种增殖通常具有侵入真皮及淋巴转移的倾向。有许多证据表明,黑色素瘤是由预先存在的痣引起的。

治疗方法

原发性眼睑黑色素瘤的治疗难度较大。应检查患者的耳前和下颌下淋巴结是否肿大。对于体积较小的可疑黑色素瘤,常采用手术切除和眼睑重建术进行治疗。如果病变过大,较难一期闭合手术切口,可以在病变最厚部分进行组织活检以明确诊断,之后再实行更广泛的手术切除和修复,例如侵犯眼眶的黑色素瘤则行眶内容物摘除术治疗。对于放射治疗、冷冻治疗、药物化疗和免疫疗法的作用尚未明确。最近行前哨淋巴结活检作为眼睑黑色素瘤分期依据已成为研究热点(6~8)。虽然我们对眼睑和结膜的恶性肿瘤(尤其是黑色素瘤)进行前哨淋巴结活检已开展了数年,但这一技术的长期应用价值仍存在争议。

预后

眼睑黑色素瘤的预后与侵袭深度和黑色素瘤类型相关。侵袭较深和结节性黑色素瘤预后较差。黑色素瘤可于多年后发生转移,因此必须坚持长期随访。

Selected References

Reviews

1. Grossniklaus HE, McLean IW. Cutaneous melanoma of the eyelid. *Ophthalmology* 1991;98:1867–1873.
2. Tahery DP, Goldberg R, Moy RL. Malignant melanoma of the eyelid: a report of eight cases and review of the literature. *J Am Acad Dermatol* 1992;27:17–21.
3. Bianciotto C, Demirci H, Shields CL, Eagle RC Jr, Shields JA. Metastatic tumors to the eyelid: report of 20 cases and review of the literature. *Arch Ophthalmol* 2009;127(8):999–1005.

Management

4. Becerra EM, Blanco G, Saornil MA, et al. Hughes technique, amniotic membrane allograft, and topical chemotherapy in conjunctival melanoma with eyelid involvement. *Ophthal Plast Reconstr Surg* 2005;21(3):238–240.
5. Demirci H, Shields CL, Bianciotto CG, et al. Topical imiquimod for periocular lentigo maligna. *Ophthalmology* 2010;117(12):2424–2429.
6. Pfeiffer ML, Savar A, Esmaeli B. Sentinel lymph node biopsy for eyelid and conjunctival tumors: what have we learned in the past decade? *Ophthal Plast Reconstr Surg* 2013;29(1):57–62.
7. Savar A, Ross MI, Prieto VG, et al. Sentinel lymph node biopsy for ocular adnexal melanoma: experience in 30 patients. *Ophthalmology* 2009;116(11):2217–2223.
8. Turell ME, Char DH. Eyelid melanoma with negative sentinel lymph node biopsy and perineural spread. *Arch Ophthalmol* 2007;125(7):983–984.

Histopathology

9. Garner A, Koornneef L, Levine A, et al. Malignant melanoma of the eyelid skin: histopathology and behaviour. *Br J Ophthalmol* 1983;69:180–186.

Case Reports

10. Zoltie N, O'Neill TJ. Malignant melanoma of the eyelid skin. *Plast Reconstr Surg* 1989;83:994–996.
11. Naidoff MA, Bernardino VB, Clark WH. Melanocytic lesions of the eyelid skin. *Am J Ophthalmol* 1976;82:371–382.
12. Shields JA, Elder D, Arbizo V, et al. Orbital involvement with desmoplastic melanoma. *Br J Ophthalmol* 1987;71:279–285.
13. Dithmar S, Meldrum ML, Murray DR, et al. Desmoplastic spindle-cell melanoma of the eyelid with orbital invasion. *Ophthal Plast Reconstr Surg* 1999;15:134–136.
14. Sanchez R, Ivan D, Esmaeli B. Eyelid and periorbital cutaneous malignant melanoma. *Int Ophthalmol Clin* 2009;49(4):25–43.

● 眼睑原发性恶性黑色素瘤

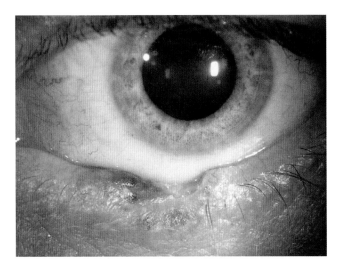

图 6.91　患者男性,43 岁,下睑无蒂黑色素瘤伴睑缘溃疡

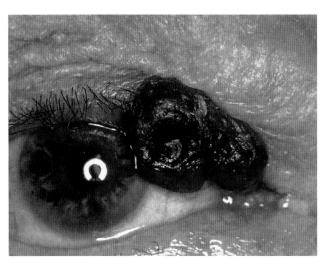

图 6.92　上睑有蒂黑色素瘤(Michael Patipa, MD 供图)

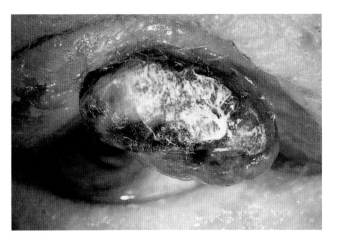

图 6.93　患者男性,76 岁,上睑缘有蒂黑色素瘤

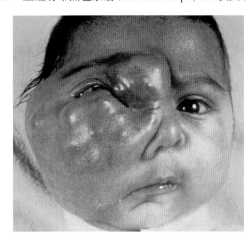

图 6.94　婴儿眼睑和眼周特殊的先天性黑色素瘤。这个不寻常的病变也同时大范围累及葡萄膜(Ahmed Hidayat, MD 供图)

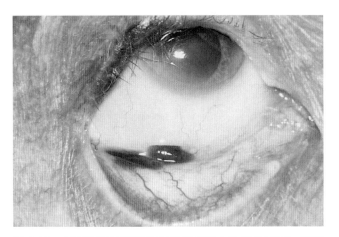

图 6.95　与下穹隆结膜黑色素瘤相邻的上睑黑色素瘤。据推测,结膜黑色素瘤是由于眼睑闭合过程中直接接触眼睑病变而产生的

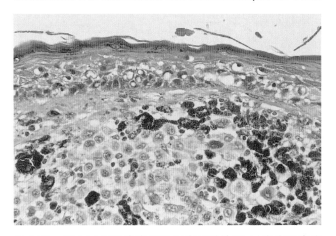

图 6.96　图 6.95 眼睑病变的组织病理学检查,示表皮和真皮中的恶性黑色素细胞。在进行广泛重建之前,必须去除眼周皮肤和鼻子(HE × 200)

● 原发性眼睑恶性黑色素瘤:色素型和无色素型

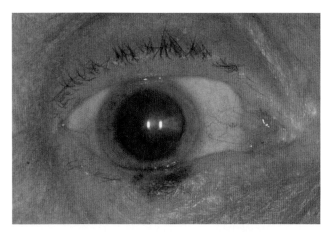

图 6.97　老年患者,右眼下睑色素性浅表播散性黑色素瘤

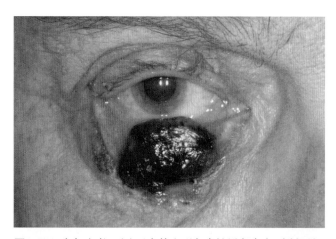

图 6.98　老年患者,下睑巨大外生型色素性黑色素瘤,未被重视

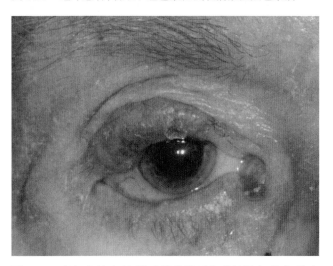

图 6.99　老年女性患者,眼睑结节性无色素性黑色素瘤,曾有多次皮肤癌病史

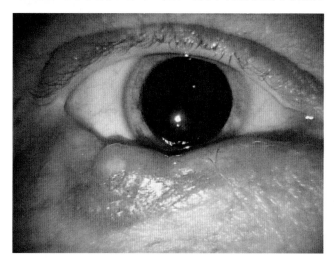

图 6.100　年轻女性患者,眼睑无色素性黑色素瘤

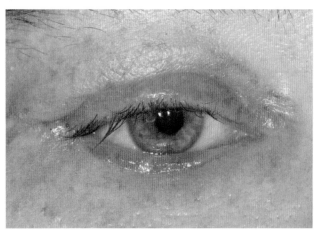

图 6.101　图 6.100 病例整个右下睑切除术后 2 个月外观像。示下睑无睫毛生长。组织病理学检查证实肿瘤被完全切除

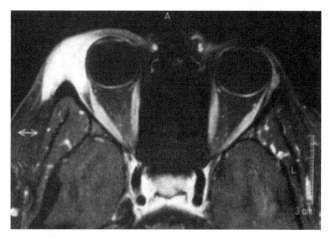

图 6.102　图 6.100 病例病灶切除术后 10 个月轴位 MRI,示黑色素瘤的嗜神经侵袭导致眶部肿瘤复发。患者行眶内容摘除术后出现全身转移

● 原发性眼睑黑色素瘤：手术切除

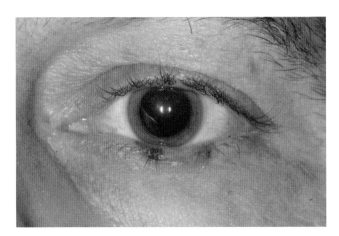

图 6.103　老年患者,眼睑色素性浅表弥漫性黑色素瘤,睫毛缺失

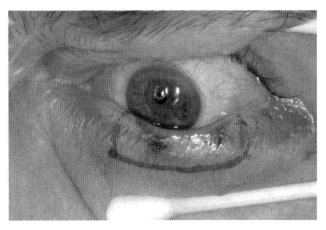

图 6.104　手术切口设计原则:尽可能获得足够宽的手术切缘

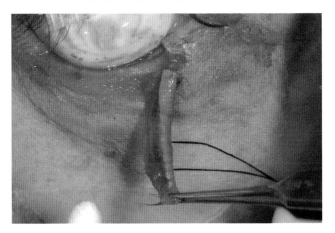

图 6.105　切除下睑前层皮肤,暴露睑板。冰冻切片示无肿瘤残留,之后进一步行永久切片确认

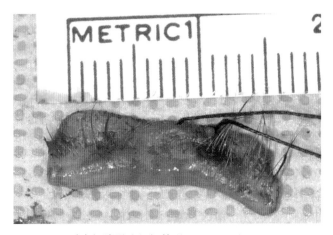

图 6.106　手术切除眼睑组织外观

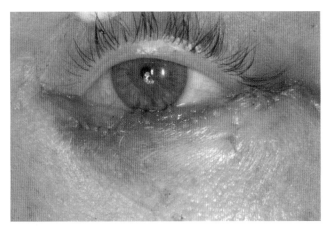

图 6.107　前层滑行皮瓣重建术后外观

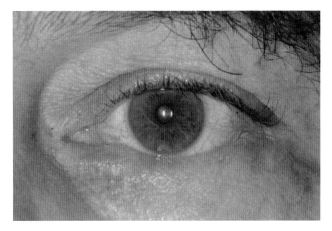

图 6.108　术后 2 个月外观,睫毛缺失,肿瘤无复发

（姜 雪　李 洋　译）

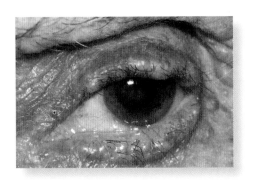

眼睑神经源性肿瘤

概述

神经纤维瘤是一种可以影响全身各个部位皮肤的重要神经源性肿瘤。它可以是与全身性疾病无关的孤立病变，也可以是与1型神经纤维瘤病（type 1 neurofibromatosis, NF1）有关的多灶性或弥漫性病变。眼睑和眼眶神经纤维瘤可有三种不同的形式：孤立性神经纤维瘤、多发性神经纤维瘤和丛状神经纤维瘤（1~9）。眼睑的丛状神经纤维瘤典型表现为病变向眼眶内部延伸。

临床特征

孤立性神经纤维瘤，又称纤维软疣，是一种大小可变的局限性皮下结节性病变。这种肿瘤有时会有疼痛感，与其为周围神经起源性肿瘤相关。无明显全身神经纤维瘤病的患者，眼睑上可出现孤立性神经纤维瘤。这种病变最初与睑板腺囊肿或眼睑恶性肿瘤表现相似。

患有1型神经纤维瘤病患者，多发性神经纤维瘤除可发生于皮肤外，也可以同时发生在眼睑上。在眼睑和相邻皮肤上表现为多个，离散的皮下结节。病灶通常是稳定的，但也有逐渐扩大的可能。与眼部皮肤以外的神经纤维瘤一样，眼睑神经纤维瘤发生恶变的可能很小；眼睑的恶性周围神经鞘瘤相当罕见。

丛状神经纤维瘤被认为是典型的1型神经纤维瘤病（冯-雷克林豪森病, von Recklinghausen disease）。眼睑部位的病变通常伴有邻近眶内深层组织受累（1）。起初这种肿瘤在幼儿期形成一个上睑边缘延续的S曲线，最终形成全眼睑的增厚。病变可以逐步扩大，蔓延至结膜及颞部眉弓区域。

组织病理

与几乎完全由施万细胞组成的神经鞘瘤（下一节讨论）相比，神经纤维瘤由施万细胞，周围神经轴突，成纤维细胞和周围神经细胞组成。虽然皮肤神经纤维瘤包含几种不同类型，但每种类型都是由扩大的周围神经束组成的。Bodian染色和免疫组化染色可以使轴突着色，其他特殊染色可以协助诊断。

117

眼睑神经纤维瘤

治疗方法

对于体积较小且没有症状的眼睑孤立性神经纤维瘤可以随访观察,合并 NF1 的患者可行手术切除病灶。行手术治疗时,病变通常可以通过重睑切口完全切除,这样可在行彻底切除肿物同时保留表面皮肤。以便于在一期闭合切口时,无需行皮瓣或皮片移植术矫正皮肤缺损。对于与神经纤维瘤病相关的多发性小型皮肤神经纤维瘤,若无明显症状,可以进行观察随访。体积较大者可行手术切除单个肿物。

弥漫性或丛状神经纤维瘤的治疗难度更大。病变通常不明确,并且在手术切除过程中大量出血(5~7)。这样的病变在通过美容手术难以处理时,可以尝试行减瘤手术治疗(4)。据报道,二氧化碳激光器对于这种情况可以起到治疗效果(5,6)。由于许多丛状神经纤维瘤的侵犯范围较大,必要时需要眼科、耳鼻喉科和神经外科医师等多学科合作治疗。

Selected References

Reviews

1. Brownstein S, Little JM. Ocular neurofibromatosis. *Ophthalmology* 1983;90:1595–1599.
2. Lewis RA, Riccardi VM. von Recklinghausen neurofibromatosis. *Ophthalmology* 1981;88:348–354.
3. Farris SR, Grove AS Jr. Orbital and eyelid manifestations of neurofibromatosis: a clinical study and literature review. *Ophthal Plast Reconstr Surg* 1996;12:245–259.

Management

4. Lee V, Ragge NK, Collin JR. Orbitotemporal neurofibromatosis. Clinical features and surgical management. *Ophthalmology* 2004;111:382–388.
5. Lapid-Gortzak R, Lapid O, Monos T, et al. CO2 laser in the removal of a plexiform neurofibroma for the eyelid. *Ophthalmic Surg Lasers* 2000;31:432–434.
6. Dailey RA, Sullivan SA, Wobig JL. Surgical debulking of eyelid and anterior orbital plexiform neurofibromas by means of the carbon dioxide laser. *Am J Ophthalmol* 2000;130:117–119.
7. Marchac D, Britto JA. Remodeling the upper eyelid in the management of orbitopalpebral neurofibromatosis. *Br J Plast Surg* 2005;58:944–956.
8. Madill KE, Brammar R, Leatherbarrow B. A novel approach to the management of severe facial disfigurement in neurofibromatosis type 1. *Ophthal Plast Reconstr Surg* 2007;23(3):227–228.

Case Reports

9. Shibata N, Kitagawa K, Noda M, et al. Solitary neurofibroma without neurofibromatosis in the superior tarsal plate simulating a chalazion. *Graefes Arch Clin Exp Ophthalmol* 2012;250(2):309-310.

● 眼睑神经纤维瘤：局部型和丛状型

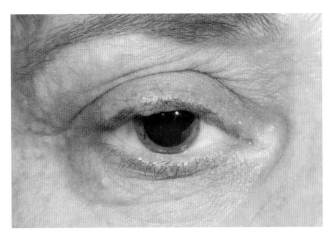

图 7.1　1 型神经纤维瘤病患者，右眼上下睑的多灶性小神经纤维瘤

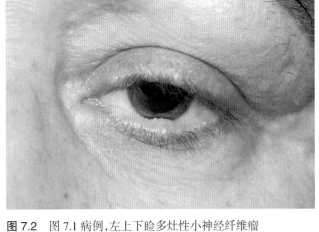

图 7.2　图 7.1 病例，左上下睑多灶性小神经纤维瘤

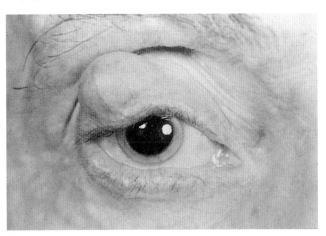

图 7.3　非神经纤维瘤病患者，上睑孤立性神经纤维瘤（纤维软疣）

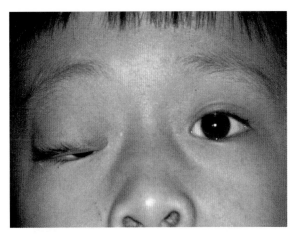

图 7.4　患儿男性，6 岁，患有冯 – 雷克林豪森神经纤维瘤病，上睑和眼眶前部的丛状神经纤维瘤。注意眼睑增厚和继发性上睑下垂

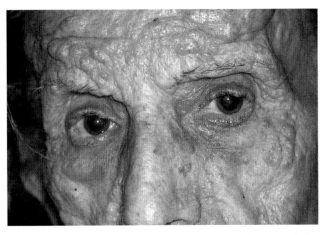

图 7.5　患者女性，81 岁，患有冯 – 雷克林豪森神经纤维瘤病，多发性周围神经鞘瘤（神经纤维瘤）的面部外观

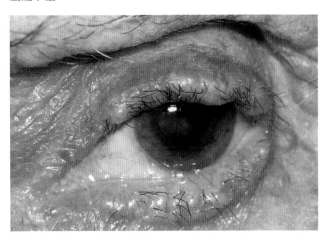

图 7.6　图 7.5 病例，睑缘局部特写，可见多个眼睑结节

● 眼睑神经纤维瘤：丛状型

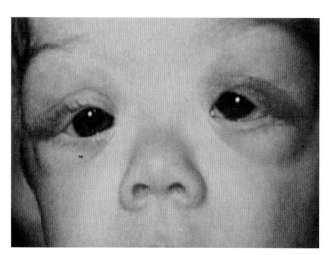

图 7.7   患儿女性，双侧上睑轻型丛状神经纤维瘤

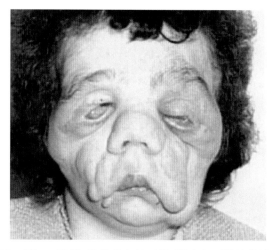

图 7.8   图 7.7 病例，患者青少年时期，眼睑和面部丛状神经纤维瘤大面积扩大

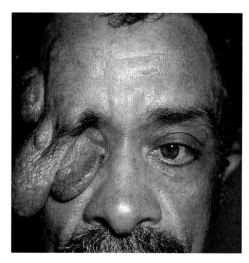

图 7.9   神经纤维瘤病患者上睑巨大丛状神经纤维瘤（Charles Lee, MD 供图）

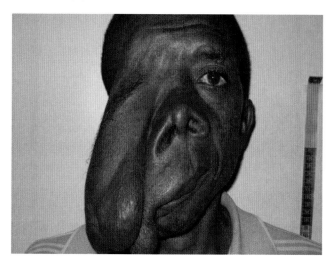

图 7.10   神经纤维瘤病患者右侧面部巨大丛状神经纤维瘤（Maria Manquez, MD 供图）

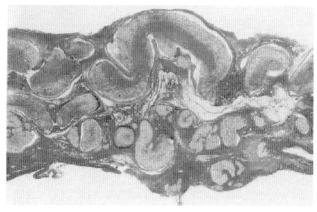

图 7.11   低倍镜下示多束神经纤维融合扩大而形成的丛状神经纤维瘤（HE×5）

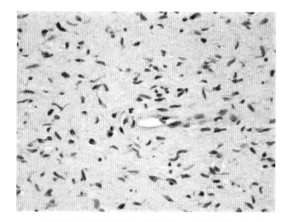

图 7.12   皮肤神经纤维瘤的显微图片，示随机排列于黏液性细胞质的梭形细胞（HE×25）

眼睑施万细胞瘤（神经鞘瘤）和神经鞘黏液瘤

概述

施万细胞瘤（神经鞘瘤）是几乎完全由施万细胞增殖组成的良性周围神经鞘瘤（1~5）。多发性施万细胞瘤可发生于神经纤维瘤病患者，但孤立性施万细胞瘤通常与该病无关。施万细胞瘤发生于眼眶，也可偶发于葡萄膜，结膜，泪阜或眼睑。曾经有局限于眼睑的施万细胞瘤的病例报道（1~5）。老年和幼儿患者均可能出现眼睑组织病变。

神经鞘黏液瘤是一种良性的局限性神经鞘肿瘤，通常发生在儿童或青少年期，无全身累及。可以表现为黏液性神经鞘瘤或一个细胞变异体（6~9）。这种肿瘤可能偶发于眼睑，其发病机制尚未明确。

临床特征

眼睑的施万细胞瘤临床表现为质地较硬的皮下肿物，与睑板腺囊肿相似。但通常为无痛性，不伴有炎症反应，并且生长非常缓慢。神经鞘黏液瘤可以是发生于眼睑的孤立性病变，这个病变没有典型特征并且可能与基底细胞癌或其他眼睑肿瘤表现相似。

组织病理

组织病理学上，施万细胞瘤有包囊结构，由紧密排列的梭形细胞（Antoni A 型）和更大，更圆的透明细胞（Antoni B 型）组成。大多数肿瘤是由这两种细胞组成。神经鞘黏液瘤是黏液瘤中一种由梭形细胞组成的肿瘤，可用 NK1/C3、神经特异性烯醇化酶以及阿尔辛蓝行免疫组化染色进行鉴定（7）。

治疗方法

将施万细胞瘤和神经鞘黏液瘤完全切除可以防止病变复发。若切除不完全，则最终可能造成复发及转移风险。

Selected References

Case Reports

1. Baijal GC, Garg SK, Kanhere S, et al. Schwannoma of the eyelid. *Indian J Ophthalmol* 1980;28:155–156.
2. Shields JA, Guibor P. Schwannoma of the eyelid. *Arch Ophthalmol* 1984;102:1650.
3. Shields JA, Kiratli H, Shields CL, et al. Schwannoma of the eyelid in a child. *J Pediatr Ophthalmol Strabismus* 1994;31:332–333.
4. Butt Z, Ironside JW. Superficial epithelioid schwannoma presenting as a subcutaneous upper eyelid mass. *Br J Ophthalmol* 1994;78:586–588.
5. Siddiqui MR, Leslie T, Scott C, et al. Eyelid schwannoma in a male adult. *Clin Experiment Ophthalmol* 2005;33:412–413.
6. Papalas JA, Proia AD, Hitchcock M, Gandhi P, Cummings TJ. Neurothekeoma palpebrae: a report of 3 cases. *Am J Dermatopathol* 2010;32(4):374–379.
7. You TT, Kaiser PK, Netland TP, Jakobiec FA. Neurothekeoma palpebrae: a rare nerve sheath tumor arising in the eyelid. *Ophthal Plast Reconstr Surg* 1999;15(6):448–449.
8. Lefebvre DR, Robinson-Bostom L, Migliori ME. Cellular neurothekeoma of the eyelid: a unique internal palpebral presentation. *Ophthal Plast Reconstr Surg* 2014;30(4):e91–92.
9. Shields JA, Lally SL, Shields CL, et al. Neurothekeoma of the eyelid in a young woman. Submitted for publication (2015).

眼睑施万细胞瘤和神经鞘黏液瘤

1. Shields JA, Guibor P. Neurilemoma of the eyelid. Arch Ophthalmol 1984; 102: 1650.
2. Shields JA, Kiratli H, Shields CL, et al. Schwannoma of eyelid in achild. J pediatr Ophthalmol strabismus 1994; 31: 332–333.

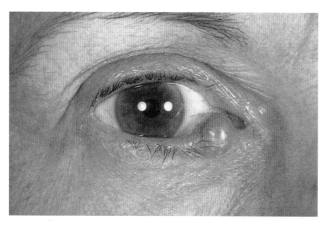

图 7.13　患者女性,63 岁,下睑内侧施万细胞瘤。病变之前被诊断为睑板腺囊肿并行刮除术,但随后不久复发

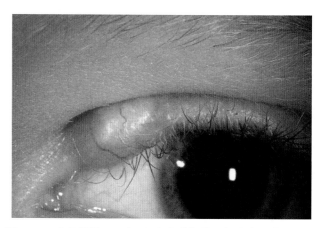

图 7.14　患儿男性,10 岁,上睑内眦部施万细胞瘤。病变之前被诊断为睑板腺囊肿并行刮除术,但随后在同一位置复发

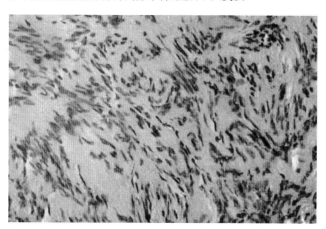

图 7.15　图 7.13 病灶组织病理学检查,为 Antoni A 型肿瘤(HE×75)

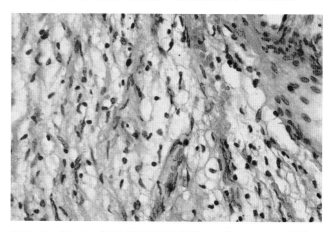

图 7.16　图 7.14 病灶组织病理学检查,为 Antoni B 型肿瘤(HE×75)

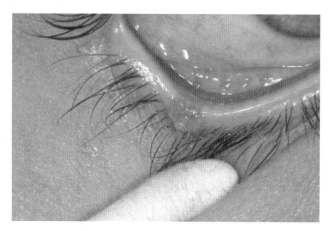

图 7.17　青少年女性患者,下睑神经鞘黏液瘤

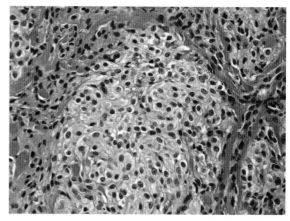

图 7.18　图 7.17 神经鞘黏液瘤的组织病理学检查,示良性神经鞘细胞的涡状形态(HE×100)

眼睑默克尔细胞癌（皮肤神经内分泌癌）

概述

默克尔细胞癌（Merkel cell carcinoma，也称为皮肤神经内分泌癌）是一种可累及眼睑少见的皮肤肿瘤（1~34）。这种肿瘤源于皮肤和黏膜的特殊神经内分泌受体细胞，即默克尔细胞。这些细胞介导触感，认为其为神经嵴来源。默克尔细胞癌是一种侵袭性恶性肿瘤，表现为局部复发和远处转移。虽然报道数据有所不同，但大致认为 10%~50% 的患者会发生区域或远处转移（1,2）。默克尔细胞癌可发生在躯干，四肢和面部。近期有个别发生于眼睑和眉毛的病例报告和论述（1~34）。

临床特征

全部默克尔细胞癌病例中，约有 10% 累及眼睑和眼周皮肤（4）。其中累及上睑占 64%，下睑 13%，眦部 11%，无特定眼睑部位 13%（1）。眼睑默克尔细胞癌临床表现通常是发生在睑缘附近的无痛性、进行性肿物，呈红色、紫色或红蓝色结节。病变表面附近常出现血管扩张。好发于老年妇女，但也收集到一个 22 岁女性患者的病例（18）。像皮脂腺癌一样，默克尔细胞癌可能类似睑板腺囊肿表现，致使严重延误诊断及治疗（9,15）。细针穿刺活检（fine needle aspiration biopsy，FNAB）技术已用于该病的细胞病理学诊断（28），但是我们通常不主张其作为主要诊断。但已有人通过 FNAB 诊断活检，证实眼睑默克尔细胞癌可以发生腮腺转移（24,25）。

分类

使用 AJCC 分类标准（链接）（34），对默克尔细胞癌进行分类。根据这种分类，大多数患者表现为 T2 型，低 T 和高 T 型肿瘤均可发生转移性病灶（1）。

鉴别诊断

鉴别诊断包括淋巴瘤，浆细胞瘤，白血病浸润，皮脂腺癌，鳞状细胞癌，基底细胞癌和无色素性黑色素瘤。对于红蓝色和无溃疡的特征性病变应高度怀疑此病，此特征也有助于与多数其他相关病变区别。

组织病理

组织病理学上，默克尔细胞癌由低分化的恶性细胞小叶组成，该细胞具有圆形或椭圆形核，染色质稀疏，核仁不明显（8~13）。常见有丝分裂。肿瘤细胞通常累及真皮，一般不累及表皮。电子显微镜和免疫组化可能有助于确诊。电子显微镜可观察到细胞质中的神经分泌颗粒。免疫组化可以协助诊断，表现为神经元特异性烯醇化酶，细胞角蛋白和神经分泌颗粒的阳性反应（10,11）。默克尔细胞癌可以通过细胞病理细针穿刺活检来进行诊断（12,13）。

治疗方法

与基底细胞癌（1,6）相似，治疗方式包括广泛手术切除合并冷冻切片或莫氏化疗方法。有学者认为区域性淋巴结清扫术、放疗和化疗可改善预后，但仍存在争议（1）。

在预后方面，默克尔细胞癌常表现为早期局部淋巴结转移和远处转移。Herbert 等人对五个转诊中心的 21 名患者进行了分析，发现眼睑默克尔细胞癌局部复发的风险为 10%，区域淋巴结复发为 10%，远处转移为 19%。他们建议对所有患者进行前哨淋巴结活检，并提出警示：即使相对较小的肿瘤也可以发生转移（1）。

Selected References

Reviews

1. Herbert HM, Sun MT, Selva D, et al. Merkel cell carcinoma of the eyelid: management and prognosis. *JAMA Ophthalmol* 2014;132:197–204.
2. Kivela T, Tarkkanen A. The Merkel cell associated neoplasms in the eyelids and periocular region. *Surv Ophthalmol* 1990;35:171–187.
3. Rubsamen PE, Tanenbaum M, Grove AS, et al. Merkel cell carcinoma of the eyelid and periocular tissues. *Am J Ophthalmol* 1992;113:674–680.
4. Missotten GS, de Wolff-Rouendaal D, de Keizer RJ. Merkel cell carcinoma of the eyelid review of the literature and report of patients with Merkel cell carcinoma showing spontaneous regression. *Ophthalmology* 2008;115(1):195–201.
5. Singh AD, Eagle RC, Shields CL, et al. Merkel cell carcinoma of the eyelids. In: Shields JA, ed. *Update on Malignant Ocular Tumors (Intl Ophthalmol Clin)*. Boston, MA: Little, Brown and Company, 1993:11–17.

Management

6. Peters GB 3rd, Meyer DR, Shields JA, et al. Management and prognosis of Merkel cell carcinoma of the eyelid. *Ophthalmology* 2001;108:1575–1579.
7. Tuskada A, Fujimura T, Hashimoto A, et al. Successful local control of cutaneous Merkel cell carcinoma on the eyelid with CyberKnife radiosurgery eyelid with CyberKnife radiosurgery. *Eur J Dermatol* 2013;23(5):725–726.

Histopathology/Cytopathology

8. Colombo F, Holbach LM, Junemann AG, et al. Merkel cell carcinoma: clinicopathologic correlation, management, and follow-up in five patients. *Ophthal Plast Reconstr Surg* 2000;16:453–458.
9. Furuno K, Wakakura M, Shimizu K, et al. Immunohistochemical studies of Merkel cell carcinoma of the eyelid. *Jpn J Ophthalmol* 1992;36:348–355.
10. Metz KA, Jacob M, Schmidt U, et al. Merkel cell carcinoma of the eyelid: histological and immunohistochemical features with special respect to differential diagnosis. *Graefes Arch Clin Exp Ophthalmol* 1998;236:561–566.
11. Proenca R, Santos MF, Cunha-Vaz JG. Primary neuroendocrine carcinoma of the eyelid, immunohistochemical and ultrastructural study. *Int Ophthalmol* 1990;14:251–258.
12. Gherardi G, Marveggio C, Stiglich F. Parotid metastasis of Merkel cell carcinoma in a young patient with ectodermal dysplasia. Diagnosis by fine needle aspiration cytology and immunocytochemistry. *Acta Cytol* 1990;34:831–836.
13. Gattuso P, Castelli MJ, Shah PA, et al. Fine needle aspiration cytologic diagnosis of metastatic Merkel cell carcinoma in the parotid gland. *Acta Cytol* 1988;32:576–578.

Case Reports

14. Searl SS, Boynton JR, Markowitch W, et al. Malignant Merkel cell neoplasm of the eyelid. *Arch Ophthalmol* 1984;102:907–911.
15. Beyer CK, Goodman M, Dickersin R, et al. Merkel cell tumor of the eyelid. *Arch Ophthalmol* 1983;101:1098–1101.
16. Lamping K, Fischer MJ, Vareska G, et al. A Merkel cell tumor of the eyelid. *Ophthalmology* 1983;90:1399–1402.
17. Mamalis N, Medlock RD, Holds JB, et al. Merkel cell tumor of the eyelid: a review and report of an unusual case. *Ophthalmic Surg* 1989;20:410–414.
18. Saadi AK, Danks JJ, Cree IA, et al. Merkel cell tumour: case reports and review. *Orbit* 1999;18:45–52.
19. Giacomin AL, di Pietro R, Steindler P. Merkel cell carcinoma: a distinct lesion of the eyelid. *Orbit* 1999;18:295–303.
20. Di Maria A, Carnevali L, Redaelli C, et al. Primary neuroendocrine carcinoma ("Merkel cell tumor") of the eyelid: a report of two cases. *Orbit* 2000;19:171–177.
21. Collaco L, Silva JP, Goncalves M, et al. Merkel cell carcinoma of the eyelid: a case report. *Eur J Ophthalmol* 2000;10:173–176.
22. Hocht S, Wiegel T. Primary radiotherapy of recurrent Merkel cell carcinoma of the eyelid. Case report and review of the literature. *Strahlenther Onkol* 1998;174:311–314.
23. Li S, Brownstein S, Addison DJ, et al. Merkel cell carcinoma of the eyelid. *Can J Ophthalmol* 1997;32:455–461.
24. Dini M, Lo Russo G. Merkel cell carcinoma of the eyelid. *Eur J Ophthalmol* 1997;7:108–112.
25. Rubsamen PE, Tanenbaum M, Grove AS, et al. Merkel cell carcinoma of the eyelid and periocular tissues. *Am J Ophthalmol* 1992;113:674–680.
26. Soltau JB, Smith ME, Custer PL. Merkel cell carcinoma of the eyelid. *Am J Ophthalmol* 1996;121:331–332.
27. Hamilton J, Levine MR, Lash R, et al. Merkel cell carcinoma of the eyelid. *Ophthalmic Surg* 1993;24:764–769.
28. Onesti MG, Mazzocchi M, Scuderi N. Merkel cell carcinoma in the orbitopalpebral region. *Scand J Plast Reconstr Surg Hand Surg* 2005;39:48–52.
29. Nicoletti AG, Matayoshi S, Santo RM, et al. Eyelid Merkel cell carcinoma: report of three cases. *Ophthal Plast Reconstr Surg* 2004;20:117–121.
30. Sinclair N, Mireskandari K, Forbes J, et al. Merkel cell carcinoma of the eyelid in association with chronic lymphocytic leukaemia. *Br J Ophthalmol* 2003;87:240.
31. Esmaeli B, Naderi A, Hidaji L, et al. Merkel cell carcinoma of the eyelid with a positive sentinel node. *Arch Ophthalmol* 2002;120:646–648.
32. Silkiss RZ, Green JE, Shetlar DJ. Small cell neuroendocrine carcinoma of the eyelid. *Ophthal Plast Reconstr Surg* 2008;24(4):319–321.
33. Rawlings NG, Brownstein S, Jordan DR. Merkel cell carcinoma masquerading as a chalazion. *Can J Ophthalmol* 2007;42(3):469–470.

Classification

34. Edge SB, Byrd DR, Compton CC, et al., eds. Carcinoma of the eyelid. In: *AJCC Cancer Staging Manual.* 7th ed. New York: Springer, 2010.

● 眼睑默克尔细胞癌（皮肤神经内分泌癌）

Searl SS, Boynton JR, Markowitch W, di Sant'Agnese PA. Malignant Merkel cell neoplasm of the eyelid. Arch Ophthalmol 1984；102：907–911.

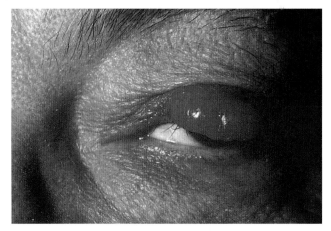

图 7.19　上睑典型的默克尔细胞癌，呈红色，香肠状肿物（Steven S. Seal, MD 供图）

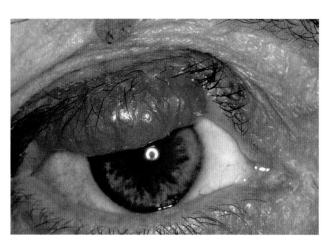

图 7.20　上睑典型的默克尔细胞癌，呈红色，香肠状肿物（Seymour Brownstein, MD 供图）

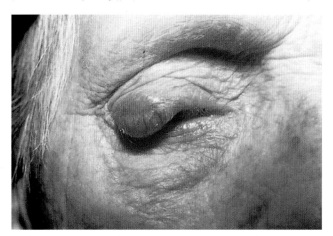

图 7.21　累及上睑外侧默克尔细胞癌（Bruce Johnson, MD 供图）

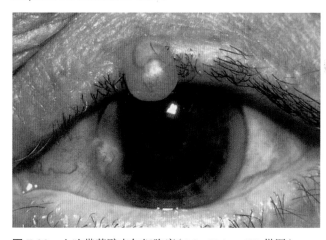

图 7.22　上睑带蒂默克尔细胞癌（John Finlay, MD 供图）

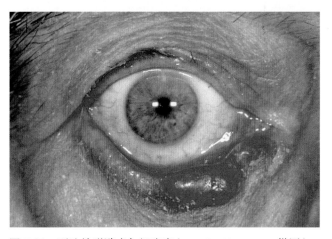

图 7.23　下睑梭形默克尔细胞癌（David Addison, MD 供图）

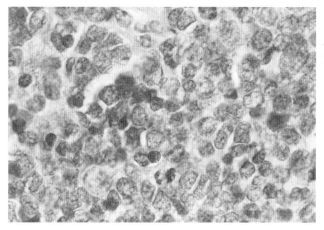

图 7.24　图 7.23 默克尔细胞癌组织病理学检查，示低分化的恶性细胞，具有圆形或椭圆形核，染色质稀疏，核仁不明显（HE×200）

● 眼睑默克尔细胞癌：治疗与临床病理联系

默克尔细胞癌最佳的治疗方法是手术切除和眼睑重建，与其他原发性眼睑恶性肿瘤的治疗相似。

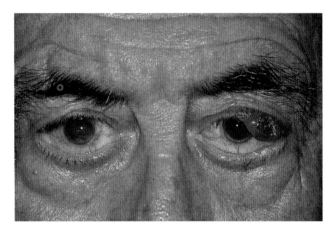

图 7.25   患者男性，80 岁，上睑默克尔细胞癌

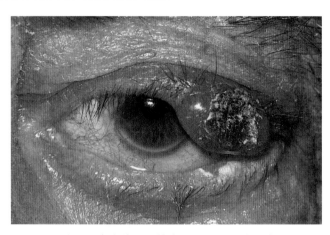

图 7.26   图 7.25 病变特写。结痂的表皮是之前活检所造成的继发改变

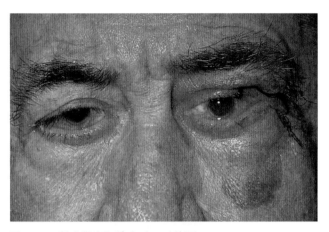

图 7.27   眼睑肿瘤切除术后 2 天特写

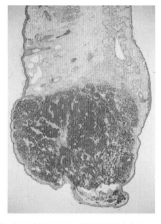

图 7.28   睑缘旁嗜碱性肿瘤的低倍镜图片（HE ×10 ）

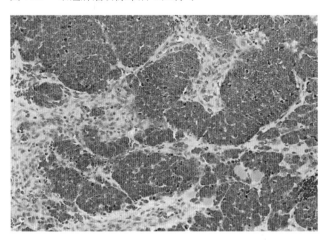

图 7.29   低倍镜图片，示嗜碱性肿瘤细胞组成的小叶结构（HE × 100 ）

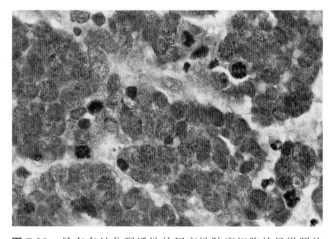

图 7.30   具有有丝分裂活性的间变性肿瘤细胞的显微照片（HE × 300 ）

● 眼睑默克尔细胞癌：临床表现与手术方式

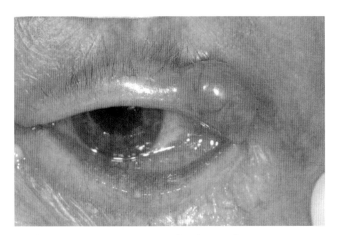

图 7.31　患者男性，76 岁，上睑默克尔细胞癌

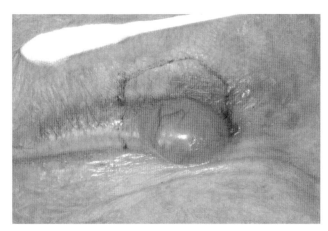

图 7.32　沿肿瘤边缘画线，行五边形切除

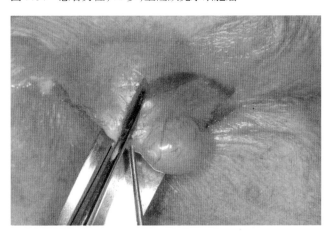

图 7.33　切除肿瘤，注意保护眼球

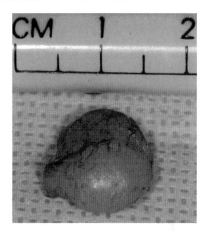

图 7.34　切除带有周围正常组织边缘的肿物的大体外观

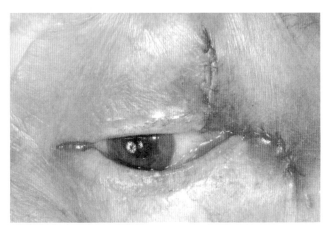

图 7.35　肿瘤切除及眼睑重建术后的即刻外观

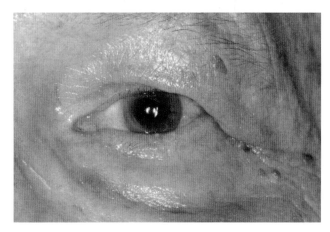

图 7.36　术后 2 个月外观

● 眼睑默克尔细胞癌：组织病理

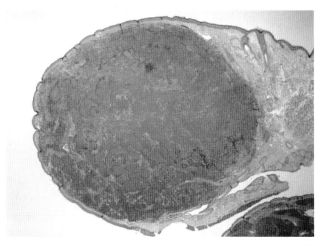

图 7.37　图 7.31~ 图 7.36 病变低倍显微镜照片, 示睑缘附近带有嗜碱性肿物的全层眼睑（HE×10）

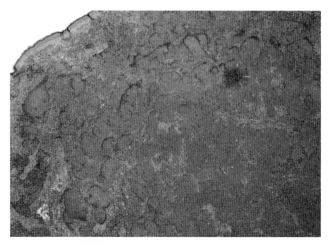

图 7.38　中等倍数视野显微照片, 示嗜碱性肿瘤细胞组成小叶状结构（HE×25）

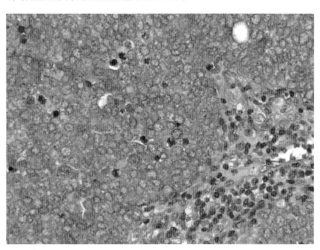

图 7.39　恶性肿瘤细胞的高倍镜显微照片（HE×100）

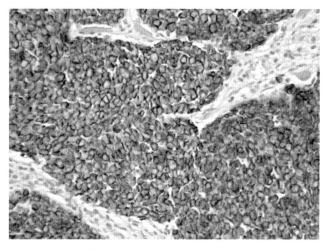

图 7.40　免疫组织化学染色法, 示上皮标记物 CAM 阳性（×50）

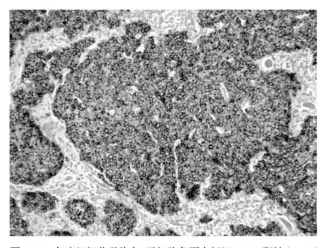

图 7.41　免疫组织化学染色, 示细胞角蛋白标记 CK20 阳性（×50）

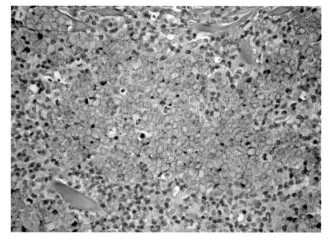

图 7.42　免疫组织化学染色, 示嗜铬粒蛋白 A 阳性（×50）

（姜雪　李洋　译）

第 8 章

眼睑血管性肿瘤

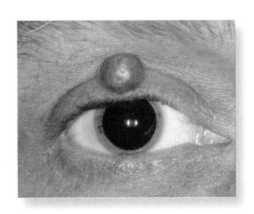

概述

多种血管性肿瘤和假瘤可发生于眼睑及其周围组织（1~39）。其中先天性皮肤毛细血管瘤（婴儿血管瘤，良性血管内皮瘤，草莓状痣）是临床最常见的眼睑血管性肿瘤（1）。该肿瘤为良性的血管组织，刚出生时或在出生后几周之内出现，是婴儿时期最常见的肿瘤之一。婴儿皮肤毛细血管瘤可位于浅层、深层或二者兼有。这种病变有发生在同胞兄弟姐妹中的趋势，曾有报道该病见于三胞胎（38）。在罕见情况下，皮肤毛细血管瘤可以合并广泛血管瘤病，累及内脏和其他器官。大的内脏肿瘤将血小板聚集在其血管腔中，导致血小板减少和继发性凝血病，这种情况称之为 Kasabach-Merritt 综合征，是一种致命性的疾病（1, 3）。另外一种综合征，合并面部巨大血管瘤（>5cm），称为 PHACE 综合征，该病有一系列主要和次要诊断标准，包括脑血管、脑组织结构、心血管和眼部组织的解剖异常，以及腹侧或中线结构缺陷（5）。

临床特征

眼睑浅层和眼周毛细血管瘤（草莓状血管瘤）初期表现为一个红色的血管性斑点，3~6 个月的时间内进行性增大并隆起。病变通常在 12~18 个月龄时稳定，然后缓慢退化。据估计约 30% 的皮肤毛细血管瘤在 3 岁时完全消退，75%~90% 在 7 岁时完全消退，平均于 5 岁时病变接近完全消退。尽管该病在病程的早期明显影响外观，但最终病变会戏剧性地消退，几乎不遗留外观缺陷，也不会使病变区域皮肤变薄。

与浅层型不同的是，深层毛细血管瘤几乎不累及表皮。病变为蓝灰色，质软，在哭泣或紧张时变得更明显。延伸至眼眶深部的肿瘤可导致眼球突出和眼球移位，在婴儿眶部肿瘤的鉴别诊断中是很重要的。浅层和深层毛细血管瘤可以同时发生。深层毛细血管瘤的自然病程和浅层型类似，快速生长后在几年内缓慢消退。深层毛细血管瘤在本书眶部肿瘤部分还将做进一步讨论。

眼睑先天性毛细血管瘤（草莓状血管瘤）

并发症

眼周毛细血管瘤主要的并发症是斜视和弱视。斜视继发于肿瘤对直肌的侵犯或者继发于弱视。弱视是由于肿瘤遮挡瞳孔区或者由于肿瘤压迫眼球造成屈光参差。屈光不正经常在肿瘤消退以后仍然存在（4）。

鉴别诊断

当观察到眼睑上出现典型的红色病灶时，一般就可以明确诊断。深层毛细血管瘤需要与其他几种儿童时期眶前部肿物鉴别，包括淋巴管瘤、横纹肌肉瘤、髓系肉瘤（白血病）。这些肿瘤将在后面的章节进一步阐述。

组织病理

组织病理学上，毛细血管瘤由毛细血管小叶组成，这些小叶被纤维组织隔膜分开。增殖的内皮细胞可以消损毛细血管。在毛细血管瘤退化过程中，其细胞和血管成分会减少，被纤维组织替代。

发病机制

皮肤毛细血管瘤的发病机制尚不明确，近年成为研究者的关注热点。目前已知胎盘和皮肤毛细血管瘤在免疫组化方面有着特别的相似性，由此推测婴儿毛细血管瘤可能是胎盘来源的。目前有两个理论解释血管瘤和胎盘间的这种联系。第一种理论认为，在血管瘤发生的部位，成血管细胞向着胎盘组织增殖。第二种理论认为胎盘来源的细胞栓塞到靶组织，增殖形成肿瘤（"转移胎盘"）（36, 37）。

治疗方法

由于绝大多数婴儿毛细血管瘤会自行退化，多数情况下建议随访观察而非手术切除治疗。但是，定期检查视力和验光是很重要的。凡是合并弱视或潜在弱视的患者，都应当采用遮盖对侧眼的方式进行治疗。大多数专家会应用局部或全身糖皮质激素来加速病变消退。

对于存在弱视倾向的眼部毛细血管瘤患者，以往专家曾热衷于使用全身糖皮质激素或病灶内局部注射糖皮质激素，来加速眼部毛细血管瘤的退化（6~18）。绝大多数接受这一治疗方案的患者反应良好，很少出现并发症。然而，病灶内注射糖皮质激素，偶有发生视网膜中央动脉阻塞、线状淋巴管旁皮下脂肪萎缩、眼睑脱色素、眼睑坏死和肾上腺抑制（9~17）等并发症。作为替代，少数情况会局部应用糖皮质激素治疗（19~21）。对糖皮质激素不敏感的毛细血管瘤患者可行病灶内注射干扰素 α-2a 和 -2b（19）。对某些皮肤血管瘤推荐采用激光疗法（22, 23）。

由于婴儿可能在术中存在快速失血的风险，且术后皮肤瘢痕可能会影响外观，长期以来都不建议手术切除毛细血管瘤。然而，对于某些病例，选择性手术切除是合理的（34~37）。手术切除的指征之一是：婴儿逐渐增大的局限性皮下毛细血管瘤有引发弱视或眼球压迫的风险。这样的肿瘤在退化之前可能继续增大，早期切除可以避免将来由于肿物体积过大而增加手术切除的难度。行重睑切口，尽可能完整地切除肿物，用细的可吸收缝线缝合皮肤切口，可取得满意的效果（34）。然而，对于大的表浅的侵及表皮的病灶，通常应避免手术切除。

2008 年，Léauté-Labrèze 等人（25）偶然发现口服心得安在治疗婴儿皮肤毛细血管瘤中的作用。目前，心得安被认为是本病的标准治疗药物，可加速病变的消退，且几乎没有任何副作用（26, 29）。对于深层病变，可口服心得安治疗，而对于浅层病变，局部应用心得安治疗有效（26~31）。

Selected References

Reviews

1. Drolet BA, Esterly NB, Frieden IJ. Hemangiomas in children. *N Engl J Med* 1999;341:173–181.
2. Haik BG, Jakobiec FA, Ellsworth RM, et al. Capillary hemangioma of the lids and orbit: an analysis of the clinical features and therapeutic results in 101 cases. *Ophthalmology* 1979;86:760–789.
3. Haik BG, Karcioglu ZA, Gordon RA, et al. Capillary hemangioma (infantile periocular hemangioma). *Surv Ophthalmol* 1994;38:399–426.
4. Robb RM. Refractive errors associated with hemangiomas of the eyelids and orbit in infancy. *Am J Ophthalmol* 1977;83:52–58.
5. Metry D, Heyer G, Hess C, et al. Consensus statement on diagnostic criteria for PHACE syndrome. *Pediatrics* 2009;124:1447–1456.

Management/Corticosteroids

6. Brown BZ, Huffaker G. Local injection of steroids for juvenile hemangiomas which disturb the visual axis. *Ophthalmic Surg* 1982;13:630–633.
7. Zak TA, Morin JD. Early local steroid therapy of infantile eyelid hemangiomas. *J Pediatr Ophthalmol Strabismus* 1981;18:25–27.
8. Kushner BJ. Intralesional corticosteroid injection for infantile adnexal hemangioma. *Am J Ophthalmol* 1982;93:496–506.
9. O'Keefe M, Lanigan B, Byrne SA. Capillary haemangioma of the eyelids and orbit: a clinical review of the safety and efficacy of intralesional steroid. *Acta Ophthalmol Scand* 2003;81:294–298.
10. Ruttum MS, Abrams GW, Harris GJ, et al. Bilateral retinal embolization associated with intralesional corticosteroid injection for capillary hemangioma of infancy. *J Pediatr Ophthalmol Strabismus* 1993;30:4–7.
11. Egbert JE, Schwartz GS, Walsh AW. Diagnosis and treatment of an ophthalmic artery occlusion during an intralesional injection of corticosteroid into an eyelid capillary hemangioma. *Am J Ophthalmol* 1996;121:638–642.
12. Droste PJ, Ellis FD, Sondhi N, et al. Linear subcutaneous fat atrophy after corticosteroid injection of periocular hemangiomas. *Am J Ophthalmol* 1988;105:65–69.
13. Ford MD, Codere F. Perilymphatic subcutaneous atrophy in adnexal hemangioma: a complication of intralesional corticosteroid injection. *Ophthalmic Surg* 1990;21:215–217.
14. Cogen MS, Elsas FJ. Eyelid depigmentation following corticosteroid injection for infantile ocular adnexal hemangioma. *J Pediatr Ophthalmol Strabismus* 1989;26:35–38.
15. Sutula FC, Glover AT. Eyelid necrosis following intralesional corticosteroid injection for capillary hemangioma. *Ophthalmic Surg* 1987;18:103–105.
16. Weiss AH. Adrenal suppression after corticosteroid injection of periocular hemangiomas. *Am J Ophthalmol* 1989;107:518–522.
17. Goyal R, Watts P, Lane CM, et al. Adrenal suppression and failure to thrive after steroid injections for periocular hemangioma. *Ophthalmology* 2004;111:389–395.
18. Elsas JF, Lewis AR. Topical treatment of periocular capillary hemangioma. *J Pediatr Ophthalmol Strabismus* 1994;31:153–156.

Interferon

19. Rosenthal G, Snir M, Biedner B. Corticosteroid resistant orbital hemangioma with proptosis treated with interferon alfa-2-a and partial tarsorrhaphy. *J Pediatr Ophthalmol Strabismus* 1995;32:50–51.
20. Hastings MM, Milot J, Barsoum-Homsy M, et al. Recombinant interferon alfa-2b in the treatment of vision-threatening capillary hemangiomas in childhood. *J AAPOS* 1997;1:226–230.
21. Fledelius HC, Illum N, Jensen H, et al. Interferon-alfa treatment of facial infantile haemangiomas: with emphasis on the sight-threatening varieties. A clinical series. *Acta Ophthalmol Scand* 2001;79:370–372.

Laser

22. Gladstone GJ, Beckman H. Argon laser treatment of an eyelid margin capillary hemangioma. *Ophthalmic Surg* 1983;14:944–946.
23. Chopdar A. Carbon-dioxide laser treatment of eyelid lesions. *Trans Ophthalmol Soc UK* 1985;104:176–180.
24. Shorr N, Goldberg RA, David LM. Laser treatment of juvenile hemangioma. *Ophthalmic Plast Reconstr Surg* 1988;4:131–141.

Propranolol

25. Léauté-Labrèze C, Dumas de la Roque E, Hubiche T, et al. Propranolol for severe hemangiomas of infancy. *N Engl J Med* 2008;358:2649–2651.
26. Vassallo P, Forte R, Di Mezza A, et al. Treatment of infantile capillary hemangioma of the eyelid with systemic propranolol. *Am J Ophthalmol* 2013;155(1):165–170.e2.
27. Rizvi SA, Yusuf F, Sharma R, et al. Management of superficial infantile capillary hemangiomas with topical timolol maleate solution. *Semin Ophthalmol* 2013;30(1):62–64.
28. Xue K, Hildebrand GD. Topical timolol maleate 0.5% for infantile capillary haemangioma of the eyelid. *Br J Ophthalmol* 2012;96(12):1536–1537.
29. Ni N, Guo S, Langer P. Current concepts in the management of periocular infantile (capillary) hemangioma. *Curr Opin Ophthalmol* 2011;22(5):419–425.
30. Ni N, Langer P, Wagner R, et al. Topical timolol for periocular hemangioma: report of further study. *Arch Ophthalmol* 2011;129(3):377–379.
31. Guo S, Ni N. Topical treatment for capillary hemangioma of the eyelid using betablocker solution. *Arch Ophthalmol* 2010;128(2):255–256.

Surgical Resection

32. Slaughter K, Sullivan T, Boulton J, et al. Early surgical intervention as definitive treatment for ocular adnexal capillary haemangioma. *Clin Exp Ophthalmol* 2003;31:418–423.
33. Deans RM, Harris GJ, Kivlin JD. Surgical dissection of capillary hemangiomas. An alternative to intralesional corticosteroids. *Arch Ophthalmol* 1992;110:1743–1747.
34. Aldave AJ, Shields CL, Shields JA. Surgical excision of selected amblyogenic periorbital capillary hemangiomas. *Ophthalmic Surg Lasers* 1999;30:754–757.

Other

35. Cruz OA, Zarnegar SR, Myers SE. Treatment of periocular capillary hemangioma with topical clobetasol propionate. *Ophthalmology* 1995;102:2012–2015.

Histopathology

36. North PE, Waner M, Mizeracki A, et al. A unique microvascular phenotype shared by juvenile hemangiomas and human placenta. *Arch Dermatol* 2001;137:559–570.
37. North PE, Waner M, Brodsky MC. Are infantile hemangiomas of placental origin? *Ophthalmology* 2002;109:633–634.

Case Reports

38. Shields CL, Shields JA, Minzter R, et al. Cutaneous capillary hemangiomas of the eyelid, scalp, and digits in premature triplets. *Am J Ophthalmol* 2000;129:528–531.
39. Plager DA, Snyder SK. Resolution of astigmatism after surgical resection of capillary hemangiomas in infants. *Ophthalmology* 1997;104:1102–1106.

眼睑先天性毛细血管瘤：浅层型

浅层毛细血管瘤（草莓状血管瘤）具有典型的临床特征，可戏剧性地自发消退。

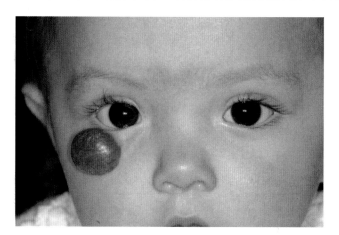

图 8.1　右眼下睑浅层毛细血管瘤

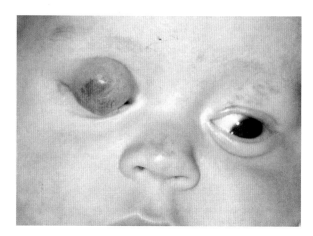

图 8.2　右眼上睑浅层毛细血管瘤

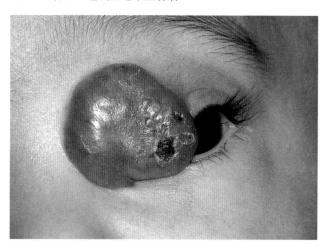

图 8.3　上睑内侧浅层毛细血管瘤

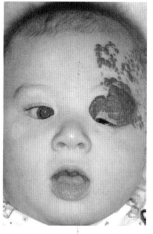

图 8.4　累及上睑、额部、颞部头皮的广泛多灶性毛细血管瘤

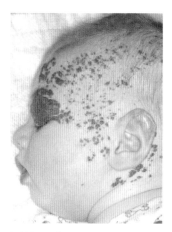

图 8.5　图 8.4 病例侧面像，示面部、头皮、颈部多灶性毛细血管瘤

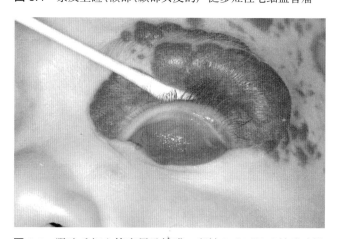

图 8.6　眼睑毛细血管瘤累及结膜。翻转上睑可见睑结膜弥漫受累。对于此类病例，必须翻转眼睑以确定病变范围

眼睑先天性毛细血管瘤：深层型

深层毛细血管瘤不影响表皮，表现为蓝色或粉色质软的皮下包块。

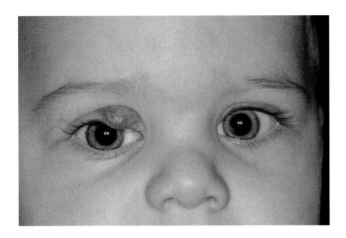

图8.7　上睑深层毛细血管瘤，表面有显著的血管

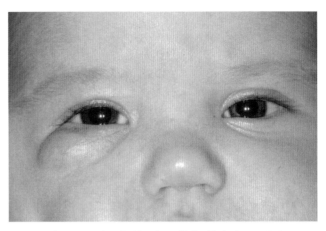

图8.8　右眼下睑皮下深层毛细血管瘤，使皮肤呈现蓝色

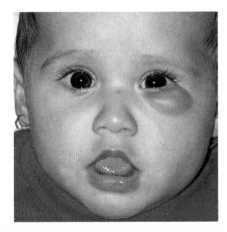

图8.9　左眼下睑深层毛细血管瘤

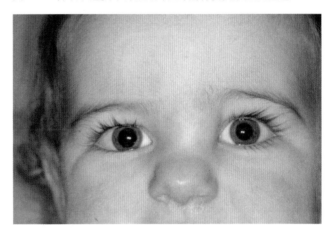

图8.10　位于鼻旁靠近左内眦部的深层毛细血管瘤

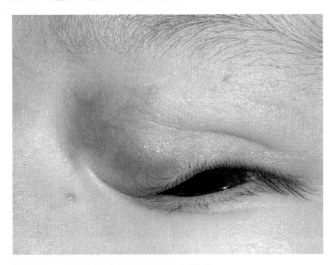

图8.11　左眼上睑内侧深层毛细血管瘤

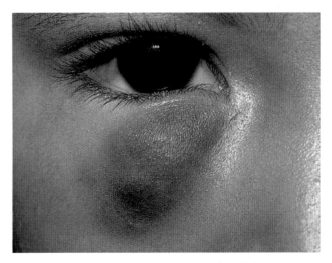

图8.12　下睑蓝色深层毛细血管瘤。与淋巴管瘤出血表现相似，但病变缓慢退化且没有急性出血期

● 眼睑先天性毛细血管瘤：浅层型的退化

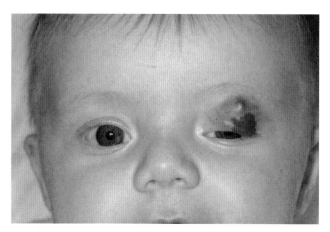

图 8.13　3 岁患儿，浅层合并深层毛细血管瘤，口服糖皮质激素治疗

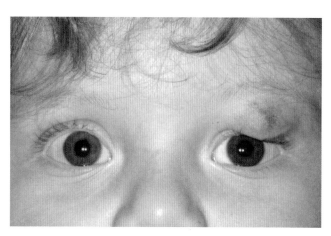

图 8.14　同一患儿治疗 10 个月后，肿瘤有所消退，上睑下垂减轻，露出更多瞳孔区

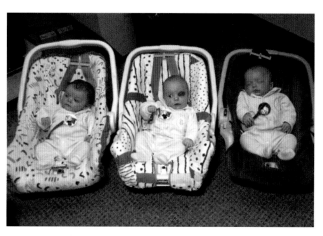

图 8.15　早产三胞胎，均患有多发性皮肤毛细血管瘤。左侧的患儿额部受累，中间的患儿左上睑受累，右侧患儿患有手指血管瘤，图片中未显示

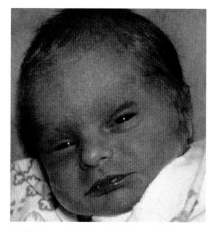

图 8.16　三胞胎之一，刚出生时左眼上睑隐约可见毛细血管瘤

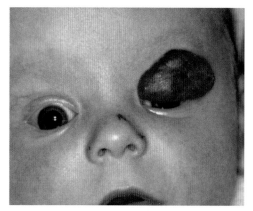

图 8.17　图 8.16 同一病例，2 个月后左眼上睑毛细血管瘤明显增大。该患儿接受了口服糖皮质激素治疗

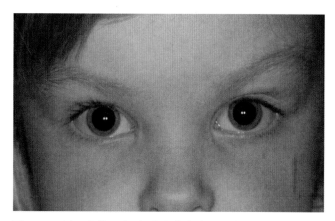

图 8.18　同一患儿 3 岁时，病变完全消退。在进行口服糖皮质激素治疗后，病变迅速消退

● **眼睑先天性毛细血管瘤：深层型的退化**

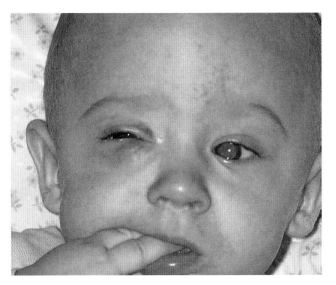

图 8.19　婴儿下睑深层毛细血管瘤。建议观察

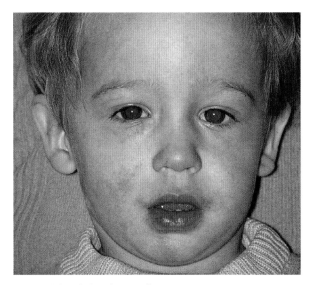

图 8.20　同一病变 2 年后退化

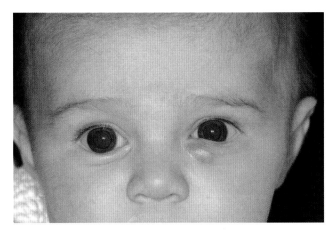

图 8.21　婴儿下睑毛细血管瘤

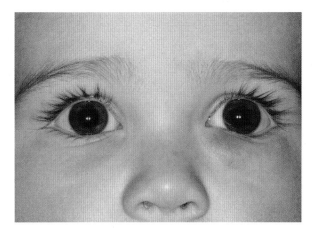

图 8.22　同一病例 13 个月后，病变几乎完全消退

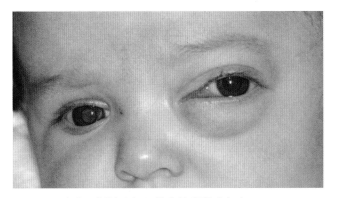

图 8.23　内眦区深层毛细血管瘤导致眼球突出

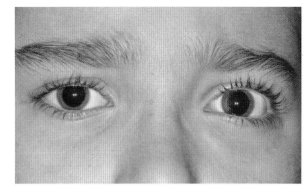

图 8.24　9 年后，病变完全消退

● 眼睑先天性毛细血管瘤：手术切除

有时毛细血管瘤可以完全切除，预后良好，不用等待肿瘤长得更大。

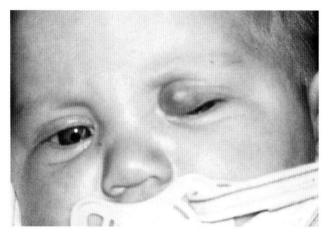

图 8.25   累及上睑鼻侧深层的毛细血管瘤。经重睑切口完整切除肿物

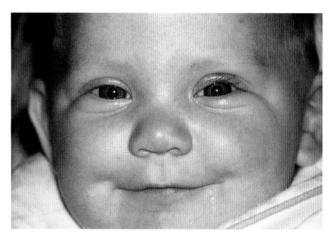

图 8.26   患儿术后外观良好

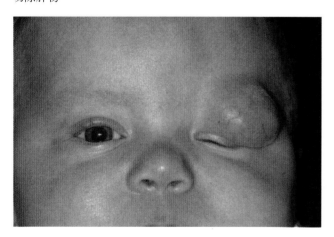

图 8.27   婴儿巨大上睑深层毛细血管瘤，导致完全性上睑下垂

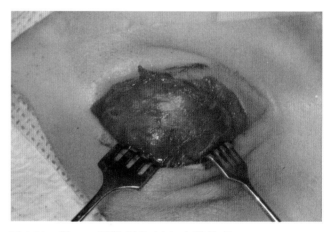

图 8.28   图 8.27 病例，经重睑切口切除肿瘤

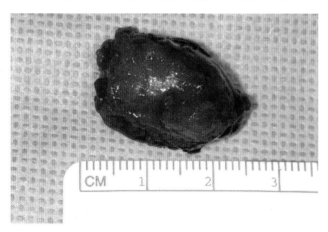

图 8.29   完整切除的肿物大体观

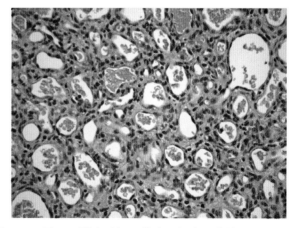

图 8.30   图 8.29 眼睑毛细血管瘤组织病理学检查，示细的血管腔和增殖的内皮细胞（HE×75）

眼睑获得性血管瘤（樱桃状血管瘤）

概述

获得性血管瘤（樱桃状血管瘤，老年性血管瘤）是中老年人常见的皮肤病变（1~5）。它几乎可发生于所有成年人，数量不一，但通常由于病灶体积过小而被忽略。病灶数目在儿童可能是1~2个，在某些老年人可多达数百个。该肿瘤最常见于躯干和肢端，偶可累及眼睑和眼周区域。肿物大小不一，小的几乎不可见，较大者表现为圆顶样红色包块（1）。

临床特征

眼睑孤立性获得性血管瘤表现为边界清晰的红色或红蓝色丘疹，大小0.5~5mm（3~5）。肿瘤通常可随皮肤移动，外伤后可致出血。体积较小的病灶一般为红色，体积较大者可呈蓝色。临床上，该病变和血管肉瘤或化脓性肉芽肿可能非常相似。据观察，眼睑获得性血管瘤在孕期会迅速增大（4）。

组织病理

在病程早期，获得性血管瘤和婴儿先天性毛细血管瘤在组织病理学表现上极为相似，有许多新形成的毛细血管，管腔细，内皮细胞突出，在乳头下方以小叶的形式排列（1,2）。在完全成熟的病灶中，血管腔扩张，内皮细胞更扁平，间质更为水肿和透明。有些专家认为，获得性血管瘤和化脓性肉芽肿密切相关，但其内皮细胞增殖较后者少（2）。这一病变也被称为"化脓性肉芽肿型毛细血管瘤"（1）。

治疗方法

大多数获得性毛细血管瘤的处理仅仅是定期观察随访，因为它们一般很小且没有恶变趋势。当病灶体积较大影响外观时，或者怀疑有恶变可能时，应当行手术完全切除。一些临床医生采用透热疗法、电干燥法和刮除术治疗，均预后良好。

Selected References

Reviews

1. Calonje E, Wilson-Jones E. Vascular tumors. Cherry hemangioma. In: Elder D, Elenitsas R, Jaworsky C, et al., eds. *Lever's Histopathology of the Skin.* 8th ed. Philadelphia, PA: Lippincott-Raven; 1997:899–932.
2. Enzinger FM, Weiss SW. Benign tumors and tumorlike lesions of blood vessels. In: Weiss SW, Goldblum SR, eds. *Enzinger and Weiss's Soft Tissue Tumors.* 4th ed. St. Louis, MO: CV Mosby; 2001:837–890.

Case Reports

3. Murphy BA, Dawood GS, Margo CE. Acquired capillary hemangioma of the eyelid in an adult. *Am J Ophthalmol* 1997;124:403–404.
4. Pushker N, Bajaj MS, Kashyap S, et al. Acquired capillary haemangioma of the eyelid during pregnancy. *Clin Exp Ophthalmol* 2003;31:368–369.
5. Brannan S, Reuser TQ, Crocker J. Acquired capillary haemangioma of the eyelid in an adult treated with cutting diathermy. *Br J Ophthalmol* 2000;84:1322.

● 眼睑获得性毛细血管瘤

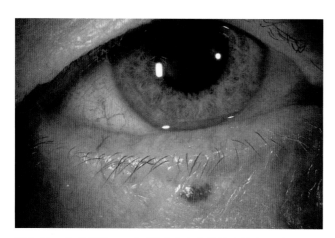

图 8.31   患者男性，74 岁，下睑中央获得性血管瘤

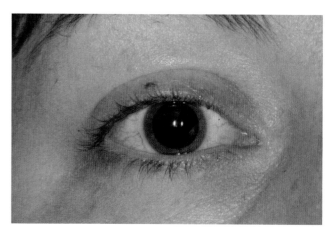

图 8.32   右眼上睑中央获得性血管瘤。在该病变鼻侧的睑缘部可见另一个小的红色病变

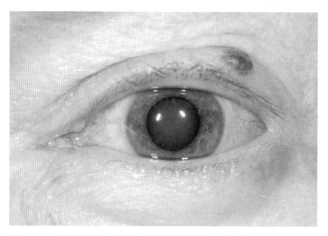

图 8.33   老年女性，左眼上睑外侧获得性血管瘤

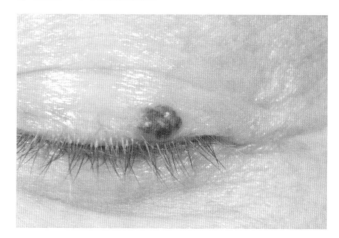

图 8.34   图 8.33 病例闭眼观，示轻度分叶状血管肿物

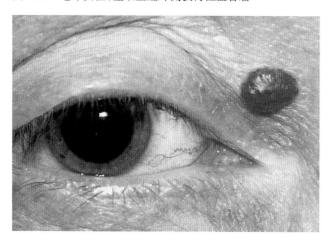

图 8.35   患者女性，58 岁，上睑获得性血管瘤

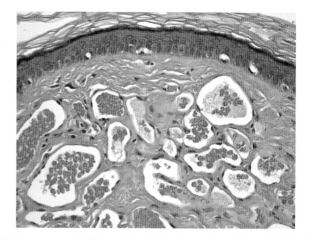

图 8.36   图 8.35 病变组织病理学检查，示扩张的血管腔和扁平的内皮细胞以及管腔内的红细胞（HE×50）

眼睑鲜红斑痣（葡萄酒色血管瘤）

概述

　　鲜红斑痣（葡萄酒色斑）是一种先天性血管畸形，可发生于眼睑和眶周区域（1~9）。面部鲜红斑痣可见于不合并其他异常的患者，但该病通常和 Sturge-Weber 综合征相关，偶见与 Klippel-Trenaunay-Weber 综合征相关。Sturge-Weber 综合征表现为面部鲜红斑痣、同侧眼球毛细血管扩张症、先天性青光眼、弥漫性脉络膜血管瘤、软脑膜血管瘤病伴钙化以及癫痫（1~3）。Klippel-Trenaunay-Weber 综合征表现为鲜红斑痣和肢端软组织及骨肥大，这种肥大可能和动静脉瘘有关。尽管典型病变见于第 V 对脑神经（三叉神经）支配的皮肤区域，该病也有许多变异情况。

临床特征

　　临床上，鲜红斑痣是一种先天性红紫色病变，可见于不同区域的皮肤。当病变位于三叉神经支配的面部皮肤区域，且合并上述神经和眼部改变时，则构成 Sturge-Weber 综合征（1~3）。三叉神经可以仅仅第一支受累，也可以三支全部受累（1）。有时鲜红斑痣可不规则地跨越中线而累及双侧。病变在出生时就存在，扁平，随着患儿的生长缓慢增长，逐渐呈不规则、肥大、结节状改变（3）。与婴儿毛细血管瘤不同的是，鲜红斑痣不会自行退化。上睑受累时经常合并先天性或青少年性青光眼，特别是 Sturge-Weber 综合征的患者（1）。

组织病理

　　组织病理学上，早期鲜红斑痣几乎没有明显异常，只可观察到真皮中极少量扩张的毛细血管。在 10 岁以下儿童的标本中，真皮中可见毛细血管扩张，但未发现内皮细胞增殖，可观察到一些增多的胶原组织围绕在扩张血管周围。

细胞遗传学

　　最近一项针对 50 名 Sturge-Weber 综合征患者的 97 份样本的基因分析发现，88% 的患者都存在 GNAQ 基因的非同义单核苷酸变异，而对照组为 0（5）。作者推测 GNAQ 上的这一体细胞激活突变是葡萄酒色斑的发病原因。我们怀疑这一突变可能和色素血管性斑痣性错构瘤病有关，该病为 Sturge-Weber 合并眼部黑色素细胞增多症，存在发生葡萄膜黑色素瘤的风险（4）。

治疗方法

　　鲜红斑痣的治疗方法包括采用化妆品遮盖病变，或利用激光光凝技术减轻血管扩张。包括二氧化碳激光、氩激光以及脉冲染料激光在内的多种激光治疗，可永久地关闭扩张的血管腔，有效改善外观（6）。与 Sturge-Weber 综合征相关的青光眼、脉络膜血管瘤以及癫痫病症，则需要专科治疗，在其他文献中有所讨论（1，2）。

Selected References

Reviews

1. Shields JA, Shields CL. The systemic hamartomatoses ("phakomatoses"). In: Shields JA, Shields CL, eds. *Intraocular Tumors: A Text and Atlas*. Philadelphia, PA: WB Saunders; 1991:46–50.
2. Comi AM. Update on Sturge-Weber syndrome: diagnosis, treatment, quantitative measures, and controversies. *Lymphat Res Biol* 2007;5:257–264.
3. Nathan N, Thaller SR. Sturge-Weber syndrome and associated congenital vascular disorders: a review. *J Craniofac Surg* 2006;17:724–728.
4. Shields CL, Kligman BE, Suriano M, et al. Phacomatosis pigmentovascularis of cesioflammea type in 7 cases: combination of ocular pigmentation (melanocytosis, melanosis) and nevus flammeus with risk for melanoma. *Ophthalmology* 2011;129:746–750.

Cytogenetics

5. Shirley MD, Tang H, Gallione CJ, et al. Sturge-Weber syndrome and Port-wine stains caused by somatic mutation in GNAQ. *N Engl J Med* 2013;368:1971–1979.

Management

6. Quan SY, Comi AM, Parsa CF, et al. Effect of a single application of pulsed dye laser treatment of port-wine birthmarks on intraocular pressure. *Arch Dermatol* 2010;146(9):1015–1018.

Case Reports

7. Lindsey PS, Shields JA, Goldberg RE, et al. Bilateral choroidal hemangiomas and facial nevus flammeus. *Retina* 1981;1:88–95.
8. Shields JA, Shields CL, Oberkircher OR, et al. Unusual retinal and renal vascular lesions in the Klippel-Trenaunay-Weber syndrome. *Retina* 1992;12:355–358.
9. Manquez ME, Shields CL, Demirci H, et al. Choroidal melanoma in a teenager with Klippel Trenaunay syndrome. *J Pediatr Ophthalmol Strabismus* 2006;43:197–198.

● 眼睑鲜红斑痣（葡萄酒色血管瘤）

鲜红斑痣出生时即存在，成年后一般持续存在无退化。

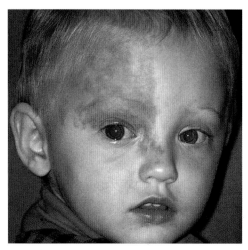

图 8.37 患儿男性，2 岁，鲜红斑痣累及上睑及额部。病变不超过额部中线

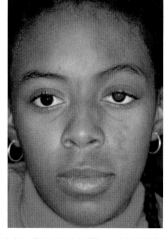

图 8.38 患者女性，非洲裔美国国籍，左侧面部鲜红斑痣

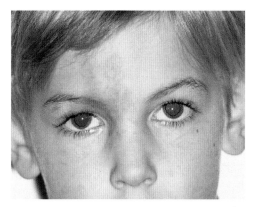

图 8.39 患儿男性，7 岁，轻度的、不规则的鲜红斑痣

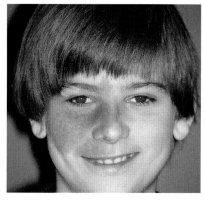

图 8.40 患儿男性，11 岁，鲜红斑痣主要累及下睑和脸颊

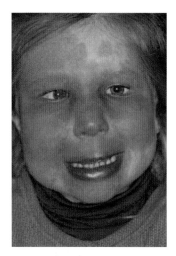

图 8.41 患儿女性，3 岁，双侧鲜红斑痣累及额部、眼睑、脸颊和下颏

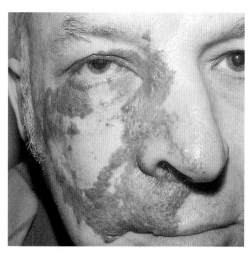

图 8.42 患者男性，70 岁，不规则的增大的鲜红斑痣，主要累及下睑和脸颊，病变自出生时就存在

● 眼睑鲜红斑痣：临床变化和随访

鲜红斑痣可以是双侧的和不对称的。可以通过化妆改善外观。

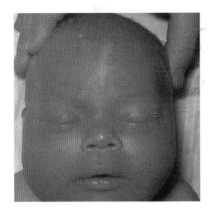

图 8.43　婴儿，严重双侧鲜红斑痣。仅额部中央一小片区域没有受累（Joseph Calhoun，MD 供图）

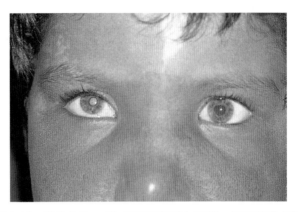

图 8.44　患儿女性，7 岁，严重双侧鲜红斑痣。病变通常在深色皮肤的患者中较不明显。可见上睑和额部轻度受累。该病例患有 Sturge-Weber 综合征，罹患双侧青光眼、脉络膜血管瘤、视网膜脱离和继发性白内障

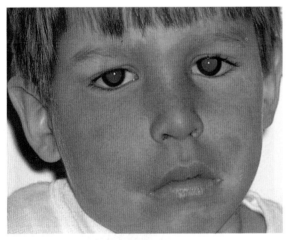

图 8.45　患儿 6 岁，双侧鲜红斑痣，左眼上睑大部分受累

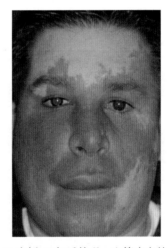

图 8.46　图 8.45 病例 25 年后外观。血管病变的分布没有改变

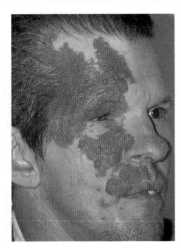

图 8.47　患者男性，35 岁，不规则鲜红斑痣累及右侧面部

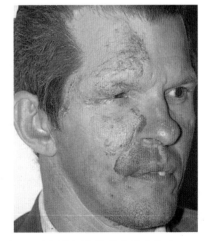

图 8.48　图 8.47 病例使用化妆品遮盖病变后

● 眼睑鲜红斑痣：与 Sturge-Weber 综合征的关系

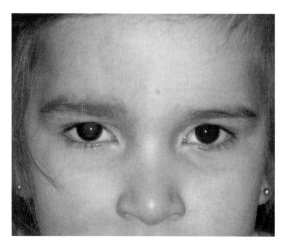

图 8.49　右侧面部轻度鲜红斑痣，可调谐染料激光器治疗后

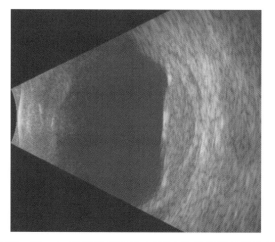

图 8.50　图 8.49 病例超声影像，可见实体的弥漫性脉络膜血管瘤和少量视网膜下液

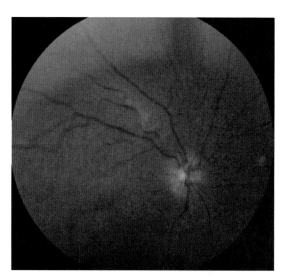

图 8.51　图 8.49 病例右眼眼底像，可见弥漫性血管瘤呈亮红色"番茄酱"样外观，伴有视网膜色素上皮增殖和少量视网膜下液

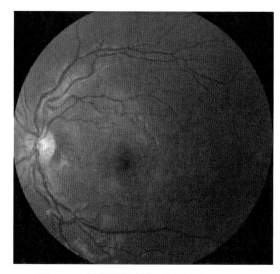

图 8.52　图 8.49 病例左眼眼底像，未见异常

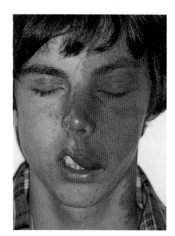

图 8.53　患者男性，19 岁，广泛鲜红斑痣，累及左侧面部和颈部

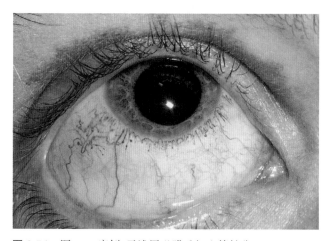

图 8.54　图 8.53 病例，示浅层巩膜毛细血管扩张

眼睑静脉曲张

概述

可发生于眼眶和眼睑区域的良性脉管性肿瘤及相关疾病包括静脉曲张、淋巴管瘤和血管球瘤。淋巴管瘤和静脉曲张更多见于眼眶而非眼睑。很多眼睑病变是眼眶病变向前延伸的表现（1~9）。静脉曲张和淋巴管瘤在临床上和组织病理学上可能较难鉴别，有些专家认为他们本质上为同一种疾病（1）。尽管眼睑静脉曲张的相关信息很有限（5~7），但我们认为它和眼眶静脉曲张存在很多共同点（1，4，8）。

临床特征

在眼睑，静脉曲张可以是一个体积较小的、可压缩的、囊样蚓状的病变，也可以表现为体积较大一组管腔结构，可导致眼睑增厚变形。广泛病变可导致类似神经纤维瘤病样的象皮肿外观。静脉曲张形成血栓时质地变硬。

组织病理

组织病理学上，静脉曲张并非真正的肿瘤，而是由外膜纤维化的增厚的静脉壁构成。管腔中含有红细胞、散在的单核细胞和纤维蛋白凝块。管腔可能被正在形成的血栓部分堵塞，伴有含铁血黄素沉积和营养不良性钙化灶。

治疗方法

根据患者的症状和病变对外观的影响，可采取观察随访或手术切除治疗。对体积较大的病灶可以采取经皮引流和消融术（2，3）。

Selected References

Reviews

1. Wright JF, Sullivan TJ, Garner A, et al. Orbital venous anomalies. *Ophthalmology* 1997;104:905–913.

Management

2. Yue H, Qian J, Elner VM, et al. Treatment of orbital vascular malformations with intralesional injection of pingyangmycin. *Br J Ophthalmol* 2013;97(6):739–745.
3. Hill RH, Shiels WE, Foster JA. Percutaneous drainage and ablation as first line therapy for macrocystic and microcystic orbital lymphatic malformations. *Ophthal Plast Reconstr Surg* 2012;28:119–125.

Case Reports

4. Shields JA, Dolinskas C, Augsburger JJ, et al. Demonstration of orbital varix with computed tomography and valsalva maneuver. *Am J Ophthalmol* 1984;97:108–119.
5. Morikawa M, Rothman MI, Numaguchi Y. Varix of the eyelid: a unique CT finding. *AJR Am J Roentgenol* 1994;162:1505–1506.
6. Mudgil AV, Meyer DR, Dipillo MA. Varix of the angular vein manifesting as a medial canthal mass. *Am J Ophthalmol* 1993;116:245–246.
7. Halasa AH, Matta CS. Varicose veins of the eyelids. Report of a case. *Arch Ophthalmol* 1964;71:176–179.
8. Shields JA, Eagle RC Jr, Shields CL, et al. Orbital varix presenting as a subconjunctival mass. *Ophthal Plast Reconstr Surg* 1995;11(1):37–38.
9. Zakka FR, Jakobiec FA, Thakker MM. Eyelid varix with phlebolith formation, thrombus recanalization, and early intravascular papillary endothelial hyperplasia. *Ophthal Plast Reconstr Surg* 2011;27(1):e8–e11.

● 眼睑静脉曲张

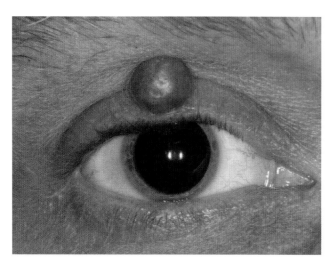

图 8.55　患者男性,40 岁,明显隆起的眼睑静脉曲张

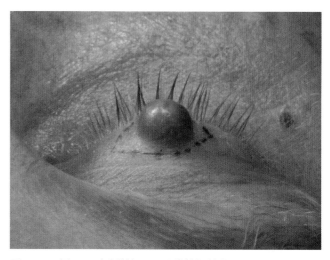

图 8.56　图 8.55 病例俯视观,示脉管性结节

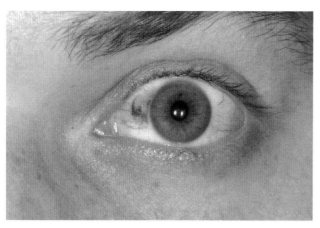

图 8.57　小的、不明显的蓝色静脉曲张,位于上睑皱襞中央。同时患有一个不相关的结膜痣

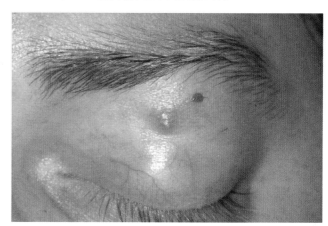

图 8.58　图 8.57 病变,术中注射局部麻醉剂之后

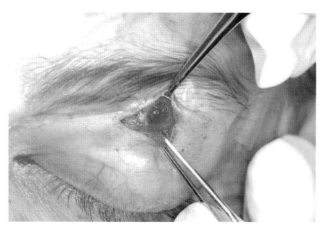

图 8.59　同一病灶,术中切开眼睑皮肤后

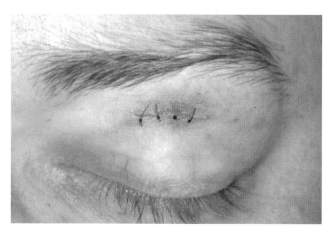

图 8.60　切除病灶后,缝合切口

眼睑淋巴管瘤

概述

　　淋巴管瘤本质为淋巴管错构性生长,可发生于包括眼部在内的身体各个部分(1~17)。50%以上在出生时就很明显,90%在生后第二年出现明显的临床表现。主要受累的部位包括头部、颈部和腋窝。病变也可累及结膜和眼眶,可独立存在,也可同时合并眼睑病变。大多数眼睑淋巴管瘤是眼眶淋巴管瘤向前延伸而来,或者是面部淋巴管瘤向眼睑延伸而来,局限于眼睑的淋巴管瘤十分少见。在一项包含62例眼附属器淋巴管瘤的病例系列研究中,11例累及眼睑,其中8例病变在出生时即存在(4)。结膜和眼眶淋巴管瘤会在相应章节中讨论。

临床特征

　　在眼睑,淋巴管瘤通常位于表皮深部,表现为一个深蓝色、质软、有波动感的包块。病变通常见于出生时,可缓慢增大。在很多病例当中,淋巴管瘤起初并没有明显的临床表现,直到近10岁或20岁时,淋巴管瘤出血,患者在接受眼科检查时被发现。瘤体自发性或外伤后出血可形成含有血液的假囊("巧克力囊肿"),这种假囊可部分或完全退化,形成纤维瘢痕。淋巴管瘤并不会像毛细血管瘤那样发生真正的退化。发生于眼睑的淋巴管瘤其临床表现类似于静脉曲张。

组织病理

　　组织病理学上,大多数累及眼睑的淋巴管瘤为海绵型。这种肿瘤由扩张的脉管组成,内衬薄层内皮。管腔可以为空腔,也可能含有澄清的嗜酸性液体(淋巴液)。当腔隙中有出血时,淋巴管瘤在组织病理学上可能与海绵状血管瘤相混淆。然而,血管瘤的内皮细胞通常呈Ⅷ因子相关抗原染色阳性,而淋巴管瘤的内皮细胞通常呈Ⅷ因子染色阴性、D2-40抗原染色阳性(10)。淋巴管内有时可以见到瓣膜,表现为凸向管腔的薄壁突起。

治疗方法

　　参照更为常见的眼眶淋巴管瘤,眼睑淋巴管瘤的处理如下:对局限性肿瘤采取观察或手术切除;对弥漫、有症状的肿瘤采取手术减容;对广泛病灶采取经皮引流或硬化剂消融(6~9)。本病的处理在眶部肿瘤部分将进行更详细的阐述。

Selected References

Reviews

1. Wright JF, Sullivan TJ, Garner A, et al. Orbital venous anomalies. *Ophthalmology* 1997;104:905–913.
2. Rootman J, Hay E, Graeb D, et al. Orbital-adnexal lymphangiomas. A spectrum of hemodynamically isolated vascular hamartomas. *Ophthalmology* 1986;93:1558–1570.
3. Harris GJ, Sakol PJ, Bonavolonta G, et al. An analysis of thirty cases of orbital lymphangioma. Pathophysiologic considerations and management recommendations. *Ophthalmology* 1990;97:1583–1592.
4. Jones IS. Lymphangiomas of the ocular adnexa: an analysis of 62 cases. *Trans Am Ophthalmol Soc* 1959;57:602–665.

Imaging

5. Horgan N, Shields CL, Minzter R, et al. Ultrasound biomicroscopy of eyelid lymphangioma in a child. *J Pediatr Ophthalmol Strabismus* 2008;45(1):55–56.

Management

6. Wesley RE, Bond JB. Carbon dioxide laser in ophthalmic plastic and orbital surgery. *Ophthalmic Surg* 1985;16(10):631–633.
7. Wojno TH. Sotradecol (sodium tetradecyl sulfate) injection of orbital lymphangioma. *Ophthal Plast Reconstr Surg* 1999;15(6):432–437.
8. Yoon JS, Choi JB, Kim SJ, et al. Intralesional injection of OK-432 for vision-threatening orbital lymphangioma. *Graefes Arch Clin Exp Ophthalmol* 2007;245(7):1031–1035.
9. Hill RH, Shiels WE, Foster JA. Percutaneous drainage and ablation as first line therapy for macrocystic and microcystic orbital lymphatic malformations. *Ophthal Plast Reconstr Surg* 2012;28:119–125.

Histopathology

10. Fogt F, Zimmerman RL, Daly T, et al. Observation of lymphatic vessels in orbital fat of patients with inflammatory conditions: a form fruste of lymphangiogenesis? *Int J Mol Med* 2004;13:681–683.

Case Reports

11. Goble RR, Frangoulis MA. Lymphangioma circumscriptum of the eyelids and conjunctiva. *Br J Ophthalmol* 1990;74(9):574–575.
12. Williams CP, Marsh CS, Hodgkins PR. Persistent fetal vasculature associated with orbital lymphangioma. *J AAPOS* 2006;10(3):285–286.
13. Dryden RM, Wulc AE, Day D. Eyelid ecchymosis and proptosis in lymphangioma. *Am J Ophthalmol* 1985;100(3):486–487.
14. Pang P, Jakobiec FA, Iwamoto T, et al. Small lymphangiomas of the eyelids. *Ophthalmology* 1984;91(10):1278–1284.
15. Mortada A. Unilateral lymphangioma of orbit and lids associated with lymphangioma of palate and nose. *Bull Ophthalmol Soc Egypt* 1967;60(64):379–384.
16. Donders PC. Haemorrhagic lymphangiectasia of the conjunctiva. *Ophthalmologica* 1968;155(4):308–312.
17. Quezada AA, Shields CL, Wagner RS, et al. Lymphangioma of the conjunctiva and nasal cavity in a child presenting with diffuse subconjunctival hemorrhage and nosebleeds. *J Ped Ophthalmol Strabism* 2007;44:180–182.

● 眼睑淋巴管瘤

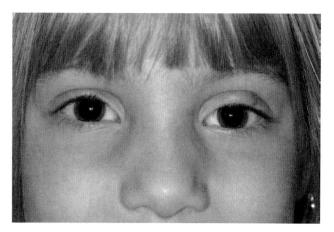

图 8.61　患儿女性,青少年,左眼上睑局限性淋巴管瘤

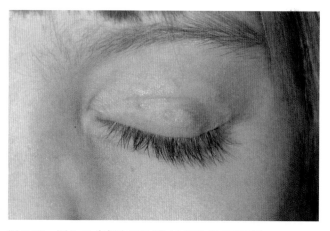

图 8.62　图 8.61 病例向下注视,示病灶表面不规则

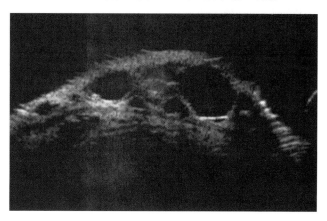

图 8.63　图 8.61 和图 8.62 病变超声生物显微镜图像,注意上皮下包块内的多囊结构

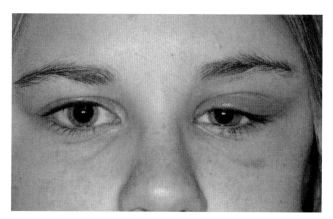

图 8.64　左眼上睑弥漫淋巴管瘤。可见眼睑增厚和轻度红斑,角膜缘颞侧结膜下出血,可能和结膜潜在性受累有关

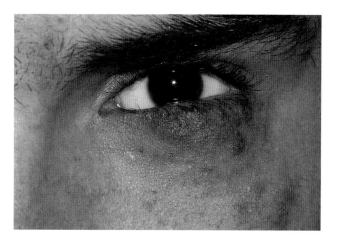

图 8.65　患者男性,18 岁,累及下睑的弥漫性淋巴管瘤

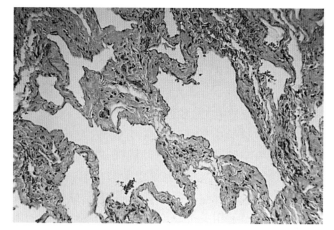

图 8.66　淋巴管瘤组织病理学检查,示扩张的不含血液的脉管(HE×25)

眼睑血管球瘤

概述

血管球瘤（球血管瘤）是一种相对常见的良性血管性病变，起源于血管球体，后者是一种特殊的体温调节结构。它通常见于 20~40 岁的年轻人。手部是最常受累的部位，其次是脚部、前臂、耳朵和鼻尖。甲下血管球瘤可能造成敏感性增加。血管球瘤偶尔会发生于血管球细胞通常不存在的部位，包括眼睑、结膜和面部皮肤（1~10）。以往研究证实散发性血管球瘤可发生 BRAF 和 KRAS 突变（8）。

临床特征

眼睑和眼周血管球瘤表现为红蓝色皮下包块，可能和其他深部血管性病变难以区分（1）。成年人血管球瘤可以是孤立的，通常没有遗传倾向。在一组 7 例面部血管球瘤的病例系列中，4 例累及下睑（2）。累及眼睑的病变可延伸至眼眶和腭部（4）。

儿童眼睑血管球瘤可以是孤立的或多发的，为常染色体显性遗传。血管球瘤病特指这种多发性的血管球瘤。病变有时会有发作性疼痛，这种疼痛可由温度变化诱发。

眼睑血管球瘤的临床表现可能类似于淋巴管瘤、化脓性肉芽肿、蓝痣、黑色素瘤、平滑肌瘤、血管内乳头状内皮增生和血管肉瘤。该病临床诊断常较为困难，通常是通过术后病理确定病变性质。

组织病理

血管球瘤的病理特征包括数量不等的血管球体细胞、卷曲的静脉以及平滑肌。它与海绵状血管瘤相似，但其血管周围被 1~3 层血管球细胞形成的窄环包绕（2）。根据组织病理学成分，可进一步分为实体型血管球瘤、球血管瘤型和球血管肌瘤型。肿瘤内可见均一细胞层，胞浆苍白或嗜酸性，细胞边界清晰，细胞核圆形或椭圆形。罕见情况下，血管球瘤可具有不典型特征，提示恶性可能（血管球肉瘤），然而转移并不常见（1）。多发性血管球瘤需要与蓝色橡皮—大疱性痣综合征相关的血管瘤相鉴别。所有的血管球瘤都含有典型的血管球细胞，可资鉴别。

血管球瘤的免疫组化检查显示内皮细胞标志物（CD34、Ⅷ因子、荆豆）始终为阴性结果。血管球细胞对肌肉特异的肌动蛋白和波形蛋白抗体着染，提示血管球细胞可能是间充质来源的，并且可能是一种特殊类型的血管平滑肌细胞。

治疗方法

对血管球瘤可采取手术切除或单纯观察。眼睑血管球瘤实际体积可能大于临床预估值（1）。

Selected References

Reviews

1. Folpe AL, Fanburg-Smith JC, Miettinen M, et al. Atypical and malignant glomus tumors: analysis of 52 cases, with a proposal for the reclassification of glomus tumors. *Am J Surg Pathol* 2001;25:1–12.
2. Mounayer C, Wassef M, Enjolras O, et al. Facial "glomangiomas": large facial venous malformations with glomus cells. *J Am Acad Dermatol* 2001;45:239–245.

Case Reports

3. Jensen OA. Glomus tumor (glomangioma of the eyelid). *Arch Ophthalmol* 1965; 74;511–513.
4. Charles NC. Multiple glomus tumors of the face and eyelid. *Arch Ophthalmol* 1976;94: 1283–1285.
5. Saxe SJ, Grossniklaus HE, Wojno TH, et al. Glomus cell tumor of the eyelid. *Ophthalmology* 1993;100:139–143.
6. Shields JA, Eagle RC Jr, Shields CL, et al. Orbital-conjunctival glomangiomas involving two ocular rectus muscles. *Am J Ophthalmol* 2006;142:511–513.
7. Lai T, James CL, Huilgol SC, et al. Glomus tumour of the eyelid. *Jpn J Ophthalmol* 2004;48(4):418–419.
8. Chakrapani A, Warrick A, Nelson D, et al. BRAF and KRAS mutations in sporadic glomus tumors. *Am J Dermatopathol* 2012;34(5):533–535.
9. Mortada A. Glomangioma of the eyelid. *Br J Ophthalmol* 1963;47:697–699.
10. Kirby DB. Neuromyoarterial glomus tumor in the eyelid. *Trans Am Ophthalmol Soc* 1940;38:80–87.

● 眼睑血管球瘤

1. Saxe SJ, Grossniklaus HE, Wojno TH, et al. Glomus cell tumor of the eyelid. Ophthalmology 1993；100：139–143.

2. Charles NC. Multiple glomus tumors of the face and eyelid. Arch Ophthalmol 1976；94：1283–1285.

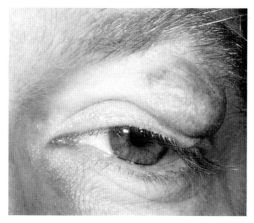

图 8.67　患者男性，39 岁，眼睑血管球瘤（Hans Grossniklaus，MD 供图）

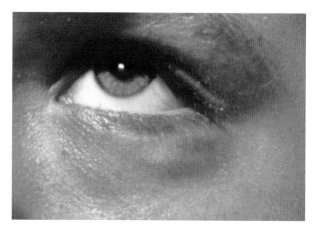

图 8.68　左眼下睑皮下蓝色血管球瘤（Hans Grossniklaus，MD 供图）

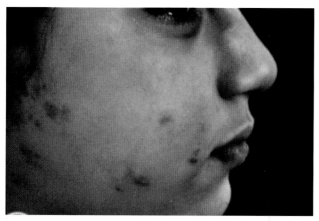

图 8.69　右眼下睑和面部多发血管球瘤（Norman Charles，MD 供图）

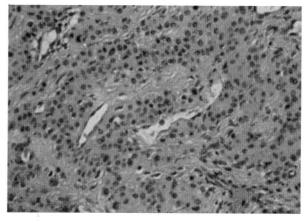

图 8.70　血管球瘤显微镜照相，示密集的肿瘤细胞和裂隙状的血管腔（HE×50）

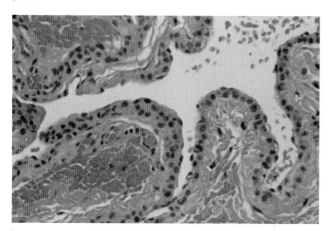

图 8.71　显微镜照相，示血管腔内衬血管球细胞

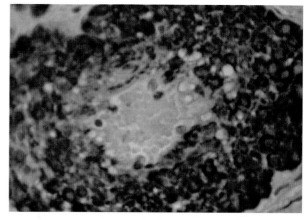

图 8.72　免疫组化示血管球细胞对平滑肌特异的肌动蛋白呈阳性反应（×75）

眼睑卡波西肉瘤

概述

卡波西（Kaposi）肉瘤是一种恶性血管肿瘤，由Kaposi于1872年首次报道（1）。他描述了5例原发于老年人的罕见肿瘤。病变为多发性，通常首发于下肢末端并波及其他部位的皮肤，最终累及内脏。自发现获得性免疫缺陷综合征（acquired immunodeficiency syndrome，AIDS，艾滋病）以来，卡波西肉瘤的人口学特征和自然病程发生了巨大的变化。

AIDS出现以来，卡波西肉瘤最常见于年轻的、免疫抑制的成人，并多见于眼部（2~15）。正如淋巴瘤和机会性感染，卡波西肉瘤更常见于医源性免疫抑制的患者，尤其是肾移植后。随着近年来重症AIDS患者的减少，该病发病率较之前有所下降。眼睑卡波西肉瘤通常和AIDS相关，并且常合并多发的皮肤肿瘤。在其他部位皮肤受累之前，病变可以只发生于眼睑（3，12）。

临床特征

眼睑卡波西肉瘤表现为红色、紫色或棕色的扁平皮下肿物。病变可为局限性的、弥漫性的、结节状或蒂状，其表面起初光滑，逐渐变得粗糙、有硬皮。临床鉴别诊断包括化脓性肉芽肿、海绵状血管瘤、无色素性黑色素瘤、淋巴瘤、转移癌和霰粒肿。

组织病理

卡波西肉瘤组织病理学表现为增殖的内皮细胞网，并形成裂隙状的、充满血液的腔隙。某些病例呈Ⅷ因子免疫组化染色阳性，提示卡波西肉瘤是一种血管肉瘤。

治疗方法

对于广泛性病灶采取化疗。分次进行的低剂量放疗（15~20Gy）可有效控制局限于眼睑和结膜的病灶（3~8）。有些作者推荐单次800cGy的放射剂量（4）。α干扰素也被用于治疗本病（10，11）。目前对于卡波西肉瘤的治疗主要包括以下两个方面，其一是采用高效抗逆转录病毒治疗（HAART）缓解AIDS患者的免疫抑制状态，其二是减轻移植相关肿瘤患者的药物性免疫抑制。免疫状态的改善可使多数患者病情缓解。

Selected References

Reviews

1. Kaposi M. Idiopatisches multiples Pigmentsarkom der Haut. *Arch Dermatol Syph* 1872;4:265.
2. Brun SC, Jakobiec FA. Kaposi's sarcoma of the ocular adnexa. *Int Ophthalmol Clin* 1997;37(4):25–38.

Management

3. Shields JA, De Potter P, Shields CL, et al. Kaposi's sarcoma of the eyelids: response to radiotherapy. *Arch Ophthalmol* 1992;110:1689.
4. Ghabrial R, Quivey JM, Dunn JP Jr, et al. Radiation therapy of acquired immunodeficiency syndrome-related Kaposi's sarcoma of the eyelids and conjunctiva. *Arch Ophthalmol* 1992;110:1423–1426.
5. Piedbois P, Frikha H, Martin L, et al. Radiotherapy in the management of epidemic Kaposi's sarcoma. *Int J Radiat Oncol Biol Phys* 1994;30:1207–1211.
6. Kirova YM, Belembaogo E, Frikha H, et al. Radiotherapy in the management of epidemic Kaposi's sarcoma: a retrospective study of 643 cases. *Radiother Oncol* 1998;46:19–22.
7. Le Bourgeois JP, Frikha H, Piedbois P, et al. Radiotherapy in the management of epidemic Kaposi's sarcoma of the oral cavity, the eyelid and the genitals. *Radiother Oncol* 1994;30(3):263–266.
8. Ghabrial R, Quivey JM, Dunn JP Jr, et al. Radiation therapy of acquired immunodeficiency syndrome-related Kaposi's sarcoma of the eyelids and conjunctiva. *Arch Ophthalmol* 1992;110(10):1423–1426.
9. Brunetti AE, Guarini A, Lorusso V, et al. Complete response to second line Paclitaxel every 2 weeks of eyelid Kaposi sarcoma: a case report. *Ophthal Plast Reconstr Surg* 2013;29(5):e114–e115.
10. Hummer J, Gass JD, Huang AJ. Conjunctival Kaposi's sarcoma treated with interferon alpha-2a. *Am J Ophthalmol* 1993;116(4):502–503.
11. Qureshi YA, Karp CL, Dubovy SR. Intralesional interferon alpha-2b therapy for adnexal Kaposi sarcoma. *Cornea* 2009;28(8):941–943.

Case Reports

12. Soll DB, Redovan EG. Kaposi's sarcoma of the eyelid as the initial manifestation of AIDS. *Ophthalmic Plast Reconstr Surg* 1989;5:49–51.
13. Shuler JD, Holland GN, Miles SA, et al. Kaposi sarcoma of the conjunctiva and eyelids associated with the acquired immunodeficiency syndrome. *Arch Ophthalmol* 1989;107:858–862.
14. Tunc M, Simmons ML, Char DH, et al. Non-Hodgkin lymphoma and Kaposi sarcoma in an eyelid of a patient with acquired immunodeficiency syndrome. Multiple viruses in pathogenesis. *Arch Ophthalmol* 1997;115(11):1464–1466.
15. Dammacco R, Lapenna L, Giancipoli G, et al. Solitary eyelid Kaposi sarcoma in an HIV-negative patient. *Cornea* 2006;25(4):490–492.

● 非免疫抑制患者眼睑卡波西肉瘤

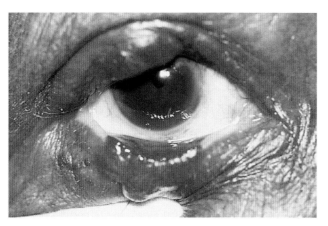

图 8.73   患者 92 岁,非洲裔美国国籍,上、下睑卡波西肉瘤,患者由于肠道卡波西肉瘤的并发症住院,因此未接受任何治疗(David Apple, MD 供图)

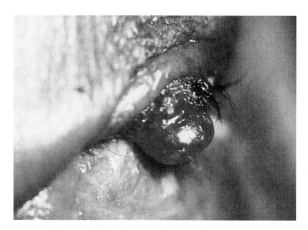

图 8.74   图 8.73 病例 6 个月后复查,在靠近上睑缘的位置出现一个更大的、带蒂的病灶

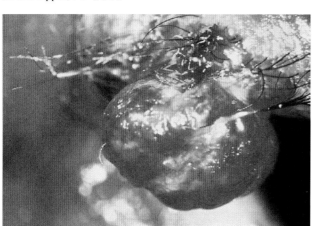

图 8.75   图 8.74 病变特写

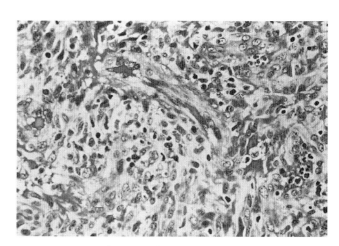

图 8.76   图 8.74 病变组织病理学检查,示卡波西肉瘤典型特征(HE×100)(David Apple, MD 供图)

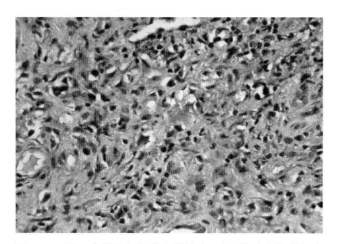

图 8.77   另一病例的组织病理学检查,示血管腔和梭形细胞(HE×150)(Anne Huntington, MD 供图)

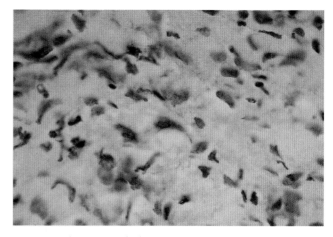

图 8.78   对Ⅷ因子呈免疫组化阳性反应,证实图 8.77 病变为血管来源肿物(×150)(David Apple, MD 供图)

● 免疫抑制患者眼睑卡波西肉瘤

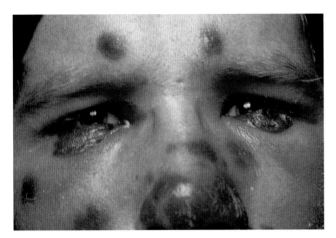

图 8.79　AIDS 患者眼睑及面部多发卡波西肉瘤（Wolfgang Lieb, MD 供图）

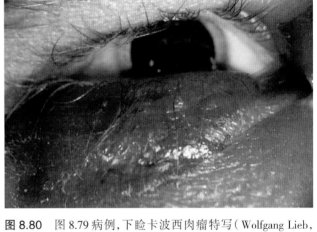

图 8.80　图 8.79 病例, 下睑卡波西肉瘤特写（Wolfgang Lieb, MD 供图）

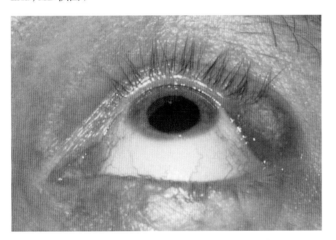

图 8.81　患者男性, 38 岁, 上睑缘局限性卡波西肉瘤

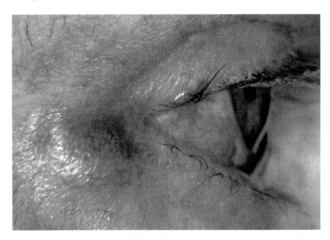

图 8.82　外眦附近的局限性卡波西肉瘤（Peter Savino, MD 供图）

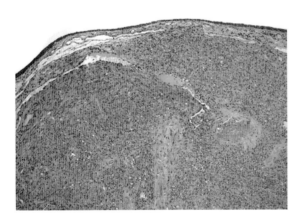

图 8.83　卡波西肉瘤组织病理学检查, 示密集的梭形或卵圆形细胞及含有红细胞的裂隙状腔隙（HE × 75）

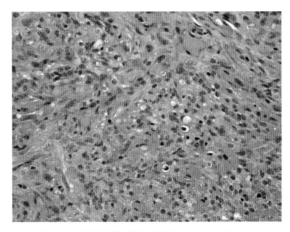

图 8.84　图 8.83 病灶高倍镜下观察（HE × 200）

● 眼睑卡波西肉瘤：放射治疗

眼睑卡波西肉瘤对放化疗敏感。图片示一位接受放疗的患者。

Sheilds JA，De Potter P，Shields CL，et al. Kaposi's sarcoma of the eyelids：response to radiotherapy. Arch Ophthalmol 1992；110：1689.

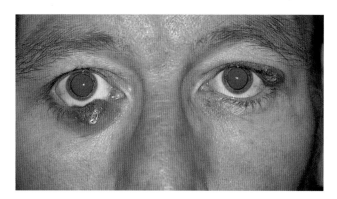

图 8.85　患者面部外观像，示右下睑及左上睑卡波西肉瘤

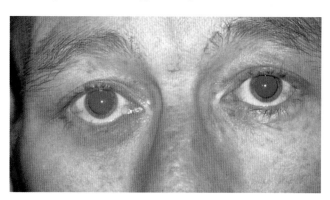

图 8.86　同一病例接受 2400cGy 放射治疗后面部外观像，示两处肿瘤完全消退

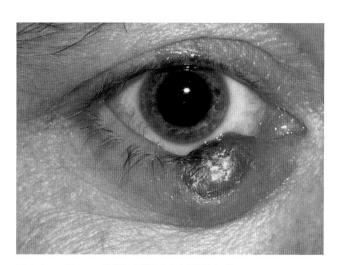

图 8.87　图 8.85 病例，右眼下睑卡波西肉瘤

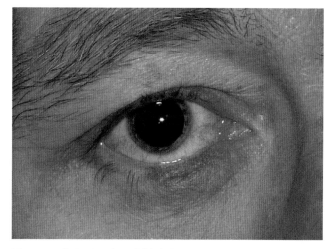

图 8.88　右眼下睑病灶放射治疗后

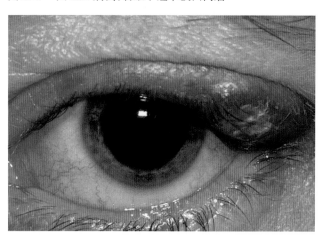

图 8.89　图 8.85 病例，左眼上睑卡波西肉瘤

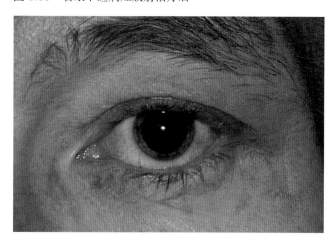

图 8.90　左眼上睑病灶放射治疗后

眼睑血管肉瘤

概述

皮肤血管肉瘤是一种恶性血管肿瘤,易累及头皮和面部(1~9)。血管肉瘤可以孤立性生长,但 50% 为多发性。本病多见于老年男性,预后差。

临床特征

眼睑血管肉瘤可以呈孤立性或弥漫性生长。弥漫性病变有时是由多个小病灶融合而来。典型的肿瘤为红蓝色,位于皮下,可出现溃疡和自发性出血。皮肤血管肉瘤通常自发出现,但有时也可由良性血管性肿瘤发展而来,包括鲜红斑痣和经放射的淋巴管瘤(1)。

组织病理

显微镜下,血管肉瘤表现为不规则的相互吻合的血管,内衬核深染的不典型内皮细胞(1)。有些肿瘤分化很差,特殊染色和免疫组化有助于揭示病变的血管特征。目前关于这一肿瘤究竟起源于血管内皮细胞还是淋巴管内皮细胞仍存在争议。

治疗方法

累及眼睑的皮肤血管肉瘤治疗难度较大。局限性病灶可以切除,但广泛的病灶很难切除干净,需要根治性手术联合术后放疗,而放疗控制肿瘤的效果并不好。本病的死亡率约为 40%,可发生局部复发和远处转移,最常见为肝、肺转移。

Selected References

Histopathology

1. Rosai J, Sumner HW, Kostianovsky M, et al. Angiosarcoma of the skin. A clinico-pathologic and fine ultrastructural study. *Hum Pathol* 1976;7:83–109.

Management

2. Hiemstra CA, Mooy C, Paridaens D. Excisional surgery of periocular angiosarcoma. *Eye* 2004;18:738–739.

Case Reports

3. Girard C, Johnson WC, Graham JH. Cutaneous angiosarcoma. *Cancer* 1970;26:868–883.
4. Gunduz K, Shields JA, Shields CL, et al. Cutaneous angiosarcoma with eyelid involvement. *Am J Ophthalmol* 1998;125:870–871.
5. Conway RM, Hammer T, Viestenz A, et al. Cutaneous angiosarcoma of the eyelids. *Br J Ophthalmol* 2003;87:514–515.
6. Tay YK, Ong BH. Cutaneous angiosarcoma presenting as recurrent angio-oedema of the face. *Br J Dermatol* 2000;143:1346–1348.
7. Murphy BA, Dawood GS, Margo CE. Acquired capillary hemangioma of the eyelid in an adult. *Am J Ophthalmol* 1997;124:403–404.
8. Lapidus CS, Sutula FC, Stadecker MJ, et al. Angiosarcoma of the eyelid: yellow plaques causing ptosis. *J Am Acad Dermatol* 1996;34:308–310.
9. Bray LC, Sullivan TJ, Whitehead K. Angiosarcoma of the eyelid. *Aust N Z J Ophthalmol* 1995;23:69–72.

眼睑血管肉瘤：临床特征

Gunduz K, Shields JA, Shields CL, et al. Cutaneous angiosarcoma with eyelid involvement. AM J Ophthalmol 1998；125：870–871.

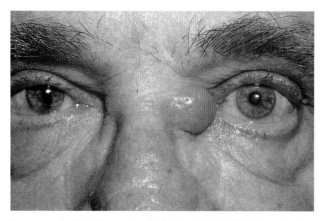

图 8.91   患者男性，79 岁，内眦附近局限性结节状血管肉瘤（Steven Searl, MD 和 Robert Kennedy, MD 供图）

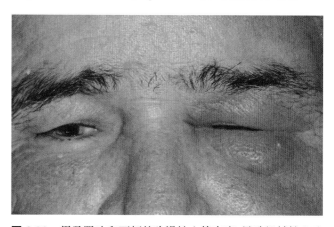

图 8.92   累及眼睑和面颊的弥漫性血管肉瘤，导致机械性上睑下垂

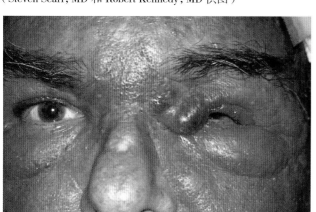

图 8.93   患者男性，83 岁，弥漫性血管肉瘤累及眼睑，呈现皮肤红斑

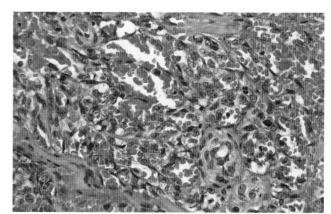

图 8.94   图 8.93 病变组织病理学检查，示梭形肿瘤细胞和大量血管（HE × 150）

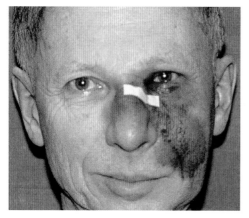

图 8.95   患者男性，60 岁，巨大、弥漫血管肉瘤，累及眼睑和下半面部。对病变行大范围切除术治疗（Elise Torczyski, MD 供图）

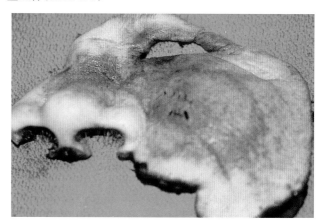

图 8.96   图 8.95 病例，切除标本大体观，进行大范围重建手术之前，必须切除眼周皮肤和鼻部受累的组织（Elise Torczyski, MD 供图）

（崔 莹 译）

第 9 章

眼睑淋巴瘤、浆细胞瘤和转移瘤

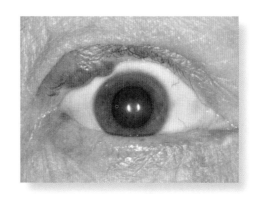

概述

正如大多数其他眼部结构一样,眼睑可出现良性和恶性淋巴性肿瘤(1~22)。关于眼部结外淋巴性肿瘤的分类有很多种。修订的欧美淋巴瘤分类曾经是应用最为广泛的分类方法(4,5,11)。眼病理学家将淋巴性肿瘤分为良性(淋巴增生)、交界性和恶性。很难通过临床表现鉴别这几种类型,必须通过活检和组织病理学检查来做出确定诊断。根据组成病灶的主要的淋巴细胞类型,也可以将淋巴瘤分为霍奇金型和非霍奇金型,或 B 细胞型和 T 细胞型(皮肤淋巴瘤,蕈样肉芽肿)。目前,AJCC 提供了一种以肿瘤原发灶、区域淋巴结、远隔转移(tumor, node, metastasis, TNM)为基本组成的分期系统,对眼附属器淋巴瘤进行分类,以统一这类肿瘤的分类方法。

Sézary 综合征是一种 T 细胞淋巴瘤,表现为红皮病、白血病和周围淋巴结肿大三联征。本病通常见于老年男性,呈暴发性病程。在血液中常常能发现不典型的单核细胞(Sézary 细胞)。本病的皮肤病变在临床上和组织病理学上和典型的蕈样肉芽肿具有相同表现,累及眼睑罕见。

眼睑和眼眶淋巴性肿瘤在恶性程度和临床表现上相似。眼眶淋巴性肿瘤更为常见,在其他章节将进行更为详细的讨论。淋巴瘤可只局限于眼睑,但通常合并全身系统性淋巴瘤。本病常见于老年人,但年轻人也有可能患病,尤其是 AIDS 患者和免疫抑制的患者。不同于结膜淋巴瘤,眼睑淋巴瘤更常合并系统性淋巴瘤,尤其是双侧受累时(8)。

临床特征

眼睑 B 细胞淋巴瘤通常表现为光滑、质硬的皮下肿物。眼睑 B 细胞淋巴瘤发生溃疡很罕见(10)。尽管肿瘤可局限于眼睑,但更常见其与眶前部病变相延续。

相反地,相对少见的 T 细胞淋巴瘤更倾向于累及皮肤浅层,表现为丘疹、斑块和溃疡(蕈样肉芽肿)。病变可以呈孤立性或多发性生长。在确诊之前,本病的临床表现有可能更像其他疾病(12)。成人 T 细胞白血病/淋巴瘤是本病的一种严重类型,近期发现该病可同时累及眼睑、眼眶和葡萄膜(13)。

眼睑淋巴瘤

组织病理

　　眼睑淋巴瘤和身体其他部分的淋巴瘤病理学表现相同。肿瘤由异常的淋巴细胞组成，包括低级别的、交界性的和明确恶性的淋巴细胞。免疫组化技术和流式细胞仪在确定淋巴瘤的具体分型方面是必不可少的（1~4，10）。大多数眼睑淋巴瘤为 B 细胞型。

治疗方法

　　当怀疑眼睑 B 细胞或 T 细胞淋巴瘤时，通常需要病灶活检，采用免疫组化技术和流式细胞仪确定肿瘤的具体分型。临床医生和病理医生之间预先沟通十分重要，以确保标本处理正确。相比用福尔马林固定组织，更推荐尽快将新鲜组织送检。如果全身检查提示更广泛的淋巴瘤，一般会采取化疗来控制全身疾病，并对眼睑病灶进行随访观察。如果病变局限于眼睑，则可考虑放疗。良性淋巴瘤放射剂量为 2000cGy，恶性淋巴瘤为 4000cGy。疾病严重程度不同，预后也大不相同。最近的一项关于滤泡型眼眶附属器淋巴瘤的合作研究表明，体外放射治疗预后更好。

Selected References

Reviews

1. Coupland SE, Krause L, Delecluse HJ, et al. Lymphoproliferative lesions of the ocular adnexa. Analysis of 112 cases. *Ophthalmology* 1998;105:1430–1441.
2. Coupland SE, White VA, Rootman J, et al. A TNM-based clinical staging system of ocular adnexal lymphomas. *Arch Pathol Lab Med* 2009;133(8):1262–1267.
3. Rasmussen PK, Coupland SE, Finger PT, et al. Ocular adnexal follicular lymphoma: a multicenter international study. *JAMA Ophthalmol* 2014;132(7):851–858.
4. Jakobiec FA, Knowles DM. An overview of ocular adnexal lymphoid tumors. *Trans Am Ophthalmol Soc* 1989;87:420–444.
5. Sullivan TJ, Whitehead K, Williamson R, et al. Lymphoproliferative disease of the ocular adnexa: a clinical and pathologic study with statistical analysis of 69 patients. *Ophthal Plast Reconstr Surg* 2005;21:177–188.
6. Lauer SA. Ocular adnexal lymphoid tumors. *Curr Opin Ophthalmol* 2000;11:361–366.
7. McKelvie PA, McNab A, Francis IC, et al. Ocular adnexal lymphoproliferative disease: a series of 73 cases. *Clin Exp Ophthalmol* 2001;29:387–393.
8. Jenkins C, Rose GE, Bunce C, et al. Clinical features associated with survival of patients with lymphoma of the ocular adnexa. *Eye* 2003;17:809–820.
9. Plaza JA, Garrity JA, Dogan A, et al. Orbital inflammation with IgG4-positive plasma cells: manifestation of IgG4 systemic disease. *Arch Ophthalmol* 2011;129(4):421–428.

Histopathology

10. Sharara N, Holden JT, Wojno TH, et al. Ocular adnexal lymphoid proliferations: clinical, histologic, flow cytometric, and molecular analysis of forty-three cases. *Ophthalmology* 2003;110:1245–1254.
11. Go H, Kim JE, Kim YA, et al. Ocular adnexal IgG4-related disease: comparative analysis with mucosa-associated lymphoid tissue lymphoma and other chronic inflammatory conditions. *Histopathology* 2012;60(2):296–312.

Case Reports

12. Game JA, Davies R. Mycosis fungoides causing severe lower eyelid ulceration. *Clin Exp Ophthalmol* 2002;30:369–371.
13. Mori A, Deguchi HE, Mishima K, et al. A case of uveal, palpebral, and orbital invasions in adult T-Cell leukemia. *Jpn J Ophthalmol* 2003;47:599–602.
14. Huerva V, Canto LM, Marti M. Primary diffuse large B-cell lymphoma of the lower eyelid. *Ophthal Plast Reconstr Surg* 2003;19:160–161.
15. Ostler HB, Maibach HI, Hoke AW, et al. Hematological disorders. In: *Diseases of the Skin and the Eye*. Philadelphia, PA: Lippincott Williams & Wilkins, 2004:211.
16. Lugassy G, Rozenbaum D, Lifshitz L, et al. Primary lymphoplasmacytoma of the conjunctiva. *Eye* 1992;6:326–327.
17. Onesti MG, Mazzocchi M, De Leo A, et al. T-cell lymphoma presenting as a rapidly enlarging tumor on the lower eyelid. *Acta Chir Plast* 2005;47:65–66.
18. Ing E, Hsieh E, Macdonald D. Cutaneous T-cell lymphoma with bilateral full thickness eyelid ulceration. *Can J Ophthalmol* 2005;40:467–468.
19. Cloke A, Lim LT, Kumarasamy M, et al. Lymphomatoid papulosis of the eyelid. *Semin Ophthalmol* 2013;28(1):1–3.
20. Shunmugam M, Chan E, O'Brart D, et al. Cutaneous γδ T-cell lymphoma with bilateral ocular and adnexal involvement. *Arch Ophthalmol* 2011;129(10):1379–1381.
21. Raja MS, Gupta D, Ball RY, et al. Systemic T-cell lymphoma presenting as an acute nonresolving eyelid mass. *Ophthal Plast Reconstr Surg* 2010;26(3):212–214.
22. Koestinger A, McKelvie P, McNab A. Primary cutaneous anaplastic large-cell lymphoma of the eyelid. *Ophthal Plast Reconstr Surg* 2012;28(1):e19–e21.

● 累及眼睑的 B 细胞淋巴瘤

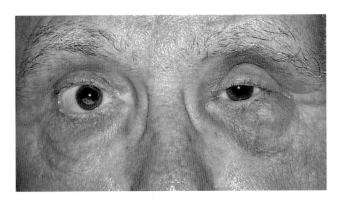

图 9.1　患者男性，80 岁，B 细胞淋巴瘤累及左眼下睑

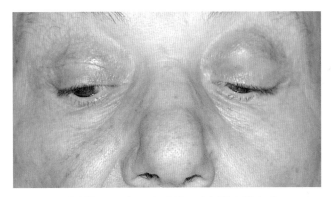

图 9.2　患者男性，76 岁，B 细胞淋巴瘤累及左眼上睑

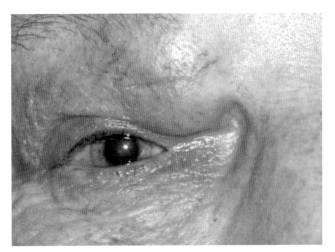

图 9.3　患者女性，71 岁，右眼上睑内侧 B 细胞淋巴瘤

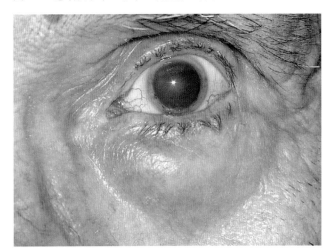

图 9.4　患者男性，83 岁，下睑 B 细胞淋巴瘤

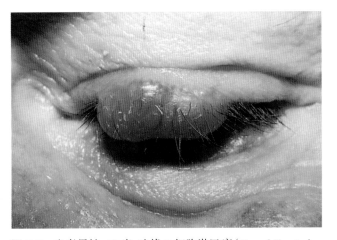

图 9.5　患者男性，62 岁，睑缘 B 细胞淋巴瘤（Zeynel Karcioglu，MD 供图）

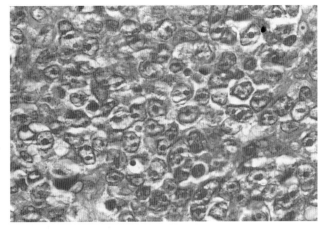

图 9.6　图 9.5 病变组织病理学检查，注意大的恶性淋巴细胞（HE×200）（Zeynel Karcioglu，MD 供图）

● 累及眼睑的 B 细胞淋巴瘤

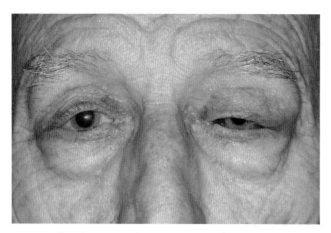

图 9.7　淋巴瘤累及眼睑深层导致左眼上睑下垂。出血是之前的活检造成的

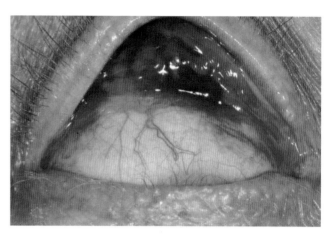

图 9.8　图 9.7 病例，翻转上睑，可见肿瘤浸润睑结膜

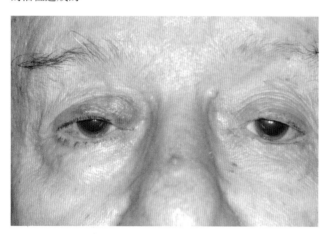

图 9.9　眼睑皮下淋巴瘤导致右眼鼻上方眼睑不明显的增厚

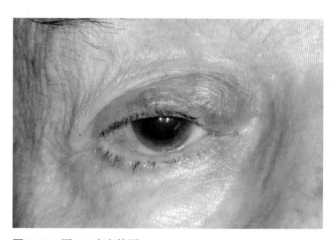

图 9.10　图 9.9 病变特写

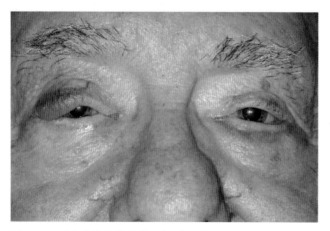

图 9.11　更为表浅的眼睑淋巴瘤，位于右眼上睑，表面血管分布

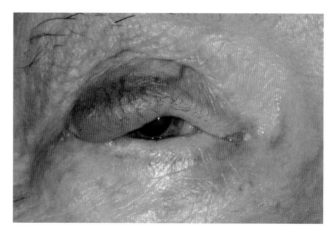

图 9.12　图 9.11 病变特写

● 眼睑淋巴瘤：严重病例

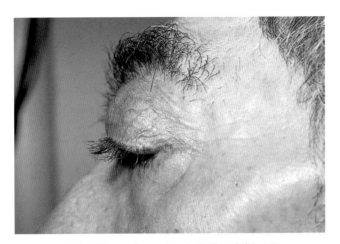

图 9.13　患者男性，60 岁，上睑 B 细胞淋巴瘤侧面观

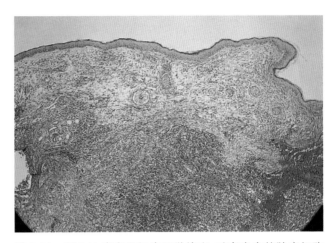

图 9.14　图 9.13 病变组织病理学检查，示真皮内的肿瘤细胞（HE×15）

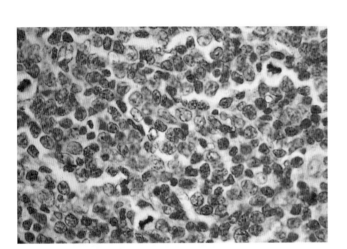

图 9.15　图 9.13 病变组织病理学检查，示分化不良的淋巴细胞（HE×250）

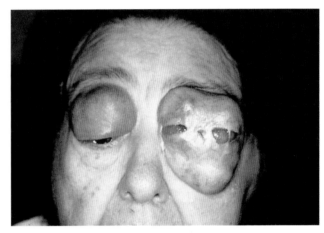

图 9.16　双侧眼睑巨大 B 细胞淋巴瘤，该病同时患有甲状腺眼眶病（Andrew Ferry，MD 供图）

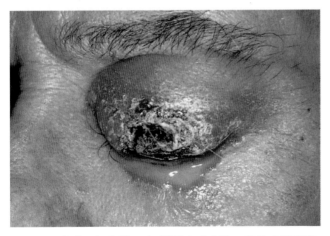

图 9.17　皮肤 T 细胞淋巴瘤，累及上睑皮肤。病灶表面溃疡、痂皮形成（Guy Allaire，MD 供图）

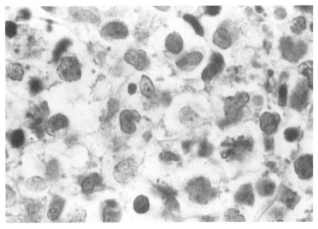

图 9.18　图 9.17 病变组织病理学检查，示恶性 T 淋巴细胞（HE×250）（Guy Allaire，MD 供图）

● 累及眼睑的 T 细胞淋巴瘤

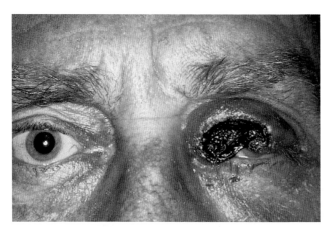

图 9.19　患者男性, 59 岁, 皮肤 T 细胞淋巴瘤累及上睑皮肤
（Seymour Brownstein, MD 供图）

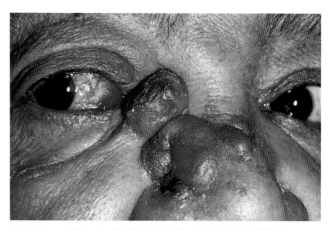

图 9.20　皮肤 T 细胞淋巴瘤累及内眦和同侧鼻部（Bradley
Schwartz, MD 供图）

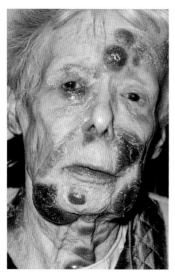

图 9.21　皮肤 T 细胞淋巴瘤累及右下睑, 并有面部多发病灶
（Geoffrey Heathcote, MD 供图）

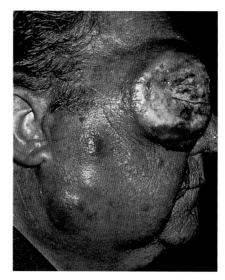

图 9.22　巨大皮肤 T 细胞淋巴瘤, 累及眼睑及眼眶, 皮下淋巴
结受累（Alan Proia, MD 供图）

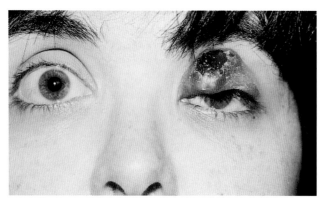

图 9.23　患者女性, 33 岁, 皮肤 T 细胞淋巴瘤。没有发现
系统性淋巴瘤的证据。患者拒绝接受放疗, 采取系统性化疗
（Richard O'Grady, MD 供图）

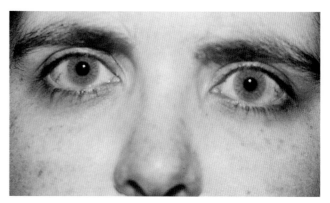

图 9.24　图 9.23 病例化疗后 4 年, 未见复发, 未发现系统性淋
巴瘤（Richard O'Grady, MD 供图）

眼睑浆细胞瘤

概述

浆细胞瘤是由单克隆浆细胞局部聚集而成（1~10）。它既可以孤立存在，也可以是多发性骨髓瘤的一部分。孤立性髓外浆细胞瘤是一种具有局部侵袭性的原发病变，转移不常见。继发性浆细胞瘤是多发性骨髓瘤的一种表现，后者为一种系统性浆细胞肿瘤，主要累及骨骼。多发性骨髓瘤是一种侵袭性更强的肿瘤，容易出现全身转移。原发性浆细胞瘤和多发性骨髓瘤罕见于脉络膜、眼眶和眼睑（1~10）。

临床特征

眼睑浆细胞瘤表现为光滑的、局限的、紫色肿块，累及真皮，有时累及表皮。在临床上和淋巴瘤及其他皮下肿瘤可能难以鉴别。

组织病理

皮肤浆细胞瘤在组织病理学上表现为一个细胞密集的结节，由单形性浸润或良恶不一的浆细胞组成。有文献对其变异进行了讨论（3）。

治疗方法

对于局限的、可切除的病灶，处理方式为切除并活检。肿瘤对放化疗敏感，对于无法切除的病灶或多发性骨髓瘤相关的病灶，可采取放化疗。患多发性骨髓瘤的患者预后较差。

Selected References

Reviews

1. Adkins JW, Shields JA, Shields CL, et al. Plasmacytoma of the eye and orbit. *Int Ophthalmol* 1997;20:339–343.
2. de Smet MD, Rootman J. Orbital manifestations of plasmacytic lymphoprolifera-tions. *Ophthalmology* 1987;94:995–1003.
3. LeBoit PE, McCalmont TH. Cutaneous lymphomas and leukemias. In: Elder D, Elenitsas R, Jaworsky C, et al., eds. *Lever's Histopathology of the Skin*. Philadelphia, PA: Lippincott-Raven, 1997:814–816.

Case Reports

4. Rodman HJ, Font RL. Orbital involvement in multiple myeloma. *Arch Ophthalmol* 1972;87:30–35.
5. Kremer I, Flex D, Manor R. Solitary conjunctival extramedullary plasmacytoma. *Ann Ophthalmol* 1990;22:126–130.
6. Lugassy G, Rozenbaum D, Lifshitz L, et al. Primary lymphoplasmacytoma of the conjunctiva. *Eye* 1992;6:326–327.
7. Olivieri L, Ianni MD, Giansanti M, et al. Primary eyelid plasmacytoma. *Med Oncol* 2000;17:74–75.
8. Ahamed E, Samuel LM, Tighe JE. Extramedullary plasmacytoma of the eyelid. *Br J Ophthalmol* 2003;87:244–245.
9. Honavar SG, Shields CL, Shields JA, et al. Extramedullary plasmacytoma confined to the choroid. *Am J Ophthalmol* 2001;131:277–278.
10. Morgan AE, Shields CL, Shields JA, et al. Presumed malignant plasmacytoma of the choroid as the first manifestation of multiple myeloma. *Retina* 2003;23:867–868.

● 眼睑浆细胞瘤

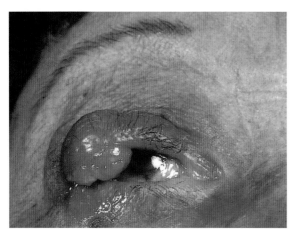

图9.25　患者女性,60岁,上睑孤立性良性浆细胞瘤(Norman Charles, MD 供图)

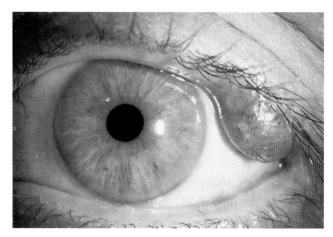

图9.26　患者女性,49岁,以眼睑浆细胞瘤首诊的多发性骨髓瘤。病灶最初被怀疑是霰粒肿(Henry Perry, MD 供图)

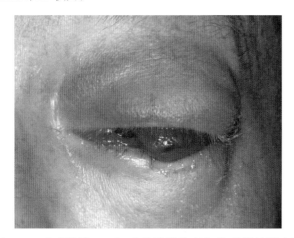

图9.27　患者男性,52岁,多发性骨髓瘤患者,弥漫性眼睑结膜浆细胞瘤。病灶扩展至眶前部

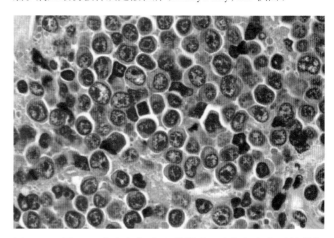

图9.28　图9.27病变组织病理学检查,示真皮内的恶性浆细胞(HE × 250)

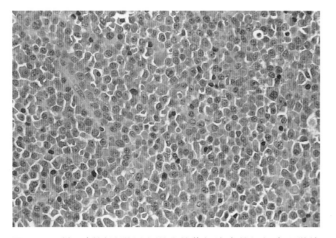

图9.29　另一例累及眼眶和眼睑的浆细胞瘤的组织病理学检查(HE × 100)

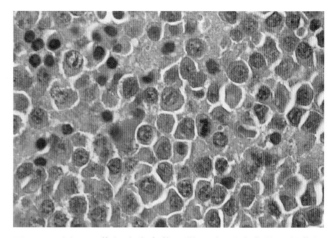

图9.30　图9.29浆细胞瘤高倍显微照片,示密集的恶性浆细胞。注意核分裂象(HE × 250)

眼睑转移性肿瘤

概述

眼睑转移癌较少见（1~14）。在 240 例眼睑恶性肿瘤当中，仅 3 例为转移癌（2）。

在一项 30 例眼睑转移癌的回顾性分析中，原发灶 10 例位于乳腺，7 例为皮肤黑色素瘤，5 例位于肺部，1 例位于胃，还有源自结肠、甲状腺、腮腺和气管的个例（3）。近期的一项 20 例眼睑转移癌的病例系列中，肿瘤起源于皮肤黑色素瘤（20%）、脉络膜黑色素瘤（20%）、乳腺癌（15%）、结膜黑色素瘤（15%）、肾细胞癌（10%）以及甲状腺、前列腺、肺和唾液腺癌（各 5%）（1）。罕见情况下，其他肿瘤如食管平滑肌肉瘤（11）和神经内分泌肿瘤（13）也可转移至眼睑。有些病例的原发肿瘤较为隐匿。正如葡萄膜转移癌一样，眼睑转移癌可能比人们所知的更为普遍，但很多患者由于全身广泛转移，致使临床上眼睑区域病变被忽视。

临床特征

临床上，眼睑转移癌通常表现为一个孤立的皮下结节，类似霰粒肿。与霰粒肿不同的是，转移癌炎症体征较少，表现为进行性增大，最终出现溃疡。此外，患者多有癌症病史，很多患者在出现眼睑肿块时已经有其他部位的转移。眼睑转移性乳腺癌通常是弥漫的、边界不清的，表现为类似睑缘炎的炎症过程（9）。眼睑转移性黑色素瘤通常表现为深蓝色或黑色的结节。我们曾经见到过以眼睑转移为首发播散体征的脉络膜黑色素瘤（5）。

组织病理

眼睑转移癌的组织病理学表现取决于原发肿瘤及转移灶的分化程度。有些病变，如黑色素瘤（5）、乳腺癌（6）及肾细胞癌（4,7）具有典型特征。转移性乳腺癌有时会呈组织细胞样表现，使得诊断变得困难（6,9,10）。汗腺来源的原发性黏液癌可能具有几乎相同的组织病理学表现。某些情况下，眼睑转移癌的分化很差，仅凭显微镜下的表现很难确定原发肿瘤的类型。

治疗方法

除了治疗原发肿瘤，眼睑转移癌也需要专门的治疗。体积较小但进行性增大的病灶可以手术切除。较大病灶可能需要钻孔活检或刮削活检以确定诊断。也可采取穿刺活检，但其所提供的组织量很少，增加诊断难度。如果患者正在接受针对原发肿瘤的化疗，可对眼睑转移癌采取观察随访，以评估肿瘤对化疗的反应。对不易切除且对化疗或其他全身治疗无反应的病灶可采取放疗。

Selected References

Reviews

1. Bianciotto C, Demirci H, Shields CL, et al. Metastatic tumors to the eyelid: report of 20 cases and review of the literature. *Arch Ophthalmol* 2009;127(8):999–1005.
2. Aurora AL, Blodi FC. Lesions of the eyelids. A clinicopathologic study. *Surv Ophthalmol* 1970;15:94–104.
3. Riley FC. Metastatic tumors of the eyelids. *Am J Ophthalmol* 1970;69:259–264.
4. Shah SU, Say EA, Chandana D, et al. Renal cell carcinoma metastasis to the eye and ocular adnexa in 38 patients. 2015; in press. [Presented as a poster at the American Academy of Ophthalmology. November, 2014, Chicago IL.]

Case Reports

5. Shields JA, Shields CL, Augsburger JJ, et al. Solitary metastasis of choroidal melanoma to contralateral eyelid. *Ophthal Plast Reconstr Surg* 1987;3:9–12.
6. Hood CI, Font RL, Zimmerman LE. Metastatic mammary carcinoma in the eyelid with histiocytoid appearance. *Cancer* 1973;31:793–800.
7. Kindermann WR, Shields JA, Eiferman RA, et al. Metastatic renal cell carcinoma to the eye and adnexae. A report of 3 cases and review of the literature. *Ophthalmology* 1981;88:1347–1350.
8. Mansour AM, Hidayat AA. Metastatic eyelid disease. *Ophthalmology* 1987;94:667–670.
9. Mottow-Lippa L, Jakobiec FA, Iwamoto T. Pseudoinflammatory metastatic breast carcinoma of the orbits and eyelids. *Ophthalmology* 1981;88:575–580.
10. Tomasini C, Soro E, Pippione M. Eyelid swelling: think of metastasis of histiocytoid breast carcinoma. *Dermatology* 2002;205:63–66.
11. Esmaeli B, Cleary KL, Ho L, et al. Leiomyosarcoma of the esophagus metastatic to the eyelid: a clinicopathologic report. *Ophthal Plast Reconstr Surg* 2002;18:159–161.
12. Benson JR, Querci della Rovere G, Nasiri N. Eyelid metastasis. *Lancet* 2001;20:1370–1371.
13. Bachmeyer C, Henni AM, Cazier A, et al. Eyelid metastases indicating neuroendocrine carcinoma of unknown origin. *Eye* 2004;18:94–95.
14. Kaden IH, Shields JA, Shields CL, et al. Occult prostatic carcinoma metastatic to the medial canthal area. Diagnosis by immunohistochemistry. *Ophthal Plastic Reconstr Surg* 1987;3:21–24.

● 眼睑转移性肿瘤

Figure 9.35 and 9.36 from Kaden IH, Shields JA, Shields CL, et al. Occult prostatic carcinoma metastatic to the medial canthal area. Dignosis by immunohistochemistry. Ophthal Plast Reconstr Surg 1987; 3: 21–24.

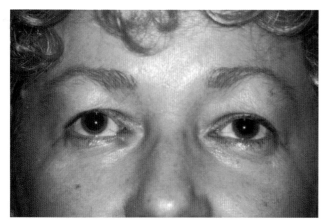

图 9.31　患者女性，52 岁，右眼下睑内侧结节性、边界较清晰的转移性乳腺癌。注意表皮没有受累

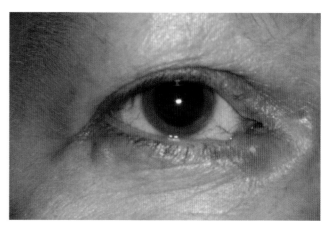

图 9.32　图 9.31 病变特写

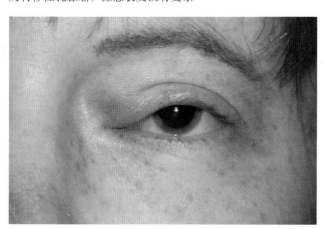

图 9.33　上睑内侧皮下转移性乳腺癌

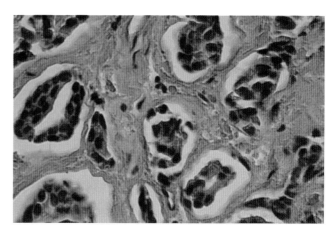

图 9.34　转移性乳腺癌组织病理学检查，示恶性肿瘤细胞形成的腺泡和条索，位于致密纤维组织基质当中（HE×100）

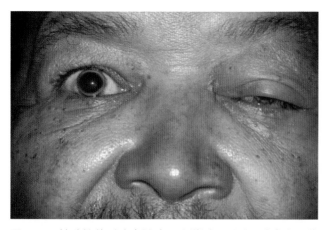

图 9.35　转移性前列腺癌导致上睑增厚和下垂。肿瘤向后蔓延累及额骨和眼眶软组织

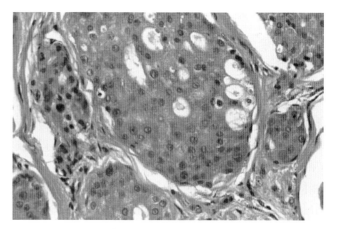

图 9.36　图 9.35 病例，转移性前列腺癌的组织病理学检查，示恶性肿瘤细胞小叶。肿瘤细胞前列腺特异性抗原免疫组化染色阳性（HE×100）

● 眼睑转移性肿瘤

1. Shields JA, Shields CL, Augsburger JJ, et al. Solitary metastasis of choroidal melanoma to contralateral eyelid. Ophthal Plast Reconstr Surg 1987; 3: 9–12.

2. Kindermann WR, Shields JA, Eiferman RA, et al. Metastatic renal cell carcinoma to the eye and adnexae. A report of 3 cases and review of the literature. Ophthalmology. 1981; 88: 1347–1350.

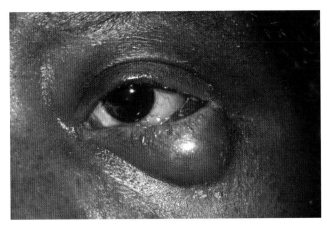

图 9.37　下睑转移性支气管癌。同侧颞窝也有转移

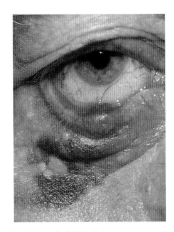

图 9.38　下睑转移性回盲部类癌（Walter Stafford, MD 供图）

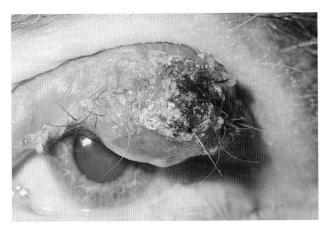

图 9.39　患者男性，62 岁，上睑转移性肾细胞癌。眼睑肿瘤活检帮助确定诊断，进一步的分析揭示了隐匿的肾脏肿瘤

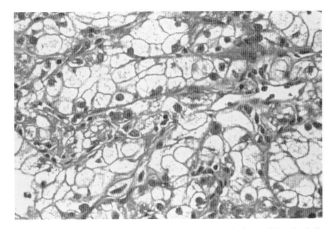

图 9.40　图 9.39 病变组织病理学检查，示含有透明细胞质的恶性细胞，这正是肾细胞癌的特征

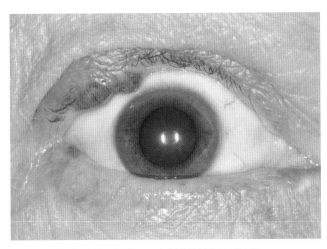

图 9.41　老年男性，右眼上、下睑转移性肾细胞癌

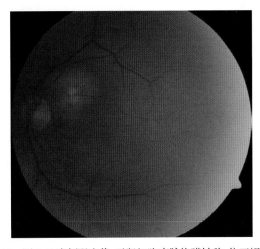

图 9.42　图 9.41 病例眼底像，示肾细胞癌脉络膜转移，位于视盘旁

● 来源于脉络膜黑色素瘤的眼睑转移性肿瘤

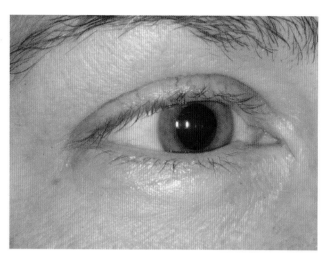

图 9.43　对侧眼脉络膜黑色素瘤治疗数年后,出现的隐匿的、小的蓝色皮下转移

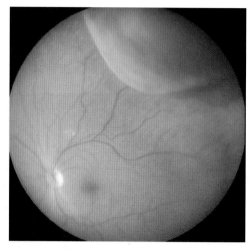

图 9.44　图 9.43 病例,对侧眼大的脉络膜黑色素瘤,示治疗前的色素性肿块和少量视网膜下液

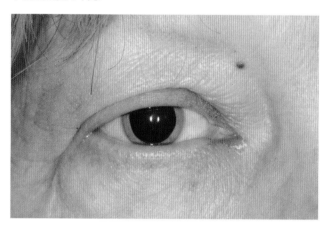

图 9.45　无脉络膜黑色素瘤病史的患者,出现多灶性灰蓝色皮下转移

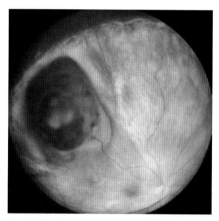

图 9.46　图 9.45 病例眼底像,示刚刚诊断的右眼脉络膜黑色素瘤,肿瘤为蘑菇形,侵犯视网膜。采取敷贴放射治疗

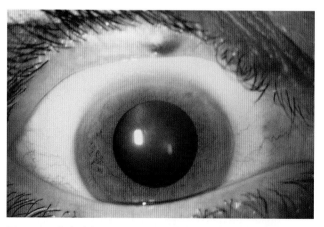

图 9.47　患者女性,51 岁,上睑转移性脉络膜黑色素瘤,为全身转移的唯一体征

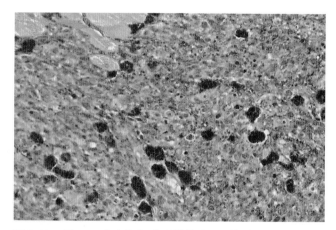

图 9.48　图 9.47 病变组织病理学检查,示梭形和上皮样黑色素瘤细胞(HE×100)

（崔　莹　译）

第 10 章

眼睑组织细胞型、黏液型和纤维型病变

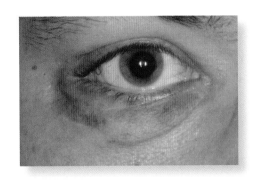

概述

黄斑瘤是较为常见的眼睑皮下组织良性病变,具有典型的临床和组织病理学特点(1~27)。当黄斑瘤增大且呈结节样改变,表现为肿瘤样形态时,称为黄色瘤。该病多双眼受累,发病率约为1%~3%,女性多于男性,老年人多于年轻人。约50%的黄斑瘤患者具有遗传性高脂血症(常为Ⅱ型),或糖尿病、胆汁性肝硬化引起的继发性高脂血症,其他患者不伴有血脂异常。

结节性黄色瘤表现为单发或多发的鳞状或丘疹状病变,多发生于臀部、肘部、膝盖和手指部位。黄色瘤常与Ⅱ型或Ⅲ型高脂血症的脂类代谢基因异常有关,为常染色体显性遗传。黄色瘤常由一个或多个结节组成,常发生于四肢,但也可见于眼睑(20~40)。巨大的双侧黄色瘤可被误诊为纤维组织细胞瘤,组织病理学检查有助于诊断(图10.10)。

急性多发性黄色瘤可见于血清甘油三酯水平迅速上升的患者。在部分病例中,肿物体积巨大,并且具有侵袭性。尽管黄色瘤为良性病变,但可侵入眶隔而进入眶脂肪组织中。

巨大黄色瘤也可发生于血脂水平正常的患者,并可广泛累及全部眼睑组织(21~24)。此类患者因心血管疾病死亡的风险更高。黄斑瘤也常见于Erdheim-Chester病,其特征性表现为发生于骨、心脏、腹膜后腔和眼眶部位的先天性脂质沉积(25~27)。

临床特征

临床上,黄斑瘤表现为单发或多发性、扁平或略微隆起的鳞状肿物,通常位于眼睑中部,肿物周边皮肤松弛。该病常发生于中老年患者,女性更为常见。多为双侧对称发病,部分肿物体积不断增大。有时若干相邻病灶可发生融合,变为体积更大的隆起斑块或结节状病灶。当黄斑瘤隆起且呈结节状改变时,称为结节性黄色瘤(20~24)。

组织病理

显微镜下可见,黄斑瘤和黄色瘤与脂肪瘤表现相似,可见浅表的真皮网状层大量泡沫状组织细胞浸润。泡沫状细胞多分布在血管周围,有时可见Touton巨细胞,一般不形成纤维化。

眼睑黄斑瘤和黄色瘤

治疗方法

　　根据临床病情不同,黄斑瘤和黄色瘤可有多种治疗方法(2~18)。治疗时应包括对不同类型高脂血症或 Erdheim–Chester 病的评估。眼睑病变可以随访观察,若病变体积较大或有影响外观时,可考虑手术切除。手术切口可以直接缝合或有计划的行二期手术修复(3~6)。有报道提出黄斑瘤手术切除新技术:首先制作皮瓣,自皮瓣内面将黄斑瘤切除,然后将不含肿物的皮瓣缝合到原来位置(4)。目前该方法得到了改良,在制作皮瓣后,可以通过 YAG 激光替代手术刀切除肿物,再将皮瓣缝合到原处(12)。局部使用二氯乙酸或三氯乙酸治疗方法也是有效的(13~15)。二氧化碳激光烧灼肿物也可以取得较好效果(7、11)。此外,经证实铒 YAG 激光治疗方法也有一定疗效(12)。这些治疗方法及其细节在文献中均有详细论述(1~18)。此外,患者需同时治疗高脂血症,单纯治疗高脂血症亦有助于黄斑瘤的治疗(18)。对于较大的、茎块状肿物,通常需行手术切除。

Selected References

Reviews

1. Rohrich RJ, Janis JE, Pownell PH. Xanthelasma palpebrarum: a review and current management principles. *Plast Reconstr Surg* 2002;110:1310–1314.

Management

2. Cartwright MJ. Xanthelasma procedures. *Plast Reconstr Surg* 1999;104:878.

Surgical Resection

3. Lee HY, Jin US, Minn KW, et al. Outcomes of surgical management of xanthelasma palpebrarum. *Arch Plast Surg* 2013;40(4):380–386.
4. Doi H, Ogawa Y. A new operative method for treatment of xanthelasma or xanthoma palpebrarum: microsurgical inverted peeling. *Plast Reconstr Surg* 1998;102:1171–1174.
5. Eedy DJ. Treatment of xanthelasma by excision with secondary intention healing. *Clin Exp Dermatol* 1996;21:273–275.
6. Levy JL, Trelles MA. New operative technique for treatment of xanthelasma palpebrarum: laser-inverted resurfacing: preliminary report. *Ann Plast Surg* 2003;50:339–343.

Laser Therapy

7. Ullmann Y, Har-Shai Y, Peled IJ. The use of CO_2 laser for the treatment of xanthelasma palpebrarum. *Ann Plast Surg* 1993;31:504–507.
8. Sampath R, Parmar D, Cree IA, et al. Histology of xanthelasma lesion treated by argon laser photocoagulation. *Eye* 1998;12:479–480.
9. Park EJ, Youn SH, Cho EB, et al. Xanthelasma palpebrarum treatment with a 1,450-nm-diode laser. *Dermatol Surg* 2011;37(6):791–796.
10. Karsai S, Czarnecka A, Raulin C. Treatment of xanthelasma palpebrarum using a pulsed dye laser: a prospective clinical trial in 38 cases. *Dermatol Surg* 2010;36(5):610–617.
11. Raulin C, Schoenermark MP, Werner S, et al. Xanthelasma palpebrarum: treatment with the ultrapulsed CO_2 laser. *Lasers Surg Med* 1999;24:122–127.
12. Borelli C, Kaudewitz P. Xanthelasma palpebrarum: treatment with the erbium:YAG laser. *Lasers Surg Med* 2001;29:260–264.

Others

13. Haygood LJ, Bennett JD, Brodell RT. Treatment of xanthelasma palpebrarum with bichloracetic acid. *Dermatol Surg* 1998;24:1027–1031.

14. Cannon PS, Ajit R, Leatherbarrow B. Efficacy of trichloroacetic acid (95%) in the management of xanthelasma palpebrarum. *Clin Exp Dermatol* 2010;35(8):845–848.
15. Nahas TR, Marques JC, Nicoletti A, et al. Treatment of eyelid xanthelasma with 70% trichloroacetic acid. *Ophthal Plast Reconstr Surg* 2009;25(4):280–283.
16. Dincer D, Koc E, Erbil AH, et al. Effectiveness of low-voltage radiofrequency in the treatment of xanthelasma palpebrarum: a pilot study of 15 cases. *Dermatol Surg* 2010;36(12):1973–1978.
17. Hawk JL. Cryotherapy may be effective for eyelid xanthelasma. *Clin Exp Dermatol* 2000;25:351.
18. Shields CL, Mashayekhi A, Racciato P, et al. Disappearance of eyelid xanthelasma following oral simvastatin (Zocor™). *Br J Ophthalmol* 2005;89:639.

Case Reports

19. Pinto X, Ribera M, Fiol C. Dyslipoproteinemia in patients with xanthelasma. *Arch Dermatol* 1989;125:1281–1282.
20. Shukla Y, Ratnawat PS. Tuberous xanthoma of upper eyelid (a case report). *Indian J Ophthalmol* 1982;30:3.
21. Rose EH, Vistnes LM. Unilateral invasive xanthelasma palpebrarum. *Ophthal Plast Reconstr Surg* 1987;3:91–94.
22. Tosti A, Varotti C, Tosti G, et al. Bilateral extensive xanthelasma palpebrarum. *Cutis* 1988;41:113–114.
23. Depot MJ, Jakobiec FA, Dodick JM, et al. Bilateral and extensive xanthelasma palpebrarum in a young man. *Ophthalmology* 1984;91:522–527.
24. Ohta M, Suzuki Y, Sawada M. Bilateral tumor-like invasive xanthelasma palpebrarum in the superior palpebra. *Ophthal Plast Reconstr Surg* 1996;12:196–198.

Erdheim–Chester Disease

25. Alper MG, Zimmerman LE, LaPiana FG. Orbital manifestations of Erdheim-Chester disease. *Trans Am Ophthalmol Soc* 1983;81:64–85.
26. Shields JA, Karcioglu Z, Shields CL, et al. Orbital and eyelid involvement with Erdheim-Chester disease. *Arch Ophthalmol* 1991;109:850–854.
27. Opie KM, Kaye J, Vinciullo C. Erdheim-Chester disease. *Australas J Dermatol* 2003;44:194–198.

● 眼睑黄斑瘤

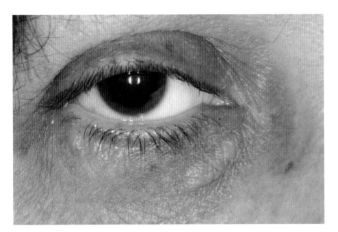

图 10.1　下睑内侧典型黄斑瘤,表现为黄色略隆起的鳞状病变

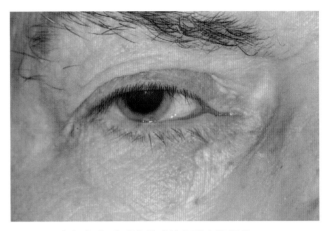

图 10.2　老年患者,内眦和外眦处上下睑黄斑瘤

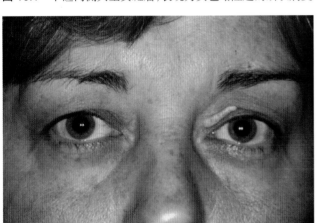

图 10.3　中年女性患者,左眼上睑内侧黄斑瘤

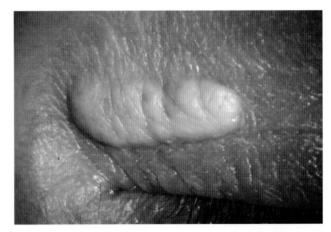

图 10.4　图 10.3 病变特写,显示有皮肤皱褶的黄色黄斑瘤

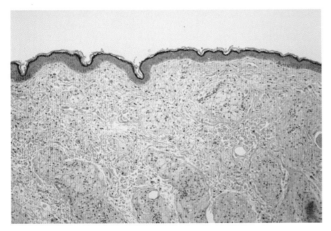

图 10.5　显微镜示上皮和位于真皮的脂肪细胞(HE×10)

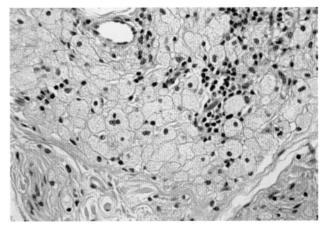

图 10.6　显微镜示排列紧密的圆形含脂质细胞,伴随轻度慢性炎性细胞浸润(HE×50)

● 合并全身系统疾病的黄斑瘤

1. Shields CL, Mashayekhi A, Racciato P, et al. Disappearance of eyelid xanthelasma following oral simvastatin（Zocor）. Br J Ophthalmol 2005；89：639.

2. Shields JA, Karcioglu Z, Shields CL. et al. Orbital and eyelid involvement with Erdheim-Chester disease. Arch Ophthalnol 1991；109：850–854.

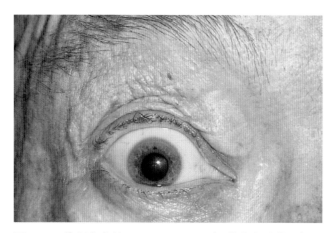

图 10.7　黄斑瘤合并 Erdheim-Chester 病,伴有广泛的双侧眼眶病变（在眼眶疾病章节展示）

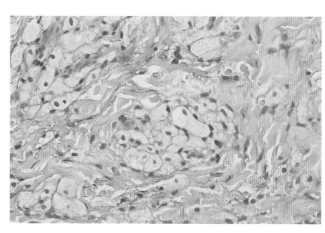

图 10.8　图 10.7 病变组织病理学检查,示真皮内大的圆形脂肪细胞,黄色瘤细胞多分布在血管周围（HE × 150）

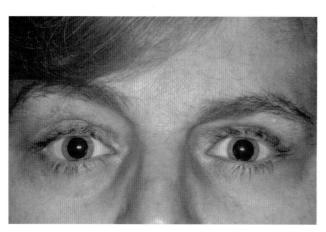

图 10.9　成年哮喘患者,眼眶边缘黄色肉芽肿状黄斑瘤

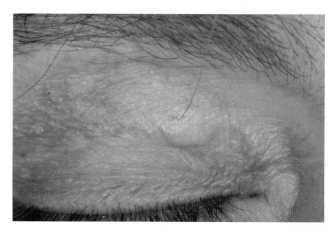

图 10.10　图 10.9 病变特写,显示扁平广泛的上睑黄斑瘤

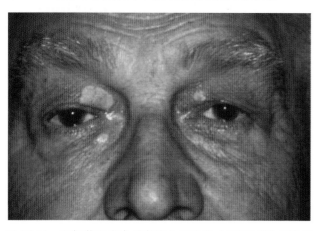

图 10.11　双侧黄斑瘤合并高脂血症患者,服用辛伐他汀治疗高脂血症

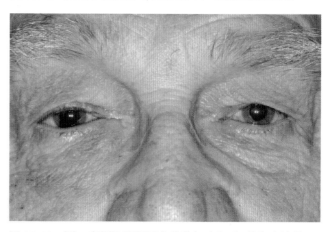

图 10.12　同一病例长期服用辛伐他汀十年后,黄色瘤消退

眼睑黄色肉芽肿

概述

　　幼年性黄色肉芽肿（juvenile xanthogranuloma，JXG）是一种特发性肉芽肿性炎症，常侵及婴儿皮肤组织，但也可发生于成年人和儿童的眼部组织（1~14）。因此"幼年性"这个词可能并不准确，但由于使用广泛，此处仍称为"幼年性黄色肉芽肿"。本章也将对成人黄色肉芽肿进行简要介绍。在 53 例眼部 JXG 病例中，有 13 例累及眼睑区域（25%）（1）。

　　发生于眼睑、结膜或眼眶的 JXG 通常表现为孤立性病灶（3~9）。该病眼部较为特征性的表现为虹膜损伤，并可导致自发性前房积血（6~8）。虹膜 JXG 详见 *Atlas and Textbook of Intraocular Tumors*。

临床特征

　　眼睑 JXG 一般为孤立性病灶，常发生于较年长的儿童或青年人（1，2）。病变也可于出生时即存在。一般表现为褐色或橙色的肉质结节样肿物，很少发生溃疡。病变通常具有自限性，可逐渐吸收，最后遗留较小的萎缩性瘢痕。在临床和组织病理学上，先天性大结节型 JXG 与恶性肿瘤表现相似（4，5）。

　　成人黄色肉芽肿可单独发病，但部分患者常合并哮喘（10，11，13）。在临床和组织病理学上，其与黄斑瘤合并 Erdheim–Chester 病表现相似（14）。

组织病理

　　早期 JXG 的病理特征为病变组织中淋巴细胞、单核细胞、嗜酸性粒细胞和 Touton 巨细胞浸润（1）。JXG 与纤维组织细胞瘤（皮肤纤维瘤）、网状组织细胞瘤（13）和其他肉芽肿性炎症的病理表现相似。

治疗方法

　　因病变具有自限性，眼睑 JXG 可随访观察。严重病例可局部或全身应用糖皮质激素治疗。如果怀疑为恶性肿瘤，或病变持续不吸收、糖皮质激素治疗无效者，可以考虑行手术切除治疗。放射治疗目前很少应用。合并支气管哮喘的成人 JXG，尚无有效治疗方法，但哮喘类药物和全身应用皮质类固醇激素可用于该病对症治疗。

Selected References

Reviews

1. Zimmerman LE. Ocular lesions of juvenile xanthogranuloma. *Trans Am Acad Ophthalmol Otolaryngol* 1965;63:412–442.

Case Reports/Juvenile Xanthogranuloma

2. DeStafeno JJ, Carlson JA, Meyer DR. Solitary spindle-cell xanthogranuloma of the eyelid. *Ophthalmology* 2002;109:258–261.
3. Chalfin S, Lloyd WC 3rd. Juvenile xanthogranuloma of the eyelid in an adult. *Arch Ophthalmol* 1998;116:1546–1547.
4. Schwartz TL, Carter KD, Judisch GF, et al. Congenital macronodular juvenile xanthogranuloma of the eyelid. *Ophthalmology* 1991;98:1230–1233.
5. Shields CL, Thaler AS, Lally SE, et al. Massive macronodular juvenile xanthogranuloma of the eyelid in a newborn. *J AAPOS* 2014;18(2):195–197.
6. Manjandavida FP, Arepalli S, Tarlan B, et al. Optical coherence tomography characteristics of epi-iridic membrane in a child with recurrent hyphema and presumed juvenile xanthogranuloma. *J AAPOS* 2014;18:93–95.
7. Danzig C, Shields CL, Mashayekhi A, et al. Fluorescein angiography of iris juvenile xanthogranuloma. *J Ped Ophthalmol Strabism* 2008;45(2):110–112.
8. Shields JA, Eagle RC, Shields CL, et al. Iris juvenile xanthogranuloma studied by immunohistochemistry and flow cytometry. *Ophthal Surg Lasers* 1997;98:40–44.
9. Shields CL, Shields JA, Buchanon H. Solitary orbital involvement with juvenile xanthogranuloma. *Arch Ophthalmol* 1990;108:1587–1589.

Adult Onset Xanthogranuloma

10. Nasr AM, Johnson T, Hidayat A. Adult onset primary bilateral orbital xanthogranuloma: clinical, diagnostic, and histopathologic correlations. *Orbit* 1991;10:13–17.
11. Rose GE, Patel BC, Garner A, et al. Orbital xanthogranuloma in adults. *Br J Ophthalmol* 1991;75:681–686.
12. Bakri SJ, Carlson JA, Meyer DR. Recurrent solitary reticulohistiocytoma of the eyelid. *Ophthal Plast Reconstr Surg* 2003;19:162–164.
13. Jakobiec FA, Mills MD, Hidayat AA, et al. Periocular xanthogranulomas associated with severe adult-onset asthma. *Trans Am Ophthalmol Soc* 1993;91:99–129.
14. Shields JA, Karcioglu Z, Shields CL, et al. Orbital and eyelid involvement with Erdheim-Chester disease. *Arch Ophthalmol* 1991;109:850–854.

● 眼睑幼年性黄色肉芽肿

1. Shields CL, Thaler AS, Lally SE, et al. Massive macronodular juvenile xanthogranuloma of the eyelid in the newborn. J AAPOS 2014; 18（2）: 195–197.

2. Shields CL, Shields JA, Buchanon H. Solitary orbital involvement with juvenile xanthogranuloma. Arch Ophthalmol 1990; 108: 1587–1589.

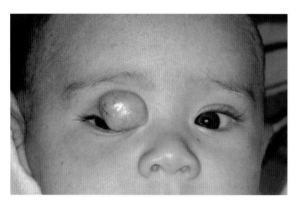

图 10.13　患儿出生时即存在较大的眼睑黄色肉芽肿,6 周时病变迅速扩大

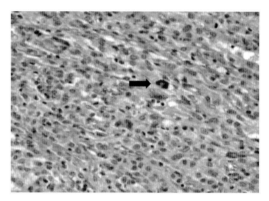

图 10.14　图 10.13 病例术后病理切片,可见少量 Touton 巨细胞(箭头所示)(HE×200)

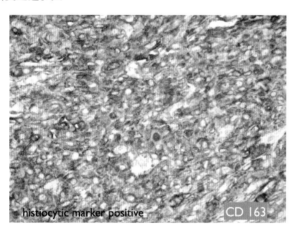

图 10.15　图 10.13 病例,巨噬细胞标记物 CD163 免疫组化染色,染色结果为阳性(CD163×200)

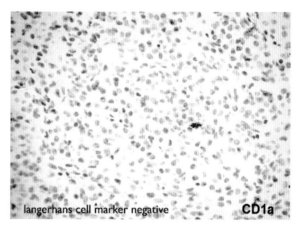

图 10.16　图 10.13 病例,朗格汉斯细胞标记物 CD1a 进行免疫组化染色,染色结果为阴性(CD1a×200)

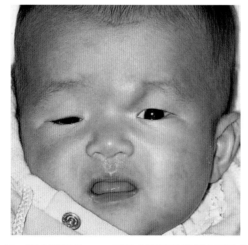

图 10.17　眼睑深部的 JXG,可见左眼眉弓鼻侧皮下肿物,病变向后延伸至眼眶中间部分

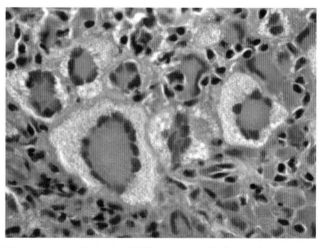

图 10.18　JXG 组织病理学检查,示组织细胞和多个 Touton 巨细胞(HE×250)

伴副球蛋白血症的眼睑坏死性黄色肉芽肿

概述

伴副球蛋白血症的坏死性黄色肉芽肿是一种合并有副球蛋白血症，且以皮肤多发性黄色瘤病变为特征的罕见组织细胞疾病（1~13）。眶周、面部及躯干容易受累，好发于 55 岁以上人群。最常累及眼睑等眶周区域。副球蛋白血症多为单克隆 IgG 蛋白异常引起（1）。

临床特征

坏死性黄色肉芽肿可引起眼睑皮肤产生多发性、无痛性的黄色结节或斑块。眼睑病变与黄斑瘤相似，但该病分布散在、结节质地较硬，更容易侵入眼眶。病程进展缓慢，可伴有多发性骨髓瘤或其他癌症，也可发生虹膜炎或椎间盘水肿等疾病。

组织病理

组织病理学上，坏死性肉芽肿的皮下组织和真皮内可见多形性泡沫细胞、Touton 多核巨细胞和淋巴细胞浸润。以广泛的胶原蛋白坏死为显著特征，而 JXG 和 Erdheim–Chester 病无此表现（1，3）。浸润灶有时可见胆固醇结晶。免疫组织化学检查显示，单核细胞和巨噬细胞标记物阳性表达，S–100 蛋白阴性表达，可与朗格汉斯细胞组织细胞增多症及 Rosai–Dorfman 窦组织细胞增多症相鉴别。

治疗方法

该病治疗较为困难，多针对副球蛋白血症治疗。糖皮质激素和化学疗法可起到一定疗效。最近研究表明，注射糖皮质激素可减少皮下脂质积存（13）。放射治疗可能有效（9）。

Selected References

Reviews

1. Kossard S, Winkelmann RK. Necrobiotic xanthogranuloma with paraproteinemia. *J Am Acad Dermatol* 1980;3:257–270.

Case Reports

2. Codere F, Lee RD, Anderson RL. Necrobiotic xanthogranuloma of the eyelid. *Arch Ophthalmol* 1983;101:60–63.

3. Robertson DM, Winkelmann RK. Ophthalmic features of necrobiotic xanthogranuloma with paraproteinemia. *Am J Ophthalmol* 1984;97:178–183.
4. Bullock JD, Bartley GB, Campbell RJ, et al. Necrobiotic xanthogranuloma with paraproteinemia. Case report and a pathogenetic theory. *Ophthalmology* 1986;93:1233–1236.
5. Cornblath WT, Dotan SA, Trobe JD, et al. Varied clinical spectrum of necrobiotic xanthogranuloma. *Ophthalmology* 1992;99:103–107.
6. Scupham RK, Fretzin DF. Necrobiotic xanthogranuloma with paraproteinemia. *Arch Pathol Lab Med* 1989;113:1389–1391.
7. Plotnick H, Taniguchi Y, Hashimoto K, et al. Periorbital necrobiotic xanthogranuloma and stage I multiple myeloma. Ultrastructure and response to pulsed dexamethasone documented by magnetic resonance imaging. *J Am Acad Dermatol* 1991;25:373–377.
8. Valentine EA, Friedman HD, Zamkoff KW, et al. Necrobiotic xanthogranuloma with IgA multiple myeloma: a case report and literature review. *Am J Hematol* 1990;35:283–285.
9. Char DH, LeBoit PE, Ljung BE, et al. Radiation therapy for ocular necrobiotic xanthogranuloma. *Arch Ophthalmol* 1987;105:174–175.
10. Lam K, Brownstein S, Jordan DR, et al. Bilateral necrobiotic xanthogranuloma of the eyelids followed by a diagnosis of multiple myeloma 20 years later. *Ophthal Plast Reconstr Surg* 2013;29(5):e119–e120.
11. Rayner SA, Duncombe AS, Keefe M, et al. Necrobiotic xanthogranuloma occurring in an eyelid scar. *Orbit* 2008;27(3):191–194.
12. Schaudig U, Al-Samir K. Upper and lower eyelid reconstruction for severe disfiguring necrobiotic xanthogranuloma. *Orbit* 2004;23(1):65–76.
13. Elner VM, Mintz R, Demirci H, et al. Local corticosteroid treatment of eyelid and orbital xanthogranuloma. *Ophthal Plast Reconstr Surg* 2006;22:36–40.

● 伴副球蛋白血症的眼睑坏死性黄色肉芽肿

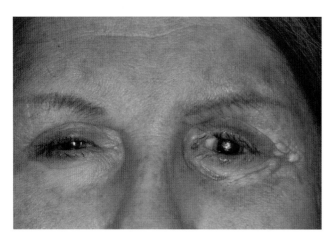

图 10.19　中年女性患者,坏死性黄色肉芽肿伴单克隆丙种球蛋白病,眼睑广泛黄斑瘤伴有干涩刺激症状

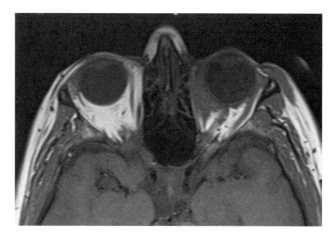

图 10.20　图 10.19 病例磁共振成像显示,坏死性黄色肉芽肿侵犯眼眶

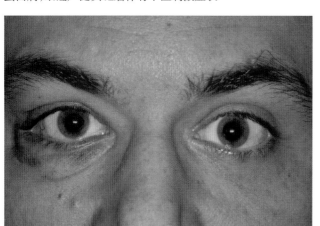

图 10.21　青年男性患者,右眼睑黄斑瘤,病情迁延两年后发现坏死性黄色肉芽肿,并伴有单克隆丙种球蛋白病

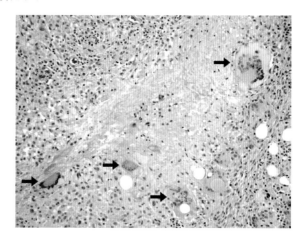

图 10.22　图 10.21 病例显微镜下显示,坏死性黄色肉芽肿可见中央变性坏死和 Touton 巨细胞浸润的肉芽肿性炎症反应(箭头所示)(HE × 150)

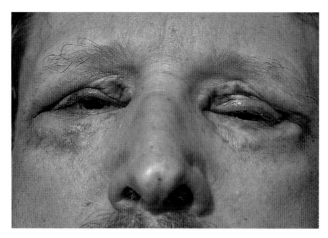

图 10.23　患者男性,53 岁,双侧眼睑坏死性黄色肉芽肿,并伴有单克隆丙种球蛋白病

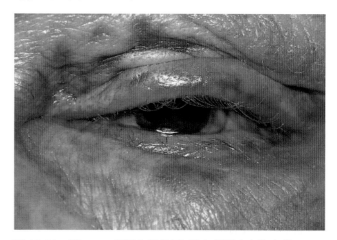

图 10.24　图 10.23 病例左眼特写,示患者眼睑皮肤变黄

眼睑血管纤维瘤

概述

血管纤维瘤常在 10 岁以前发病,多见于结节性硬化症(tuberous sclerosis complex, TSC)患儿(1~6)。TSC 为常染色体显性遗传,由两个不同的基因突变引起:TSCI 位于 9q34, TSC2 位于 16p13。两个基因分别编码错构瘤蛋白和马铃薯球蛋白两种肿瘤抑制蛋白。TSC 的皮肤表现包括血管纤维瘤、白斑("白蜡树斑征", ash leaf sign)、鲨革样斑、皮肤结节、甲下和甲周血管纤维瘤。这些表现均已有广泛探讨(1)。眼睑皮肤病变的主要表现为血管纤维瘤,一直被称为"皮脂腺瘤"。这是一种不恰当的名称,因为病变并非皮脂腺肿瘤,而是皮脂腺正常或轻微增生的血管纤维瘤,因此"皮脂腺瘤"用词不当。眼内最常见的病变为星形细胞错构瘤,在 *Atlas and Textbook of Intraocular Tumors* 中有讲述。本章节主要阐述眼睑血管纤维瘤和 TSC 的其他常见皮肤病变特征。

临床特征

TSC 血管纤维瘤表现为皮肤多发性红褐色丘疹,多呈蝶形分布于眼周。触之略柔软,可以推动。出生时不明显,多于幼儿时期临床表现较明显。患者应评估是否有视网膜星形细胞错构瘤、皮肤色素脱失斑("白蜡树斑征")、钙化性脑星形细胞瘤、心脏横纹肌瘤和肾错构瘤,以确定是否患有 TSC 系统性疾病。

组织病理

血管纤维瘤是由真皮纤维组织和扩张的毛细血管组成的纤维血管错构瘤样增生性病变。皮脂腺可萎缩或增生。当出现皮脂腺继发性增生时,可误称为"皮脂腺瘤"。

治疗方法

较小的血管纤维瘤可以随访观察,较大的肿物需采用标准术式切除。

Selected References

Reviews

1. Shields JA, Shields CL. The systemic hamartomatoses ("Phakomatoses"). In: Shields JA, Shields CL. *Intraocular Tumors. A Text and Atlas.* Philadelphia, PA: WB Saunders; 1992:516–518.
2. Rowley SA, O'Callaghan FJ, Osborne JP. Ophthalmic manifestations of tuberous sclerosis: a population based study. *Br J Ophthalmol* 2001;85(4):420–423.

Case Reports

3. Hayashi N, Borodic G, Karesh JW, et al. Giant cell angiofibroma of the orbit and eyelid. *Ophthalmology* 1999;106:1223–1229.
4. Mawn LA, Jordan DR, Nerad J, et al. Giant cell angiofibroma of the eyelids: an unusual presentation of tuberous sclerosis. *Ophthalmic Surg Lasers* 1999;30: 320–322.
5. Zolli C, Rodrigues MM, Shannon GM. Unusual eyelid involvement in tuberous sclerosis. *J Pediatr Ophthalmol* 1976;13:156–151.
6. Lopez JP, Ossandón D, Miller P, et al. Unilateral eyelid angiofibroma with complete blepharoptosis as the presenting sign of tuberous sclerosis. *J AAPOS* 2009;13(4): 413–414.

● 眼睑及面部血管纤维瘤合并结节性硬化症

皮肤血管纤维瘤可单独发病,但大多合并有 TSC。下图展示了血管纤维瘤的典型表现,以及伴 TSC 的皮肤病变。TSC 的眼底和脑部病变表现,在 *Atlas and Textbook of Intraocular Tumors* 中有阐述。

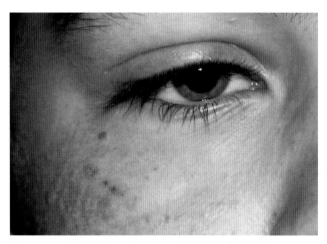

图 10.25　患儿男性,9 岁,TSC,面部微小血管纤维瘤

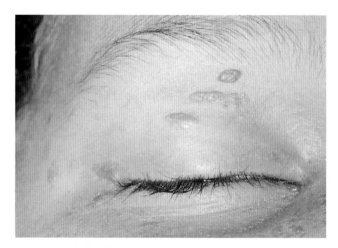

图 10.26　患儿女性,10 岁,TSC,眼睑上部血管纤维瘤

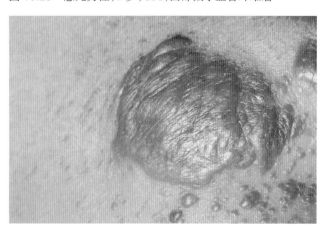

图 10.27　图 10.26 病例下颌血管纤维瘤特写,显示皮肤血管纤维瘤的典型病灶

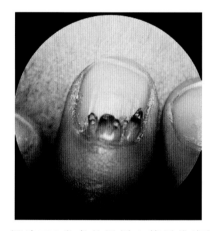

图 10.28　疑诊 TSC 患者的甲周血管纤维瘤(Courtesy of Joseph Calhoun, MD 供图)

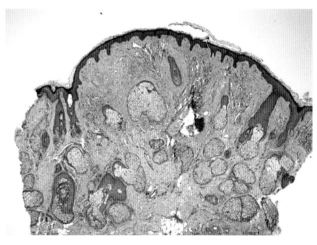

图 10.29　血管纤维瘤组织病理学检查,示真皮纤维组织和皮脂腺增生(HE×50)

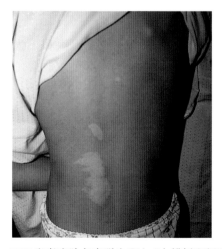

图 10.30　TSC 患者皮肤色素脱失斑("白蜡树斑征")

眼睑结节性筋膜炎

概述

结节性筋膜炎是一种良性、反应性、假瘤性病变，通常累及成人躯干和上肢，表现为皮下组织中明显肿物（1~18）。其病因尚不清楚，几乎不合并与之相关的系统性疾病。在临床上，因结节性筋膜炎发作和进展迅速，所以与恶性肿瘤表现相似。在1955年，Konwaler等阐明其本质为良性病变，并强调这是一种反应性疾病，而不是恶性肿瘤（3）。随后，其他报道亦证实了其良性本质。结节性筋膜炎通常发生在儿童的头部和颈部。

1966年，Font和Zimmerman报道了10例眼部结节性筋膜炎病例（1）。其报告主要涉及组织病理学研究，与临床的相关性有限。自Font和Zimmerman之后，有越来越多的文献报道了结节性筋膜炎在眼部发病的病例（4~18）。所报告的病例均已在相关文献中进行了详细的整理（4）。眼部结节性筋膜炎多发生于成人，但也常见于儿童患者。

临床特征

多数患者表现为发展迅速的明显皮下肿物，表面不突出。轻微疼痛或无痛，也有少数患者疼痛剧烈。结节性筋膜炎往往发生在浅层的眼周结构中，很少侵及深层眼眶（9）。据报道，有些患者病变可能起源于眼球表面的Tenon囊（1）。眼球表面的病变多发生于直肌附着点处，很少起源于角巩膜缘及向眼内进展（1，4，10）。

结节性筋膜炎需要和很多成人或儿童肿瘤相鉴别。肿物的快速发生和发展多提示皮样囊肿破裂、特发性眼眶炎症（炎性假瘤）、嗜酸性粒细胞瘤、横纹肌肉瘤、转移性神经母细胞瘤、或骨髓肉瘤（白血病、绿色瘤）等病变。影像学检查如CT和MRI有利于鉴别诊断。嗜酸性肉芽肿和转移性神经母细胞瘤往往发生在骨骼内，并具有特征性的骨性变化。然而，影像学检查很难区分结节性筋膜炎和软组织恶性肿瘤，如横纹肌肉瘤和骨髓肉瘤。

组织病理

组织病理学上，结节性筋膜炎和恶性梭形细胞肿瘤非常相似，如横纹肌肉瘤和纤维肉瘤，因此也称假肉瘤性筋膜炎（1~4）。其组织病理学诊断往往较难。常可发现大量有丝分裂相的梭形细胞，提示为横纹肌肉瘤或其他软组织肿瘤可能性大。有软组织肿瘤诊断经验的病理学医生往往可以通过结节性筋膜炎在光学显微镜下的特征性表现进行诊断。饱满、活跃的星形或纺锤状成纤维细胞，平行排列或向四周放射状扩展。有大量黏液基质样的成纤维细胞混杂在其中，这些细胞比成纤维细胞更大更活跃。许多新形成的平行毛细血管呈网状分布于病变区域，形成了与卡波西肉瘤相类似的组织结构。

免疫组织化学方法和电子显微镜检查可以辅助诊断。在免疫组化中，结节性筋膜炎表现为平滑肌肌动蛋白和波形蛋白反应阳性。电子显微镜下可见，平行成束的肌动蛋白微丝以梭状密度排列，与平滑肌瘤结构相似（2）。

治疗方法

虽然结节性筋膜炎是一种良性的自限性疾病，但由于其与恶性肿瘤难以区分，所以临床上一般采取手术切除。有时可局部复发。一些文献报道了通过外科手术切除眼周区域结节性筋膜炎的病例。肿物切除后，导致难以观察其自然病程。因为结节性筋膜炎是免疫反应引起的疾病，人们推测其对皮质激素治疗可能有效，或可自行好转。在最近报道的一例手臂结节性筋膜炎病例显示，在肌内注射类固醇后，该病变好转（15）。但由于在临床表现及影像学表现上无法与横纹肌肉瘤完全区分开，应行手术切除肿物。

因为眼部结节性筋膜炎通常局限于前部附属器结构，因此应进行全部切除而不是局部取材做活组织检查。无论是疑诊还是确诊，所有自限性眶前和眼部表面病变，均应进行手术切除。当完全切除结节性筋膜炎后，很少或几乎不会局部复发。

Selected References

Reviews

1. Font RL, Zimmerman LE. Nodular fasciitis of the eye and adnexa. *Arch Ophthalmol* 1967;75:475–481.

Histopathology

2. Sakamoto T, Ishibashi T, Ohnishi Y, et al. Immunohistological and electron microscopical study of nodular fasciitis of the orbit. *Br J Ophthalmol* 1991;75:636–638.

Case Reports

3. Konwaler BE, Keasbey L, Kaplan L. Subcutaneous pseudosarcomatous fibromatosis (fasciitis). *Am J Clin Pathol* 1955;25:241–252.
4. Shields JA, Shields CL, Christian C, et al. Orbital nodular fasciitis simulating a dermoid cyst in an eight-month-old infant. *Ophthal Plast Reconstr Surg* 2001;17:144–148.
5. Tolls RE, Mohr S, Spencer WH. Benign nodular fasciitis originating in Tenon's capsule. *Arch Ophthalmol* 1966;75:482–483.
6. Levitt JM, deVeer JA, Ogushan C. Orbital nodular fasciitis. *Arch Ophthalmol* 1969;81:235–237.
7. Meacham CT. Pseudosarcomatous fasciitis. *Am J Ophthalmol* 1974;77:747–749.
8. Ferry AP, Sherman SE. Nodular fasciitis of the conjunctiva apparently originating in the fascia bulbi (Tenon's capsule). *Am J Ophthalmol* 1974;78:514–517.
9. Perry RH, Ramani PS, McAllister SR, et al. Nodular fasciitis causing unilateral proptosis. *Br J Ophthalmol* 1975;59:404–408.
10. Holds FB, Mamalis N, Anderson RL. Nodular fasciitis presenting as rapidly enlarging episcleral mass in a 3-year-old. *J Pediatr Ophthalmol Strabismus* 1990;27:157–160.
11. Vestal KP, Bauer TW, Berlin AJ. Nodular fasciitis presenting as an eyelid mass. *Ophthalmol Plast Reconstr Surg* 1990;6:130–132.
12. Reccia FM, Buckley EG, Townshend LM, et al. Nodular fasciitis of the orbital rim in a pediatric patient. *J Pediatr Ophthalmol Strabismus* 1997;34:316–318.
13. Hymas D, Mamalis N, Pratt DV, et al. Nodular fasciitis of the lower eyelid in a pediatric patient. *Ophthal Plast Reconstr Surg* 1999;15:139–142.
14. Graham BS, Barrett TL, Goltz RW. Nodular fasciitis: response to intralesional corticosteroids. *J Am Acad Dermatol* 1999;40:490–492.
15. Husain A, Cummings T, Richard MJ, et al. Nodular fasciitis presenting in an adult woman. *Ophthal Plast Reconstr Surg* 2011;27(6):e168–e170.
16. de Paula SA, Cruz AA, de Alencar VM, et al. Nodular fasciitis presenting as a large mass in the upper eyelid. *Ophthal Plast Reconstr Surg* 2006;22(6):494–495.
17. Stone DU, Chodosh J. Epibulbar nodular fasciitis associated with floppy eyelids. *Cornea* 2005;24(3):361–362.
18. Meffert JJ, Kennard CD, Davis TL, et al. Intradermal nodular fasciitis presenting as an eyelid mass. *Int J Dermatol* 1996;35(8):548–552.

● 眼睑结节性筋膜炎

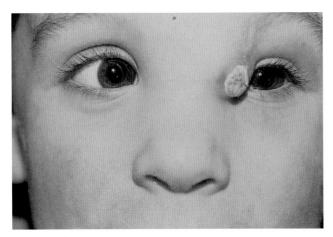

图 10.31　患儿 3 岁,右眼睑内侧无痛性、进展迅速的病变,局部切除后无复发(Russell Manthey, MD 供图)

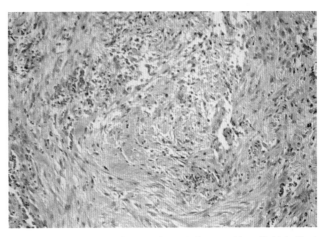

图 10.32　图 10.31 病例组织病理学检查,示旋涡状紧密排列的梭形细胞(HE × 150)(Russell Manthey, MD 供图)

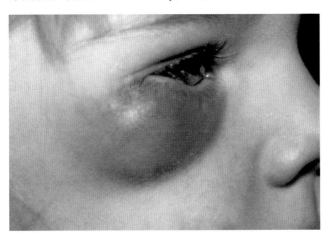

图 10.33　患儿女性,2 岁,眼睑外侧迅速增大的结节性筋膜炎(Mark Ost, MD 供图)

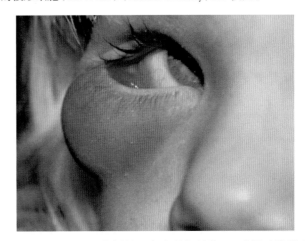

图 10.34　图 10.33 病例另一角度眼部肿物,显示邻近结膜受累(Mark Ost, MD 供图)

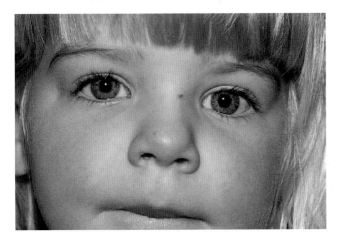

图 10.35　图 10.33 病例手术切除后外观良好(Mark Ost, MD 供图)

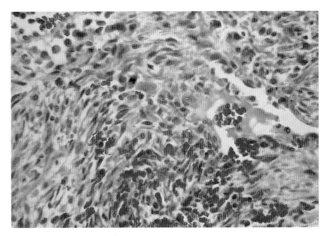

图 10.36　图 10.33 病变组织病理学检查,示紧密排列的梭形细胞及活动性出血(HE × 150)(Mark Ost, MD 供图)

● **眼睑结节性筋膜炎：临床病理联系**

以下图片展示了一个类似于皮样囊肿的结节性筋膜炎病例。

Shields JA, Shields CL, Christian C, et al. Orbital nodular fasciitis simulating adermoid cyst in an 8-month-old infant. Ophthal Plast Reconstr Surg 2001；17：144–148.

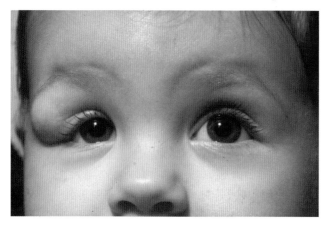

图 10.37   3 个月患儿，右颞上眼睑皮下可见类似于皮样囊肿的肿物

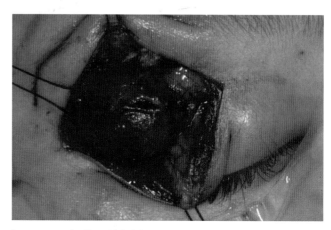

图 10.38   术野显示暴露的局限性肿物

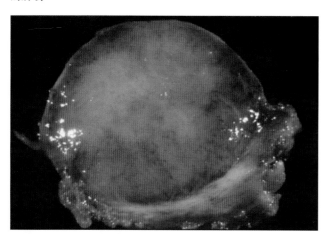

图 10.39   示肿物切除后的完整截面

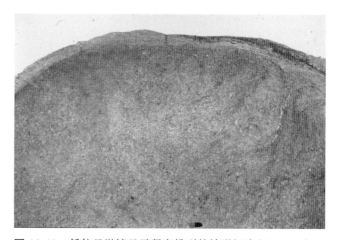

图 10.40   低倍显微镜显示紧密排列的梭形细胞（HE×10）

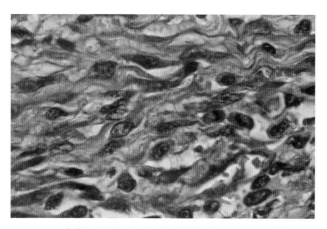

图 10.41   高倍显微镜显示紧密缠绕的纺锤细胞，可见有丝分裂象，病变表面上类似于肉瘤（HE×150）

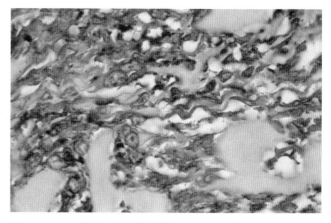

图 10.42   免疫组化显示特异性肌动蛋白反应阳性（×150）

其他眼睑黏液纤维瘤

很多其他的黏液纤维瘤,因其很少累及眼睑,所以在这里统一陈述。这些肿瘤包括幼年性纤维瘤病、纤维组织细胞瘤、纤维肉瘤、黏液瘤和多中心网状组织细胞增生症(1~24)。这些病变在临床表现和组织病理学上均有相似之处,因此难以准确区分。梭形细胞肿瘤如结节性筋膜炎、筋膜炎、纤维瘤、纤维肌瘤和纤维肉瘤等,需要结合病史及组织病理学检查,才能做出诊断。部分病变多见于眼眶,将在眶部肿瘤章节进行详细介绍。

幼年性纤维瘤病

幼年性纤维瘤病是良性的纤维组织增生性疾病,有时可累及青少年眼周区域,表现为弥漫性非囊性皮下增生(1~9)。下睑及下眼眶容易受累。平均确诊年龄为8岁。应与平滑肌瘤、神经纤维瘤和高分化的纤维肉瘤相鉴别。该病变局部切除较为困难,且经常复发。

纤维组织细胞瘤

纤维组织细胞瘤是由成纤维细胞和组织细胞增生形成的软组织肿瘤。眼眶组织容易受累,也可形成眼睑皮下肿物(10~11)。青年人多见。纤维组织细胞瘤的眼睑病变多为良性,而眼眶病变多为恶性。

纤维肉瘤

纤维肉瘤是原发性或继发于遗传性视网膜母细胞瘤放射治疗后的眼睑及眼眶区域的恶性肿瘤。初次发病平均年龄为4岁。此类肿瘤缺乏局限性,生长迅速(12~15)。组织病理学上,由未成熟的梭形成纤维细胞构成典型的人字形结构或交错的束状结构。其中常见有丝分裂现象。最好的治疗方法是必要时行手术彻底切除,肿瘤切除不彻底或复发者需行眶内容物摘除术(4)。术后根据临床情况辅助以化疗或放疗。原发性肿瘤全身预后良好,手术切除肿物不彻底时,肿瘤可局部复发,但很少转移。因为遗传性视网膜母细胞瘤有产生其他新肿瘤的风险,因此放疗导致的纤维肉瘤预后较差。

黏液瘤

黏液瘤很少单独发生于眼睑,但在 Carney 综合征中较为常见。该综合征包括心血管系统黏液瘤、皮肤黏液瘤、胸腔黏液纤维腺瘤、斑状皮肤黏膜色素沉着症、睾丸黏液瘤、肾上腺增生症、和黑色素性神经鞘瘤,以及其他良性、恶性肿瘤(16~20)。患者确诊为眼睑黏液瘤后,应对其全身情况进行评估,检查其是否具有 Carney 综合征的其他表现(16~20, 23, 24)。组织病理学检查,示良性梭形细胞散在分布于疏松黏液样基质中。

多中心网状组织细胞增生症

多中心网状组织细胞增生症是罕见的系统性疾病,其特征性表现为特发性组织细胞增生(21, 22)。患者常多发皮肤结节,眼睑可受累。累及软骨和骨组织时可导致关节畸形。

Selected References

Juvenile Fibromatosis

1. Hidayat AA, Font RL. Juvenile fibromatosis of the periorbital region and eyelid: a clinicopathologic study of 6 cases. *Arch Ophthalmol* 1980;98:280–285.
2. Andrew N, Dodd T, Selva D, et al. Tendon sheath fibroma of the medial canthal tendon. *Ophthal Plast Reconstr Surg* 2013;29(1):e1–e2.
3. Mencía-Gutiérrez E, Gutiérrez-Díaz E, Ricoy JR, et al. Re: "trichoblastic fibroma of the eyelid." *Ophthal Plast Reconstr Surg* 2012;28(1):77.
4. Wladis EJ, Linos K, Carlson JA. Trichoblastic fibroma of the eyelid. *Ophthal Plast Reconstr Surg* 2012;28(3):e62–e64.
5. Joung Lee M, Khwarg S. Fibroma of the medial canthal area: a case report. *Ophthal Plast Reconstr Surg* 2011;27(1):e21–e23.
6. Kohl SK, Persidsky I, Gigantelli JW. Tendon sheath fibroma of the medial canthus. *Ophthal Plast Reconstr Surg* 2007;23(4):341–342.
7. Clinch TJ, Kostick DA, Menke DM. Tarsal fibroma. *Am J Ophthalmol* 2000; 129(5):691–693.
8. Sandinha T, Lee WR, Reid R. Pleomorphic fibroma of the eyelid. *Graefes Arch Clin Exp Ophthalmol* 1998;236(5):333–338.
9. Boynton JR, Markowitch W Jr, Searl SS. Atypical fibroxanthoma of the eyelid. *Ophthalmology* 1989;96(10):1480–1484.

Fibrous Histiocytoma

10. Font RL, Hidayat AA. Fibrous histiocytoma of the orbit. A clinicopathologic study of 150 cases. *Hum Pathol* 1982;13:199–209.
11. Jakobiec FA, DeVoe AG, Boyd J. Fibrous histiocytoma of the tarsus. *Am J Ophthalmol* 1977;84(6):794–797.

Fibrosarcoma

12. Weiner JM, Hidayat AA. Juvenile fibrosarcoma of the orbit and eyelid. A study of five cases. *Arch Ophthalmol* 1983;101:253–259.
13. Chawla B, Pushker N, Sen S, et al. Recurrent bilateral dermatofibrosarcoma protuberans of eyelids. *Ophthal Plast Reconstr Surg* 2011;27(6):e167–e168.
14. Brazzo BG, Saffra N. Dermatofibrosarcoma protuberans of the brow and eyelid. *Ophthal Plast Reconstr Surg* 2004;20(4):332–334.
15. Li J, Ge X, Ma JM, et al. Dermatofibrosarcoma protuberans. *Ophthalmology* 2012;119(1):197.e1–e3.

Carney's Complex

16. Kennedy RH, Waller RR, Carney JA. Ocular pigmented spots and eyelid myxomas. *Am J Ophthalmol* 1987;104:533–538.

17. Grossniklaus HE, McLean IW, Gillespie JJ. Bilateral eyelid myxomas in Carney's complex. *Br J Ophthalmol* 1991;75:251–252.
18. Kennedy RH, Flanagan JC, Eagle RC, et al. The Carney complex with ocular signs suggestive of cardiac myxoma. *Am J Ophthalmol* 1991;11:699–702.
19. Hartstein ME, Thomas SM, Ellis LS. Orbital desmoid tumor in a pediatric patient. *Ophthal Plast Reconstr Surg* 2006;22(2):139–141.
20. Tsilou ET, Chan CC, Sandrini F, et al. Eyelid myxoma in Carney complex without PRKAR1A allelic loss. *Am J Med Genet A* 2004;130A(4):395–397.

Multicentric Reticulohistiocytosis

21. Eagle RC Jr, Penne RA, Hneleski IS Jr. Eyelid involvement in multicentric reticulo-histiocytosis. *Ophthalmology* 1995;102:426–430.
22. Jakobiec FA, Kirzhner M, Tollett MM, et al. Solitary epithelioid histiocytoma (reticulohistiocytoma) of the eyelid. *Arch Ophthalmol* 2011;129(11):1502–1504.

Angiomyxoma

23. Ali N, Child CS, Michaelides M, et al. Recurrence of a rare skin tumour: superficial angiomyxoma in the eyelid. *Can J Ophthalmol* 2011;46(2):205–206.
24. Yuen HK, Cheuk W, Luk FO, et al. Solitary superficial angiomyxoma in the eyelid. *Am J Ophthalmol* 2005;139(6):1141–1142.

● 眼睑幼年性纤维瘤病,纤维组织细胞瘤和纤维肉瘤

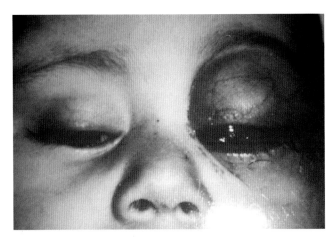

图 10.43　5 个月患儿,左眼上睑及眼眶幼年性纤维瘤病,肿物于出生时即被发现,生长缓慢

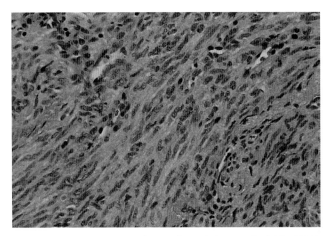

图 10.44　幼年性纤维瘤病组织病理学检查,示紧密排列的梭形细胞(HE×150)(Charles Lee, MD 供图)

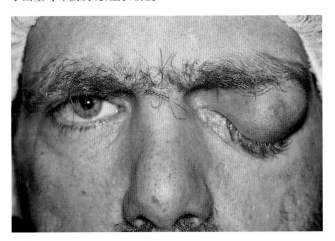

图 10.45　患者男性,37 岁,左眼上睑纤维组织细胞瘤,肿物缓慢增大 2 年(Norman Charles, MD 供图)

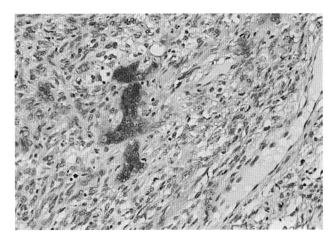

图 10.46　图 10.45 病变组织病理学检查,示肿物由纤维细胞、组织细胞和深染的较大非典型巨细胞组成(HE×175)(Courtesy of Norman Charles, MD 供图)

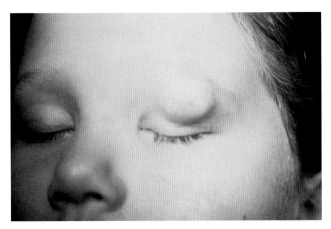

图 10.47　患儿女性,8 岁,左眼上睑纤维肉瘤,彻底切除肿瘤,15 年后无复发

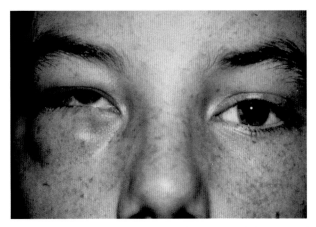

图 10.48　患者男性,15 岁,右眼下睑纤维肉瘤复发。肿瘤于 8 年前切除后逐渐生长,行眶内容物摘除术治疗(Ahmed Hidayat, MD 供图)

眼睑黏液瘤和多中心网状组织细胞增多症

1. Grossniklaus HE, McLean IW, Gillespie JJ. Bilateral eyelid myxomas in Carney's complex. Br J Ophthalmol 2991；75：251–252.
2. Eagle RC Jr, Penne RA, Hneleski IS Jr. Eyelid involvement in multicentric reticulohistiocytosis. Ophthalmology 1995；102：426–430.

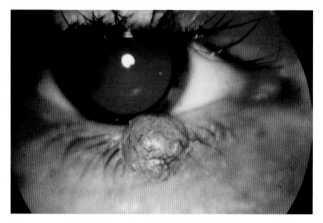

图 10.49　患者男性，21 岁，右眼下睑黏液瘤伴 Carney 综合征，可见斑状皮肤色素沉着，耳部和腹股沟处可见相同肿物（Hans Grossniklaus，MD 供图）

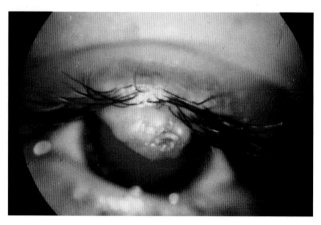

图 10.50　图 10.49 病变左眼上睑黏液瘤特写（Hans Grossniklaus，MD 供图）

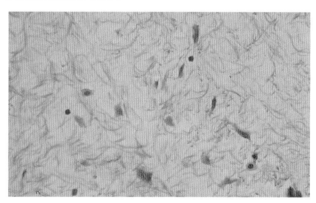

图 10.51　图 10.49 病变组织病理学检查，示梭形细胞散在分布于疏松黏液样基质中（HE×200）（Hans Grossniklaus，MD 供图）

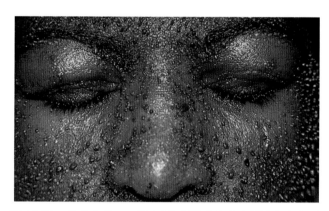

图 10.52　患者女性，25 岁，面部和眼睑多中心网状组织细胞增多症（Robert Penne，MD 供图）

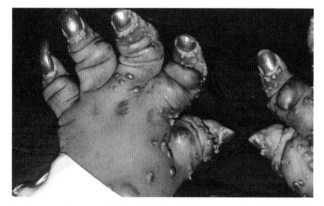

图 10.53　图 10.52 病例双手关节畸形（Robert Penne，MD 供图）

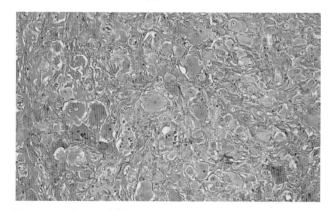

图 10.54　图 10.52 病例眼睑肿物组织病理学检查，示组织细胞增殖和巨细胞（HE×100）（Courtesy of Ralph C. Eagle Jr，MD 供图）

（袁博伟　李冬梅　译）

第 11 章

眼睑囊性肿瘤样病变

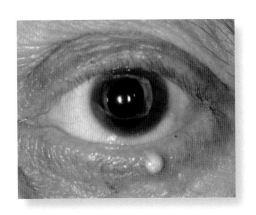

概述

很多皮肤囊性病变与肿瘤相似,本节主要讨论眼睑部囊性病变,首先讲述小汗腺汗囊瘤(1~11)。

小汗腺汗囊瘤是外分泌汗腺导管的潴留性囊肿病变。好发于眼睑,成年女性面部和眼睑容易受累,与其他皮肤囊肿有相似表现。与单发性的大汗腺汗囊瘤不同,小汗腺汗囊瘤常为多发性。小汗腺汗囊瘤为汗液潴留形成,处于炎热、潮湿环境或汗液分泌增多时,可致肿物体积增大、数目增多,症状加重。皮损夏季增多、增大,冬季减少、缩小。

临床特征

小汗腺汗囊瘤多为半透明的囊状结节,常发生在睑缘周围,表面皮肤光滑完整(2,3)。临床上与大汗腺汗囊瘤鉴别比较困难。皮损可为蓝色,这一现象在大汗腺汗囊瘤中更常见。超声生物显微镜可用于检测囊腔结构,所以应用该技术可以将小汗腺汗囊瘤与黑色素瘤等实体肿瘤相鉴别(5)。

组织病理

小汗腺汗囊瘤是由两层立方上皮细胞构成的透明囊腔。无大汗腺汗囊瘤的顶浆分泌现象,无肌上皮细胞(1~11)。

治疗方法

治疗方法包括随访观察和局部切除。损伤或手术切除可导致囊肿破溃。

眼睑小汗腺汗囊瘤

Selected References

Reviews

1. Elder D, Elenitsas R, Ragsdale BD. Tumors of the epidermal appendages. In: Elder D, Elenitsas R, Jaworsky C, et al., eds. *Lever's Histopathology of the Skin*. Philadelphia, PA: Lippincott-Raven; 1997:777–778.
2. Smith JD, Chernosky ME. Hidrocystomas. *Arch Dermatol* 1973;108:676–679.
3. Cordero AA, Montes LF. Eccrine hidrocystoma. *J Cutan Pathol* 1976;3:292–293.
4. Jakobiec FA, Zakka FR. A reappraisal of eyelid eccrine and apocrine hidrocystomas: microanatomic and immunohistochemical studies of 40 lesions. *Am J Ophthalmol* 2011;151(2):358–374.

Imaging

5. Furuta M, Shields CL, Danzig CJ, et al. Ultrasound biomicroscopy of eyelid eccrine hidrocystoma. *Can J Ophthalmol* 2007;42(5):750–751.

Case Reports

6. Yasaka N, Iozumi K, Nashiro K, et al. Bilateral periorbital eccrine hidrocystoma. *J Dermatol* 1994;21:490–493.
7. Al-Rohil RN, Meyer D, Slodkowska EA, et al. Pigmented Eyelid Cysts Revisited: Apocrine Retention Cyst Chromhidrosis. *Am J Dermatopathol* 2013;36(4):318–326.
8. Novitskaya E, Rene C, Dean A. Spontaneous haemorrhage in an eyelid hidrocystoma in a patient treated with clopidogrel. *Eye (Lond)* 2013;27(6):782–783.
9. Smith RJ, Kuo IC, Reviglio VE. Multiple apocrine hidrocystomas of the eyelids. *Orbit* 2012;31(2):140–142.
10. Hampton PJ, Angus B, Carmichael AJ. A case of Schöpf-Schulz-Passarge syndrome. *Clin Exp Dermatol* 2005;30(5):528–530.
11. Singh AD, McCloskey L, Parsons MA, et al. Eccrine hidrocystoma of the eyelid. *Eye (Lond)* 2005;19(1):77–79.

● 眼睑小汗腺汗囊瘤

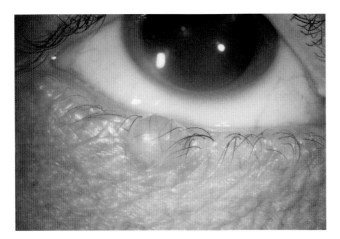

图 11.1　患者男性,62 岁,下睑单发型小汗腺汗囊瘤

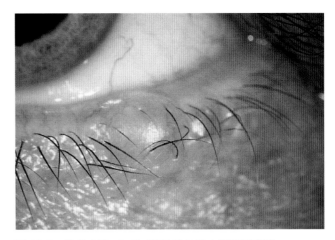

图 11.2　患者女性,67 岁,下睑单发型小汗腺汗囊瘤

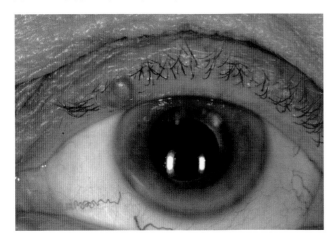

图 11.3　左眼上睑淡蓝色小汗腺汗囊瘤

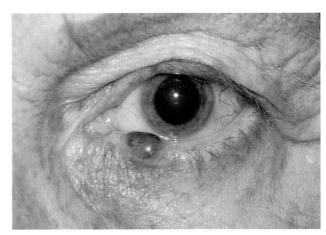

图 11.4　患者女性,75 岁,蓝黑色小汗腺汗囊瘤。肿物富含色素,与黑色素瘤相似,这种表现也常见于大汗腺汗囊瘤。组织病理学检查证实肿物为小汗腺汗囊瘤

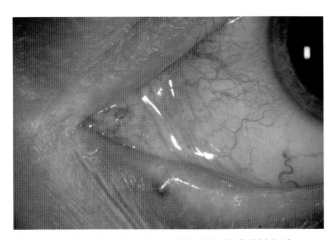

图 11.5　中年女性患者,下睑蓝黑色囊肿,该囊肿被切除

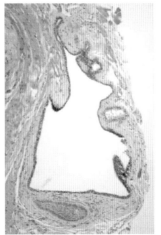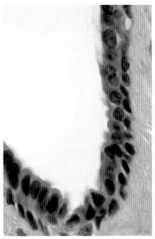

图 11.6　图 11.5 小汗腺汗囊瘤组织病理学检查,左图示切除的完整囊肿(HE×10)右图示囊壁内衬双层上皮细胞(HE×75)

眼睑大汗腺汗囊瘤

概述

大汗腺汗囊瘤（大汗腺囊腺瘤，顶泌汗腺囊肿）是大汗腺的潴留性囊性肿瘤（1~17）。囊肿可起源于眼睑大汗腺（Moll 腺），因此常发生于睑缘处，与 Moll 腺的开口相一致。多为眼睑内眦受累，无性别差异。好发于成年人，平均发病年龄 55 岁，偶可发生于儿童。

临床特征

大汗腺汗囊瘤是一种光滑的或多腔隙性的囊性病变，常发生于眼睑、眉毛或近内外眦处。外观多为蓝色，易与蓝痣或黑色素瘤混淆。直径为 1mm 到大于 1cm 不等。

Schöpf-Schulz-Passarge 综合征

由于遗传性外胚层发育不良多样性，大汗腺汗囊瘤可为多发性，双眼上下睑均可受累。患者可伴有牙齿发育不良、手足过度角化和指甲营养不良等症状（10,11,14,15），以上症状称为 Schöpf–Schulz–Passarge 综合征。部分病例为散发，也可为常染色体显性或隐性遗传。发病机制在 Font 等的文献中有详细讲述（11）。

组织病理

大汗腺汗囊瘤为透明囊性病变，囊腔由两层细胞构成。内层细胞顶端向囊腔呈乳头状突起，为顶泌腺细胞的特征。外层为扁平肌上皮细胞。这些细胞在顶端表面也含有 PAS 染色阳性、抗淀粉酶颗粒。因为潴留性囊肿的分泌细胞为扁平状，而大汗腺汗囊瘤的分泌细胞呈非扁平状，因此，一些权威人士认为大汗腺汗囊瘤是一种乳头状囊腺瘤，而不是潴留性囊肿。

治疗方法

治疗方法常为手术彻底切除（4~6）。为防止囊肿破裂，多发性囊肿应行眼睑成形术切除皮损。其他方法如二氧化碳激光汽化术，已取得较好疗效。最近报道了利用三氯乙酸治疗多发性眼周大汗腺汗囊瘤的方法，可使囊肿上皮被化学消融，该方法取得较好疗效（6,7）。本病预后良好。

Selected References

Reviews

1. Elder D, Elenitsas R, Ragsdale BD. Tumors of the epidermal appendages. In: Elder D, Elenitsas R, Jaworsky C, et al., eds. *Lever's Histopathology of the Skin*. Philadelphia, PA: Lippincott-Raven; 1997:769–770.
2. Smith JD, Chernosky ME. Apocrine hydrocystoma (cystadenoma). *Arch Dermatol* 1974;109:700.
3. Jakobiec FA, Zakka FR. A reappraisal of eyelid eccrine and apocrine hidrocystomas: microanatomic and immunohistochemical studies of 40 lesions. *Am J Ophthalmol* 2011;151(2):358–374.e2.

Management

4. Henderer JD, Tanenbaum M. Excision of multiple eyelid apocrine hidrocystomas via an en-bloc lower eyelid blepharoplasty incision. *Ophthalmic Surg Lasers* 2000;31:157–161.
5. del Pozo J, Garcia-Silva J, Pena-Penabad C, et al. Multiple apocrine hidrocystomas: treatment with carbon dioxide laser vaporization. *J Dermatol Treat* 2001;12:97–100.
6. Dailey RA, Saulny SM, Tower RN. Treatment of multiple apocrine hidrocystomas with trichloroacetic acid. *Ophthal Plast Reconstr Surg* 2005;21:148–150.
7. Shimizu A, Tamura A, Ishikawa O. Multiple apocrine hidrocystomas of the eyelids treated with trichloroacetic acid. *Eur J Dermatol* 2009;19(4):398–399.

Case Reports

8. Shields JA, Eagle RC Jr, Shields CL, et al. Apocrine hidrocystoma of the eyelid. *Arch Ophthalmol* 1993;111:866–867.
9. Combemale P, Kanitakis J, Dupin N, et al. Multiple Moll's gland cysts (apocrine hidrocystomas) of the eyelids. *Dermatology* 1997;194:195–196.
10. Schopf E, Schulz HJ, Passarge E. Syndrome of cystic eyelids, palmo-plantar keratosis, hypodontia, and hypotrichosis as a possible autosomal recessive trait. *Birth Defects* 1971;7:219–221.
11. Font RL, Stone MS, Schanzer C, et al. Apocrine hidrocystomas of the lids, hypodontia, palmar-plantar hyperkeratosis and onychodystrophy. *Arch Ophthalmol* 1986;104:1811–1813.
12. Alessi E, Gianotti R, Coggi A. Multiple apocrine hidrocystomas of the eyelids. *Br J Dermatol* 1997;137:642–645.
13. Mallaiah U, Dickinson J. Photo essay: bilateral multiple eyelid apocrine hidrocystomas and ectodermal dysplasia. *Arch Ophthalmol* 2001;119:186–187.
14. Gira AK, Robertson D, Swerlick RA. Multiple eyelid cysts with palmoplantar hyperkeratosis. Schopf-Schulz-Passarge syndrome. *Arch Dermatol* 2004;140:231–236.
15. Gira AK, Robertson D, Swerlick RA. Multiple eyelid cysts with palmoplantar hyperkeratosis. *Arch Dermatol* 2004;140:231–236.
16. Smith RJ, Kuo IC, Reviglio VE. Multiple apocrine hidrocystomas of the eyelids. *Orbit* 2012;31(2):140–142.
17. Milman T, Iacob C, McCormick SA. Hybrid cysts of the eyelid with follicular and apocrine differentiation: an under-recognized entity? *Ophthal Plast Reconstr Surg* 2008;24(2):122–125.

● 眼睑大汗腺汗囊瘤

下图为 18 岁女性患者,右眼上睑鼻侧略大的蓝色皮损,临床病理联系如下所示。
Shields JA, Eagle RC Jr, Shields CL, et al. Apocrine hidrocystoma of the eyelid. Arch Ophthalmol 1993; 111: 866–867.

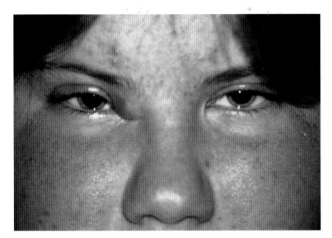

图 11.7　患者女性,18 岁,面部照片可见,右眼鼻根处蓝色皮损

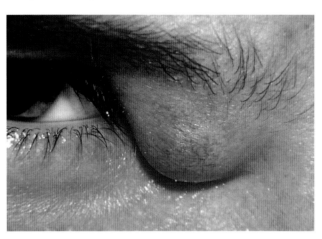

图 11.8　病变部位特写可见肿物牵拉其表面皮肤

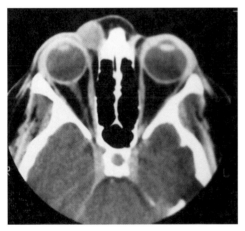

图 11.9　图 11.8 病变轴位 CT,可见圆形囊性病变位于眼球前内侧

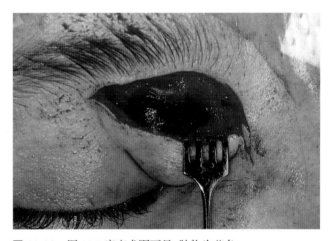

图 11.10　图 11.7 病变术野可见,肿物为蓝色

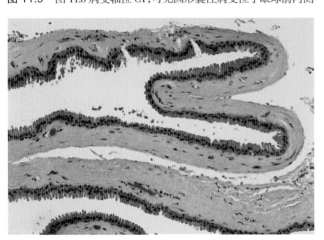

图 11.11　图 11.7 病变组织病理学检查,示囊肿塌陷,里衬内皮细胞(HE×10)

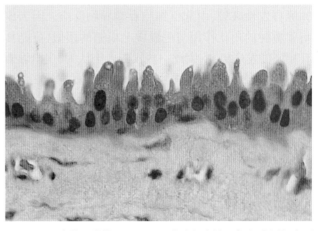

图 11.12　高倍显微镜下显示,两层内皮细胞衬于囊腔,内层细胞顶端向囊腔呈乳头状突起囊壁上皮向囊腔呈乳头状突起(HE×200)

眼睑皮脂腺囊肿（毛发囊肿）

皮脂腺囊肿

关于皮脂腺囊肿和表皮包涵囊肿两种术语一直具有争议（1~8）。本文将其视为两种不同的病变。皮脂腺囊肿的常见病因为皮质腺导管阻塞，可发生于眼睑和邻近的组织。眼睑皮脂腺囊肿多常见于上睑，为睑板腺分泌物潴留所致。囊肿也可起源于睑缘的 Zeis 腺。较大的皮脂腺囊肿（毛发囊肿）多发生于富含毛囊的组织。因此，皮脂腺囊肿常累及头皮（90%），有时眉毛也可受累，内眦和眼睑处较少发生（1）。

临床特征

睑板腺的皮脂腺囊肿表现为轻度或无炎症的局限性皮下结节。通常较小，无严重的临床症状，但可继发感染、睑板腺囊肿或肿瘤（3，4）。

睑板腺以外的皮脂腺囊肿表现为缓慢增长的、光滑、黄色、不透明和可移动的皮下病变，多发生于眉部。中心区域常有一个脂样粉刺栓子。多为单发性，也可为多发性。可自行破溃，继发炎症反应。

组织病理

组织病理学上，皮脂腺囊肿的特点是上皮细胞之间无细胞间桥连接。上皮细胞失去细胞核并逐渐脱落到囊腔中（1）。囊腔内常含有大量的均质嗜酸性物质和少量的角蛋白。约 25% 的病例发生钙化（1）。囊肿可自发性破裂，引起巨细胞吞噬异物反应。因为皮脂腺囊肿的角化作用与毛囊中毛根鞘的相似，可能具有相同的发病机制，因此一些权威人士认为，皮脂腺囊肿（毛发囊肿）应当改称毛根鞘囊肿（2）。

治疗方法

体积小、无症状的皮脂腺囊肿可以通过观察和热敷治疗。多可自行消退。较大的或有症状的囊肿可以行手术切除。在囊肿附近沿皮肤褶皱做切口，尽可能完全切除。使用可吸收性缝线缝合伤口，促进愈合。如果在手术过程中囊肿破溃，可用刮除术或冲洗的方法来彻底清除残存的上皮细胞。病变很少复发，

预后良好。极少数患者眼外的皮脂腺囊肿可发生癌变（2，3）。

Selected References

Reviews

1. Kirkham N. Tumors and cysts of the epidermis. In: Elder D, Elenitsas R, Jaworsky C, et al., eds. *Lever's Histopathology of the Skin*. Philadelphia, PA: Lippincott-Raven; 1997:695–696.

Case Reports

2. Pinkus H. Sebaceous cysts are trichilemmal cysts. *Arch Dermatol* 1969;99:544.
3. Bauer BS, Lewis VL Jr. Carcinoma arising in sebaceous and epidermoid cysts. *Ann Plast Surg* 1980;5:222–226.
4. Bauer B. Carcinoma arising in a sebaceous cyst. *IMJ Ill Med J* 1979;156:174–176.
5. Yonekawa Y, Jakobiec FA, Zakka FR, et al. Keratinizing cyst of the lacrimal punctum. *Cornea* 2013;32(6):883–885.
6. Kim HJ, Wojno TH, Grossniklaus HE. Multiple intratarsal keratinous cysts of the eyelid. *Ophthal Plast Reconstr Surg* 2012;28(5):e116.
7. Jakobiec FA, Zakka FR, Hatton MP. Eyelid basal cell carcinoma developing in an epidermoid cyst: a previously unreported event. *Ophthal Plast Reconstr Surg* 2010;26(6):491–494.
8. Jakobiec FA, Mehta M, Greenstein SH, et al. The white caruncle: sign of a keratinous cyst arising from a sebaceous gland duct. *Cornea* 2010;29(4):453–455.

● 眼睑皮脂腺囊肿

皮脂腺囊肿与表皮样囊肿及其他囊性病变临床表现相似。有些病例仅为初步诊断，并无组织病理学检查确诊。

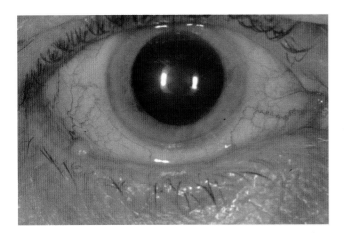

图 11.13　右眼睑缘微小皮脂腺囊肿

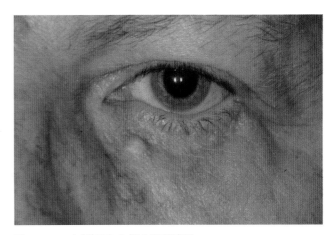

图 11.14　左眼下睑中部皮脂腺囊肿

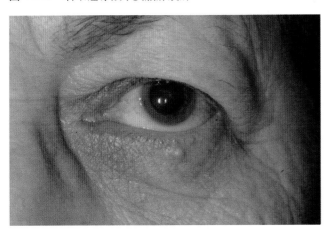

图 11.15　左眼下睑近中部皮脂腺囊肿

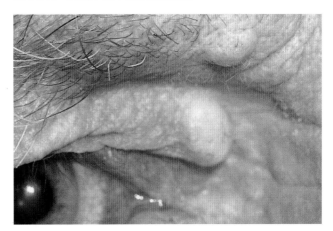

图 11.16　患者男性，69 岁，眉毛下方皮脂腺囊肿，表面含浮动的黄色物质

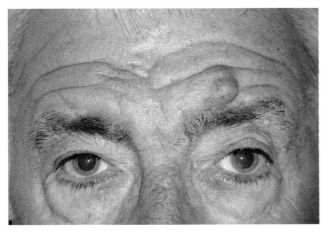

图 11.17　患者男性，71 岁，左侧眉毛上方皮脂腺囊肿

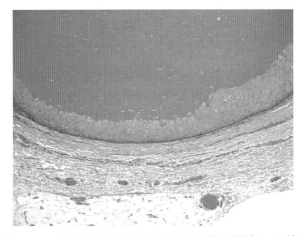

图 11.18　皮脂腺囊肿（毛发囊肿）的组织病理学检查，示其下方为内皮细胞层囊壁，上方为含有坏死的内皮细胞和角蛋白的囊腔（HE×20）

眼睑表皮包涵囊肿（表皮样囊肿）

概述

前文已述皮脂腺囊肿和表皮包涵囊肿的共性。表皮包涵囊肿由衬以单层表皮的囊壁和包含较多脱落角蛋白的囊腔组成（1~13）。表现为较小的囊肿如粟粒疹，也可为较大囊肿。粟粒疹是毛囊皮脂的开口阻塞导致的较小潴留性囊肿，很少有临床症状。较大的囊肿临床表现较明显，可累及眼部区域。因为有证据表明表皮包涵囊肿来源于毛囊的漏斗部，因此有笔者称其为"漏斗型囊肿"（1）。

临床特征

粟粒疹表现为一个或多个，灰白色，有时可为脐凹状，直径 1~3mm 较小的病变（1，5，6）。多在中心附近有一个小的角蛋白栓塞即黑头。由于其临床特点和较小的体积，在眼睑实体肿瘤的鉴别诊断中很少考虑到粟粒疹。囊肿较大时为表皮包涵囊肿。

表皮包涵囊肿是一种光滑、柔软、黄色、可活动的皮下囊肿。可为先天性，也可继发于创伤或手术（7）。囊肿可自发性破裂，继发炎症反应。眼周的囊肿可继发细菌感染，多为葡萄球菌和链球菌。眼睑的表皮样囊肿很少癌变（8）。

多发性表皮包涵囊肿可见于 Muir–Torre 综合征或 Gardner 综合征。在这些综合征中，表皮包涵体的发生与肠癌或其他内脏及皮肤的病变相关（1）。

组织病理

组织病理学上，表皮包涵囊肿的囊腔由角质化的上皮细胞构成，其内含分泌的角蛋白。与皮样囊肿不同，其囊壁不含皮肤附属器。破裂的表皮样囊肿可引起严重的肉芽肿反应（角蛋白肉芽肿）和假癌性增生（1）。极少数病例，显微镜下可见表皮样囊肿癌变为基底细胞癌或鳞状细胞癌（1，9）。

治疗方法

粟粒疹可随访观察。也可进行处理，用手术刀或皮下注射针在皮肤表面做切口，用相同器械或拔粉刺器去除囊肿内容物。

对于较大的表皮包涵囊肿，彻底切除可达到永久治愈的满意效果，已有很多提倡的方法（1，3，4，9）。表皮包涵囊肿局部切除后可完全治愈。眼睑皮肤褶皱切口切除病变，愈合较好（3），且预后良好。

Selected References

Reviews
1. Kirkham N. Tumors and cysts of the epidermis. In: Elder D, Elenitsas R, Jaworsky C, et al., eds. *Lever's Histopathology of the Skin*. Philadelphia, PA: Lippincott-Raven; 1997:695–696.

Histopathology
2. Jakobiec FA, Mehta M, Iwamoto M, et al. Intratarsal keratinous cysts of the Meibomian gland: distinctive clinicopathologic and immunohistochemical features in 6 cases. *Am J Ophthalmol* 2010;149(1):82–94.

Management
3. Kronish JW, Dortzbach RK. Upper eyelid crease surgical approach to dermoid and epidermoid cysts in children. *Arch Ophthalmol* 1988;106:1625–1627.
4. Jordan DR. Multiple epidermal inclusion cysts of the eyelid: a simple technique for removal. *Can J Ophthalmol* 2002;37:39–40.

Case Reports
5. Ratnavel RC, Handfield-Jones SE, Norris PG. Milia restricted to the eyelids. *Clin Exp Dermatol* 1995;20:153–154.
6. Alapati U, Lynfield Y. Multiple papules on the eyelids. Primary milia. *Arch Dermatol* 1999;135:1545–1548.
7. Kronish JW, Sneed SR, Tse DT. Epidermal cysts of the eyelid. *Arch Ophthalmol* 1988;106:270.
8. Bauer BS, Lewis VL Jr. Carcinoma arising in sebaceous and epidermoid cysts. *Ann Plast Surg* 1980;5:222–226.
9. Ikeda I, Ono T. Basal cell carcinoma originating from an epidermoid cyst. *J Dermatol* 1990;17:643–646.
10. Lucarelli MJ, Ahn HB, Kulkarni AD, et al. Intratarsal epidermal inclusion cyst. *Ophthal Plast Reconstr Surg* 2008;24(5):357–359.
11. Jakobiec FA, Mehta M, Sutula F. Keratinous cyst of the palpebral conjunctiva. *Ophthal Plast Reconstr Surg* 2009;25(4):337–339.
12. Procianoy F, Golbert MB, Golbspan L, et al. Steatocystoma simplex of the eyelid. *Ophthal Plast Reconstr Surg* 2009;25(2):147–148.
13. Yuen HK, Wong AC, Wong AL, et al. Cholesteatoma palpebrae: an unusual cholesterol-filled cyst in the eyelid. *Ophthal Plast Reconstr Surg* 2006;22(2):148–150.

● 眼睑表皮包涵囊肿

表皮样囊肿与皮脂腺囊肿或其他囊性病变临床表现相似。有些病例为初步诊断，并无组织病理学检查确诊。

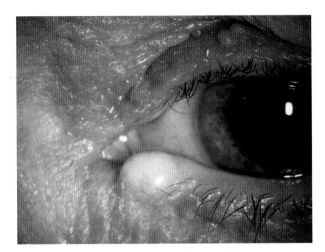

图 11.19　患者女性，60 岁，下睑表皮包涵囊肿

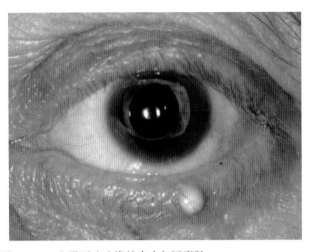

图 11.20　左眼下睑睑缘处表皮包涵囊肿

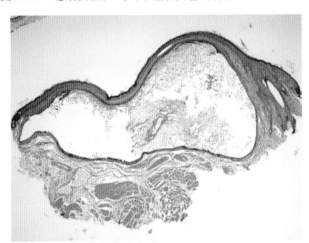

图 11.21　图 11.20 囊肿病变低倍显微镜下可见，囊壁由上皮细胞组成，囊腔含角蛋白（HE×5）

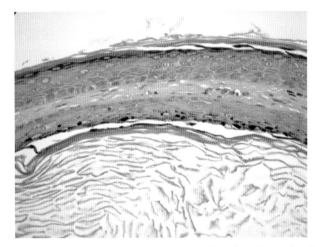

图 11.22　高倍显微镜下可见，上方为内皮细胞层囊壁，下方为含有角蛋白的囊腔（HE×25）

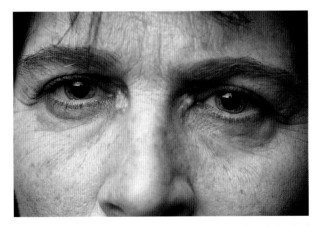

图 11.23　患者女性，52 岁，多发性双眼内眦处表皮包涵囊肿。囊肿全部进行组织病理学切片检查，支持该诊断

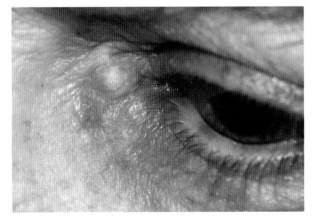

图 11.24　图 11.23 病变特写，紧邻左侧内眦部。该囊肿切除后预后很好

眼睑皮样囊肿

概述

皮样囊肿是一种先天性的囊性病变,可累及眼睑、眼眶,或两者均可受累(1~4)。皮样囊肿系胚胎发育过程中,外胚层陷落到发育中的眶骨缝中,并持续生长而形成囊肿。多数眼周区域的皮样囊肿位于颞上方颧额缝周围的眶骨缘处,表现为上睑和眉弓侧较坚硬的皮下肿物。因此,本病在眼眶肿物章节进行详细论述。因为本病常表现为眼睑附近皮下肿物,所以在本章也有所提及。

临床特征

皮样囊肿多表现为光滑的皮下肿物,由于黏附于下面的骨膜,所以无法推动。好发于颞上象限眼睑皮肤深层,可与开口于皮肤的眼睑瘘管相连。眼眶 CT 和 MRI 检查显示囊内容物无强化,可导致继发性骨凹陷。皮下皮样囊肿可侵犯骨骼,在眼眶内扩大呈哑铃状(1,4)。睑板也可发生皮样囊肿(3)。

组织病理

组织病理学上,皮样囊肿是由分层的上皮细胞排列而成的,这些细胞可产生角蛋白并积聚在囊腔中。囊壁可见皮肤附件,例如毛囊、皮脂腺和汗腺等。有些皮样囊肿行组织病理学检查,可见继发于原先囊肿结构的明显炎症反应(1)。

治疗方法

皮样囊肿可定期复查或行手术切除。由于皮样囊肿体积逐渐增大或患者美容需求,多行手术切除病变。于眼睑皮肤褶皱或眉弓下面做切口,彻底切除病变。如果皮样囊肿在手术中破裂,应充分冲洗,术后应用糖皮质激素治疗。皮样囊肿彻底切除后,很少复发,切除不彻底则容易复发。

Selected References

Reviews

1. Shields JA, Kaden IH, Eagle RC Jr, et al. Orbital dermoid cysts. Clinicopathologic correlations, classification, and management. The 1997 Josephine E. Schueler Lecture. *Ophthal Plast Reconstr Surg* 1997;13:265–276.
2. Brownstein MH, Helwig EB. Subcutaneous dermoid cysts. *Arch Dermatol* 1973;107:237–239.

Case Reports

3. Koreen IV, Kahana A, Gausas RE, et al. Tarsal dermoid cyst: clinical presentation and treatment. *Ophthal Plast Reconstr Surg* 2009;25(2):146–147.
4. Emerick GT, Shields CL, Shields JA, et al. Chewing-induced visual impairment from a dumbbell dermoid cyst. *Ophthal Plast Reconstr Surg* 1997;13:57–61.

● 眼睑和眼眶皮样囊肿：临床病理联系

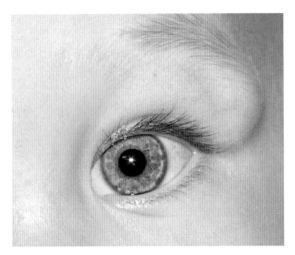

图 11.25　2 个月患儿。眉弓外侧典型皮样囊肿

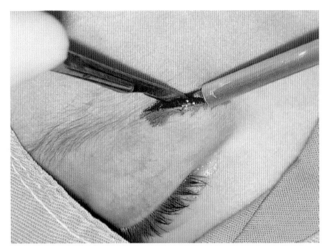

图 11.26　通过眉弓下面切口切除肿物。尽管该切口有较好的美容效果，但目前常用眼睑皮肤皱褶切口

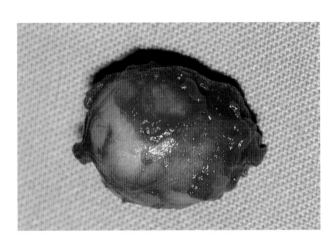

图 11.27　切除标本大体观。将其与骨膜仔细分离完整切除囊肿

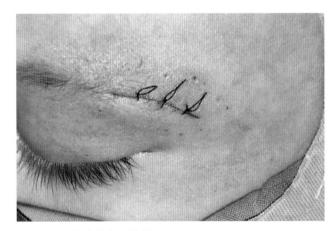

图 11.28　皮肤缝合后的外观

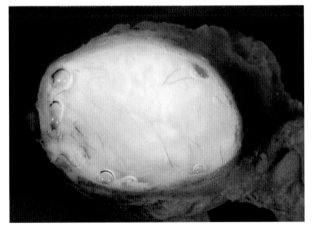

图 11.29　皮样囊肿固定后的整体截面图。可见囊肿内白色干酪样物质

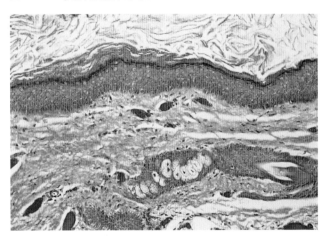

图 11.30　显微镜下可见，上方所示为囊腔内的角化上皮及角蛋白，下方所示为囊壁的皮脂腺及毛囊结构（HE×30）

（袁博伟　李冬梅　译）

第 12 章

眼睑炎性肿瘤样病变

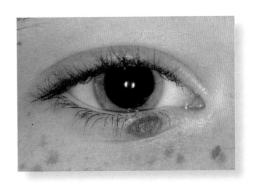

概述

传染性软疣主要由病毒感染引起,可侵犯眼睑并产生肿瘤样病变(1~11)。之前认为此病多发于儿童,后来发现该病更常见于 AIDS 的成人患者(3,6~11)。儿童通过直接接触传播,成人传播方式通常为性传播。传染性软疣是一种由痘病毒感染所引起的传染性皮肤病,多发于面部,躯干及四肢近心端(1)。

临床特征

传染性软疣常表现为孤立或多发的,散在的,直径 1~5mm 的肉色丘疹。丘疹中央常呈脐状凹陷,有时与基底细胞癌表现相似。脐凹中心可分泌奶酪样物质。病毒颗粒脱落至穹隆结膜可引起滤泡性结膜炎。如未及时治疗,可生成角膜血管翳,并与沙眼表现相似。眼睑传染性软疣也可引起眶周湿疹性皮炎(1,6~9)。AIDS 患者的病变较大且更具侵袭性(6~11)。

免疫抑制患儿可致双眼睑严重受累(10)。眼睑传染性软疣有时可以为 AIDS 临床首发症状(9)。

组织病理

组织病理学上,典型的病变表现为脐凹中心上皮细胞变性及侵袭性棘层肥厚。中心凹陷内存在大量胞浆内包涵体(Henderson-Patterson 小体)。

治疗方法

最常用的治疗方法为病灶中心切除术或刮除术(4)。当病灶位于睑缘时,可通过削除术治疗。冷冻和激光疗法主要用于治疗眼外病变。据报道,对于 AIDS 患者多发性眼睑病变,在局部麻醉下行超焦点冷冻治疗更为安全(5)。此外,也可局部外用三氯乙酸维 A 酸(Retin-A),水杨酸及斑蝥素进行治疗。一旦病变完全消除,罕见复发。

眼睑传染性软疣

Selected References

Reviews

1. Plotik RD, Brown M. Molluscum contagiosum and papillomas. In: Mannis MJ, Macsai MS, Huntley AC, eds. *Eye and Skin Disease*. Philadelphia, PA: Lippincott Raven; 1996:489–494.
2. Vannas S, Lapinleimn K. Molluscum contagiosum in the skin caruncle, and conjunctiva. *Acta Ophthalmol* 1967;45:314–319.
3. Perez-Blazquez E, Villafruela I, Madero S. Eyelid molluscum contagiosum in patients with human immunodeficiency virus infection. *Orbit* 1999;18:75–81.

Management

4. Gonnering RS, Kronish JW. Treatment of periorbital molluscum contagiosum by incision and curettage. *Ophthalmic Surg* 1988;19:325–327.
5. Bardenstein DS, Elmets C. Hyperfocal cryotherapy of multiple molluscum contagiosum lesions in patients with the acquired immune deficiency syndrome. *Ophthalmology* 1995;102:1031–1034.

Case Reports

6. Pelaez CA, Gurbindo MD, Cortes C, et al. Molluscum contagiosum, involving the upper eyelids, in a child infected with HIV-1. *Pediatr AIDS HIV Infect* 1996;7:43–46.
7. Biswas J, Therese L, Kumarasamy N, et al. Lid abscess with extensive molluscum contagiosum in a patient with acquired immunodeficiency syndrome. *Indian J Ophthalmol* 1997;45:234–236.
8. Chattopadhyay DN, Basak SK, Ghose S. HIV-positive patient presented with giant molluscum contagiosum of the eyelid. *J Indian Med Assoc* 1997;95:202.
9. Leahey AB, Shane JJ, Listhaus A, et al. Molluscum contagiosum eyelid lesions as the initial manifestation of acquired immunodeficiency syndrome. *Am J Ophthalmol* 1997;124:240–241.
10. Katzman M, Emmets CA, Lederman MM. Molluscum contagiosum and the acquired immunodeficiency syndrome. *Ann Intern Med* 1985;102:413–414.
11. Charles NC, Friedberg DN. Epibulbar molluscum contagiosum in acquired immunodeficiency syndrome. *Ophthalmology* 1992;99:1123–1126.

● 眼睑传染性软疣

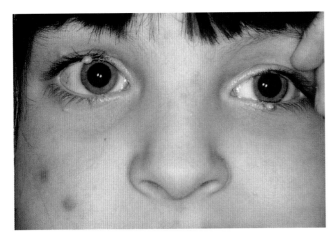

图 12.1　传染性软疣病变侵犯上下睑和脸颊（Sprague Eustis，MD 供图）

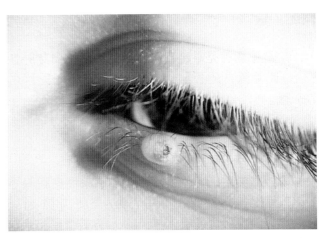

图 12.2　图 12.1 病例，下睑局部特写，可见中心呈脐状凹陷的局限性丘疹（Sprague Eustis，MD 供图）

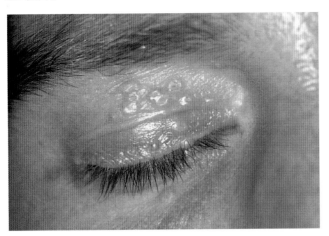

图 12.3　患者男性，30 岁，AIDS，可见眼睑多发性传染性软疣病灶（Narsing Rao，MD 供图）

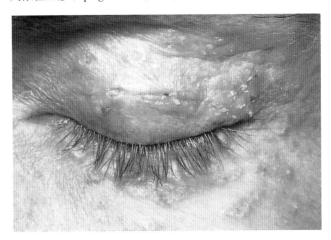

图 12.4　患者男性，34 岁，AIDS，可见眼睑多发性传染性软疣病灶（Norman Charles，MD 供图）

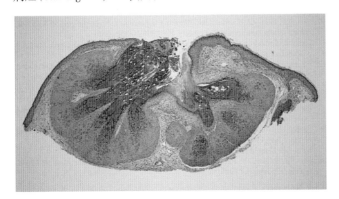

图 12.5　传染性软疣组织病理学检查，示棘层肥厚，中心凹陷区含坏死上皮细胞及包涵体（HE×5）

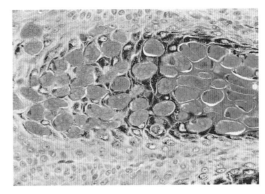

图 12.6　图 12.5 病变，高倍镜观察中心凹陷区，示特征性的核内包涵体（Henderson-Patterson 小体）（HE×100）

睑板腺囊肿

概述

睑板腺囊肿是眼睑皮脂腺常见的脂性肉芽肿性炎症,最常源自睑板腺(1~28),也可发生于睑缘的 Zeis 腺。

临床特征

睑板腺囊肿通常继发于上述非感染性皮脂腺导管阻塞性疾病。起初在睑板中表现为坚硬、质脆、红斑样肿物。随着病情进展,病变可从后方破溃侵犯睑结膜,或向前由皮肤表面破溃。有时睑板腺囊肿破溃引起肉芽组织增生进而形成化脓性肉芽肿。一些病例中,睑板腺囊肿压迫眼球可导致严重的屈光不正(17,18)。高 IgE 综合征(Job 综合征)(24,25)患者的睑板腺囊肿更具侵袭性,且更难治愈。

睑板腺囊肿一般具有典型的临床特征,易于诊断。据报道,临床医生对该病的诊断准确率为 94%。余 6% 病例,经病理检查证实为其他良性或恶性病变(1);需特别注意的是,皮脂腺癌可与睑板腺囊肿表现相似,在临床和组织病理学上均较难鉴别(4,5)。其他几种恶性和良性眼睑病变也易被误诊为睑板腺囊肿(1,19~22)。

组织病理

组织病理学上,睑板腺囊肿本质是对释放的脂类物质产生的特征性脂性肉芽肿性反应。病变组织周围常有结缔组织假包膜。病变中圆形的、界限清晰的间隔内有脂肪沉积。脂性肉芽肿性反应常表现为巨细胞为主的急、慢性炎性细胞浸润。

睑板腺囊肿一般很难发现致病微生物,但对于 Job 综合征患者,其继发感染因素不能除外。此肉芽肿病变与结节病、猫抓病以及结核病中的结节灶表现相似。

治疗方法

治疗方法通常为热敷及保持良好眼睑卫生(6~16)。无法自行消退的,有症状病灶可采取手术切开、刮除内容物并尽量完整去除假包膜组织。一般首选睑结膜入路,用睑板腺囊肿夹夹住囊肿后翻转眼睑,于睑结膜面做手术切口。若近皮肤面病灶发生破溃,则可采取皮肤面切口(6,14)。既往文献报道了多种睑板腺囊肿手术的局部麻醉方法(8~10)。若病变典型,可进行病灶局部激素注射治疗,可有效促使病灶消退(11~13,16)。但是行注射治疗时应十分小心,既往曾有个案报道,睑板腺囊肿局部注射激素治疗时,因疏忽导致角膜穿通和外伤性白内障等并发症(11)。

如上所述,一些恶性肿瘤,特别是皮脂腺癌可与睑板腺囊肿表现十分相似(4,5),因此任何切除组织均应送病理检查,以排除恶性肿瘤可能。睑板腺囊肿预后良好。

Selected References

Reviews

1. Ozdal PC, Codere F, Callejo S, et al. Accuracy of the clinical diagnosis of chalazion. *Eye* 2004;18:135–138.
2. de Keizer RJ, Scheffer E. Masquerade of eyelid tumours. *Doc Ophthalmol* 1989;72:309–321.
3. Hsu HC, Lin HF. Eyelid tumors in children: a clinicopathologic study of a 10-year review in southern Taiwan. *Ophthalmologica* 2004;218:274–277.
4. Shields JA, Demirci H, Marr BP, et al. Sebaceous carcinoma of the eyelids: personal experience with 60 cases (The 2003 J. Howard Stokes Lecture, part 2). *Ophthalmology* 2004;111:2151–2157.
5. Shields JA, Saktanasate J, Lally SE, et al. Sebaceous carcinoma of the ocular region. The 2014 Professor Winifred Mao Lecture. *Asia Pacific J Ophthalmol* 2015; in press.

Management

6. Shorr N, Kopelman JE. Modified chalazion surgery technique. In: Wesley RE, ed. *Techniques in Ophthalmic Plastic Surgery.* New York: John Wiley and Sons; 1986:7–9.
7. Smythe D, Hurwitz JJ, Tayfour F. The management of chalazion: a survey of Ontario ophthalmologists. *Can J Ophthalmol* 1990;25:252–255.
8. Li RT, Lai JS, Ng JS, et al. Efficacy of lignocaine 2% gel in chalazion surgery. *Br J Ophthalmol* 2003;87:157–159.
9. Wessels IF, Wessels GF. Lidocaine-prilocaine cream for local-anesthesia chalazion incision in children. *Ophthalmic Surg Lasers* 1996;27:431–433.
10. Bell RW, Butt ZA, Gardner RF. Warming lignocaine reduces the pain of injection during local anaesthetic eyelid surgery. *Eye* 1996;10:558–560.
11. Hosal BM, Zilelioglu G. Ocular complication of intralesional corticosteroid injection of a chalazion. *Eur J Ophthalmol* 2003;13:798–799.
12. Norris JH. Intralesional triamcinolone acetonide injection versus incision and curettage for primary chalazia: a prospective, randomized study. *Am J Ophthalmol* 2012;153(5):1005–1006.
13. Ben Simon GJ, Rosen N, Rosner M, et al. Intralesional triamcinolone acetonide injection versus incision and curettage for primary chalazia: a prospective, randomized study. *Am J Ophthalmol* 2011;151(4):714–718.e1.
14. Reifler DM, Leder DR. Eyelid crease approach for chalazion excision. *Ophthal Plast Reconstr Surg* 1989;5:63–67.
15. Korn EL. Laser chalazion removal. *Ophthalmic Surg* 1988;19:428–431.
16. Jain PK. Misuria V. Recent non-surgical approach in the treatment of chalazion. *Indian J Ophthalmol* 1988;36:34.

Case Reports

17. Cosar CB, Rapuano CJ, Cohen EJ, et al. Chalazion as a cause of decreased vision after LASIK. *Cornea* 2001;20:890–892.
18. Santa Cruz CS, Culotta T, Cohen EJ, et al. Chalazion-induced hyperopia as a cause of decreased vision. *Ophthalmic Surg Lasers* 1997;28:683–684.
19. Katowitz WR, Shields CL, Shields JA, et al. Pilomatrixoma of the eyelid simulating a chalazion. *J Pediatr Ophthalmol Strabismus* 2003;40:247–248.
20. Cunniffe G, Chang BY, Kennedy S, et al. Beware the empty curette! *Orbit* 2002;21:177–180.
21. Brookes JL, Bentley C, Verma S, et al. Microcystic adnexal carcinoma masquerading

as a chalazion. *Br J Ophthalmol* 1998;82:196–197.

22. Shields JA, Guibor P. Neurilemoma of the eyelid resembling a recurrent chalazion. *Arch Ophthalmol* 1984;102:1650.

23. Donaldson MJ, Gole GA. Amblyopia due to inflamed chalazion in a 13-month-old infant. *Clin Exp Ophthalmol* 2005;33:332–333.

24. Destafeno JJ, Kodsi SR, Primack JD. Recurrent Staphylococcus aureus chalazion in hyperimmunoglobulinemia E (Job's) syndrome. *Am J Ophthalmol* 2004;138:1057–1058.

25. Crama N, Toolens AM, van der Meer JW, et al. Giant chalazion in the hyperimmunoglobulinemia E (hyper-IgE) syndrome. *Eur J Ophthalmol* 2004;14:258–260.

26. Mittal R, Tripathy D, Sharma S, et al. Tuberculosis of eyelid presenting as a chalazion. *Ophthalmology* 2013;120(5):1103.e1–e4.

27. Mukhopadhyay S, Shome S, Bar PK, et al. Ocular rhinosporidiosis presenting as recurrent chalazion. *Int Ophthalmol* 2012;DOI 10.1007/s10792-012-9625-2.

28. Al-Faky YH, Al Malki S, Raddaoui E. Hemangioendothelioma of the eyelid can mimic chalazion. *Oman J Ophthalmol* 2011;4(3):142–143.

● 睑板腺囊肿

大多数睑板腺囊肿患者有特征性临床表现,可正确诊断。

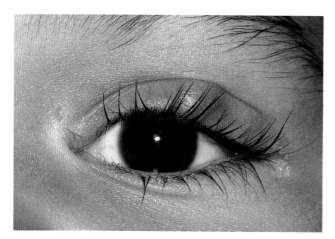

图 12.7   患儿男性,2 岁,上睑中央小的睑板腺囊肿

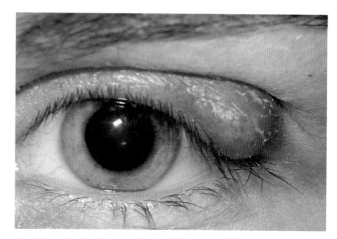

图 12.8   患者女性,34 岁,上睑颞侧睑板腺囊肿

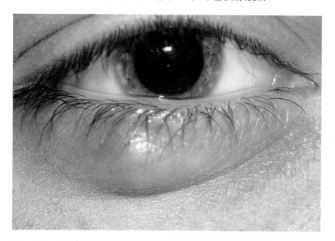

图 12.9   患者女性,21 岁,下睑睑板腺囊肿继发水肿

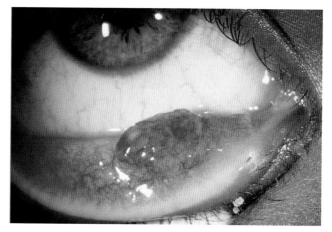

图 12.10   患儿男性,15 岁,位于睑结膜面的睑板腺囊肿

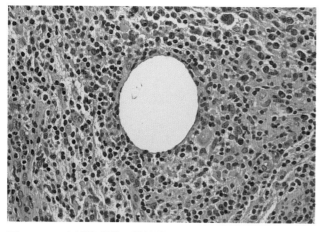

图 12.11   睑板腺囊肿显微镜检查,示由急、慢性炎性细胞包绕的脂滴(HE×75)

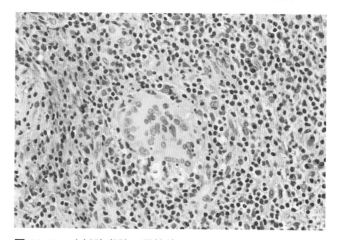

图 12.12   睑板腺囊肿显微镜检查,示肉芽肿性炎症中巨细胞浸润(HE×75)

● 睑板腺囊肿：临床变异

　　除了单纯的炎性结节灶之外，睑板腺囊肿还可有多种其他临床表现，可能侵犯皮肤或睑板腺，产生侵蚀性或溃疡性外观。破溃的睑板腺囊肿可表现为无明显结节的弥漫性皮损。在某些病例中，可致眼睑弥漫增厚，与睑结膜炎或皮脂腺癌表现相似。

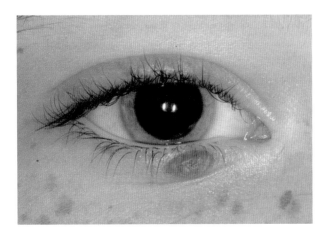

图 12.13　患儿右眼下睑睑板腺囊肿，皮肤表面典型病变

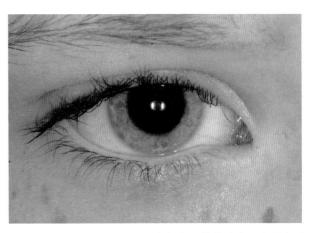

图 12.14　上图同一病例，抗生素软膏和外敷治疗一个月之后，病变消退

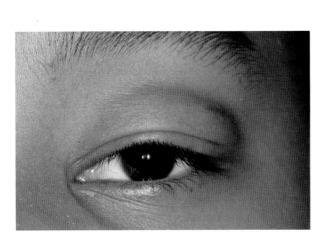

图 12.15　患儿左眼上睑弥漫性水肿。水肿导致睑板腺囊肿并不明显

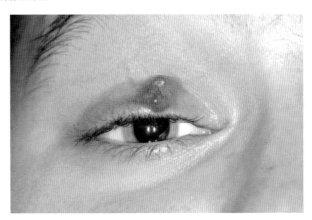

图 12.16　右眼上睑侵蚀性皮脂腺囊肿，类似血管瘤

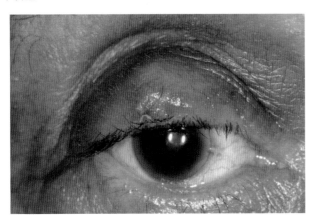

图 12.17　上睑睑板腺囊肿经皮肤溢脓

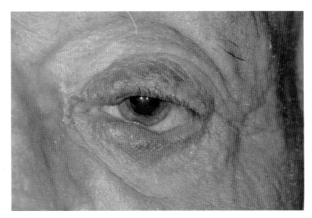

图 12.18　老年患者，上下睑慢性睑板腺囊肿伴有部分睫毛缺失。这类患者应考虑睑板腺癌的诊断。此病例怀疑睑板腺癌可能性大，但组织病理学检查证实为皮脂腺囊肿

其他肉芽肿性疾病

眼睑结节病

概述

几种特发性肉芽肿性炎症可侵犯眼睑并与肿瘤类似,这里简要讨论结节病和假性类风湿结节。

结节病是一种以非干酪性肉芽肿性炎症为特征的特发性疾病。其可发生于多种脏器、眼部各结构及眼附属器组织(1~10)。病变可原发于眼睑,也可发生于已确诊的患有全身或眼部结节病的患者(1~5)。

临床特征

结节病在眼睑区域通常表现为一个或多个不规则、坚硬的皮下结节灶。相邻结膜组织可表现为大量结节灶或弥漫性增厚,类似于淋巴细胞浸润或病毒性结膜炎表现。有报道称,结节病有时可在眼睑产生更具侵袭性的"破坏性"病变(7,8)。

组织病理

组织病理学上,结节病是一种非干酪性上皮样细胞肉芽肿,该肉芽肿以组织细胞和巨细胞浸润为特征(1)。若炎症未发现特定病因,基本可诊断为结节病。

治疗方法

眼睑结节病的诊断常需进行组织活检。相邻结膜的可疑区域组织活检也可确立诊断。镓扫描可显示泪腺区,有助于诊断眼睑区域病变。

与其他部位的结节病相同,可口服或局部病灶内注射皮质类固醇激素,常对治疗眼睑结节病有效。破坏性眼睑病变类型更难治疗,但也可对皮质类固醇激素和其他免疫抑制剂有一定反应。有研究表明,沙利度胺对此类病变治疗有效(8)。

Selected References

Reviews
1. Zimmerman LE, Maumenee AE. Ocular aspects of sarcoidosis. *Am Rev Respir Dis* 1961;84:38–50.
2. Obernauf CD, Shaw HE, Sydnor CF, et al. Sarcoidosis and its ophthalmic manifestations. *Am J Ophthalmol* 1978;86:648–655.
3. Hall JG, Cohen KL. Sarcoidosis of the eyelid skin. *Am J Ophthalmol* 1995;119:100–101.
4. Gutman J, Shinder R. Orbital and adnexal involvement in sarcoidosis: analysis of clinical features and systemic disease in 30 cases. *Am J Ophthalmol* 2011;152(5):883.
5. Demirci H, Christianson MD. Orbital and adnexal involvement in sarcoidosis: analysis of clinical features and systemic disease in 30 cases. *Am J Ophthalmol* 2011;151(6):1074–1080.

Case Reports
6. Cacciatori M, McLaren KM, Kearns PP. Sarcoidosis presenting as a cutaneous eyelid mass. *Br J Ophthalmol* 1997;81:329–330.
7. Moin M, Kersten RC, Bernardini F, et al. Destructive eyelid lesions in sarcoidosis. *Ophthal Plast Reconstr Surg* 2001;17:123–125.
8. Karcioglu ZA. Re: "Destructive eyelid lesions in sarcoidosis". *Ophthal Plast Reconstr Surg* 2002;18:313.
9. Nichols CW, Eagle RC Jr, Yanoff M, et al. Conjunctival biopsy as an aid in the evaluation of the patient with suspected sarcoidosis. *Ophthalmology* 1980;87:287–291.
10. Dios E, Saornil MA, Herreras JM. Conjunctival biopsy in the diagnosis of ocular sarcoidosis. *Ocul Immunol Inflamm* 2001;9:59–64.

眼睑假性类风湿结节(环状肉芽肿)

概述

假性类风湿结节(环状肉芽肿)是一种特发性、良性、自限性肉芽肿性疾病,可发生于儿童和青少年的头面部(1~6)。也因其与类风湿性关节炎或风湿热皮下结节的组织病理学相似而得名。然而,实验研究以及患者随访观察均未能发现这些疾病间的联系。该病可累及眼睑和相邻的眼部结构,尤其易侵犯上睑及外眦部。

临床特征

假性类风湿结节可表现为一个或多个呈环形生长、质地坚硬、可活动的棕褐色皮下丘疹。有时结节也可表现为质软、可波动的囊性丘疹。病变好发于上睑颞侧及外眦部。病变多为良性,有些病变未经治疗可缓慢消退。

组织病理

如上所述,假性类风湿结节类似于类风湿性关节炎的皮下结节。病变中常有由大量组织细胞和由上皮细胞包围的坏死胶原蛋白中心区域。

治疗方法

眼睑假性类风湿结节一般不能进行临床诊断,需通过切除病变的组织病理学检查才能确诊。在大多数情况下,治疗方法为单纯切除或仅需随访观察。如上所述,病变未经治疗可自行消退。

Selected References

Reviews
1. Rao NA, Font RL. Pseudorheumatoid nodules of the ocular adnexa. *Am J Ophthalmol* 1975;79:471–478.
2. Thornsberry LA, English JC 3rd. Etiology, diagnosis, and therapeutic management of

granuloma annulare: an update. *Am J Clin Dermatol* 2013;14(4):279–290.

3. Lawton AW, Karesh JW. Periocular granuloma annulare. *Surv Ophthalmol* 1987; 31:285–290.

4. Ross MJ, Cohen KL, Peiffer RL, et al. Episcleral and orbital pseudorheumatoid nodules. *Arch Ophthalmol* 1983;101:418–421.

Case Reports

5. Ferry AP. Subcutaneous granuloma annular ("pseudorheumatoid nodule") of the eyebrow. *J Pediatr Ophthalmol* 1977;14:154–157.

6. Mauriello JA Jr, Lambert WC, Mostafavi R. Granuloma annulare of the eyelid. *Ophthal Plast Reconstr Surg* 1996;12:141–145.

眼睑肉芽肿性多血管炎（韦格纳肉芽肿）

概述

眼睑肉芽肿性多血管炎，曾被称为韦格纳肉芽肿（Wegener granulomatosis）（1~13），是一种坏死性肉芽肿性血管炎性疾病，属于全身多系统性疾病，常累及上呼吸道、肾脏及其他器官。在面部常发生于鼻腔和眼眶，也可侵犯眼睑区域。

临床特征

眼睑肉芽肿性多血管炎通常继发于严重的眼眶疾病，此种情况详见其他章节。眼眶常与鼻窦和鼻腔同时受累。眼睑病变继发于血管炎，可表现为眼睑红斑、水肿、不规则增厚或溃疡（5）。该病常伴有严重的睑结膜炎症，可导致继发性眼睑瘢痕的形成（6，9）。眼睑局限性肉芽肿性多血管炎可以溃疡为突出表现（12），甚至可造成严重的眼睑组织损害（13）。此外，眼睑肉芽肿性多血管炎也可表现为双侧黄斑瘤样病灶（10）。尽管目前存在多种诊断性实验室检查方法，但约 60% ~90% 的该病患者，其抗中性粒细胞胞质抗体（antineutrophil cytoplasmic antibody，ANCA）检查同时具有较高的敏感性和特异性。

组织病理

组织病理学上，肉芽肿性多血管炎典型表现为坏死性、肉芽肿性血管炎，常伴有朗格汉斯巨细胞浸润。偶可见淋巴细胞、浆细胞、中性粒细胞及嗜酸性粒细胞。

治疗方法

眼睑肉芽肿性多血管炎的治疗一般为全身应用皮质类固醇激素、环磷酰胺及局部姑息治疗。这些治疗方法均可改善预后（4，5）。多数患者死于肾脏受累或其他并发症。对于严重的破坏性病变，需行眶内容物摘除术（7）。

Selected References

Reviews

1. Hu CH, O'Laughlin S, Winklemann RK. Cutaneous manifestations of Wegener's granulomatosis. *Arch Dermatol* 1977;113:175–185.

2. Haynes BF, Fishman ML, Fauci AS, et al. The ocular manifestations of Wegener's granulomatosis. *Am J Med* 1977;63:131–136.

3. Bullen CL, Liesegang TJ, McDonald TH, et al. Ocular complications of Wegener's granulomatosis. *Ophthalmology* 1983;90:279–290.

4. Duffy M. Advances in diagnosis, treatment, and management of orbital and periocular Wegener's granulomatosis. *Curr Opin Ophthalmol* 1999;10:352–357.

5. Woo TL, Francis IC, Wilcsek GA, et al. Australasian Orbital and Adnexal Wegener's Study Group. Australasian orbital and adnexal Wegener's granulomatosis. *Ophthalmology* 2001;108:1535–1543.

Management

6. Robinson MR, Lee SS, Sneller MC, et al. Tarsal-conjunctival disease associated with Wegener's granulomatosis. *Ophthalmology* 2003;110:1770–1780.

7. Shields JA, Shields CL, Demirci H, et al. Experience with eyelid-sparing orbital exenteration: the 2000 Tullos O. Coston Lecture. *Ophthal Plast Reconstr Surg* 2001;17:355–361.

Case Reports

8. Koyama T, Matsuo N, Watanabe Y, et al. Wegener's granulomatosis with destructive ocular manifestations. *Am J Ophthalmol* 1984;98:736–740.

9. Jordan DR, Addison DJ. Wegener's granulomatosis. Eyelid and conjunctival manifestations as the presenting feature in two individuals. *Ophthalmology* 1994;101:602–607.

10. Tullo AB, Durrington P, Graham E, et al. Florid xanthelasmata (yellow lids) in orbital Wegener's granulomatosis. *Br J Ophthalmol* 1995;79:453–456.

11. Valmaggia C, Neuweiler J. Orbital involvement as the first manifestation in classic Wegener's granulomatosis. *Orbit* 2001;20:231–237.

12. Kubota T, Hirose H. Ocular changes in a limited form of Wegener's granulomatosis: patient with cutaneous ulcer of upper eyelid. *Jpn J Ophthalmol* 2003;47:398–400.

13. Cassells-Brown A, Morrell AJ, Davies BR, et al. Wegener's granulomatosis causing lid destruction: a further sight-threatening complication. *Eye* 2003;17:652–654.

● 眼睑肉芽肿：结节病、假性类风湿结节和肉芽肿性多血管炎（韦格纳肉芽肿）

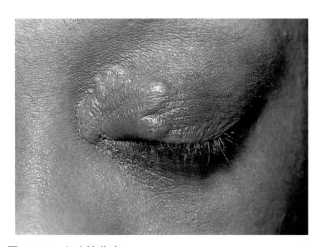

图 12.19　上睑结节病

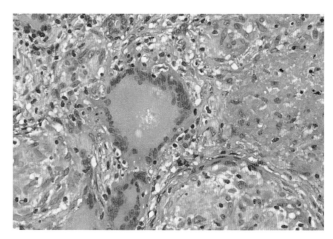

图 12.20　结节病组织病理学检查，示巨细胞浸润的炎性肉芽肿（HE × 150）

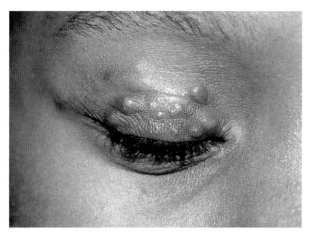

图 12.21　患儿女性，5 岁，上睑假性类风湿结节（环状肉芽肿）（Henry Ring，MD 供图）

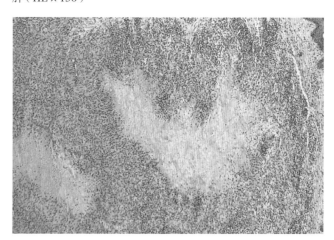

图 12.22　图 12.21 病变组织病理学检查，示慢性炎症反应和胶原蛋白渐进性坏死（Henry Ring，MD 供图）（HE × 50）

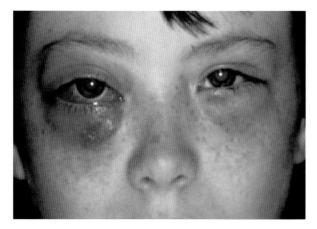

图 12.23　患儿女性，10 岁，眼睑肉芽肿性多血管炎，同时伴有肾脏受累（Tibor Farkas，MD 供图）

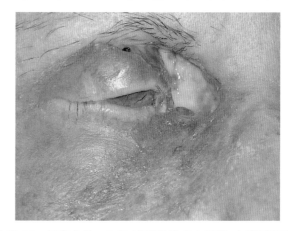

图 12.24　患者女性，68 岁，肉芽肿性多血管炎，内眦部眼睑侵蚀性坏死灶

眼睑真菌感染

眼睑芽生菌病

概述

真菌感染性疾病,包括芽生菌病,球孢子菌病和毛霉菌病均可累及眼睑。该类疾病一般起源于肺,之后可通过血行播散侵犯皮肤和眼睑。第 1 章也介绍了导致假上皮瘤样增生的真菌感染病例。

芽生菌病是一种由皮炎芽生菌引起的传染病(1~6)。北美芽生菌病在美国东部和南部,尤其是肯塔基州呈地方性流行(2)。该病可侵犯任何部位的皮肤组织,包括面部、眼睑和结膜(1~6)。

临床特征

眼睑受累特征性表现为角化过度性斑块,角化斑块可形成结痂或溃疡。其类似于鳞状细胞癌或乳头状瘤。

组织病理

组织病理学上,芽生菌病的特征性表现为假癌性增生,伴含有朗格汉斯巨细胞的肉芽肿性炎症反应。显微镜下生物组织结构易于分辨。

治疗方法

使用标准剂量的抗真菌药物如两性霉素 B 进行治疗。预后因全身系统性疾病的严重程度而异。

Selected References

Reviews
1. Rucci J, Eisinger G, Miranda-Gomez G, et al. Blastomycosis of the head and neck. *Am J Otolaryngol* 2014;35:390–395.

Case Reports
2. Barr CC, Gamel JW. Blastomycosis of the eyelid. *Arch Ophthalmol* 1986;104:96–99.
3. Slack JW, Hyndiuk RA, Harris GJ, et al. Blastomycosis of the eyelid and conjunctiva. *Ophthal Plast Reconstr Surg* 1992;8:143–149.
4. Bartley GB. Blastomycosis of the eyelid. *Ophthalmology* 1995;102:2020–2023.
5. Mohney BG. Blastomycosis of the eyelid. *Ophthalmology* 1996;103:544–545.
6. Merin MR, Fung MA, Eisen DB, et al. Histoplasmosis presenting as a cutaneous malignancy of the eyelid. *Ophthal Plast Reconstr Surg* 2011;27(2):e41–e42.

眼睑球孢子菌病

概述

球孢子菌病是由粗球孢子菌引起的感染性疾病,在美国西南部,特别是在圣华金河谷呈地方性流行。

临床特征

原发性皮肤球孢子菌病很罕见,几乎无文献提及眼睑区域受累(1~3)。如上所述,其对眼睑组织的侵犯与芽孢子菌病表现相似。原发性皮肤球孢子菌病可引起葡萄膜炎。

组织病理

组织病理学检查表现为混合的化脓性肉芽肿性反应。多核巨细胞内含有粗球孢子菌内孢子。

治疗方法

使用标准剂量的抗真菌药物如两性霉素 B 进行治疗。预后因全身系统性疾病的严重程度而异。

Selected References

Reviews
1. Borchers AT, Gershwin ME. The immune response in Coccidioidomycosis. *Autoimmun Rev* 2010;10:94–102.
2. Rodenbiker HT, Ganley JP. Review: ocular coccidioidomycosis. *Surv Ophthalmol* 1980;24:263–272.

Case Report
3. Irvine AR. Coccidioides granuloma of the lid. *Trans Am Acad Ophthalmol Otolaryngol* 1968;72:751–752.

眼睑毛霉菌病

概述

毛霉菌病(藻菌病)通常发生于患有潜在的全身性疾病的患者,如糖尿病酮症酸中毒、晚期恶性肿瘤和其他免疫抑制疾病。眶部肿瘤相关章节将对此进行更详细阐述。毛霉菌病较常侵犯呼吸道,也可侵犯眼眶并累及眼睑区域(1~3)。

临床特征

毛霉菌病可造成眼眶及眼睑组织坏死,形成黑色焦痂,且病变可伴有恶臭,此为临床诊断的主要依据。

组织病理

毛霉菌病的组织病理特征性表现为急性炎症、血管性血栓及坏死,并可见大量真菌。由于真菌体积大(30~35μm)且常规苏木精－伊红染色下可见特征性的分枝菌丝结构,因此易于诊断。该病易于侵犯血管及软组织（1~3）。

治疗方法

眼睑／眼眶毛霉菌病的治疗方法尚有争议。但治疗关键在于控制糖尿病酮症酸中毒等全身基础疾病，清除坏死组织，及时应用两性霉素 B，也可在必要时采取其他治疗措施（1~3）。

Selected References

Reviews

1. Camara-Lemarray CR, Gonzalez-Moreno E, Rodriguez-Gutierrez F, et al. Clinical features and outcome of mucormycosis. *Interdiscip Perspect Infect Dis* 2014;2014:562610.
2. Arndt S, Aschendorff A, Echternach M, et al. Rhino-orbital-cerebral mucormycosis and aspergillosis: differential diagnosis and treatment. *Eur Arch Otorhinolaryngol* 2009;266:71–76.
3. Gamaletsou MN, Sipsas NV, Roilides E, et al. Rhino-orbital-cerebral murcomycosis. *Curr Infect Dis Rep* 2012;14:423–434.

● 眼睑真菌感染：球孢子菌病和毛霉菌病

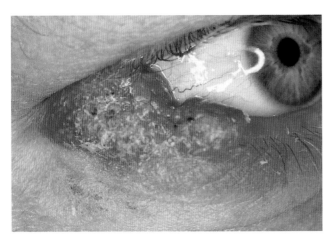

图 12.25　患者男性，43 岁，球孢子菌病，其额头和肺部有类似病变。眼睑病变起初怀疑为睑板腺囊肿（R. Jean Campbell, MD 供图）

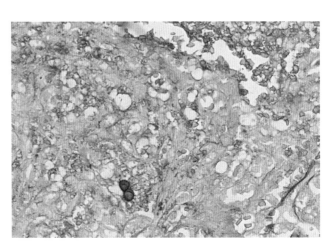

图 12.26　图 12.25 病变组织病理学检查，示肉芽肿性炎症反应及下方的酵母菌样细胞（Gomori 六胺银染色 ×200）

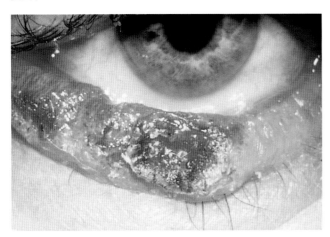

图 12.27　下睑芽孢子菌病（Armed Forces Institute of Pathology, Washington, DC 供图）

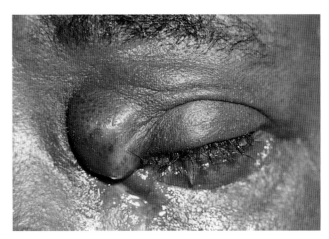

图 12.28　患者男性，53 岁，糖尿病酮症酸中毒合并毛霉菌病，病变侵犯上睑、内眦及眼眶（Louis Karp, MD 供图）

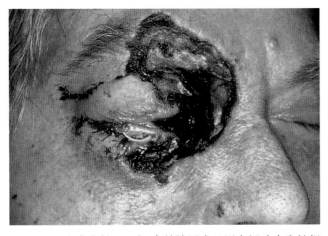

图 12.29　患者女性，60 岁，合并糖尿病且因车祸致多发性损伤，毛霉菌病灶累及内眦和眼眶（George Howard, MD 供图）

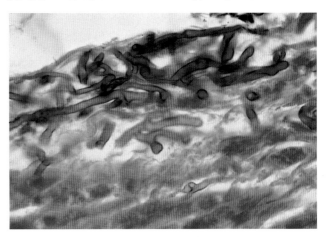

图 12.30　图 12.29 病变组织病理学检查，示粗大、无隔、分枝菌丝（PAS×150）

眼睑细菌感染

眼睑脓肿

概述

多数情况下，脓肿很容易识别和诊断。然而，在某些情况下，慢性脓肿可呈肿瘤样病变，且肿瘤也可以继发炎症或感染，从而干扰潜在眼睑肿瘤的诊断。

临床特征

眼睑化脓性脓肿通常有感染的典型症状，表现为急性起病、疼痛、红肿、有时可见脓液溢出。其可继发于局部创伤或全身感染，继发于霰粒肿或肿瘤较罕见。

组织病理

眼睑脓肿以急性化脓性感染为特征，伴有大量中性粒细胞浸润。其可继发于大量化脓性微生物感染，其中金黄色葡萄球菌为常见致病菌。

治疗方法

治疗方法为全身应用抗生素，病变范围大、症状明显的病变可联合切开引流。细菌培养和药敏试验便于更好地指导治疗。

眼睑坏死性筋膜炎

概述

坏死性筋膜炎是一种感染性疾病，快速进展，并可导致筋膜、肌肉和皮下脂肪坏死。病变可发生于任何部位的皮下组织，常侵犯面部，也可侵犯眼睑区域（1~18）。

多数坏死性筋膜炎为原发起病，无明显诱发因素（8）。该病可继发于手术及非手术性外伤。如眼睑整容术后常继发感染（12~14），泪囊炎直接播散也可引发周围组织坏死性筋膜炎。一些诱发性基础疾病，如糖尿病在发病中起着重要的作用。多数病例已证实存在 β- 血友病链球菌或合并其他细菌的感染。

临床特征

坏死性筋膜炎起初表现为局部感染，随后迅速进展为弥漫性病变，可累及邻近皮下组织。该病表现为眼睑弥漫性增厚，以及周围面部皮肤红斑、青紫，后者多由皮下出血所致，患者常表现为痛苦和恐惧。坏死性筋膜炎的早期诊断是关键，检测方法目前已经确定（2）。

组织病理

组织病理学上，坏死性筋膜炎的特征表现为广泛炎症和皮下组织坏死，并可见显著急性炎性细胞浸润。根据特殊染色或微生物培养结果证实，致病的革兰氏阳性细菌常为 β- 溶血性链球菌。

治疗方法

坏死性筋膜炎的治疗方法为适当应用抗生素，联合手术清创和微生物培养技术。一旦发生广泛性系统性病变，尽管给予积极治疗，死亡病例仍高达 13%（7）。

Selected References

Reviews
1. Hakkarainen TW, Kopari NM, Pham TN, et al. Necrotizing soft tissue infections: review and current concepts in treatment, systems of care, and outcomes. *Curr Probl Surg* 2014;51:344–362.
2. Malik V, Gadepalli C, Agrawal S, et al. An algorithm for early diagnosis of cervicofacial necrotising fasciitis. *Eur Arch Otorhinolaryngol* 2010;267:1169–1177.
3. Marshall DH, Jordan DR, Gilberg SM, et al. Periocular necrotizing fasciitis: a review of five cases. *Ophthalmology* 1997;104:1857–1862.

Management
4. Nallathambi MN, Ivatury RR, Rohman M, et al. Cranio-cervical necrotizing fasciitis: critical factors in management. *Can J Surg* 1987;30:61–63.
5. Luksich JA, Holds JB, Hartstein ME. Conservative management of necrotizing fasciitis of the eyelids. *Ophthalmology* 2002;109:2118–2122.

Case Reports
6. Walters R. A fatal case of necrotizing fasciitis of the eyelid. *Br J Ophthalmol* 1988;72:428–431.
7. Kronish JW, McLeish WM. Eyelid necrosis and periorbital necrotizing fasciitis. Report of a case and review of the literature. *Ophthalmology* 1991;98:92–98.
8. Williams SR, Carruth JA, Brightwell AP. Necrotizing fasciitis of the face without significant trauma. *Clin Otolaryngol* 1992;17:344–350.
9. Shayegani A, MacFarlane D, Kazim M, et al. Streptococcal gangrene of the eyelids and orbit. *Am J Ophthalmol* 1995;120:784–792.
10. Kent D, Atkinson PL, Patel B, et al. Fatal bilateral necrotising fasciitis of the eyelids. *Br J Ophthalmol* 1995;79:95–96.
11. Hunt L. Streptococcal necrotizing fasciitis of the eyelids and orbit. *Insight* 1996;21:96–97.
12. Ray AM, Bressler K, Davis RE, et al. Cervicofacial necrotizing fasciitis. A devastating complication of blepharoplasty. *Arch Otolaryngol Head Neck Surg* 1997;123:633–636.
13. Jordan DR, Mawn L, Marshall DH. Necrotizing fasciitis caused by group A streptococcus infection after laser blepharoplasty. *Am J Ophthalmol* 1998;125:265–266.
14. Suner IJ, Meldrum ML, Johnson TE, et al. Necrotizing fasciitis after cosmetic blepharoplasty. *Am J Ophthalmol* 1999;128:367–368.
15. Beerens AJ, Bauwens LJ, Leemans CR. A fatal case of craniofacial necrotizing fasciitis. *Eur Arch Otorhinolaryngol* 1999;256:506–509.
16. Goldberg RA, Li TG. Postoperative infection with group A beta-hemolytic streptococcus after blepharoplasty. *Am J Ophthalmol* 2002;134:908–910.
17. Lin PW, Lin HC. Facial necrotizing fasciitis following acute dacryocystitis. *Am J Ophthalmol* 2003;136:203–204.
18. Saonanon P, Tirakunwichcha S, Chierakul W. Case report of orbital cellulitis and necrotizing fasciitis from melioidosis. *Ophthal Plast Reconstr Surg* 2013;29(3):e81–e84.

● 眼睑细菌性感染：脓肿和坏死性筋膜炎

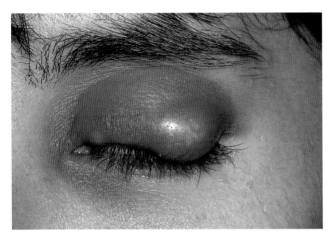

图 12.31　患者女性，20 岁，上睑脓肿

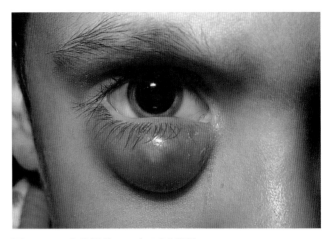

图 12.32　患儿男性，14 岁，下睑脓肿

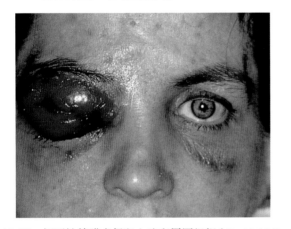

图 12.33　坏死性筋膜炎侵犯上睑和周围组织（David Addison, MD 供图）

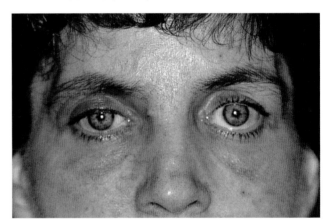

图 12.34　图 12.33 病例，清创术及适量抗生素治疗后（David Addison, MD 供图）

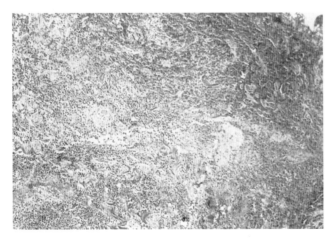

图 12.35　图 12.33 病变组织病理学检查，示炎症和坏死（×100）（David Addison, MD 供图）

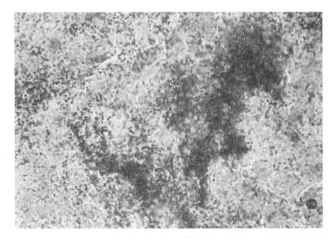

图 12.36　图 12.33 病变组织病理学检查，示革兰氏阳性菌（革兰氏染色 ×100）（David Addison, MD 供图）

（董　杰　李冬梅　译）

眼睑其他肿瘤样病变

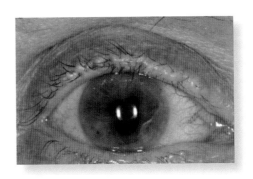

概述

本章讨论的几种特殊的肿瘤和假瘤难以进行分类,包括淀粉样变性,类脂蛋白沉着症,颗粒细胞瘤,软化斑,皮肤钙质沉着症和斑痣性迷芽瘤。

淀粉样变性的特征性表现为身体多部位异常蛋白质的沉积(1)。眼睑是原发性系统性淀粉样变性、全身多发性骨髓瘤、华氏巨球蛋白血症和其他单克隆丙种球蛋白病的易发部位(1~20)。

临床特征

眼睑病变通常表现为双侧多个融合的粉红色或黄色蜡样丘疹。病变易于自发性或轻微创伤后出血。多数情况下,由于睑结膜的弥漫性受累,易出现上睑下垂和眼睑增厚(11,13)。并且双侧眼睑淀粉样变性多数与全身淀粉样变性相关,但淀粉样蛋白沉积症也可单独发生于眼睑(10,14)。

组织病理

眼睑淀粉样变性中,淀粉样蛋白位于真皮层,是一种非细胞性、均质、轻嗜酸性物质。淀粉样蛋白具有双折射性,且刚果红染色呈阳性。免疫组织化学研究表明淀粉样蛋白来源于免疫球蛋白轻链(12)。

治疗方法

眼睑淀粉样变性的治疗尚存在争议且较为困难,但首先应进行对症治疗。一些病变可能数月无明显进展,则无需积极治疗(15)。对于体积较大、且明显影响外观的眼睑病变应行手术切除(18)。外科医生报告称,仔细清除眼睑淀粉样蛋白,可使眼睑的解剖平面完整无损(9)。尽管尚存争议,但有报道称放射治疗可使病变消退(8)。

眼睑淀粉样变性

Selected References

Reviews

1. Real deAsua D, Galvan JM, Filigheddu MT, et al. Systemic AA amyloidosis: epidemiology, diagnosis, and management. *Clin Epidemiol* 2014;6:369–377.
2. Demirci H, Shields CL, Eagle RC Jr, et al. Conjunctival amyloidosis: report of six cases and review of the literature. *Surv Ophthalmol* 2006;51:419–433.
3. Al-Nuaimi D, Bhatt PR, Steeples L, et al. Amyloidosis of the orbita and adnexa. *Orbit* 2012;31:287–298.
4. Smith ME, Zimmerman LE. Amyloidosis of the eyelid and conjunctiva. *Arch Ophthalmol* 1966;75:42–50.
5. Natelson EA, Duncan WC, Macossay C, et al. Amyloidosis palbebrum. *Arch Intern Med* 1979;125:304–305.
6. Halasa AH. Amyloid disease of the eyelid and conjunctiva. *Arch Ophthalmol* 1965;74:298–301.
7. Brownstein MH, Elliott R, Helwig EB. Ophthalmologic aspects of amyloidosis. *Am J Ophthalmol* 1970;69:423–430.

Management

8. Pecora JL, Sambursky JS, Vargha Z. Radiation therapy in amyloidosis of the eyelid and conjunctiva: a case report. *Ann Ophthalmol* 1982;14:194–196.
9. Patrinely JR, Koch DD. Surgical management of advanced ocular adnexal amyloidosis. *Arch Ophthalmol* 1992;110:882–885.

Case Reports

10. Fett DR, Putterman AM. Primary localized amyloidosis presenting as an eyelid margin tumor. *Arch Ophthalmol* 1986;104:584–585.
11. Iijima S. Primary systemic amyloidosis: a unique case complaining of diffuse eyelid swelling and conjunctival involvement. *J Dermatol* 1992;19:113–118.
12. Olsen KE, Sandgren O, Sletten K, et al. Primary localized amyloidosis of the eyelid: two cases of immunoglobulin light chain-derived proteins, subtype lambda V respectively lambda VI. *Clin Exp Immunol* 1996;106:362–366.
13. Hill VE, Brownstein S, Jordan DR. Ptosis secondary to amyloidosis of the tarsal conjunctiva and tarsus. *Am J Ophthalmol* 1997;123:852–854.
14. Pelton RW, Desmond BP, Mamalis N, et al. Nodular cutaneous amyloid tumors of the eyelids in the absence of systemic amyloidosis. *Ophthalmic Surg Lasers* 2001;32:422–424.
15. Rodrigues G, Sanghvi V, Lala M. A rare cause of unilateral upper and lower eyelid swelling: isolated conjunctival amyloidosis. *Korean J Ophthalmol* 2001;15:38–40.
16. Goldstein DA, Schteingart MT, Birnbaum AD, et al. Bilateral eyelid ecchymosis and corneal crystals: an unusual presentation of multiple myeloma. *Cornea* 2005;24:757–758.
17. Landa G, Aloni E, Milshtein A, et al. Lid bleeding and atypical amyloidosis. *Am J Ophthalmol* 2004;138:495–496.
18. Stack RR, Vote BJ, Evans JL, et al. Bilateral ptosis caused by localized superficial eyelid amyloidosis. *Ophthalmol Plast Reconstr Surg* 2003;19:239–240.
19. Jacoby S, Toft PB, Prause JU, et al. Nodular amyloidosis of all four eyelids: first presenting symptom of Waldenström macroglobulinaemia. *Acta Ophthalmol* 2013;92(4):392–393.
20. Chee E, Kim YD, Lee JH, et al. Chronic eyelid swelling as an initial manifestation of myeloma-associated amyloidosis. *Ophthal Plast Reconstr Surg* 2013;29(1):e12–e14.

● 眼睑淀粉样变性

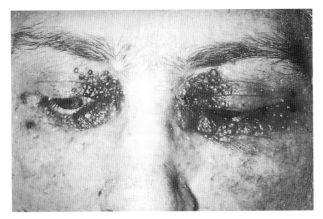

图 13.1　淀粉样变性，双侧眼睑受累（Martin Brownstein, MD 供图）

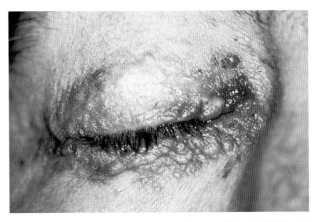

图 13.2　患者男性，55 岁，眼睑淀粉样变性合并多发性骨髓瘤（Myron Yanoff, MD 供图）

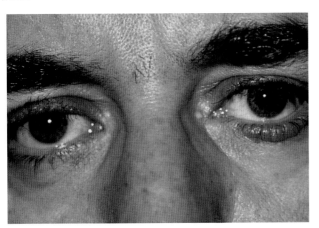

图 13.3　患者男性，51 岁，睑缘淀粉样变性合并未知全身疾病。四个眼睑均受累，但右上睑和左下睑最明显（David Barsky, MD. 和 Thomas Spoor, MD 供图）

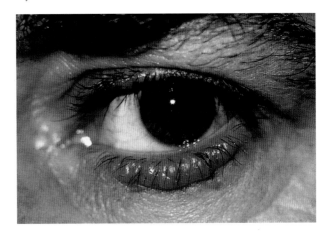

图 13.4　图 13.3. 病例左下睑病变特写（David Barsky, MD. 和 Thomas Spoor, MD 供 图）

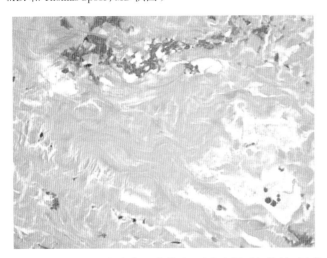

图 13.5　淀粉样蛋白高倍显微检查，示真皮层无细胞性、轻嗜酸性物质（HE×25）

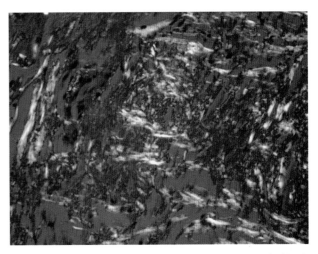

图 13.6　淀粉样蛋白高倍显微检查，示偏振光下呈双折射阳性（刚果红染色 ×25）

眼睑类脂蛋白沉积症（Urbach–Wiethe 病）

概述

类脂蛋白沉积症（Urbach–Wiethe 病）是一种罕见的常染色体隐性遗传病，其特征性表现为皮肤和黏膜上出现大量珠状丘疹和结节，在影像检查中可发现双侧镰状颅内钙化灶（1~12）。眼睑病变可于兄弟姐妹中均有发生，并可以此特征性表现确定诊断（9）。

临床特征

眼睑受累特征性表现为双侧多发性、角化过度的黄褐色蜡样丘疹。其临床表现与淀粉样变性相似。病变常位于睑缘，有时可破坏睫毛。需注意检查舌、软腭和腋窝等部位是否有相似病变，以及检查患者家属是否有相似病症。

组织病理

组织病理学上，病变由真皮层中的透明沉积物（糖蛋白，非脂质）组成。毛细血管壁增厚，使用电子显微镜也未能明确沉积物性质（4,5）。成纤维细胞可能在沉积物的合成中起到积极作用。

治疗方法

目前尚无有效治疗方法，手术切除病变仅起到改善外观作用。二氧化碳激光术已用于根除病变（6）。

Selected References

Reviews

1. Griffith DG, Salasche SJ, Clemons DE. Lipoid proteinosis. In: Griffith DG, Salasche SJ, Clemons DE, eds. *Cutaneous Abnormalities of the Eyelid and Face.* New York: McGraw-Hill; 1987:68.
2. Abtahi SM, Kianersi F, Abtahi MA, et al. Urbach-wiethe syndrome and the ophthalmologist: review of the literature and introduction of the first instance of bilateral uveitis. *Case Rep Med* 2012;2012:281516. doi: 10.1155/2012/281516. Epub 2012 Jul 31.
3. Hofer PA, Larsson PA, Goller H, et al. A clinical and histopathological study of twenty-seven cases of Urbach-Wiethe disease: dermatologic, gastroenterologic, neurophysiologic, ophthalmologic and roentgen diagnostic aspects, as well as the result of some clinico-chemical and histochemical examinations. *Acta Pathol Microbiol Scand* 1974;245:1–87.

Histopathology

4. Fabrizi G, Porfiri B, Borgioli M, et al. Urbach-Wiethe disease. Light and electron microscopic study. *J Cutan Pathol* 1980;7:8–20.
5. Dinakaran S, Desai SP, Palmer IR, et al. Lipoid proteinosis: clinical features and electron microscopic study. *Eye* 2001;15:666–668.

Management

6. Rosenthal G, Lifshitz T, Monos T, et al. Carbon dioxide laser treatment for lipoid proteinosis (Urbach-Wiethe syndrome) involving the eyelids. *Br J Ophthalmol* 1997; 81:253.

Case Reports

7. Jensen AD, Khodadoust AA, Emery JM. Lipoid proteinosis. *Arch Ophthalmol* 1972;88:273–277.
8. Feiler-Ofry V, Levy A, Rogenbogen L, et al. Lipoid proteinosis (Urbach-Wiethe Syndrome). *Br J Ophthalmol* 1979;63:694–698.
9. Sharma V, Kashyap S, Betharia SM, et al. Lipoid proteinosis: a rare disorder with pathognomonic lid lesions. *Clin Exp Ophthalmol* 2004;32:110–112.
10. Al-Bitar Y, Samdani AJ. Lipoid proteinosis in two brothers with multiple organ involvement from Saudi Arabia. *Int J Dermatol* 2004;43:360–361.
11. Callizo M, Ibáñez-Flores N, Laue J, et al. Eyelid lesions in lipoid proteinosis or Urbach-Wiethe disease: case report and review of the literature. *Orbit* 2011;30(5): 242–244.
12. Izadi F, Mahjoubi F, Farhadi M, et al. A novel missense mutation in exon 7 of the ECM1 gene in an Iranian lipoid proteinosis patient. *Genet Mol Res* 2012;11(4): 3955–3960.

● 眼睑类脂蛋白沉积症（Urbach–Wiethe 病）

Dinakaran S, Desai SP, Palmer IR, et al. Lipoid proteinosis: clinical features and electron microscopic study. Eye 2001; 15: 666–668.

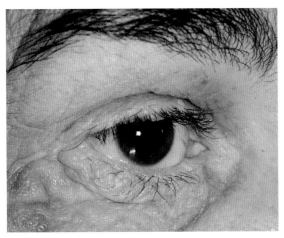

图 13.7　患者女性，59 岁，下睑类脂蛋白沉积症，其对侧眼睑，肘部，膝盖也有类似病变。阳性家族史（Richard Smith, MD 供图）

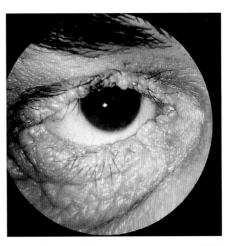

图 13.8　图 13.7 病变特写（Richard Smith, MD 供图）

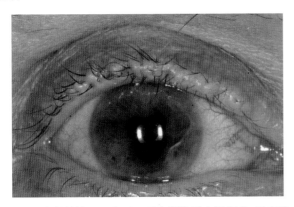

图 13.9　患者男性，45 岁，上、下睑类脂蛋白沉积症，无症状

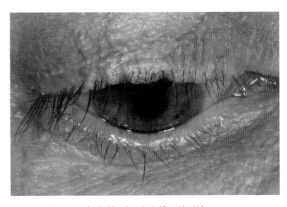

图 13.10　图 13.9 病变特写，示睑缘不规则

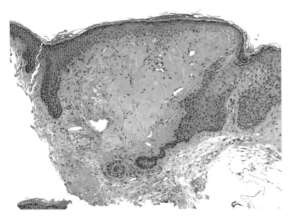

图 13.11　类脂蛋白沉积症低倍镜下观察，示真皮表层和网状层的正常组织薄带区被轻嗜碱性无定形透明物质所取代，偶见成纤维细胞样细胞（HE×20）（Martha Farber, MD 供图）

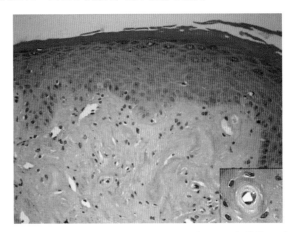

图 13.12　类脂蛋白沉积症组织病理学检查，示高倍镜下真皮层内可见无定形物质，小图显示该物质周围血管套（HE×200）（Seymour Broenstein, MD 供图）

眼睑其他假瘤性病变

眼睑颗粒细胞瘤

概述

颗粒细胞瘤（颗粒细胞"成肌细胞瘤"）是一种罕见的良性肿瘤，通常发生于舌或皮肤。曾认为该肿瘤来源于成肌细胞，但最近研究表明其为施万细胞来源。颗粒细胞瘤偶可发生于眼睑，结膜，泪阜，泪囊和眼眶（1~6）。

临床特征

眼睑病变通常表现为邻近睑缘且深达表皮的孤立性肿物。

组织病理

显微镜下，颗粒细胞瘤的组成细胞具有颗粒状、嗜酸性细胞质，细胞核圆形或卵圆形，大多偏心位。细胞常嵌入致密的胶原组织中。其常伴有假上皮瘤样增生（6）。免疫组化检查已经在细胞质和细胞核中检测到 S-100 蛋白，此结果支持该肿瘤的神经起源学说（3，4）。

治疗方法

由于颗粒细胞瘤缺乏特征性临床表现，只能依据组织活检或切除组织病理学检查才能确定诊断。与孤立性肿物处理方法相同，局部病灶完整手术切除为首选治疗方法。

Selected References

Case Reports

1. Friedman Z, Eden E, Neumann E. Granular cell myoblastoma of the eyelid margin. *Br J Ophthalmol* 1973;57:757–760.
2. Rubenzik R, Tenzel RR. Granular cell myoblastoma of the lid: case report. *Ann Ophthalmol* 1976;8:421–422.
3. Ishibashi T, Yoshitomi T, Ohnishi Y, et al. Granular cell tumor of the lower lid: histological and immunohistochemical studies. *Graefes Arch Clin Exp Ophthalmol* 1984;222:75–78.
4. Jaeger MJ, Green WR, Miller NR, et al. Granular cell tumor of the orbit and ocular adnexae. *Surv Ophthalmol* 1987;31:417–423.
5. Bregman DK, Hodges T, La Piana FG. Granular cell tumor of the eyelid. *Ann Ophthalmol* 1991;23:106–107.
6. Ferry AP. Granular cell tumor (myoblastoma) of the palpebral conjunctiva causing pseudoepitheliomatous hyperplasia of the conjunctival epithelium. *Am J Ophthalmol* 1981;91:234–238.

眼睑软斑病

概述

软斑病是一种罕见病，可发生于全身多部位的斑疹样病变，常认为是继发于基础疾病患者的细菌感染产物。此病很少累及眼睑（1~5）。

临床特征

眼睑软斑病临床表现多样，可以表现为轻度疼痛或触痛的黄白色结节，肿物表面也可有溃疡形成或液体溢出。

组织病理

组织病理学上，泡沫状组织细胞（von Hansemann 组织细胞）内有特殊的分层结构，其中含有典型的嗜碱性包涵体，即软斑小体（Michaelis-Gutmann 小体），钙染色和其他几种染色方法可呈阳性。

治疗方法

这种罕见肿瘤很少通过临床诊断。与其他局限性可疑眼睑肿物一样，主要采用局部切除手术。同时应用药物处理潜在感染因素（3）。

Selected References

Reviews

1. Kohl SK, Hans CP. Cutaneous malakoplakia. *Arch Pathol Lab Med* 2008;132:113–117.
2. Yousef GM, Naghibi B, Hamodat MM. Malakoplakia outside the urinary tract. *Arch Pathol Lab Med* 2007;131:297–300.

Management

3. Simpson C, Strong NP, Dickinson J, et al. Medical management of ocular malakoplakia. *Ophthalmology* 1992;99:192–196.

Case Reports

4. Addison DJ. Malakoplakia of the eyelid. *Ophthalmology* 1986;93:1064–1067.
5. Font RL, Bersani TA, Eagle RC. Malakoplakia of the eyelid. *Ophthalmology* 1988;95:61–68.

眼睑表皮下钙化结节

概述

表皮下钙化结节是皮肤钙质沉着症在儿童中最常见的表现形式。其通常表现为面部孤立性疣状结节，有时呈多发病变。眼睑区域受累罕见，且仅有少量文献报道（1~6）。

临床特征

　　眼睑表皮下钙化结节通常发生于儿童早期或青少年群体，呈孤立性、质硬的黄白色结节，表面光滑或稍不规则（5~6）。

组织病理

　　显微镜下，表皮下钙化结节由位于真皮深处的游离钙质沉积物组成，病因和发病机制尚未明确。

治疗方法

　　治疗方法为手术切除。预后良好。

Selected References

Reviews

1. Nico MM, Bergonse FN. Subepidermal calcified nodule: report of two cases and review of the literature. *Pediatr Dermatol* 2001;18:227–229.
2. Welborn MC, Gottschalk H, Bindra R. Juvenile dermatomyositis: A case of calcinosis cutis of the elbow and review of the literature. *J Pediatr Orthop* 2014 Nov 19. [Epub ahead of print.]

Case Reports

3. Tezuka T. Cutaneous calculus—its pathogenesis. *Dermatologica* 1980;161:191–199.
4. Cursiefen C, Junemann A. Subepidermal calcified nodule. *Arch Ophthalmol* 1998;116:1254–1255.
5. Nguyen J, Jakobiec FA, Hanna E, et al. Subepidermal calcified nodule of the eyelid. *Ophthalm Plasti Reconstr Surg* 2008;24:494–495.
6. Koylu MT, Uysal Y, Kucukevcilioglu M, et al. Bilateral symmetrical subepidermal calcified nodules of the eyelids. *Orbit* 2014;33:295–297.

● **其他眼睑病变：颗粒细胞瘤，软斑病，表皮下钙化结节**

1. Addison DJ. Malakoplakia of the eyelid. Ophthalmology 1986；93：1064–1067.
2. Font RL, Bersani TA, Eagle RC. Malakoplakia of the eyelid. Ophthalmology 1986；95：61–68.

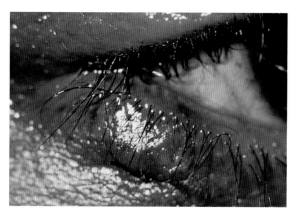

图 13.13　眼睑颗粒细胞瘤（Ralph C. Eagle, Jr, MD 供图）

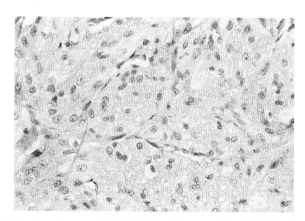

图 13.14　图 13.13 病变显微镜下观察，示含有小圆形细胞核和颗粒状细胞质的紧密连接的圆形细胞（HE×100）（Ralph C. Eagle, Jr, MD 供图）

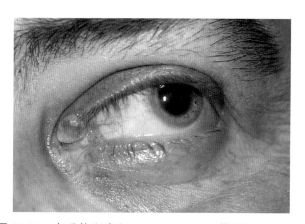

图 13.15　内眦软斑病（David Addison, MD 供图）

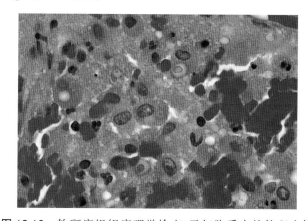

图 13.16　软斑病组织病理学检查，示细胞质内的软斑小体（PAS×350）（Ralph C. Eagle, Jr, MD 和 Ramon LFont, MD 供图）

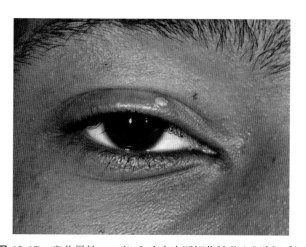

图 13.17　患儿男性，10 岁，上睑表皮下钙化结节（皮肤钙质沉着症），无症状

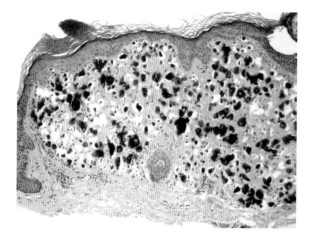

图 13.18　图 13.17 病变组织病理学检查，示真皮层钙质沉积，由无定形物质包绕（HE×50）

眼睑斑痣性迷芽瘤

概述

斑痣性迷芽瘤（Zimmerman 瘤）是一种罕见的先天性发育异常疾病,由于胚胎发育时晶体原基异位于眼睑深部组织或眼眶前部所致。1971 年 Zimmerman（1）首次报告三例斑痣性迷芽瘤病例,其后又有大量病例相继报道（2~19）。

临床特征

临床上,典型的斑痣性迷芽瘤在出生后前几个月逐渐表现明显。通常位于下睑鼻下方,呈表面光滑、质硬的皮下肿物。临床上常误诊为皮样囊肿。患儿晶状体正常。

组织病理

组织病理学上,斑痣性迷芽瘤与先天性白内障表现十分相似。通常认为,该病为晶状体原基异位组织迷芽瘤,可能是由晶体基板异位至下睑深部中胚层组织所致。特殊染色法和免疫组织化学检查显示波形蛋白和 S-100 蛋白阳性,PAS 染色反应阳性。免疫组化染色示细胞角蛋白和上皮膜抗原呈阴性（3~9）。有研究称,所有晶状体蛋白均具有强免疫活性（7）。这些检查结果以及超微结构观察均支持该病为晶状体来源。

治疗方法

斑痣性迷芽瘤的治疗主要采用局部切除手术,尚未发现复发病例,且预后良好。

Selected References

Reviews

1. Zimmerman LE. Phakomatous choristoma of the eyelid. A tumor of lenticular anlage. *Am J Ophthalmol* 1971;71:169–177.
2. Filipic M, Silva M. Phakomatous choristoma of the eyelid: a tumor of lenticular anlage. *Arch Ophthalmol* 1972;88:173–175.

Histopathology

3. McMahon RT, Font RL, McLean IW. Phakomatous choristoma of the eyelid: electron microscopical confirmation of lenticular derivation. *Arch Ophthalmol* 1976;94:1778–1781.
4. Tripathi RC, Tripathi BJ, Ringus J. Phakomatous choristoma of the lower eyelid with psammoma body formation; a light and electron microscopic study. *Ophthalmology* 1981;88:1198–1206.
5. Sinclair-Smith CC, Emms M, Morris HB. Phakomatous choristoma of the lower eyelid. A light and ultrastructural study. *Arch Pathol Lab Med* 1989;113:1175–1177.
6. Rosenbaum PS, Kress Y, Slamovits TL, et al. Phakomatous choristoma of the eyelid. Immunohistochemical and electron microscopic observations. *Ophthalmology* 1992;99:1779–1784.
7. Ellis FJ, Eagle RC Jr, Shields JA, et al. Phakomatous choristoma (Zimmerman's tumor): Immunohistochemical confirmation of intrinsic lens proteins. *Ophthalmology* 1993;100:955–960.
8. Kamada Y, Sakata A, Nakadomari S, et al. Phakomatous choristoma of the eyelid: immunohistochemical observation. *Jpn J Ophthalmol* 1998;42:41–45.
9. Eustis HS, Karcioglu ZA, Dharma S, et al. Phakomatous choristoma: clinical, histopathologic and ultrastructural findings in a 4-month-old boy. *J Pediatr Ophthalmol Strabismus* 1990;17:208–211.

Case Reports

10. Greer CH. Phakomatous choristoma in the eyelid. *Aust J Ophthalmol* 1975;3:106–107.
11. Baggesen LH, Jensen OA. Phakomatous choristoma of the lower eyelid. A lenticular anlage tumor. *Ophthalmologica* 1977;175:231–235.
12. Peres LC, da Silva AR, Belluci AD, et al. Phakomatous choristoma of the orbit. *Orbit* 1998;17:47–53.
13. Seregard S. Phakomatous choristoma may be located in the eyelid or orbit or both. *Acta Ophthalmol Scand* 1999;77:343–346.
14. Shin HM, Song HG, Choi MY. Phakomatous choristoma of the eyelid. *Korean J Ophthalmol* 1999;13:133–137.
15. Blenc AM, Gomez JA, Lee MW, et al. Phakomatous choristoma: a case report and review of the literature. *Am J Dermatopathol* 2000;22:55–59.
16. Mencia-Gutierrez E, Gutierrez-Diaz E, Ricoy JR, et al. Eyelid phakomatous choristoma. *Eur J Ophthalmol* 2003;13:482–485.
17. Dithmar S, Schmack I, Volcker HE, et al. Phakomatous choristoma of the eyelid. *Graefes Arch Clin Exp Ophthalmol* 2004;242:40–43.
18. Verb SP, Roarty JD, Black EH, et al. Phakomatous choristoma: a rare orbital tumor presenting as an eyelid mass with obstruction of the nasolacrimal duct. *J AAPOS* 2009;13(1):85–87
19. Thaung C, Bonshek RE, Leatherbarrow B. Phakomatous choristoma of the eyelid: a case with associated eye abnormalities. *Br J Ophthalmol* 2006;90(2):245–246.

● 眼睑斑痣性迷芽瘤

斑痣性迷芽瘤的临床病理联系,如下图所示。

Ellis FJ, Eagle RC Jr, Shields JA, et al. Phakomatous choristoma (Zimmerman's tumor): immunestochemical confirmation of intrinsic lens proteins. Ophthalmology 1993; 100; 955–960.

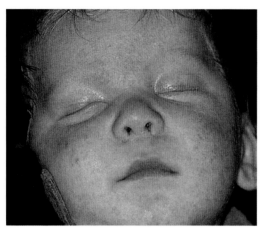

图 13.19   患儿 10 周,病变位于右下睑下方,肉眼较难发现但可触及质硬的皮下结节

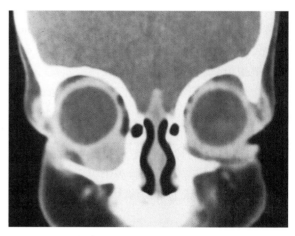

图 13.20   CT 冠状位,示眼睑和眼眶前部鼻下方均质肿物

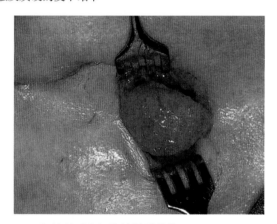

图 13.21   行外科手术切除并暴露肿物

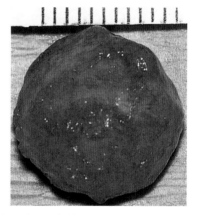

图 13.22   完整取出肿物特写

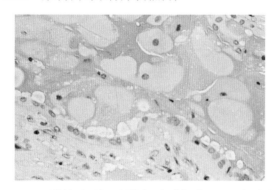

图 13.23   显微镜下观察,示增厚基底膜物质和 Wedl 细胞(囊细胞)包绕晶体类上皮细胞,与后囊性白内障表现相似(HE×50)

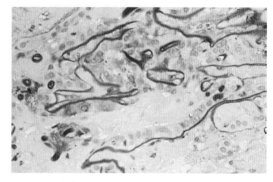

图 13.24   PAS 染色,示增厚基底膜包绕晶体上皮细胞(PAS×100)

（董 杰　李冬梅　译）

第 14 章

泪液排出系统肿瘤

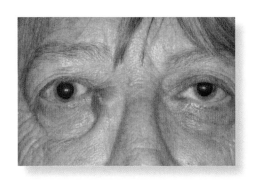

概述

泪液排出系统肿瘤可以发生于泪小管、泪囊以及鼻泪管，其中泪囊处最为好发。这一部分将介绍泪液排出系统的肿瘤和假瘤，并提供一些相关文献（1~13），之后会介绍一些具体的病种及其图片和参考文献。

在有关泪囊肿瘤及假瘤的调查中发现，不同病变的发生率区别很大。在 115 例泪囊实性肿瘤中，55% 为恶性（1），最常见的原发性泪囊肿瘤为上皮性肿瘤，尤其是鳞状上皮乳头状瘤和鳞状细胞癌。但是，有一项研究报道最常见的泪囊肿瘤是非霍奇金淋巴瘤（9）。报道较少的泪液排出系统肿瘤和假瘤有黑色素瘤、嗜酸细胞瘤、血管外皮细胞瘤、孤立性纤维瘤、周围神经肿瘤、血管纤维瘤、颗粒细胞瘤、海绵状血管瘤、多形性腺瘤、腺癌以及腺样囊性癌。在 35 例泪囊的非上皮性肿瘤中，纤维组织细胞瘤最常见，其次是淋巴瘤和黑色素瘤（2）。泪囊的假性肿瘤包括囊肿、血肿、化脓性肉芽肿、幼年黄色肉芽肿以及结节病（10）。一项研

究对 193 例泪囊鼻腔吻合术后行泪囊常规活检，结果显示，44 例（23%）为正常组织，146 例（76%）表现为慢性非特异性炎症，还有 3 例（1.2%）表现为明确的结节病或乳头状瘤的病理特点（10）。大多数泪囊肿瘤并不常见，其病理学特征与诊断的疾病有关，我们将在概述中对其进行介绍。

临床特征

大多数的泪囊肿瘤在临床上很难区分，且还要与更为常见的泪囊炎相鉴别。后者通常发生于婴幼儿，具有炎症的表现，如质软、有波动感，挤压下有脓性分泌物，且通常位于内眦下方。相反，泪囊的实性肿瘤一般发生于成人，表现为进行性的、坚硬的皮下肿块，常位于内眦上方，继发性溢泪，甚至常见泪中带血（4）。泪囊的黑色素瘤可为原发病灶，也可由结膜黑色素瘤的上皮扩散所致，通常与原发性获得性黑变病（primary acquired melanosis, PAM）相关。

泪液排出系统肿瘤

诊断

大多数眼睑及结膜部肿瘤可通过直接观察得出临床诊断,然而泪囊肿瘤并不能用肉眼直接判断,此时 CT、MRI 以及泪囊造影等影像学检查可提供更多有关病灶范围和性质的信息。大多数肿瘤起初局限于泪囊壁内,随后侵袭性肿瘤会突破界限,在影像学检查上呈现出浸润或边界不清的表现。

组织病理

泪囊肿瘤及假瘤的组织病理学特点,已在相应的眼睑及结膜肿瘤部分介绍。较为特殊的是泪囊鳞状细胞癌,它一般起源于内翻性乳头状瘤,常含有侵袭性梭形细胞。发生于泪囊的血管外皮细胞瘤、纤维组织细胞瘤以及孤立性纤维瘤,它们具有相似的组织病理学特点,因此其发病机制尚有争议,此部分将在之后的眶部肿瘤介绍。泪囊上皮性肿瘤的发病机制与人乳头瘤状病毒(human papillomavirus, HPV)有关,据报道 HPV-11 与良性病变有关,而 HPV-18 与恶性病变有关(12, 13)。

治疗方法

泪囊肿瘤的处理方式取决于临床所见及疑似诊断,如若可能,可通过泪囊摘除术完整切除原发肿瘤。具体的术式取决于术者的偏好,鼻部皮肤切口(Lynch 切口)或内镜法均可以提供充分的术野暴露,如何选择取决于所怀疑的肿瘤类型。

根据最终的组织病理学诊断,可予以其他治疗。恶性上皮肿瘤、淋巴瘤以及转移瘤可能需要采用放疗或化疗,这取决于具体的诊断。乳头状瘤应使用广泛切除术,因为泪囊乳头状瘤具有侵袭性,且复发率高,对于晚期患者,必要时可行眼眶或鼻窦内容摘除术。对于幼年黄色肉芽肿和化脓性肉芽肿等炎症性疾病,可局部或口服应用糖皮质激素进行补充治疗。无论何种诊断,在数月内无肿瘤复发的前提下,均可行泪道系统的后期重建手术(8, 9)。泪囊肿瘤的预后情况取决于具体的诊断。

Selected References

Reviews

1. Stefanyszyn MA, Hidayat AA, Pe'er JJ, et al. Lacrimal sac tumors. *Ophthal Plast Reconstr Surg* 1994;10:169–184.
2. Pe'er JJ, Stefanyszyn M, Hidayat AA. Nonepithelial tumors of the lacrimal sac. *Am J Ophthalmol* 1994;118:650–658.
3. Ryan SJ, Font RL. Primary epithelial neoplasms of the lacrimal sac. *Am J Ophthalmol* 1973;76:73–88.
4. Hornblass A, Jakobiec FA, Bosniak S, et al. The diagnosis and management of epithelial tumors of the lacrimal sac. *Ophthalmology* 1980;87:476–490.
5. Ni C, D'Amico DJ, Fan CQ, et al. Tumors of the lacrimal sac: a clinicopathological analysis of 82 cases. *Int Ophthalmol Clin* 1982;22:121–140.
6. Flanagan JC, Stokes DP. Lacrimal sac tumors. *Ophthalmology* 1978;85:1282–1287.
7. Anderson NG, Wojno TH, Grossniklaus HE. Clinicopathologic findings from lacrimal sac biopsy specimens obtained during dacryocystorhinostomy. *Ophthalmol Plast Reconstr Surg* 2003;19:173–176.

Management

8. Stokes DP, Flanagan JC. Dacryocystectomy for tumors of the lacrimal sac. *Ophthalmic Surg* 1977;8:85–90.
9. Parmar DN, Rose GE. Management of lacrimal sac tumours. *Eye* 2003;17:599–606.

Histopathology/Infectious Disease

10. Merkonidis C, Brewis C, Yuing M, et al. Is routine biopsy of the lacrimal sac wall indicated at dacryocystorhinostomy? A prospective study and literature review. *Br J Ophthalmol* 2005;89:1589–1591.
11. Pe'er J, Hidayat AA, Ilsar M, et al. Glandular tumors of the lacrimal sac. Their histopathologic patterns and possible origins. *Ophthalmology* 1996;103:1601–1605.
12. Madreperla SA, Green WR, Daniel R, et al. Human papillomavirus in primary epithelial tumors of the lacrimal sac. *Ophthalmology* 1993;100:569–573.
13. Nakamura Y, Mashima Y, Kameyama K, et al. Detection of human papillomavirus infection in squamous tumours of the conjunctiva and lacrimal sac by immunohistochemistry, in situ hybridisation, and polymerase chain reaction. *Br J Ophthalmol* 1997;81:308–313.

泪囊鳞状上皮乳头状瘤和鳞状细胞癌

概述

　　泪囊最重要的原发性上皮肿瘤为鳞状上皮乳头状瘤和鳞状细胞癌，前者常有恶变倾向（1~21）。与前述眼睑皮肤的良性非侵袭性乳头状瘤不同，泪囊乳头状瘤通常为内翻性，也称为移行细胞癌或 Schneiderian 乳头状瘤，其侵袭性较强，可原发于泪囊，也可原发于鼻部或上颌窦后播散至泪囊。

临床特征

　　内翻性乳头状瘤和鳞状细胞癌在切除后侵袭性均有所减弱，但复发率高。局部颅内播散会发展为侵袭性更强的肿瘤，如黏液表皮样癌（18）。在 10%~15% 的病例中，内翻性乳头状瘤可转化为鳞状细胞癌，此时肿瘤浸润较为局限，偶尔表现为眼眶部的复发、脑浸润以及远处转移（9）。

组织病理

　　鳞状上皮乳头状瘤和鳞状细胞癌的组织病理学特点在结膜鳞状上皮肿瘤的章节中已作介绍。鳞状细胞癌并非全部继发于乳头状瘤，也可原发于泪囊。鳞状细胞癌的黏液样变也同样可原发于泪囊（3，9，13，18）。

治疗方法

　　泪囊肿瘤的处理方法在之前的章节中已作介绍，可采用泪囊摘除术联合鼻泪管完全剥离术，必要时可加以化疗或放疗（6）。

Selected References

Reviews

1. Stefanyszyn MA, Hidayat AA, Pe'er JJ, et al. Lacrimal sac tumors. *Ophthalmol Plast Reconstr Surg* 1994;10:169–184.
2. Ryan SJ, Font RL. Primary epithelial neoplasms of the lacrimal sac. *Am J Ophthalmol* 1973;76:73–88.
3. Hornblass A, Jakobiec FA, Bosniak S, et al. The diagnosis and management of epithelial tumors of the lacrimal sac. *Ophthalmology* 1980;87:476–490.
4. Ni C, D'Amico DJ, Fan CQ, et al. Tumors of the lacrimal sac: a clinicopathological analysis of 82 cases. *Int Ophthalmol Clin* 1982;22:121–140.
5. Coloma-Gonzalez I, Flores-Preciado J, Ceriotta A, et al. Lacrimal sac tumors presenting as lacrimal obstruction. Retrospective study in Mexican patients 2007–2012. *Arch Soc Esp Oftalmol* 2014;89:222–225.

Management

6. El-Sawy T, Frank SJ, Hanna E, et al. Multidisciplinary management of lacrimal sac/nasolacrimal duct carcinomas. *Ophthal Plast Reconstr Surg* 2013;29:454–457.

Histopathology/Infectious Disease

7. Nakamura Y, Mashima Y, Kameyama K. Human papilloma virus DNA detected in case of inverted squamous papilloma of the lacrimal sac. *Br J Ophthalmol* 1995;79:392–393.

Case Reports

8. Streeten BW, Carrillo R, Jamison R, et al. Inverted papilloma of the conjunctiva. *Am J Ophthalmol* 1979;88:1062–1066.
9. Elner VM, Burnstine MA, Goodman ML, et al. Inverted papillomas that invade the orbit. *Arch Ophthalmol* 1995;113:1178–1183.
10. Williams R, Ilsar M, Welham RA. Lacrimal canalicular papillomatosis. *Br J Ophthalmol* 1985;69:464–467.
11. Fechner RE, Sessions RB. Inverted papilloma of the lacrimal sac, the paranasal sinuses and the cervical region. *Cancer* 1977;40:2303–2308.
12. Katircioglu YA, Altiparmak UE, Akmansu H, et al. Squamous cell carcinoma of the lacrimal sac. *Orbit* 2003;22:151–153.
13. Kohn R, Nofsinger K, Freedman SI. Rapid recurrence of papillary squamous cell carcinoma of the canaliculus. *Am J Ophthalmol* 1981;92:363–367.
14. Bonder D, Fischer MJ, Levine MR. Squamous cell carcinoma of the lacrimal sac. *Ophthalmology* 1983;90:1133–1135.
15. Ni C, Wagoner MD, Wang W, et al. Mucoepidermoid carcinomas of the lacrimal sac. *Arch Ophthalmol* 1983;101:1572–1574.
16. Blake J, Mullaney J, Gillan J. Lacrimal sac mucoepidermoid carcinoma. *Br J Ophthalmol* 1986;70:681–685.
17. Anderson KK, Lessner AM, Hood I, et al. Invasive transitional cell carcinoma of the lacrimal sac arising in an inverted papilloma. *Arch Ophthalmol* 1994;112:306–307.
18. Khan JA, Sutula FC, Pilch BZ, et al. Mucoepidermoid carcinoma involving the lacrimal sac. *Ophthalmol Plast Reconstr Surg* 1988;4:153–157.
19. Bambirra EA, Miranda D, Rayes A. Mucoepidermoid tumor of the lacrimal sac. *Arch Ophthalmol* 1981;99:2149–2150.
20. Stephenson JA, Mayland DM, Ingall G, et al. Squamous cell carcinoma of the lacrimal sac. *Otolaryngol Head Neck Surg* 1988;99:524–527.
21. Fishman JR, Gladstone GJ, Jackson IT. Squamous cell carcinoma of the lacrimal sac. *Plast Reconstr Surg* 1993;92:1375–1379.

● 泪囊鳞状上皮乳头状瘤及鳞状细胞癌

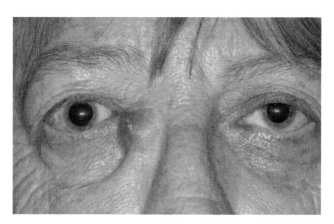

图 14.1   老年女性患者,右侧泪囊鳞状细胞癌,于内眦下方可见皮下肿物(Mary Stefanyszyn, MD 供图)

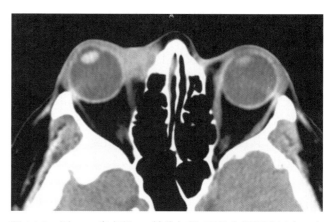

图 14.2   图 14.1 病变的 CT 轴位扫描,可见右侧泪囊区有一直径 1cm 的软组织密度影(Mary Stefanyszyn, MD 供图)

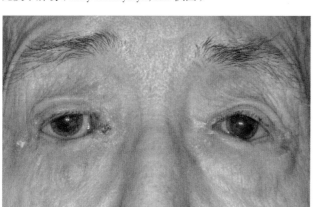

图 14.3   老年男性患者,右侧泪囊鳞状细胞癌,于内眦部可见糜烂性肿块,患者曾过度暴露于阳光下(David Bonder, MD 和 Mark R. Levine, MD 供图)

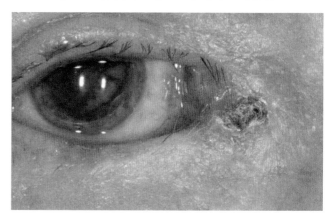

图 14.4   图 14.3 病变特写,可见内眦部的肉质肿块及其表面皮肤脱落(David Bonder, MD 和 Mark R. Levine, MD 供图)

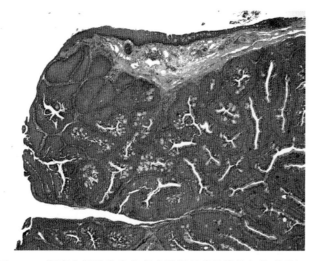

图 14.5   泪囊内翻性乳头状瘤或早期侵袭性鳞状细胞癌的组织病理学检查,示呈乳突状瘤样小叶状排列的肿瘤细胞及细胞内黏液(HE × 20)

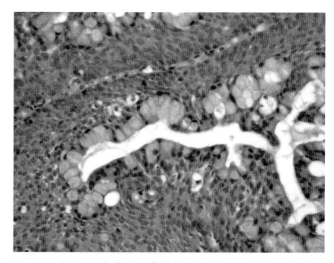

图 14.6   图 14.5 中病变于高倍镜下观察,示小管附近紧密排列的上皮细胞以及黏液细胞(HE × 175)

泪囊黑色素瘤

概述

原发性恶性黑色素瘤偶尔发生于泪囊（1~17），其很可能来源于泪液排出系统肿瘤的上皮或是下方基质中的黑色素细胞，但它的起源仍存在争议。在一些情况下，泪囊黑色素瘤可继发于结膜黑色素瘤播散侵袭泪小管，尤其是侵袭性原发性获得性黑变病（PAM）的患者（1，2）。而且在结膜病变手术治疗后，泪囊黑色素瘤的发病率也有所提高。

临床特征

泪囊黑色素瘤的临床特征与上一节所述的泪囊肿瘤相似。对于泪囊肿物的患者，若同时存在结膜黑色素瘤或是PAM，则应怀疑泪囊黑色素瘤的可能。肿瘤内出血会表现为深蓝色的外观，并从瘤体内流出血性排泄物。MRI和CT有助于诊断肿瘤的范围以及继发的骨质破坏（3，4）。

组织病理

组织病理学检查上，肿瘤由恶性黑色素细胞组成，与前述的结膜黑色素瘤相同。由结膜黑色素瘤播散所致的泪囊黑色素瘤中，即使结膜黑色素瘤最初主要由PAM引起，也很难发现有PAM存在（5）。

治疗方法

一般的处理方法是大范围的手术切除联合泪囊切除术，对于晚期病例，必要时可采用眶内容摘除术。由于肿瘤具有潜在转移的可能，其预后通常较差（1~17）。

Selected References

Reviews

1. Robertson DM, Hungerford JL, McCartney A. Malignant melanomas of the conjunctiva, nasal cavity, and paranasal sinuses. *Am J Ophthalmol* 1989;108:440–442.
2. Shields CL, Markowitz JS, Belinsky I, et al. Conjunctival melanoma: outcomes based on tumor origin in 382 consecutive cases. *Ophthalmology* 2011;118:389–395.

Imaging

3. Gleizal A, Kodjikian L, Lebreton F, et al. Early CT-scan for chronic lacrimal duct symptoms—case report of a malignant melanoma of the lacrimal sac and review of the literature. *J Craniomaxillofac Surg* 2005;33:201–204.
4. Billing K, Malhotra R, Selva D, et al. Magnetic resonance imaging findings in malignant melanoma of the lacrimal sac. *Br J Ophthalmol* 2003;87:1187–1188.

Histopathology

5. Pujari A, Ali MJ, Mulay K, et al. The black lacrimal sac: a clinicopathological correlation of a malignant melanoma with anterior lacrimal crest infiltration. *Int Ophthalmol* 2014;34(1):111–115.

Case Reports

6. Yamade S, Kitagawa A. Malignant melanoma of the lacrimal sac. *Ophthalmologica* 1978;177:30–33.
7. Glaros D, Karesh JW, Rodrigues MM, et al. Primary malignant melanoma of the lacrimal sac. *Arch Ophthalmol* 1989;107:1244–1245.
8. Duguid IM. Malignant melanoma of the lacrimal sac. *Br J Ophthalmol* 1964;78:394–398.
9. Farkas TG, Lamberson RE. Malignant melanoma of the lacrimal sac. *Am J Ophthalmol* 1968;66:45–48.
10. Kuwabara H, Takeda J. Malignant melanoma of the lacrimal sac with surrounding melanosis. *Arch Pathol Lab Med* 1997;121:517–519.
11. Levine MR, Dinar Y, Davies R. Malignant melanoma of the lacrimal sac. *Ophthalmic Surg Lasers* 1996;27:318–330.
12. Lloyd WC, Leone CR Jr. Malignant melanoma of the lacrimal sac. *Acta Ophthalmol* 1993;71:273–276.
13. McNab AA, McKelvie P. Malignant melanoma of the lacrimal sac complicating primary acquired melanosis of the conjunctiva. *Ophthalmic Surg Lasers* 1997;28:501–504.
14. Lee HM, Kang HJ, Choi G, et al. Two cases of primary malignant melanoma of the lacrimal sac. *Head Neck* 2001;23:809–813.
15. Malik TY, Sanders R, Young JD, et al. Malignant melanoma of the lacrimal sac. *Eye* 1997;11:935–937.
16. Sendra-Tello J, Galindo-Campillo N, Rodriguez-Peralto JL, et al. Malignant melanoma of the lacrimal sac. *Otolaryngol Head Neck* 2004;131:334–336.
17. Sitole S, Zender CA, Ahmad AZ, et al. Lacrimal sac melanoma. *Ophthal Plast Reconstr Surg* 2007;23(5):417–419.

● 泪囊黑色素瘤

泪囊黑色素瘤的组织病理学特点与结膜黑色素瘤相似。

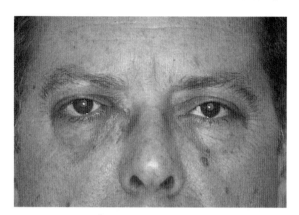

图 14.7   患者男性,52 岁,右侧泪囊恶性黑色素瘤(Francis LaPiana, MD 和 Ahmed Hidayat, MD 供图)

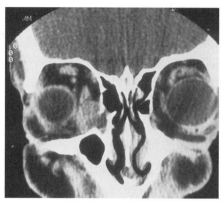

图 14.8   图 14.7 病例 CT 冠状位,可见右眼鼻侧有一实性肿块(Francis LaPiana, MD 和 Ahmed Hidayat, MD 供图)

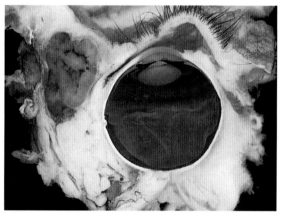

图 14.9   图 14.7 病例患眼眶内容摘除术后的眼球标本,可见棕色肿块起自泪囊,并与眼球下方相连(Francis LaPiana, MD 和 Ahmed Hidayat, MD 供图)

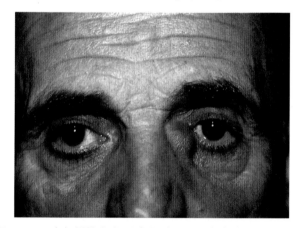

图 14.10   中年男性患者,左侧泪囊恶性黑色素瘤,可见病灶表面有深色皮肤覆盖(Zeev Sinnreich, MD 供图)

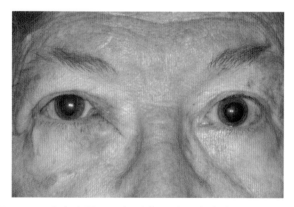

图 14.11   患者女性,78 岁,右侧泪囊黑色素瘤

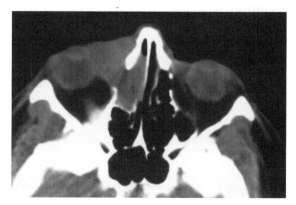

图 14.12   图 14.11 病例 CT 检查,示泪囊黑色素瘤侵及筛骨和上颌窦

泪囊其他各类肿瘤及假瘤

一些其他类型的肿瘤和炎症反应也可原发于泪囊（1~39），此处仅对其中的部分病例和图片进行讨论。如前所述，良性乳头状瘤可发生于泪囊，某些情况下可恶变为鳞状细胞癌。报道的其他病变包括白血病和淋巴组织增生（3，36，38）、嗜酸细胞瘤（7~10）、血管外皮细胞瘤、孤立性纤维瘤和纤维组织细胞瘤（11~19）、周围神经肿瘤（20，21）、囊肿（4，5，22，23）等。

泪囊所有肿瘤及假瘤的临床和组织病理学特征相似，已于相应章节进行介绍。处理方法需根据病变类型决定，但一般行泪囊摘除术切除病灶并行二期泪道系统重建治疗。

Selected References

Reviews

1. Montalban A, Lietin B, Louvrier C, et al. Malignant lacrima sac tumors. *Eur Ann Otorhinolaryngol Head Neck Dis* 2010;127:165–172.
2. Tucker N, Chow D, Stockl F, et al. Clinically suspected primary acquired nasolacrimal duct obstruction: clinicopathologic review of 150 patients. *Ophthalmology* 1997;104:1882–1889.
3. Yip CC, Bartley GB, Habermann TM, et al. Involvement of the lacrimal drainage system by leukemia or lymphoma. *Ophthalmol Plast Reconstr Surg* 2002;18:242–246.
4. Hornblass A, Gabry JB. Diagnosis and treatment of lacrimal sac cysts. *Ophthalmology* 1979;86:1655–1661.
5. Hornblass A, Herschorn BJ. Lacrimal gland duct cysts. *Ophthalmic Surg* 1985;16: 301–306.

Management

6. Parmar DN, Rose GE. Management of lacrimal sac tumours. *Eye* 2003;17:599–606.

Case Reports

7. Peretz WL, Ettinghausen SE, Gray GF. Oncocytic adenocarcinoma of the lacrimal sac. *Arch Ophthalmol* 1978;96:303–304.
8. Chen LJ, Liao SL, Kao SC, et al. Oncocytic adenomatous hyperplasia of the lacrimal sac: a case report and review of the literature. *Ophthalmol Plast Reconstr Surg* 1998;14:436–440.
9. Perlman JI, Specht CS, McLean IW, et al. Oncocytic adenocarcinoma of the lacrimal sac: report of a case with paranasal sinus and orbital extension. *Ophthalmic Surg* 1995;26:377–379.
10. Chow DR, Brownstein S, Codere F. Oncocytoma of the lacrimal sac associated with chronic dacryocystitis. *Can J Ophthalmol* 1996;31:249–251.
11. Charles NC, Palu RN, Jagirdar JS. Hemangiopericytoma of the lacrimal sac. *Arch Ophthalmol* 1998;116:1677–1680.
12. Rubin PA, Shore JW, Jakobiec FA, et al. Hemangiopericytoma of the lacrimal sac. *Ophthalmic Surg* 1992;23:562–563.
13. Roth SI, August CZ, Lissner GS, et al. Hemangiopericytoma of the lacrimal sac. *Ophthalmology* 1991;98:925–927.
14. Carnevali L, Trimarchi F, Rosso R, et al. Haemangiopericytoma of the lacrimal sac: a case report. *Br J Ophthalmol* 1988;72:782–785.
15. Gurney N, Chalkley T, O'Grady R. Lacrimal sac hemangiopericytoma. *Am J Ophthalmol* 1971;71:757–759.
16. Woo KI, Suh YL, Kim YD. Solitary fibrous tumor of the lacrimal sac. *Ophthalmol Plast Reconstr Surg* 1999;15:450–453.
17. Rumelt S, Kassif Y, Cohen I, et al. A rare solitary fibrous tumour of the lacrimal sac presenting as acquired nasolacrimal duct obstruction. *Eye* 2003;17:429–431.
18. Marback RL, Kincaid MC, Green WR, et al. Fibrous histiocytoma of the lacrimal sac. *Am J Ophthalmol* 1982;93:511–517.
19. Sen DK, Mohan H. Fibroma of the lacrimal sac. *J Pediatr Ophthalmol Strabismus* 1980;17:410–411.
20. Sen DK, Mohan H, Chatterjee PK. Neurilemmoma of the lacrimal sac. *Eye Ear Nose Throat Mon* 1971;50:179–180.
21. Bajaj MS, Nainiwal SK, Pushker N, et al. Neurofibroma of the lacrimal sac. *Orbit* 2002;21:205–208.
22. Mansour AM, Cheng KP, Mumma JV, et al. Congenital dacryocele. A collaborative review. *Ophthalmology* 1991;98:1744–1751.
23. Hornblass A, Gross ND. Lacrimal sac cyst. *Ophthalmology* 1987;94:706–708.
24. Asiyo MN, Stefani FH. Pyogenic granulomas of the lacrimal sac. *Eye* 1992;6:97–101.
25. Yen MT, Hipps WM. Nasolacrimal sac hematoma masquerading as an orbital mass. *Ophthalmol Plast Reconstr Surg* 2004;20:170–172.
26. Baredes S, Ludwin DB, Troublefield YL, et al. Adenocarcinoma ex-pleomorphic adenoma of the lacrimal sac and nasolacrimal duct: a case report. *Laryngoscope* 2003;113:940–942.
27. Yazici B, Setzen G, Meyer DR, et al. Giant cell angiofibroma of the nasolacrimal duct. *Ophthalmol Plast Reconstr Surg* 2001;17:202–206.
28. Sabet SJ, Tarbet KJ, Lemke BN, et al. Granular cell tumor of the lacrimal sac and nasolacrimal duct: no invasive behavior with incomplete resection. *Ophthalmology* 2000;107:1992–1994.
29. Mruthyunjaya P, Meyer DR. Juvenile xanthogranuloma of the lacrimal sac fossa. *Am J Ophthalmol* 1997;123:400–402.
30. Kincaid MC, Meis JM, Lee MW. Adenoid cystic carcinoma of the lacrimal sac. *Ophthalmology* 1989;96:1655–1658.
31. Parnell JR, Mamalis N, Davis RK, et al. Primary adenoid cystic carcinoma of the lacrimal sac: report of a case. *Ophthalmol Plast Reconstr Surg* 1994;10:124–129.
32. Howcroft MJ, Hurwitz JJ. Lacrimal sac fibroma. *Can J Ophthalmol* 1980;15: 196–197.
33. Hurwitz JJ, Rodgers J, Doucet TW. Dermoid tumor involving the lacrimal drainage pathway: a case report. *Ophthalmic Surg* 1982;13:377–379.
34. Kaden IH, Shields JA, Shields CL, et al. Occult prostatic carcinoma metastatic to the medial canthal area. Diagnosis by immunohistochemistry. *Ophthalmol Plast Reconstr Surg* 1987;3:21–24.
35. Ferry AP, Kaltreider SA. Cavernous hemangioma of the lacrimal sac. *Am J Ophthalmol* 1990;110:316–318.
36. Schefler AC, Shields CL, Shields JA, et al. Lacrimal sac lymphoma in a child. *Arch Ophthalmol* 2003;121:1330–1333.
37. Anderson NG, Wojno TH, Grossniklaus HE. Clinicopathologic findings from lacrimal sac biopsy specimens obtained during dacryocystorhinostomy. *Ophthalmol Plast Reconstr Surg* 2003;19:173–176.
38. de Palma P, Ravalli L, Modestino R, et al. Primary lacrimal sac B-cell immunoblastic lymphoma simulating an acute dacryocystitis. *Orbit* 2003;22:171–175.
39. Arat YO, Font RL, Chaudhry IA, et al. Leiomyoma of the orbit and periocular region: a clinicopathologic study of four cases. *Ophthalmol Plast Reconstr Surg* 2005;21: 16–22.

● 泪囊其他各类肿瘤：平滑肌瘤、纤维组织细胞瘤及淋巴瘤

几乎任何软组织肿瘤均可发生于泪囊，但都极其罕见，以下病例为平滑肌瘤、纤维组织细胞瘤及淋巴瘤。

1. Arat YO, Font RL, Chaudhry IA, Boniuk M. Leiomyoma of the orbit and periocular region: a clinicathologic study of four cases. Ophthalmol Plast Reconstr Surg 2005; 21: 16–22.

2. Marback RL, Kincaid MC, Green WR, Iliff WJ. Fibrous histiocytoma of the lacrimal sac. Am JOphthalmol 1982; 93: 511–517.

3. Schefler AC, Shields CL, Shields JA, et al. Lacrimal sac lymphoma in achild. Arch Ophthalmol 2003; 121: 1330–1333.

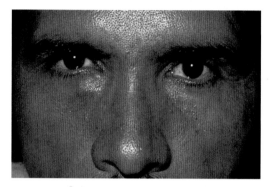

图 14.13   患者男性，43 岁，泪囊平滑肌瘤（Milton Boniuk，MD 供图）

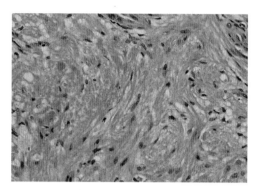

图 14.14   图 14.13 病变组织病理学检查，示梭形细胞肿瘤及细胞外胶原，为平滑肌瘤的典型表现（HE×100）（Milton Boniuk，MD 供图）

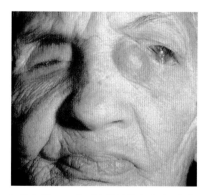

图 14.15   患者女性，62 岁，泪囊纤维组织细胞瘤（W. Richard Gree，MD 供图）

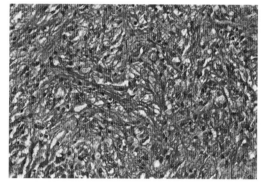

图 14.16   图 14.15 病变组织病理学检查，可见梭形细胞，经特殊检查证实为纤维组织细胞瘤（HE×200）（W. Richard Gree，MD 供图）

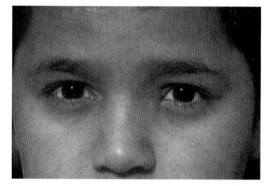

图 14.17   患儿男性，10 岁，左侧内眦部泪囊黏膜相关淋巴组织淋巴瘤，CT 检查显示为泪囊区的局限性肿块

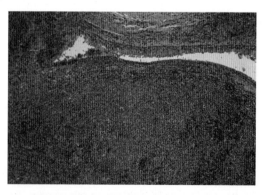

图 14.18   图 14.17 病变组织病理学检查，示大片的初级淋巴细胞，视野上方可见泪囊上皮细胞，此病例被诊断为黏膜相关淋巴组织淋巴瘤（HE×50）

泪囊的炎症及感染

泪囊的炎症及感染明显较肿瘤更为常见,但其常可引起真性肿瘤。

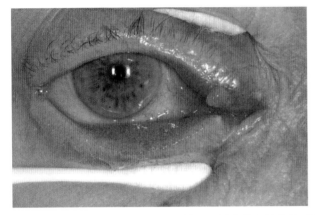

图 14.19　泪囊化脓性肉芽肿,可见其经上泪小管向外生长,伴有严重的结膜炎

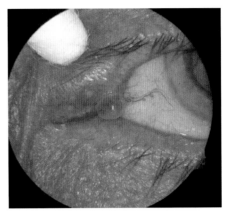

图 14.20　经上泪小管生长的化脓性肉芽肿

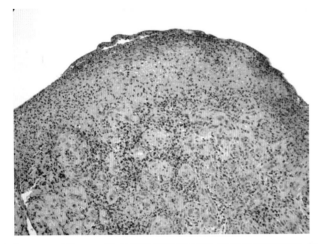

图 14.21　图 14.20 病变低倍显微镜观察,示炎性细胞浸润,偶见巨细胞呈现非典型化脓性肉芽肿性改变(HE×10)

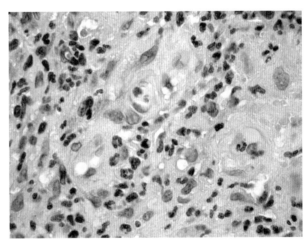

图 14.22　图 14.21 病变高倍显微镜观察,示急、慢性炎性细胞(HE×100)

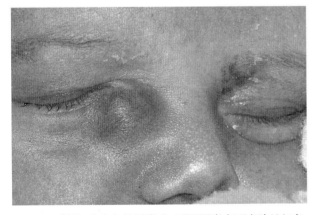

图 14.23　婴儿,患有急性泪囊炎,可见泪囊表面皮肤呈红色

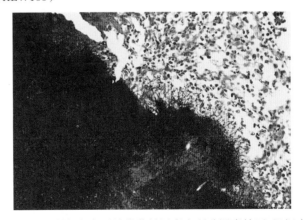

图 14.24　老年患者因放线菌性泪囊炎所致泪囊结石,组织病理学检查示左下部紫色区域的致密肿物由真菌构成(HE×10)

(董　力　李冬梅　译)

第 15 章

眼睑肿瘤的手术处理

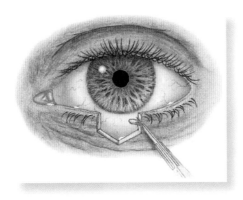

　　眼睑肿瘤的手术治疗较为复杂,需要熟悉眼睑的解剖结构并具备处理肿瘤组织和整形重建的丰富经验。眼睑肿瘤手术治疗的细节不在本书和图谱的范围内,但在一些优秀的论文(1~5)和书籍(6)中有所涉及。在本章节中,我们对眼睑肿瘤的基本手术方法进行概述。

　　对于每一例存在眼睑病变的患者,临床医生必须决定其是否需要进行活检,如果需要,则应进一步确定何种活检方法最为适宜。对于病变体积较大(一般大于眼睑的1/2)、恶性可能性较高的病例,往往有必要行切开活检,且应获得组织病理学诊断后再行广泛根治性切除及其重建手术。对于此类活检,使用小型环锯钻取较为理想,也可使用手术刀切取活检,尤其在高度怀疑病变为基底细胞癌时。

　　对于良性可能性大的肿瘤,当其影响美观时,可以采用刮片活检;而对于高度怀疑恶性的较小肿瘤,可采用根治性切除联合眼睑重建术,这样避免了活检的风险,尤其适用于眼睑黑色素瘤患者。对于基底细胞癌和鳞状细胞癌等转移风险较低的肿瘤,也可使用

切开活检进行诊断。在闭合伤口之前,需要做冰冻切片或化学治疗,以确保切缘干净,无肿瘤细胞。皮肤或皮瓣移植在一些病例中可用于弥补手术缺陷和降低眼睑功能损伤的风险,如瘢痕性睑外翻。供体皮肤可来源于对侧或同侧的上睑、耳后皮肤或其他部位,这取决于术者的偏好和临床情况。较大的恶性肿瘤可能需要行大范围的手术切除以及广泛的眼睑重建手术,当一些眼睑恶性肿瘤侵及眼眶内软组织时,可能需要行眼眶内容次全摘除或全摘除术。

Selected References

Reviews

1. Mannor GE, Chern PL, Barnette D. Eyelid and periorbital skin basal cell carcinoma: oculoplastic management and surgery. *Int Ophthalmol Clin* 2009;49:1–16.
2. Rene C. Oculoplastics aspects of ocular oncology. *Eye* 2013;27:199–207.
3. Alghoul M, Pacella SJ, McClellan WT, et al. Eyelid reconstruction. *Plast Reconstr Surg* 2013;132:288e–302e.
4. Sullivan TJ. Topical therapies for periorbital cutaneous malignancies: indications and treatment regimens. *Curr Opin Ophthalmol* 2012;23:439–442.
5. Murchison AP, Walrath JD, Washington CV. Non-surgical treatments of primary, non-melanoma eyelid malignancies: a review. *Clin Experiment Ophthalmol* 2011;39:65–83.

Books

6. Basic and Clinical Science Course. *Section 7: Orbit, Eyelids, and Lacrimal System.* San Francisco, CA: American Academy of Ophthalmology; 2014–2015.

钻取活检、切缘刮片活检以及椭圆形切除后皮肤移植术

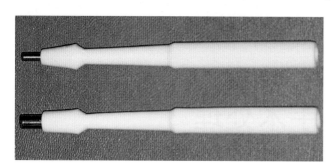

图 15.1 此为用于钻取活检的环锯钻,一般使用直径为 2、3 或 4mm 的钻头

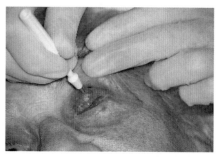

图 15.2 对上睑可疑皮脂腺癌的弥漫性病灶进行钻取活检,经组织病理学检查后确诊

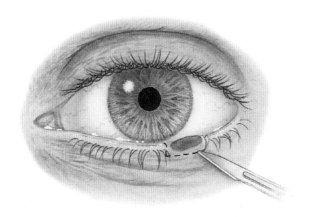

图 15.3 对睑缘病灶行切缘刮片活检

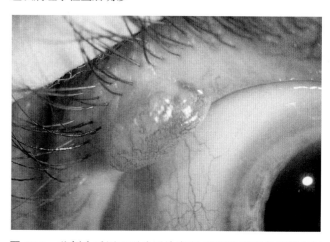

图 15.4 此例为适用于刮片活检病变,鉴别诊断应包括鳞状细胞乳头状瘤及无色素痣

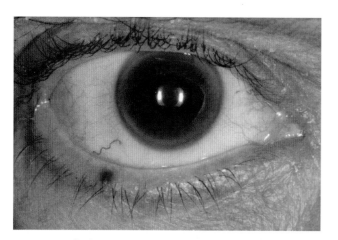

图 15.5 此例为适用于刮片活检的新发睑缘色素痣

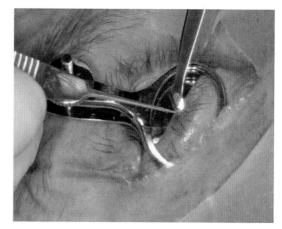

图 15.6 刮片活检时小心地将病灶从睑缘刮除,应避免切除睑板,可用睑板腺囊肿夹进行固定止血

眼睑肿瘤椭圆形切除术

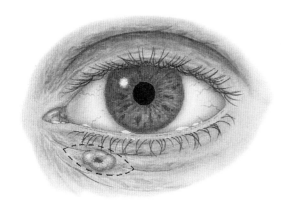

图 15.7　此例为适合行椭圆形切除及一期关闭伤口的下睑病灶。若术中发现一期闭合会造成睑外翻，可行旋转皮瓣或皮肤移植，一般取自上睑或耳后的皮肤

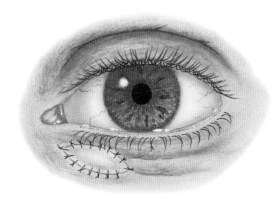

图 15.8　将移植皮片缝合固位，仅为示意图，一般情况下，在如图大小的缺损时不需行皮肤移植

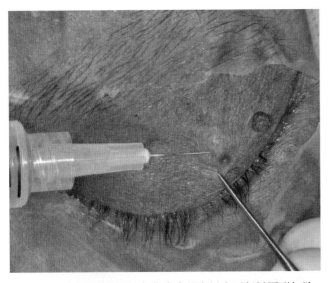

图 15.9　上睑两处脂溢性角化病病灶在局麻下行椭圆形切除

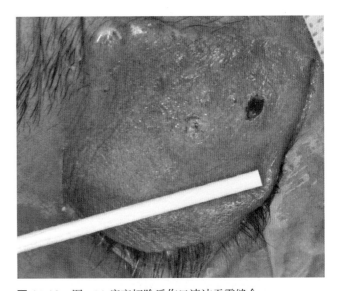

图 15.10　图 15.9 病变切除后伤口清洁无需缝合

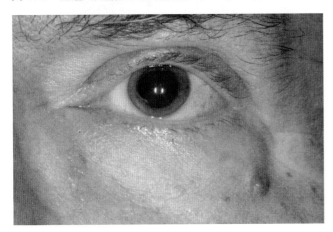

图 15.11　下睑及脸颊部较大的脂溢性角化病

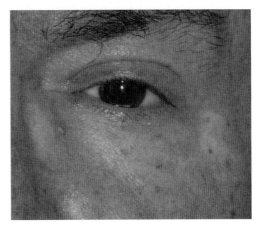

图 15.12　图 15.12 病例在行椭圆形切除及一期缝合后伤口愈合良好

眼睑肿瘤五边形全层切除术及半圆形皮瓣重建术

此类处理下睑的手术方法也可应用于上睑,但需设计反方向的半圆形皮瓣。

Dailey JR, Helm KF, Goldberg SH. Trichilemmal carcinoma of the eyelid. Am J Ophthalmol 1993; 115: 118–119.

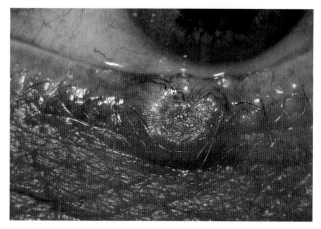

图 15.13　此为适用于五边形切除的下睑基底细胞癌

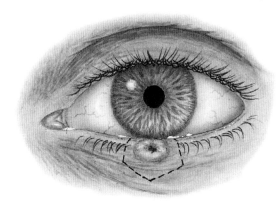

图 15.14　设计的五边形切除轮廓

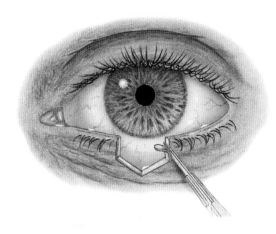

图 15.15　病灶被切除后将周边组织作冰冻切片检查,应包括颞侧、鼻侧及基底部边缘

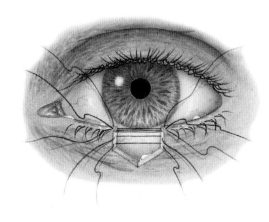

图 15.16　此图展示了眼睑周边部及睑板的缝合,此例中一期缝合可不使用半圆形皮瓣

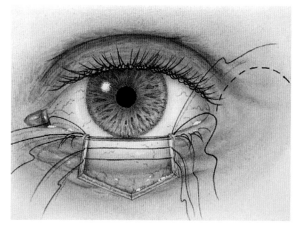

图 15.17　肿瘤切除后留有稍大的皮肤缺损,伤口较难闭合,故临时使用半圆形皮瓣(虚线处)

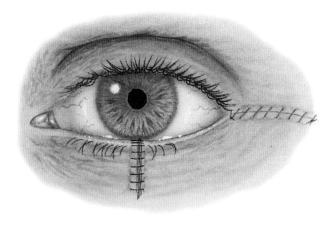

图 15.18　眼睑缺损及半圆形皮瓣最终缝合状态,根据术者的偏好,尼龙、丝线或可吸收线均可使用

眼睑肿瘤五边形全层切除术及一期闭合

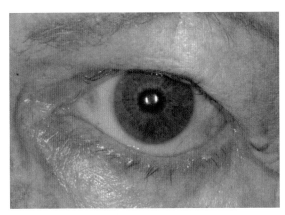

图 15.19　右眼下睑缘颞侧的小肿瘤,可见其表面不规则及睫毛缺失,怀疑基底细胞癌可能性大

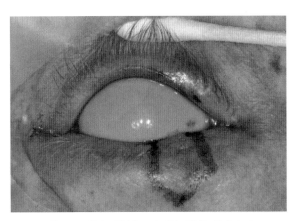

图 15.20　使用巩膜壳,设计五边形切除的手术方案

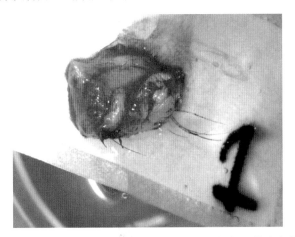

图 15.21　纸片上为切除的眼睑肿瘤,浸泡在福尔马林溶液中,组织病理学检查证实为基底细胞癌

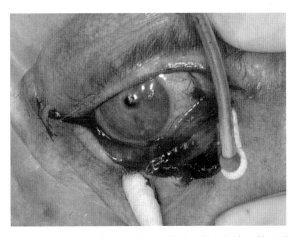

图 15.22　取病灶边缘行冰冻切片检查,并于皮肤上使用冷冻疗法降低复发的风险

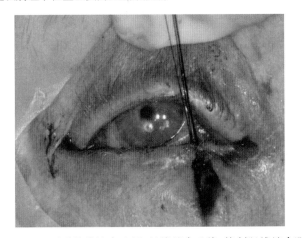

图 15.23　可吸收线缝合睑板,丝线缝合睑缘,铬制肠线缝合眼睑前层皮肤

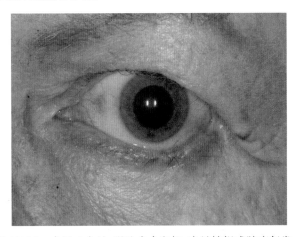

图 15.24　术后 4 个月,眼睑愈合良好,未见缺损或肿瘤复发

（董　力　李冬梅　译）

第 16 章

结膜和眼表迷芽瘤

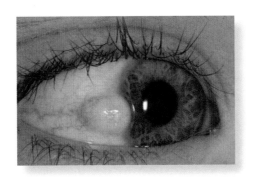

概述

发生于结膜的先天性肿瘤多数为迷芽瘤,即组织异位增生形成的肿物。单纯性迷芽瘤仅包含一种组织来源,复合性迷芽瘤则包含多种组织来源。发生于结膜的迷离组织主要包括皮肤、骨骼、泪腺和软骨组织(1~17)。多数结膜迷芽瘤散发,无遗传倾向。据一项对 262 例儿童结膜肿瘤的回顾性研究报道,迷芽瘤占 10%(3)。

皮样瘤和皮样脂肪瘤均属于迷芽瘤,且通常是 Goldenhar 综合征的表现之一,该综合征的临床表现还包括耳及脊柱发育异常。皮样脂肪瘤是眼表最常见的迷芽瘤,第二常见的是皮样瘤(1,3)。作者报道的儿童和成人共 1643 例结膜肿瘤病例中,有 10 例皮样瘤,占所有迷芽瘤的 25%,占所有病例的比例 <1%(1)。

临床特征

较小的皮样瘤通常无症状,较大的病灶可导致眼部刺激症状、散光及眼睑闭合不全(8)。一般表现为大小不一的黄白色病灶,常位于颞下方角膜缘,但也可发生于其他象限的角膜缘。其直径在 2~15mm,厚度可达 0~10mm。其表面可长出细小白色毛发,且邻近

的角膜基质中常有一条黄白色的脂质沉积线。结膜皮样瘤可广泛累及角膜而几乎不累及邻近的结膜组织(13)。皮样瘤罕见发生于泪阜(15)。环状皮样瘤综合征是一种特殊类型的病变,表现为双眼角膜缘全周受累,以常染色体显性方式遗传(16)。

组织病理

组织病理学上,皮样瘤表面被覆复层鳞状上皮,深部为致密结缔组织,其内通常包含皮脂腺、汗腺及脂肪组织(13),少数情况下,皮样瘤中还可包含骨组织(复合性迷芽瘤)。其可能的发生机制是胚胎发育期眼睑皱襞闭合缺陷导致皮肤及间质组织异位生长。

治疗方法

无症状的小皮样瘤可保守观察,较大的病灶需手术切除(9~12)。手术指征包括弱视、继发散光、侵犯视轴、角膜小凹形成、眼睑闭合不全、影响外观等。对于有症状的病灶一般主张尽早手术以获得更好的外观,然而早期手术对于减轻术后散光并无帮助(8)。较浅的病灶可单纯切除,对于较深病灶需行板层角膜移植术。

结膜皮样瘤

　　治疗方案的制定主要依据其侵犯范围。Ⅰ级皮样瘤（侵犯角膜浅层）仅需观察，Ⅱ级（侵犯全层角膜，累及 / 不累及角膜内皮）和Ⅲ级皮样瘤（累及前房）需病灶切除、角膜板层移植、羊膜及干细胞移植等多种术式联合治疗（9~11）。

Selected References

Reviews

1. Shields CL, Demirci H, Karatza E, et al. Clinical survey of 1643 melanocytic and nonmelanocytic tumors of the conjunctiva. *Ophthalmology* 2004;111:1747–1754.
2. Shields CL, Shields JA. Tumors of the conjunctiva and cornea. *Surv Ophthalmol* 2004;49:3–24.
3. Shields CL, Shields JA. Conjunctival tumors in children. *Curr Opin Ophthalmol* 2007;18:351–360.
4. Cunha RP, Cunha MC, Shields JA. Epibulbar tumors in childhood. A survey of 282 biopsies. *J Pediatr Ophthalmol* 1987;24:249–254.
5. Elsas FJ, Green WR. Epibulbar tumors in childhood. *Am J Ophthalmol* 1975;79:1001–1007.
6. Dailey EG, Lubowitz RM. Dermoids of the limbus and cornea. *Am J Ophthalmol* 1962;53:661–665.
7. Burillon C, Durand L. Solid dermoids of the limbus and cornea. *Ophthalmologica* 1997;211:367–372.
8. Robb RM. Astigmatic refractive errors associated with limbal dermoids. *J Pediatr Ophthalmol Strabismus* 1996;33:241–243.

Management

9. Lang SJ, Bohringer D, Reinhard T. Surgical management of corneal limbal dermoids: Retrospective study of different techniques and use of Mitomycin C. *Eye* 2014;28:857–862.
10. Pirouzian A. Management of pediatric corneal limbal dermoids. *Clin Ophthalmol* 2013;7:607–614.
11. Pirouzian A, Holz H, Merrill K, et al. Surgical management of pediatric limbal dermoids with sutureless amniotic membrane transplantation and augmentation. *J Pediatr Ophthalmol Strabismus* 2012;49:114–119.
12. Mader TH, Stulting D. Technique for the removal of limbal dermoids. *Cornea* 1998;17:66–67.

Histopathology

13. Shields JA, Laibson PR, Augsburger JJ, et al. Central corneal dermoid. A clinicopathologic correlation and review of the literature. *Can J Ophthalmol* 1986;21:23–26.

Case Reports

14. Oakman JH, Lambert SR, Grossniklaus HE. Corneal dermoid: Case report and review of classification. *J Pediatr Ophthalmol Strabismus* 1993;30:388–391.
15. Ghafouri A, Rodgers IR, Perry HD. A caruncular dermoid with contiguous eyelid involvement: embryologic implications. *Ophthal Plast Reconstr Surg* 1998;14:375–377.
16. Mattos J, Contreras F, O'Donnell FE Jr. Ring dermoid syndrome. A new syndrome of autosomal dominantly inherited, bilateral, annular limbal dermoids with corneal and conjunctival extension. *Arch Ophthalmol* 1980;98:1059–1061.
17. Ferry AP, Hein HF. Epibulbar osseous choristoma within an epibulbar dermoid. *Am J Ophthalmol* 1970;70:764–766.

结膜皮样瘤

结膜皮样瘤可单独发病,也可作为 Goldenhar 综合征的临床表现之一。

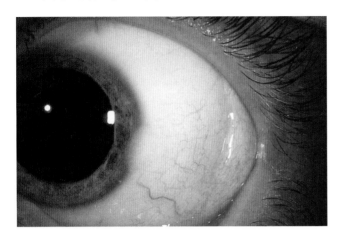

图 16.1　位于颞下方角巩膜缘的典型圆形结膜皮样瘤

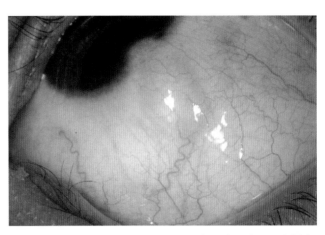

图 16.2　患儿女性,12 岁,位于颞下方角膜缘的卵圆形皮样瘤

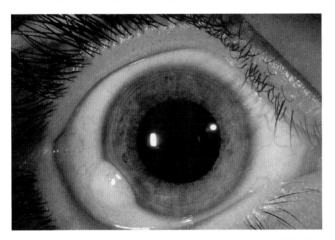

图 16.3　颞下方结膜皮样瘤,可见细小毛发及毛细血管扩张

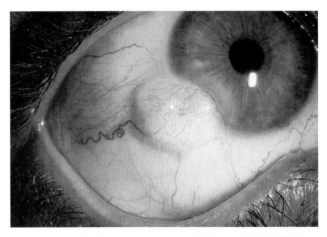

图 16.4　患者女性,47 岁,Goldenhar 综合征,角膜缘可见较大皮样瘤,伴迂曲血管

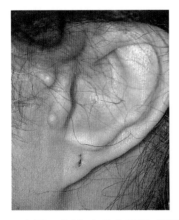

图 16.5　图 16.4 中同一病例,合并有副耳,伴听力受损,同为 Goldenhar 综合征的临床表现

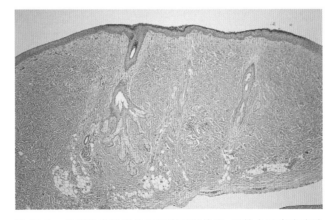

图 16.6　角膜缘皮样瘤的组织病理学检查,示数个毛囊皮脂腺单位位于致密胶原组织内,并可见少量呈灶状分布的脂肪组织(HE×10)

结膜和角膜皮样瘤

皮样瘤及相关的迷芽瘤临床表现多样,其治疗方法也因病变类型及侵犯范围不同而异。

Shields JA, Laibson PR, Augsburger JJ, et al. Central corneal dermoid. A clinicopathologic correlation and review of the literature. Can J Ophthalmol 1986; 21: 23–26.

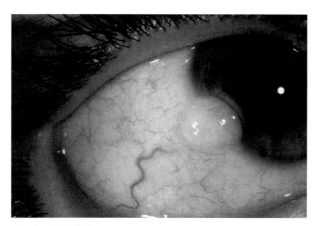

图 16.7   角膜缘皮样瘤,伴浅淡的角膜脂质沉积线

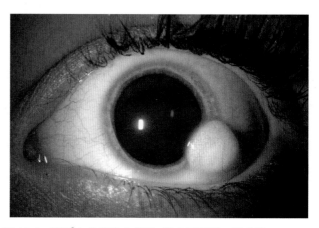

图 16.8   颞下方角膜缘皮样瘤,其表面可见一根毛发

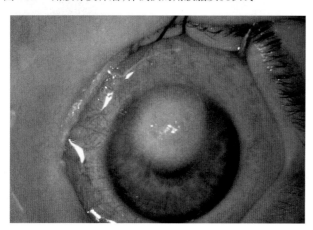

图 16.9   角膜皮样瘤,上方仅累及小部分角膜缘

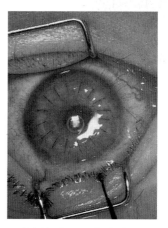

图 16.10   图 16.9 病例行穿透性角膜移植术后外观。该病例最初手术方案为板层角膜移植,但术中发现角膜基质全层受累

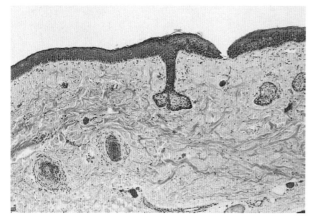

图 16.11   图 16.9 病灶光镜下组织病理学检查,可见多个毛囊皮脂腺单位(HE × 20)

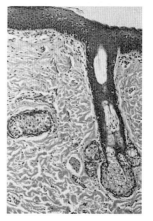

图 16.12   图 16.9 病灶光镜下组织病理学检查,显示一个毛囊皮脂腺单位位于排列紊乱的角膜基质胶原组织内(HE × 50)

● 结膜和角膜皮样瘤：非典型变异

有时眼表皮样瘤表现并不典型，或者包含皮肤以外的其他组织成分，形成复合性迷芽瘤。某些情况下眼表皮样瘤还可能穿透角膜缘侵入前房。

Oakman JH, Lambert SR, Grossniklaus HE. Corneal dermoid: case report and review of classification. J Pediatr Ophthalmol Strabismus 1993; 30: 388–391.

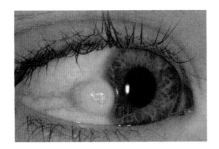

图 16.13　患儿男性，7 岁，角膜缘皮样瘤

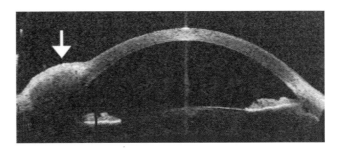

图 16.14　图 16.13 病例前节 OCT 检查显示实质性皮样瘤病灶位于角膜缘（箭头），眼内结构未受累

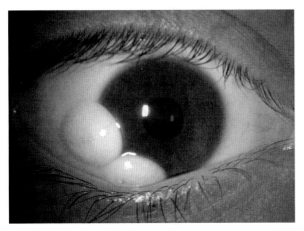

图 16.15　出生时即存在的角膜双叶皮样瘤

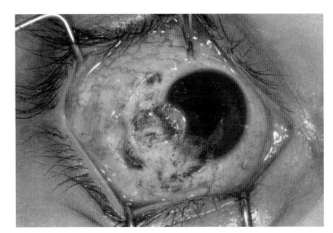

图 16.16　图 16.15 病例 15 岁时行角膜双叶皮样瘤切除术，图片显示病灶完全切除后缝合之前的状态。患者眼部伤口愈合良好，周边角膜轻微混浊

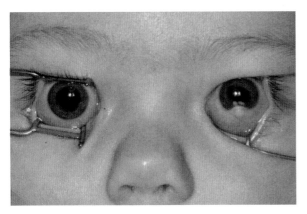

图 16.17　一名婴儿全麻下双眼检查，显示左眼下方角巩膜缘非典型性皮样瘤

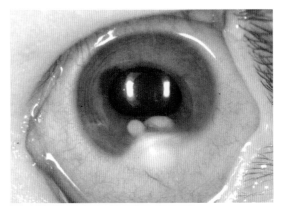

图 16.18　图 16.17 病例特写，前房内的结节样病灶经穿刺抽吸后部分塌缩，提示前房内病灶为与皮样瘤相关的囊肿。细胞学检查发现穿刺液内含上皮细胞

结膜 / 眼眶皮样脂肪瘤

概述

与皮样瘤不同,皮样脂肪瘤(脂质皮样囊肿)更加难以界定,通常发生于颞上方结膜且向后延伸至眼眶内(1~20)。病灶有时表现不典型,甚至有蒂。与皮样瘤一样,该病也往往与 Goldenhar 综合征有关。一项相关研究报道,34 位皮样脂肪瘤患者中 12 位(35%)患 Goldenhar 综合征(6)。该病也可能是器官样痣综合征的表现之一(20)。在器官样痣综合征中,病灶内多包含其他组织成分,通常为软骨及异位的泪腺组织。皮样瘤是第二常见的眼表迷芽瘤,而皮样脂肪瘤则排在第一位。在作者报道的儿童和成人共 1643 例结膜肿瘤病例中,有 23 例皮样瘤,占所有迷芽瘤的 58%,占所有病例的 1%(2)。在对 262 例儿童结膜肿瘤的单独分析中,皮样脂肪瘤占到 5%(3)。

临床特征

皮样脂肪瘤是一种先天性病变,然而在患者几岁甚至十几岁前可能无明显临床症状。它经常发生于颞上方或颞下方穹隆部结膜。病灶为扁平样,呈淡黄色,表面可有细小毛发穿出。偶可观察到从病灶表面穿出黑且长的毛发,拔除后仍可长出,考虑为病灶内含有的毛囊皮脂腺单位所致。皮样脂肪瘤病灶不易被推动,其实质内可见脂肪组织。该病易与眶脂肪脱垂混淆,后者常双侧发病,颜色更黄,表面无毛发,结膜下脂肪组织更多,可推回眶内。皮样脂肪瘤的上皮一般比较光滑,但偶有不规则增厚(11)。另外,皮样脂肪瘤有时需与泪腺肿物鉴别。

组织病理

显微镜下,皮样脂肪瘤被覆复层鳞状上皮,可部分角化,基质为致密的胶原纤维,与皮样瘤相似,其深部为脂肪组织。除非表面有毛发的病灶才含有毛囊皮脂腺单位,一般情况不能观察到该结构。如前面所述,其基质中偶尔会出现其他迷离组织如骨、软骨及异位的泪腺组织(17,19),常见于器官样痣综合征(20),该类病灶在手术切除行病理学检查前难以鉴别,往往被临床诊断为"典型"皮样脂肪瘤。

治疗方法

皮样脂肪瘤总体来说是一种非进行性的良性病变,往往无需治疗(8~10)。虽然多数病例仅需定期观察,对于较大或伴随眼部刺激症状的病灶,需要手术切除及重建。手术过程应小心仔细(8),避免损伤外直肌与上直肌、提上睑肌(9,13)、泪腺,并避免由于纤维化导致的瘢痕和收缩。比较谨慎的做法是行次全切除术,即仅切除表面隆起的半圆形有毛发的部分,而避免切除眶缘后组织。Crowell Beard 医生曾做如下表述:"皮样脂肪瘤手术充满了风险,它通常会导致泪腺损伤、棘手的复视、上睑下垂及其他令人不快的并发症。由于病变是良性的,以最小的手术量进行肿瘤减容,达到改善外观的目的即可。掌握了以上原则,医生可以避免大多数并发症"(8)。另外,干燥性角结膜炎也被认为是皮样脂肪瘤切除术的并发症之一(18)。

Selected References

Reviews

1. Shields CL, Demirci H, Karatza E, et al. Clinical survey of 1643 melanocytic and nonmelanocytic tumors of the conjunctiva. *Ophthalmology* 2004;111:1747–1754.
2. Shields CL, Shields JA. Tumors of the conjunctiva and cornea. *Surv Ophthalmol* 2004;49:3–24.
3. Shields CL, Shields JA. Conjunctival tumors in children. *Curr Opin Ophthalmol* 2007;18:351–360.
4. Cunha RP, Cunha MC, Shields JA. Epibulbar tumors in childhood. A survey of 282 biopsies. *J Pediatr Ophthalmol* 1987;24:249–254.
5. Elsas FJ, Green WR. Epibulbar tumors in childhood. *Am J Ophthalmol* 1975;79:1001–1007.
6. Khong JJ, Hardy TG, McNab AA. Prevalence of oculo-auriculo-vertebral spectrum in dermolipoma. *Ophthalmology* 2013;120:1529–1532.

Imaging

7. Eijpe AA, Koornneef L, Bras J, et al. Dermolipoma: Characteristic CT appearance. *Doc Ophthalmol* 1990;74:321–328.

Management

8. Beard C. Dermolipoma surgery, or, "an ounce of prevention is worth a pound of cure." *Ophthal Plast Reconstr Surg* 1990;6:153–157.
9. Fry CL, Leone CR Jr. Safe management of dermolipomas. *Arch Ophthalmol* 1994;112:1114–1116.
10. Sa HS, Kim HK, Shin JH, et al. Dermolipoma surgery with rotational conjunctival flaps. *Acta Ophthalmol* 2012;90(1):86–90.

Case Reports

11. Ziavras E, Farber MG, Diamond GR. A pedunculated lipodermoid in oculoauriculovertebral dysplasia. *Arch Ophthalmol* 1990;108:1032–1033.
12. McNab AA. Subconjunctival fat prolapse. *Aust N Z J Ophthalmol* 1999;27:33–36.
13. Paris GL, Beard C. Blepharoptosis following dermolipoma surgery. *Ann Ophthalmol* 1973;5:697–699.
14. Mishriki YY. Bilateral eye tumors of long duration. Dermolipoma. *Postgrad Med* 2004;116:53–54.
15. Kiratli H, Tatlipinar S, Sanac AS, et al. Pseudo-Brown's syndrome secondary to a growing conjunctival dermolipoma. *J Pediatr Ophthalmol Strabismus* 2001;38:112–113.
16. Ganesh A, Rangaswamy M. Pedunculated dermolipoma with overlying upper lid col-

oboma and absent lateral canthus: cause and effect. *Eye* 1999;13:687–689.

17. Hered RW, Hiles DA. Epibulbar osseous choristoma and ectopic lacrimal gland underlying a dermolipoma. *J Pediatr Ophthalmol Strabismus* 1987;24:255–258.

18. Economidis I, Tragakis M, Mangouritsas N, et al. Keratoconjunctivitis sicca following excision of a dermolipoma of the lacrimal gland. *Ann Ophthalmol* 1978;1:1273–1278.

19. Daicker BC, Perren B. Epibulbar osteoma combined with dermolipoma. *Ophthalmologica* 1977;174:58–60.

20. Shields JA, Shields CL, Eagle RC Jr, et al. Ocular manifestations of the organoid nevus syndrome. *Ophthalmology* 1997;104:549–557.

● 结膜皮样脂肪瘤

皮样脂肪瘤被认为是先天性疾病,其表面常有细小白色毛发,照片很难分辨,但裂隙灯检查可见。

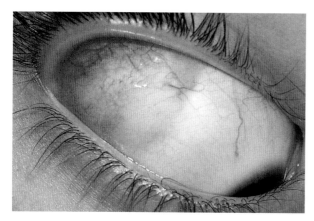

图 16.19　患儿女性,5 岁,右眼颞上方扁平的皮样脂肪瘤

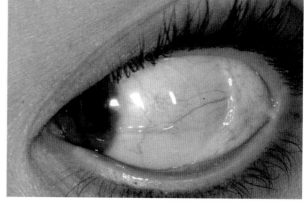

图 16.20　年轻女性,左眼颞上方扁平的皮样脂肪瘤,注意病灶前缘为凹形(平行于角巩膜缘),此为皮样脂肪瘤常见特征,有助于与眶脂肪脱垂相鉴别

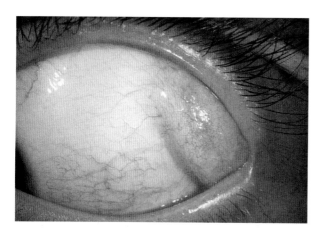

图 16.21　患儿男性,11 岁,左眼颞上方圆形皮样脂肪瘤

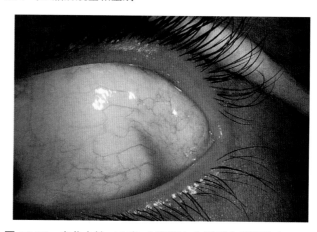

图 16.22　患儿女性,11 岁,左眼颞上方圆形皮样脂肪瘤

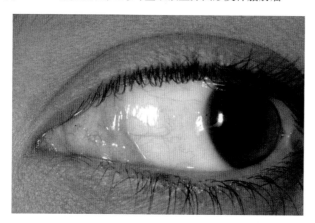

图 16.23　患者女性,20 岁,左眼鼻侧皮样脂肪瘤,注意病灶前缘为凹形,与图 16.20 所示病灶相似

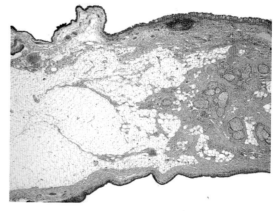

图 16.24　皮样脂肪瘤光镜下病理学检查,可见上方为结膜上皮及上皮下胶原纤维组织,下方为脂肪组织。本例病灶中的脂肪组织含量多于一般皮样瘤。图像右侧可见数个皮脂腺(HE×25)

● 结膜皮样瘤和皮样脂肪瘤：双叶状病灶与带蒂病灶变异

在有些病例中，皮样瘤和皮样脂肪瘤可同时发生，其病灶外观可不典型，呈现双叶状或带蒂状。

Ziavras E, Farber MG, Diamond GR. A pedunculated lipodermoid in oculoauriculovertebral dysplasia. Arch Ophthalmol 1990; 108: 1032–1033.

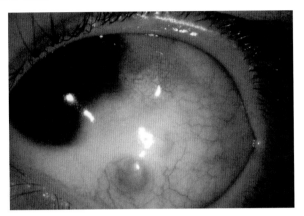

图 16.25　角膜缘双叶状皮样瘤，下方灰色区域可能是巩膜内软骨组织但未经病理学检查证实，如果是软骨组织则该病灶属复合性迷芽瘤

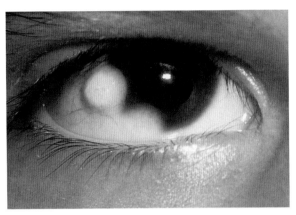

图 16.26　双叶角膜皮样瘤，病灶上方部分为肉色，下方部分为白色

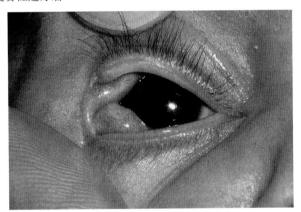

图 16.27　外眦部双叶皮样瘤，导致外眦缺损

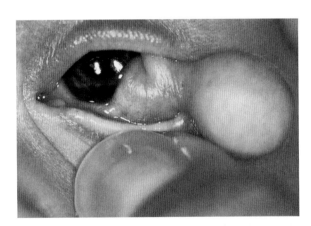

图 16.28　颞侧结膜巨大带蒂皮样脂肪瘤，位于外眦角。该患儿合并有眼耳脊椎发育不良，属于 Goldenhar 综合征（Elaine Ziavras, MD 供图）

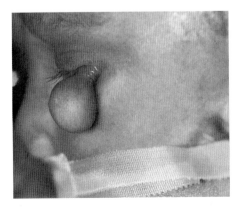

图 16.29　图 16.28 病例侧面视图（Elaine Ziavras, MD 供图）

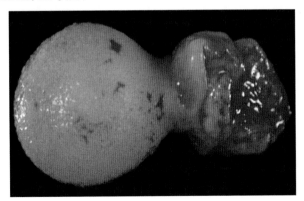

图 16.30　图 16.28 病灶切除术后肉眼观。组织病理学检查，病灶符合皮样脂肪瘤表现（Elaine Ziavras, MD 供图）

眼表骨性迷芽瘤

概述

　　眼表骨性迷芽瘤是一种先天性的含单一骨性成分的位于眼球表面的迷芽瘤。该病常在儿童时期被发现,其典型特征是好发于颞上方巩膜或巩膜表面,临床偶有变异（1~21）。近期的眼科期刊中共报道 50 多例（3,4）。在作者报道的 1643 例结膜肿瘤病例中,有 2 例骨性迷芽瘤,占所有迷芽瘤的 5%,占所有病例的比例 <1%（1）。作者最近的研究报道了 8 个病例,包括临床特征、图像资料及治疗效果（3）。

临床特征

　　眼表骨性迷芽瘤常见发病部位为颞上方,病灶质地坚硬,常紧密附着于巩膜并可累及直肌。该病可无症状,亦可导致结膜充血及异物感。病灶一般比较稳定,增长不明显。虽然这是一种先天性疾病,却不一定在年幼时被发现。大部分患者确诊年龄在 15 岁之前（3）,70% 为女性。患者一般无症状,偶有眼红、异物感及流泪表现。该病一般与 Goldenhar 综合征无关。由于病灶内含骨质,CT 及 UBM 检查有助于协助诊断。

组织病理

　　组织病理学上,眼表骨性迷芽瘤由成熟骨组织构成（3,5）。在复合性骨性迷芽瘤中骨组织周围还可见到软骨（14）、异位泪腺（12）和皮样脂肪瘤组织。虽然在胚胎发育中其组织来源不明,据推测它可能与鸟类中见到的巩膜骨有关,由胚胎多能间叶细胞异常活化形成（13）。

治疗方法

　　对于无症状的病例,仅需定期观察。如果有症状或患者及家属有治疗要求,可考虑手术治疗。手术可采取结膜切口,将病灶自巩膜表面分离并完整切除。由于术前很难判断巩膜侵犯深度,术者应做好行巩膜移植的准备,尽管一般很少需要进行这一步操作。

Selected References

Reviews
1. Shields CL, Demirci H, Karatza E, et al. Clinical survey of 1643 melanocytic and nonmelanocytic tumors of the conjunctiva. *Ophthalmology* 2004;111:1747–1754.
2. Shields CL, Shields JA. Tumors of the conjunctiva and cornea. *Surv Ophthalmol* 2004;49:3–24.
3. Shields CL, Qureshi A, Eagle RC Jr, et al. Epibulbar osseous choristoma in 8 patients. *Cornea* 2012;31(7):756–760.
4. Gayre GS, Proia AD, Dutton JJ. Epibulbar osseous choristoma: case report and review of the literature. *Ophthalmic Surg Lasers* 2002;33:410–415.

Histopathology
5. Shields JA, Eagle RC, Shields CL, et al. Epibulbar osseous choristoma. Computed tomography and clinicopathologic correlation. *Ophthalm Pract* 1997;15:110–112.

Case Reports
6. Boniuk M, Zimmerman LE. Episcleral osseous choristoma. *Am J Ophthalmol* 1961;53:290–296.
7. Beckman G, Sugar H. Episcleral osseous choristoma. *Arch Ophthalmol* 1964;71:377–378.
8. Roch LB, Milauskas AT. Epibulbar osteomas. *Arch Ophthalmol* 1968;79:578–579.
9. Ferry AP, Hein HF. Epibulbar osseous choristoma within an epibulbar dermoid. *Am J Ophthalmol* 1970;70:764–766.
10. Ortiz JM, Yanoff M. Epipalpebral conjunctival osseous choristoma. *Br J Ophthalmol* 1979;63:173–176.
11. Dreizen NG, Schachat AP, Shields JA, et al. Epibulbar osseous choristoma. *J Pediatr Ophthalmol Strabismus* 1983;20:247–249.
12. Hered RW, Hiles DA. Epibulbar osseous choristoma and ectopic lacrimal gland underlying a dermolipoma. *J Pediatr Ophthalmol Strabismus* 1987;24:255–258.
13. Gonnering RS, Fuerste FH, Lemke BN, et al. Epibulbar osseous choristomas with scleral involvement. *Ophthalmic Plast Reconstr Surg* 1988;4:63–66.
14. Melki TS, Zimmerman LE, Chavis RM, et al. A unique epibulbar osseous choristoma. *J Pediatr Ophthalmol Strabismus* 1990;27:252–254.
15. Santora DC, Biglan AW, Johnson BL. Episcleral osteocartilaginous choristoma. *Am J Ophthalmol* 1995;119:654–655.
16. Marback EF, Stout TJ, Rao NA. Osseous choristoma of the conjunctiva simulating extraocular extension of retinoblastoma. *Am J Ophthalmol* 2002;133:825–827.
17. Casady DR, Carlson JA, Meyer DR. Unusual complex choristoma of the lateral canthus. *Ophthal Plast Reconstr Surg* 2005;21:161–163.
18. Kim BJ, Kazim M. Bilateral symmetrical epibulbar osseous choristoma. *Ophthalmology* 2006;113(3):456–458.
19. Tsai AS, Lee KY, Al Jajeh I, et al. Epibulbar osseous choristoma: a report of two cases. *Orbit* 2008;27(3):231–233.
20. Khan AO, Al-Hussein H, Al-Katan H. Osseous choristoma of the lateral canthus. *J AAPOS* 2007;11(5):502–503.
21. Verity DH, Rose GE, Uddin JM, et al. Epibulbar osseous choristoma: benign pathology simulating an intraorbital foreign body. *Orbit* 2007;26(1):29–32.

● 眼表骨性迷芽瘤

Shields CL, Qureshi A, Eagle RC Jr, et al. Epibular osseous choristoma in 8patients. Cornea 2012；31（7）：756–760.

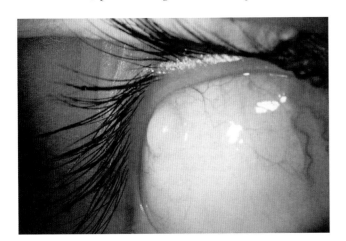

图 16.31 患者女性，25 岁，典型的眼表骨性迷芽瘤

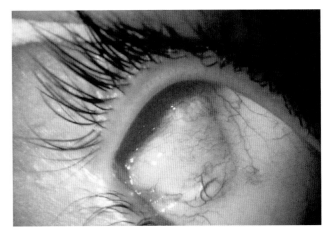

图 16.32 患儿男性，8 岁，典型的眼表骨性迷芽瘤

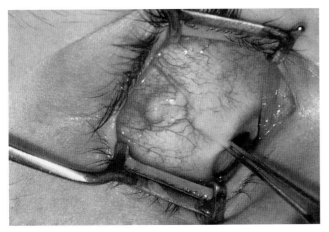

图 16.33 患儿女性，9 岁，典型的眼表骨性迷芽瘤

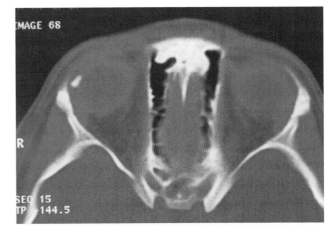

图 16.34 水平位 CT 显示眼表骨性病灶

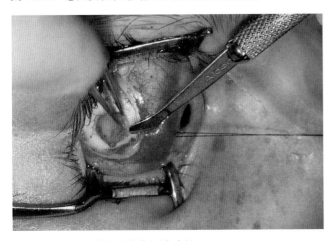

图 16.35 自巩膜表面分离切除病灶

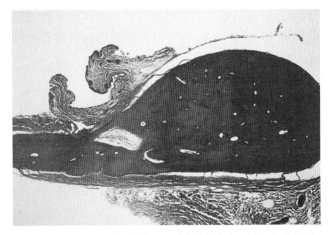

图 16.36 标本切片在光镜下显示成熟骨组织，其上方为结膜，下方为浅层巩膜组织，病灶与结膜及巩膜均有粘连（HE×10）

发生于结膜的泪腺及呼吸道迷芽瘤

概述

　　临床可见到发生于结膜的其他单纯性迷芽瘤,如泪腺和呼吸道迷芽瘤。在这里我们将这些病变称为"单纯性迷芽瘤",实际上很多病灶主要包含一种组织来源,同时还有少量其他来源组织,因此严格来讲这些病灶属于复合性迷芽瘤(1~13)。

　　众所周知,结膜组织中偶有泪腺组织异位生长,不同于副泪腺(Krause 腺和 Wolfring 腺)。这些异位组织有时可发展为迷芽瘤样病灶。泪腺迷芽瘤可发生于前葡萄膜(5,8)、眼眶及结膜(3)。在作者报道的1643 例结膜肿瘤病例中,有 2 例骨性迷芽瘤,仅有 1例泪腺迷芽瘤,没有呼吸道迷芽瘤(1,2)。

临床特征

　　本病比较少见,相关资料较少,大多可能处于亚临床状态且未经临床诊断。临床上较明显的泪腺迷芽瘤常表现为类似正常泪腺组织的粉色肉样病灶,与周围组织区别明显。同样地,呼吸道迷芽瘤表现为位于角膜缘附近的粉红色肉样病灶,与淋巴组织浸润相似(12)。

组织病理

　　组织病理学上,泪腺迷芽瘤内的组织与正常泪腺组织相同,还可能见到鳞状上皮乳头瘤样增生和过度角化(9)。顾名思义,呼吸道迷芽瘤内包含导管和腺泡,内衬上皮为呼吸道上皮。

治疗方法

　　怀疑为泪腺迷芽瘤的无症状小病灶可保守观察,有症状的较大病灶可局部切除。对于侵及角膜的病灶,可能需要进行角膜移植。该病预后良好。

Selected References

Reviews

1. Shields CL, Demirci H, Karatza E, et al. Clinical survey of 1643 melanocytic and nonmelanocytic tumors of the conjunctiva. *Ophthalmology* 2004;111:1747–1754.
2. Shields CL, Shields JA. Tumors of the conjunctiva and cornea. *Surv Ophthalmol* 2004;49:3–24.

Histopathology/Cytopathology

3. Pokorny KS, Hyman BM, Jakobiec FA, et al. Epibulbar choristomas containing lacrimal tissue. Clinical distinction from dermoids and histologic evidence of an origin from the palpebral lobe. *Ophthalmology* 1987;94:1249–1257.
4. Alyahya GA, Bangsgaard R, Prause JU, et al. Occurrence of lacrimal gland tissue outside the lacrimal fossa: comparison of clinical and histopathological findings. *Acta Ophthalmol Scand* 2005;83:100–103.
5. Kobrin EG, Shields CL, Danzig C, et al. Intraocular lacrimal gland choristoma diagnosed by fine needle aspiration biopsy. *Cornea.* 2007;26:753–755.

Case Reports

6. Green WR, Zimmerman LE. Ectopic lacrimal gland tissue. *Arch Ophthalmol* 1967; 78:318–327.
7. Pfaffenbach DD, Green WR. Ectopic lacrimal gland. *Int Ophthalmol Clin* 1971; 3:149–159.
8. Shields JA, Eagle RC Jr, Shields CL, et al. Natural course and histopathologic findings of lacrimal gland choristoma of the iris and ciliary body. *Am J Ophthalmol* 1995;119:219–224.
9. Roth DB, Shields JA, Shields CL, et al. Lacrimal gland choristoma of the conjunctiva simulating a squamous cell carcinoma. *J Pediatr Ophthalmol Strabismus* 1994;31: 62–64.
10. Kessing SV. Ectopic lacrimal gland tissue at the corneal limbus (glands of Manz?) *Acta Ophthalmol Scand* 1966;46:398–403.
11. Rao VA, Kwatra V, Puri A. Cyst of ectopic (choristomatous) lacrimal gland. *Indian J Ophthalmol* 1989;37:189–190.
12. Young TL, Buchi ER, Kaufman LM, et al. Respiratory epithelium in a cystic choristoma of the limbus. *Arch Ophthalmol* 1990;108:1736–1739.
13. Tuncer S, Araz B, Peksayar G, et al. Solitary lacrimal gland choristoma of the limbal conjunctiva. *Ophthalmic Surg Lasers Imaging* 2010;41:e1–e2.

● 发生于结膜的泪腺及呼吸道迷芽瘤

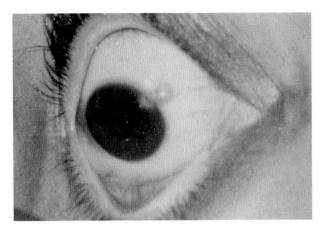

图 16.37　患者女性,40 岁,临近角膜缘的较小泪腺迷芽瘤,病灶自出生后即存在,因有异物感行肿物切除术,术前未能确诊(Oscar Croxatto, MD 供图)

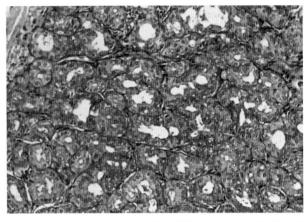

图 16.38　图 16.37 病灶组织病理学检查,可见正常泪腺组织(PAS × 100)

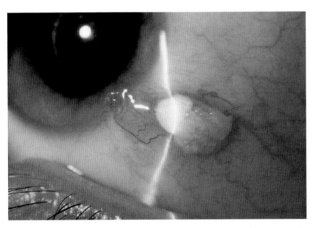

图 16.39　患儿男性,13 岁,角膜缘后泪腺迷芽瘤伴过度角化,出生后 18 个月发现,逐渐增大

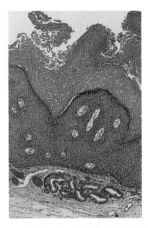

图 16.40　图 16.39 病灶组织病理学检查,下方可见正常泪腺组织,表面为上皮乳头瘤样增生,伴过度角化(HE × 15)

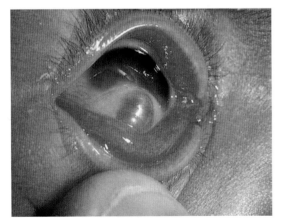

图 16.41　3 个月婴儿,迷离性呼吸道上皮囊肿累及下方角膜及结膜,出生后即发现角巩膜膨隆。治疗采取病灶切除联合角膜移植术(Mark Tso, MD 供图)

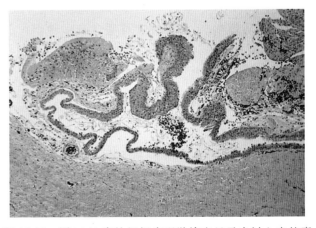

图 16.42　图 16.41 病灶组织病理学检查显示内衬上皮的囊肿,上皮类型为呼吸道上皮(HE × 20)(Mark Tso, MD 供图)

结膜复合性迷芽瘤

概述

结膜复合性迷芽瘤是一种先天性非遗传疾病,包含一种以上组织来源。如前所述,其概念与单纯性迷芽瘤有交叉重叠,因为某些病灶主要包含一种组织来源,同时还有少量其他来源组织。在结膜部位,最常见的异位组织包括皮肤、脂肪、泪腺和软骨。复合性迷芽瘤与一种累及眼、神经、皮肤的综合征相关,该综合征被称为"器官样痣综合征"(1~3)。器官样痣综合征最常见的皮肤病变是皮脂腺痣,好发于面部、耳后皮肤及头皮,在眼睑部分已有叙述,这种先天性病变在生命过程中可能进展为基底细胞癌或其他良、恶性皮肤肿瘤。本病的神经科表现包括继发于蛛网膜囊肿和脑萎缩的癫痫及智力障碍。

临床特征

器官样痣综合征最常见的眼部表现为眼表复合性迷芽瘤及眼后段的巩膜脉络膜软骨,后者可通过眼底镜检查、超声检查及 CT 扫描发现,但易与脉络膜骨瘤混淆(4,5)。眼表病灶变异较多,可以是较小的无症状病灶,也可以是累及结膜和部分角膜的大病灶(1~14)。病灶有的暴露于睑裂区,有的隐藏于上睑之后。

组织病理

组织病理学上,复合性迷芽瘤含有多种组织成分,但最常见的是皮样脂肪瘤,常伴有异位泪腺组织及成熟的透明软骨组织。

治疗方法

小病灶仅需随访观察。较大的累及角膜的病灶需广泛切除联合手术重建。某些严重病例可能需行眼球摘除术(4,5)。

Selected References

Reviews

1. Alfonso I, Howard C, Lopez PF, et al. Linear nevus sebaceous syndrome: A review. *J Clin Neuro-ophthalmol* 1987;7:170–177.
2. Solomon LM, Fretzin DF, Dewald RL. The epidermal nevus syndrome. *Arch Dermatol* 1968;97:273–285.
3. Roth AM, Keltner JL. Linear nevus sebaceous syndrome. *J Clin Neuro-ophthalmol* 1993;13:44–49.
4. Shields JA, Shields CL, Eagle RC Jr, et al. Ophthalmic features of the organoid nevus syndrome. *Trans Am Ophthalmol Soc* 1996;94:65–86.
5. Shields JA, Shields CL, Eagle RC Jr, et al. Ocular manifestations of the organoid nevus syndrome. *Ophthalmology* 1997;104:549–557.
6. Shields CL, Demirci H, Karatza E, et al. Clinical survey of 1643 melanocytic and nonmelanocytic tumors of the conjunctiva. *Ophthalmology* 2004;111:1747–1754.
7. Shields CL, Shields JA. Tumors of the conjunctiva and cornea. *Surv Ophthalmol* 2004;49:3–24.

Case Reports

8. Diven DG, Solomon AR, McNeely MC, et al. Nevus sebaceous associated with major ophthalmologic abnormalities. *Arch Dermatol* 1987;123:383–386.
9. Lambert HM, Sipperley JO, Shore JW, et al. Linear nevus sebaceous syndrome. *Ophthalmology* 1987;94:278–282.
10. Wilkes SR, Campbell RJ, Waller RR. Ocular malformation in association with ipsilateral facial nevus of Jadassohn. *Am J Ophthalmol* 1981;92:344–352.
11. Pe'er J, Ilsar M. Epibulbar complex choristoma associated with nevus sebaceous. *Arch Ophthalmol* 1995;113:1301–1304.
12. Mullaney PB, Weatherhead RG. Epidermal nevus syndrome associated with a complex choristoma and a bilateral choroidal osteoma. *Arch Ophthalmol* 1996;114:1292–1293.
13. Hayasaka S, Sekimoto M, Setogawa T. Epibulbar complex choristoma involving the bulbar conjunctiva and cornea. *J Pediatr Ophthalmol Strabismus* 1989;26:251–253.
14. Shields CN, Shields CL, Lin CJ, et al. Calcified scleral choristoma in organoid nevus syndrome simulating retinoblastoma. *J Pediatr Ophthalmol Strabismus* 2014;51:e1–e3.

● 眼表复合性迷芽瘤：与器官样痣综合征相关的病变

Shields JA, Shields CL, Eagle RC Jr, et al. Ocular manifestations of the organoid nevus syndrome. Ophthalmology 1997; 104: 549–557.

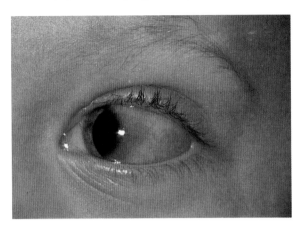

图 16.43　器官样痣综合征患儿的眼表复合性迷芽瘤，病变累及颞侧 1/3 角膜

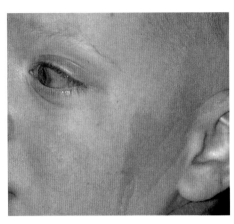

图 16.44　图 16.43 病例耳前可见棕褐色的皮脂腺痣

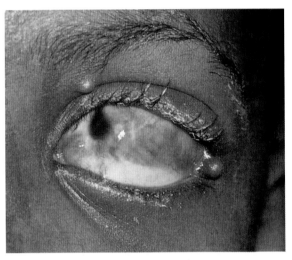

图 16.45　年轻男性，非洲裔美国籍，眼表复合性迷芽瘤，覆盖颞侧结膜及大部角膜

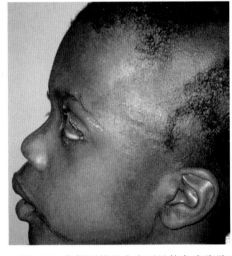

图 16.46　图 16.45 病例耳前及头皮可见棕色皮脂腺痣。注意头皮皮脂腺痣区域的特征性秃发

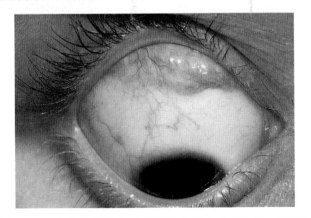

图 16.47　皮脂腺痣患儿，上穹隆可见复合性迷芽瘤。发现该病灶前患儿被认为患有特发性先天性上睑下垂

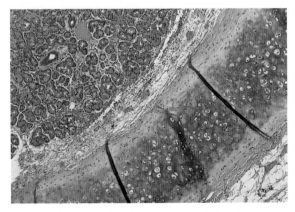

图 16.48　图 16.45 病灶组织病理学检查可见上方的泪腺组织及下方的软骨组织（HE×25）

眼表复合性迷芽瘤：与器官样痣综合征相关的病变

Shields JA, Shields CL, Eagle RC Jr, et al. Ocular manifestations of the organoid nevus syndrome. Ophthalmology 1997; 104: 549–557.

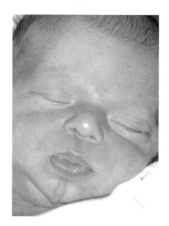

图 16.49   婴儿线样皮脂腺痣，自下颌延伸至颈部

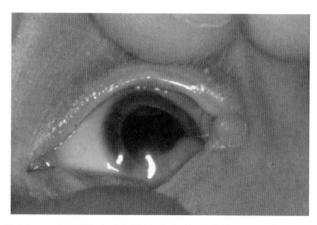

图 16.50   特写照片示左眼外眦畸形、皮肤结节。注意角巩膜缘处可疑复合性迷芽瘤，未经病理证实

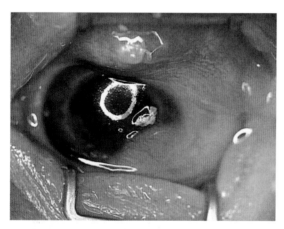

图 16.51   开睑后进一步显示图 16.50 中复合性迷芽瘤，病变累及上穹隆、颞侧球结膜和角膜

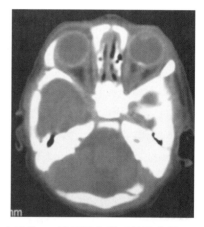

图 16.52   水平位 CT 显示视盘附近骨性信号，基于一个相似病例的病理学表现，我们相信该病灶为巩膜内软骨可能性大

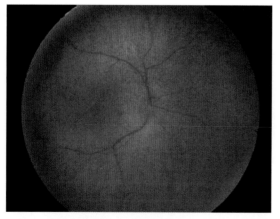

图 16.53   右眼底图像基本正常，脉络膜血管形态正常，视盘略小，欠规则

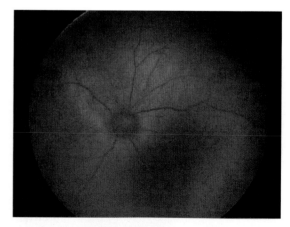

图 16.54   左眼底图像显示视网膜深部脱色素，考虑相应区域巩膜内软骨，视盘存在缺损

（侯志嘉   译）

第 17 章

结膜上皮良性肿瘤

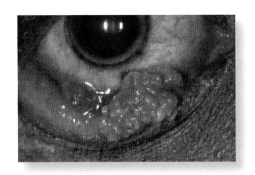

概述

结膜乳头状瘤由病毒感染所致,发病人群多为儿童和青少年(1~27)。我们将其称为"儿童乳头状瘤",以区别于具有不同临床特征的成人乳头状瘤(3)。在作者报道的1643例结膜肿瘤病例中,有5例儿童乳头状瘤,占良性上皮性肿瘤的13%,占所有病例的比例<1%(1)。在之后的一项独立研究中,作者以本科室的10名儿童和63例成人结膜乳头状瘤患者作为研究对象,对其就诊年龄进行统计学分析,发现该病发病年龄的中位数为43岁(4~85岁)(3)。

临床特征

儿童结膜乳头状瘤可表现为单发或多发,有蒂或无蒂生长。罕见情况下,几个病灶可相互融合形成巨大的乳头状瘤样增生。儿童结膜乳头状瘤呈红色肉质外观,其原因在于病灶上皮下基质层分布有大量细小血管网。该病好发于下穹隆部或球结膜,极少侵犯角膜。少数情况下,结膜乳头状瘤因有色素沉着而表现与黑色素瘤相似(21),此类情况多见于成年患者,将在下一章节进行详细阐述。儿童结膜乳头状瘤一般无恶变潜能。

对10例儿童结膜乳头状瘤增生肿物进行研究发现,所有病例均为单侧发病,但其中30%为多灶性肿物。该项临床病例系列研究中,肿瘤大多位于穹隆(27%)、泪阜(20%)、半月皱襞(20%)以及睑板结膜(20%),平均直径为8mm(3)。10名儿童和63名成人结膜乳头状瘤患者的对比研究显示,儿童更易发生多灶性病变,瘤体更大,治疗后更易复发(3)。作者提示,儿童期乳头状瘤可能需要联合治疗,可局部滴用或注射干扰素(3)。

组织病理及发病机制

组织病理学上,儿童结膜乳头状瘤表现为由棘上皮覆盖的血管化的指状突起,伴轻度角化或无角化。成人结膜乳头状瘤的病理特征将于下一章节进行详细阐述。既往曾有大量关于儿童结膜乳头状瘤与人乳头状瘤病毒(human papillomavirus, HPV)感染之间关系的研究。儿童乳头状瘤大多为结膜上皮感染HPV引起,HPV 6或11亚型较为常见。

儿童结膜乳头状瘤

治疗方法

　　儿童结膜乳头状瘤的治疗一直备受关注（3~12）。病灶切除不彻底可导致复发，而复发性病变的侵袭性更强，其复发机制为手术导致病毒向周围组织播散。二次冻融法是根除儿童乳头状瘤的有效辅助手段。对于比较局限的带蒂病灶，可采用冷冻疗法，提起并冷冻整个病灶后立即切除病灶基底的正常结膜组织，然后用可吸收线缝合。体积较大的病灶则需要手术彻底切除后行一期缝合。可尝试采用改良式"非接触"技术，即手术中仅接触肿物周围临床表现正常的组织。在少数情况下，由于结膜缺损区较大而无法直接缝合，可行黏膜或羊膜移植术。已报道的其他治疗方法（3~12）还包括激光治疗，二硝基氯苯免疫治疗，α- 干扰素治疗和 0.02% 丝裂霉素局部化疗。我们的研究发现，口服西咪替丁（胃泰美）对于治疗复发性乳头状瘤具有显著效果（11，12）。其他非外科治疗还有滴用或注射干扰素 α-2b、丝裂霉素 C，滴用抗病毒药物西多福韦和光动力疗法（3）。

Selected References

Reviews

1. Shields CL, Demirci H, Karatza E, et al. Clinical survey of 1643 melanocytic and nonmelanocytic tumors of the conjunctiva. *Ophthalmology* 2004;111:1747–1754.
2. Shields CL, Shields JA. Tumors of the conjunctiva and cornea. *Surv Ophthalmol* 2004;49:3–24.
3. Kaliki S, Arepalli S, Shields CL, et al. Conjunctival papilloma. Features and outcomes based on age at initial examination. *JAMA Ophthalmol* 2013;131:585–593.

Management

4. Bosniak SL, Novick NL, Sachs ME. Treatment of recurrent squamous papillomata of the conjunctiva by carbon dioxide laser vaporization. *Ophthalmology* 1986;93:1078–1082.
5. Jackson WB, Beraja R, Codere F. Laser therapy of conjunctival papillomas. *Can J Ophthalmol* 1987;22:45–47.
6. Petrelli R, Cotlier E, Robins S, et al. Dinitrochlorobenzene immunotherapy of recurrent squamous papilloma of the conjunctiva. *Ophthalmology* 1981;88:1221–1225.
7. Harkey ME, Metz HS. Cryotherapy of conjunctival papillomata. *Am J Ophthalmol* 1968;66:872–874.
8. Lass JH, Foster CS, Grove AS, et al. Interferon-alpha therapy of recurrent conjunctival papillomas. *Am J Ophthalmol* 1987;103:294–301.
9. Yuen HK, Yeung EF, Chan NR, et al. The use of postoperative topical mitomycin C in the treatment of recurrent conjunctival papilloma. *Cornea* 2002;21:838–839.
10. Hawkins AS, Yu J, Hamming NA, et al. Treatment of recurrent conjunctival papillomatosis with mitomycin C. *Am J Ophthalmol* 1999;128:638–640.
11. Shields CL, Lally MR, Singh AD, et al. Oral cimetidine (Tagamet) for recalcitrant, diffuse conjunctival papillomatosis. *Am J Ophthalmol* 1999;128:362–364.
12. Chang SW, Huang ZL. Oral cimetidine adjuvant therapy for recalcitrant, diffuse conjunctival papillomatosis. *Cornea* 2006;25(6):687–690.

Histopathology

13. Lass HJ, Henson AB, Papale JJ, et al. Papillomavirus in human conjunctival papillomas. *Am J Ophthalmol* 1983;95:364–368.
14. Lass JH, Grove AS, Papale JJ, et al. Detection of human papillomavirus DNS sequences in conjunctival papillomas. *Am J Ophthalmol* 1983;96:670–674.
15. Naghashfar Z, McDonnell PJ, McDonnell JM, et al. Genital tract papillomavirus type 6 in recurrent conjunctival papilloma. *Arch Ophthalmol* 1986;104:1814–1815.
16. McDonnell PJ, McDonnell JM, Mounts P, et al. Demonstration of papillomavirus capsid antigen in human conjunctival neoplasia. *Arch Ophthalmol* 1986;104:1801–1805.
17. Karcioglu ZA, Issa TM. Human papilloma virus in neoplastic and non neoplastic conditions of the external eye. *Br J Ophthalmol* 1997;81:595–598.
18. Nakamura Y, Mashima Y, Kameyama K, et al. Detection of human papillomavirus infection in squamous tumours of the conjunctiva and lacrimal sac by immunohistochemistry, in situ hybridisation, and polymerase chain reaction. *Br J Ophthalmol* 1997;81:308–313
19. Sjo NC, Heegaard S, Prause JU, et al. Human papillomavirus in conjunctival papilloma. *Br J Ophthalmol* 2001;85:785–787.

Case Reports

20. Williams R, Ilsar M, Welham RA. Lacrimal canalicular papillomatosis. *Br J Ophthalmol* 1985;69:464–467.
21. Kremer I, Sandbank J, Weinberger D, et al. Pigmented epithelial tumours of the conjunctiva. *Br J Ophthalmol* 1992;76:294–296.
22. Streeten BW, Carrillo R, Jamison R, et al. Inverted papilloma of the conjunctiva. *Am J Ophthalmol* 1979;888:1062–1066.
23. Jakobiec FA, Harrison W, Aronian D. Inverted mucoepidermoid papillomas of the epibulbar conjunctiva. *Ophthalmology* 1987;94:283–287.
24. Miller DM, Brodell RT, Levine MR. The conjunctival wart: Report of a case and review of treatment options. *Ophthalmic Surg* 1994;25:545–548.
25. Jakobiec FA, Mendoza PR, Colby KA. Clinicopathologic and immunohistochemical studies of conjunctival large cell acanthoma, epidermoid dysplasia, and squamous papilloma. *Am J Ophthalmol* 2013;156(4):830–846.
26. Kalantzis G, Papaconstantinou D, Georgalas I, et al. Different types of conjunctival papilloma presenting in the same eye. *Orbit* 2010;29(5):266–268.
27. Sjö NC, von Buchwald C, Cassonnet P, et al. Human papillomavirus in normal conjunctival tissue and in conjunctival papilloma: Types and frequencies in a large series. *Br J Ophthalmol* 2007;91(8):1014–1015.

● 儿童结膜乳头状瘤

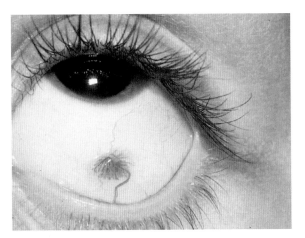

图 17.1　患儿男性,4 岁,球结膜孤立性无蒂乳头状瘤

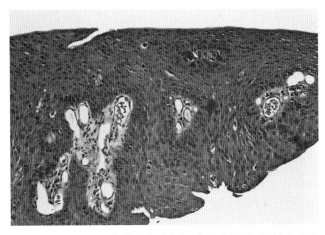

图 17.2　图 17.1 无蒂乳头状瘤组织病理学检查,示棘上皮包绕纤维血管组织(HE×10)

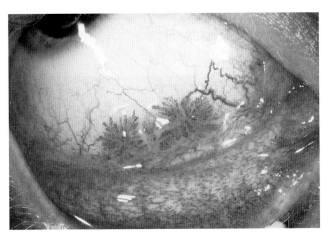

图 17.3　患儿男性,5 岁,位于球结膜及穹隆结膜的两个相邻的无蒂乳头状瘤

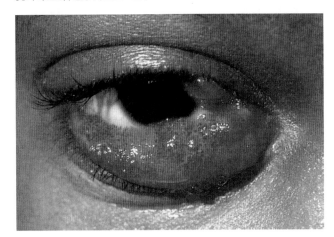

图 17.4　患儿眼部广泛结膜乳头状瘤增生

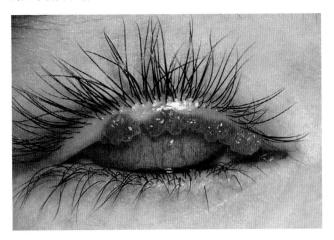

图 17.5　患儿 4 岁,睑结膜及睑缘多发结膜乳头状瘤

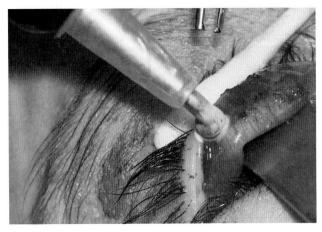

图 17.6　图 17.5 病例,应用冷冻疗法进行治疗

● 儿童结膜乳头状瘤：口服西咪替丁治疗

西咪替丁是一种组胺 –2 受体拮抗剂，用于治疗消化性溃疡，还可通过抑制 T– 细胞功能及增强迟发超敏反应来提高机体免疫力。尽管目前存在争议，它仍被用于治疗某些皮疣性疾病。我们发现口服西咪替丁对治疗顽固性或复发性结膜乳头状瘤有效。

Shields CL, Lally MR, Singh AD, et al. Oral cimetidine (Tagamet) for recalcitrant, diffuse conjunctival papillomaatosis. Am J Ophthalmol 1999; 128: 362–364.

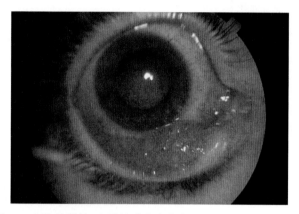

图 17.7 患儿男性，右眼结膜乳头状瘤

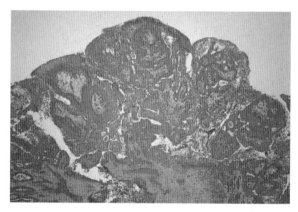

图 17.8 病变切除后组织病理学检查，示乳头状瘤样病变伴棘层增厚（HE×10）

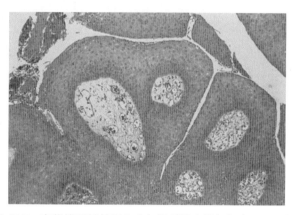

图 17.9 高倍镜下示棘层上皮包绕纤维血管组织（HE×25）

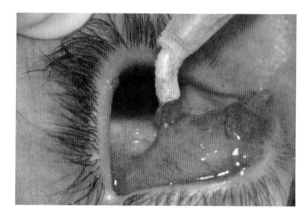

图 17.10 冷冻疗法用来治疗其后发生的复发性病灶，该方法通常可有效治疗某些较小的结膜乳头状瘤

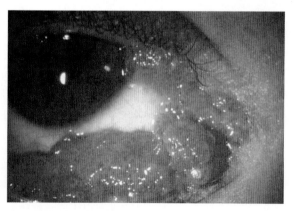

图 17.11 术后 6 个月左右，再次出现大面积复发，此次采用口服西咪替丁治疗 4 个月

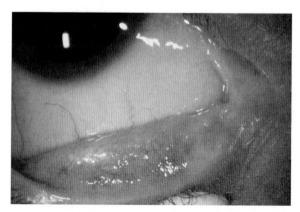

图 17.12 西咪替丁治疗 10 个月后病灶消退，随访 5 年后未见复发

成人结膜乳头状瘤

概述

大多数教科书并没有区分儿童和成人类型的结膜乳头状瘤。这两种类型虽然相似,但各自还是具有不同的特征(1~7)。在作者报道的1643例结膜肿瘤病例中,有21例成人乳头状瘤(1)。在其后的一项对73例结膜乳头状瘤的独立研究中,10例为儿童,63例为成人,平均年龄为43岁(4~85岁)(3)。

临床特征

与儿童乳头状瘤不同,成人型一般好发于不同年龄段的成年患者,临床上与鳞状细胞癌或无色素型黑色素瘤相似。不同于儿童感染性乳头状瘤,它多单侧单发,少有多发病灶的情况(3)。在对63例成人结膜乳头状瘤的研究中,97%的病例为单侧发病,15%的病例为多灶性病变。常见的生长部位为泪阜(24%)、穹隆(18%)、半月皱襞(16%),病灶平均直径为6mm(3)。

结膜乳头状瘤好发于免疫力低下的成年人,它通常生长于球结膜或角膜缘附近,在某些病例中可侵犯角膜,甚至完全覆盖角膜。病变颜色一般较儿童型浅。在某些个体中,特别是肤色较深的患者,因其棘细胞层内含有较多的黑色素细胞,促使结膜乳头状瘤临床上呈色素性表现。

在成人患者中,结膜乳头状瘤可能也与HPV感染有关(3)。成人结膜乳头状瘤存在发展为鳞状细胞癌的低度风险。偶见结膜乳头状瘤呈内翻性生长,与鼻腔和泪囊的内翻性乳头状瘤表现相似。该类型病灶有较高的恶变倾向,可进展为移行细胞癌、鳞状细胞癌或黏液表皮样癌。

组织病理

组织病理学上,成人结膜乳头状瘤与儿童型相似,表现为多个指状突起样的血管化的乳头状增生,每个指状突起的被覆上皮以棘细胞为主,有时可见轻度的角化增生。如前所述,一些乳头状瘤因含有大量黑色素细胞,使病灶呈现深色外观。有报道应用免疫过氧化物酶技术,对23例结膜乳头状瘤和5例结膜上皮细胞不典型增生及鳞状细胞癌进行研究,发现这些病灶的细胞核内存在乳头状瘤病毒衣壳抗原(4)。结果表明,乳头状瘤病毒可能与结膜乳头状瘤、上皮细胞不典型增生和鳞状细胞癌的发病机制相关。

治疗方法

手术切除并辅以冷冻治疗可能是成人结膜乳头状瘤的最佳治疗方法(3)。医生不必因为病灶遮盖于角膜表面,而高估病变侵犯范围。在多数病例中,病灶起源于角巩膜缘,基底部很窄,病灶虽然遮盖角膜但未侵犯角膜。因此,只需将肿物自角膜表面提起,将邻近角膜缘的基底部切断即可。其他治疗方法还有局部外用或注射α-2b干扰素,局部应用丝裂霉素C、西多福韦以及光动力疗法(3)。

Selected References

Reviews

1. Shields CL, Demirci H, Karatza E, et al. Clinical survey of 1643 melanocytic and nonmelanocytic tumors of the conjunctiva. *Ophthalmology* 2004;111:1747–1754.
2. Shields CL, Shields JA. Tumors of the conjunctiva and cornea. *Surv Ophthalmol* 2004;49:3–24.
3. Kaliki S, Arepalli S, Shields CL, et al. Conjunctival papilloma. Features and outcomes based on age at initial examination. *JAMA Ophthalmol* 2013;131:585–593.

Histopathology

4. McDonnell PJ, McDonnell JM, Mounts P, et al. Demonstration of papillomavirus capsid antigen in human conjunctival neoplasia. *Arch Ophthalmol* 1986;104:1801–1805.

Case Reports

5. Kremer I, Sandbank J, Weinberger D, et al. Pigmented epithelial tumours of the conjunctiva. *Br J Ophthalmol* 1992;76:294–296.
6. Streeten BW, Carillo R, Jamison R, et al. Inverted papilloma of the conjunctiva. *Am J Ophthalmol* 1979;88:1062–1066.
7. Jakobiec FA, Harrison W, Aronian D. Inverted mucoepidermoid papillomas of the epibulbar conjunctiva. *Ophthalmology* 1987;94:283–287.

● 成人结膜乳头状瘤

以下为数例成年发病的非角膜缘区域的结膜乳头状瘤。

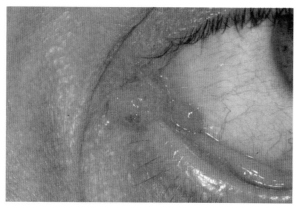

图 17.13　翻转结膜乳头状瘤患者的下睑,可见三个独立的乳头状瘤,两个带蒂的位于泪阜和穹隆结膜,一个无蒂的位于邻近睑缘的睑结膜

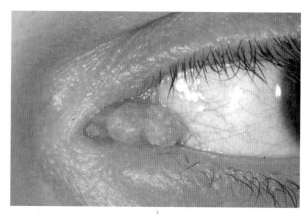

图 17.14　双叶的鳞状细胞乳头状瘤,具有多结节样乳头状外形,位于内眦部。其表面因过度角化而呈白色

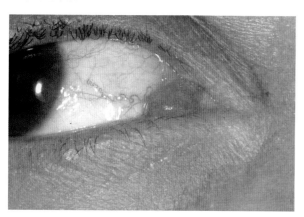

图 17.15　表面光滑血管丰富的鳞状细胞乳头状瘤,位于鼻侧结膜半月皱襞处,形似化脓性肉芽肿

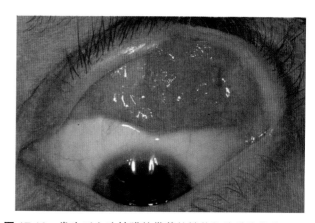

图 17.16　发生于上睑结膜的带蒂的鳞状细胞乳头状瘤

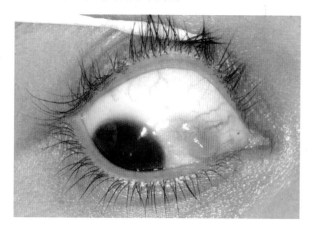

图 17.17　中年女性患者,发生于球结膜的无蒂鳞状细胞乳头状瘤,注意其周围血管较直且呈放射状排列

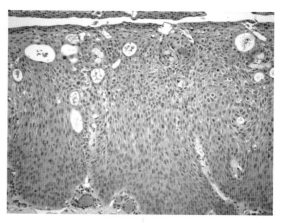

图 17.18　图 17.17 病灶组织病理学检查,示梭形细胞增生导致棘层增厚,伴轻度多形性改变及不典型增生。肿瘤可见假性囊肿(HE×25)

● 成人结膜乳头状瘤：非典型病变

Kaliki S, Arepalli S, Shields CL, et al. Conjunctival papilloma. Features and outcomes based on age at initial examination. JAMA Ophthalmol 2013；131：585–593.

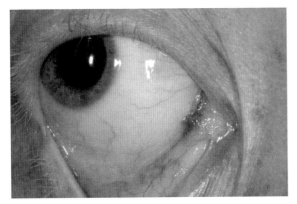

图 17.19　白人患者，位于半月皱襞处的无色素血管性乳头状瘤

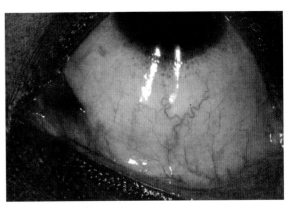

图 17.20　非洲裔患者，位于半月皱襞处的含色素乳头状瘤，类似于色素痣

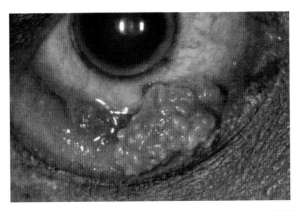

图 17.21　非洲裔患者，下穹隆结膜生长的巨大多结节鳞状细胞乳头状瘤，导致下睑外翻。可见肤色相关结膜色素沉着

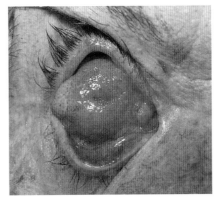

图 17.22　老年患者，左眼广泛结膜乳头状瘤。因病理误诊为鳞状上皮细胞癌，患者于外院行眼眶内容摘除术，其后再次回顾病理确定病灶为良性

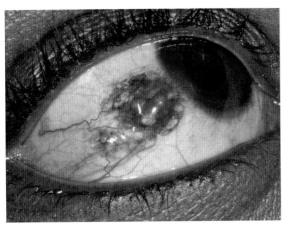

图 17.23　加勒比裔患者，结膜色素性团块类似囊性痣，但组织病理学检查证实为内翻性乳头状瘤

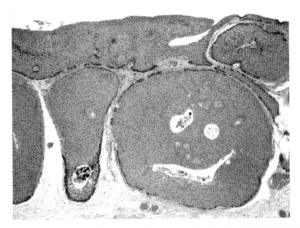

图 17.24　图 17.23 结膜病灶行手术切除后，通过组织病理学检查诊断为内翻性乳头状瘤，其特征为表层的棘上皮细胞向结膜基质生长，而典型的乳头状瘤是向外生长

结膜假性上皮瘤样增生和角化棘皮瘤

概述

与眼睑上皮组织一样，结膜上皮也可以发生上皮细胞的良性、反应性和炎性增生性病变，其临床和病理可表现为类癌性病变，即假癌性增生或假性上皮瘤样增生（pseudocarcinomatous hyperplasia/pseudoepitheliomatous hyperplasia，PEH）。PEH 可以由慢性炎症所致，好发于睑裂斑、翼状胬肉或既往异物植入部位。角化棘皮瘤（keratoacanthoma，KA）是一种特殊类型的 PEH，具有其特征性表现（1~13）。尽管一般定义其为良性肿瘤，但也有学者认为它是鳞状上皮细胞癌的一种特殊类型（参见第 1 章）。

临床特征

发生于结膜组织的 PEH（包括 KA）与皮肤组织角化棘皮瘤（KA）表现相似，后者研究更为透彻，表现为角化的隆起肿物，且病变进展迅速。在一些病例中，结膜 KA 病变中心有脐凹，边缘隆起，类似于皮肤 KA。需特别注意将这种良性病变与结膜鳞状上皮细胞癌相鉴别。一般来说，KA 的起病和进展相对更快。

组织病理

组织病理学上，PEH（包括 KA）的特征性表现为结膜上皮的棘层增厚、角化过度和不完全角化。有时可见核分裂象，但细胞无异型性改变。较之低度恶性的鳞状上皮细胞癌，其组织病理学表现与炎症反应更为相似。

治疗方法

在多数病例中，由于临床上不能排除鳞状上皮细胞癌，故本病与鳞状上皮细胞癌的治疗相似，一般采用完全切除病灶和冷冻疗法，该病预后良好。

Selected References

Case Reports

1. Freeman RG, Cloud TM, Knox JM. Keratoacanthoma of the conjunctiva. A case report. *Arch Ophthalmol* 1961;65:817.
2. Bellamy ED, Allen JH, Hart NL. Keratoacanthoma of the conjunctiva. *Arch Ophthalmol* 1963;70:512.
3. Roth AM. Solitary keratoacanthoma of the conjunctiva. *Am J Ophthalmol* 1978;85:647–650.
4. Hamed LM, Wilson FM, Grayson M. Keratoacanthoma of the limbus. *Ophthalmic Surg* 1988;19:267.
5. Grossniklaus HE, Martin DF, Solomon AR. Invasive conjunctival tumor with keratoacanthoma features. *Am J Ophthalmol* 1990;109:736–737.
6. Munro S, Brownstein S, Liddy B. Conjunctival keratoacanthoma. *Am J Ophthalmol* 1993;116:654–655.
7. Schellini SA, Marques ME, Milanezi MF, et al. Conjunctival keratoacanthoma. *Acta Ophthalmol Scand* 1997;75:335–337.
8. Coupland SE, Heimann H, Kellner U, et al. Keratoacanthoma of the bulbar conjunctiva. *Br J Ophthalmol* 1998;82:586.
9. Tulvatana W, Pisarnkorskul P, Wannakrairot P. Solitary keratoacanthoma of the conjunctiva: Report of a case. *J Med Assoc Thai* 2001;84:1059–1064.
10. Hughes EH, Intzedy L, Dick AD, et al. Keratoacanthoma of the conjunctiva. *Eye* 2003;17:781–782.
11. Friedman RP, Morales A, Burnham TK. Multiple cutaneous and conjunctival keratoacanthomata. *Arch Dermatol* 1965;92:162–165.
12. Perdigao FB, Pierre-Filho Pde T, Natalino RJ, et al. Conjunctival keratoacanthoma. *Rev Hosp Clin Fac Med Sao Paulo* 2004;59:135–137.
13. Oellers P, Karp CL, Shah RR, et al. Conjunctival keratoacanthoma. *Br J Ophthalmol* 2014;98:275–276.

● 结膜假性上皮瘤样增生和角化棘皮瘤

1. Hamid LM, Wilson FM II, Grayson M. Keratoacanthoma of the limbus. Ophthalmic Surg 1988; 19: 267–270.
2. Munro S, Brownstein S, Liddy B. Conjunctival keratoacanthoma. Am J Ophthalmol 1993; 116: 654–655.

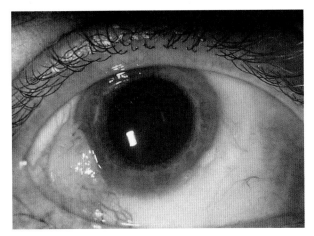

图 17.25　位于颞下方角膜缘的假性上皮瘤样增生。病灶由于过度角化呈现白斑样变（华盛顿特区军事病理学研究所供图）

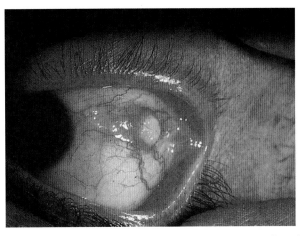

图 17.26　颞侧球结膜的角化棘皮瘤，呈现白斑样变（华盛顿特区军事病理学研究所供图）

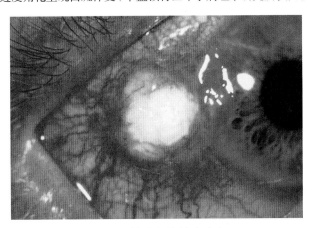

图 17.27　位于角膜缘的结膜角化棘皮瘤（Fred M. Wilson II, MD 供图）

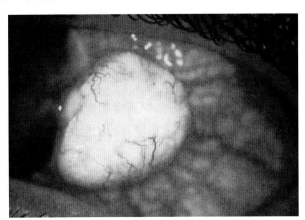

图 17.28　患者男性，42 岁，位于角膜缘的结膜角化棘皮瘤。与进展缓慢的鳞状上皮细胞癌不同的是这种病变进展迅速。广泛角化使病灶表面呈白色外观（Seymour Brownstein, MD 供图）

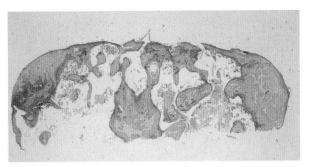

图 17.29　图 17.28 病灶组织病理学检查，示鳞状上皮增生，伴侵袭性棘层增厚和过度角化（HE×10）（Seymour Brownstein, MD 供图）

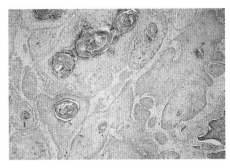

图 17.30　图 17.28 病灶高倍镜下图片，示侵袭性棘层增厚和角化珠（HE×100）（Seymour Brownstein, MD 供图）

结膜遗传性良性上皮内角化不良

概述

遗传性良性上皮内角化不良是一种常染色体显性遗传病,该病最初在一个由白人、非裔美国人和美洲土著人的近亲婚配家系中发现(1~11)。这个家系被称为 Haliwa Indians,这个名字来源于他们最初的居住地北卡罗来纳州的哈利法克斯和华盛顿。其后,在美国其他地区以及非 Haliwa 家系的人群中也发现了遗传性良性上皮内角化不良。

临床特征

遗传性良性上皮内角化不良多在 10 岁以内发病,其特征性表现为双眼位于角膜缘鼻侧或颞侧的 V 形肉质隆起斑块(3~11)。口腔黏膜也可以出现类似斑块。该病可以无症状,也可以引起严重的眼红和异物感,有时病变可以扩展至角膜。该病无恶变倾向。

组织病理

遗传性良性上皮内角化不良的组织病理学特征表现为结膜上皮棘层显著增厚和过度角化。基底膜完整,基质层因慢性炎症反应而增厚。

治疗方法

遗传性良性上皮内角化不良无恶变倾向,其通常无需激进的治疗。体积较小、症状较轻的病变可以局部使用润滑类眼药,也可谨慎使用糖皮质激素眼药治疗。体积较大且有症状的病灶可以局部切除,必要时行黏膜或羊膜移植术。但病变易复发。

Selected References

Reviews

1. Shields CL, Shields JA. Tumors of the conjunctiva and cornea. *Surv Ophthalmol* 2004;49:3–24.
2. Shields CL, Demirci H, Karatza E, et al. Clinical survey of 1643 melanocytic and nonmelanocytic tumors of the conjunctiva. *Ophthalmology* 2004;111:1747–1754.

Case Reports

3. Von Stallman L, Paton D. Hereditary benign intraepithelial dyskeratosis. I. Ocular manifestations. *Arch Ophthalmol* 1960;63:421–429.
4. Witco CJ, Shankle DH, Graham JB, et al. Hereditary benign intraepithelial dyskeratosis. II. Oral manifestations and hereditary transmission. *Arch Pathol* 1960;70:696–711.
5. Yanoff M. Hereditary benign intraepithelial dyskeratosis. *Arch Ophthalmol* 1968;79:291–293.
6. McLean IW, Riddle PJ, Scruggs JH, et al. Hereditary benign intraepithelial dyskeratosis. *Ophthalmology* 1981;88:164–168.
7. Reed JW, Cashwell LF, Klintworth GK. Corneal manifestations of hereditary benign intraepithelial dyskeratosis. *Arch Ophthalmol* 1979;97:297–300.
8. Shields CL, Shields JA, Eagle RC. Hereditary benign intraepithelial dyskeratosis. *Arch Ophthalmol* 1987;105:422–423.
9. Haisley-Royster CA, Allingham RR, Klintworth GK, et al. Hereditary benign intraepithelial dyskeratosis: Report of two cases with prominent oral lesions. *J Am Acad Dermatol* 2001;45:634–636.
10. Cai R, Zhang C, Chen R, et al. Clinicopathological features of a suspected case of hereditary benign intraepithelial dyskeratosis with bilateral corneas involved: A case report and mini review. *Cornea* 2011;30(12):1481–1484.
11. Cummings TJ, Dodd LG, Eedes CR, et al. Hereditary benign intraepithelial dyskeratosis: An evaluation of diagnostic cytology. *Arch Pathol Lab Med* 2008;132(8):1325–1328.

● 遗传性良性上皮内角化不良

遗传性良性上皮内角化不良是发生于结膜上皮和其他黏膜的病变。下面以一个病例展示。
Shields CL, Shields JA, Eagle RC. Hereditary begign intraepithelial dyskeratosis. Arch Ophthalmol 1987; 105: 422–423.

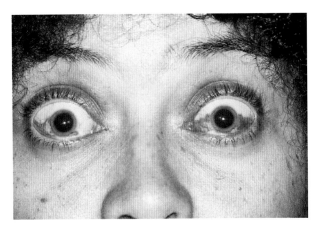

图 17.31　患者女性，37 岁，遗传性良性上皮内角化不良，患者自 3 岁时双眼睑裂区出现病变，她是 Haliwa Indians 后裔，其祖先来自北卡罗莱纳

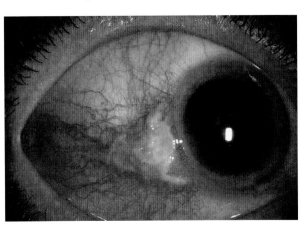

图 17.32　右眼颞侧结膜病变特写，病灶邻近角膜缘，呈白色泡状，周边组织明显充血

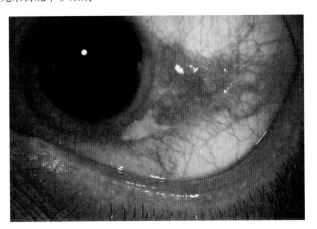

图 17.33　左眼颞侧结膜病变特写，临床特征与对侧眼相似

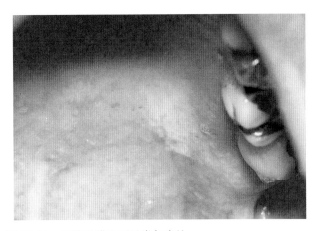

图 17.34　口腔黏膜也可见类似病灶

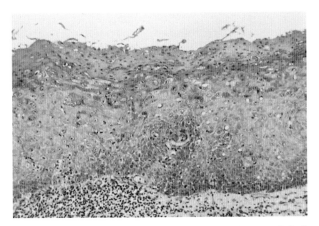

图 17.35　右眼病灶组织病理学检查，示棘层增厚和过度角化，基底膜完整，基质内炎性细胞浸润（HE×25）

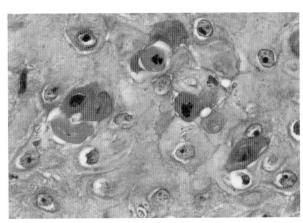

图 17.36　高倍镜下，棘层内较大的嗜酸性细胞代表角化不良（HE×250）

结膜泪腺瘤

概述

泪腺瘤是一种罕见的结膜肿瘤,可自儿童时期或年轻时发生。Jakobiec 等人曾报道过其临床和组织病理学特征(1)。

临床特征

泪腺瘤表现为发生于球结膜或睑结膜的粉色肉质病变。在一个病例报告中,一名患者 33 岁时初次发现下穹隆结膜鲑鱼肉色肿物(1),48 岁时行病灶切除,无法核实该病灶是否在患者出生时即存在。另一个病例为一位 14 岁女孩,病灶位于球结膜,呈暗红色肿物。该病灶自患者出生就存在,并缓慢生长。该病临床鉴别诊断包括:淋巴瘤、结膜迷芽瘤及其他呈粉红色或鲑鱼肉色肿物。

组织病理

组织病理学上,结膜泪腺瘤是一种起源于表皮的有腺样结构的良性肿瘤。肿瘤似乎起源于表皮,向基质层增殖并形成类似正常泪腺的腺叶结构,不同的是其含有大量杯状细胞。

治疗方法

结膜泪腺瘤与泪腺迷芽瘤相似,临床上较难明确诊断。多数病变可行手术切除,预后良好。

Selected References

1. Jakobiec FA, Perry HD, Harrison W, et al. Dacryoadenoma. A unique tumor of the conjunctival epithelium. *Ophthalmology* 1989;96:1014–1020.

● 结膜泪腺瘤

Jakobiec FA, Perry HD, Harrison W, et al. Dacryoadenoma. A unique tumor of the conjunctival epithetium. Ophthalmology 1989; 96: 1041–1020.

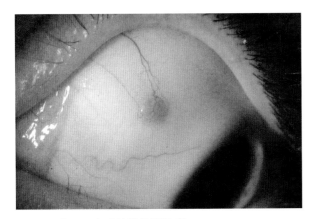

图 17.37　位于上方球结膜的泪腺瘤

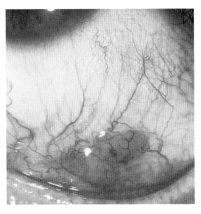

图 17.38　位于穹隆结膜的泪腺瘤（Frederick Jakobiec, MD 供图）

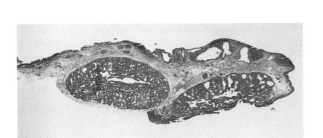

图 17.39　图 17.38 病灶组织病理学检查,示结膜上皮细胞向内增殖,有小瘘口通向表面（HE×30）（Frederick Jakobiec, MD 供图）

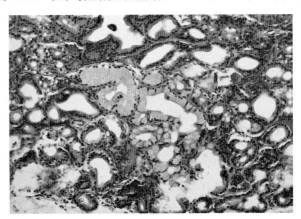

图 17.40　图 17.38 病灶的组织病理学检查,示上皮细胞增殖形成腺体单位和基底膜物质（PAS 染色 ×220）（Frederick Jakobiec, MD 供图）

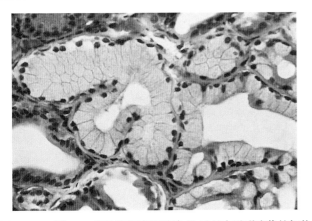

图 17.41　图 17.38 病灶组织病理学检查,示具有透明胞浆的杯状细胞,提示有黏蛋白分泌（HE×300）（Frederick Jakobiec, MD 供图）

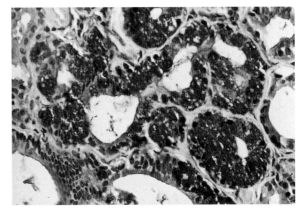

图 17.42　图 17.38 病灶组织病理学检查,示杯状细胞透明胞浆内含有黏蛋白（黏蛋白卡红染色 ×250）（Frederick Jakobiec, MD 供图）

（宋东宇　李冬梅　译）

第 18 章

结膜上皮癌前病变及恶性肿瘤

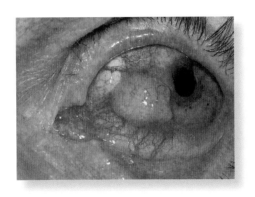

概述

结膜鳞状上皮可发生数种良性及恶性病变,这些病变有的为完全良性,有的具有潜在低度恶性,有的侵袭性较强,有的属于恶性,组成了一个疾病谱系。临床上通过肉眼观察很难区分病变的良恶性。但临床上多数的结膜上皮病变属于低度恶性增生,仅少数发展为鳞状细胞癌,结膜角化斑块和光化性角化病即为这些病变中的两种(1~5)。因为这两种病变临床上很难分辨,故在此一并讨论。在作者报道的 1643 例结膜肿瘤病例中,有 4 例结膜角化斑块和 4 例光化性角化病,占所有病例的比例均 <1%(1)。

临床特征

结膜角化斑块和光化性角化病均可发生于角膜缘与球结膜,通常位于睑裂区。病变呈扁平白色斑块状,逐渐增大,其生长无明显侵袭性。它们与结膜上皮内瘤样病变(conjunctival intraepithelial neoplasia,CIN)、鳞状细胞癌、日光性肉芽肿等病变相似(5)。

组织病理

组织病理学上,角化斑块内可见表皮棘层增厚,伴结膜上皮角化及不全角化。光化性角化病(老年性角化病)与之类似,也是上皮增生并明显角化,常位于伴慢性炎症的睑裂斑及翼状胬肉表面。其外观呈多泡状或白斑样,临床表现与角化斑块相似。

治疗方法

结膜角化斑块与光化性角化病在临床上与结膜上皮内瘤样病变很难区分,而后者很可能进展为侵袭性的鳞状上皮细胞癌。因此,结膜白斑样病变是手术治疗及补充冷冻治疗的相对适应证。然而也可以对部分病变采取保守观察,特别是对于老年患者,可以等到病变出现进一步发展再采取治疗措施,因为即便为结膜上皮内瘤样病变,也有很好的预后。

结膜角化斑块和光化性角化病

Selected References

Reviews

1. Shields CL, Demirci H, Karatza E, et al. Clinical survey of 1643 melanocytic and nonmelanocytic tumors of the conjunctiva. *Ophthalmology* 2004;111:1747–1754.
2. Shields CL, Shields JA. Tumors of the conjunctiva and cornea. *Surv Ophthalmol* 2004;49:3–24.
3. Mauriello JA Jr, Napolitano J, McLean I. Actinic keratosis and dysplasia of the conjunctiva: a clinicopathological study of 45 cases. *Can J Ophthalmol* 1995;30: 312–316.

Case Reports

4. Mortemousque B, Leger F, Brindeau C, et al. Actinic keratosis of the conjunctiva. Apropos of a clinical case. *J Fr Ophtalmol* 1998;215:458–461.
5. Mittal R, Meena M, Saha D. Actinic granuloma of the conjunctiva in young women. *Ophthalmology* 2013;120:1786–1789.

● 结膜角化斑块和光化性角化病

这些良性病变与肿瘤相似,因为其病灶内过度角化使之呈现白斑样外观。

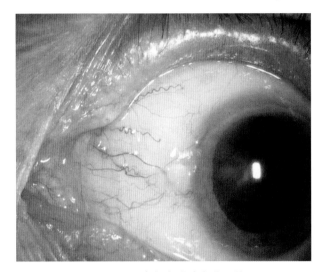

图 18.1　患者男性,76 岁,鼻侧角膜缘角化斑块

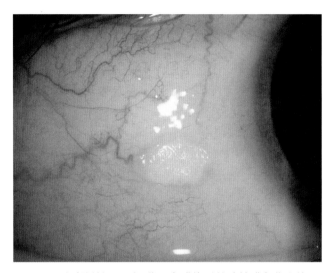

图 18.2　患者男性,19 岁,位于角膜缘后的球结膜角化斑块

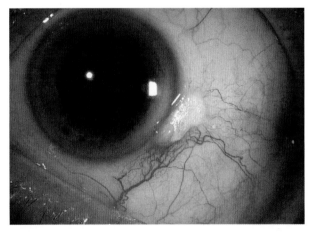

图 18.3　与睑裂斑相关的角化斑块

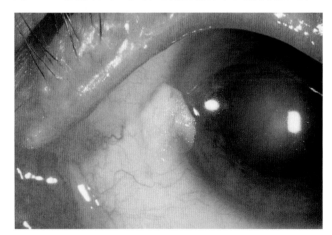

图 18.4　与睑裂斑相关的角化斑块,略微侵犯邻近角膜

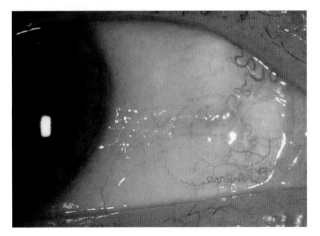

图 18.5　与不典型睑裂斑相关的弥散角化斑块,保守观察 15 年后侵犯角膜周边,最终证实为睑裂斑表面的角化及早期不典型增生

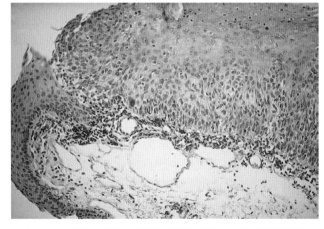

图 18.6　结膜角化斑块的组织病理学表现,可见表皮棘层增厚及过度角化(HE × 80)

结膜上皮内瘤变

概述

结膜鳞状细胞瘤样病变可以是局限于上皮层内的低侵袭性病灶，也可能更具侵袭性从而突破基底膜侵犯邻近组织。前者不发生转移，称为结膜上皮内瘤样病变（CIN）（1~37）；后者称为侵袭性鳞状上皮细胞癌，具有较低的转移潜能。近年来，有些学者采用"眼表鳞状上皮瘤"（ocular surface squamous neoplasia, OSSN）来统称不典型增生、上皮内瘤变及侵袭性鳞状上皮细胞癌（6）。我们倾向于采用结膜上皮内瘤变和侵袭性鳞状细胞癌的命名方式，因为这种命名基于病变在组织病理学上的侵犯程度。然而如果没有做组织活检，眼表鳞状上皮瘤的命名更为实用。这些病变最初可局限于上皮层（CIN），继而可进展为侵袭性鳞状上皮细胞癌；因此上皮内瘤变一般被认为是一种癌前病变，并不是真正的恶性肿瘤。主要的致病因素包括日晒及人乳头状瘤病毒（human papillomavirus, HPV）感染。虽然结果存在矛盾，最近的一项研究运用聚合酶链式反应（polymerase chain reaction, PCR）技术证实上皮内瘤变病例中存在 16 型或 18 型 HPV 感染（34）。

在作者报道的 1643 例结膜肿瘤病例中，有 71 例上皮内瘤变，占所有癌前病变和恶性上皮性肿瘤的 39%，占所有病例的 4%（1）。

临床特征

CIN 常单侧发病，好发于接受日光照晒较多的中老年白人（1~9），偶可见儿童患病（36）。CIN 和侵袭性鳞状上皮细胞癌均好发于免疫功能低下患者，特别是 AIDS 患者（8, 34）。临床上 CIN 有数种类型，最常见的病灶为肉色，扁平，可轻微隆起，多位于睑裂区角膜缘，也可见于穹隆结膜或睑结膜。少数情况下，病灶可有色素沉积，患者一般肤色较深（7）。继发性炎性病变可能导致该病被误诊为非典型性结膜炎（37）。该病一般没有白斑或仅少许白斑，如有典型的大片白斑应怀疑侵袭性鳞状上皮细胞癌。虽然病变增厚被认为是恶变前兆，我们也见过有些较厚的病灶仍没有突破上皮基底膜的病例，因此并不存在可靠的临床标准来区分 CIN 与侵袭性鳞状上皮细胞癌。CIN 可不同程

度侵犯角膜上皮层，表现为菲薄的灰白色浅层病变，病灶内无血管或有细小血管。如病变局限于角膜上皮层，且对角膜缘侵犯很少，可称为原发性角膜上皮不典型增生。

诊断

虽然 CIN 需要依据组织病理学检查才能确诊，但大多数病例都具有足够的特征性表现帮助做出临床诊断。通常，结膜 / 角膜 CIN 病灶不大且较局限，最好的方法是完全切除（稍后讨论）后行病理检查确定诊断，一般不做切取活检。有一些学者采用针吸细胞学检查（31），或印记细胞学 / 脱落细胞学检查辅助诊断（32, 33）。

组织病理

组织病理学上，轻度 CIN（不典型增生）的特点为上皮内部分层面的上皮细胞被不完全分化的轻度异型细胞取代。重度 CIN（原位癌）的特点是全部上皮细胞均被异型细胞取代。上皮基底膜完整。这两种病灶受累上皮和周围未受累上皮之间均有明确的界线。与侵袭性鳞状上皮细胞癌相比，过度角化和白斑样病变少见。

治疗方法

对于 CIN 的治疗有很多报道（10~30）。推荐的首选治疗是完整切除病灶及足够边缘。对于大多数限局性病灶，我们用乙醇去除角膜上皮，板层切除结膜及角巩膜，再行二次冻融法进行处理（10）。该方法同样用于限局性的鳞状上皮细胞癌和黑色素瘤（参见第 25 章）。冷冻疗法在临床上常作为补充治疗以减少病变复发，以往曾用低剂量锶 -90 放射治疗，现已很少应用。

近来报道的非手术疗法包括局部点药及结膜下注射治疗，药物有丝裂霉素 C、干扰素 α-2b、5- 氟尿嘧啶及西多福韦，可用于原发性病灶或复发性病灶 / 持续性病灶（15~29）。有报道显示局部滴用或注射干扰素 α-2b 取得良好治疗效果，并发症较少（21~28）。

干扰素可单独应用作为首选治疗（免疫治疗），也可用作免疫减容治疗（将巨大的 OSSN 减容以便手术切除）或免疫预防治疗（手术后切缘可疑时使用防止复发）（23~25, 27）。丝裂霉素 C 和 5- 氟尿嘧啶同样可以使用且有一定疗效，但这些化疗药物可能导致干细胞缺陷及其他并发症。

我们倾向于将手术切除作为首选治疗手段，特别是对于病变较局限的老年患者，一方面可以节省治疗费用，另一方面可以避免数周或数月点眼药带来的不便，尤其是对于手眼协调性不好的患者。目前对于采用手术切除或干扰素点眼治疗的指征仍然存在争论（14）。

Selected References

Reviews

1. Shields CL, Demirci H, Karatza E, et al. Clinical survey of 1643 melanocytic and nonmelanocytic tumors of the conjunctiva. *Ophthalmology* 2004;111:1747–1754.
2. Shields CL, Shields JA. Tumors of the conjunctiva and cornea. *Surv Ophthalmol* 2004;49:3–24.
3. Grossniklaus HE, Green WR, Luckenbach M, et al. Conjunctival lesions in adults. A clinical and histopathologic review. *Cornea* 1987;6:78–116.
4. Erie JC, Campbell RF, Liesegang TJ. Conjunctival and corneal intraepithelial and invasive neoplasia. *Ophthalmology* 1986;93:176–183.
5. Lee GA, Hirst LW. Ocular surface squamous neoplasia. *Surv Ophthalmol* 1995;39:429–450.
6. Tunc M, Char DH, Crawford B, et al. Intraepithelial and invasive squamous cell carcinoma of the conjunctiva: analysis of 60 cases. *Br J Ophthalmol* 1999;83:98–103.
7. Shields CL, Manchandia A, Subbiah R, et al. Pigmented squamous cell carcinoma in situ of the conjunctiva in 5 cases. *Ophthalmology* 2008;115(10):1673–1678.
8. Shields CL, Ramasubramanian A, Mellen P, et al. Conjunctival squamous cell carcinoma arising in immunosuppressed patients (organ transplant, human immunodeficiency virus infection). *Ophthalmology* 2011;118:2133–2137.
9. Yousef YA, Finger PT. Squamous carcinoma and dysplasia of the conjunctiva and cornea: an analysis of 101 cases. *Ophthalmology* 2012;119(2):233–240.

Management

10. Shields JA, Shields CL, De Potter P. Surgical approach to conjunctival tumors. The 1994 Lynn B. McMahan Lecture. *Arch Ophthalmol* 1997;115:808–815.
11. Fraunfelder FT, Wingfield D. Management of intraepithelial conjunctival tumors and squamous cell carcinomas. *Am J Ophthalmol* 1983;95:359–363.
12. Tabin G, Levin S, Snibson G, et al. Later recurrences and necessity for long-term follow-up in corneal and conjunctival intraepithelial neoplasia. *Ophthalmology* 1997;104:485–492.
13. Zaki AA, Farid SF. Management of intraepithelial and invasive neoplasia of the cornea and conjunctiva: a long-term follow up. *Cornea* 2009;28(9):986–988.
14. Nanji AA, Moon CS, Galor A, et al. Surgical versus medical treatment of ocular surface squamous neoplasia: a comparison of recurrences and complications. *Ophthalmology* 2014;121:994–1000.

Mitomycin C

15. Frucht-Pery J, Rozenman Y. Mitomycin C therapy for corneal intraepithelial neoplasia. *Am J Ophthalmol* 1994;117:164–168.
16. Shields CL, Naseripour M, Shields JA. Topical mitomycin C for extensive, recurrent conjunctival squamous cell carcinoma. *Am J Ophthalmol* 2002;133:601–606.
17. Shields CL, Demirci H, Marr BP, et al. Chemoreduction with topical mitomycin C prior to resection of extensive squamous cell carcinoma of the conjunctiva. *Arch Ophthalmol* 2005;123:109–113.

5-Fluorouracil

18. Yeatts RP, Ford JG, Stanton CA, et al. Topical 5-fluorouracil in treating epithelial neoplasia of the conjunctiva and cornea. *Ophthalmology* 1995;102:1338–1344.
19. Yeatts RP, Engelbrecht NE, Curry CD, et al. 5-Fluorouracil for the treatment of intraepithelial neoplasia of the conjunctiva and cornea. *Ophthalmology* 2000;107:2190–2195.
20. Midena E, Angeli CD, Valenti M, et al. Treatment of conjunctival squamous cell carcinoma with topical 5-fluorouracil. *Br J Ophthalmol* 2000;84:268–272.

Interferon

21. Giaconi JA, Karp CL. Current treatment options for conjunctival and corneal intraepithelial neoplasia. *Ocul Surf* 2003;1:667–673.
22. Karp CL, Galor A, Chhabra S, et al. Subconjunctival/perilesional recombinant interferon α2b for ocular surface squamous neoplasia: a 10-year review. *Ophthalmology* 2010;117(12):2241–2246.
23. Shields CL, Kancherla S, Bianciotto CG, et al. Ocular surface squamous neoplasia (squamous cell carcinoma) of the socket: management of extensive tumors with interferon. *Ophthal Plast Reconstr Surg* 2011;27:247–250.
24. Shah S, Kaliki S, Kim HJ, et al. Topical interferon alpha 2b for management of ocular surface squamous neoplasia in 23 cases: outcomes based on American Joint Committee on Cancer (AJCC) classification. *Arch Ophthalmol* 2012;130:159–164.
25. Kim HJ, Shields CL, Shah SU, et al. Giant ocular surface squamous neoplasia managed with interferon alpha-2b as immunotherapy or immunoreduction. *Ophthalmology* 2012;119:938–944.
26. Nanji AA, Sayyad FE, Karp CL. Topical chemotherapy for ocular surface squamous neoplasia. *Curr Opin Ophthalmol* 2013;24(4):336–342.
27. Shields CL, Kaliki S, Kim HJ, et al. Interferon for ocular surface squamous neoplasia in 81 cases: outcomes based on the American Joint Committee on Cancer classification. *Cornea* 2013;32(3):248–256.
28. Besley J, Pappalardo J, Lee GA, et al. Risk factors for ocular surface squamous neoplasia recurrence after treatment with topical mitomycin C and interferon alpha-2b. *Am J Ophthalmol* 2014;157:287–293.

Others

29. Sherman MD, Feldman KA, Farahmand SM, et al. Treatment of conjunctival squamous cell carcinoma with topical cidofovir. *Am J Ophthalmol* 2002;134:432–433.
30. Damani MR, Shah AR, Karp CL, et al. Treatment of ocular surface squamous neoplasia with topical aloe vera drops. *Cornea* 2015;34(1):87–89.

Histopathology/Cytopathology/Infectious Disease

31. Grossniklaus HE, Stulting RD, Gansler T, et al. Aspiration cytology of the conjunctival surface. *Acta Cytol* 2003;47:239–246.
32. Semenova EA, Milman T, Finger PT, et al. The diagnostic value of exfoliative cytology vs histopathology for ocular surface squamous neoplasia. *Am J Ophthalmol* 2009; 148(5):772–778.e1.
33. Spinak M, Friedman AH. Squamous cell carcinoma of the conjunctiva. Value of exfoliative cytology in diagnosis. *Surv Ophthalmol* 1977;21:351–355.
34. Scott IU, Karp CL, Nuovo GJ. Human papillomavirus 16 and 18 expression in conjunctival intraepithelial neoplasia. *Ophthalmology* 2002;109:542–547.
35. Aoki S, Kubo E, Nakamura S, et al. Possible prognostic markers in conjunctival dysplasia and squamous cell carcinoma. *Jpn J Ophthalmol* 1998;42:256–261.

Case Reports

36. Linwong M, Herman SJ, Rabb MF. Carcinoma in situ of the corneal limbus in an adolescent girl. *Arch Ophthalmol* 1972;87:48–51.
37. Akpek EK, Polcharoen W, Chan R, et al. Ocular surface neoplasia masquerading as chronic blepharoconjunctivitis. *Cornea* 1999;18:282–288.

● 结膜上皮内瘤变：肉样及乳头状瘤样病变

有些 CIN 无白斑，与炎性病变及无蒂的乳头状瘤相似。以下图片通过病例展示 CIN 的临床及病理学表现。

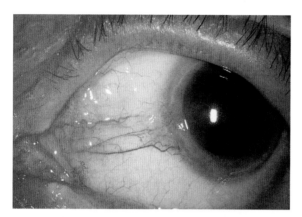

图 18.7   患者男性，77 岁，近角膜缘 CIN，与炎性病变相似

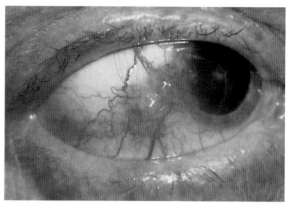

图 18.8   患者男性，73 岁，较为明显的 CIN，多位于球结膜，类似炎性病变

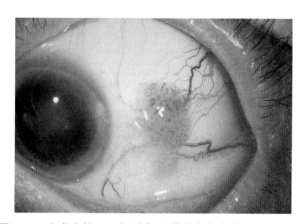

图 18.9   患者女性，73 岁，类似无蒂乳头状瘤的 CIN

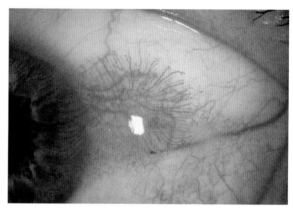

图 18.10   患者男性，52 岁，类似无蒂乳头状瘤的 CIN，患者有多年的日光照射史。手术切除病灶，其后 10 年 2 次复发，需要再次手术及冷冻治疗。最终病变侵犯角膜浅层，经丝裂霉素 C 点眼治疗病情控制

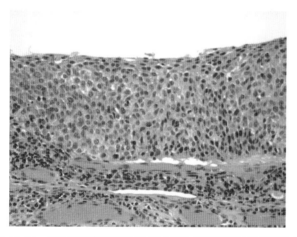

图 18.11   CIN 组织病理学检查，示全部上皮细胞均被异型鳞状上皮细胞取代。其下方的基质层内可见慢性炎性细胞浸润（HE×50）

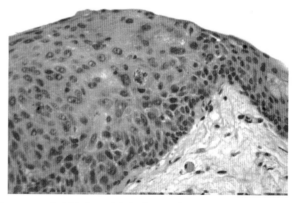

图 18.12   病理检查显示左侧的 CIN 与右侧的正常上皮之间具有鲜明界线（HE×40）

● 结膜上皮内瘤变（CIN）：白斑样病变

结膜病灶表面白斑通常表明其上皮发生角化。

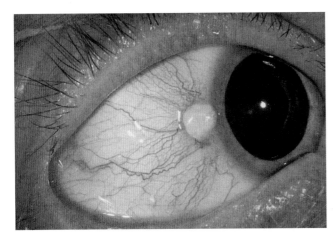

图 18.13 　患者女性，56 岁，邻近角膜缘圆形病灶

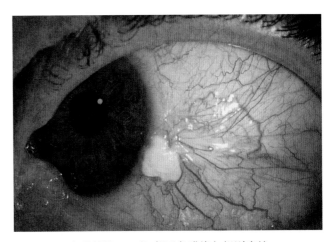

图 18.14 　患者男性，57 岁，邻近角膜缘欠规则病灶

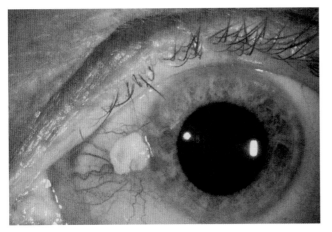

图 18.15 　患者女性，55 岁，邻近角膜缘欠规则病灶

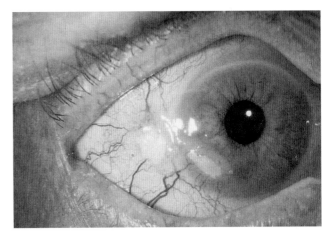

图 18.16 　患者男性，65 岁，角膜缘病灶，表面白斑累及角膜

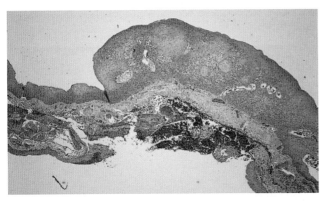

图 18.17 　组织病理学检查，示正常结膜上皮与 CIN 增厚的异常上皮之间具有鲜明界线（HE×10）

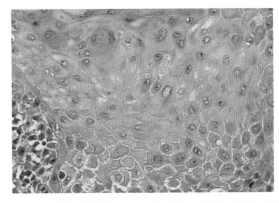

图 18.18 　组织病理学检查，示 CIN 病灶内有分裂活动的异常上皮细胞（HE×200）

● 结膜上皮内瘤变：侵犯角膜缘的不同部位

有些病灶看起来很厚,却仅仅局限在上皮层内,最终病理证实为CIN。

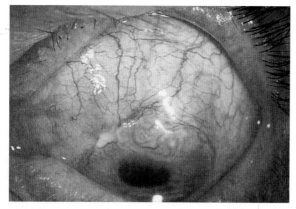

图 18.19　患者男性,64岁,上方角膜缘结节状带血管病灶,继而侵及角膜。鳞状上皮来源的肿瘤不常侵犯此部位,多数病灶位于睑裂区

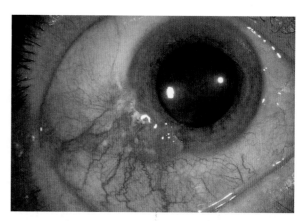

图 18.20　患者女性,61岁,病灶呈不规则肉样结节,侵及周边角膜

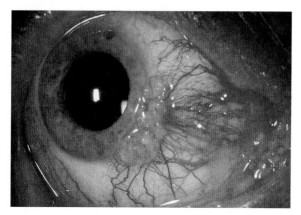

图 18.21　患者男性,71岁,角膜缘多泡样带血管病灶

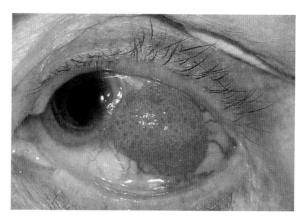

图 18.22　患者女性,85岁,角膜缘巨大带蒂肿物,部分遮挡角膜。组织病理学检查见病灶局限于上皮层,虽然病灶高度隆起,但未侵犯基质层

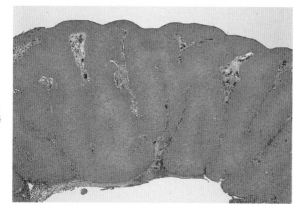

图 18.23　图 18.22 病灶光镜下所见:病灶区上皮层增厚,但下方的基底膜完整(HE×15)

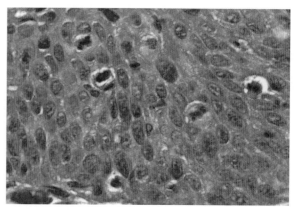

图 18.24　图 18.22 病灶高倍镜下观察,可见有分裂活动的恶变上皮细胞(HE×200)

● 结膜上皮内瘤变：角膜浅层侵犯

CIN 对角膜的侵犯有时很薄，在裂隙灯显微镜下才能发现，表现为位于角膜上皮层的浅灰色半透明病灶，血管很少或无血管。在手术或其他治疗之前应仔细检查确定累及范围并画图记录。这些病灶通过病理学检查被证实为 CIN。

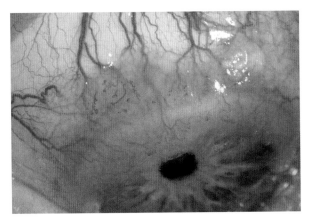

图 18.25　患者男性，78 岁，弥散的结膜 CIN 侵及角膜，类似炎症导致的角膜缘血管翳

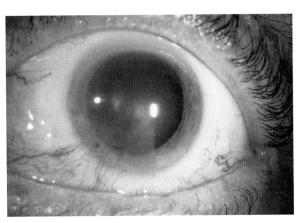

图 18.26　患者男性，69 岁，病变轻度侵犯角膜鼻下象限

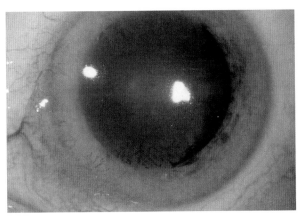

图 18.27　患者男性，73 岁，轻度 CIN 侵犯鼻侧 70% 角膜，病变角膜上皮与正常上皮间可见纵行分界线

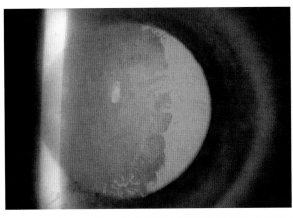

图 18.28　图 18.27 同一病例，裂隙灯后照法拍摄眼前节像，可见角膜侵犯前缘不规则

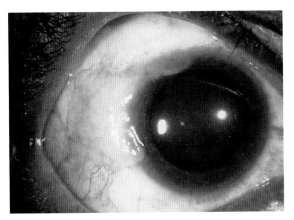

图 18.29　患者女性，60 岁，非洲裔美国籍，鳞状上皮细胞癌侵犯角膜，这种情况在深肤色人群中并不多见

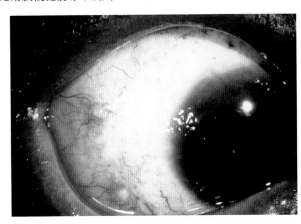

图 18.30　图 18.29 同一病例，术后 5 年病变未见复发

结膜侵袭性鳞状上皮细胞癌

概述

当 CIN 突破基底膜侵犯基质层及其他组织时，就成为侵袭性鳞状上皮细胞癌，该病在文献报道中更为广泛（1~68）。对 CIN 的一些论述同样适用于侵袭性鳞状上皮细胞癌，因为侵袭性鳞状上皮细胞癌是从 CIN 进展而来。

结膜侵袭性鳞状上皮细胞癌的发病率略低于 CIN，约 0.02~3.5/10 万人。对已报道病例的粗略统计显示，约 75% 的患者为男性，约 75% 的患者为老年人（60 岁以上），75% 以上病灶位于角膜缘（1，2）。患有着色性干皮病、特应性皮炎及其他可能导致上皮恶变疾病的患者发病率更高，在这些患者中，T 淋巴细胞功能异常可能与结膜上皮恶变有关。多种亚型的 HPV 病毒可能与肿瘤的发生有关（45）。

在作者报道的 1643 例结膜肿瘤病例中，有 108 例结膜侵袭性鳞状上皮细胞癌，占所有恶性上皮性肿瘤的 60%，占全部病例的 7%（1）。该病的发病率与年龄、日光照晒程度、种族及是否患有免疫系统疾病有关。

临床特征

结膜侵袭性鳞状上皮细胞癌的临床表现与 CIN 相似，多数情况下，在临床上很难将二者区分开来。与 CIN 相似，结膜侵袭性鳞状上皮细胞癌好发于老年白人男性，好发位置为睑裂区，但也可发生于年轻人，及女性，以及其他任何种族。在免疫功能低下患者中该病侵袭性更强，特别是艾滋病患者。病灶表现多样，可以呈局限性胶状、扁平状、乳头状，伴不同程度白斑样变，常见较粗大扩张的动静脉血管。鳞状上皮细胞癌可局部侵犯眼球及眼眶，但转移率 <10%。然而，病灶可以横向进展侵犯角膜，进而侵犯眼球及眼眶，眼球内侵犯常导致难治性青光眼，最终需行眼球摘除手术。

鳞状上皮细胞癌有时表现为弥散、扁平、边界不清、无明显隆起的病灶，临床常被误诊为结膜炎、角结膜炎、巩膜炎或睑板腺癌的 Paget 样扩散。

鳞状上皮细胞癌还有另外两种不常见但侵袭性较强的类型：黏液表皮样癌（54~63）及梭形细胞癌（64~68），需特别注意。这两种类型占结膜鳞状上皮细胞癌的 5% 以下。这两种类型病灶的局部侵袭性强，须与一般的鳞状上皮细胞癌相鉴别，鳞状上皮癌的预后相对较好。

黏液表皮样癌好发于 70 岁以上的年长者，有报道称病灶发生于泪阜，继而侵犯至眼眶及鼻旁窦（58）。它比一般的鳞状上皮细胞癌侵袭性强，容易侵犯至眼内及眶内。侵入眼内的肿瘤可在葡萄膜上腔形成大的黏液囊肿（63）。与典型的鳞状上皮细胞癌相比其外观色黄，可有小球样及囊样结构，需注意鉴别。有些病例中，原发病灶中无黏液成分，复发病灶中可出现黏液成分。有时眼表病灶中无黏液成分而眼内病灶中可见黏液产生（61，62）。

与一般的鳞状上皮细胞癌相比，梭形细胞癌的局部侵袭性更强，且易发生转移（66）。既往文献报道该病不超过 20 例，其中 1 例报道发生肺转移及骨转移，确诊 14 个月后患者死亡（66）。其治疗原则与一般的鳞状上皮细胞癌相同，但切除范围需更广泛。

诊断

同 CIN 一样，鳞状上皮细胞癌的病灶通常比较小且较局限，最适合的治疗方案是一期完全切除病灶。一般不需要行切取活检协助诊断，除非病灶体积较大或弥散，对于这样的病灶，可采取与睑板腺癌相似的地图活检。

在 CIN 部分曾提到，有些学者采用印记细胞学/脱落细胞学检查协助诊断（46，47）。此外，高分辨率超声检查（ultrasound biomicroscopy，UBM）可帮助了解角膜缘处鳞状上皮细胞癌病变侵犯深度。

组织病理

组织病理学上，鳞状上皮细胞癌的肿瘤细胞一般分化良好，可见核分裂活动及角化。少数鳞状上皮细胞癌分化差，细胞不规则，形态多样，可见巨细胞、核分裂相、棘层增厚及角化不良。

黏液表皮样癌的组成成分包含表皮样细胞及不同含量的黏液，细胞内有透明、空泡化的细胞质，核偏位（印戒细胞）（54~63），需谨慎做出诊断；另外一种少见的情况为良性假腺瘤性增生,其病灶内包含大量分泌黏液的杯状细胞,可能被误诊为黏液表皮样癌。此外结膜原发的黏液表皮样癌需与鼻旁窦原发的黏液表皮样癌侵犯眼眶及结膜相鉴别。

梭形细胞癌由多形性梭形细胞组成,这些癌细胞在光镜下难以与纤维细胞鉴别,可被误诊为纤维肉瘤。免疫组化及电镜检查有助于确定这些细胞的上皮来源性质(64~68)。

分期

AJCC 对于 OSSN 的 TNM 分期如表 18.1 所示。

表 18.1 AJCC 对眼表鳞状上皮瘤(OSSN)的分期

临床分期	定　义
原发肿瘤(T)	
TX	原发肿瘤不明
T0	无原发肿瘤
Tis	肿瘤表现为原位癌 / 结膜上皮内增生
T1	肿瘤基底最大直径 ≤5mm
T2	肿瘤基底最大直径 >5,未侵犯邻近组织[a]
T3	肿瘤侵犯除眼眶外的邻近组织
T4	肿瘤侵犯眼眶,伴或不伴进一步侵犯
T4a	肿瘤侵犯眼眶软组织,未侵犯骨组织
T4b	肿瘤侵犯眼眶骨组织
T4c	肿瘤侵犯邻近鼻旁窦
T4d	肿瘤侵犯脑组织
区域淋巴结(N)	
NX	区域淋巴结无法评价
N0	无区域淋巴结转移
N1	区域淋巴结转移
远处转移(M)	
Mx	远处转移无法评价
M0	无远处转移
M1	远处转移

a　邻近组织包括:穹隆结膜、眼睑结膜、球结膜、眼内眶隔筋膜组织、泪阜、泪小点、半月皱襞、睑板前后层睑缘

From Edge SB, Byrd DR, Compton CC, et al., eds. Carcinoma of the conjunctiva. In: AJCC Cancer Staging Manual. 7th ed. New York: Springer; 2010: 531–537.

治疗方法

对于侵袭性鳞状上皮细胞癌的首选治疗与上一节讨论的侵袭性较低的原位病变相似,多数病例可采取局部切除、化疗药物点眼或免疫治疗(局部注射或点眼)(16~43)。然而,许多进展期病例需手术彻底切除眼眶或眼睑的病灶并进行重建。

我们推荐采用乙醇去除角膜上皮,板层切除结膜及角巩膜,再对切除边缘组织行二次冻融法进行处理以彻底去除病灶(16)。有时需行羊膜移植对手术切除造成的缺损进行修复。

有些用于 CIN 的补充疗法也可用于一些较轻的侵袭性鳞状上皮细胞癌病灶或手术后较小较浅的复发灶。因此对于某些病例可使用丝裂霉素 C、5- 氟尿嘧啶、干扰素 α-2b(主要用于原发性病灶或复发性病灶 / 持续性病灶)及西多福韦(21~35)。我们所采用的非手术治疗方案为使用干扰素点眼的免疫治疗(作为首选治疗)、免疫减容治疗(将巨大的鳞状细胞癌减容以便手术切除)及免疫预防治疗(手术后切缘可疑时使用防止复发)(29~32, 34)。丝裂霉素 C 和 5- 氟尿嘧啶同样可以使用且有一定疗效,但这些化疗药物可能导致干细胞缺陷等并发症。

在对侵袭性鳞状上皮细胞癌的治疗中,比较棘手的一个问题是局部多发复发病灶的处理,因为手术切除会造成结膜广泛瘢痕。对于局部复发的病例,我们常采取个性化设计的敷贴器放射治疗,可以做到保留眼球的目的(15, 38)。

对于更严重的进展期病例,可能需要采取更加激进的治疗措施,因为病灶的广泛侵袭会导致失明甚至死亡。对于累及眼眶前部的轻度眶内侵犯病灶,可采用局部切除和 / 或放射治疗。对于较小的肿瘤或显微镜下观察到的残存肿瘤,可选择敷贴器放射治疗。更严重的眶内侵犯需行眶内容摘除术。保留眼睑的眶内容摘除术适用于大部分结膜鳞状上皮细胞癌侵及眼眶的病例(43)。

结膜鳞状上皮细胞癌侵犯眼内的临床表现可与前葡萄膜炎类似,从而可能导致延误诊断(15, 52)。对于任何曾经做过结膜鳞状上皮细胞癌切除术的患者,如出现葡萄膜炎表现及眼压升高,应首先考虑肿瘤侵犯眼内,直到排除诊断。如果眼内侵犯较弥散,可行改良的眼球摘除术,摘除眼球及受累结膜。少数情况下,眼球侵犯较局限且无播散灶,可考虑行局部球壁切除术(68)。

预后

总体来说,结膜鳞状上皮细胞癌的预后还是比较好的。采用上述现代治疗方法,该病的局部复发率约5%,区域淋巴结转移率仅1%~2%(4,34)。如前面所述,患黏液表皮样癌或梭形细胞癌的患者及免疫力低下患者(特别是艾滋病患者)预后较差。

Selected References

Reviews

1. Shields CL, Demirci H, Karatza E, et al. Clinical survey of 1643 melanocytic and nonmelanocytic tumors of the conjunctiva. *Ophthalmology* 2004;111:1747–1754.
2. Shields CL, Shields JA. Tumors of the conjunctiva and cornea. *Surv Ophthalmol* 2004;49:3–24.
3. Grossniklaus HE, Green WR, Luckenbach M, et al. Conjunctival lesions in adults. A clinical and histopathologic review. *Cornea* 1987;6:78–116.
4. Erie JC, Campbell RF, Liesegang TJ. Conjunctival and corneal intraepithelial and invasive neoplasia. *Ophthalmology* 1986;93:176–183.
5. Lee GA, Hirst LW. Ocular surface squamous neoplasia. *Surv Ophthalmol* 1995;39:429–450.
6. Tunc M, Char DH, Crawford B, et al. Intraepithelial and invasive squamous cell carcinoma of the conjunctiva: analysis of 60 cases. *Br J Ophthalmol* 1999;83:98–103.
7. Shields CL, Manchandia A, Subbiah R, et al. Pigmented squamous cell carcinoma in situ of the conjunctiva in 5 cases. *Ophthalmology* 2008;115(10):1673–1678.
8. Shields CL, Ramasubramanian A, Mellen P, et al. Conjunctival squamous cell carcinoma arising in immunosuppressed patients (organ transplant, human immunodeficiency virus infection). *Ophthalmology* 2011;118:2133–2137.
9. Yousef YA, Finger PT. Squamous carcinoma and dysplasia of the conjunctiva and cornea: an analysis of 101 cases. *Ophthalmology* 2012;119(2):233–240.
10. Cervantes G, Rodriguez AA Jr, Leal AG. Squamous cell carcinoma of the conjunctiva: clinicopathological features in 287 cases. *Can J Ophthalmol* 2002;37:14–19.
11. McKelvie PA, Daniell M, McNab A, et al. Squamous cell carcinoma of the conjunctiva: a series of 26 cases. *Br J Ophthalmol* 2002;86:168–173.
12. Tulvatana W, Bhattarakosol P, Sansopha L, et al. Risk factors for conjunctival squamous cell neoplasia: a matched case-control study. *Br J Ophthalmol* 2003;87:396–398.
13. Lee SB, Au Eong KG, Saw SM, et al. Eye cancer incidence in Singapore. *Br J Ophthalmol* 2000;84:767–770.
14. Heinz C, Fanihagh F, Steuhl KP. Squamous cell carcinoma of the conjunctiva in patients with atopic eczema. *Cornea* 2003;22:135–137.
15. Shields JA, Shields CL, Gunduz K, et al. Intraocular invasion of squamous cell carcinoma of the conjunctiva in five patients. The 1998 Pan American Lecture. *Ophthalmic Plast Reconstr Surg* 1999;15:153–160.

Management/Surgery

16. Shields JA, Shields CL, De Potter P. Surgical approach to conjunctival tumors. The 1994 Lynn B. McMahan Lecture. *Arch Ophthalmol* 1997;115:808–815.
17. Tabin G, Levin S, Snibson G, et al. Later recurrences and necessity for long-term follow-up in corneal and conjunctival intraepithelial neoplasia. *Ophthalmology* 1997;104:485–492.
18. Zaki AA, Farid SF. Management of intraepithelial and invasive neoplasia of the cornea and conjunctiva: a long-term follow up. *Cornea* 2009;28(9):986–988.
19. Nanji AA, Moon CS, Galor A, et al. Surgical versus medical treatment of ocular surface squamous neoplasia: a comparison of recurrences and complications. *Ophthalmology* 2014;121:994–1000.
20. Peksayar G, Altan-Yaycioglu R, Onal S. Excision and cryosurgery in the treatment of conjunctival malignant epithelial tumours. *Eye* 2003;17:228–232.

Mitomycin C

21. Frucht-Pery J, Rozenman Y. Mitomycin C therapy for corneal intraepithelial neoplasia. *Am J Ophthalmol* 1994;117:164–168.
22. Frucht-Pery J, Rozenman Y, Pe'er J. Topical mitomycin-C for partially excised conjunctival squamous cell carcinoma. *Ophthalmology* 2002;109:548–552.
23. Shields CL, Naseripour M, Shields JA. Topical mitomycin C for extensive, recurrent conjunctival squamous cell carcinoma. *Am J Ophthalmol* 2002;133:601–606.
24. Shields CL, Demirci H, Marr BP, et al. Chemoreduction with topical mitomycin C prior to resection of extensive squamous cell carcinoma of the conjunctiva. *Arch Ophthalmol* 2005;123:109–113.

5-Fluorouracil

25. Yeatts RP, Ford JG, Stanton CA, et al. Topical 5-fluorouracil in treating epithelial neoplasia of the conjunctiva and cornea. *Ophthalmology* 1995;102:1338–1344.
26. Yeatts RP, Engelbrecht NE, Curry CD, et al. 5-Fluorouracil for the treatment of intraepithelial neoplasia of the conjunctiva and cornea. *Ophthalmology* 2000;107:2190–2195.
27. Midena E, Angeli CD, Valenti M, et al. Treatment of conjunctival squamous cell carcinoma with topical 5-fluorouracil. *Br J Ophthalmol* 2000;84:268–272.

Interferon

28. Giaconi JA, Karp CL. Current treatment options for conjunctival and corneal intraepithelial neoplasia. *Ocul Surf* 2003;1:667–673.
29. Karp CL, Galor A, Chhabra S, et al. Subconjunctival/perilesional recombinant interferon α2b for ocular surface squamous neoplasia: a 10-year review. *Ophthalmology* 2010;117(12):2241–2246.
30. Shields CL, Kancherla S, Bianciotto CG, et al. Ocular surface squamous neoplasia (squamous cell carcinoma) of the socket: management of extensive tumors with interferon. *Ophthal Plast Reconstr Surg* 2011;27:247–250.
31. Shah S, Kaliki S, Kim HJ, et al. Topical interferon alpha 2b for management of ocular surface squamous neoplasia in 23 cases: outcomes based on American Joint Committee on Cancer (AJCC) classification. *Arch Ophthalmol* 2012;130:159–164.
32. Kim HJ, Shields CL, Shah SU, et al. Giant ocular surface squamous neoplasia managed with interferon alpha-2b as immunotherapy or immunoreduction. *Ophthalmology* 2012;119:938–944.
33. Nanji AA, Sayyad FE, Karp CL. Topical chemotherapy for ocular surface squamous neoplasia. *Curr Opin Ophthalmol* 2013;24(4):336–342.
34. Shields CL, Kaliki S, Kim HJ, et al. Interferon for ocular surface squamous neoplasia in 81 cases: outcomes based on the American Joint Committee on Cancer classification. *Cornea* 2013;32(3):248–256.
35. Besley J, Pappalardo J, Lee GA, et al. Risk factors for ocular surface squamous neoplasia recurrence after treatment with topical mitomycin C and interferon alpha-2b. *Am J Ophthalmol* 2014;157:287–293.

Radiotherapy

36. Lommatzsch P. Beta-ray treatment of malignant epithelial tumors of the conjunctiva. *Am J Ophthalmol* 1976;81:198–206.
37. Walsh-Conway N, Conway RM. Plaque brachytherapy for the management of ocular surface malignancies with corneoscleral invasion. *Clin Experiment Ophthalmol* 2009;37(6):577–583.
38. Arepalli S, Kaliki S, Shields CL, et al. Plaque radiotherapy for scleral-invasive conjunctival squamous cell carcinoma: analysis of 15 eyes. *JAMA Ophthalmol* 2014;132:691–696.

Others

39. Sherman MD, Feldman KA, Farahmand SM, et al. Treatment of conjunctival squamous cell carcinoma with topical cidofovir. *Am J Ophthalmol* 2002;134:432–433.
40. Finger PT, Chin KJ. Refractory squamous cell carcinoma of the conjunctiva treated with subconjunctival ranibizumab (Lucentis): a two-year study. *Ophthal Plast Reconstr Surg* 2012;28(2):85–89.
41. Damani MR, Shah AR, Karp CL, et al. Treatment of ocular surface squamous neoplasia with topical aloe vera drops. *Cornea* 2014;15(1):87–89.
42. Maalouf TJ, Dolivet G, Angioi KS, et al. Sentinel lymph node biopsy in patients with conjunctival and eyelid cancers: experience in 17 patients. *Ophthal Plast Reconstr Surg* 2012;28(1):30–34.
43. Shields JA, Shields CL, Demirci H, et al. Experience with eyelid-sparing orbital exenteration. The 2000 Tullos O. Coston Lecture. *Ophthal Plast Reconstr Surg* 2001;17:355–361.

Histopathology/Cytopathology/Infectious Disease

44. Grossniklaus HE, Stulting RD, Gansler T, et al. Aspiration cytology of the conjunctival surface. *Acta Cytol* 2003;47:239–246.
45. McDonnell JM, Mayr AJ, Martin WG. DNA of human papillomavirus type 26 in dysplastic and malignant lesions of the conjunctiva and cornea. *N Engl J Med* 1989;320:1442–1446.
46. Semenova EA, Milman T, Finger PT, et al. The diagnostic value of exfoliative cytology vs histopathology for ocular surface squamous neoplasia. *Am J Ophthalmol* 2009;148(5):772–778.
47. Spinak M, Friedman AH. Squamous cell carcinoma of the conjunctiva. Value of exfoliative cytology in diagnosis. *Surv Ophthalmol* 1977;21:351–355.
48. Aoki S, Kubo E, Nakamura S, et al. Possible prognostic markers in conjunctival dysplasia and squamous cell carcinoma. *Jpn J Ophthalmol* 1998;42:256–261.

Case Reports

49. Mahmood MA, Al-Rajhi A, Riley F, et al. Sclerokeratitis: an unusual presentation of squamous cell carcinoma of the conjunctiva. *Ophthalmology* 2001;108:553–558.
50. Cha SB, Shields CL, Shields JA, et al. Massive precorneal extension of squamous cell carcinoma of the conjunctiva. *Cornea* 1993;12:537–540.
51. Panda A, Sharma N, Sen S. Massive corneal and conjunctival squamous cell carcinoma. *Ophthalmic Surg Lasers* 2000;31:71–72.
52. Nicholson DH, Herschler J. Intraocular extension of squamous cell carcinoma of the conjunctiva. *Arch Ophthalmol* 1977;95:843–846.
53. Johnson TE, Tabbara KF, Weatherhead RG, et al. Secondary squamous cell carcinoma of the orbit. *Arch Ophthalmol* 1997;115:75–78.
54. Rao NA, Font RL. Mucoepidermoid carcinoma of the conjunctiva: a clinicopathologic study of five cases. *Cancer* 1976;38:1699–1709.
55. Hwang IP, Jordan DR, Brownstein S, et al. Mucoepidermoid carcinoma of the conjunctiva: a series of three cases. *Ophthalmology* 2000;107:801–805.

56. Biswas J, Datta M, Subramaniam N. Mucoepidermoid carcinoma of the conjunctiva of the lower lid—report of a case. *Indian J Ophthalmol* 1996;44:231–233.
57. Carrau RL, Stillman E, Canaan RE. Mucoepidermoid carcinoma of the conjunctiva. *Ophthal Plast Reconstr Surg* 1994;10:163–168.
58. Margo CE, Weitzenkorn DE. Mucoepidermoid carcinoma of the conjunctiva: report of a case in a 36-year-old with paranasal sinus invasion. *Ophthalmic Surg* 1986;17:151–154.
59. Gamel JW, Eiferman RA, Guibor P. Mucoepidermoid carcinoma of the conjunctiva. *Arch Ophthalmol* 1984;102:730–731.
60. Hwang IP, Jordan DR, Brownstein S, et al. Mucoepidermoid carcinoma of the conjunctiva: a series of three cases. *Ophthalmology* 2000;107:801–805.
61. Searl SS, Krigstein HJ, Albert DM, et al. Invasive squamous cell carcinoma with intraocular mucoepidermoid features. Conjunctival carcinoma with intraocular invasion and diphasic morphology. *Arch Ophthalmol* 1982;100:109–111.
62. Brownstein S. Mucoepidermoid carcinoma of the conjunctiva with intraocular invasion. *Ophthalmology* 1981;88:1126–1130.
63. Gunduz K, Shields CL, Shields JA, et al. Intraocular neoplastic cyst from mucoepidermoid carcinoma of the conjunctiva. *Arch Ophthalmol* 1998;116:1521–1523.
64. Cohen BH, Green R, Iliff NT, et al. Spindle cell carcinoma of the conjunctiva. *Arch Ophthalmol* 1980;98:1809–1813.
65. Ni C, Guo BK. Histological types of spindle cell carcinoma of the cornea and the conjunctiva. *Chin Med J* 1990;103:915.
66. Seregard S, Kock E. Squamous spindle cell carcinoma of the conjunctiva; fatal outcome of a pterygium-like lesion. *Acta Ophthalmol Scand* 1995;73:464–466.
67. Schubert HD, Farris RL, Green WR. Spindle cell carcinoma of the conjunctiva. *Graefes Arch Clin Exp Ophthalmol* 1995;233:52–53.
68. Shields JA, Eagle RC, Grossniklaus H, et al. Invasive spindle cell carcinoma of the conjunctiva managed by full thickness eye wall resection. *Cornea* 2007;26:1014–1016.

● 结膜鳞状上皮细胞癌：日光暴露

下面是一些病例展示。

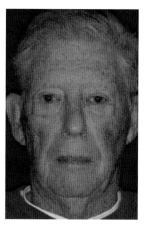

图 18.31 一名老年男性的面部表现，可见皮肤轻度红斑及光化性改变

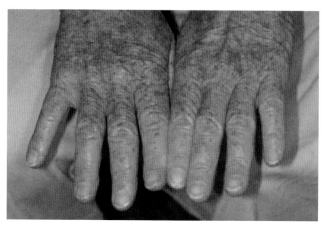

图 18.32 同一位患者双手可见光化性改变

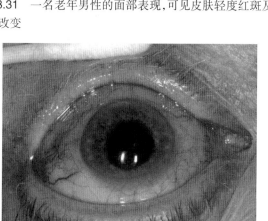

图 18.33 同一位患者右眼特写图片，颞侧可见睑裂斑，同样与日光照射有关

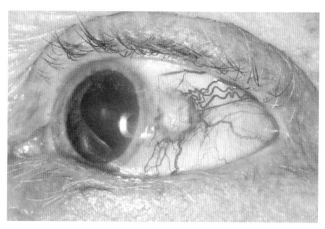

图 18.34 同一位患者左眼特写图片，可见早期结膜鳞状细胞癌，诊断由病理证实

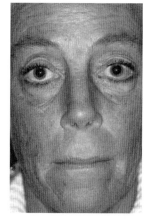

图 18.35 患者女性，40 岁，面部外观像，该患者有长期日光照射史

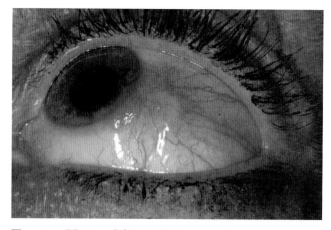

图 18.36 图 18.35 病例左眼特写，可见弥散扁平的结膜鳞状细胞癌

结膜鳞状上皮细胞癌：早期侵犯类型

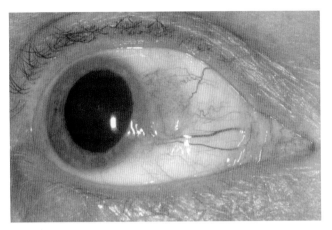

图 18.37　老年患者，鼻侧角膜缘无蒂乳头瘤样鳞状上皮细胞癌。可见轻度角膜侵犯及供应血管

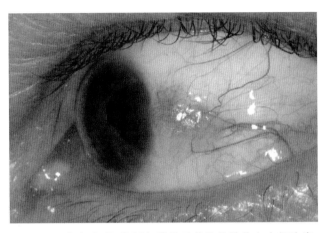

图 18.38　老年患者，鼻侧角膜缘无蒂胶状鳞状上皮细胞癌。与图 18.37 相似，本例同样可见轻度角膜侵犯及供应血管

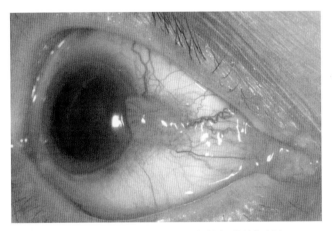

图 18.39　轻度隆起的鳞状上皮细胞癌伴角膜早期侵犯

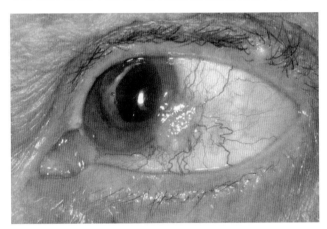

图 18.40　老年患者，白内障术后，鳞状上皮细胞癌表面白斑样变。可见明显扩张的动静脉血管

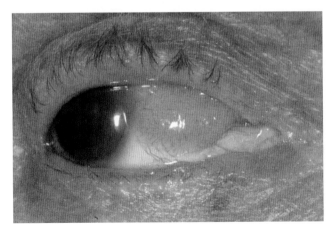

图 18.41　鼻侧结膜肉样、乳头瘤样鳞状上皮细胞癌，累及角膜缘

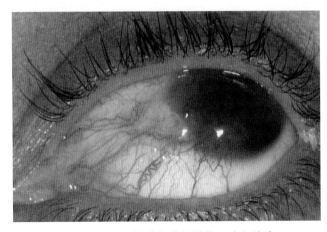

图 18.42　艾滋病患者，结膜侵袭性鳞状上皮细胞癌

● 结膜鳞状上皮细胞癌：进展期侵犯类型

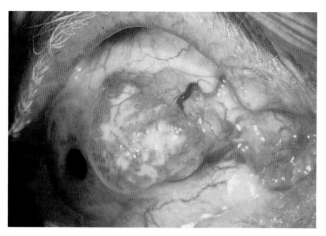

图 18.43   患者男性,75 岁,源自角膜缘的较大鳞状上皮细胞癌

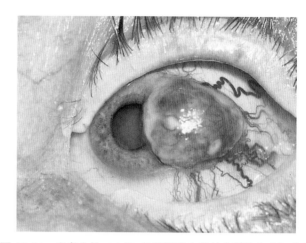

图 18.44   患者女性,74 岁,角膜缘发生的较大鳞状上皮细胞癌

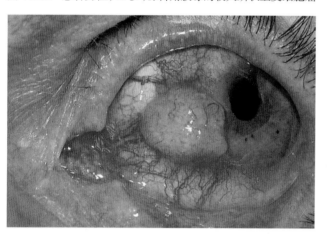

图 18.45   患者女性,83 岁,角膜缘发生的较大鳞状上皮细胞癌,该患者曾行白内障手术,肿瘤有时可通过手术切口侵犯至眼内

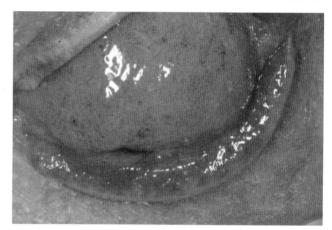

图 18.46   患者男性,88 岁,巨大的乳头瘤样鳞状上皮细胞癌,患者眼部长期有黏液性分泌物

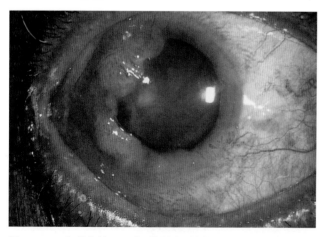

图 18.47   患者女性,61 岁,非洲裔,鳞状上皮细胞癌呈环形沿角膜缘生长。组织病理学检查见肿瘤大部位于上皮内,仅轻微侵犯基质层

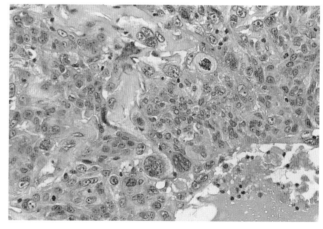

图 18.48   组织病理学检查,鳞状上皮细胞癌病灶内可见未分化鳞状上皮细胞(HE × 250)

● 结膜鳞状上皮细胞癌：睑板结膜侵犯

检查结膜鳞状上皮细胞癌时应翻转眼睑，查看睑结膜有无受累。

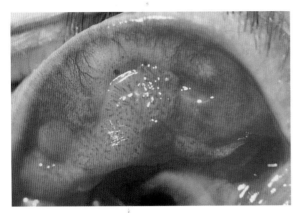

图 18.49　患者男性，71 岁，上睑结膜多结节鳞状上皮细胞癌

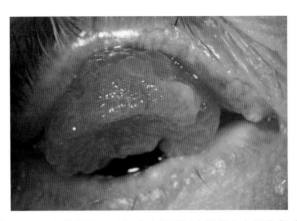

图 18.50　患者男性，87 岁，上睑结膜巨大鳞状上皮细胞癌，其靠近角膜一面与角膜外形一致

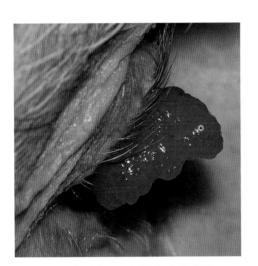

图 18.51　图 18.50 病灶侧面观，肿瘤为带蒂状

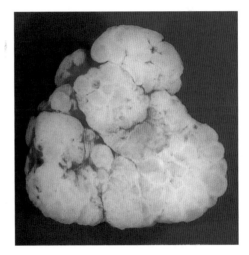

图 18.52　图 18.50 病灶手术切除后的肉眼观，切除后的缺损区进行了黏膜移植

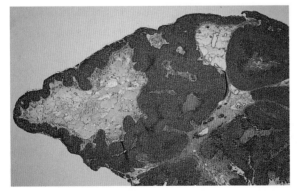

图 18.53　图 18.50 病灶的组织病理学检查，可见条索状排列的恶性上皮细胞。虽然病灶很大，大部分病变位于上皮层内，仅中度侵犯基质层（HE×5）

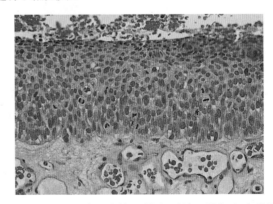

图 18.54　图 18.50 病灶光镜下所见，示该区域仅上皮受累，基底膜完整（HE×75）

● 结膜鳞状上皮细胞癌：广泛的乳头瘤样病灶侵犯角膜

在一些病例中，结膜鳞状上皮细胞可广泛侵犯并遮挡整个角膜。例如下图所示一位 73 岁男性病例。

Cha SB, Shields CL, Shields JA, et al. Massive precorneal extension of squamous cell carcinoma of the conjunctiva. Cornea 1993; 12: 537–540.

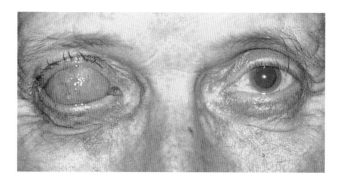

图 18.55　图片显示病灶充满整个睑裂。患侧视力为光感

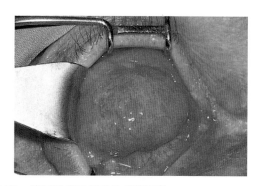

图 18.56　特写见病灶呈乳头瘤样团块

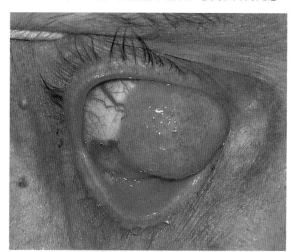

图 18.57　周边球结膜未受累，提示病变源于角膜缘。图片可见粗大扩张的供应血管

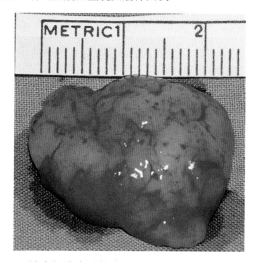

图 18.58　肿瘤切除术后的肉眼观

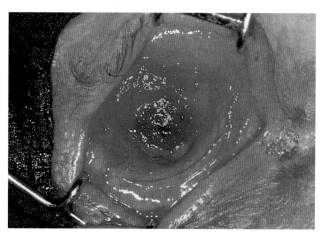

图 18.59　肿瘤切除术后的眼部外观，角膜表面血性假膜覆盖，该层血性假膜可轻易擦除

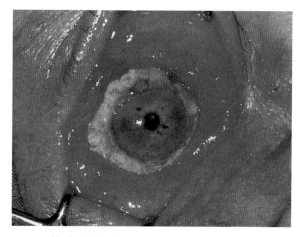

图 18.60　擦除血性假膜后见角膜清亮，术后第一天患者视力 0.6。组织病理学检查证实该病灶同样大部分位于上皮层内，仅中度侵犯基质层

结膜鳞状上皮细胞癌：非典型改变

Shields CL, Manchandia A, Subbiah R, et al. Pigmented squamous cell carcinoma in situ of the conjunctiva in 5 cases. Ophthalmology 2008; 115 (10): 1673–1678.

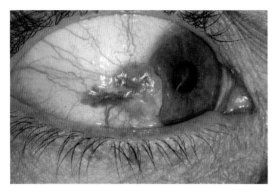

图 18.61　患者男性，西班牙籍，鳞状上皮细胞癌表面色素沉着及白斑样变

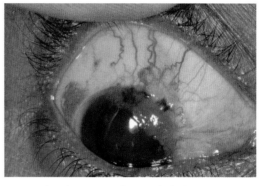

图 18.62　患者女性，43 岁，非洲裔，伴色素沉着的胶样乳头瘤样鳞状上皮细胞癌。可见周围肤色相关结膜色素沉着

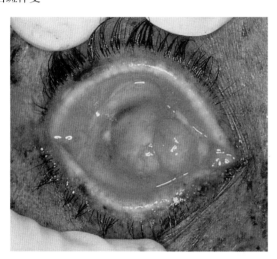

图 18.63　患者男性，16 岁，南非籍，较大的结膜鳞状上皮细胞癌，该患者患有着色性干皮病（David Sevel 供图）

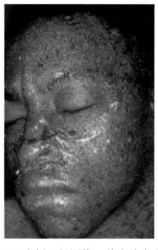

图 18.64　图 18.63 病例面部图像。其皮肤多发肿瘤符合着色性干皮病表现（David Sevel 供图）

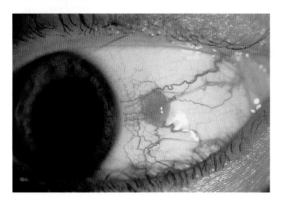

图 18.65　患者女性，30 岁，球结膜表现为红色团块状的梭形细胞癌（Hermann Schubert, MD 供图）

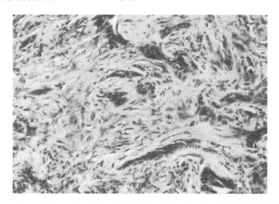

图 18.66　图 18.65 病灶组织病理学检查，示梭形细胞侵犯基质层。其他切片显示病灶与上皮层连续，免疫组化检查证实其为上皮来源（HE × 150）（Hermann Schubert, MD 供图）

● 结膜梭形细胞癌：球壁整体切除

Shields JA, Eagle RC, Grossniklaus H, et al. Invasive spindle cell carcinoma of the conjunctiva managed by full-thinkness eye wall resection. Cornea 2007; 26: 1014-6.

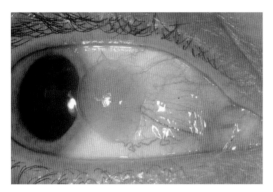

图 18.67   右眼鼻侧结膜肿物，该病灶为复发性病灶，患者前一次在外院手术，术后诊断为结膜梭形细胞癌

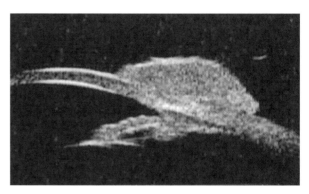

图 18.68   UBM 检查提示该角膜缘病灶侵犯周边角膜，深至 Descemet 膜

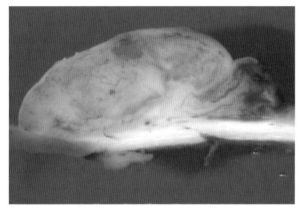

图 18.69   病变切除后的肉眼观，可见病灶边界清楚，于角膜缘处向深部侵犯

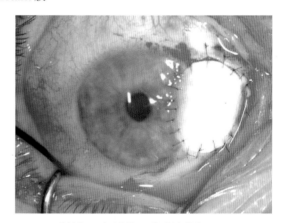

图 18.70   巩膜缺损区行异体巩膜移植修复

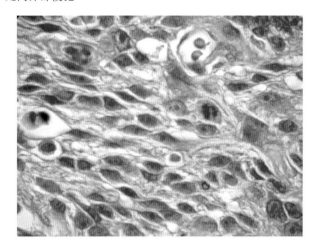

图 18.71   光镜下可见梭形细胞，在某些切面可见病灶与上皮连续（HE × 150）

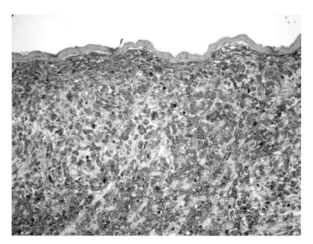

图 18.72   波形蛋白免疫组化染色，显示阳性反应。该病灶中上皮细胞标记物呈弱阳性，与文献报道中梭形细胞癌的表现一致（波形蛋白免疫组化染色 × 150）

● 结膜鳞状上皮细胞癌：眼眶侵犯

有时结膜鳞状上皮细胞癌可向后生长侵犯眼眶，进而导致眼球移位。例如下面这位 70 岁非洲裔男性患者。

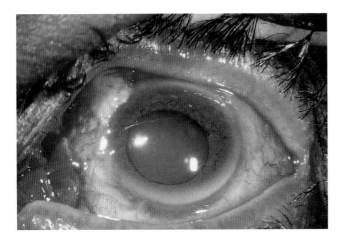

图 18.73　患者初诊时可见左眼鼻侧结膜弥散的鳞状上皮细胞癌

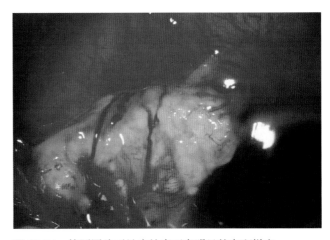

图 18.74　特写图片可见病灶表面有明显的白斑样变

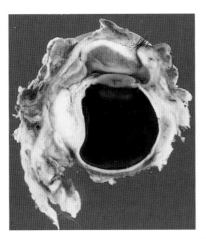

图 18.75　眶内容摘除术后标本的切面图，可见眶内卵圆形病灶压迫眼球

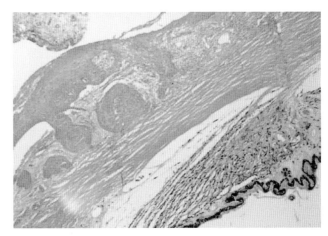

图 18.76　眼表肿物的组织病理学检查，示侵袭性鳞状上皮细胞癌侵犯角膜缘处巩膜（HE×25）

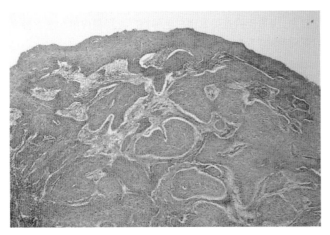

图 18.77　眼表肿物组织病理学检查，示病变为侵袭性鳞状上皮细胞癌（HE×50）

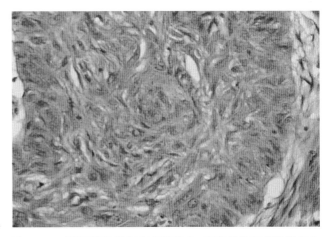

图 18.78　眼眶肿物组织病理学检查，示病变为侵袭性鳞状上皮细胞癌（HE×150）

● 结膜鳞状上皮细胞癌：眼内侵犯

有时结膜鳞状上皮细胞癌于角膜缘区域穿透角膜及巩膜侵入前房并继续扩散，经常导致虹膜炎表现及难以控制的继发性青光眼。以下展示 2 个病例。

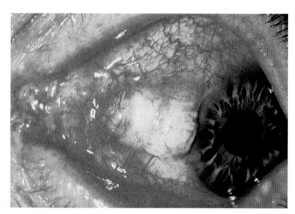

图 18.79   患者男性，70 岁，角膜缘处白色病灶。该处曾做过 1 次手术切除并诊断为不典型增生。病变侵入眼内后继发青光眼及眼痛

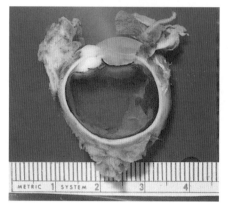

图 18.80   图 18.79 病例行改良的眼球摘除及大部结膜切除后标本的剖面观，可见眼表的白色肿块侵犯至前房角及睫状体

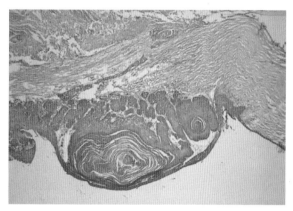

图 18.81   前房病灶的光镜图像，显示鳞状上皮细胞癌侵入眼内，伴角质生成（HE×10）

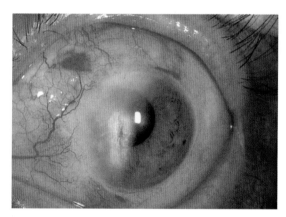

图 18.82   患者女性，55 岁，角结膜弥散白色病灶，该患者曾在外院行结膜鳞状上皮细胞癌切除术。患者出现严重的继发性青光眼，房角镜检查见致密白色肿物广泛侵犯房角。患者最终行眼球摘除

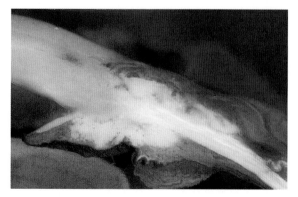

图 18.83   睫状体区病灶肉眼观，显示白色致密的肿瘤组织侵犯入眼内

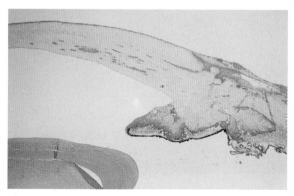

图 18.84   低倍光镜图片，角膜缘、角巩膜内、虹膜及睫状体内均可见肿瘤细胞（HE×8）

● 结膜黏液表皮样鳞状上皮细胞癌：眼内侵犯

黏液表皮样癌是一种侵袭性强的鳞状上皮细胞癌，容易侵犯邻近组织，易侵犯至眼内及眶内。

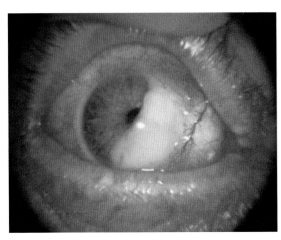

图 18.85　患者男性，70 岁，结膜黏液表皮样癌。同一部位既往曾行鳞状细胞肿瘤切除（Seymour Brownstein, MD 供图）

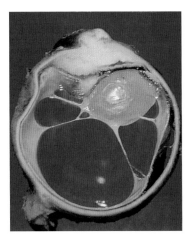

图 18.86　眼球摘除术后标本剖面图，见肿物侵犯至眼内伴晶状体不全脱位（Seymour Brownstein, MD 供图）

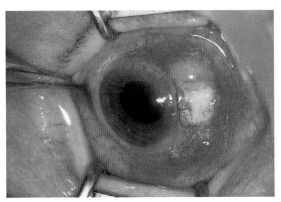

图 18.87　患者女性，91 岁，右眼鼻侧结膜黏液表皮样癌。行病灶切除及冷冻治疗

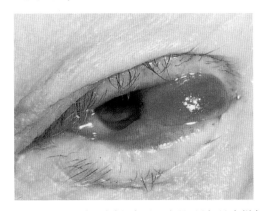

图 18.88　图 18.87 同一病例，术后 3 个月，局部见肉样复发灶

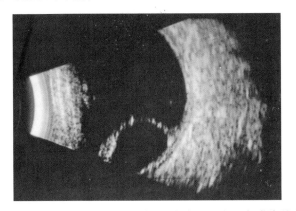

图 18.89　B 超显示眼内囊样病灶，该病灶继发于角膜缘肿瘤眼内侵犯。患者行改良的眼球摘除术

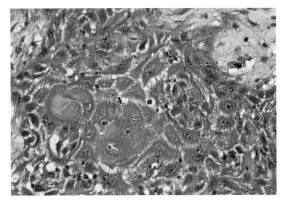

图 18.90　眼表病灶光镜下显示病变为侵袭性鳞状上皮细胞癌，眼内囊肿内衬相似细胞。其他部位切片可见大量黏液积聚（HE × 200）

（侯志嘉　译）

第 19 章

结膜黑色素细胞病变

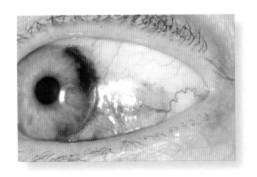

概述

色素痣是最常见的结膜黑色素肿瘤（1~35）。在作者报道的 1643 例结膜肿瘤病例中，有 454 例色素痣，占所有结膜黑色素细胞病变的 52%，占所有 1643 例结膜肿瘤的比例 28%（1）。在 262 例儿童结膜肿瘤的临床研究中，有 175 例（67%）为黑色素细胞肿瘤，有 148 例（56%）为色素痣（5）。

目前对于结膜色素痣究竟属于先天性还是获得性疾病这一问题仍存在争议。通常患者在 10 岁前或 20 岁前出现明显的临床症状（3，4）。起初色素痣表现为上皮基底层的一个较小的黑色素细胞巢，该阶段被称为"交界痣"。至 20~30 岁时期，细胞逐渐移行到下面的基质层，形成"复合痣"。在这一阶段，病变中可见特征性的假性囊肿。30~40 岁时期，病变移行并完全稳定于基质中，形成"上皮下痣"。认为这三种形态的色素痣是色素痣发展的三个阶段，而不是三种不同类型病变，更有助于认识该种疾病。

结膜黑色素细胞痣通常为散发病，不合并全身异常。然而，在少数情况下可能和雀斑样痣、小痣和 Carney 综合征、发育异常痣综合征（dysplastic nevus syndrome，DNS）相关（26，27）。Carney 综合征在本图谱的眼睑及结膜黏液瘤章节中也有提及。DNS 综合征为常染色体显性遗传疾病，其临床特征为大量发育异常的皮肤色素痣，并且具有发生恶性黑色素瘤倾向。DNS 综合征患者发生结膜色素痣（和结膜黑色素瘤）患病率可能会更高（26）。

临床特征

在作者对 410 例结膜色素痣的临床研究中发现：89% 为白种人，6% 为非洲裔美国人，5% 为亚洲人、西班牙人或者印度人（4）。其中，84% 结膜色素痣有明显的色素沉着，16% 未见色素沉着；72% 位于球结膜，15% 位于泪阜，11% 位于半月皱襞，另外各有 1% 分别位于穹隆部结膜、睑结膜及角膜；大约 90% 位于睑裂中间区域，均匀分布在鼻侧和颞侧。结膜色素痣恶变概率低于 1%，这一数据与其他研究结果一致（3）。

结膜色素痣通常是位于球结膜的散在病变，多见于睑裂中间日光暴露区域。色素痣可呈深色，亦可能完全无色。色素痣，尤其是有色素沉着的色素痣中常见囊肿，囊肿可将色素移位至肿物的周边区域。色素痣颜色可随时间变深，导致肿物有进一步生长或恶变

结膜黑色素细胞痣

成黑色素瘤的假象。幼年患者的色素痣可有增大改变,但增大并不明显。由此可见,肿物增大不一定提示色素痣恶变成黑色素瘤。在裂隙灯活体显微镜下观察无色素沉着的色素痣,一般可见到多个透明囊腔,这有助于和无囊肿的乳头状瘤、淋巴瘤、无色素性黑色素瘤相鉴别。但是某些特殊情况下,淋巴管瘤也可存在囊样腔隙,表现与弥漫生长的无色素性色素痣相似。

斑点痣为另一常见临床病变,表现为发生于结膜组织的界限欠清的斑片状色素沉着。这一表现和原发性获得性黑变病(primary acquired melanosis, PAM)极为相似(PAM 将在之后章节中介绍),但是斑点痣常见于幼年患者,且有时可见微小透明囊肿,而 PAM 却无上述表现。

在少数病例中,结膜可见蓝痣。蓝痣多为先天疾病,肿物呈蓝黑色,界限清晰或略微欠清,病变深度达结膜上皮,与分布更为弥漫的巩膜或表层巩膜黑色素细胞增多症表现不同(4, 28~31)。结膜蓝痣可弥漫生长,形态类似 PAM,在少数情况下可恶变为黑色素瘤(28)。

尽管大多色素痣位于睑裂中间区域邻近角巩膜缘的位置,仍有部分位于角巩膜缘以外的球结膜、半月皱襞或者泪阜。在少数病例中,色素痣生长局限,位于睑结膜(21)或者角膜(22),此种情况较可疑为早期黑色素瘤病变(4, 20)。

在一些病例中,结膜色素痣形态不规则,生长弥漫,范围可达 10~20mm,可见大量囊肿。这种巨型囊肿色素痣可占据结膜的一整个象限,和黑色素瘤极为相似(10)。其外观可致临床误诊为淋巴管瘤(10)。结膜色素痣常可继发炎症,易与结膜炎或巩膜表层炎混淆(35)。但是,裂隙灯活体显微镜检查可发现色素痣中的典型囊肿表现,有助于和其他疾病相鉴别。

组织病理

本书中记录了色素痣的组织病理学分类方法(4, 14~19)。尽管大多数病理科医生深谙眼部组织病理,可以轻松明确诊断,却仍有一些病例因肿物表现为临界恶性病变特征,即使是资深的眼病理科医生仍很难判断其良恶性(33)。在组织病理学中,结膜色素痣由邻近上皮基底层的弥漫浸润或散在分布的不同良性黑色素细胞巢组成。根据黑色素细胞与结膜不同层次的

关系,肿物常分为交界痣、混合痣、或深部痣(4)。根据黑色素细胞的细胞学及其他特征,肿物常分为发育异常痣、梭形细胞痣、上皮样细胞痣、气球样细胞痣、蓝痣或包含上述不同类型的复合痣(24, 28~34)。

生长于结膜的蓝痣非常罕见,临床表现可能与典型的先天性或获得性色素痣相同,但蓝痣可能累及结膜上皮,甚至部分附着于巩膜表面。肿物可呈深棕色或黑色,较少包含囊肿(28~31)。

有时,结膜色素痣既有典型色素痣的特征,且同时含有蓝痣特有的深部树突状细胞。这种病变称为"复合痣"。目前有研究强调复合痣可能比既往可疑肿物更为常见,需和黑色素瘤进行鉴别(17)。

目前可应用免疫组织化学技术来鉴别黑色素细胞病变和无黑色素细胞病变。然而,常用的黑色素瘤特异性抗原(HMB-45)在结膜色素痣和黑色素瘤中皆表达强阳性,故不能作为良恶性黑色素细胞病变鉴别的可靠指标(18)。

治疗方法

针对典型的小结膜色素痣,首选最佳处理方法为定期复查,并照相记录。若发现肿物长大,应进行局部肿物切除手术。早期手术切除的相对适应证包括穹隆部结膜、睑结膜、角膜、滋养血管的非典型病变,无囊肿的较大病变,有结膜或皮肤黑色素瘤家族史的患者,中年或老年发病的患者,自己或父母坚决要求手术的患者及恐癌症患者。另外,既往曾行结膜色素痣切除术,术后复发的肿物需要再次行切除手术。复发的肿物存在恶变的可能性。少数情况下,我们根据临床经验判断肿物为结膜色素痣,但是组织病理学检查却报告为黑色素瘤。

如果肿物有可疑的变化或生长,就需要行切除手术并进行活检。本章将介绍这一技术,同时第 25 章也将对其进行说明(12)。通常,可以一次手术完整切除的肿物是切开活检的禁忌证。我们应用的切除技术和切除鳞状细胞癌及其他邻近角膜缘的恶性肿瘤的方法相同。该技术应用"非接触方法",包括部分乙醇角膜上皮去除术、板层巩膜结膜切除术去除肿瘤主体部分,之后再联合采用二次冻融疗法和结膜囊重建术进行治疗(12)。

Selected References

Reviews

1. Shields CL, Demirci H, Karatza E, et al. Clinical survey of 1643 melanocytic and nonmelanocytic tumors of the conjunctiva. *Ophthalmology* 2004;111:1747–1754.
2. Shields CL, Shields JA. Tumors of the conjunctiva and cornea. *Surv Ophthalmol* 2004;49:3–24.
3. Gerner N, Norregaard JC, Jensen OA, et al. Conjunctival naevi in Denmark 1960–1980. A 21-year follow-up study. *Acta Ophthalmol Scand* 1996;74:334–337.
4. Shields CL, Fasiudden A, Mashayekhi A, et al. Conjunctival nevi: clinical features and natural course in 410 consecutive patients. *Arch Ophthalmol* 2004;122:167–175.
5. Shields CL, Shields JA. Conjunctival tumors in children. *Curr Opin Ophthalmol* 2007;18:351–360.
6. Rodriguez-Sains RS. Pigmented conjunctival neoplasms. *Orbit* 2002;21:231–238.
7. McDonnell JM, Carpenter JD, Jacobs P, et al. Conjunctival melanocytic lesions in children. *Ophthalmology* 1989;96:986–993.
8. Kabukcuoglu S, McNutt NS. Conjunctival melanocytic nevi of childhood. *J Cutan Pathol* 1999;26:248–252.
9. Farber M, Schutzer P, Mihm MC Jr. Pigmented lesions of the conjunctiva. *J Am Acad Dermatol* 1998;38:971–978.
10. Shields CL, Regillo AC, Mellen PL, et al. Giant conjunctival nevus: clinical features and natural course in 32 cases. *JAMA Ophthalmol* 2013;131(7):857–863.

Imaging

11. Bianciotto C, Shields CL, Guzman JM, et al. Assessment of anterior segment tumors with ultrasound biomicroscopy versus anterior segment optical coherence tomography in 200 cases. *Ophthalmology* 2011;118(7):1297–1302.

Management

12. Shields JA, Shields CL, De Potter P. Surgical management of circumscribed conjunctival melanomas. *Ophthal Plast Reconstr Surg* 1998;14:208–215.
13. Shin KH, Hwang JH, Kwon JW. Argon laser photoablation of superficial conjunctival nevus: results of a 3-year study. *Am J Ophthalmol* 2013;155(5):823–828.

Histopathology

14. Grossniklaus HE, Green WR, Luckenbach M, et al. Conjunctival lesions in adults. A clinical and histopathologic review. *Cornea* 1987;6:78–116.
15. Folberg R, Jakobiec FA, Bernardino VB, et al. Benign conjunctival melanocytic lesions. Clinicopathologic features. *Ophthalmology* 1989;96:436–461.
16. Jakobiec FA, Folberg R, Iwamoto T. Clinicopathologic characteristics of premalignant and malignant melanocytic lesions of the conjunctiva. *Ophthalmology* 1989;96: 147–166.
17. Crawford JB, Howes EL Jr, Char DH. Combined nevi of the conjunctiva. *Arch Ophthalmol* 1999;117:1121–1127.
18. Glasgow BJ, McCall LC, Foos RY. HMB-45 antibody reactivity in pigmented lesions of the conjunctiva. *Am J Ophthalmol* 1990;109:696–700.
19. Mudhar HS, Smith K, Talley P, et al. Fluorescence in situ hybridisation (FISH) in histologically challenging conjunctival melanocytic lesions. *Br J Ophthalmol* 2013;97(1):40–46.

Case Reports

20. Buckman G, Jakobiec FA, Folberg R, et al. Melanocytic nevi of the palpebral conjunctiva. An extremely rare location usually signifying melanoma. *Ophthalmology* 1988;95:1053–1057.
21. Kim HJ, McCormick SA, Nath S, et al. Melanocytic nevi of the tarsal conjunctiva: clinicopathologic case series with review of literature. *Ophthal Plast Reconstr Surg* 2010;26(6):438–442.
22. Shields JA, Shields CL, Eagle RC Jr, et al. Compound nevus of the cornea simulating a foreign body. *Am J Ophthalmol* 2000;130:235–236.
23. Rosenfeld SI, Smith ME. Benign cystic nevus of the conjunctiva. *Ophthalmology* 1983;90:1459–1461.
24. Pfaffenbach DD, Green WR, Maumenee AE. Balloon cell nevus of the conjunctiva. *Ophthalmology* 1972;87:192–195.
25. Jakobiec FA, Zuckerman BD, Berlin AJ, et al. Unusual melanocytic nevi of the conjunctiva. *Am J Ophthalmol* 1985;100:100–103.
26. Friedman RJ, Rodriguez-Sains R, Jakobiec F. Ophthalmologic oncology: conjunctival malignant melanoma in association with sporadic dysplastic nevus syndrome. *J Dermatol Surg Oncol* 1987;13:31–34.
27. Carney JA. Carney complex: the complex of myxomas, spotty pigmentation, endocrine overactivity, and schwannomas. *Semin Dermatol* 1995;14:90–98.
28. Demirci H, Shields CL, Shields JA, et al. Malignant melanoma arising from unusual conjunctival blue nevus. *Arch Ophthalmol* 2000;118:1581–1584.
29. Blicker JA, Rootman J, White VA. Cellular blue nevus of the conjunctiva. *Ophthalmology* 1992;99:1714–1717.
30. Eller AW, Bernardino VB. Blue nevi of the conjunctiva. *Ophthalmology* 1983;90: 1469–1471.
31. Berman EL, Shields CL, Sagoo MS, et al. Multifocal blue nevus of the conjunctiva. *Surv Ophthalmol* 2008;53(1):41–49.
32. Seregard S. Pigmented spindle cell naevus of reed presenting in the conjunctiva. *Acta Ophthalmol Scand* 2000;78:104–106.
33. Margo CE, Roper DL, Hidayat AA. Borderline melanocytic tumor of the conjunctiva: diagnostic and therapeutic considerations. *J Pediatr Ophthalmol Strabismus* 1991;28:268–270.
34. Kantelip B, Boccard R, Nores JM, et al. A case of conjunctival Spitz nevus: review of literature and comparison with cutaneous locations. *Ann Ophthalmol* 1989;21: 176–179.
35. Zamir E, Mechoulam H, Micera A, et al. Inflamed juvenile conjunctival naevus: clinicopathological characterisation. *Br J Ophthalmol* 2002;86:28–30.

● 结膜黑色素细胞痣：色素型

大多结膜色素痣有色素沉着,位于睑裂中间邻近角膜缘的区域。病变内的特征性透明囊肿是诊断复合痣的有力证据。结膜色素痣可表现为完全色素沉着、部分色素沉着,也可为无色素沉着。

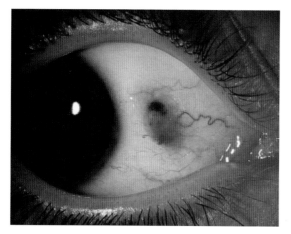

图 19.1   患者男性,43岁,典型的结膜色素痣

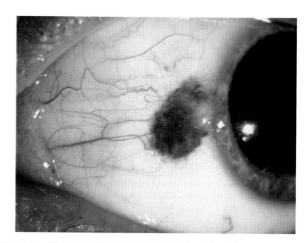

图 19.2   特征性结膜色素痣,可见微小透明囊腔

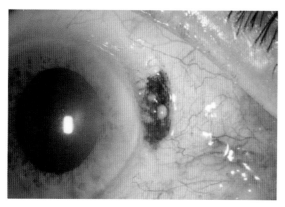

图 19.3   特征性结膜色素痣,可见多个不同透明囊腔

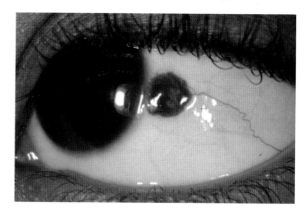

图 19.4   非洲裔美国籍患儿,深色结膜色素痣,注意肿物周围扩张的结膜血管

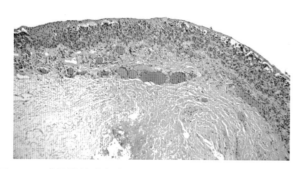

图 19.5   功能性结膜色素痣组织病理学检查,示结膜上皮深层可见弥漫分布的非典型黑色素细胞,未见较大的囊肿(HE×10)

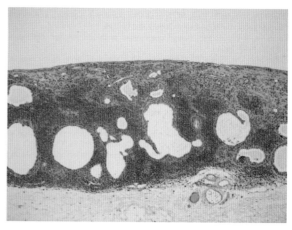

图 19.6   复合型结膜色素痣组织病理学检查,示病变内可见大量囊肿,囊肿表面覆以结膜上皮(HE×20)

● 结膜黑色素细胞痣：无色素型

　　有些结膜黑色素细胞痣在临床检查中没有明显的色素沉着,但裂隙灯检查可见病变内有典型的囊肿,进而应怀疑色素痣的诊断。以下图中所示病变皆有典型囊肿表现,但并非所有色素痣都有囊肿。无色素性色素痣可引起炎症,呈周期性发作,易与结膜炎或表层巩膜炎相混淆。

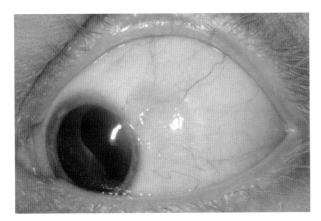

图 19.7　患者男性,13 岁,结膜色素痣,呈浅粉色

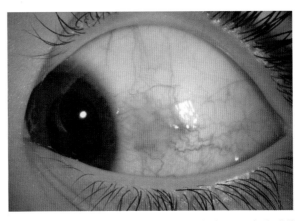

图 19.8　患者男性,50 岁,无色素性结膜色素痣,毗邻角膜缘

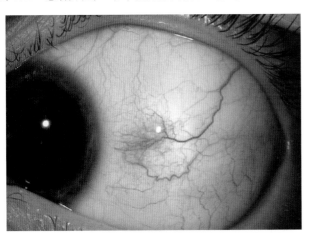

图 19.9　患者男性,20 岁,微小结膜色素痣,滋养血管有轻度扩张

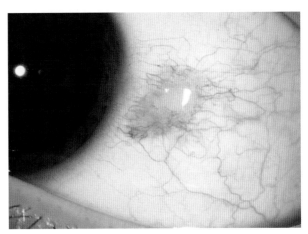

图 19.10　患者女性,13 岁,无色素性结膜色素痣,周边有少量色素沉着

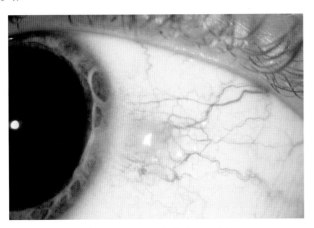

图 19.11　患者男性,9 岁,结膜色素痣,呈浅粉色

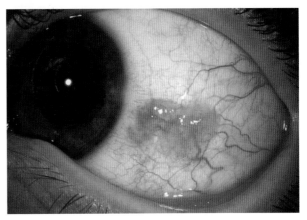

图 19.12　患者男性,14 岁,较大结膜色素痣,形状不规则,呈鲑鱼色

● 结膜黑色素细胞痣：部分色素型

部分病例中,结膜色素痣只有部分色素沉着。即使只有微量色素沉着,也提示病变可能为黑色素细胞痣。

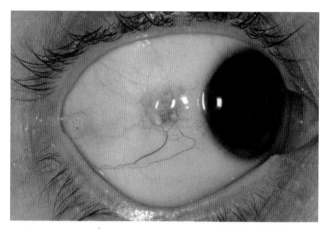

图 19.13　颞侧球结膜可见结膜色素痣,有少量色素沉着,注意扩张的血管

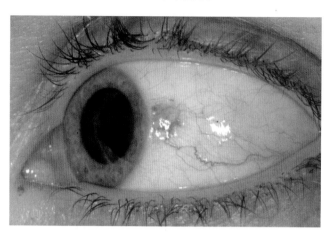

图 19.14　角膜缘可见结膜色素痣,有少量色素沉着,血管轻度扩张

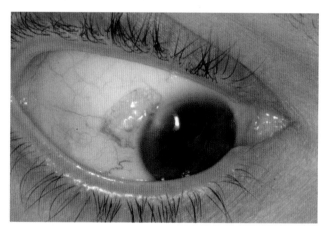

图 19.15　结膜色素痣,有部分色素沉着,内有囊肿,角膜基质混浊

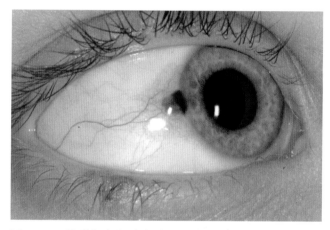

图 19.16　结膜色素痣,大部分无色素沉着,中央色素沉着,界限清晰

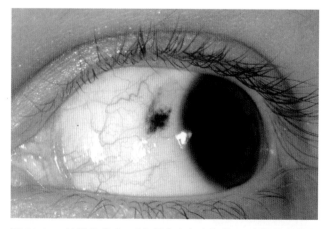

图 19.17　结膜色素痣,下半部分有色素沉着,上半部分无色素沉着

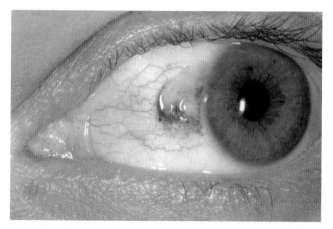

图 19.18　结膜色素痣,呈凝胶状,无色素沉着,但是边缘不规则伴色素沉着

● 结膜黑色素细胞痣：临床表型多样性

结膜色素痣大小、色泽、位置多变。有些结膜色素痣甚至可能生长局限于角膜。另有一些结膜色素痣可有非典型的临床及组织病理学表现。以下病例包括类似 PAM 的斑点痣、上皮样细胞痣及角膜色素痣。

Shields JA, Shields CL, Eagle RC Jr, et al. Compound nevus of the cornea simulating a foreign body. Am J Ophthalmol 2000; 130; 235-236.

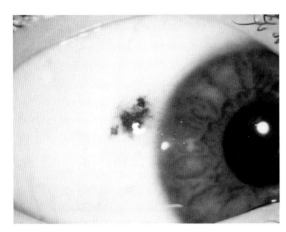

图 19.19   患者男性，7 岁，斑点痣

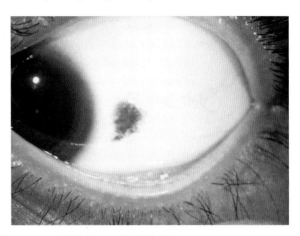

图 19.20   患者女性，33 岁，斑点痣

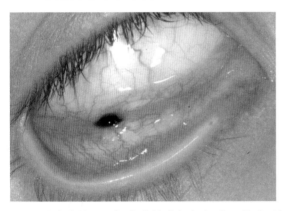

图 19.21   患者女性，12 岁，深色结膜色素痣，位于结膜下穹隆部，为上皮样细胞痣

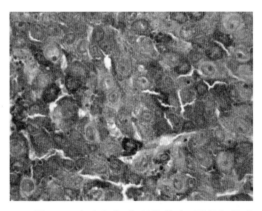

图 19.22   图 19.21 病变组织病理学检查，可见细胞大、呈圆形，有色素沉着，大量细胞质，细胞核均匀分布，核仁极为一致，有丝分裂活动减少（HE × 250）

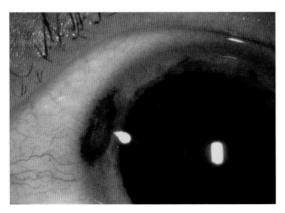

图 19.23   患者男性，22 岁，周边角膜色素痣，类似于生锈的角膜异物

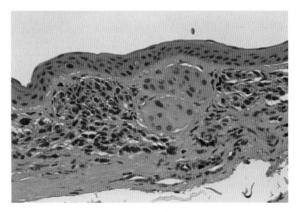

图 19.24   图 19.23 病变组织病理学检查，示周边角膜基质中深色色素痣细胞成簇存在

● 结膜黑色素细胞痣：角膜缘以外的色素痣

色素痣常位于角膜缘以外的球结膜、半月皱襞和泪阜。后续内容会讨论并介绍泪阜部的病变。

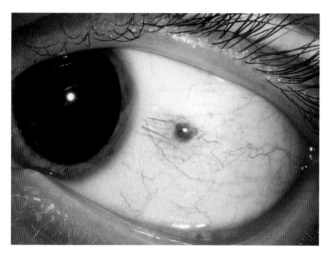

图 19.25　患者男性，20 岁，色素痣，位于颞侧球结膜，病变较小，轻度隆起

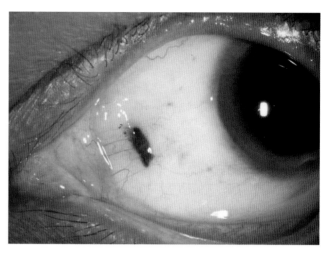

图 19.26　患者男性，43 岁，色素痣，位于鼻侧球结膜，在半月皱襞中央。注意病变主体周围的散在色素沉着

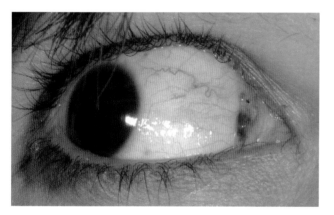

图 19.27　青年女性患者，色素痣，位于半月皱襞，轻度色素沉着

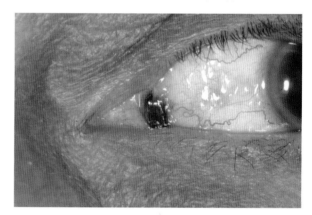

图 19.28　左眼色素痣，位于半月皱襞，色素沉着更重一些

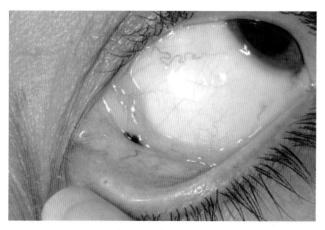

图 19.29　中年女性患者，色素痣，位于鼻侧下方结膜穹隆部

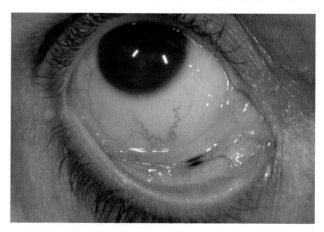

图 19.30　患者女性，30 岁，色素痣，位于结膜穹隆部

● 结膜黑色素细胞痣：合并囊肿较大非典型色素痣（巨型痣）

有些结膜色素痣内的囊肿非常明显，且色素痣较大，有囊性结构，提示病变为淋巴管瘤。

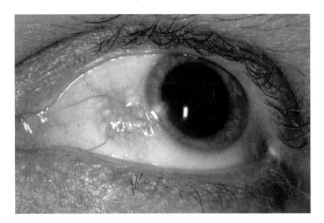

图 19.31　无色素性囊性结膜色素痣，位置邻近角膜缘

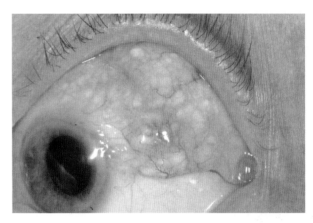

图 19.32　上方大范围的结膜色素痣，有囊肿，微量色素沉着

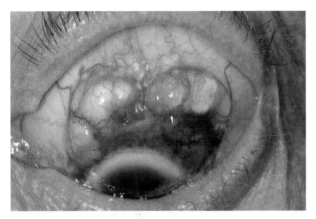

图 19.33　老年男性患者，结膜色素痣，有色素沉着，合并巨大囊肿。该病变自童年时期出现，至今无变化

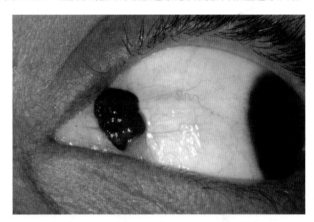

图 19.34　非洲裔美国籍患者，结膜色素痣，位于半月皱襞，呈暗黑色，大量色素沉着，有囊性结构。色素稠密遮挡囊肿，但裂隙灯活体显微镜下观察可见囊肿

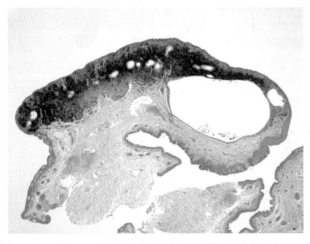

图 19.35　图 19.34 结膜色素痣组织病理学检查低倍镜下观察，示表面有色素沉着，深部有囊肿，几乎看不到囊肿表面覆盖的杯状细胞（HE×25）

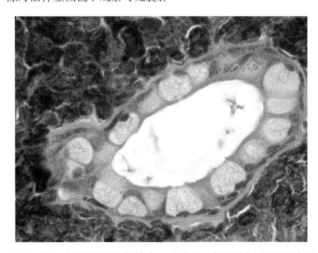

图 19.36　高倍镜下观察其中一个囊肿，表面的杯状细胞清晰可见（HE×150）

● 结膜黑色素细胞痣：蓝痣

蓝痣可能和典型获得性色素痣相似，但是蓝痣生长深达基质层和巩膜表层，无囊肿结构。以下为蓝痣病例。

Berman EL, Shields CL, Sagoo MS, et al. Multifocal blue nevus of the conjunctiva. Surv Ophthalmol 2008；53（1）：41-49.

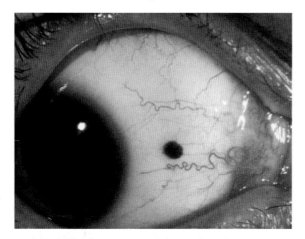

图 19.37　患者女性，45 岁，巩膜表层深色蓝痣

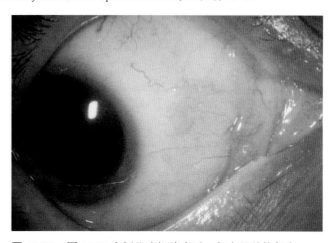

图 19.38　图 19.37 病例蓝痣切除术后一年未见肿物复发

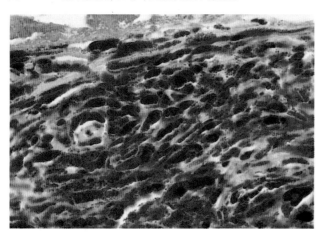

图 19.39　图 19.37 病变组织病理学检查，示深色色素沉着的黑色素细胞排列紧密（HE×100）

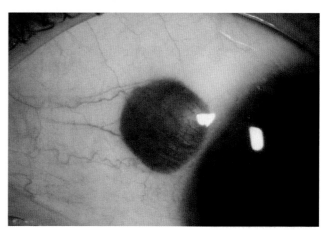

图 19.40　角膜缘颞上方较大的蓝痣，呈卵圆形

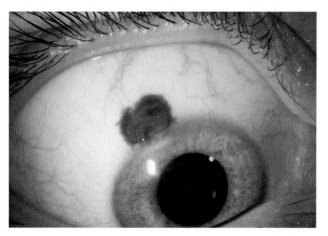

图 19.41　患者男性，38 岁，细胞蓝痣，邻近上方角膜缘，病变呈棕灰色，组织病理学检查诊为位置较深的蓝痣

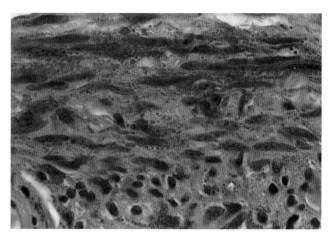

图 19.42　图 19.41 蓝痣组织病理学检查，示基质中黑色素细胞染色稠密（HE×200）

● 结膜黑色素细胞痣：巨型痣

　　结膜色素痣大小迥异，小的色素痣甚至不足 1mm，大的色素痣可覆盖至结膜的 1/4、1/2，甚至是整个结膜表面。根据临床经验，这种大小超过 10mm 的肿物被称为"巨型痣"。以下所示为巨型痣病例。

　　Shields CL, Regillo AC, Mellen PL, et al. Giant conjunctival nevus: clinical features and natural course in 32 cases. JAMA Ophthalmol 2013; 131 (7): 857–863.

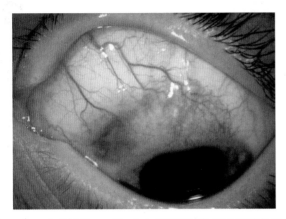

图 19.43　患者男性，13 岁，上方角膜缘可见较大结膜色素痣，弥漫生长，基底部直径 14mm，轻度色素沉着

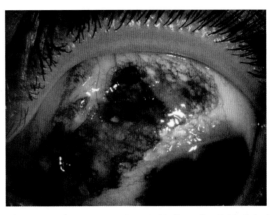

图 19.44　患者男性，43 岁，鼻上方结膜可见巨大结膜色素痣，弥漫生长，基底部直径约 20mm，深色色素沉着。注意病变内有多个较大的囊肿

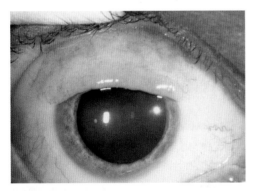

图 19.45　患者男性，42 岁，上方结膜可见无色素性结膜色素痣，弥漫生长，基底部直径约 14mm。这个病例特殊之处在于，病变处结膜增厚，遮盖角膜约 2mm

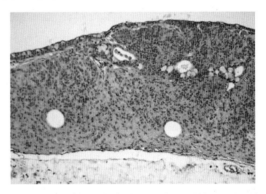

图 19.46　图 19.45 结膜色素痣组织病理学检查，示无色素性色素痣细胞染色稠密，大多位于基质，内有囊腔（HE×15）

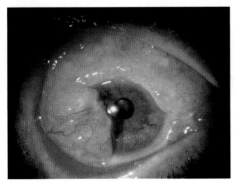

图 19.47　患者男性，51 岁，结膜上可见大量无色素性囊性色素痣。临床表现和淋巴管瘤、淋巴瘤相似（Morton Smith, MD 供图）

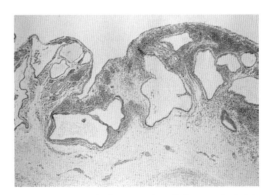

图 19.48　图 19.47 结膜色素痣组织病理学检查，示色素痣细胞，内部囊腔较大，表面覆以上皮细胞（HE×50）（Morton Smith, MD 供图）

● 非白种人的结膜黑色素细胞痣

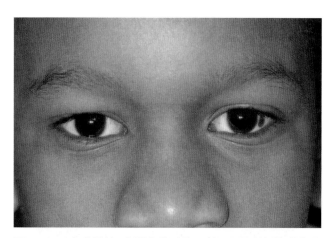

图 19.49　患者男性,非洲裔美国籍,8 岁,左眼颞侧结膜色素痣正面观

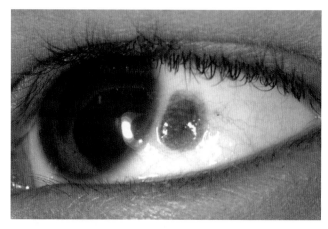

图 19.50　图 19.49 结膜色素痣特写,角膜缘有一点种族相关黑变病痕迹

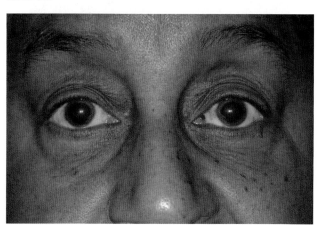

图 19.51　患者女性,非洲裔美国籍,83 岁,正面观,左眼近半月皱襞处见结膜色素痣,双眼有种族相关黑变病

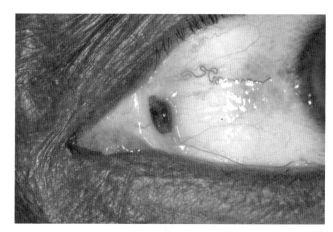

图 19.52　图 19.51 结膜色素痣特写。注意半月皱襞处有局限色素痣,角膜缘处有种族相关黑变病,二者无相关性

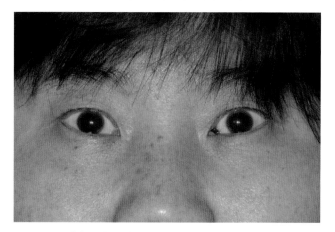

图 19.53　中年女性患者,亚洲裔,左眼半月皱襞处结膜色素痣

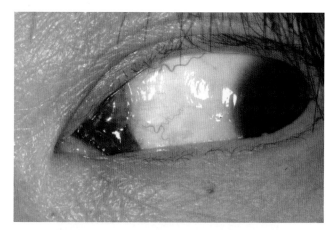

图 19.54　图 19.53 结膜色素痣特写。肿物累及整个半月皱襞,可疑黑色素瘤,但是组织病理学检查诊为色素痣

眼部黑色素细胞增多症：巩膜和巩膜表层色素沉着

概述

先天性巩膜表层黑色素细胞增多症可为孤立性病变，但在临床中更多情况下为眼部黑色素细胞增多症或眼皮肤黑色素细胞增多症（太田痣）在巩膜的局部表现（1~18）。眼皮肤黑色素细胞增多症在眼睑色素性疾病章节中进行介绍。因该病与葡萄膜黑色素瘤相关，而葡萄膜黑色素瘤在 *Atlas of Intraocular Tumors* 一书中也有详细阐述。虽然严格来说该病不发生于结膜，但是结膜色素痣和结膜 PAM 疾病均需和该病进行鉴别，这是本章介绍此病的主要原因。

临床特征

通常病变表现为巩膜或巩膜表层不规则地图形斑片状色素沉着，颜色可呈不同程度的棕灰色（表）。色素可随机分布，或者沿扇形分布，也可根据葡萄膜色素形成相似的扇形分布（6）。尽管我们的肿瘤门诊中还没有发现，但其他研究机构已经报道该病变有 10% 的概率合并高眼压或青光眼，而高眼压或青光眼通常是先天性或迟发型先天性疾病（5）。腭黏膜和鼓膜的色素过度沉着，可能与眼皮肤黑色素细胞增多症相关。

诊断

通常外眼检查和裂隙灯活体显微镜检查可迅速诊断该病。为了与结膜病变鉴别，我们可以用棉签推动结膜，若肿物上方结膜可以推动但肿物没有变形，即证明肿物位于结膜下方。应对患者进行眼底检查以排除葡萄膜黑色素瘤。与色素痣来源的葡萄膜黑色素瘤或原发性葡萄膜黑色素瘤相比，眼部黑色素细胞增多症来源的葡萄膜黑色素瘤预后更差（8，9）。

组织病理

巩膜和巩膜表层病变含有树突状黑色素细胞，该细胞可见深色色素沉着，呈现良性的细胞学特征。大多数眼部黑色素细胞增多症患者巩膜及其对应的葡萄膜可见色素沉着。研究表明眼部黑色素细胞增多症患者存在可能导致黑色素瘤的 G 蛋白（GNAQ，GNA11）突变基因（13）。

治疗方法

眼部黑色素细胞增多症患者巩膜和巩膜表层的色素沉着无须治疗。如上文所述，患者应随访观察有无葡萄膜黑色素瘤或青光眼。曾有一些研究报道可应用激光治疗减少眼部色素沉着以改善外观（11）。

Selected References

Reviews
1. Shields CL, Demirci H, Karatza E, et al. Clinical survey of 1643 melanocytic and nonmelanocytic tumors of the conjunctiva. *Ophthalmology* 2004;111:1747–1754.
2. Shields CL, Shields JA. Tumors of the conjunctiva and cornea. *Surv Ophthalmol* 2004;49:3–24.
3. Singh AD, De Potter P, Fijal BA, et al. Lifetime prevalence of uveal melanoma in Caucasian patients with ocular (dermal) melanocytosis. *Ophthalmology* 1998;105:195–198.
4. Teekhasaenee C, Ritch R, Rutnin U, et al. Ocular findings in oculodermal melanocytosis. *Arch Ophthalmol* 1990;108:1114–1120.
5. Teekhasaenee C, Ritch R, Rutnin U, et al. Glaucoma in oculodermal melanocytosis. *Ophthalmology* 1990;97:562–570.
6. Shields CL, Qureshi A, Mashayekhi A, et al. Sector (partial) oculo(dermal) melanocytosis in 89 eyes. *Ophthalmology* 2011;118(12):2474–2479.
7. Shields CL, Kligman BE, Suriano M, et al. Phacomatosis pigmentovascularis of cesioflammea type in 7 patients: combination of ocular pigmentation (melanocytosis or melanosis) and nevus flammeus with risk for melanoma. *Arch Ophthalmol* 2011;129(6):746–750.
8. Shields CL, Kaliki S, Livesey M, et al. Association of ocular and oculodermal melanocytosis with rate of uveal melanoma metastasis. Analysis of 7872 consecutive eyes. *JAMA Ophthalmology* 2013;131(8):993–1003.
9. Mashayekhi A, Kaliki S, Walker B, et al. Metastasis from uveal melanoma associated with congenital ocular melanocytosis: A matched study. *Ophthalmology* 2013;120:1465–1468.

Imaging
10. Pellegrini M, Shields CL, Arepalli S, et al. Choroidal melanocytosis evaluation with enhanced depth imaging optical coherence tomography. *Ophthalmology* 2014;121(1):257–261.

Management
11. Kim JY, Hong JT, Lee SH, et al. Surgical reduction of ocular pigmentation in patients with oculodermal melanocytosis. *Cornea* 2012;31:520–524.

Histopathology/Genetics
12. Zimmerman LE. Melanocytes, melanocytic nevi and melanocytomas. The Jonas S. Friedenwald Memorial Lecture. *Invest Ophthalmol* 1965;4:11–41.
13. Van Raamsdonk CD, Griewank KG, Crosby MB, et al. Mutations in GNA11 in uveal melanoma. *N Engl J Med* 2010;363:2191–2199.

Case Reports
14. Kiratli H, Bilgig S, Satilmis M. Ocular melanocytosis associated with intracranial melanoma. *Br J Ophthalmol* 1996;80:1025.
15. Kiratli H, Irkec M. Melanocytic glaucoma in a child associated with ocular melanocytosis. *J Pediatr Ophthalmol Strabismus* 1997;34:380–381.
16. Donoso LA, Shields JA, Nagy RM. Epibulbar lesions simulating extraocular extension of uveal melanomas. *Ann Ophthalmol* 1982;14:1120–1123.
17. Louwagie CR, Baratz KH, Pulido JS, et al. Episcleral melanoma as a complication of ocular melanocytosis. *Graefes Arch Clin Exp Ophthalmol* 2008;246(9):1351–1353.
18. Shields CL, Eagle RC, Ip MS, et al. Two discrete uveal melanomas in a child with ocular melanocytosis. *Retina* 2006;26(6):684–687.

● 先天性眼部黑色素细胞增多症巩膜表现

先天性眼部黑色素细胞增多症患者巩膜色素沉着的临床表现和病变位置都很典型。该病需和 PAM、肤色相关结膜色素沉着等其他球结膜表面弥漫色素性疾病相鉴别。但是,该病变贴附于巩膜,不随结膜移动,与其他疾病表现不同。

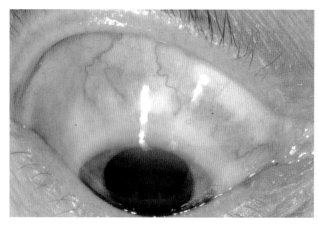

图 19.55   巩膜黑色素细胞增多症,右眼上方巩膜见弥漫斑片状棕色色素沉着

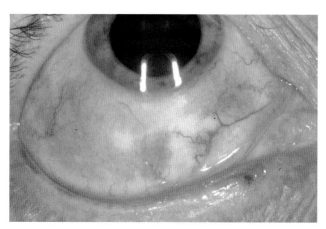

图 19.56   图 19.55 病例,右眼下方巩膜见弥漫斑片状棕色色素沉着

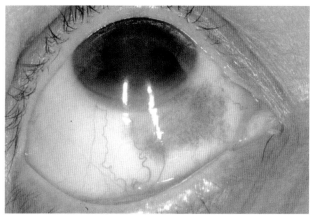

图 19.57   右眼鼻下方巩膜黑色素细胞增多症,呈扇形分布。注意扇形分布区域与虹膜黑色素细胞增多症相符

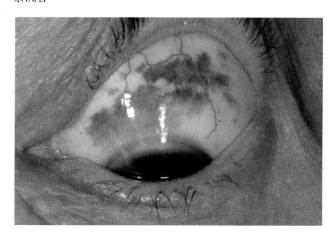

图 19.58   患者女性,60 岁,上方巩膜黑色素细胞增多症,随访 20 年未见肿物变化

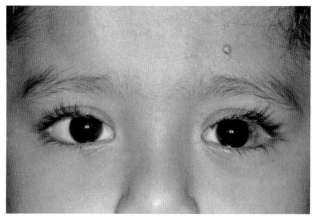

图 19.59   幼年患者正面观,见巩膜呈蓝 – 灰色

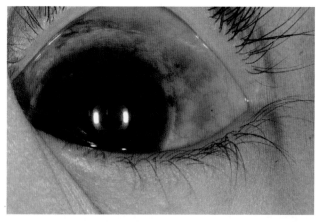

图 19.60   图 19.59 病变特写,巩膜见大范围蓝 – 灰色黑色素细胞增多症

肤色相关结膜色素沉着（肤色相关黑变病，种族相关黑变病）

概述

肤色相关结膜色素沉着（肤色相关黑变病，complexion-associated melanosis，CAM）这一名称，比种族相关黑变病更为适合。因为这一典型且多变的色素沉着不止见于某一个种族发病，其可见于 95% 的非洲裔美国人，35% 的亚洲人，30% 的西班牙人和 5% 的白种人（1~5）。在某结膜黑变病的研究中，有 36% 病例为欧洲裔白种人，其眼表有少量色素沉着（4）。研究发现，白种人 CAM 常见于欧洲南部人群，这些人群呈深棕发色，常有面部色素痣、翼状胬肉，合并高血压，有吸烟史（4）。尽管 CAM 不是一个真正的肿瘤，但需要与结膜 PAM、眼部黑色素细胞增多症、弥漫性结膜黑色素瘤等其他弥漫生长的眼表色素沉着疾病相鉴别，所以本文对其进行介绍。

临床特征

CAM 特征性表现是双侧发病，病变平坦无隆起，色素沉着弥漫分布或呈斑片状分布，尤其在深色皮肤人种更为常见且表现更加明显。色素沉着常集中在角巩膜缘周围，外观为斜行指向角膜缘的辐射状线性混浊。CAM 通常双侧对称，但其中一眼表现更为突出。因 PAM 偶尔发生在深色人种，且少数可能发展为结膜黑色素瘤，CAM 需和 PAM 进行鉴别。

组织病理

CAM 组织病理学特征性表现为结膜上皮基底细胞的过度色素沉着。组织病理学未见黑色素细胞增生或异型性。

治疗方法

临床可疑的 CAM 无须治疗，需向患者交代该病良性可能性大，目前尚没有研究报道该病有恶变趋势。但如果发现 CAM 进一步发展且呈不对称性生长，则应进行病变组织活检，活检方法见于 PAM 治疗部分。我们曾见到几个深色人种病例，表现为结膜黑色素瘤毗邻CAM 生长，针对这种非典型病例，需要进行活检和治疗。

Selected References

Reviews

1. Shields CL, Demirci H, Karatza E, et al. Clinical survey of 1643 melanocytic and nonmelanocytic tumors of the conjunctiva. *Ophthalmology* 2004;111:1747–1754.
2. Shields CL, Shields JA. Tumors of the conjunctiva and cornea. *Surv Ophthalmol* 2004;49:3–24.
3. Henkind P, Friedman AH. External ocular pigmentation. *Int Ophthalmol Clin* 1971;11:87–111.
4. Gloor P, Alexandrakis G. Clinical characterization of primary acquired melanosis. *Invest Ophthalmol Vios Sci* 1995;36:1721–1729.

Imaging

5. Messmer EM, Machert MJ, Zapp DM, et al. In vivo confocal microscopy of pigmented conjunctival tumors. *Graefes Arch Clin Exp Ophthalmol* 2006;244: 1437–1445.

● 肤色相关结膜色素沉着（种族相关黑变病）

根据临床表现和组织病理学很难将肤色相关结膜色素沉着（种族相关黑变病）与结膜 PAM 进行鉴别。我们将在下一节介绍 PAM。

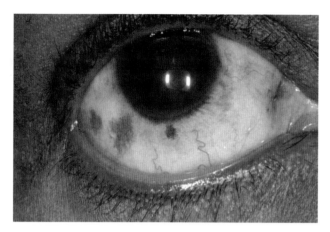

图 19.61　右眼肤色相关结膜色素沉着，呈斑片状。注意特征性的线性辐射状色素沉着，走行垂直角膜缘

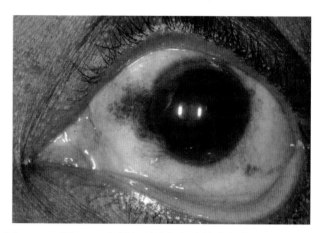

图 19.62　图 19.61 病例左眼肤色相关结膜色素沉着，呈斑片状，表现同右眼

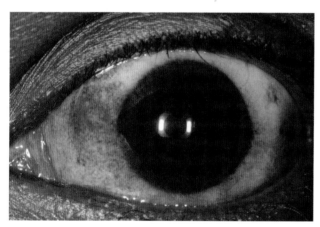

图 19.63　非洲裔美国籍患者，结膜肤色相关色素沉着，病变范围更加广泛

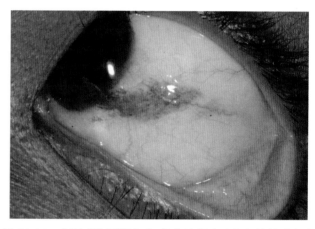

图 19.64　非洲裔美国籍患者，临床诊断为肤色相关结膜色素沉着，病变呈非典型线性分布。该病与 PAM 鉴别困难

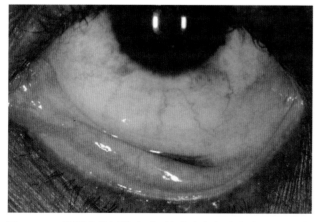

图 19.65　非洲裔美国籍患者，结膜肤色相关色素沉着，类似 PAM

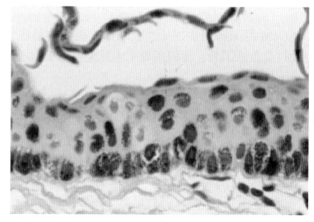

图 19.66　结膜肤色相关色素沉着组织病理学检查，示结膜上皮基底层细胞色素密集，有些色素细胞在上皮内的位置更加表浅（HE × 100）

结膜原发性获得性黑变病

概述

结膜原发性获得性黑变病(primary acquired melanosis,PAM)是眼科医生和眼病理科医生的研究热点(1~38)。在作者 1643 例结膜肿瘤临床研究中,共有 180 例(11%)为 PAM,占据结膜黑色素细胞病变总数量的 25%(1)。

在既往研究中,该病的命名存在很大争议(23)。在早期研究基础上,Reese(6)提出该病有发展为黑色素瘤的趋势,并将其命名为"癌前期黑变病"。后来,Reese 发现患"癌前期黑变病"的患者中有 17% 发展成为结膜黑色素瘤。这一发现促使许多眼科医生积极采用激进的治疗方法,即使是小范围的 PAM,也行广泛结膜切除术,甚至行根治性颈廓清术(23)。Zimmerman(7)受到当时这一形势的警示,为了避免良性病变进行不必要的根治治疗,建议将"癌前期黑变病"更名为"良性获得性黑变病"。Zimmerman 建议将疾病发展分为两个阶段,第一阶段肿物位于皮内,第二阶段肿物发展为恶性黑色素瘤。在这两个阶段肿物根据细胞异型性和侵袭性又进行子分类。

随后,在将 PAM 和恶性雀斑样痣进行比较的基础上,按照黑色素瘤的 Clark 分类法,有研究试图将 PAM 归为皮肤黑色素瘤,但这一提议受到质疑。最后世界卫生组织在 Zimmerman 的指导下,接受了"PAM"这一命名并应用至今。

Folberg 等人(21)研究预测 PAM 可能发展成黑色素瘤。在 41 个病例长期随访过程中,有 23 例(32%)发展成为黑色素瘤。不存在细胞异型性的病变未发展为黑色素瘤,然而存在细胞异型性的病变中有 46% 发展为黑色素瘤。研究者声明送往武装部队病理学研究所(Armed Forces Institute of Pathology)的活检标本并不能反映实际临床现状。一般人群中 PAM 的实际患病率并不清楚。在某研究分析中,Seregard 等人提出一般人群中 PAM 患病率为 8%,但很难验证该数据是否高估实际情况(4)。

我们在 276 位 PAM 患者中共发现 311 只患眼,并确认了 PAM 与黑色素瘤的关系。与既往研究结果相似,无细胞异型性或存在轻度细胞异型性的 PAM 患者不发展成黑色素瘤。在重度细胞异型性的 PAM 患者中有 21% 发展为黑色素瘤(3)。

大多临床眼病理科医生使用 PAM 这一术语时并不严谨,且很难和良性程度更大的肤色相关黑变病(CAM,种族相关黑变病)进行鉴别。虽然没有设定二者的鉴别标准,但是通常 CAM 双眼对称发病,多见于深肤色人种;而 PAM 单眼不对称发病,见于肤色较白人群(表 19.1)。PAM 有发展为黑色素瘤的风险,而 CAM 通常没有恶变风险。

关于 PAM 的组织病理学研究也存在争议。Ackerman 等人认为 PAM 本质上是原位黑色素瘤,并建议不再使用 PAM 这一术语(28)。然而,眼病理科医生仍然使用 PAM 这一术语,并且本文也选择使用这一术语进行阐述。

PAM 病因未知,但与日光暴露可能存在相关性(38)。尽管有研究显示 PAM 与 DNS 有相关性,但丹麦的一个大样本匹配研究表明 PAM 与 DNS 统计分析无相关性(4)。PAM 及结膜黑色素瘤曾见于神经纤维瘤病患者,因此推测 PAM 可能与神经嵴发育相关(37)。

临床特征

结膜色素痣通常在幼年时期出现,而 PAM 为获得性,通常在中年发病,但是偶尔也有青少年和青年人患 PAM。通常单侧发病,可位于周边角膜及结膜任何位置,表面有斑片状棕色色素沉着,无囊肿。病变可孤立存在,也可呈斑片状,弥漫分布或多病灶分布。当病变位于球结膜或穹隆部结膜时,移动结膜时病变可随结膜自由活动,当病变位于睑结膜或角膜上皮时,病变不可推动。PAM 常可扩散累及角膜上皮,呈无血管的斑点状、表浅色素沉着。病变累及角膜时,虽然可能无血管,却仍有引起周围结膜恶变的可能性(31)(表 19.1)。

PAM 来源的黑色素瘤,少数情况下可以通过泪小管扩散到泪囊(33,36),或通过角膜缘进入球内(32),这就需要分别进行泪道排出系统切除术或改良的眼球内容物摘除术。PAM 可同时累及睑缘甚至是眼睑皮肤。在此种病例中,PAM 在临床表现和组织病理学上几乎等同于恶性雀斑样痣,后者是可发展为皮肤黑色素瘤的良性病变,将在眼睑一章进行介绍。

PAM 有时表现为无色素性,受累的结膜外观几乎正常或轻度增厚。无色素性 PAM 在临床表现和组织病理学上都很难与其他疾病进行鉴别(3,34,35),而且其可呈多灶性分布,这使疾病诊断和治疗都更加困难。

表 19.1 结膜及眼表色素病变的鉴别诊断

诊断	位置	颜色	深度	边界	偏侧性	其他特征	进展
色素痣	睑裂中间角膜缘	棕色或黄色	基质	清晰	单侧	伴囊肿	<1% 进展为结膜黑色素瘤
眼部黑色素细胞增多症	球结膜	灰色	巩膜表层	不清	单侧 > 双侧	先天性，常合并眼周皮肤色素沉着	<1% 进展为葡萄膜黑色素瘤
肤色相关黑变病（CAM）（种族相关黑变病）	角膜缘 > 球结膜 > 睑结膜	棕色	上皮	不清	双侧	平坦，无囊肿	几乎不发展为黑色素瘤
原发性获得性黑变病（PAM）	球结膜 > 穹隆部结膜 > 睑结膜	棕色	上皮	不清	单侧	平坦，无囊肿	伴细胞异型性者约 50% 进展为黑色素瘤
黑色素瘤	任何位置	棕色或粉色	基质	清晰	单侧	伴血管瘤，滋养血管扩张，可能无色素	15 年内 32% 病变发生转移

组织病理

PAM 在组织病理学上由上皮基底层异常的黑色素细胞组成。PAM 的组织病理学特点在文献中进行了详细的介绍（3，20~29）。简而言之，无异型性的 PAM 被定义为上皮基底部黑色素沉着病变，可伴或不伴细胞学良性黑色素细胞的异常增生。相比而言，存在异型性的 PAM 有相似的色素沉着性病变，但其内含有细胞学异型性的黑色素细胞。我们建议病理科医师将黑色素细胞按照有无异型性进行分类。有异型性的 PAM 在显微镜下的表现几乎和交界痣相同（23）。因此，临床医生应当为病理科医生提供患者详细的病史资料，包括患者年龄、临床表现、病变部位照片。有细胞异型性的 PAM 有很大的概率发展为结膜黑色素瘤，而无细胞异型性的 PAM 几乎没有恶变可能。然而，理论上无细胞异型性的 PAM 可能发展为有细胞异型性的 PAM，也有可能进一步发展为恶性黑色素瘤。

正如前文所述，免疫组织化学技术可用于鉴别黑色素细胞病变和无色素细胞病变。通常 HMB-45 在色素痣和黑色素瘤中都表达为强阳性，在 PAM 表达相对较弱（26，27）。PAM 细胞雌激素受体表达阴性（26）。

病变进行丝裂霉素 C（MMC）化疗后（这一技术将在后面章节进行介绍），显微镜下可见细胞核增大，核染色质增粗，类似复发性或残余肿瘤组织（19）。然而，存在细胞异型性的 PAM 中上述病变位于上皮表层，而并非上皮基底部（19）。

治疗方法

无细胞异型性的 PAM 几乎不可能发展为黑色素瘤，而存在细胞异型性的 PAM 发展为黑色素瘤的概率非常高。遗憾的是，目前尚没有高度可靠的临床指标来区分 PAM 有无细胞异型性。因为小斑片状黑变病在人群中十分常见，无法将每个病变都进行活检。但现在已有一些临床指标可以帮助我们判断病变目前是否需要手术干预。尽管每个病例都需要进行个性化治疗，但进行活检和积极治疗的相对适应证需包含以下一个以上标准：

1. 病变直径≥5mm。
2. 观察记录到病变有进展。
3. 病变厚度变化。
4. 病变内有明显结节灶（色素性或无色素性）。
5. 病变含滋养血管。
6. 病变累及角膜。
7. 病变累及睑结膜。
8. 患者或近亲属有发育异常痣综合征。
9. 有皮肤黑色素瘤或葡萄膜黑色素瘤个人史。
10. 患者有恐癌症。

PAM 病变内若出现结节则需要进行进一步评估。我们强烈建议，对于结节性 PAM，不管是否含有色素沉着，均采用"非接触"技术完整切除病变。一般禁忌通过行切开活检来明确诊断。

轻度 PAM（累及结膜范围小于一个钟点）首先观察病情变化，在达到上述指标后再进行积极的治疗。本科室相关研究结果显示：PAM 的病变范围是预测其发展为黑色素瘤最重要的临床因素（3）。病变范围每增加一个钟点，就有相对 1.7 倍的恶变概率（3）。因此，3 个及以上钟点范围的 PAM 病变通常需要手术切除或采用其他方法进行治疗。

中度可疑恶变的 PAM，尤其是病变有进展者，需要进行活检（最好是切除活检）。手术中，应在病变未累及的结膜象限另取一个小范围地图形组织进行活检，来判断是否存在可能发展为黑色素瘤的非典型黑色素细胞。在同一手术操作过程中，应将受累结膜的残余组织进行二次冻融治疗，以灭活可能化生为黑色素瘤的黑色素细胞（9~12，13）。

需强调一下，这些手术标准是相对的，针对某些特殊病变可能需要更早期的治疗。一些情况下，我们建议患者对其病变进行随访观察，但因为患者坚决要求而行手术切除，结果组织病理学检查竟提示病变为恶性黑色素瘤。基于上述病例，我们建议某些未达到上述手术标准的病变，也可以完整切除病变，同时联合周围组织乙醇治疗及二次冻疗法。由于大部分较小的病变可以手术切除，局麻即可完成，并发症少，且不影响外观，这一建议得到更多支持。

范围大且可疑恶变的 PAM 患者，需通过乙醇角膜上皮去除术来去除角膜的色素沉着，手术切除可疑范围，并二次取地图形组织送活检，进行冷冻治疗。地图形活检非常重要，因为临床表现正常的结膜有时可能隐匿无色素性 PAM（11，12）。若地图形活检发现 PAM 有细胞异型性，应进行进一步治疗，通常采用局部化疗。去除角膜沉着的色素时，应谨慎将角膜表面的上皮卷起去除，不能切断前弹力层（见于第 25 章）。前弹力层是防止肿瘤眼内浸润的重要屏障。

近年来，局部化疗，尤其是 MMC 越来越多用于 PAM 治疗（13~18）。各研究中心应用 MMC 浓度由 0.01%~0.04% 不等，我们选用浓度为 0.04% 的 MMC 滴眼液，每天三次点眼，持续一周，然后停药一周，这样的流程重复 2~3 次。对于发展为表层黑色素瘤的 PAM，我们和其他团队均采用大范围手术一次性切除病变，联合羊膜移植术，并给予局部化疗（26，27）。应注意 MMC 局部使用毒性，需在眼表损害完全愈合后才可使用。

Selected References

Reviews

1. Shields CL, Demirci H, Karatza E, et al. Clinical survey of 1643 melanocytic and nonmelanocytic tumors of the conjunctiva. *Ophthalmology* 2004;111:1747–1754.
2. Shields CL, Shields JA. Tumors of the conjunctiva and cornea. *Surv Ophthalmol* 2004;49:3–24.
3. Shields JA, Shields CL, Eagle RC Jr, et al. Primary acquired melanosis of the conjunctiva. Experience with 311 eyes. The 2006 Zimmerman Lecture. *Ophthalmology* 2008;115(3):511–519.
4. Seregard S, Trampe E, Mansson-Brahme E, et al. Prevalence of primary acquired melanosis and nevi of the conjunctiva and uvea in the dysplastic nevus syndrome. A case-control study. *Ophthalmology* 1995;102:1524–1529.
5. Damato B, Coupland SE. Conjunctival melanoma and melanosis: a reappraisal of terminology, classification and staging. *Clin Experiment Ophthalmol* 2008;36(8):786–795.
6. Reese AB. Precancerous and cancerous melanosis. *Am J Ophthalmol* 1966;61:1272–1277.
7. Zimmerman LE. Criteria for management of melanosis. *Arch Ophthalmol* 1966;76:307–308.

Imaging

8. Messmer EM, Mackert MJ, Zapp DM, et al. In vivo confocal microscopy of pigmented conjunctival tumors. *Graefes Arch Clin Exp Ophthalmol* 2006;244(11):1437–1445.

Management

9. Brownstein S, Jakobiec FA, Wilkinson RD, et al. Cryotherapy for precancerous melanosis (atypical melanocytic hyperplasia of the conjunctiva). *Arch Ophthalmol* 1981;99:1224–1231.
10. Jakobiec FA, Rini FJ, Fraunfelder FT, et al. Cryotherapy for conjunctival primary acquired melanosis and malignant melanoma. Experience with 62 cases. *Ophthalmology* 1988;95:1058–1070.
11. Shields JA, Shields CL, De Potter P. Surgical approach to conjunctival tumors. The 1994 Lynn B. McMahan Lecture. *Arch Ophthalmol* 1997;115:808–815.
12. Shields JA, Shields CL, De Potter P. Surgical management of circumscribed conjunctival melanomas. *Ophthalmic Plast Reconstr Surg* 1998;14:208–215.
13. Shields CL, Shields JA, Armstrong T. Management of conjunctival and corneal melanoma with surgical excision, amniotic membrane allograft, and topical chemotherapy. *Am J Ophthalmol* 2001;132:576–578.
14. Paridaens D, Beekhuis H, van Den Bosch W, et al. Amniotic membrane transplantation in the management of conjunctival malignant melanoma and primary acquired melanosis with atypia. *Br J Ophthalmol* 2001;85:658–661.
15. Frucht-Pery J, Pe'er J. Use of mitomycin C in the treatment of conjunctival primary acquired melanosis with atypia. *Arch Ophthalmol* 1996;114:1261–1264.
16. Demirci H, McCormick SA, Finger PT. Topical mitomycin chemotherapy for conjunctival malignant melanoma and primary acquired melanosis with atypia: clinical experience with histopathologic observations. *Arch Ophthalmol* 2000;118:885–891.
17. Shields CL, Demirci H, Shields JA, et al. Dramatic regression of conjunctival and corneal acquired melanosis with topical mitomycin C. *Br J Ophthalmol* 2002;86:244–245.
18. Yuen VH, Jordan DR, Brownstein S, et al. Topical mitomycin treatment for primary acquired melanosis of the conjunctiva. *Ophthal Plast Reconstr Surg* 2003;19:149–151.
19. Salomao DR, Mathers WD, Sutphin JE, et al. Cytologic changes in mimicking malignancy after topical mitomycin C chemotherapy. *Ophthalmology* 1999;106:1756–1760.

Histopathology

20. Folberg R, McLean IW, Zimmerman LE. Conjunctival melanosis and melanoma. *Ophthalmology* 1984;91:673–678.
21. Folberg R, McLean IW, Zimmerman LE. Primary acquired melanosis of the conjunctiva. *Hum Pathol* 1985;16:129–135.
22. Folberg R, McLean IW. Primary acquired melanosis and melanoma of the conjunctiva; terminology, classification, and biologic behavior. *Hum Pathol* 1986;17:652–654.
23. Folberg R, Jakobiec FA, Bernardino VB, et al. Benign conjunctival melanocytic lesions. Clinicopathologic features. *Ophthalmology* 1989;96:436–461.
24. Jakobiec FA, Folberg R, Iwamoto T. Clinicopathologic characteristics of premalignant and malignant melanocytic lesions of the conjunctiva. *Ophthalmology* 1989;96:147–166.
25. Sharara NA, Alexander RA, Luthert PJ, et al. Differential immunoreactivity of melanocytic lesions of the conjunctiva. *Histopathology* 2001;39:426–431.
26. Chowers I, Livni N, Frucht-Pery J, et al. Immunostaining of the estrogen receptor in conjunctival primary acquired melanosis. *Ophthalmic Res* 1999;31:210–212.
27. Glasgow BJ, McCall LC, Foos RY. HMB-45 antibody reactivity in pigmented lesions of the conjunctiva. *Am J Ophthalmol* 1990;109:696–700.
28. Ackerman AB, Sood R, Koenig M. Primary acquired melanosis of the conjunctiva is melanoma in situ. *Mod Pathol* 1991;4:253–263.
29. Dratviman-Storobinsky O, Cohen Y, Frenkel S, et al. Lack of oncogenic GNAQ mutations in melanocytic lesions of the conjunctiva as compared to uveal melanoma. *Invest Ophthalmol Vis Sci* 2010;51(12):6180–6182.
30. Vereecken G, Gobert A, De Laey JJ, et al. Primary acquired melanosis and melanoma of the conjunctiva. *Bull Soc Belge Ophthalmol* 1996;263:97–100.

Case Reports

31. Tuomaala S, Aine E, Saari KM, et al. Corneally displaced malignant conjunctival melanomas. *Ophthalmology* 2002;109:914–919.
32. Wenkel H, Rummelt V, Naumann GO. Malignant melanoma of the conjunctiva with intraocular extension. *Arch Ophthalmol* 2000;118:557–560.
33. McNab AA, McKelvie P. Malignant melanoma of the lacrimal sac complicating primary acquired melanosis of the conjunctiva. *Ophthalmic Surg Lasers* 1997;28:501–504.
34. Paridaens AD, McCartney AC, Hungerford JL. Multifocal amelanotic conjunctival melanoma and acquired melanosis sine pigmento. *Br J Ophthalmol* 1992;76:163–165.
35. Jay V, Font RL. Conjunctival amelanotic malignant melanoma arising in primary acquired melanosis sine pigmento. *Ophthalmology* 1998;105:191–194.
36. Robertson DM, Hungerford JL, McCartney A. Malignant melanomas of the conjunctiva, nasal cavity, and paranasal sinuses. *Am J Ophthalmol* 1989;108:440–442.
37. To KW, Rabinowitz SM, Friedman AH, et al. Neurofibromatosis and neural crest neoplasms: primary acquired melanosis and malignant melanoma of the conjunctiva. *Surv Ophthalmol* 1989;33:373–379.
38. Yu GP, Hu DN, McCormick S, et al. Conjunctival melanoma: Is it increasing in the United States? *Am J Ophthalmol* 2003;135:800–806.

● 结膜原发性获得性黑变病:轻型

一般人群中结膜小斑片状色素沉着很常见,若病变无进展,可随访观察,无须治疗。无细胞异型性的 PAM,存在细胞异型性的 PAM,以及 PAM 来源的黑色素瘤,这几种疾病在临床中很难鉴别。

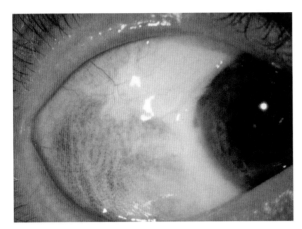

图 19.67　患者女性,46 岁,原发性获得性黑变病,位于颞侧结膜

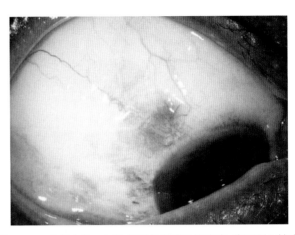

图 19.68　患者女性,52 岁,原发性获得性黑变病,位于颞上结膜

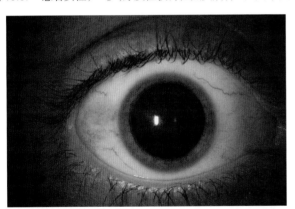

图 19.69　青年女性患者,白种人,原发性获得性黑变病,病变微小,位于颞侧角膜缘

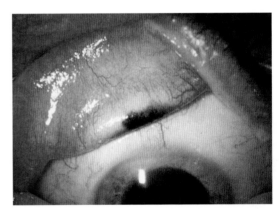

图 19.70　患者男性,62 岁,翻开上睑见累及睑结膜的原发性获得性黑变病(PAM)。这种位置的 PAM 或黑色素瘤常隐匿生长不易发现,应翻开眼睑并仔细检查

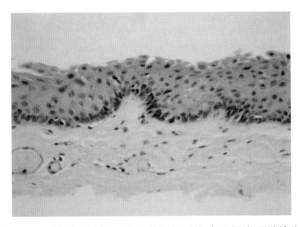

图 19.71　无异型性的原发性获得性黑变病组织病理学检查,示上皮基底层黑色素细胞数量增多,但细胞及细胞核大小均匀(HE×150)

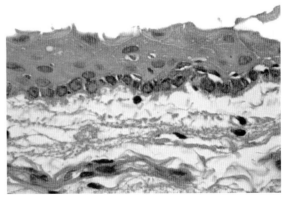

图 19.72　伴有轻度异型性的结膜原发性获得性黑变病组织病理学检查,示细胞核大小形态各异(HE×250)

● 结膜原发性获得性黑变病：重度异型性

　　PAM 可疑恶变者，需建议患者根据年龄、全身情况、忧虑程度、对侧眼情况等，进行必要的分期活检及冷冻治疗。以下病变均通过组织病理学检查明确诊断，少数眼科医生和病理科医生称其为"原位黑色素瘤"。

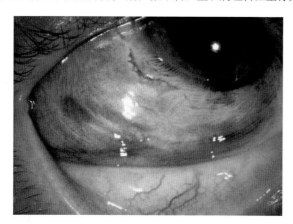

图 19.73　患者女性，48 岁，原发性获得性黑变病，在下方结膜弥漫生长

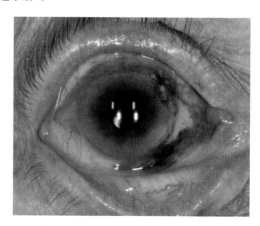

图 19.74　老年男性患者，原发性获得性黑变病，结膜上弥漫生长，角膜缘及角膜轻度受累

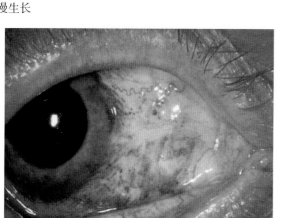

图 19.75　患者男性，63 岁，原发性获得性黑变病，位于鼻侧结膜，角膜受累，范围较小

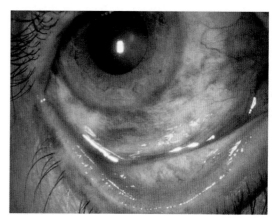

图 19.76　患者女性，66 岁，原发性获得性黑变病，角膜早期受累

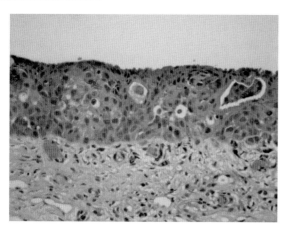

图 19.77　伴有重度异型性的结膜原发性获得性黑变病组织病理学检查，示上皮样细胞替代了大部分厚度的上皮，细胞壁形态各异，细胞核大小和形态各异（HE×250）

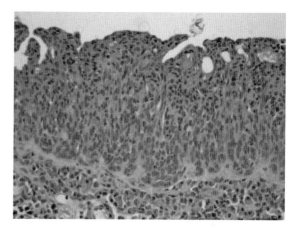

图 19.78　重度无色素原发性获得性黑变病组织病理学检查，示异常细胞替代上皮，缺少色素。该病变特征性临床表现为无色素性的结膜增厚，无色素沉着（HE×250）

● 结膜原发性获得性黑变病：早期黑色素瘤

以下病变经组织病理学检查均明确诊断为黑色素瘤。

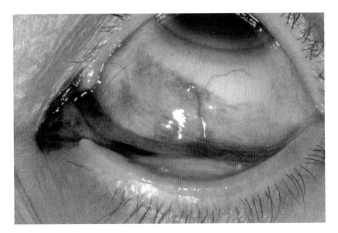

图 19.79　原发性获得性黑变病，在下穹隆部结膜弥漫生长，伴穹隆部、内眦部黑色素瘤

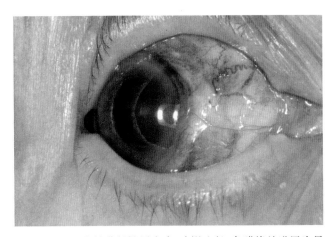

图 19.80　原发性获得性黑变病，弥漫生长，角膜缘处进展为早期浸润黑色素瘤

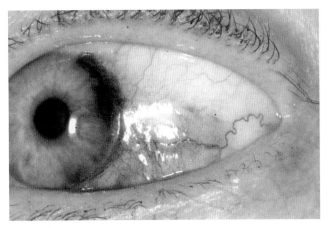

图 19.81　原发性获得性黑变病，弥漫生长，角膜缘处进展为黑色素瘤，病变平坦无隆起，颜色加深

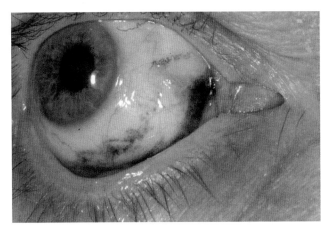

图 19.82　原发性获得性黑变病，在球结膜及穹隆部结膜弥漫生长，内侧球结膜见早期的黑色素瘤

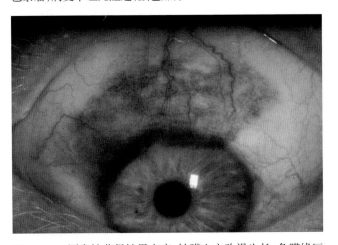

图 19.83　原发性获得性黑变病，结膜上方弥漫生长，角膜缘区域进展为黑色素瘤，病变较平坦，色素沉着更加稠密

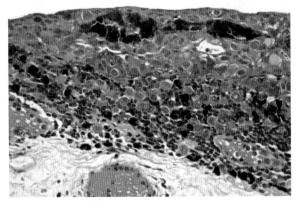

图 19.84　进展为黑色素瘤的原发性获得性黑变病组织病理学检查结果（HE×250）

● 结膜原发性获得性黑变病：显著黑色素瘤

    若 PAM 组织增厚，出现轻度结节，且侵袭角膜，则应高度怀疑早期黑色素瘤，并进行适度的手术切除、活检及冷冻治疗。大多有上述病变的患者在经过组织病理学检查后都确诊为早期恶性黑色素瘤。以下病例全部通过组织病理学检查确诊为侵袭性黑色素瘤。

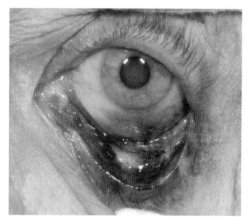

图 19.85　患者老年女性，重度原发性获得性黑变病来源的睑结膜黑色素瘤，注意睑缘的皮肤恶性雀斑样痣

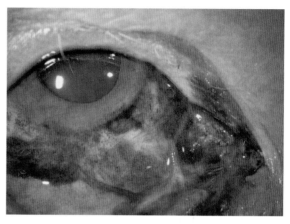

图 19.86　患者女性，80 岁，重度原发性获得性黑变病来源的黑色素瘤，注意病变累及的眼睑皮肤（恶性雀斑样痣）

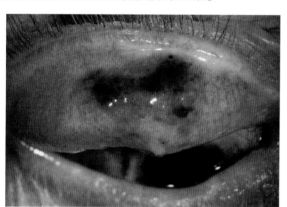

图 19.87　患者男性，73 岁，重度原发性获得性黑变病来源的上睑结膜黑色素瘤。所有 PAM 患者在眼科就诊时，均应翻开眼睑检查（最好翻开检查 2 次）以发现隐匿病变

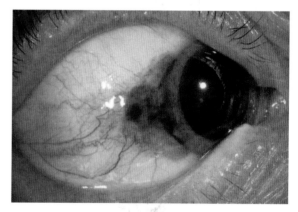

图 19.88　患者女性，73 岁，重度原发性获得性黑变病累及角膜，发展为早期黑色素瘤

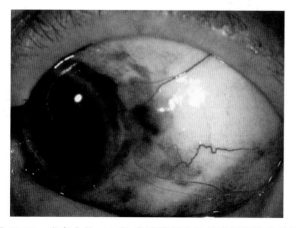

图 19.89　患者女性，80 岁，角膜缘后方的重度原发性获得性黑变病，发展为早期黑色素瘤

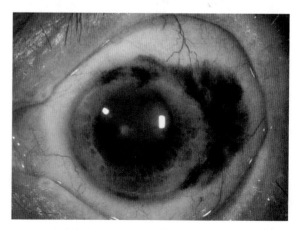

图 19.90　患者男性，81 岁，重度原发性获得性黑变病累及角膜，发展为早期黑色素瘤

结膜恶性黑色素瘤

概述

结膜黑色素瘤是许多研究的热点,我们这里也引用了部分研究成果(1~44)。近年来皮肤黑色素瘤发病率显著增高,结膜黑色素瘤的发病率也同样有升高趋势。监测、流行病学及最终结果(Surveillance, Epidemiology, and End Results, SEER)数据库收录的数据报告示,美国结膜黑色素瘤发病率从 1973 年的 0.27/ 百万到 1999 年的 0.54/ 百万,增高两倍(10)。这 26 年间芬兰收录的数据也提示结膜黑色素瘤发病率呈两倍增加,且大多发生在男性患者(10, 11)。

一项 382 例结膜黑色素瘤的大样本研究中,PAM 恶变者占 74%,原有色素痣恶变者占 7%,原发者占 19%(4)。个别结膜黑色素瘤和蓝痣(42)、着色性干皮病(40)、神经纤维瘤病(44)相关。日光暴露可能为发病因素(10, 11),但是该因素无法解释发生在穹隆部或睑结膜的黑色素瘤(4)。

结膜黑色素瘤常见于浅肤色人群,但是,我们也见到了一些结膜黑色素瘤发生于非洲裔美国籍患者(4)。该病无性别差异,更多见于中老年人。但在 10~20 岁年龄段也发现了结膜黑色素瘤患者。患者若合并着色性干皮病或其他综合征,发病年龄则更小一些。

临床特征

结膜黑色素瘤临床表现各不相同,通常为深色或肉样外观,病变隆起,多位于球结膜近鼻侧或颞侧角膜缘处。有些病例,尤其是 PAM 来源的结膜黑色素瘤,生长弥漫或多发病灶,边界欠清。结膜黑色素瘤可能发生在穹隆部结膜或睑结膜。持续接触睑缘黑色素瘤也可能继发引起结膜黑色素瘤(41)。

结膜黑色素瘤可能无色素沉着,很难与鳞状细胞癌、淋巴瘤及其他无色素性疾病鉴别。奇怪的是,有些无色素性黑色素瘤由深色 PAM 进展形成。我们研究发现若结膜黑色素瘤切除后复发,临床表现常为无色素性。因此,临床中有时会将复发性结膜黑色素瘤和一些无色素性病变(尤其是化脓性肉芽肿)混淆。

结膜黑色素瘤可局部复发,尤其在肿物未完全切除时复发更为多见。肿物可出现淋巴结转移,大多转移到耳前及下颌下淋巴结。某些病例在确诊原发性结膜肿瘤前就已经发生淋巴结转移。血行播散可转移至脑、肝脏、皮肤及骨骼。

AJCC 提出了结膜黑色素瘤的统一分类方法(表 19.2)。

表 19.2 AJCC 结膜黑色素瘤统一分类方法

临床分期	定　义
原发性肿瘤(T)	
Tx	肿瘤范围无法评估
T0	无肿瘤
T(is)	肿瘤局限于结膜上皮
T1	肿瘤累及球结膜
T1a	范围≤一个象限
T1b	范围 > 一个象限但≤两个象限
T1c	范围 > 两个象限但≤三个象限
T1d	范围 > 三个象限
T2	肿瘤累及穹隆部、睑结膜和 / 或泪阜
T2a	范围≤一个象限,未累及泪阜
T2b	范围≥一个象限,未累及泪阜
T2c	范围≤一个象限,累及泪阜
T2d	范围≥一个象限,累及泪阜
T3	肿瘤局部浸润
T3a	球内浸润
T3b	眼睑浸润
T3c	眶内浸润
T3d	鼻窦浸润
T4	颅内浸润
局部淋巴结转移(N)	
Nx	局部淋巴结无法评估
N0a	活检确定,无局部淋巴结受累
N0b	未活检确定,无局部淋巴结受累
N1	局部淋巴结转移
远处转移(M)	
Mx	远处转移无法评估
M0	无远处转移
M1	有远处转移

鉴别诊断

临床表现类似结膜黑色素瘤的病变有结膜色素痣、PAM、眼部黑色素细胞增多症、种族色素沉着、鳞状细胞癌、睫状体肿瘤眼外扩散以及大多数孤立或弥漫生长的结膜肿物。因本书中其他章节分别对上述病变进行介绍,此处不再赘述其临床特征。另外,其他类似该病的非肿瘤疾病包括结膜异物、血肿、上皮包裹性囊肿、银质沉着症及其他在第 24 章列举的疾病。临床医生在怀疑黑色素瘤诊断时应注意和这些疾病进行鉴别。

组织病理

结膜黑色素瘤由色素沉着程度不同的恶性黑色素细胞组成。细胞可见相对低级梭形细胞到间变性上皮样细胞变异(31~36)。肿瘤首先累及上皮基底层,并缓慢浸润到基质层,进而进入结膜淋巴管。显微镜下可能见到 PAM 或原发色素痣病灶。

免疫表型研究表明结膜黑色素瘤高水平表达 S-100 蛋白,酪氨酸酶,黑色素-A,HMB-45 和 HMB-50 复合体及小眼球调动因子,提示上述指标可作为该病诊断性标志物(34,35)。然而,大多数病例都是通过定期组织病理学检查明确诊断,这一技术并不常用。

最近结膜黑色素瘤的基因学研究发现了 BRAF 基因突变,这一突变见于皮肤黑色素瘤,未曾发现于葡萄膜黑色素瘤(37,38)。另外,Koopmans 等人发现端粒酶逆转录酶(TERT)突变见于 41% 的结膜黑色素瘤患者,和 8% 伴有异型性的结膜 PAM 患者,未见于无异型性的 PAM 及结膜色素痣患者(39)。这一发现提示 TERT 启动子突变可能与结膜黑色素瘤发展相关。

治疗方法

不同临床表现的结膜黑色素瘤采用不同的治疗方法。对于典型的角膜缘病变,首先行乙醇角膜上皮去除术,其次行大范围部分板层巩膜结膜切除术,二次冻融疗法及一期结膜缝合术(23~26)(内容见于第 25 章)。病变较大扩散到穹隆部时则需要切除更大范围组织,一期缝合结膜,或行对侧眼结膜移植、口腔黏膜移植、羊膜移植术(26,27)。扩散到球内的病变需进行改良的眼球内容物摘除术,扩散到眶内的病变需进行眶内容物摘除术(30)。结膜黑色素瘤浸润眶内后是否行眶内容物摘除术目前仍存在争议。然而,肿瘤侵袭深部眶内软组织是符合眶内容物摘除术指征的。因侵袭性结膜黑色素瘤通常不累及眼睑前层,可行保留眼睑的眶内容物摘除术(30)。

结膜黑色素瘤放疗有远程放射治疗和近程放射治疗(28)。我们发现应用构象异构体敷贴进行无防护敷贴放疗可用于整个球结膜、穹隆结膜及睑结膜黑色素瘤,可以起到预防肿瘤复发的作用。

结膜黑色素瘤可局部复发或转移到附近淋巴结、脑及其他器官。早期完整切除肿瘤,联合上述辅助治疗技术,可提高治愈率。复发肿瘤预后较差(4,6)。在初诊及复诊随访时,一定要检查结膜穹隆及泪点,触诊眶缘骨质,因眶前部肿物复发多见于上述位置。患者每次复查都要进行肿大淋巴结触诊,并定期进行全身查体,确定肝脏、脑及其他器官有无发生远处转移。

关于结膜黑色素瘤是否需要进行预防性淋巴结切除术目前仍存在争议(18~21,29)。为避免大范围淋巴结切除,术前可行淋巴闪烁造影以确认前哨淋巴结情况并选择性切除部分淋巴结进行组织病理学检查。关于前哨淋巴结活检技术的应用价值,目前还没有充分的数据进行评价。

预后

结膜黑色素瘤患者整体死亡率约为 25%(4)。部分研究报道了临床和组织病理学因素可用于预测肿物的复发、转移及死亡率(3~8,36)。在 10 年随访中,我们发现色素痣来源的结膜黑色素瘤转移发生率为 26%,PAM 来源的结膜黑色素瘤转移发生率为 25%(4),而原发结膜黑色素瘤转移发生率为 49%。根据 AJCC 结膜黑色素瘤统一分类方法,10 年转移发生率在 I 期为 3%,II 期为 0,III 期为 54%,IV 期为 100%(5)。

Selected References

Reviews

1. Shields CL, Demirci H, Karatza E, et al. Clinical survey of 1643 melanocytic and nonmelanocytic tumors of the conjunctiva. *Ophthalmology* 2004;111:1747–1754.
2. Shields CL, Shields JA. Tumors of the conjunctiva and cornea. *Surv Ophthalmol* 2004;49:3–24.
3. Seregard S. Conjunctival melanoma. *Surv Ophthalmol* 1998;42:321–350.
4. Shields CL, Markowitz JS, Belinsky I, et al. Conjunctival melanoma. Outcomes based on tumor origin in 382 consecutive cases. *Ophthalmology* 2011;118:389–395.
5. Shields CL, Kaliki S, Al-Daamash S, et al. American Joint Committee on Cancer (AJCC) Clinical Classification Predicts Conjunctival Melanoma Outcomes. *Ophthalm Plast Reconstr Surg* 2012;5:313–323.
6. Shields CL, Shields JA, Gunduz K, et al. Conjunctival melanoma: risk factors for recurrence, exenteration, metastasis and death in 150 consecutive patients. *Arch Ophthalmol* 2000;118:1497–1507.
7. De Potter P, Shields CL, Shields JA, et al. Clinical predictive factors for development of recurrence and metastasis in conjunctival melanoma: a review of 68 cases. *Br J Ophthalmol* 1993;77:624–630.

8. Liesegang TJ, Campbell RJ. Mayo Clinic experience with conjunctival melanomas. *Arch Ophthalmol* 1980;98:1385–1389.
9. Inskip PD, Devesa SS, Fraumeni JF Jr. Trends in the incidence of ocular melanoma in the United States, 1974–1998. *Cancer Causes Control* 2003;14:251–257.
10. Yu GP, Hu DN, McCormick S, et al. Conjunctival melanoma: Is it increasing in the United States? *Am J Ophthalmol* 2003;135:800–806.
11. Tuomaala S, Kivela T. Conjunctivla melanoma: Is it increasing in the United States? *Am J Ophthalmol* 2003;136:1189–1190.
12. Damato B, Coupland SE. Conjunctival melanoma and melanosis: a reappraisal of terminology, classification and staging. *Clin Experiment Ophthalmol* 2008;36(8):786–795.
13. Shields JA, Shields CL, Eagle RC Jr, et al. Primary acquired melanosis of the conjunctiva. Experience with 311 eyes. The 2006 Zimmerman Lecture. *Ophthalmology* 2008;115(3):511–519.
14. Shields CL, Fasiudden A, Mashayekhi A, et al. Conjunctival nevi: clinical features and natural course in 410 consecutive patients. *Arch Ophthalmol* 2004;122:167–175.
15. Shields CL, Regillo AC, Mellen PL, et al. Giant conjunctival nevus: clinical features and natural course in 32 cases. *JAMA Ophthalmol* 2013;131(7):857–863.
16. Rodriguez-Sains RS. Pigmented conjunctival neoplasms. *Orbit* 2002;21:231–238.

Imaging

17. Bianciotto C, Shields CL, Guzman JM, et al. Assessment of anterior segment tumors with ultrasound biomicroscopy versus anterior segment optical coherence tomography in 200 cases. *Ophthalmology* 2011;118(7):1297–1302.
18. Amato M, Esmaeli B, Ahmadi MA, et al. Feasibility of preoperative lymphoscintigraphy for identification of sentinel lymph nodes in patients with conjunctival and periocular skin malignancies. *Ophthal Plast Reconstr Surg* 2003;19:102–106.
19. Esmaeli B, Eicher S, Popp J, et al. Sentinel lymph node biopsy for conjunctival melanoma. *Ophthal Plast Reconstr Surg* 2001;17:436–442.
20. Esmaeli B. Sentinel node biopsy as a tool for accurate staging of eyelid and conjunctival malignancies. *Curr Opin Ophthalmol* 2002;13:317–323.
21. Wilson MW, Fleming JC, Fleming RM, et al. Sentinel node biopsy for orbital and ocular adnexal tumors. *Ophthal Plast Reconstr Surg* 2001;17:338–344.

Management

22. Jakobiec FA, Rini FJ, Fraunfelder FT, et al. Cryotherapy for conjunctival primary acquired melanosis and malignant melanoma. Experience with 62 cases. *Ophthalmology* 1988;95:1058–1070.
23. Shields JA, Shields CL, Augsberger JJ. Current options in the management of conjunctival melanomas. *Orbit* 1986;6:25–30.
24. Shields JA, Shields CL, De Potter P. Surgical approach to conjunctival tumors. The 1994 Lynn B. McMahan Lecture. *Arch Ophthalmol* 1997;115:808–815.
25. Shields JA, Shields CL, De Potter P. Surgical management of circumscribed conjunctival melanomas. *Ophthalmic Plast Reconstr Surg* 1998;14:208–215.
26. Shields CL, Shields JA, Armstrong T. Management of conjunctival and corneal melanoma with surgical excision, amniotic membrane allograft, and topical chemotherapy. *Am J Ophthalmol* 2001;132:576–578.
27. Paridaens D, Beekhuis H, van Den Bosch W, et al. Amniotic membrane transplantation in the management of conjunctival malignant melanoma and primary acquired melanosis with atypia. *Br J Ophthalmol* 2001;85:658–661.
28. Cohen VM, Papastefanou VP, Liu S, et al. The use of strontium-90 Beta radiotherapy as adjuvant treatment for conjunctival melanoma. *J Oncol* 2013;2013:349162.
29. Cohen VM, Tsimpida M, Hungerford JL, et al. Prospective study of sentinel lymph node biopsy for conjunctival melanoma. *Br J Ophthalmol* 2013;97(12):1525–1529.
30. Shields JA, Shields CL, Demirci H, et al. Experience with eyelid-sparing orbital exenteration: the 2000 Tullos O. Coston Lecture. *Ophthal Plast Reconstr Surg* 2001;17:355–361.

Histopathology/Genetics

31. Folberg R, McLean IW, Zimmerman LE. Malignant melanoma of the conjunctiva. *Hum Pathol* 1985;16:136–143.
32. Folberg R, McLean IW. Primary acquired melanosis and melanoma of the conjunctiva; terminology, classification, and biologic behavior. *Hum Pathol* 1986;17:652–654.
33. Jakobiec FA, Folberg R, Iwamoto T. Clinicopathologic characteristics of premalignant and malignant melanocytic lesions of the conjunctiva. *Ophthalmology* 1989;96:147–166.
34. Sharara NA, Alexander RA, Luthert PJ, et al. Differential immunoreactivity of melanocytic lesions of the conjunctiva. *Histopathology* 2001;39:426–431.
35. Iwamoto S, Burrows RC, Grossniklaus HE, et al. Immunophenotype of conjunctival melanomas: comparisons with uveal and cutaneous melanomas. *Arch Ophthalmol* 2002;120:1625–1629.
36. Anastassiou G, Heiligenhaus A, Bechrakis N, et al. Prognostic value of clinical and histopathological parameters in conjunctival melanomas: a retrospective study. *Br J Ophthalmol* 2002;86:163–167.
37. Gear H, Williams H, Kemp EG, et al. BRAF mutations in conjunctival melanoma. *Invest Ophthalmol Vis Sci* 2004;45:2484–2488.
38. Spendlove HE, Damato BE, Humphreys J, et al. BRAF mutations are detectable in conjunctival but not uveal melanomas. *Melanoma Res* 2004;14:449–452.
39. Koopmans AE, Ober K, Dubbink HJ, et al. Prevalence and implications of TERT promoter mutation in uveal and conjunctival melanoma and in benign and premalignant conjunctival melanocytic lesions. *Invest Ophthalmol Vis Sci* 2014;55:6024–6030.

Case Reports

40. Mehta C, Gupta CN, Krishnaswamy M. Malignant melanoma of conjunctiva with xeroderma pigmentosa. *Indian J Ophthalmol* 1996;44:165–166.
41. Giblin ME, Shields CL, Shields JA, et al. Primary eyelid malignant melanoma associated with primary conjunctival malignant melanoma. *Aust N Z J Ophthalmol* 1988;16:127–131.
42. Demirci H, Shields CL, Shields JA, et al. Malignant melanoma arising from unusual conjunctival blue nevus. *Arch Ophthalmol* 2000;118:1581–1584.
43. Shields JA, Shields CL, Luminais S, et al. Differentiation of pigmented conjunctival squamous cell carcinoma from melanoma. *Ophthalmic Surg Lasers Imaging* 2003;34:406–408.
44. To KW, Rabinowitz SM, Friedman AH, et al. Neurofibromatosis and neural crest neoplasms: primary acquired melanosis and malignant melanoma of the conjunctiva. *Surv Ophthalmol* 1989;33:373–379.

● 结膜黑色素瘤：原发性获得性黑变病来源的结膜黑色素瘤

　　PAM 来源的结膜黑色素瘤表现多样，可位于球结膜或睑结膜，可能为色素性，也可能为无色素性。部分病例肿瘤隐匿于上睑，所以 PAM 患者均需翻开上睑进行检查。

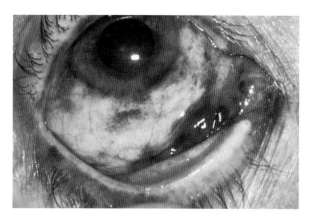

图 19.91　患者女性，69 岁，弥漫原发性获得性黑变病来源的下穹隆结膜黑色素瘤

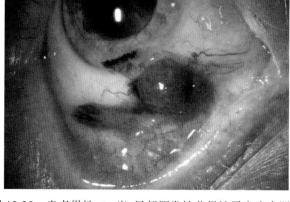

图 19.92　患者男性，81 岁，局部原发性获得性黑变病来源的下穹隆结节性黑色素瘤

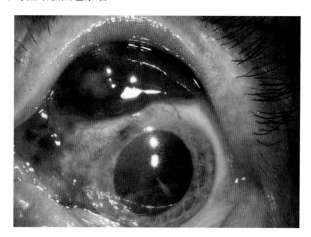

图 19.93　患者女性，74 岁，上穹隆弥漫分布的色素性黑色素瘤，为原发性获得性黑变病来源

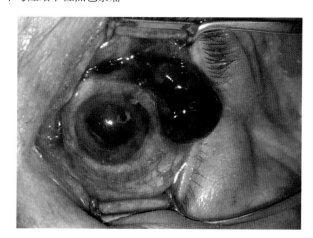

图 19.94　患者女性，80 岁，上穹隆带蒂色素性黑色素瘤，为原发性获得性黑变病来源

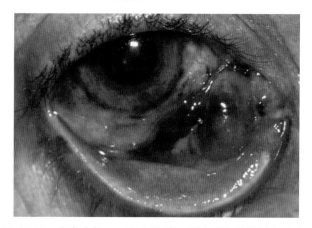

图 19.95　患者女性，70 岁，下穹隆不同色素沉着的黑色素瘤，为原发性获得性黑变病来源

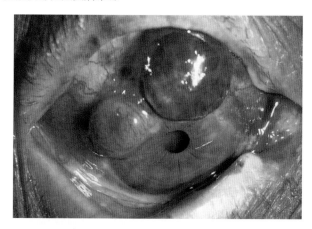

图 19.96　患者女性，82 岁，靠近角膜缘的双叶带蒂黑色素瘤，为原发性获得性黑变病来源，注意其中一叶有微量色素沉着，而另一叶有显著色素沉着

● 结膜黑色素瘤：原发性获得性黑变病来源的结膜黑色素瘤

PAM 来源的黑色素瘤微小、无色素，有时可能扩散到角膜，表现为原发性角膜肿瘤。

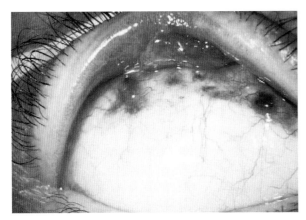

图 19.97　患者女性，55 岁，上穹隆结节性黑色素瘤，为原发性获得性黑变病来源。隐匿于上穹隆的病变非常容易漏诊，这提示我们在检查时一定要翻开眼睑检查上穹隆

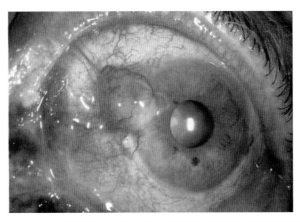

图 19.98　患者男性，86 岁，无色素性黑色素瘤，为原发性获得性黑变病来源。注意近内眦部结膜有色素沉着，但是大多数结膜原发性获得性黑变病没有明显的色素沉着

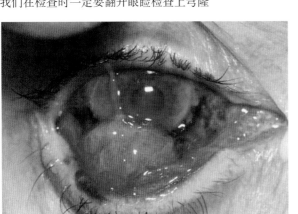

图 19.99　患者女性，61 岁，无色素性黑色素瘤，为色素性原发性获得性黑变病来源

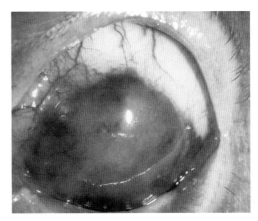

图 19.100　患者女性，79 岁，侵袭性黑色素瘤遮盖角膜，球结膜上原发性获得性黑变病弥漫生长。患者拒绝治疗

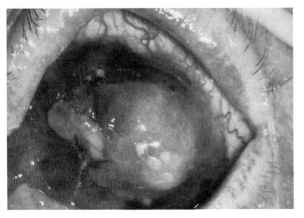

图 19.101　图 19.100 病变 2 年后的外观像。角膜上的色素沉着弥漫生长为黑色素瘤，完全遮盖角膜。患者因严重的心血管疾病仍然拒绝治疗

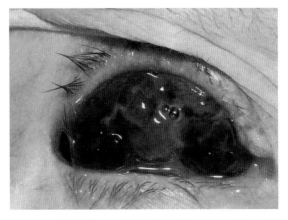

图 19.102　患者女性，87 岁，未及时就诊治疗，原发性获得性黑变病来源的黑色素瘤大量弥漫生长充满整个睑裂

● 非白种人的结膜黑色素瘤

原发性获得性黑变病和结膜黑色素瘤主要出现在浅色人种,极少出现在亚洲裔美国籍患者。

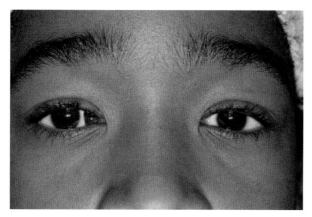

图 19.103　青少年患者,非洲裔美国籍,鼻侧结膜可见结膜黑色素瘤

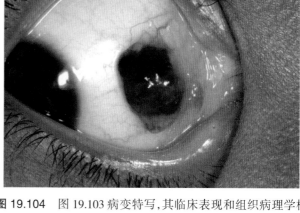

图 19.104　图 19.103 病变特写,其临床表现和组织病理学检查示病变为原发性结膜黑色素瘤,不是由肤色相关结膜黑变病、原发性获得性黑变病或色素痣发展而来

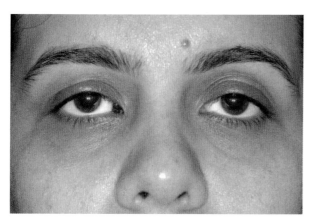

图 19.105　患者中年女性,亚洲印度籍,患者右眼泪阜及内侧结膜黑色素瘤

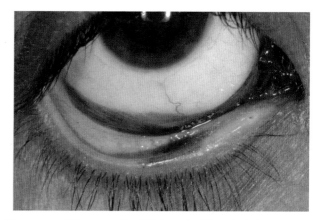

图 19.106　图 19.105 病变特写,下睑黑色素瘤弥漫生长,由原发性获得性黑变病发展而来可能性大

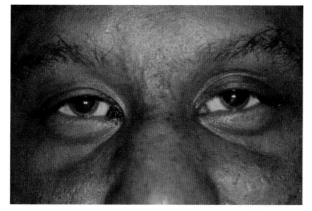

图 19.107　患者男性,48 岁,非洲裔,正面观,右眼内眦部可见色素性肿物

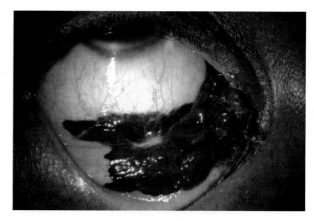

图 19.108　图 19.107 病变特写,充分暴露泪阜、睑结膜及穹隆部结膜的弥漫深色黑色素瘤。组织病理学检查示病变为低分化的侵袭性黑色素瘤

● 结膜黑色素瘤：原发肿瘤

　　病变临床表现多样,对于病变是否为原发性黑色素瘤、原发性获得性黑变病或者原有的色素痣发展而来,很难通过临床表现及组织病理学检查判断。

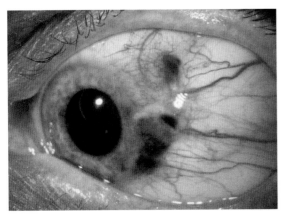

图 19.109　患者男性,45 岁,颞侧角膜缘附近见不规则黑色素瘤

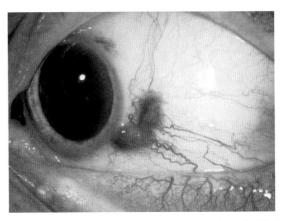

图 19.110　患者男性,50 岁,颞侧角膜缘附近小双叶黑色素瘤

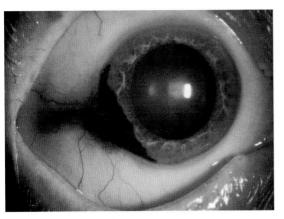

图 19.111　患者男性,78 岁,自外眦向角膜方向生长、特殊形态的黑色素瘤

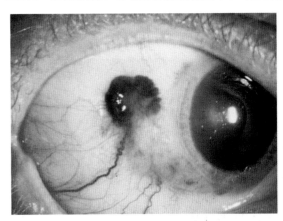

图 19.112　患者男性,71 岁,角膜缘颞侧不同色素的黑色素瘤。注意肿物上方色素沉着部分有一支较大的滋养血管,而肿物下方无色素部分滋养血管不明显

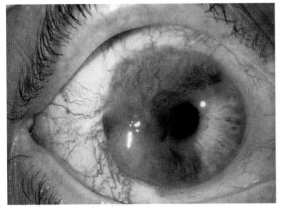

图 19.113　患者女性,74 岁,黑色素瘤累及角膜,累及小部分结膜

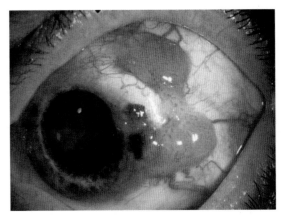

图 19.114　患者男性,60 岁,不规则双叶无色素性黑色素瘤,近角膜缘见少量色素沉着。该病变为患者于外院行结膜色素病变切除术后复发所致

● 结膜黑色素瘤：色素痣来源的结膜黑色素瘤和原发性结膜黑色素瘤

　　尽管临床上大多数为原发性获得性黑变病来源的结膜黑色素瘤，许多病变均表现为局限病灶，与 PAM 无关。若患者没有既往色素痣病史，就很难判断病变是原发肿瘤，还是由未发现的色素痣发展而来。

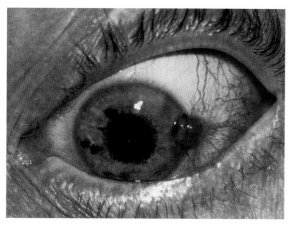

图 19.115　患者女性，51 岁，角膜缘处局限黑色素瘤，由原有的结膜色素痣发展而来。患者自诉多年前曾于同一位置发现色素痣，既往照片可提供证明

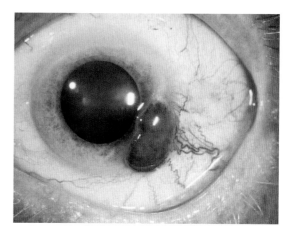

图 19.116　患者男性，67 岁，角膜缘处椭圆形黑色素瘤，患者既往无色素痣病史

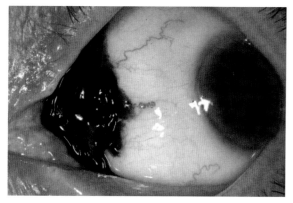

图 19.117　深色黑色素瘤弥漫生长，累及颞侧结膜，大多位于半月皱襞

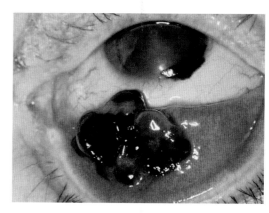

图 19.118　下穹隆部结膜的不规则结节性黑色素瘤（Don Nicholson，MD 供图）

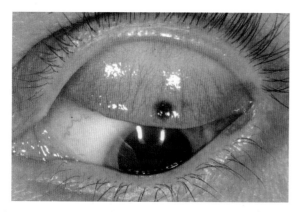

图 19.119　左眼上睑结膜的局限小黑色素瘤。经组织病理学检查确诊为黑色素瘤

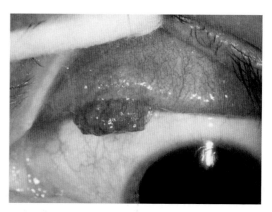

图 19.120　患者男性，31 岁，翻开眼睑后见到上睑板上缘有黑色素瘤。其临床症状是上睑皮下结节。这种患者需翻开眼睑检查上穹隆

● 结膜黑色素瘤：无色素肿瘤

　　部分结膜黑色素瘤可孤立存在，表现为无色素性肿瘤，且没有原发性获得性黑变病的临床特征。这种病变可能由无色素性原发性获得性黑变病发展而来。局部切除术后复发的色素性黑色素瘤常表现为无色素性，可与化脓性肉芽肿相混淆。

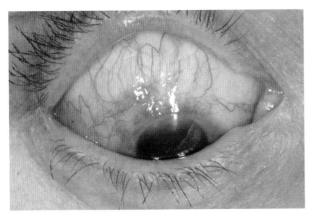

图 19.121　患者女性，65 岁，近上角膜缘处无色素性黑色素瘤，弥漫分布，生长缓慢。临床诊断为色素痣，而组织病理学诊断为黑色素瘤

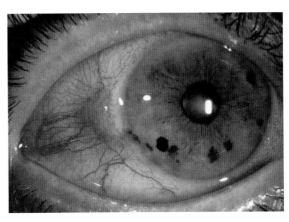

图 19.122　近颞侧角膜缘处局限无色素性结膜黑色素瘤

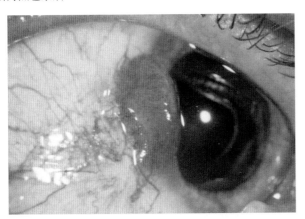

图 19.123　患者男性，51 岁，鼻侧角膜缘见椭圆形无色素性黑色素瘤

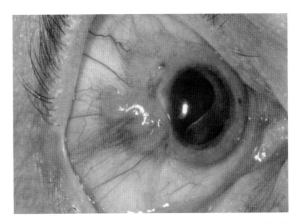

图 19.124　右眼颞侧结膜黑色素瘤，弥漫分布，形态不规则

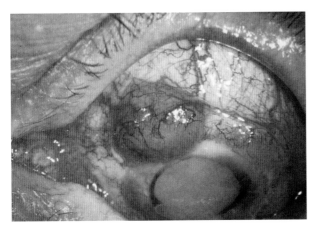

图 19.125　患者女性，70 岁，近上方角膜缘处复发性无色素性黑色素瘤。同一位置曾行色素性黑色素瘤切除术

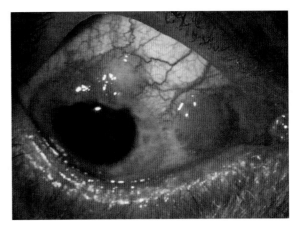

图 19.126　患者女性，70 岁，近上方角膜缘处弥漫复发性无色素性黑色素瘤。同一位置曾行色素性黑色素瘤切除术

结膜黑色素瘤：乙醇角膜上皮去除术、手术切除和冷冻疗法的治疗效果

部分板层巩膜角膜结膜切除术和冷冻疗法可去除大部分肿物。精心设计的手术方案可治愈大多数局限病变，而原发性获得性黑变病来源的结膜黑色素瘤复发率较高。

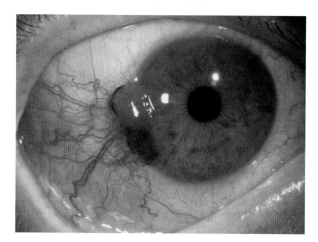

图 19.127　患者男性，60 岁，角膜缘黑色素瘤

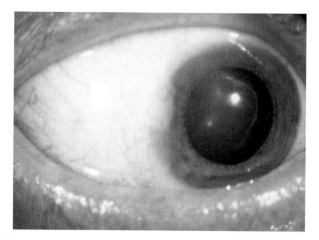

图 19.128　图 19.127 病变手术切除后 2 年复查照片，没有复发迹象

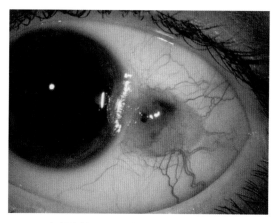

图 19.129　患者女性，45 岁，角膜缘黑色素瘤

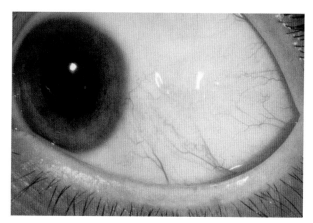

图 19.130　图 19.129 病变手术切除后 13 年复查照片，没有复发迹象

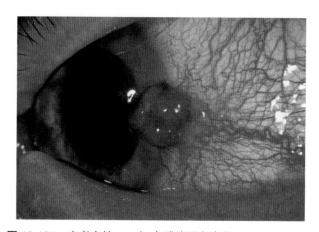

图 19.131　患者女性，57 岁，角膜缘黑色素瘤

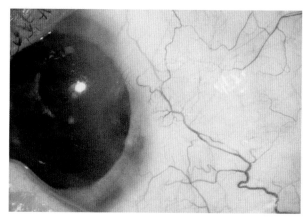

图 19.132　图 19.131 病变手术切除后 2 年复查照片，没有复发迹象

● 结膜黑色素瘤：弥漫生长的肿瘤治疗前后对比

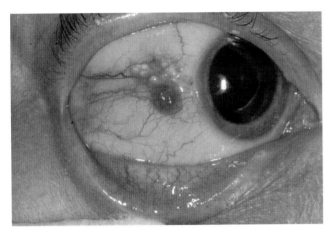

图 19.133　颞侧结膜黑色素瘤，下方为实性病变，上方为囊性痣

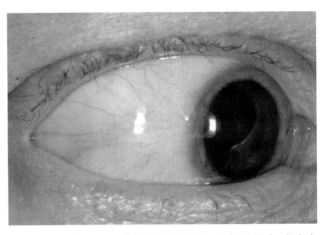

图 19.134　图 19.133 病变手术切除后 1 月复查照片，瘢痕愈合血管化良好，无残余肿瘤

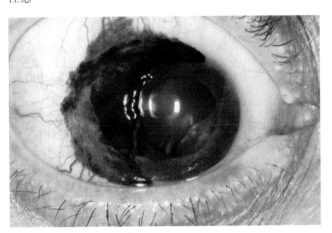

图 19.135　颞侧角膜缘弥漫侵袭性黑色素瘤，侵及角膜

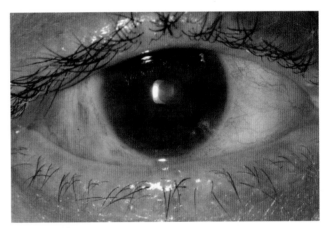

图 19.136　图 19.135 病变手术切除后 1 月复查照片，未发现残余肿瘤，角膜清亮

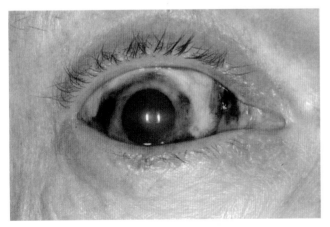

图 19.137　由原发性获得性黑变病来源的多病灶弥漫结膜黑色素瘤

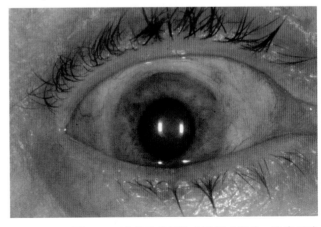

图 19.138　图 19.137 病变手术切除术后复查照片。注意无残余或复发肿瘤，微量色素沉着通过双冻融冷冻疗法进行治疗并控制进展

● 结膜黑色素瘤：肿瘤浸润巩膜的临床病理联系

可疑黑色素瘤且附着于下层组织的角膜缘病变在手术切除时应相应去除表层巩膜组织，否则可能导致黑色素瘤眼球内复发。这一情况提示表层巩膜切除术的重要性。

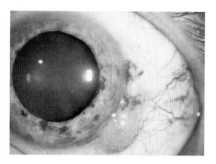

图 19.139　患者女性，66 岁，角膜缘无色素性黑色素瘤术前照片，该病变与轻度原发性获得性黑变病相关

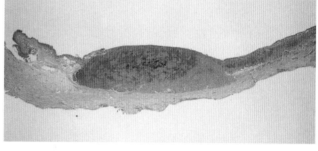

图 19.140　切除肿瘤及基底部巩膜后组织病理学检查显微镜下照片（HE×5）

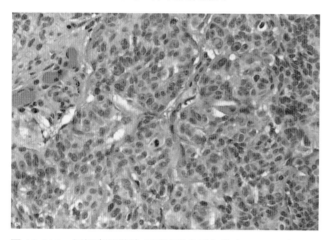

图 19.141　组织病理学检查可见黑色素细胞（HE×100）

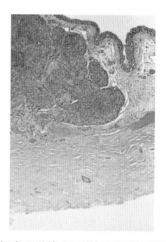

图 19.142　组织病理学检查显微镜下照片可见左侧为肿瘤边缘组织，右侧为正常结膜组织（HE×25）

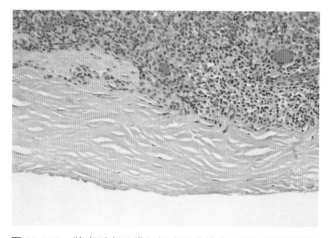

图 19.143　肿瘤下方巩膜组织病理学检查，示肿瘤细胞浸润到巩膜板层（HE×75）

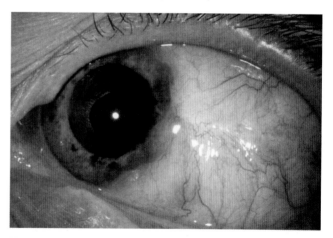

图 19.144　肿瘤切除术后 11 年复查照片。若手术未切除表层巩膜，患者可能会出现眼球内肿瘤复发并继发青光眼。这位老年患者术后 20 年未监测到肿瘤复发

● 结膜黑色素瘤：前哨淋巴结活检定位

为避免大范围切除头颈部淋巴结，术前可进行淋巴闪烁造影来定位并选择性切除前哨淋巴结进行组织病理学检查。但是淋巴结的定位及活检是否有助于疾病诊疗目前尚无充分数据进行判断。

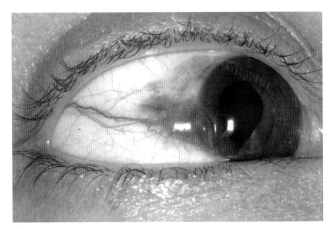

图 19.145　颞侧结膜黑色素瘤，由原发性获得性黑变病发展而来

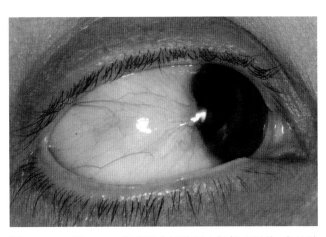

图 19.146　图 19.145 病变手术切除后 1 年复查照片，未见肿物复发。该患者曾行前哨淋巴结活检

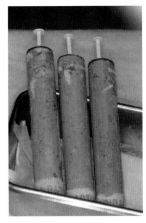

图 19.147　容器内为锝 –99 同位素，用于前哨淋巴结活检注射

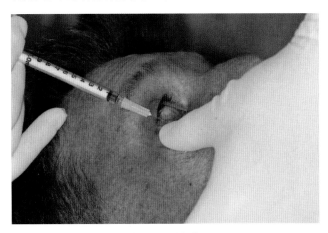

图 19.148　将同位素注射到下方结膜

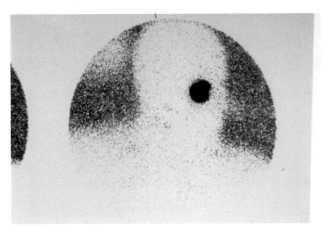

图 19.149　患者注射同位素后进行核医学成像，结膜立即可见染料

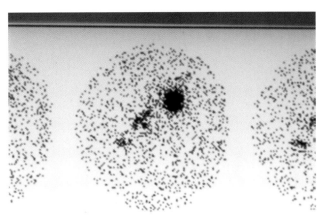

图 19.150　注射同位素后期可见淋巴结链的定位

● 结膜黑色素瘤：晚期复发性肿瘤的敷贴放疗

　　晚期复发性黑色素瘤及结膜鳞状细胞癌患者在眶内容物摘除术后可进行敷贴放疗。该技术常用于残余部分肿瘤难以根治且患眼仍有视力的老年患者。敷贴器根据患者临床表现进行个性化设计。根据肿瘤的分布情况，可设计有隔离防护的敷贴器和无隔离防护的敷贴器。

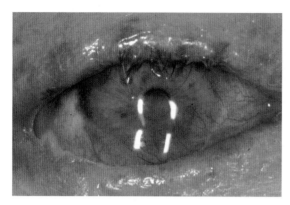

图 19.151　弥漫复发性黑色素瘤，由原发性获得性黑变病发展而来。患者曾行 6 次切除手术，曾采用局部化疗。然而，肿瘤仍有弥漫多病灶复发。这种病例不适合做眶内容物摘除术，符合敷贴放疗的适应证

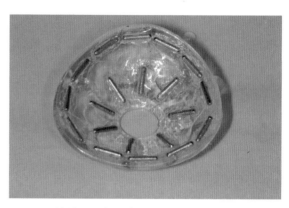

图 19.152　甜甜圈形状的敷贴器，中央有孔露出角膜，内有 I-125 粒子

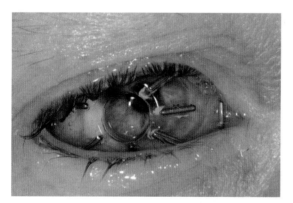

图 19.153　角膜上方甜甜圈形状的敷贴器。敷贴器固定在眼球表面，同时放置保护性金属防护罩

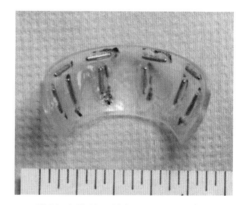

图 19.154　无隔离防护的回旋镖形状 I-125 敷贴器，肿物累及结膜范围不到 1/2 周长时适用

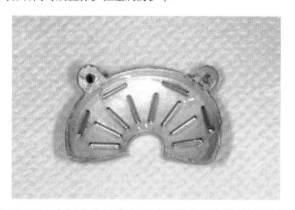

图 19.155　有隔离防护的半甜甜圈形状敷贴器，局部肿物累及结膜范围不到 1/2 周长时适用。缝线穿过上方两个孔，将其固定于巩膜

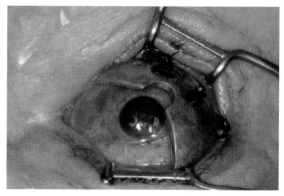

图 19.156　半甜甜圈形状敷贴器置于弥漫复发性结膜黑色素瘤上方

● 结膜黑色素瘤：眶内容物摘除术

以下两位结膜黑色素瘤患者曾于外院行多次手术治疗，肿瘤复发后行眶内容物摘除术。

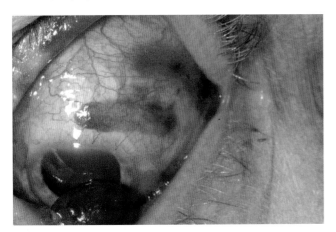

图 19.157　弥漫复发性结膜黑色素瘤，患者曾于外院行多次切除手术

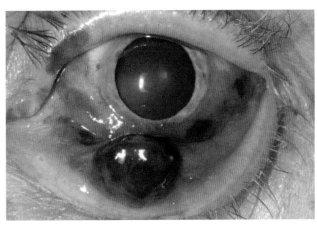

图 19.158　图 19.157 病变照片。注意弥漫多发病灶累及结膜和眼睑，下穹隆结膜见色素性结节性黑色素瘤。患者在进行深入咨询后选择行眶内容物摘除术

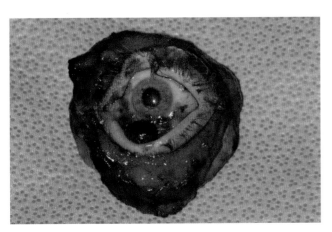

图 19.159　图 19.158 病变行眶内容物摘除术后外观像

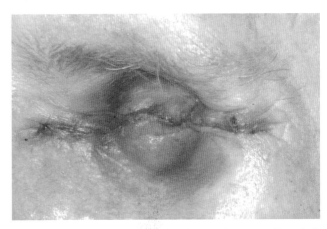

图 19.160　眶内容物摘除术后缝合眼睑，保留眼睑的眶内容物摘除术有助于患者迅速恢复及早期适配假体

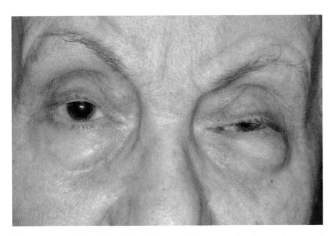

图 19.161　另一位复发性结膜黑色素瘤患者，病变累及颞下方眼眶，表现为眼睑肿物，向眶前部生长

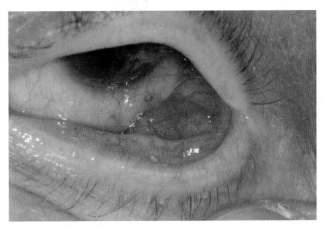

图 19.162　图 19.161 病变，颞下方穹隆部结膜无色素黑色素瘤。瘤体较大，需要行眶内容物摘除术

结膜黑色素瘤:耳前淋巴结转移和脑转移

结膜黑色素瘤有向局部淋巴结、脑及其他器官转移的趋势。肿瘤转移多发生在结膜黑色素瘤初次治疗后数月到数年。然而,有些病例在诊断原发性结膜黑色素瘤前就已经出现了转移。结膜黑色素瘤患者 5 年死亡率约为 25%。

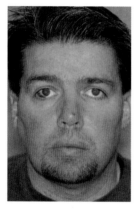

图 19.163 患者男性,40 岁,结膜黑色素瘤,正面观。发现肿瘤 2 年,未治疗。注意患者耳前淋巴结肿大,肿瘤有局部淋巴结转移,我们检查时首次发现这一现象

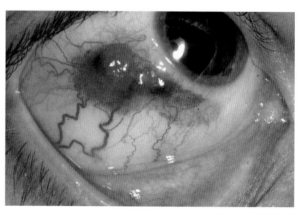

图 19.164 图 19.163 结膜黑色素瘤特写。这是一个罕见病例,在肿瘤治疗前就已经出现了局部淋巴结转移

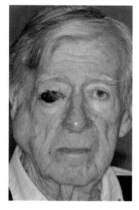

图 19.165 患者男性,85 岁,右眼结膜黑色素瘤转移致耳前淋巴结增大。注意耳前皮下的巨大肿物

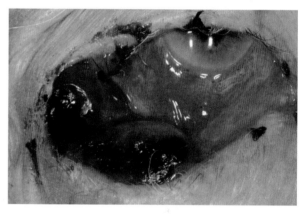

图 19.166 图 19.165 广泛结膜黑色素瘤特写。患者曾因复发性结膜黑色素瘤行数次切除手术

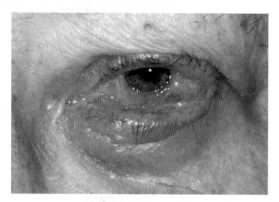

图 19.167 患者女性,80 岁,弥漫无色素性复发性结膜黑色素瘤。患者 3 年前曾于外院行角膜缘色素性小黑色素瘤切除手术。眼眶 CT 提示前眶部有弥漫黑色素瘤围绕眼球。患者已行眶内容物摘除术

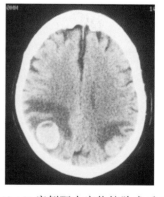

图 19.168 图 19.167 病例眶内容物摘除术后 1 年复查,颅脑 CT 显示颅内转移

(张 丽 李冬梅 译)

第 20 章

结膜血管性肿瘤及相关病变

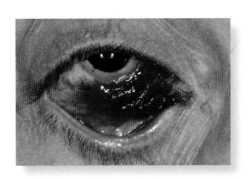

概述

结膜组织可发生一些临床需重视的血管性肿瘤及相关病变,如化脓性肉芽肿、淋巴管瘤、静脉曲张、毛细血管瘤、海绵状血管瘤、卡波西肉瘤(Kaposi sarcoma,KS)等。在作者报道的 1643 例结膜肿瘤病例中,其中有 63 例为血管性病变,所占比例为 4%(1)。

化脓性肉芽肿为常见结膜病变(1~18)。在 1643 例结膜肿瘤中,有 11 例化脓性肉芽肿,占 63 例结膜血管肿瘤的 18%,占 1643 例全部结膜肿瘤比例 <1%(1)。

化脓性肉芽肿的分类和专业术语至今尚无定论,致使临床上仍混淆不清。一些病理学家倾向于将该病归为“化脓性肉芽肿型”中一类生长旺盛的肉芽组织病变,此命名由病理学家 Ralph C. Eagle,Jr.,MD 提出,且用于他们之间的学术沟通。其他学者更倾向称之为“获得性毛细血管瘤,化脓性肉芽肿型”(5,6)。一些皮肤病学专家倾向称此为“获得性分叶状毛细血管瘤”,但也不适合命名所有结膜相关病变。尽管这是一个误称,在没有找到更准确的命名且达成专家共识之前,我们将继续使用“化脓性肉芽肿”这一名

称。实际上,这是一种由于病变组织受到炎症或创伤(手术或非手术性)等因素而导致的血管纤维化增生性反应(肉芽组织)。最常见于创伤伤口周围,也见于睑板腺囊肿切除术、翼状胬肉切除术、斜视矫正手术或者眼球摘除术后缝线位点附近。并且证实其可发生于眼球摘除术后真皮脂肪移植位点周围(11)。在没有手术史的情况下,肉芽肿也可以作为睑板腺囊肿的原发灶。该病还可发生于长期配戴角膜接触镜患者,推测是由于长期慢性炎症或者“丢失”的镜片残留组织刺激所致(10)。但是以肉芽肿作为绝对原发病灶,或者无任何致病因素下发生肉芽肿性病变十分少见。

化脓性肉芽肿通常局限于结膜,但也可发生于角膜组织(7,12)。14 例角膜化脓性肉芽肿报告显示,肉芽组织均在一种原发疾病或者诱发因素基础上发生。诱发因素包括无痛性角膜溃疡、干眼症、沙眼、倒睫、碱烧伤、多种局部药物使用、眶前辐射损伤,以及眼瘢痕性类天疱疮等。肉芽肿的发生通常是基于上述疾病情况下的一种持续性的角膜上皮损伤(7)。此外,肉芽肿也可发生在眼睑成形术后(13)、角膜移植术后(12),及抗 VEGF 药物注射术后的手术部位(18)。

结膜化脓性肉芽肿

临床特征

临床上,化脓性肉芽肿通常表现为急性起病并且逐渐发展,最后出现外观上的损害。病灶临床表现多样。通常表现为隆起的粉红色肉质肿物,肿物一般可以从邻近结膜获得丰富的血液供应。肉芽肿的形状可以千差万别,从圆形到卵圆形,有的波及面积广泛,甚至可以呈蘑菇状隆起。如果使用棉签可以将化脓性肉芽肿边缘抬起,则表明病变底部可能与血管和结缔组织蒂相连。

组织病理

显微镜下观察,化脓性肉芽肿的肉芽组织中含有淋巴细胞、浆细胞、弥散分布的中性粒细胞及大量微小毛细血管。所以如前所述,"化脓性肉芽肿"这一名称并不准确,因为病变组织既无化脓性表现,也非单纯肉芽肿性改变。

治疗方法

化脓性肉芽肿少数情况下对局部皮质激素类药物治疗有效,但多数情况下最终都需要行手术切除病灶。临床研究发现,小范围手术切除联合烧灼及冰冻疗法通常有效,但复发率较高。对于罕见的复发性及进行性生长的化脓性肉芽肿,采用放射性粒子近距离低剂量放射治疗有效(8)。

Selected References

Reviews

1. Shields CL, Demirci H, Karatza E, et al. Clinical survey of 1643 melanocytic and nonmelanocytic tumors of the conjunctiva. *Ophthalmology* 2004;111:1747–1754.
2. Shields CL, Shields JA. Tumors of the conjunctiva and cornea. *Surv Ophthalmol* 2004;49:3–24.
3. Shields JA, Mashayekhi A, Kligmen B, et al. Vascular tumors of the conjunctiva in 140 cases. The 2010 Melvin Rubin Lecture. *Ophthalmology* 2011;118:1747–1753.
4. Ferry AP. Pyogenic granulomas of the eye and ocular adnexa: a study of 100 cases. *Trans Am Ophthalmol Soc* 1989;87:327–347.
5. Mills SE, Cooper PH, Fechner RE. Lobular capillary hemangioma, the underlying lesion of pyogenic granuloma: a study of 73 cases from the oral and nasal mucous membranes. *Am J Surg Pathol* 1980;4:471–479.
6. Patrice SJ, Wiss K, Mulliken JB. Pyogenic granuloma (lobular capillary hemangioma): a clinicopathologic study of 178 cases. *Pediatr Dermatol* 1991;8:267–276.
7. Cameron JA, Mahmood MA. Pyogenic granulomas of the cornea. *Ophthalmology* 1995;102:1681–1687.

Management

8. Gunduz K, Shields CL, Shields JA, et al. Plaque radiotherapy for recurrent conjunctival pyogenic granuloma. *Arch Ophthalmol* 1998;116:538–539.

Case Reports

9. Fryer RH, Reinke KR. Pyogenic granuloma: a complication of transconjunctival incisions. *Plast Reconstr Surg* 2000;105:1565–1566.
10. Horton JC, Mathers WD, Zimmerman LE. Pyogenic granuloma of the palpebral conjunctiva associated with contact lens wear. *Cornea* 1990;9:359–361.
11. Liszauer AD, Brownstein S, Codere F. Pyogenic granuloma on a dermis fat graft in acquired anophthalmic orbits. *Am J Ophthalmol* 1987;104:641–644.
12. DePotter P, Tardio DJ, Shields CL, et al. Pyogenic granuloma of the cornea after penetrating keratoplasty. *Cornea* 1992;11:589–591.
13. Soll SM, Lisman RD, Charles NC, et al. Pyogenic granuloma after transconjunctival blepharoplasty: a case report. *Ophthal Plast Reconstr Surg* 1993;9:298–301.
14. Espinoza GM, Lueder GT. Conjunctival pyogenic granuloma after strabismus surgery. *Ophthalmology* 2005;112:1283–1286.
15. Akova YA, Demirhan B, Cakmakci S, et al. Pyogenic granuloma: a rare complication of silicone punctal plugs. *Ophthalmic Surg Lasers* 1999;30:584–585.
16. Murphy BA, Dawood GS, Margo CE. Acquired capillary hemangioma of the eyelid in an adult. *Am J Ophthalmol* 1997;124:403–404.
17. D'Hermies F, Meyer A, Morel X, et al. Conjunctival pyogenic granuloma in a patient with chalazions. *J Fr Ophthalmol* 2003;26:1085–1088.
18. Jung JJ, Della Torre KE, Fell MR. Presumed pyogenic granuloma associated with intravitreal antivascular endothelial growth factor therapy. *Open Ophthalmol J* 2011;5:59–62.

● 结膜化脓性肉芽肿：原发（特发）型

　　一些情况下，化脓性肉芽肿可以表现为无明显诱因的结膜自发性病变。一些病变可能与睑板腺囊肿无意识情况下过熟破裂相关；其他发病因素还包括亚临床创伤或者其他损害所致。

Ferry AP. Pyogenic granulomas of the eye and ocular adnexa: a study of 100 cases. Trans Am Ophthalmol Soc 1989; 87: 327–347.

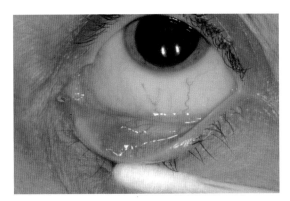

图 20.1　下穹隆小的化脓性肉芽肿

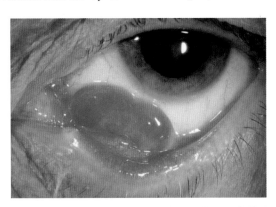

图 20.2　患者女性，66 岁，下睑结膜自发性化脓性肉芽肿。蒂状并与基底部结膜相连

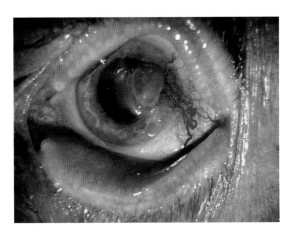

图 20.3　角膜化脓性肉芽肿，病因不明，注意扩张的分支血管

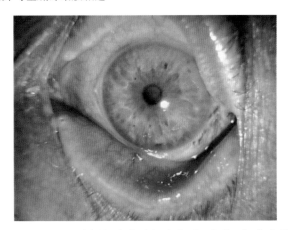

图 20.4　图 20.3 病例行肉芽肿切除术后 1 年像，角膜透明并且分支血管近乎消失

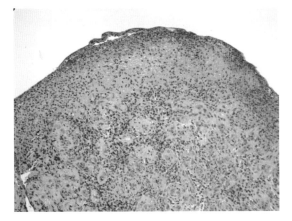

图 20.5　组织病理学检查，示化脓性肉芽肿由炎性细胞和肉芽组织组成（HE × 20）

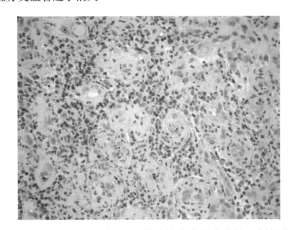

图 20.6　组织病理学检查，示化脓性肉芽肿由急性和慢性炎性细胞组成。推测肉芽肿性炎症为典型的化脓性肉芽肿病理表现（HE × 100）

● 继发性结膜化脓性肉芽肿：放射性粒子疗法

　　多数情况下，化脓性肉芽肿存在明显的诱发因素，例如眼前部手术、创伤或者睑板腺囊肿破裂。可诱发化脓性肉芽肿的相关手术包括：斜视矫正手术、翼状胬肉切除术、视网膜脱离手术、角膜移植术或者眼球摘除术。

　　1. DePotter P, Tardio DJ, Shields CL, et al. Pyogenic granuloma of the cornea after penetrating keratoplasty. Cornea 1992；11：589-591.

　　2. Gunduz K, Shields CL, Shields JA, et al. Plaque radiotherapy for recurrent conjunctival pyogenic granuloma. Arch Ophthalmol 1998；116：538-539.

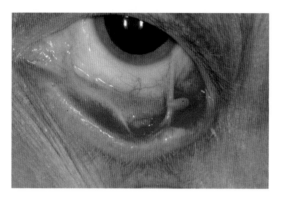

图 20.7　下穹隆原发性获得性结膜黑变病，经部分手术切除和冰冻治疗后，残余病变发生蒂状化脓性肉芽肿

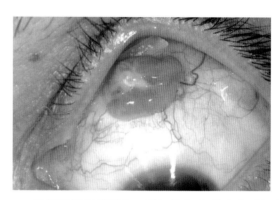

图 20.8　孔源性视网膜脱离巩膜扣带术后，并发化脓性肉芽肿。注意病变部位紧附于硅胶带之前

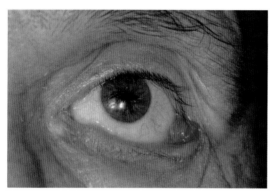

图 20.9　外眦部化脓性肉芽肿，可能为脉络膜黑色素瘤眼摘术后佩戴义眼位置不适，长期刺激产生

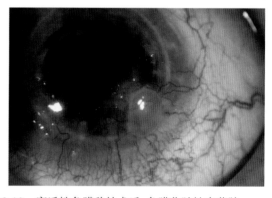

图 20.10　穿透性角膜移植术后，角膜化脓性肉芽肿

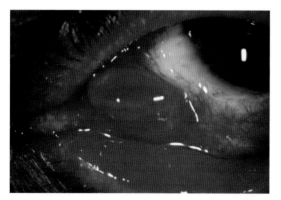

图 20.11　患者男性，65 岁，翼状胬肉切除术后，手术部位边缘并发化脓性肉芽肿。病变复发两次，每次均因皮质类固醇药物治疗失败后再次行手术切除。然后给予剂量为 1000cGy 的放射性粒子治疗

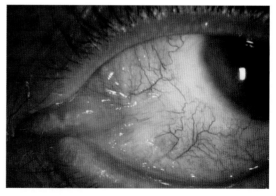

图 20.12　术前像如图 20.11 所示，放射性粒子治疗 1 年后，近距离放射疗法后未复发

结膜淋巴管扩张症和淋巴管瘤

概述

在某些情况下,结膜淋巴管扩张显著,这种情况称为"淋巴管扩张症"。当淋巴血管扩张持续损害并形成一个明显的肿物时,则称为"淋巴管瘤"(1~17)。虽然临床上多数为散发病例,单侧发病,但也可为特纳综合征(Turner syndrome)和Nonne-Milroy-Meige病(Nonne-Milroy-Meige disease)的临床表现之一(13)。在1643例结膜肿瘤病例中,有15例淋巴管瘤,占全部病例的比例<1%,占所有结膜血管病变的24%(1)。

临床特征

当有血液从淋巴管渗出时,称为"出血性淋巴管扩张症"(14)。若淋巴管扩张达到肿瘤体积大小时,称为"淋巴管瘤"。结膜淋巴管瘤可以表现为孤立性结膜病变,也可以为多发性病灶。多数情况下,结膜淋巴管瘤为眶内深部淋巴管瘤向浅表扩散漫延部分。淋巴管瘤内部淋巴管道多含有透明液体(淋巴液),所以可表现为多腔隙的囊样病变。以致于淋巴管瘤与结膜囊性复合痣临床表现十分相似(7)。一般在发病前十年内,病变内已经发生血液渗出并流入到囊样腔隙内,外观表现为多发性的红蓝色肿物,其内含有大小不一、清晰、扩张的血管通道(13~17)。当血液充满大部分囊腔时,会逐渐变为棕色,此时将病变形象的称为"巧克力样囊肿"。这一阶段的淋巴管瘤与海绵状血管瘤极为相似。

组织病理

组织病理学上,淋巴管瘤是一个无包膜的,不规则肿物,由大量的囊样管腔组成,腔内含有透明液体和血液,或者两种成分的混浊液(4)。已经衰退的内皮细胞支撑并维持着扩张的管腔。淋巴管之间由疏松结缔组织分隔,其内含有聚集的小淋巴细胞或者完整的淋巴滤泡。与海绵状血管瘤相比,淋巴血管瘤内缺少或仅含少量平滑肌组织。

治疗方法

淋巴管瘤的治疗非常困难,采用手术切除或者放射疗法均不能完全根除病灶。肿瘤切除术中建议使用二氧化碳激光器作为预防出血的辅助仪器(10)。但是术中对于肿瘤切除和烧灼的作用并不显著。曾采用锶-90β射线敷帖器分次放射治疗切除不彻底的结膜淋巴管瘤,但目前临床较少应用(12)。现在临床上对于不能完全切除的出血性淋巴管瘤,可采用吸引术或组织溶胶注入疗法,这些方法可提供暂时性的缓解或者永久性的治愈。大范围的淋巴管瘤可以采用经皮引流和硬化疗法,分别使血管性肿瘤萎缩或硬化(9)。

Selected References

Reviews

1. Shields CL, Demirci H, Karatza E, et al. Clinical survey of 1643 melanocytic and nonmelanocytic tumors of the conjunctiva. *Ophthalmology* 2004;111:1747–1754.
2. Shields CL, Shields JA. Tumors of the conjunctiva and cornea. *Surv Ophthalmol* 2004;49:3–24.
3. Shields JA, Mashayekhi A, Kligman B, et al. Vascular tumors of the conjunctiva in 140 cases. The 2010 Melvin Rubin Lecture. *Ophthalmology* 2011;118:1747–1753.
4. Jones IS. Lymphangiomas of the ocular adnexa. An analysis of sixty-two cases. *Am J Ophthalmol* 1961;51:481–509.
5. Rootman J, Hay E, Graeb D, et al. Orbital-adnexal lymphangiomas. A spectrum of hemodynamically isolated vascular hamartomas. *Ophthalmology* 1986;93:1558–1570.
6. Welch J, Srinivasan S, Lyall D, et al. Conjunctival lymphangiectasai: a report of 11 cases and review of the literature. *Surv Ophthalmol* 2012;57:136–148.
7. Shields CL, Regillo A, Mellen PL, et al. Giant conjunctival nevus: Clinical features and natural course in 32 cases. *JAMA Ophthalmol* 2013;131:857–863.

Imaging

8. Daya SM, Papdopoulos R. Ocular coherence tomography in lymphangiectasia. *Cornea* 2011;30:1170–1172.

Management

9. Hill RH, Shiels WE, Foster JA, et al. Percutaneous drainage and ablation as first line therapy for macrocystic and microcystic orbital lymphatic malformations. *Ophthal Plast Reconstr Surg* 2012;28:119–125.
10. Jordan DR, Anderson RL. Carbon dioxide (CO2) laser therapy for conjunctival lymphangioma. *Ophthalmic Surg* 1987;18:728–730.
11. Han KE, Choi CY, Seo KY. Removal of lymphangiectasis using high-frequency radio wave electrosurgery. *Cornea* 2013;32:547–549.
12. Behrendt S, Bernsmeier H, Randzio G. Fractionated beta-irradiation of a conjunctival lymphangioma. *Ophthalmologica* 1991;203:161–163.

Case Reports

13. Perry HD, Cossari AJ. Chronic lymphangiectasis in Turner's syndrome. *Br J Ophthalmol* 1986;70:396–399.
14. Jampol LM, Nagpal KC. Hemorrhagic lymphangiectasia of the conjunctiva. *Am J Ophthalmol* 1978;85:4–29.
15. Goble RR, Frangoulis MA. Lymphangioma circumscriptum of the eyelids and conjunctiva. *Br J Ophthalmol* 1990;74:574–575.
16. Quezada AA, Shields CL, Wagner RS, et al. Lymphangioma of the conjunctiva and nasal cavity in a child presenting with diffuse subconjunctival hemorrhage and nosebleeds. *J Ped Ophthalmol Strabism* 2007;44:180–182.
17. Seca M, Borges P, Reimão P, et al. Conjunctival lymphangioma: a case report and brief review of the literature. *Case Rep Ophthalmol Med* 2012;2012:836573.

● 结膜淋巴管扩张症和淋巴管瘤

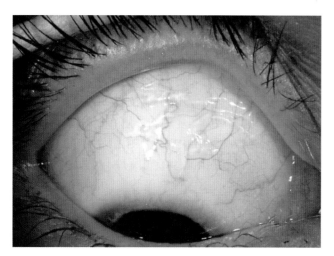

图 20.13　患者女性,24 岁,结膜淋巴管扩张症

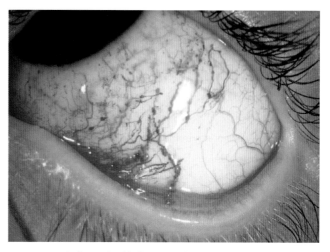

图 20.14　患儿 10 岁,结膜出血性淋巴管扩张症

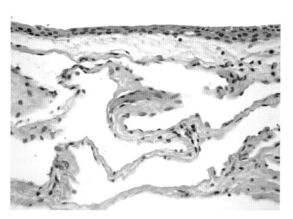

图 20.15　结膜淋巴管扩张症组织病理学检查,示内部无血液填充的空腔血管,血管内皮衬以薄层内皮细胞。该病与淋巴管瘤很难鉴别,但这一鉴别在临床上并不十分关键

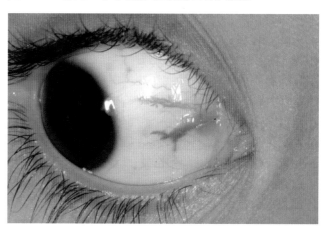

图 20.16　邻近内眦处的结膜淋巴管扩张症,该病变很可能为广泛眶前部病变蔓延致结膜组织部分

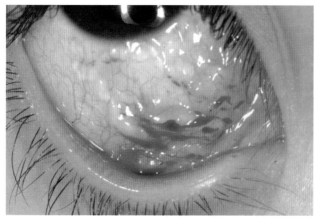

图 20.17　患儿女性,5 岁,鼻下方穹隆结膜出血性淋巴管瘤

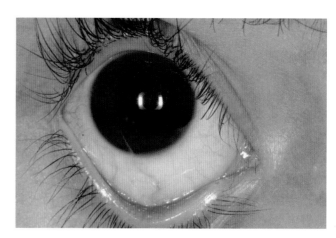

图 20.18　图 20.17 病例,几周之后出血症状完全自愈,仍清晰可见一些残余的淋巴管

● 结膜淋巴管瘤

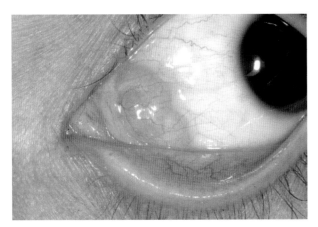

图 20.19　青年女性,囊性非出血性淋巴管瘤,多年无明显症状

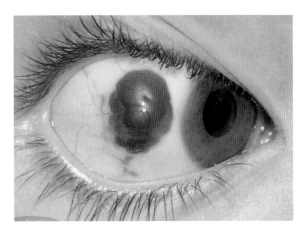

图 20.20　出生即发现的局部淋巴管瘤。病变最初诊断为海绵状血管瘤,但存在争议,一些学者更赞同诊断为淋巴管瘤,8 年后进一步探查发现眶内淋巴管瘤,故确诊为淋巴管瘤

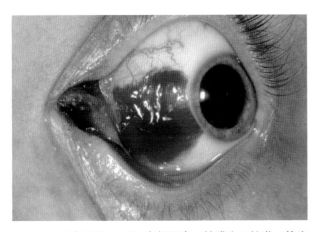

图 20.21　患者男性,40 岁,鼻侧泪阜区结膜出血性淋巴管瘤

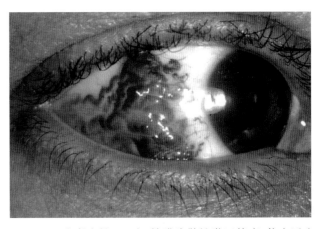

图 20.22　患者女性,30 岁,结膜弥散性淋巴管瘤,伴广泛出血,注意下睑呈蓝色改变,提示眶前部皮下组织肿瘤浸润

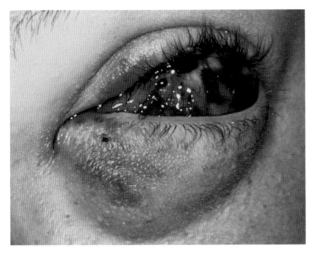

图 20.23　患者女性,30 岁,广泛、弥漫结膜淋巴管瘤,侵及眼眶并伴有突眼

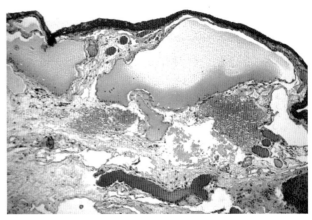

图 20.24　淋巴管瘤组织病理学检查,示增大扩张的血管,管腔内充满淋巴液及血液(HE × 100)

其他结膜血管病变：静脉曲张，海绵状血管瘤，巨血管症，巩膜哨兵血管以及获得性无蒂血管瘤

其他结膜相关肿瘤及其诱发因素（1~16）。

结膜静脉曲张

概述

静脉曲张是一种可以发生于眼眶或结膜的静脉畸形疾病（1~6，10，11，17）。该部分会在眶部肿瘤章节进行详细介绍。

临床特征

结膜静脉曲张通常是眶内静脉曲张向前部的延伸。表现为结膜表面明显可见的粗大血管，或者是向深部弥漫扩张的深蓝色血管。血管一般可以在巩膜表面移动，并非固定贴附其上。

组织病理

组织病理学上，静脉曲张由扩张的静脉血管或者更复杂的血管通路组成。易继发血管内血栓形成或者玻璃样变性（17）。病理学家们很难区分静脉曲张、淋巴管瘤和海绵状血管瘤，因为这三者的临床表现极为相似。一些学者认为静脉曲张和淋巴管瘤为完全不同的病变（5），然而也有学者认为这两种仅为同一疾病的不同表象（6）。

治疗方法

结膜静脉曲张通常无明显症状，无需特殊治疗。当出现明显症状或患者有美容需求时，可以考虑行手术切除病灶。手术医生必须考虑术中大出血的风险，并且需一并切除延伸至眶后部的结膜病变。

海绵状血管瘤

概述

海绵状血管瘤是一种相当常见的眶部肿瘤，但较少发生于结膜（1~3，12~14）。在 1643 例结膜肿瘤临床病例研究中，仅有 4 例海绵状血管瘤，占结膜血管性肿瘤的 8%，占全部病例的比例 <1%（1）。

临床特征

发生于任何年龄的结膜海绵状血管瘤，均表现为一种源于结膜基质的红色或蓝色病变。既可以孤立发生，也可合并全身其他部位海绵状血管瘤，例如 Sturge-Weber 综合征（8）、蓝色橡皮 - 大疱性痣综合征（15）或者新生儿多发性血管瘤（16）。文献报道中并未明确定义这种病变是否为单纯的海绵状血管瘤，或者是一种混合类型的血管畸形。

组织病理

结膜海绵状血管瘤由扩张闭塞的静脉血管组成，其间由结缔组织分隔。血管壁内可见平滑肌细胞。

治疗方法

结膜海绵状血管瘤可以进行临床随访观察或者局部切除治疗。需确定结膜海绵状血管瘤是否为眶内海绵状血管瘤的延伸灶，这一点至关重要。

结膜巨血管症和巩膜哨兵血管

一些情况下，眼球表面可见粗大、扩张、甚至扭曲的畸形血管。有些畸形表现属于正常变异，不伴有明显临床症状。但在某些特殊情况下，可作为睫状体肿瘤的重要标志，并且通常为恶性肿瘤。如果发现患者有明显的巩膜哨兵血管，应立即排除是否为睫状体恶性肿瘤，细小的哨兵血管可能提示存在虹膜动静脉交通（7）。

Selected References

Reviews

1. Shields CL, Demirci H, Karatza E, et al. Clinical survey of 1643 melanocytic and nonmelanocytic tumors of the conjunctiva. *Ophthalmology* 2004;111:1747–1754.
2. Shields CL, Shields JA. Tumors of the conjunctiva and cornea. *Surv Ophthalmol* 2004;49:3–24.
3. Shields JA, Mashayekhi A, Kligman B, et al. Vascular tumors of the conjunctiva in 140 cases. The 2010 Melvin Rubin Lecture. *Ophthalmology* 2011;118:1747–1753.
4. Welch J, Srinivasan S, Lyall D, et al. Conjunctival lymphangiectasai: a report of 11 cases and review of the literature. *Surv Ophthalmol* 2012;57:136–148.
5. Rootman J, Hay E, Graeb D, et al. Orbital-adnexal lymphangiomas. A spectrum of hemodynamically isolated vascular hamartomas. *Ophthalmology* 1986;93:1558–1570.
6. Wright JF, Sullivan TJ, Garner A, et al. Orbital venous anomalies. *Ophthalmology* 1997;104:905–913.
7. Shields JA, Streicher TF, Spirkova JH, et al. Arteriovenous malformation of the iris in 14 cases. The 2004 Alvaro Rodriguez Gold Medal Award Lecture. *Arch Ophthalmol* 2006;124:370–375.

8. Sullivan TJ, Clarke MP, Morin JD. The ocular manifestations of the Sturge-Weber syndrome. *J Pediatr Ophthalmol Strabismus* 1992;29:349–356.
9. Shields JA, Kligman BE, Mashayekhi A, et al. Acquired sessile hemangioma of the conjunctiva: a report of 10 cases. *Am J Ophthalmol* 2011;152(1):55–59.

Case Reports

10. Shields JA, Eagle RC Jr, Shields CL, et al. Orbital varix presenting as a subconjunctival mass. *Ophthal Plast Reconstr Surg* 1995;11:37–38.
11. Margo CE, Rowda J, Barletta J. Bilateral conjunctival varix thrombosis associated with habitual headstanding. *Am J Ophthalmol* 1992;113:726–727.
12. Ullman SS, Nelson LB, Shields JA, et al. Cavernous hemangioma of the conjunctiva. *Orbit* 1988;6:261–265.
13. Rao MR, Patankar VL, Reddy V. Cavernous haemangioma of conjunctiva (a case report). *Indian J Ophthalmol* 1989;3:37–38.
14. Bajaj MS, Nainiwal SK, Pushker N, et al. Multifocal cavernous hemangioma: a rare presentation. *Orbit* 2003;22:155–159.
15. Crompton JL, Taylor D. Ocular lesions in the blue rubber bleb naevus syndrome. *Br J Ophthalmol* 1981;65:133–137.
16. Chang CW, Rao NA, Stout JT. Histopathology of the eye in diffuse neonatal hemangiomatosis. *Am J Ophthalmol* 1998;125:868–870.
17. Jakobiec FA, Werdich XQ, Chodosh J, et al. An analysis of conjunctival and periocular venous malformations: clinicopathologic and immunohistochemical features with a comparison of racemose and cirsoid lesions. *Surv Ophthalmol* 2014;9:236–244.

● 静脉曲张,海绵状血管瘤,巨血管症,巩膜哨兵血管以及无蒂血管瘤等

1. Shields JA, Eagle RC Jr, Shields CL, et al. Orbital varix presenting as asubconjunctival mass. Ophthal Plast Reconstr Surg 1995;11:37-38.

2. Shields JA, Streicher TFE, Spirkova JHJ, et al. Arteriovenous malformation of the iris in 14cases. The 2004Alvaro Rodriguez Gold Medal Award Lecture. Arch Ophthalmol 2006;124:370-375.

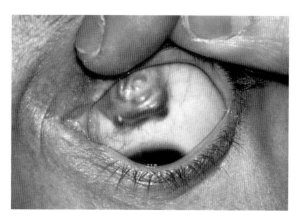

图20.25　患者女性,44岁,上方球结膜静脉曲张,病变向后延伸入眶前部

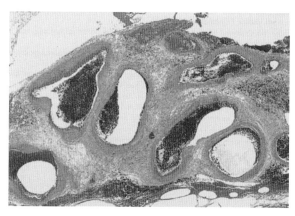

图20.26　图20.25病变组织病理学检查,示增大、扩张、闭塞的静脉血管(HE×40)

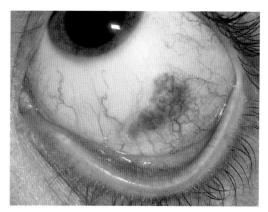

图20.27　青年女性,紧附于巩膜表面的海绵状血管瘤,患者于佩戴隐形眼镜时发现

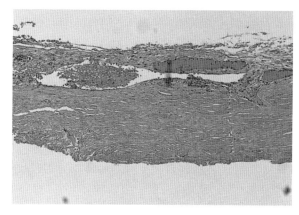

图20.28　图20.27病变组织病理学检查,病变切除过程中部分回缩

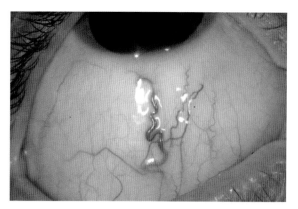

图20.29　巩膜表面巨血管症,眼球余结构正常。该病变属于先天性血管畸形与睫状体黑色素瘤无关,但如若发现该症状需严格排除睫状体黑色素瘤。虹膜动静脉交通可以与巨血管症同时出现

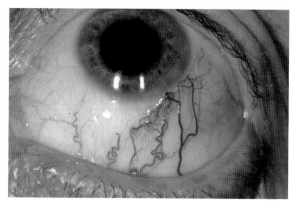

图20.30　睫状体恶性黑色素瘤巩膜哨兵血管,以示鉴别

结膜获得性无蒂血管瘤和毛细血管瘤

获得性无蒂血管瘤

概述

最新研究进展表明,获得性无蒂血管瘤具有典型的临床和组织病理学特征(1~4)。基于对 10 例无蒂毛细血管瘤的临床研究发现,该病的发病率应远高于先前的文献报道(3,4),本研究单位在之前也没有任何无蒂血管瘤的病案记录,可能是因为这些病变在发生时体积过小,或者没有明显症状而被患者忽视(1)。

临床特征

成人获得性无蒂血管瘤通常表现为交织或者盘旋缠绕于球结膜表面的轻度扩张的血管。病变通常有一条小的滋养动脉和一条引流静脉,一般保持无症状的稳定状态,极少数情况下会发生轻度扩张。

诊断

无蒂血管瘤的诊断主要依据其特征性的临床表现。荧光血管造影技术可以显示深部滋养动脉快速充盈并且有荧光渗漏现象,病变处呈弥散荧光染色。

组织病理

在一个案例中,手术切除同侧非相关结膜乳头状瘤后,进行组织病理学检查,我们发现了紧密包绕且轻微扩张的海绵状血管,多层血管相互叠加紧附于结膜之下(4)。

治疗方法

获得性无蒂血管瘤一般情况下处于无症状稳定状态,除定期随访观察外无需特殊治疗。

结膜毛细血管瘤

概述

毛细血管瘤常发生于眼睑区域,较少见于眼眶内,罕见于结膜组织(1~9)。在 1643 例结膜肿瘤病例系列研究中,有 10 例毛细血管瘤,占结膜血管病变16%,占 1643 例结膜肿瘤比例 <1%(1,3)。该病通常发病于婴儿期,极少情况下老年人也可发生获得性毛细血管瘤,与眼睑樱桃状血管瘤表现极为相似。毛细血管瘤、海绵状血管瘤及淋巴管瘤在组织病理学方面表现极为相似,故鉴别诊断相对困难。

临床特征

毛细血管瘤类似于眼睑的附加组织,出生后即出现,短时间内呈进行性增大,但在 2 年后会逐渐消退。病灶可发生于结膜任何位置,并且表现为一个明显的或者弥散扩张的结膜肿物。可以孤立存在,也可能与眼周皮肤毛细血管瘤存在沟通。当发现结膜受侵犯时,应排除是否为弥漫性新生儿多发性血管瘤,因为该病十分凶险,严重时可以危及生命(9)。

组织病理

组织病理学上,结膜毛细血管瘤是由增生的内皮细胞组成的小叶状结构,其间由薄层纤维组织分隔。当病变处于自然消退时期,可以观察到毛细血管瘤内血管组织逐渐减少,而纤维组织逐渐增多。

治疗方法

婴儿结膜毛细血管瘤多数情况下都会自然消退,故除临床观察外,无需采用特殊治疗。临床上,结膜毛细血管瘤均体积较小且无任何症状表现。对于罕见的、体积较大的、且存在潜在弱视诱发倾向的病变,以往常使用口服或静脉注射糖皮质激素治疗,但最近临床多采用口服普萘洛尔以加快疗效(7,8)。该病与横纹肌肉瘤相似,不能完整切除,术中切除活检有助于明确手术切除范围。

Selected References

Reviews

1. Shields CL, Demirci H, Karatza E, et al. Clinical survey of 1643 melanocytic and nonmelanocytic tumors of the conjunctiva. *Ophthalmology* 2004;111:1747–1754.
2. Shields CL, Shields JA. Tumors of the conjunctiva and cornea. *Surv Ophthalmol* 2004;49:3–24.
3. Shields JA, Mashayekhi A, Kligman B, et al. Vascular tumors of the conjunctiva in 140 cases. The 2010 Melvin Rubin Lecture. *Ophthalmology* 2011;118:1747–1753.
4. Shields JA, Kligman BE, Mashayekhi A, et al. Acquired sessile hemangioma of the conjunctiva: A report of 10 cases. *Am J Ophthalmol* 2011;152:55–59.
5. Wright JF, Sullivan TJ, Garner A, et al. Orbital venous anomalies. *Ophthalmology* 1997;104:905–913.
6. Rootman J, Hay E, Graeb D, et al. Orbital-adnexal lymphangiomas. A spectrum of hemodynamically isolated vascular hamartomas. *Ophthalmology* 1986;93:1558–1570.

Management

7. Cheng JF, Gole GA, Sullivan TJ. Propranolol in the management of periorbital infantile haemangioma. *Clin Experiment Ophthalmol* 2010;38:547–553.
8. Thoumazet F, Leaute-Labreze C, Colin J, et al. Efficacy of systemic propranolol for severe infantile haemangioma of the orbit and eyelid: a case study of eight patients. *Br J Ophthalmol* 2011;96:370–374.

Histopathology

9. Chang CW, Rao NA, Stout JT. Histopathology of the eye in diffuse neonatal hemangiomatosis. *Am J Ophthalmol* 1998;125:868–870.

● 结膜先天性毛细血管瘤、获得性无蒂血管瘤和静脉曲张

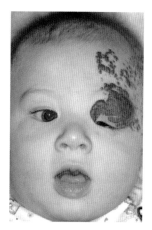

图 20.31 前额及上睑的毛细血管瘤

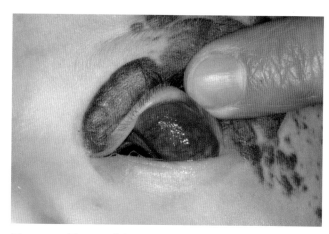

图 20.32 图 20.31 病例,翻转上睑可暴露出一体积较大的睑板毛细血管瘤

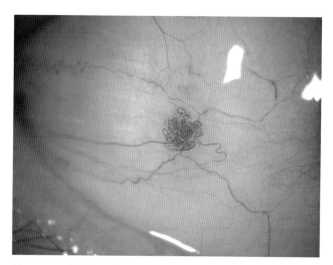

图 20.33 获得性无蒂血管瘤成年患者临床特征

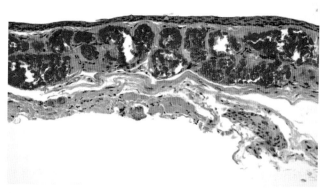

图 20.34 病变组织病理学表现,示无蒂血管瘤由扩张的基质血管组成,其内充满红细胞并且被内皮细胞包绕

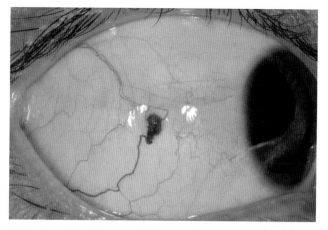

图 20.35 青年男性患者,结膜红色肿物,诊断为结膜静脉曲张

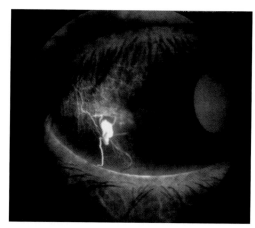

图 20.36 图 20.35 病变组织荧光血管造影,示充盈的血管湖,符合静脉曲张诊断

结膜血管外皮细胞瘤和血管瘤（血管球瘤）

结膜血管外皮细胞瘤

概述

以往研究历史记载,血管外皮细胞瘤是来源于血管周围细胞的肿瘤。近期相关研究发现,是否存在来源于周细胞的肿瘤受到质疑,而且一些学者认为之前报道的血管外皮细胞瘤可能是孤立性纤维瘤的变异情况。在这一争议解决之前,我们还继续将结膜血管外皮细胞瘤看做是结膜血管肿瘤。发生在眶周的血管外皮细胞瘤可以呈现良性或者恶性的病程,转移率为12%~45%。仅局限于结膜的血管外皮细胞瘤非常罕见(1~7)。

临床特征

结膜血管外皮细胞瘤表现为一隆起的粉红色蒂状肿物,没有特征性的临床表现。常生长缓慢,通常向后延伸并与眶内病变连接。

组织病理

血管外皮细胞瘤由血管周围异常增生的周细胞组成。光学显微镜下可见肿瘤内血管有"鹿角状"分支,是其特征性的组织学表现。

治疗方法

该病临床诊断非常困难,治疗方式主要采用大范围切除术及严密的临床随访观察。

结膜血管球瘤（血管瘤）

概述

血管球瘤(血管瘤)是一种相对常见的血管病变,病变起源于血管球体。血管球体是一个特殊结构,通常存在于手足末端皮肤,具有体温调节功能。关于血管球瘤详见眼睑肿瘤相关章节。在罕见情况下可见发生于结膜的血管细胞瘤。

临床特征

结膜血管球瘤表现为红蓝色肿物,其外观与淋巴血管瘤相似(1,2,8,9)。虽然临床上较少见,但其好发于直肌附着位点处(9)。

组织病理

关于结膜血管球瘤的组织病理学表现详见眼睑肿瘤相关章节。

治疗方法

对于血管球瘤的治疗,可以采取手术切除或者保守观察。结膜囊内的血管球瘤体积一般较临床预期大,并且可向深部延伸眶内(9)。

Selected References

Reviews

1. Shields CL, Demirci H, Karatza E, et al. Clinical survey of 1643 melanocytic and nonmelanocytic tumors of the conjunctiva. *Ophthalmology* 2004;111:1747–1754.
2. Shields CL, Shields JA. Tumors of the conjunctiva and cornea. *Surv Ophthalmol* 2004;49:3–24.
3. Shields JA, Mashayekhi A, Kligman B, et al. Vascular tumors of the conjunctiva in 140 cases. The 2010 Melvin Rubin Lecture. *Ophthalmology* 2011;118:1747–1753.
4. Folpe AL, Fanburg-Smith JC, Miettinen M, et al. Atypical and malignant glomus tumors: analysis of 52 cases, with a proposal for the reclassification of glomus tumors. *Am J Surg Pathol* 2001;25:1–12.

Histopathology

5. Stout AP, Murray MR. Hemangiopericytoma; a vascular tumor featuring Zimmerman's pericytes. *Ann Surg* 1942;116:16–33.

Case Reports

6. Sujatha S, Sampath R, Bonshek RE, et al. Conjunctival haemangiopericytoma. *Br J Ophthalmol* 1994;78:497–499.
7. Grossniklaus HE, Green WR, Wolff SM, et al. Hemangiopericytoma of the conjunctiva. Two cases. *Ophthalmology* 1986;93:265–267.
8. Charles NC. Multiple glomus tumors of the face and eyelid. *Arch Ophthalmol* 1976;94:1283–1285.
9. Shields JA, Eagle RC Jr, Marr BP, et al. Orbital glomangioma involving two ocular rectus muscles. *Am J Ophthalmol* 2006;142:511–513.

● 结膜血管外皮细胞瘤和血管球瘤

1. Grossniklaus HE, Green WR, Wolff SM, et al. Hemangiopericytoma of the conjunctiva. Two cases. Ophthalmology 1986; 93: 265-267.

2. Shields JA, Eagle RC Jr, Shields CL, et al. Orbital-conjunctival golmangiomas involving two ocular rectus muscles. Am J Ophthalmol 2006; 142: 511-513.

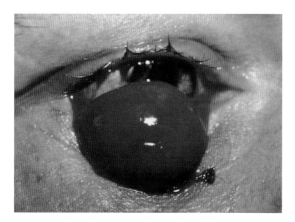

图 20.37　患者女性,40 岁,下睑穹隆血管外皮细胞瘤(Hans Grossniklaus, MD 供图)

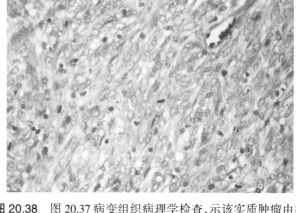

图 20.38　图 20.37 病变组织病理学检查,示该实质肿瘤由梭形细胞和血管组成(HE×63)

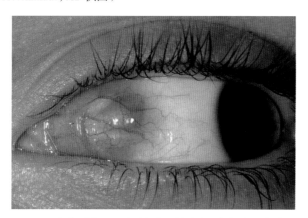

图 20.39　患儿男性,17 岁,结膜血管球瘤,病变位于内直肌附着点处,累及结膜及结膜下组织

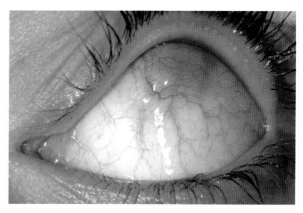

图 20.40　图 20.39 同一只眼的另一病灶,患儿下视时可暴露位于上直肌附着点的相同病变

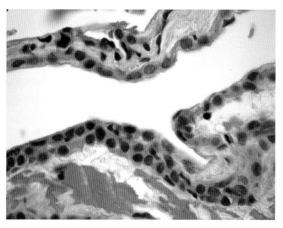

图 20.41　图 20.39 病变镜下表现,示典型的柱状血管球细胞环绕血管腔内壁(HE×200)

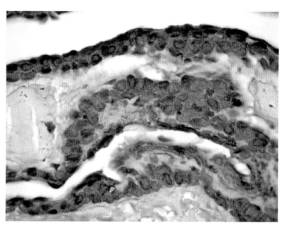

图 20.42　免疫组化示肌动蛋白染色阳性,波形蛋白染色阳性,标记的上皮及内皮细胞无反应(HE×200)

结膜卡波西肉瘤

概述

在眼睑肿瘤章节,已经介绍了一些卡波西肉瘤(Kaposi sarcoma, KS)的相关内容,然而 KS 也同样可以发生于结膜组织(1~20)。在 1643 例结膜肿瘤病例系列研究中,有 9 例 KS 肉瘤,占结膜血管性肿瘤的14%,占 1643 例结膜肿瘤比例 <1%(1)。若干年前,约 20% AIDS 患者会发生眼部组织病变,其中结膜组织病变占 20%(4,5)。目前临床确诊眼部 KS 极为罕见,这应归因于医学的不断发展,在医学先进国家,更多的艾滋病患者及时得到了积极有效的治疗。

临床特征

结膜卡波西肉瘤与眼睑卡波西肉瘤存在相同的系统性发病机制及联系,但是临床表现不尽相同。结膜组织发生 KS 可以是 AIDS(17,18)的首发症状,但 KS 的发生也可能与 AIDS 完全无关(19)。其表现为结膜表面一个或多个无痛性红色血管性肿物,肿物可相互融合,继而出现类似于出血性结膜炎的表现(1~20)。

组织病理

卡波西肉瘤是一种恶性血管瘤,由梭形细胞组成,细长椭圆形核,含有丰富的毛细血管网,血管缝隙间有血液填充,但血管壁缺少内皮细胞(13)。Ⅷ因子相关抗原染色呈阳性反应,并且电镜下观察偶有 Weibel-Palade 小体缺失情况,此病理学表现较支持肿瘤内皮细胞变异的观点(13,17)。已有研究表明结膜 KS 与 8 型疱疹病毒感染显著相关(7)。

治疗方法

结膜 KS 对化疗和低剂量放射治疗有效。临床实践证实治疗结膜 KS 的放射剂量为 800~2000cGy(8~11)。临床上也应用 α-2a 干扰素治疗 KS(12)。上述治疗方法均应请传染病专家和肿瘤专家联合会诊,从而制定个体化治疗方案。目前,多数患者采用高效抗逆转录病毒疗法(highly active antiretroviral therapy, HAART),这种治疗方法可以有效控制病毒激活恶化,由此可以控制 KS 的发展。

当病变组织体积很小且较局限时,手术切除相对易行。在诊断不明确的情况下,术中取组织活检可以用于排除结膜出血或者其他出血性肿瘤。如果切除不完全则会导致残余的肿瘤组织复发(5,7)。对于 AIDS 感染人群,同时还需严格评估患者全身其他重要器官功能,以排除其他危及生命的病灶。

Selected References

Reviews

1. Shields CL, Demirci H, Karatza E, et al. Clinical survey of 1643 melanocytic and nonmelanocytic tumors of the conjunctiva. *Ophthalmology* 2004;111:1747–1754.
2. Shields CL, Shields JA. Tumors of the conjunctiva and cornea. *Surv Ophthalmol* 2004;49:3–24.
3. Shields JA, Mashayekhi A, Kligman B, et al. Vascular tumors of the conjunctiva in 140 cases. The 2010 Melvin Rubin Lecture. *Ophthalmology* 2011;118:1747–1753.
4. Holland GN, Pepose JS, Pettit TH, et al. Acquired immune deficiency syndrome. Ocular manifestations. *Ophthalmology* 1983;90;859–873.
5. Jeng BH, Holland GN, Lowder CY, et al. Anterior segment and external ocular disorders associated with human immunodeficiency virus disease. *Surv Ophthalmol* 2007;52(4):329–368.
6. Palestine AG, Rodrigues MM, Macher AM, et al. Ophthalmic involvement in acquired immunodeficiency syndrome. *Ophthalmology* 1984;91:1092–1099.
7. Verma V, Shen D, Sieving PC, et al. The role of infectious agents in the etiology of ocular adnexal neoplasia. *Surv Ophthalmol* 2008;53(4):312–331.

Management

8. Dugel PU, Gill PS, Frangieh GT, et al. Treatment of ocular adnexal Kaposi's sarcoma in acquired immune deficiency syndrome. *Ophthalmology* 1992;99:1127–1132.
9. Kirova YM, Belembaogo E, Frikha H, et al. Radiotherapy in the management of epidemic Kaposi's sarcoma: a retrospective study of 643 cases. *Radiother Oncol* 1998;46:19–22.
10. Ghabrial R, Quivey JM, Dunn JP Jr, et al. Radiation therapy of acquired immuno-deficiency syndrome-related Kaposi's sarcoma of the eyelids and conjunctiva. *Arch Ophthalmol* 1992;110:1423–1426.
11. Brunt AM, Phillips RH. Strontium-90 for conjunctival AIDS-related Kaposi's sarcoma: the first case report. *Clin Oncol* 1990;2:118–119.
12. Hummer J, Gass JD, Huang AJ. Conjunctival Kaposi's sarcoma treated with interferon alpha-2a. *Am J Ophthalmol* 1993;116:502–503.

Histopathology

13. Weiter JJ, Jakobiec FA, Iwamoto T. The clinical and morphologic characteristics of Kaposi's sarcoma of the conjunctiva. *Am J Ophthalmol* 1980;89:546–552.

Case Reports

14. Lieberman PH, Llovera IN. Kaposi's sarcoma of the bulbar conjunctiva. *Arch Ophthalmol* 1972;88:44–45.
15. Nicholson DH, Lane L. Epibulbar Kaposi sarcoma. *Arch Ophthalmol* 1978;96:95–96.
16. Murray N, McCluskey P, Wakefield D, et al. Isolated bulbar conjunctival Kaposi's sarcoma. *Aust N Z J Ophthalmol* 1994;22:81–82.
17. Macher AM, Palestine A, Masur H, et al. Multicentric Kaposi's sarcoma of the conjunctiva in a male homosexual with acquired immunodeficiency syndrome. *Ophthalmology* 1983;90:879–884.
18. Shuler JD, Holland GN, Miles SA, et al. Kaposi sarcoma of the conjunctiva and eyelids associated with the acquired immunodeficiency syndrome. *Arch Ophthalmol* 1989;107:858–862.
19. Fogt F, Sulewski M, Meralli F, et al. Conjunctival Kaposi's sarcoma in a nonimmuno-compromised patient. *Can J Ophthalmol* 2007;42:310–311.
20. Reiser BJ, Mok A, Kukes G, et al. Non-AIDS-related Kaposi sarcoma involving the tarsal conjunctiva and eyelid margin. *Arch Ophthalmol* 2007;125(6):838–840.

● 发生于获得性免疫缺陷综合征及免疫功能正常患者的结膜卡波西肉瘤

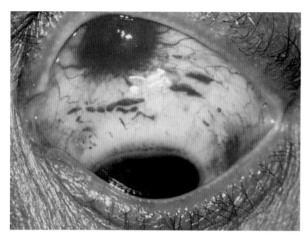

图 20.43　患者男性,51 岁,获得性免疫缺陷综合征患者,确诊为孤立性结膜卡波西肉瘤,转诊前诊断为出血性结膜炎

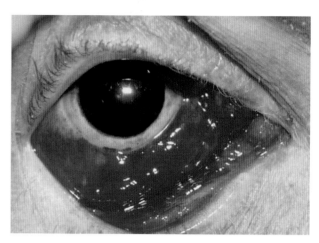

图 20.44　患者男性,43 岁,获得性免疫缺陷综合征患者,下方结膜的弥散结节性卡波西肉瘤

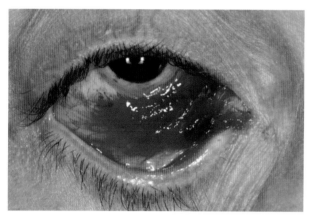

图 20.45　中年男性,获得性免疫缺陷综合征患者,结膜多灶性卡波西肉瘤,采用干扰素注射及高效抗逆转录病毒疗法(HAART)进行强化治疗

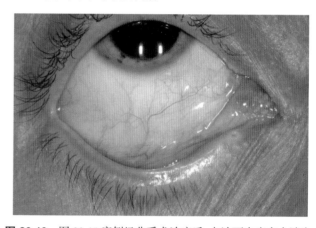

图 20.46　图 20.45 病例经非手术治疗后,卡波西肉瘤完全消失

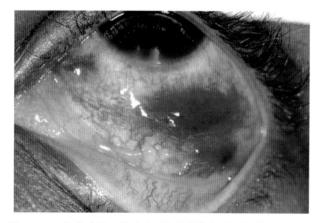

图 20.47　免疫功能正常患者,结膜弥散多灶性卡波西肉瘤

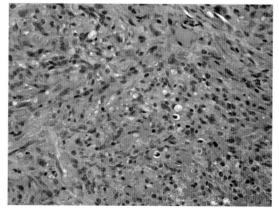

图 20.48　图 20.47 病变组织病理学检查,示恶性梭形细胞及血管间裂隙(HE×200)

（辛　月　李冬梅　译）

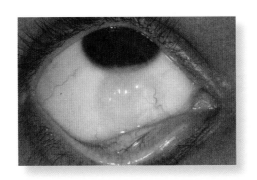

第 21 章

结膜神经源性瘤、黄色瘤、纤维瘤及脂肪瘤

本章主要介绍几种结膜软组织肿瘤,包括来源于结膜的神经、组织细胞、纤维黏液组织,以及脂肪成分的肿瘤。它们在细胞组成上有其各自的特征性差异,但同时也存在相同表现。接下来我们将为大家逐一进行简要介绍,首先从神经瘤和神经纤维瘤开始论述。

概述

神经性肿瘤也可以发生于结膜,例如神经瘤和神经纤维瘤(1~12)。最广为人知的神经瘤是发生于结膜或者其他黏膜组织的软组织神经源性肿瘤,主要见于多发性内分泌腺瘤病 2b 型患者(6,10~12)。这些患者 100% 含有异于常人的角膜神经。由于该病与致命性髓样癌具有较高的相关性,眼科医生们更应熟悉掌握这些结膜病变并认真鉴别。这些良性神经肿瘤一般无明显临床症状,而且无需特殊治疗。我们的临床病例系列研究中发现 1 例结膜神经肿瘤患者,但遗憾的是未能获取患者照片信息。

神经纤维瘤属于周围神经鞘膜瘤,它可表现为结膜孤立性肿物,或者以弥漫性多型性方式生长,可见于多发性神经纤维瘤病(von Recklinghausen neurofibromatosis, NF-1)(3~5,7~9)。结膜和眼眶的

神经纤维瘤可分为孤立型、弥散型和丛状型。孤立型一般不发生于 NF-1,弥散型某些情况下发病与 NF-1 相关,而丛状型基本为 NF-1 特征性表现。在 1643 例结膜肿瘤病例系列研究中,仅有 1 例结膜神经纤维瘤。

临床特征

孤立型结膜神经纤维瘤呈现灰黄色无蒂或圆顶状肿物,生于结膜基质层。这种无蒂结构使肿物边界欠清晰。丛状型变异表现为边界不清,固定,形状不规则肿物,其外形类似于蠕虫样外观。结膜丛状神经纤维瘤临床常见眼睑及眶内相连续病变。

组织病理

组织病理学上,弥散型及丛状型神经纤维瘤是由大量扩张的神经纤维束组成,在其黏液性基质组织中,存在大量施万细胞和神经内膜成纤维细胞。其内由明显的周围神经鞘膜包绕形成一个独立的肿瘤核心结构。孤立型神经纤维瘤缺少周围神经鞘膜结构,但其有囊膜包被。有时较难与其他梭形细胞性肿瘤相区分,但特殊染色法可能有助于该病的诊断(6)。

结膜神经瘤和神经纤维瘤

治疗方法

　　孤立型神经纤维瘤表现为逐渐隆起的基质肿物，可以行手术完整切除病灶。对于结膜丛状型神经纤维瘤，很难将肿瘤细胞完整切除，而且术后都需要进一步行肿瘤细胞减灭术，这可能会造成广泛的结膜瘢痕。该病各型预后均较良好，恶化十分罕见。

Selected References

Reviews

1. Shields CL, Demirci H, Karatza E, et al. Clinical survey of 1643 melanocytic and nonmelanocytic tumors of the conjunctiva. *Ophthalmology* 2004;111:1747–1754.
2. Shields CL, Shields JA. Tumors of the conjunctiva and cornea. *Surv Ophthalmol* 2004;49:3–24.
3. Brownstein S, Little JM. Ocular neurofibromatosis. *Ophthalmology* 1983;91:1595–1599.
4. Krohel GB, Rosenberg PN, Wright J, et al. Localized orbital neurofibromas. *Am J Ophthalmol* 1985;100:458–464.
5. Kobrin JL, Blodi FC, Weingiest TA, et al. Ocular and orbital manifestations of neurofibromatosis. *Surv Ophthalmol* 1979;24:45–51.

Histopathology

6. Riley FC Jr, Robertson DM. Ocular histopathology in multiple endocrine neoplasia type 2b. *Am J Ophthalmol* 1981;91:57–64.

Case Reports

7. Perry HD. Isolated episcleral neurofibroma. *Ophthalmology* 1982;89:1095–1098.
8. Dabezies OH Jr, Penner RJ. Neurofibroma or neurilemoma of the bulbar conjunctiva. *Arch Ophthalmol* 1961;66:73–75.
9. Kalina PH, Bartley GB, Campbell RJ, et al. Isolated neurofibromas of the conjunctiva. *Am J Ophthalmol* 1991;111:694–698.
10. Jacobs JM, Hawes MJ. From eyelid bumps to thyroid lumps: report of a MEN type IIb family and review of the literature. *Ophthal Plast Reconstr Surg* 2001;17:195–201.
11. Robertson DM, Sizemore GW, Gordon H. Thickened corneal nerves as a manifestation of multiple endocrine neoplasia. *Trans Sect Ophthalmol Am Acad Ophthalmol Otolaryngol* 1975;79:772–787.
12. Shields JA, Shields CL, Perez N. Choroidal metastasis from medullary thyroid carcinoma in multiple endocrine neoplasia. *Am J Ophthalmol* 2002;134:607–609.

● 结膜神经纤维瘤

Perry HD. Isolated episcleral neurofibroma. Ophthalmology 1982；89：1095–1098.

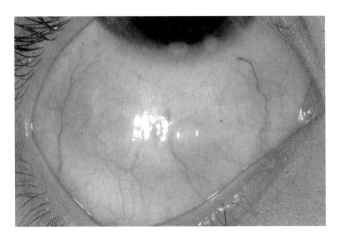

图 21.1　青年女性，NF-1，下方球结膜弥散生长的微小纤维神经瘤

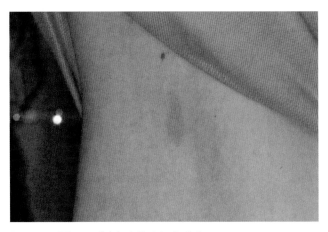

图 21.2　图 21.1 病例，皮肤牛奶咖啡斑

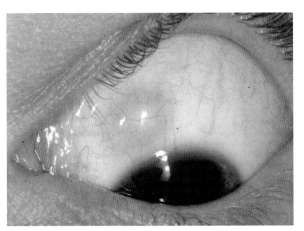

图 21.3　男性患儿，NF-1，可见神经纤维瘤侵及上方结膜及巩膜

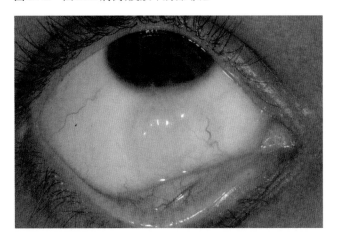

图 21.4　确诊为 NF-1 的男性患儿，可见神经纤维瘤侵及下方结膜及巩膜

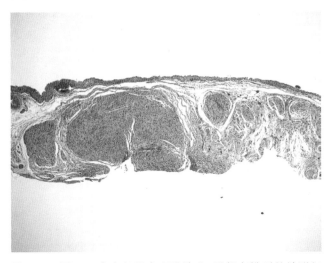

图 21.5　图 21.4 病变组织病理学检查，示紧密排列的梭形细胞（HE×10）

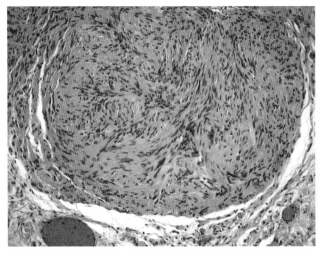

图 21.6　图 21.5 病变进一步放大观察，可见神经纤维束扩张，其内含有大量梭形细胞（HE×100）

结膜施万细胞瘤和颗粒细胞瘤

结膜神经鞘瘤

概述

施万细胞瘤（神经鞘瘤）是一种良性周围神经鞘肿瘤，由单纯增生的施万细胞组成。这是一种常见的眶部软组织肿瘤，偶尔发生于结膜组织（1~6）。

临床特征

发生在结膜的施万细胞瘤呈现粉黄色外观，其基底部从球结膜及巩膜表面发出。病变生长缓慢，其内含有的结膜或巩膜滋养血管，且呈轻度扩张状态。

组织病理

组织病理学上，结膜神经鞘瘤由梭形细胞特殊排列而成，通常分为束状型（Antoni A 型）和网状型（Antoni B 型），并含有 Verocay 小体（1）。超微结构下，可见细胞质中含有宽间距胶原纤维，是施万细胞的典型特征。

治疗方法

处理结膜施万细胞瘤最佳治疗方式为手术完整切除病灶。应注意的是，需将肿物在其囊内完整切除，否则会有复发的风险。文献报道，恶性周围神经鞘瘤（恶性施万细胞瘤）仅发生于眼眶组织，结膜并未发现相关恶性病变。

结膜颗粒细胞瘤

概述

颗粒细胞瘤临床较少见，至今发病机制尚不明确而且备受争议。虽然早期研究较支持颗粒细胞瘤为肌组织来源性肿瘤，但最近研究表明该肿瘤为施万细胞来源可能性大（7，8）。

临床特征

发生于结膜的颗粒细胞瘤与发生于眶部的颗粒细胞瘤表现相似，肿瘤无色素沉着且局限生长，与临床上与其他具有相同表现的结膜肿瘤较难鉴别。

组织病理

显微镜下，颗粒性细胞瘤由良性的圆形细胞以条索状或小叶状排列而成，其内部细胞质呈典型的颗粒性改变。结膜被覆上皮形成假性上皮瘤样增生，是这一肿瘤的典型特征之一。尽管相关电镜研究发现颗粒细胞来源于基因修饰的施万细胞，但是该病确切的组织学来源至今仍然存在争议。恶性颗粒细胞瘤与肺组织间叶细胞瘤表现极为相似，而且临床上颗粒细胞瘤更少见。

治疗方法

处理原则与其他进展性、良性及局限生长的肿瘤相同，最好的方法就是将肿物完全切除，且预后良好。

Selected References

Reviews/Series

1. Demirci H, Shields CL, Eagle RC Jr, et al. Epibulbar schwannoma in a 17-year-old boy and review of the literature. *Ophthal Plast Reconstr Surg* 2010;26:48–50.
2. Charles NC, Fox DM, Avendano JA, et al. Conjunctival neurilemoma. Report of 3 cases. *Arch Ophthalmol* 1997;115:547–549.

Case Reports

3. Dabezies OH Jr, Penner RJ. Neurofibroma or neurilemoma of the bulbar conjunctiva. *Arch Ophthalmol* 1961;66:73–75.
4. Vincent NJ, Cleasby GW. Schwannoma of the bulbar conjunctiva. *Arch Ophthalmol* 1968;80:641–642.
5. Le Marc'hadour F, Romanet JP, Fdili A, et al. Schwannoma of the bulbar conjunctiva. *Arch Ophthalmol* 1996;114:1258–1260.
6. Oshima K, Kitada M, Yamadori I. Neurilemoma of the bulbar conjunctiva. *Jpn J Ophthalmol* 2007;51:68–69.
7. Ferry AP. Granular cell tumor (myoblastoma) of the palpebral conjunctiva causing pseudoepitheliomatous hyperplasia of the conjunctival epithelium. *Am J Ophthalmol* 1981;91:234–237.
8. Charles NC, Fox DM, Glasberg SS, et al. Epibulbar granular cell tumor. Report of a case and review of the literature. *Ophthalmology* 1977;104:1454–1456.

● 结膜施万细胞瘤和颗粒细胞瘤

1. LeMarc'hadour F, Romanet JP, Fdili A, et al. Schwannoma of the bulbar conjunctiva. Arch Ophthalmol 1996；114：1258-1260.

2. Charles NC, Fox DM, Glasberg SS, et al. Epibulbar granular cell tumor. Report of acase and review of the literature. Ophthalmology 1977；104：1454-1456.

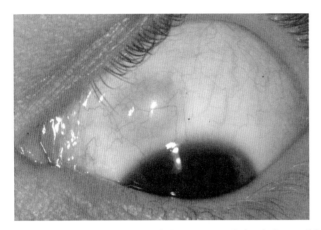

图 21.7　男性患儿，15 岁，眼球表面施万细胞瘤，病变于几周内逐渐增大

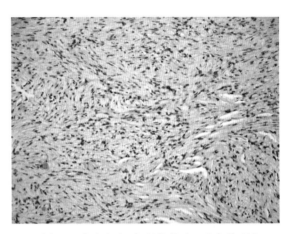

图 21.8　图 21.7 病变组织病理学检查，示束状型（Antoni A 型）施万细胞瘤（HE×80）

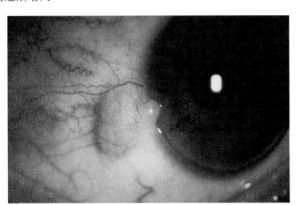

图 21.9　患者男性，37 岁，眼球表面施万细胞瘤（Francois Le Marc' hadour，MD 供图）

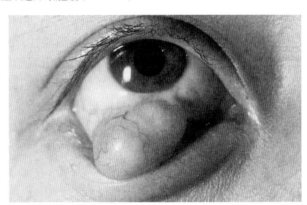

图 21.10　患者女性，19 岁，眼球表面双叶状施万细胞瘤，源于下穹隆结膜（José Avendano，MD 供图）

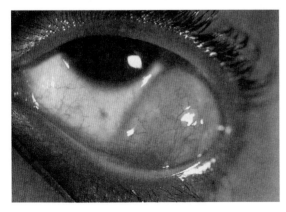

图 21.11　患儿女性，5 岁，左眼颞下方结膜颗粒细胞瘤（Norman Charles 和 David Fox 博士供图）

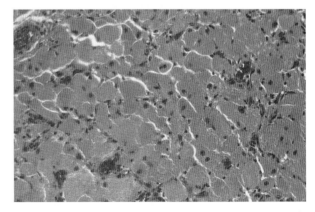

图 21.12　图 21.11 病变组织病理学检查，示大圆形细胞，其内含粉红色胞质颗粒（HE×200）（Norman Charles 和 David Fox 博士供图）

结膜纤维组织细胞瘤

概述

纤维组织细胞瘤（fibrous histioncytoma, FH）是由异常增生的成纤维细胞和组织细胞组成,可以为生长于结膜组织的原发性肿瘤（1~20）。在 1643 例结膜肿瘤病例系列研究中,有 4 例结膜纤维组织细胞瘤,占结膜纤维性肿瘤的 57%,占 1643 例结膜肿瘤比例 <1%（3）。随后我们在临床上又收集了 6 例结膜纤维组织细胞瘤病例（1）。确诊该病的平均年龄为 37 岁（中位数：38 岁,范围：12~72 岁）。所有患者均采取手术切除,术后病理结果显示 4 例为良性病变,2 例为恶性结膜纤维组织细胞瘤（1）。

若干年前,结膜纤维组织细胞瘤为眼眶较为严重的软组织肿瘤之一。由于该病经常被误诊为其他肿瘤,使其发病率呈明显上升趋势,例如血管外皮细胞瘤、脑膜瘤、施万细胞瘤、神经纤维瘤、纤维肉瘤以及其他梭形细胞肿瘤。目前对于结膜纤维组织细胞瘤的分类仍然存在争议,但最近有研究将其归于孤立性纤维瘤（18）。由此看来,本研究中关于结膜纤维组织细胞瘤病例诊断的真实有效性也应受到质疑。与眼眶其他肿瘤相似,结膜纤维组织细胞瘤可能为良性,或者呈局部浸润生长,也可能为恶性肿瘤。恶性病变通常表现为局部浸润生长,但很少发生远处转移（12~16）。

临床特征

临床上,结膜纤维组织细胞瘤既可以表现为包被完整的肿物,也可表现为肿物周边扩散,边界模糊不清。肿瘤常生长于角巩膜缘且易侵犯角膜组织。但也可以发生于结膜深部与巩膜相贴。由于其内含有组织细胞,使病变呈现黄色外观。结膜纤维组织细胞瘤可以并发于着色性干皮病患者（13, 17）。

组织病理

显微镜下可以观察到,结膜纤维组织细胞瘤的特征性表现为：混合有梭形成纤维细胞和卵圆形组织细胞,呈轮辐状排列。组织细胞染色呈脂肪染色阳性,并含有大量胶原纤维。由于间充质干细胞既有分化为成纤维细胞的功能,也可以分化为组织细胞,所以结膜纤维组织细胞瘤明确为间充质干细胞来源肿瘤,

治疗方法

结膜纤维组织细胞瘤最佳处理方法为手术完整切除肿物（4）。对于包膜完好的肿瘤较易完整切除。如果病变侵犯外周角膜组织,则需要行角膜移植术。该病的诊断并非完全依靠临床表现,而主要依据手术切除后病理诊断。

Selected References

Reviews

1. Kim HJ, Shields CL, Eagle RC Jr, et al. Fibrous histiocytoma of the conjunctiva: report of 6 cases. *Am J Ophthalmol* 2006;142:1036–1043.
2. Font RL, Hidayat AA. Fibrous histiocytoma of the orbit. A clinicopathologic study of 150 cases. *Hum Pathol* 1982;13:199–209.
3. Shields CL, Demirci H, Karatza E, et al. Clinical survey of 1643 melanocytic and nonmelanocytic tumors of the conjunctiva. *Ophthalmology* 2004;111:1747–1754.

Management

4. Mietz H, Severin M, Arnold G, et al. Management of fibrous histiocytoma of the corneoscleral limbus: report of a case and review of the literature. *Graefes Arch Clin Exp Ophthalmol* 1997;235:87–91.

Case Reports

5. Jakobiec FA. Fibrous histiocytoma of the corneoscleral limbus. *Am J Ophthalmol* 1974;78:700–706.
6. Faludi JE, Kenyon K, Green WR. Fibrous histiocytoma of the corneoscleral limbus. *Am J Ophthalmol* 1975;80:619–624.
7. Litricin O. Fibrous histiocytoma of the corneosclera. *Arch Ophthalmol* 1983;101: 426–428.
8. Lahoud S, Brownstein S, Laflamme MY. Fibrous histiocytoma of the corneoscleral limbus and conjunctiva. *Am J Ophthalmol* 1988;106:579–583.
9. Nores JM, Kantelip B, Souedan M, et al. Fibrous histiocytoma of the conjunctiva. *Ophthalmologica* 1989;199:47–49.
10. Kiratli H, Ruacan S. Fibrous histiocytoma of the conjunctiva. *Can J Ophthalmol* 2003;38:504–506.
11. Margo C, Horton M. Malignant fibrous histiocytoma of the conjunctiva with metastasis. *Am J Ophthalmol* 1989;107:433–434.
12. Pe'er J, Levinger S, Ilsar M, et al. Malignant fibrous histiocytoma of the conjunctiva. *Br J Ophthalmol* 1990;74:624–628.
13. Pe'er J, Levinger S, Chirambo M, et al. Malignant fibrous histiocytoma of the skin and the conjunctiva in xeroderma pigmentosum. *Arch Pathol Lab Med* 1991;115: 910–914.
14. Balestrazzi E, Ventura T, Delle Noci N, et al. Malignant conjunctival epibulbar fibrous histiocytoma with orbital invasion. *Eur J Ophthalmol* 1991;1:23–27.
15. Roth AM. Malignant fibrous histiocytoma of the ocular adnexa. *Metab Pediatr Syst Ophthalmol* 1993;16:5–8.
16. Allaire GS, Corriveau C, Teboul N. Malignant fibrous histiocytoma of the conjunctiva. *Arch Ophthalmol* 1999;117:685–687.
17. Brodovsky SC, Dexter DF, Willis WE. Epibulbar fibrous histiocytoma in a child. *Can J Ophthalmol* 1996;31:130–132.
18. Pe'er J, Maly A, Deckel Y, et al. Solitary fibrous tumor of the conjunctiva. *Arch Ophthalmol* 2007;125(3):423–426.
19. Hsu JK, Cavanagh HD, Green WR. An unusual case of elastofibroma oculi. *Cornea* 1997;16(1):112–119.
20. Wood JW, Elliott JH, Lawrence GA. Conjunctival fibrous xanthoma. *Arch Ophthalmol* 1970;84(3):306–311.

● 结膜纤维组织细胞瘤

Kim HJ, Shields CL, Eagle RC Jr, et al. Fibrous histiocytoma of the conjunctiva: report of 6cases. Am J Ophthalmol 2006; 142: 1036–1043.

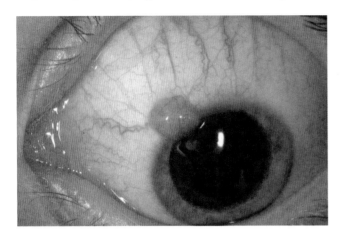

图 21.13　患儿男性,8 岁,鼻上方角膜缘纤维组织细胞瘤

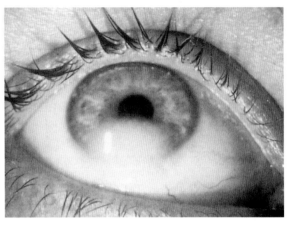

图 21.14　患者女性,27 岁,下方角膜缘纤维组织细胞瘤,边界清晰,黄白色

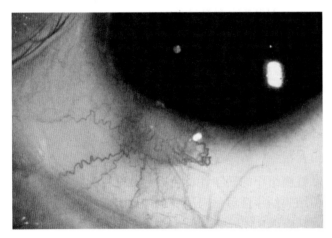

图 21.15　鼻下方角膜缘纤维组织细胞瘤,注意肿物周围迂曲的结膜滋养血管

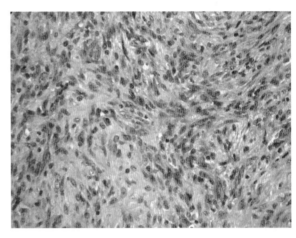

图 21.16　结膜纤维组织细胞瘤组织病理学检查,注意这些非典型梭形细胞(HE×150)

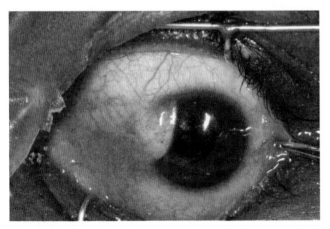

图 21.17　角膜缘结膜纤维组织细胞瘤进一步浸润发展,继发性角膜病变,图中角膜肿物的黄色病变部分可能为黏液表皮样癌

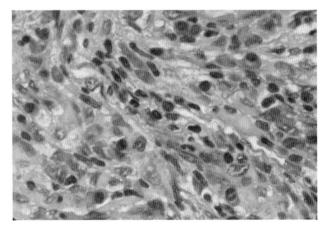

图 21.18　图 22.17 病变组织病理学检查,示更多的非典型梭形细胞,为低分化恶性转变(HE×175)

结膜其他相关病变：纤维瘤，结节性筋膜炎，以及幼年性黄色肉芽肿

结膜纤维瘤

概述

本章讨论的结膜其他相关病变包括：纤维瘤、结节性筋膜炎以及幼年性黄色肉芽肿（juvenil xanthogranuloma, JXG）（1~14）。纤维瘤常发生于皮下组织，发生于结膜组织相对罕见（1, 2, 5~8）。在1643例结膜肿瘤病例系列研究中，确诊结膜纤维瘤2例（1）。

临床特征

结膜纤维瘤常见于成年人，可以表现为结节样或弥漫性生长。多为单侧发病，且呈进展性软化的白色病变（8）。

组织病理

纤维瘤由成纤维细胞和胶原纤维紧密排列而成，常发生于Tenon囊（5）。一种较罕见的变异情况为眼部弹力纤维瘤，其内含有正常结膜基质层中不存在的脂肪小叶（7, 8）。

治疗方法

手术切除为该病最佳治疗方法。体积较大及弥漫性病变较难完整切除。

结膜结节性筋膜炎

概述

结节性筋膜炎（假肉瘤性筋膜炎）是一种累及筋膜表层的特发性良性结缔组织增生性病变。应特别注意的是，这种炎性表现需要在临床及组织病理学上与其他恶性梭形细胞瘤相鉴别。在眼部常发生于眼睑组织，但也可发生于眼眶或结膜组织（3, 9）。

临床特征

发病年龄为3~81岁。通常表现为孤立性表层巩膜结节，可能提示病变为一种炎症反应过程。

组织病理

显微镜下可见原始成纤维细胞增生。多数发生于眼部的结节性筋膜炎，需要依靠显微镜下组织病理学观察才能确诊。

治疗方法

对于包膜完整的病变，由于临床上不能排除恶性可能，故常行手术将其完整切除。皮质激素及放射治疗的疗效未知。该病复发率并不明确，但预后较好。

结膜幼年性黄色肉芽肿

概述

幼年性黄色肉芽肿是一种儿童期特发性皮肤出疹性疾病，表现为孤立性或多发性的黄红色一过性丘疹（4, 10~14）。发生在球内的幼年性黄色肉芽肿，最典型的临床表现为可自发性出血的虹膜肿物。肿瘤也可以发生于眼睑、结膜及眼眶组织。在1643例结膜肿瘤病例系列研究中，仅收集到1例幼年性黄色肉芽肿（1）。

临床特征

结膜幼年性黄色肉芽肿常以孤立方式生长，与皮肤破溃无明显联系。常表现为隆起的黄色肿物，且可以在角膜周边任何象限临近角巩膜缘生长。尽管皮肤和虹膜组织的幼年性黄色肉芽肿好发于婴幼儿群体，但结膜幼年性黄色肉芽肿也可见于成年人发病，表现为结膜孤立性肿物（11, 14）。成人黄色肉芽肿在临床及组织病理学表现与幼年性表现相同。

组织病理

组织病理学上，黄色肉芽肿由脂肪细胞、慢性炎症反应细胞及Touton巨细胞组成，以肉芽肿性炎症反应为中心，周围脂肪组织环绕。细支血管呈分叉状穿透病变组织。

治疗方法

由于结膜黄色肉芽肿临床诊断不确定，故多采用手术方法切除病灶。当临床高度怀疑此病时，可先合理观察一段时间，如果病变发生于皮肤组织，一般可自愈，若病变无好转趋势，可以局部应用、注射或者口服糖皮质激素治疗。肿物完整切除后较少复发。

Selected References

Reviews

1. Shields CL, Demirci H, Karatza E, et al. Clinical survey of 1643 melanocytic and nonmelanocytic tumors of the conjunctiva. *Ophthalmology* 2004;111:1747–1754.
2. Shields CL, Shields JA. Tumors of the conjunctiva and cornea. *Surv Ophthalmol* 2004;49:3–24.
3. Font RL, Zimmerman LE. Nodular fasciitis of the eye and adnexa. A report of ten cases. *Arch Ophthalmol* 1966;75:475–481.
4. Zimmerman LE. Ocular lesions of juvenile xanthogranuloma (nevoxanthoendothelioma). *Trans Am Acad Ophthalmol Otolaryngol* 1965;69:412–442.

Case Reports

5. Herschorn BJ, Jakobiec FA, Hornblass A, et al. Epibulbar subconjunctival fibroma: a tumor possibly arising from Tenon's capsule. *Ophthalmology* 1983;90:1490–1494.
6. Jakobiec FA, Sacks E, Lisman RL, et al. Epibulbar fibroma of the conjunctival substantia propria. *Arch Ophthalmol* 1988;106:661–664.
7. Austin P, Jakobiec FA, Iwamoto T, et al. Elastofibroma oculi. *Arch Ophthalmol* 1983;101:1575–1579.
8. Hsu JK, Cavanagh HD, Green WR. An unusual case of elastofibroma oculi. *Cornea* 1997;16:112–119.
9. Ferry AP, Sherman SE. Nodular fasciitis of the conjunctiva apparently originating in the fascia bulbi (Tenon's capsule). *Am J Ophthalmol* 1974;78:514–517.
10. Yanoff M, Perry HD. Juvenile xanthogranuloma of the corneoscleral limbus. *Arch Ophthalmol* 1995;113:915–917.
11. Kobayashi A, Shirao Y, Takata Y, et al. Adult-onset limbal juvenile xanthogranuloma. *Arch Ophthalmol* 2002;120:96–97.
12. Nordentoft B, Andersen SR. Juvenile xanthogranuloma of the cornea and conjunctiva. *Acta Ophthalmol (Copenh)* 1967;45:720–726.
13. Olmo N, Barrio-Barrio J, Moreno-Montanes J, et al. Conjunctival juvenile xanthogranuloma in a preschool child. *Ocul Immunol Inflamm* 2013;21:403–404.
14. Kim MS, Kim SA, Sa HS. Old-age-onset subconjunctival juvenile xanthogranuloma without limbal involvement. *BMC Ophthalmol* 2014;14:24. doi: 10.1186/1471-2415-14-24. PMID: 24602225.

结膜结节性筋膜炎和幼年性黄色肉芽肿

下面所列举的所有病例全部在活检或手术切除后,经过组织病理学确诊。

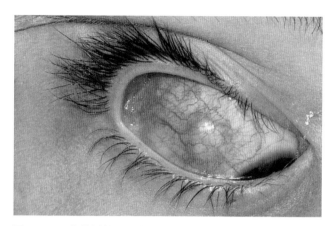

图 21.19　患儿男性,11 岁,眼球表面颞上方结节性筋膜炎

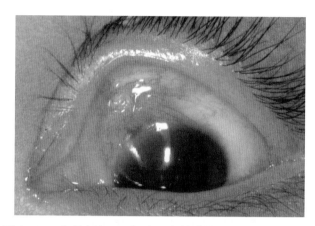

图 21.20　患者女性,23 岁,鼻上方结膜结节性筋膜炎

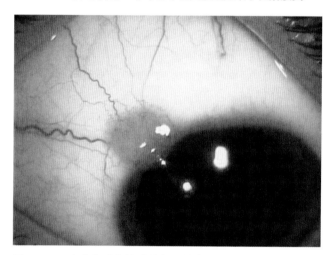

图 21.21　患儿角膜缘结膜幼年性黄色肉芽肿

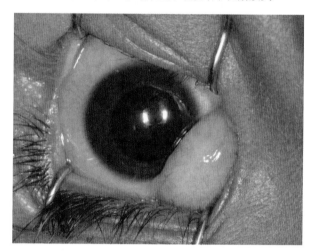

图 21.22　患儿 2 岁,较大结膜肿物,病理结果诊断为幼年性黄色肉芽肿

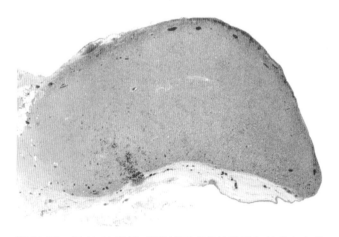

图 21.23　图 21.22 病例,低倍镜下观察结膜幼年性黄色肉芽肿组织,可见细胞团(HE×10)

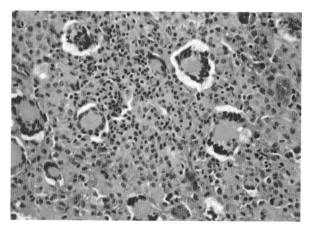

图 21.24　图 21.22 病例,高倍镜下观察结膜幼年性黄色肉芽肿组织,可见大量 Touton 巨细胞、嗜酸性粒细胞、慢性淋巴细胞以及巨噬细胞(HE×100)

结膜其他相关病变：黏液瘤、脂肪瘤和网状组织细胞瘤

结膜黏液瘤

概述

黏液瘤是起源于原始间质细胞的良性肿瘤。通常发生于心脏组织，但也可发生于眶部、眼睑和结膜组织（1~9）。结膜黏液瘤多见于成人发病，无明显性别差异。在 1643 例结膜肿瘤病例系列研究中，仅有一例确诊为黏液瘤（1）。

临床特征

结膜黏液瘤表现为质地软，活动良好的粉红色病变，常发生于颞侧球结膜。其病变虽然与血管痣和淋巴管瘤有相似的临床表现，但黏液瘤不含囊性结构。但有时病变可呈现出结膜囊肿样外观（4）。

Carney 综合征

结膜和眼睑出现的黏液瘤可能与 Carney 综合征相关，该病是一种常染色体显性遗传病，其特征性临床表现为黏液瘤、皮肤和黏膜不均匀的色素沉着、内分泌系统功能亢进以及合并有神经鞘瘤病变（10，11）。黏液瘤典型好发部位是心脏、皮肤及乳腺组织。大多数结膜黏液瘤为单发病变，不合并有发生于 Carney 综合征的其他系统性病变。但是任何发生于眼睑及结膜的瘤，均需及时评估是否合并有心脏黏液瘤病变，一旦发生，很可能危及生命。眼睑和结膜的黏液瘤常在心脏黏液瘤发现之前就已经明显存在。

组织病理

黏液瘤病理学呈现细胞减少性改变，可见星形和梭形细胞稀疏弥散分布于黏液基质中。胞浆中可见空泡样改变。也可见肥大细胞弥散分布。特殊染色法和电镜技术有助于区分黏液瘤和其他相似病变，例如黏液性神经纤维瘤或者横纹肌肉瘤（5）。

治疗方法

治疗该病的主要方法为手术切除，并且多数病灶切除后不再复发（4）。当病变极小尚处于无症状的稳定期，或者只是可疑病灶，只需要临床观察和定期随访。

结膜脂肪瘤

概述

尽管脂肪瘤是常见于眼眶的疾病，但结膜脂肪瘤较罕见并且呈多形性表现（12，13）。病因尚不明确。

临床特征

临床上，多形性脂肪瘤多发生于成人，并且与黏液瘤表现极为相似。由于其内部大部分成分为脂肪组织，使其呈黄色外观。

组织病理

脂肪瘤表现为含有多形性脂肪细胞的疏松黏液状结缔组织，常呈梭形外观。

治疗方法

结膜脂肪瘤可以采用手术切除治疗。术后复发概率很小。

结膜网状组织细胞瘤

概述

结膜网状组织细胞瘤是起源于组织细胞的良性病变，常见多器官受累，故属于系统性疾病，称之为多中心网状组织细胞瘤。

临床特征

发生于眼睑的多中心网状组织细胞瘤可见同一病灶存在多个病变中心（14），但病例中报道的成人结膜病变，大多数为发生于角巩膜缘的局部肿物，未见多中心网状组织细胞瘤表现（15）。

组织病理

网状组织细胞瘤由较大的单核细胞、多核细胞还有小颗粒细胞组成。需要与幼年性黄色肉芽肿相区分的是，该病发生于成人，而且不含 Touton 型巨细胞（14）。

治疗方法

主要治疗方式为手术切除,皮质激素治疗效果未知。

Selected References

Reviews

1. Shields CL, Demirci H, Karatza E, et al. Clinical survey of 1643 melanocytic and nonmelanocytic tumors of the conjunctiva. *Ophthalmology* 2004;111:1747–1754.
2. Shields CL, Shields JA. Tumors of the conjunctiva and cornea. *Surv Ophthalmol* 2004;49:3–24.
3. Patrinely JR, Green WR. Conjunctival myxoma. A clinicopathologic study of four cases and a review of the literature. *Arch Ophthalmol* 1983;101:1426–1430.
4. Pe'er J, Hidayat AA. Myxomas of the conjunctiva. *Am J Ophthalmol* 1986;102: 80–86.
5. Demirci H, Shields CL, Eagle RC Jr, et al. Report of conjunctival myxoma case and review of the literature. *Arch Ophthalmol* 2006;124:735–738.
6. Horie Y, Ikawa S, Okamoto I, et al. Myxoma of the conjunctiva: a case report and a review of the literature. *Jpn J Ophthalmol* 1995;39:77–82.

Histopathology

7. Mottow-Lippa L, Tso MO, Sugar J. Conjunctival myxoma. A clinicopathologic study. *Ophthalmology* 1983;90:1452–1458.

Case Reports

8. Pe'er J, Ilsar M, Hidayat A. Conjunctival myxoma: a case report. *Br J Ophthalmol* 1984;68:618–622.
9. Soong T, Soong V, Salvi SM, et al. Primary corneal myxoma. *Cornea* 2008;27: 1186–1188.
10. Kennedy RH, Flanagan JC, Eagle RC Jr, et al. The Carney complex with ocular signs suggestive of cardiac myxoma. *Am J Ophthalmol* 1991;111:699–702.
11. Carney JA. Carney complex: the complex of myxomas, spotty pigmentation, endocrine overactivity, and schwannomas. *Semin Dermatol* 1995;14:90–98.
12. Bryant J. Pleomorphic lipoma of the bulbar conjunctiva. *Ann Ophthalmol* 1987;19:148–149.
13. Streeten BW. Pleomorphic lipoma of the conjunctiva. Presented at the Eastern Ophthalmic Pathology Society, 1991.
14. Eagle RC Jr, Penne RA, Hneleski IS Jr. Eyelid involvement in multicentric reticulohistiocytosis. *Ophthalmology* 1995;102:426–430.
15. Allaire GS, Hidayat AA, Zimmerman LE, et al. Reticulohistiocytoma of the limbus and cornea. A clinicopathologic study of two cases. *Ophthalmology* 1990;97: 1018–1022.

● 结膜黏液瘤、脂肪瘤和网状组织细胞瘤

1. Demirci H, Shields CL, Eagle RC Jr, et al. Report of conjunctival myxoma case and review of the literature. Arch Ophthalmol 2006；124：735–738.

2. Eagle RC Jr, Penne RA, Hneleski IS Jr. Eyelid involvement in multicentric reticulohistiocytosis. Ophthalmology 1995；102：426–430.

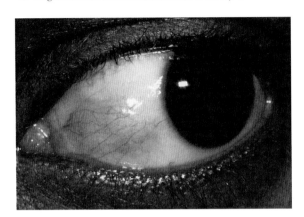

图 21.25　患者男性，31 岁，鼻侧结膜黏液瘤

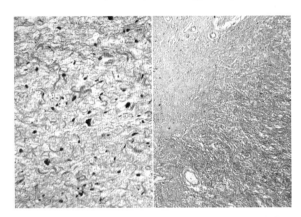

图 21.26　图 21.25 病变组织病理学检查。左图 HE 染色示黏液样基质中存在梭形细胞；右图为阿尔辛蓝染色示黏蛋白染色阳性（×150）

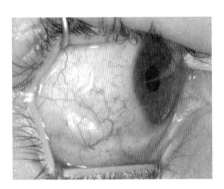

图 21.27　家族高胆固醇血症患儿，结膜脂肪瘤（×150）

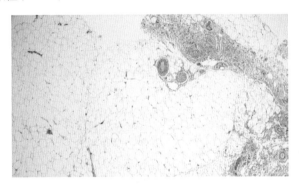

图 21.28　组织病理学检查，示结膜脂肪瘤含良性圆形脂肪细胞（HE×100）

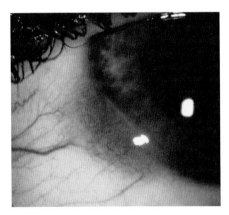

图 21.29　患者女性，21 岁，角膜缘局部网状组织细胞瘤

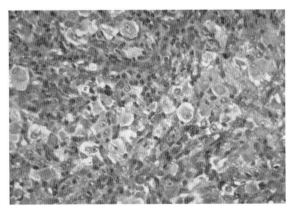

图 21.30　图 21.19 病变组织病理学检查，示较大组织细胞，其内含有胞质颗粒（HE×150）

（辛　月　李冬梅　译）

第 22 章

结膜淋巴瘤、白血病和转移性肿瘤

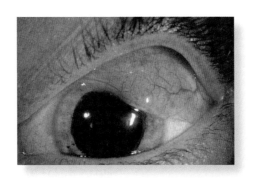

概述

　　结膜淋巴瘤可以孤立发生,也可以为全身系统性淋巴瘤的局部表现(1~30)。在作者所收集的1643例结膜肿瘤中,有128例为淋巴瘤,占结膜肿瘤的8%(1)。分类方法、临床表现、组织病理学特征和预后等部分,超出本章讨论范围,请参见其他章节(3~6,11,12)。淋巴浸润在传统上分为良性反应性淋巴增生(benign reactive lymphoid hyperplasia,BRLH)和恶性淋巴瘤。临床上较难区分二者,其组织病理学差异有时也很难鉴别。因此,我们将二者一起进行讨论。AJCC分类(表22.1)为我们提供了眼附属器淋巴瘤的TNM(tumor,node,metastasis)分期方法。

　　近年来,越来越多的学者达成共识:很多结膜"淋巴瘤"在黏膜相关淋巴组织(mucosa-associated lymphoid tumor,MALT)型淋巴瘤中属于低度恶性B细胞淋巴瘤(12)。但是关于炎症(结膜炎)在MALT淋巴瘤(也称为结外边缘区淋巴瘤(extranodal marginal zone lymphoma,ENMZL))发病中的作用,目前仍存在争议。MALT淋巴瘤最常发生在胃部,且胃部病变可能与幽门螺杆菌感染有关。目前越来越多的

学者将目光投向了结膜MALT淋巴瘤与幽门螺旋杆菌之间关系的研究。如果二者的关系得以确立,应用抗生素将可能成为初始治疗的有效方法。

　　浆细胞瘤和与之密切相关的淋巴浆细胞样肿瘤很少发生于结膜组织(8,9,25~30)。从某种意义上讲,由于浆细胞是B淋巴细胞的一种高度分化形式,所以浆细胞瘤是一种与淋巴瘤相关的肿瘤。恶性浆细胞肿瘤常与多发性骨髓瘤相关,主要发生于骨组织,也可累及软组织。软组织浆细胞瘤既可以表现为孤立性病变,也可与多发性骨髓瘤相关。髓外浆细胞瘤和孤立性浆细胞瘤的临床表现非常相似,本章将一起讨论。

临床特征

　　临床上,淋巴肿瘤通常表现为微隆起的粉红色肉质肿物,呈弥漫性生长,形似熏制鲑鱼肉样。一般发生于穹隆结膜或球结膜,有时可累及角膜缘。与鳞状细胞癌不同的是,病变并不侵犯睑结膜。其内通常含有微血管,而在较大的肿瘤中可见大而扩张的结膜营养血管。结膜淋巴瘤通常表面光滑,但也可表现为类似于滤泡性结膜炎的多结节样外观。

结膜淋巴瘤和浆细胞瘤

表 22.1 美国癌症联合委员会（AJCC）眼附属器淋巴瘤 TNM 分期

临床分期	分　类
原发肿瘤（T）	
Tx	原发肿瘤不明
T0	无原发肿瘤证据
T1	肿瘤累及结膜
T1a	肿瘤累及球结膜
T1b	肿瘤累及睑结膜，穹隆结膜，泪阜
T1c	肿瘤侵犯大范围的结膜
T2	肿瘤侵犯眼眶
T2a	肿瘤侵犯眼眶前部
T2b	肿瘤侵犯眼眶和泪腺
T2c	肿瘤侵犯眼眶后部
T2d	肿瘤侵犯眼眶和鼻泪管系统
T3	肿瘤侵犯眶隔前眼睑
T4	肿瘤侵犯其他骨组织或脑组织
T4a	肿瘤侵犯鼻咽部
T4b	肿瘤侵犯其他骨组织
T4c	肿瘤侵犯鼻窦
T4d	肿瘤侵犯脑组织
局部淋巴结转移（N）	
Nx	局部淋巴结无法评估
N0	无局部淋巴结转移
N1	同侧淋巴结转移
N2	对侧/双侧淋巴结转移
N3	远处淋巴结转移
N4	中央区淋巴结转移
远处转移（M）	
M0	远处转移无法评估
M1a	远处器官转移（腮腺，肺，肝，脾，肾，乳腺）
M1b	骨髓转移
M1c	M1a 和 M1b

临床上通常无法判断淋巴瘤的良恶性。因此，组织活检对于确定诊断十分必要，同时我们还应对所有患者进行全身系统性检查，以排除全身系统性淋巴瘤的可能。并告知已发生结膜淋巴浸润的患者，其存在发展为全身系统性淋巴瘤的风险。对 117 名患有此类结膜病变的患者进行回顾性研究，结果显示有 31% 的患者最终将发展成全身系统性淋巴瘤（3）。其中发生单侧结膜淋巴浸润的患者，其全身系统性淋巴瘤发病率为 17%，而双侧淋巴浸润患者的发病率为 47%（3）。这些数据有助于结膜淋巴浸润患者在随诊时了解自身病情状态。随访时间越长，患者发生全身系统性淋巴瘤的可能性越大。

结膜浆细胞瘤的临床特征与之前所述的淋巴瘤特征大致相同。病变可表现为局部或弥漫性鲑肉样浸润灶（8, 25~30）。

组织病理

组织病理学上，淋巴瘤由实性淋巴细胞组成，根据细胞分化程度，病变可分为 BRLH、非典型淋巴组织增生或恶性淋巴瘤。其中良性和非典型淋巴组织增生与全身系统性淋巴瘤关联性较小，而恶性淋巴瘤与之关系密切。尽管三种病变临床表现极为相似，但 BRLH 表现更为多形性，且由分化良好的淋巴细胞和浆细胞组成。相比之下，淋巴瘤组织病理学表现较为单一。免疫组织化学方法有助于确定病变的单克隆或多克隆属性，但在确定疾病预后方面存在局限性。单克隆性淋巴瘤多倾向于良性病变。大多数结膜淋巴瘤是非霍奇金 B 细胞淋巴瘤；而霍奇金淋巴瘤和 T 细胞淋巴瘤则很少发生于结膜组织（20）。

浆细胞瘤由均一的、体积较大的圆形或卵圆形细胞组成，细胞质丰富，细胞核移位，核染色质聚集，核仁明显，有丝分裂活性可发生变化。

治疗方法

如果结膜病变较小且局限，行切除活检并辅以冷冻治疗即可，无需进一步治疗。如果结膜淋巴瘤体积巨大，无法完全切除，建议可先行大范围组织活检，进行组织病理学分期，再根据分期结果进一部行化疗或放疗。需要切取足够范围的组织活检才能确诊该病，但远不及移植手术所需切除的病变范围。由于结膜淋巴瘤对放疗、化疗和生物治疗敏感，故无需进行广泛切除手术。也有部分专家认为，对于体积较大的病变应行手术切除，而且需行羊膜移植以覆盖缺损区域（14）。

根据肿瘤活检及组织病理学结果确定进一步治疗方案。对于全身系统性淋巴瘤患者，应进行全身化疗或利妥昔单抗治疗。利妥昔单抗治疗在相关病例中已经取得较好的疗效（17）。对于不合并全身系统性淋巴瘤的孤立性病变，通常选择外照射放疗，也可考虑使用利妥昔单抗治疗或化疗。几乎所有类型的淋巴瘤均对放疗十分敏感。放疗的外照射剂量范围是2000~4000cGy，根据病变恶性程度逐渐增大辐射剂量。

研究发现，一些低度恶性结膜 MALT 淋巴瘤患者，病灶组织活检后只发现很少部分肿瘤残余，甚至未发现残留病灶，且患者认为无明显症状，多不愿意接受放疗。我们对该类患者进行简单随访观察发现，大多数患者病情无进展，且始终无任何临床症状。近期相关病例报告表明，部分结膜 MALT 淋巴瘤患者，仅行组织活检后，病变即消退（15）。尽管仍存在争议，我们认为对于某些患者来说，定期观察随访可能是首选治疗方案。对于活检后发现广泛肿瘤残余病灶或病情进展的患者，通常建议进行放射治疗。

近来，抗生素在结膜淋巴瘤治疗中的应用备受关注。在少数病例中，肿瘤对抗生素治疗非常敏感（18）。但对于大多数病例，抗生素仅为全身系统性淋巴瘤抗感染预防性用药。

结膜浆细胞瘤的治疗与淋巴瘤相似。应首先对患者进行全身系统检查，并定期排查多发性骨髓瘤和单克隆丙种球蛋白病。小而局限的结膜病变可以完全切除，用于治疗全身疾病的放疗或化疗方法对较大且更具侵袭性的病变有一定效果（25~30）。

Selected References

Reviews

1. Shields CL, Demirci H, Karatza E, et al. Clinical survey of 1643 melanocytic and nonmelanocytic tumors of the conjunctiva. *Ophthalmology* 2004;111:1747–1754.
2. Shields CL, Shields JA. Tumors of the conjunctiva and cornea. *Surv Ophthalmol* 2004;49:3–24.
3. Shields CL, Shields JA, Carvalho C, et al. Conjunctival lymphoid tumors: clinical analysis of 117 cases and relationship to systemic lymphoma. *Ophthalmology* 2001;108:979–984.
4. Coupland SE, Krause L, Delecluse HJ, et al. Lymphoproliferative lesions of the ocular adnexa. Analysis of 112 cases. *Ophthalmology* 1998;105:1430–1441.
5. Malek SN, Hatfield AJ, Flinn IW. MALT Lymphomas. *Curr Treat Options Oncol* 2003;4:269–279.
6. Lauer SA. Ocular adnexal lymphoid tumors. *Curr Opin Ophthalmol* 2000;11:361–366.
7. Bardenstein DS. Ocular adnexal lymphoma: classification, clinical disease, and molecular biology. *Ophthalmol Clin North Am* 2005;18:187–197.
8. Adkins JW, Shields JA, Shields CL, et al. Plasmacytoma of the eye and orbit. *Int Ophthalmol* 1996–1997;20:339–343.
9. Knapp AJ, Gartner S, Henkind P. Multiple myeloma and its ocular manifestations. *Surv Ophthalmol* 1987;31:343–351.
10. Stacy RC, Jakobiec FA, Schoenfield L, et al. Unifocal and multifocal reactive lymphoid hyperplasia vs follicular lymphoma of the ocular adnexa. *Am J Ophthalmol* 2010;150(3):412–426.
11. Coupland SE, White VA, Rootman J, et al. A TNM-based clinical staging system of ocular adnexal lymphomas. *Arch Pathol Lab Med* 2009;133(8):1262–1267.
12. Coupland S, Heegaard S. Can conjunctival lymphoma be a clinical diagnosis? *Br J Ophthalmol* 2014;98:574–575.
13. Beykin G, Pe'er J, Amir G, et al. Paediatric and adolescent elevated conjunctival lesions in the plical area: lymphoma or reactive lymphoid hyperplasia? *Br J Ophthalmol* 2014;98:645–650.

Management

14. Kobayashi A, Takahira M, Yamada A, et al. Fornix and conjunctiva reconstruction by amniotic membrane in a patient with conjunctival mucosa-associated lymphoid tissue lymphoma. *Jpn J Ophthalmol* 2002;46:346–348.
15. Matsuo T, Yoshino T. Long-term follow-up results of observation of radiation for conjunctival malignant lymphoma. *Ophthalmology* 2004;111:1233–1237.
16. Bianciotto C, Shields CL, Lally SE, et al. CyberKnife radiosurgery for the treatment of intraocular and periocular lymphoma. *Arch Ophthalmol* 2010;128(12):1561–1567.
17. Zinzani PL, Alinari L, Stefoni V, et al. Rituximab in primary conjunctiva lymphoma. *Leuk Res* 2005;29:107–108.
18. Abramson DH, Rollins I, Coleman M. Periocular mucosa-associated lymphoid/low grade lymphomas: treatment with antibiotics. *Am J Ophthalmol* 2005;140:729–730.

Case Reports

19. Yeung L, Tsao YP, Chen PY, et al. Combination of adult inclusion conjunctivitis and mucosa-associated lymphoid tissue (MALT) lymphoma in a young adult. *Cornea* 2004;23:71–75.
20. Shields CL, Shields JA, Eagle RC. Rapidly progressive T-cell lymphoma of the conjunctiva. *Arch Ophthalmol* 2002;120:508–509.
21. Lee DH, Sohn HW, Park SH, et al. Bilateral conjunctival mucosa-associated lymphoid tissue lymphoma misdiagnosed as allergic conjunctivitis. *Cornea* 2001;20:427–429.
22. Scullica L, Manganelli C, Turco S, et al. Bilateral non-Hodgkin lymphoma of the conjunctiva. *Eye* 1999;13:379–380.
23. Obata H, Mori K, Tsuru T. Subconjunctival mucosa-associated lymphoid tissue (MALT) lymphoma arising in Tenon's capsule. *Graefes Arch Clin Exp Ophthalmol* 2006;244:118–121.
24. Chang YC, Chang CH, Liu YT, et al. Spontaneous regression of a large-cell lymphoma in the conjunctiva and orbit. *Ophthal Plast Reconstr Surg* 2004;20:461–463.
25. Tetsumoto K, Iwaki H, Inoue M. IgG-kappa extramedullary plasmacytoma of the conjunctiva and orbit. *Br J Ophthalmol* 1993;77:255–257.
26. Lugassy G, Rozenbaum D, Lifshitz L, et al. Primary lymphoplasmacytoma of the conjunctiva. *Eye* 1992;6:326–327.
27. Kremer I, Flex D, Manor R. Solitary conjunctival extramedullary plasmacytoma. *Ann Ophthalmol* 1990;22:126–130.
28. Seddon JM, Corwin JM, Weiter JJ, et al. Solitary extramedullary plasmacytoma of the palpebral conjunctiva. *Br J Ophthalmol* 1982;66:450–454.
29. Benjamin I, Taylor H, Spindler J. Orbital and conjunctival involvement in multiple myeloma. Report of a case. *Am J Clin Pathol* 1975;63:811–817.
30. Jampol LM, Marsh JC, Albert DM, et al. IgA associated lymphoplasmacytic tumor involving the conjunctiva, eyelid, and orbit. *Am J Ophthalmol* 1975;79:279–284.

结膜良性反应性淋巴组织增生

结膜良性和恶性淋巴瘤具有相同的临床表现。活检和分期对于确定病变的恶性程度非常重要。下图所示病变的组织病理学表现为低度恶性淋巴组织病变,属于 BRLH,呈典型的粉红色鲑鱼肉样外观。

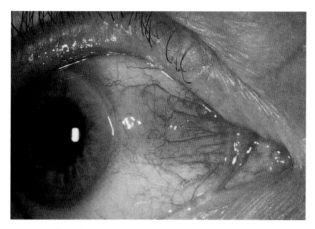

图 22.1　患者女性,83 岁,内直肌附近结膜可见良性反应性淋巴组织增生,无蒂

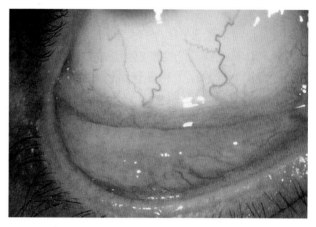

图 22.2　患者男性,50 岁,下穹隆结膜可见良性反应性淋巴组织增生,呈水平梭形

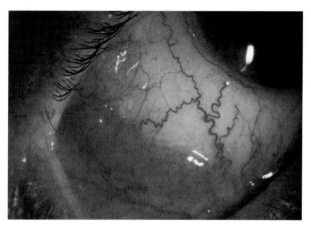

图 22.3　患者女性,70 岁,穹隆结膜和球结膜可见良性反应性淋巴组织增生,呈微隆起的鳞状肿物

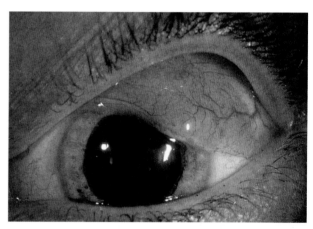

图 22.4　患者女性,55 岁,颞上方结膜可见良性反应性淋巴组织增生,病变呈弥漫性

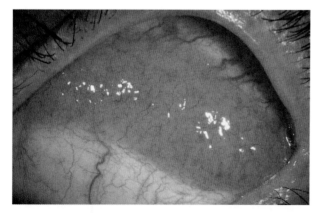

图 22.5　患者男性,38 岁,上方球结膜可见良性反应性淋巴组织增生,肿块呈弥漫性隆起

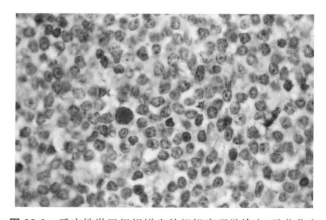

图 22.6　反应性淋巴组织增生的组织病理学检查,示分化良好的均一的淋巴细胞。注意近中心区域的特殊细胞,其含有巨大核内包涵体,称为 Dutcher 小体(HE × 200)

● 结膜非霍奇金淋巴瘤（NON-HODGKIN 淋巴瘤）

结膜的大多数淋巴瘤属于非霍奇金 B 细胞淋巴瘤，呈典型的粉红色鲑鱼肉样。大多数患者最初不合并全身系统性淋巴瘤，但有部分患者会在随后行全身系统检查或随访时发现。下图所示病例，通过组织病理学确诊为恶性淋巴瘤。

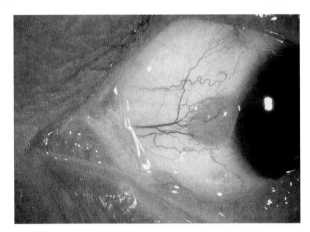

图 22.7　患者女性，43 岁，角膜缘附近结膜可见一局限性肿物，为结膜淋巴瘤

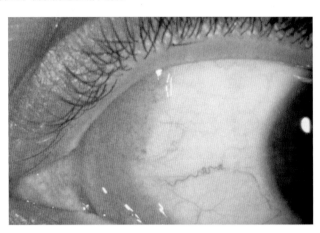

图 22.8　患者女性，39 岁，结膜鼻侧可见弥漫性淋巴瘤

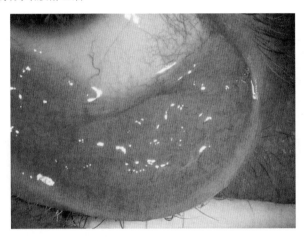

图 22.9　患者男性，40 岁，下方结膜可见不规则多结节性淋巴瘤

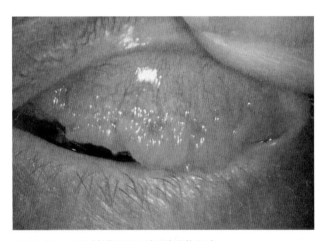

图 22.10　上睑结膜可见不规则形淋巴瘤

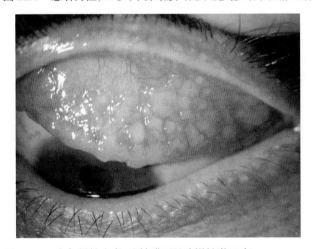

图 22.11　老年男性患者，睑结膜可见弥漫性淋巴瘤

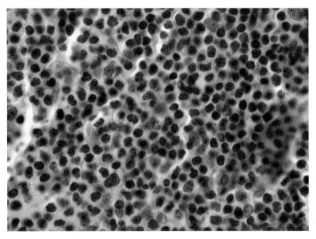

图 22.12　组织病理学检查，示恶性淋巴瘤内单一的淋巴细胞，部分核仁明显（HE×200）

● 结膜淋巴瘤：非典型表现及放疗反应

尽管结膜大多数淋巴瘤为 B 细胞型，但也可能发生 T 细胞淋巴瘤和霍奇金淋巴瘤。大多数淋巴瘤对放疗敏感。

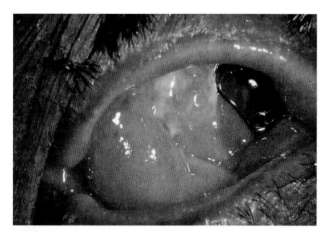

图 22.13　患者女性，72 岁，患全身系统性 T 细胞淋巴瘤，结膜受累

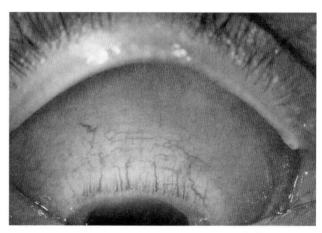

图 22.14　患者 61 岁，霍奇金淋巴瘤，可见结膜弥漫性浸润

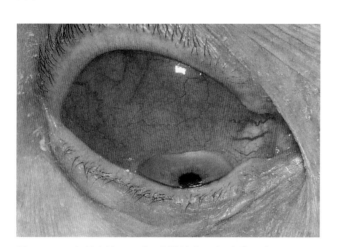

图 22.15　患者女性，82 岁，弥漫性大 B 细胞淋巴瘤

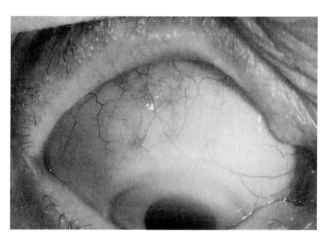

图 22.16　图 22.15 病变，经放射治疗后外观

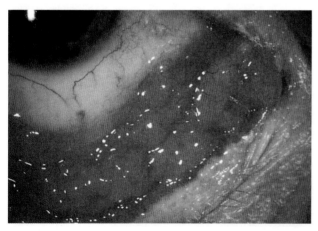

图 22.17　患者男性，76 岁，下方结膜可见广泛的多结节性淋巴瘤

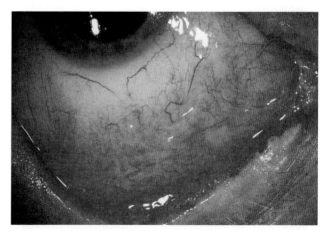

图 22.18　图 22.17 病变，经放射治疗后改善

器官移植后结膜淋巴组织增生性疾病

概述

移植后淋巴组织增生性疾病（posttransplant lymphoproliferative disorder，PTLD）是一种由多克隆或单克隆性淋巴细胞增生形成的实性病变，约3%接受强化免疫抑制治疗的器官移植患者，可发生上述两种病变（1~10）。一些患者可能预先感染了EB病毒（Epstein-Barr virus，EBV），对此类患者进行Southern印迹法、聚合酶链反应和原位杂交技术时，EBV可影响检测结果（3~10）。该病可发生于中枢神经系统、胃肠道、颈部淋巴结及扁桃体等组织，累及结膜和眼眶区域的相关病例也越来越多见（5~10）。

临床特征

PTLD可发生在眶部、眼睑、结膜、葡萄膜和视网膜。结膜PTLD的临床表现与前述的其他淋巴肿瘤相似，此处不再赘述。对于免疫抑制的器官移植患者，若发现其结膜呈鲑鱼肉样病变，应高度怀疑此病。

组织病理

尽管不同病变的组织病理学和免疫组织化学特征各不相同，但是病变细胞均属于B细胞系，细胞分化程度由高至低。现有的PTLD病理学分类有助于判断疾病预后（4）。

治疗方法

对于PTLD结膜病变，需根据结膜受累程度和组织病理学特征决定治疗方案。首先，我们应尝试降低免疫抑制强度，恢复宿主的免疫系统功能。治疗原则与其他眼眶淋巴肿瘤一样，小而局限的病变可直接切除，较大病变则需行组织活检及放射治疗。在最新的治疗方法中，还提出应用利妥昔单抗的治疗方法（3）。该病预后与疾病的严重程度有关，有些患者可以完全康复，部分患者可危及生命。

Selected References

Reviews

1. Shields CL, Demirci H, Karatza E, et al. Clinical survey of 1643 melanocytic and nonmelanocytic tumors of the conjunctiva. *Ophthalmology* 2004;111:1747–1754.
2. Shields CL, Shields JA. Tumors of the conjunctiva and cornea. *Surv Ophthalmol* 2004;49:3–24.

Management

3. Iu LP, Yeung JC, Loong F, et al. Successful treatment of intraocular post-transplant lymphoproliferative disorder with intravenous rituximab. *Pediatr Blood Cancer* 2015;62:169–172.

Histopathology

4. Knowles DM, Cesarman E, Chadburn A, et al. Correlative morphologic and molecular genetic analysis demonstrates three distinct categories of posttransplantation lymphoproliferative disorders. *Blood* 1995;85:552–565.

Case Reports

5. Strazzabosco M, Corneo B, Iemmolo RM, et al. Epstein-Barr virus-associated post-transplant lympho-proliferative disease of donor origin in liver transplant recipient. *J Hepatol* 1997;269:26–34.
6. Douglas RS, Goldstein SM, Katowitz JA, et al. Orbital presentation of posttransplantation lymphoproliferative disorder: a small case series. *Ophthalmology* 2002;109:2351–2355.
7. Pomeranz HD, McEvoy LT, Lueder GT. Orbital tumor in a child with posttransplantation lymphoproliferative disorder. *Arch Ophthalmol* 1996;114:1422–1423.
8. Clark WL, Scott IU, Murray TG, et al. Primary intraocular posttransplantation lymphoproliferative disorder. *Arch Ophthalmol* 1998;116:1667–1669.
9. Chan SM, Hutnik CM, Heathcote JG, et al. Iris lymphoma in a pediatric cardiac transplant recipient: clinicopathologic findings. *Ophthalmology* 2000;107:1479–1482.
10. Walton RC, Onciu MM, Irshad FA, et al. Conjunctival pos-transplantation lymphoproliferative disorder. *Am J Ophthalmol* 2007;143:1050–1051.

● 器官移植后结膜淋巴组织增生性疾病

下图所示病例为合并 EBV 感染的结膜 PTLD 患者。

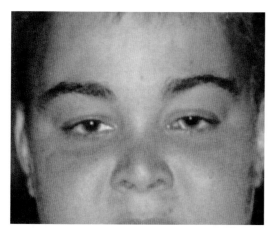

图 22.19　青少年男性患者,有反流性肾病肾脏发育不良病史,6 个月前进行了肾移植,可见内眦部肿物病

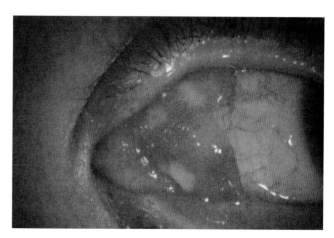

图 22.20　病变特写,可见内眦粉红色肿物

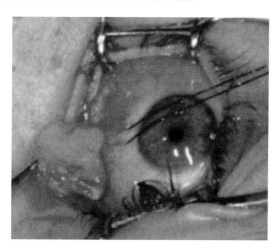

图 22.21　手术切除肿物,术中病变大体观

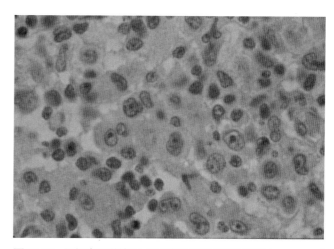

图 22.22　组织病理学检查,示异常淋巴细胞和浆细胞（HE×200）

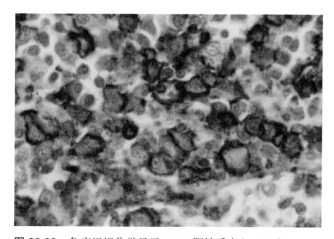

图 22.23　免疫组织化学显示 CD20 阳性反应（×250）

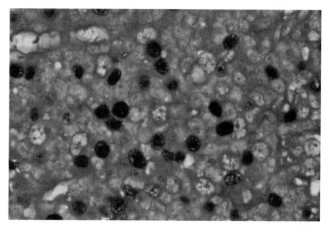

图 22.24　EBV 原位杂交反应阳性,示细胞核染色为黑色（×250）

结膜白血病

概述

白血病是一种复杂疾病,其分类方法仍在不断更新变化。几乎所有类型的白血病都可以影响眼部结构。随着白血病诊断和治疗方法的不断完善,患者的生存期也逐渐延长。因此,眼部表现的多样性也随之增加。白血病可累及眼附属器组织,通常发生于眼眶,少数情况可延伸至结膜和眼睑。发生于眼眶及眼附属器的病变表现为粒细胞肉瘤("绿色瘤"),为粒细胞性白血病患儿眼部软组织浸润表现。众所周知,白血病细胞侵犯组织以直接浸润为主,但累及结膜的病变通常表现为结膜下出血(1~19)。多数关于白血病眼部表现的早期回顾性研究中,描述病变集中于眼内和眼眶,很少累及结膜(3)。但是,很多报道均已证实几乎所有类型的白血病都可累及结膜组织(3~19)。对于生前未发现结膜肿物的患者,也可能在尸检时于结膜中发现白血病细胞。结膜病变可发生于任何年龄,发病时间取决于白血病的类型。结膜病变通常是白血病经治疗后复发的早期征象。

临床特征

在大多数情况下,结膜白血病浸润灶与淋巴瘤的外观表现相似。有时可由于白血病细胞浸润导致结膜出血,使病变颜色更红,而这种情况在淋巴瘤中很少见。它主要发生在角膜缘周围的结膜组织。

组织病理

白血病累及结膜时,其组织病理学表现为白血病细胞对结膜基质的浸润。细胞的特点随着白血病类型而异。特殊染色和免疫组织化学方法可能有助于确定白血病的性质。

治疗方法

结膜白血病的治疗包括针对全身系统性疾病的治疗及适当的化疗。对上述治疗方法不敏感患者,低剂量放疗效果可能较为显著。

Selected References

Reviews
1. Shields CL, Demirci H, Karatza E, et al. Clinical survey of 1643 melanocytic and nonmelanocytic tumors of the conjunctiva. *Ophthalmology* 2004;111:1747–1754.
2. Shields CL, Shields JA. Tumors of the conjunctiva and cornea. *Surv Ophthalmol* 2004;49:3–24.
3. Kincaid MC, Green WR. Ocular and orbital involvement in leukemia. *Surv Ophthalmol* 1983;27:211–232.
4. Sharma T, Grewal J, Gupta S, et al. Ophthalmic manifestations of acute leukaemias: the ophthalmologist's role. *Eye* 2004;7:663–672.

Case Reports
5. Font RL, Mackay B, Tang R. Acute monocytic leukemia recurring as bilateral perilimbal infiltrates. *Ophthalmology* 1985;92:1681–1685.
6. Mansour AM, Traboulsi EI, Frangieh GT, et al. Caruncular involvement in myelomonocytic leukemia: a case report. *Med Pediatr Oncol* 1985;13:46–47.
7. Rodgers R, Weiner M, Friedman AH. Ocular involvement in congenital leukemia. *Am J Ophthalmol* 1986;101:730–732.
8. Tsumura T, Sakaguchi M, Shiotani N, et al. A case of acute myelomonocytic leukemia with subconjunctival tumor. *Jpn J Ophthalmol* 1991;35:226–231.
9. Fujikawa LS, Salahuddin SZ, Ablashi D, et al. Human T-cell leukemia/lymphotropic virus type III in the conjunctival epithelium of a patient with AIDS. *Am J Ophthalmol* 1985;100:507–509.
10. Lee DA, Su WP. Acute myelomonocytic leukemia cutis presenting as a conjunctival lesion. *Int J Dermatol* 1985;24:369–370.
11. Takahashi K, Sakuma T, Onoe S, et al. Adult T-cell leukemia with leukemic cell infiltration in the conjunctiva. *Doc Ophthalmol* 1993;83:255–260.
12. Cook BE Jr, Bartley GB. Acute lymphoblastic leukemia manifesting in an adult as a conjunctival mass. *Am J Ophthalmol* 1997;124:104–105.
13. Douglas RS, Goldstein SM, Nichols C. Acute myelogenous leukaemia presenting as a conjunctival lesion and red eye. *Acta Ophthalmol Scand* 2002;80:671–672.
14. Mori A, Deguchi HE, Mishima K, et al. A case of uveal, palpebral, and orbital invasions in adult T-Cell leukemia. *Jpn J Ophthalmol* 2003;47:599–602.
15. Campagnoli MF, Parodi E, Linari A, et al. Conjunctival mass: an unusual presentation of acute lymphoblastic leukemia relapse in childhood. *J Pediatr* 2003;142:211.
16. Nau J, Shields CL, Shields JA, et al. Acute myeloid leukemia manifesting initially as a conjunctival mass in a patient with acquired immunodeficiency syndrome. *Arch Ophthalmol* 2002;120:1741–1742.
17. Shah SB, Reichstein DA, Lally SE, et al. Persistent bloody tears as the initial manifestation of conjunctival chloroma associated with chronic myelogenous leukemia. *Graefes Arch Clin Exp Ophthalmol* 2013;251(3):991–992.
18. Shinder R. Ocular myeloid sarcoma in a 10-year-old child. *J AAPOS* 2012;16(2):213.
19. Lee SS, Robinson MR, Morris JC, et al. Conjunctival involvement with T-cell prolymphocytic leukemia: report of a case and review of the literature. *Surv Ophthalmol* 2004;49(5):525–536.

● 结膜白血病浸润

任何类型的白血病都可累及结膜。结膜浸润与淋巴瘤非常相似。

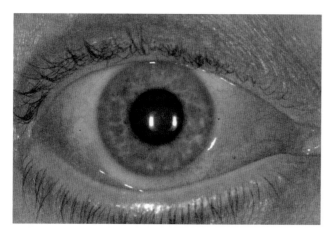

图 22.25   患者男性,66 岁,慢性淋巴细胞白血病,右眼结膜可见弥漫性白血病浸润灶

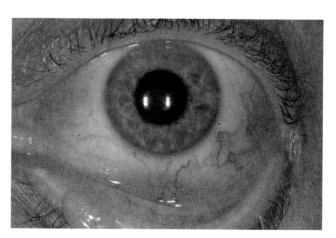

图 22.26   图 22.25 病例,左眼可见与右眼相似的白血病浸润灶

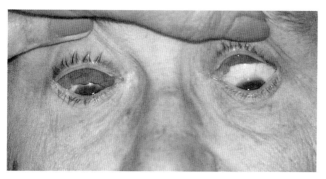

图 22.27   患者女性,72 岁,慢性淋巴细胞白血病,双侧上睑结膜可见白血病浸润灶

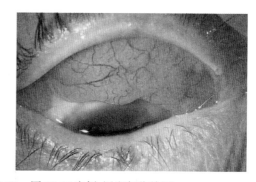

图 22.28   图 22.27 病例,浸润部位特写

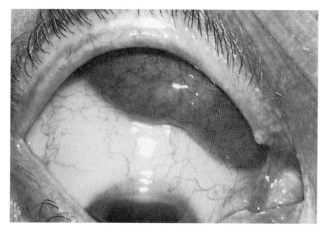

图 22.29   患者男性,87 岁,慢性淋巴细胞白血病伴结膜上皮浸润

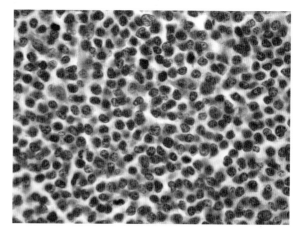

图 22.30   图 22.25 病变组织病理学检查,示具有圆形或椭圆形均一核的单核细胞层(HE × 200)

结膜转移性肿瘤

概述

　　大部分的眼部转移癌常累及葡萄膜和眼眶区域。眼睑和结膜转移瘤较少见,但也常有个例报道(1~11)。在一项 2455 例结膜病变的研究中,活检后发现仅有 1 例为转移瘤(3)。在作者报道的 1643 例结膜肿瘤病例中,有 13 例结膜转移瘤(1)。在更早期报道的 10 例结膜转移瘤中,其原发肿瘤 4 例位于乳房,2 例位于肺部,2 例为皮肤黑色素瘤,1 例位于喉部,1 例原发灶未确定。大多数患者有原发性恶性肿瘤的病史,但有时结膜转移瘤为患者首次就诊原因(6,7,9)。

　　一些肿瘤可以从眼睑、眼眶或鼻窦等相邻结构直接扩散至结膜和巩膜组织。我们认为这种蔓延性扩散应称为"继发性结膜肿瘤"而不是真正的肿瘤转移,例如眼睑皮脂腺癌、葡萄膜黑色素瘤和眼眶横纹肌肉瘤。这些特殊肿瘤将在本书的其他章节进行阐述。

临床特征

　　临床上,结膜转移瘤表现为弥漫性或多灶性生长,生长迅速,无蒂,呈黄色或肉色结节样肿物。黑色素瘤结膜转移灶通常表现为色素沉着,但也可见无色素沉着灶(1,4,9)。

组织病理

　　组织病理学上,病变组织形态随原发肿瘤和转移灶分化程度的不同而异。但个别病变有其特征性表现,如黑色素瘤,乳腺癌或肾细胞癌(4~11)。免疫组织化学检查有助于确定低分化肿瘤的原发部位。

治疗方法

　　除了治疗原发肿瘤,结膜转移瘤可能需要特殊治疗。小病变可进行局部切除术,较大的病变则需要切开活检以明确诊断。由于针刺活检技术所吸取的组织标本量极少,诊断较困难,故不推荐使用。如果患者已经进行原发病灶的特异性化疗,可先观察一段时间,评估结膜转移瘤对化疗的反应。如果病变对化疗无反应,可采用 3000~4000cGy 的外照射放射治疗。个别病例可选择敷贴治疗。

Selected References

Reviews

1. Shields CL, Demirci H, Karatza E, et al. Clinical survey of 1643 melanocytic and nonmelanocytic tumors of the conjunctiva. *Ophthalmology* 2004;111:1747–1754.
2. Shields CL, Shields JA. Tumors of the conjunctiva and cornea. *Surv Ophthalmol* 2004;49:3–24.
3. Grossniklaus HE, Green WR, Luckenbach M, et al. Conjunctival lesions in adults. A clinical and histopathologic review. *Cornea* 1987;6:78–116.
4. Kiratli H, Shields CL, Shields JA, et al. Metastatic tumors to the conjunctiva. Report of ten cases. *Brit J Ophthalmol* 1996;80:5–8.

Case Reports

5. Ortiz JM, Esterman B, Paulson J. Uterine cervical carcinoma metastasis to subconjunctival tissue. *Arch Ophthalmol* 1995;113:1362–1363.
6. Shields JA, Gunduz K, Shields CL, et al. Conjunctival metastasis as the initial manifestation of lung cancer. *Am J Ophthalmol* 1997;124:399–400.
7. Shields JA, Shields CL, Eagle RC Jr, et al. Diffuse ocular metastases as an initial sign of metastatic lung cancer. *Ophthalmic Surg Lasers* 1998;29:598–601.
8. Tokuyama J, Kubota T, Otani Y, et al. Rare case of early mucosal gastric cancer presenting with metastasis to the bulbar conjunctiva. *Gastric Cancer* 2002;5:102–106.
9. Shields JA, Shields CL, Eagle RC Jr, et al. Conjunctival metastasis as initial sign of disseminated cutaneous melanoma. *Ophthalmology* 2004;111:1933–1934.
10. Bianciotto C, Shields CL, Guzman JM, et al. Assessment of anterior segment tumors with ultrasound biomicroscopy versus anterior segment optical coherence tomography in 200 cases. *Ophthalmology* 2011;118(7):1297–1302.
11. Shields JA, Eagle RC, Gausas RE, et al. Retrograde metastasis of cutaneous melanoma to conjunctival lymphatics. *Arch Ophthalmol* 2009;127:1122–1123.

● 结膜转移性肿瘤

1. Kiratli H, Shields CL, Shields JA, et al. Metastatic tumors to the conjunctiva. Report of ten cases. Brit J Ophthalmol 1996；80：5–8.

2. Shields JA, Gunduz K, Shields CL, et al. Conjunctival metastasis as the initial manifestation of lung cancer. Am J Ophthalmol 1997；124：399–400.

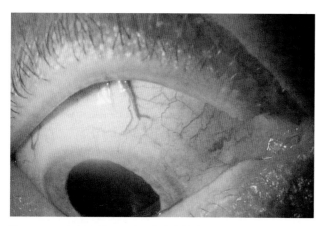

图 22.31　患者女性，60 岁，乳腺癌结膜转移灶

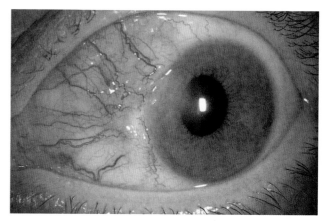

图 22.32　患者女性，55 岁，乳腺癌结膜转移灶

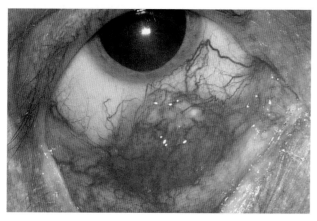

图 22.33　患者男性，55 岁，肺癌结膜转移灶。随后行全身系统检查发现患原发性肺癌

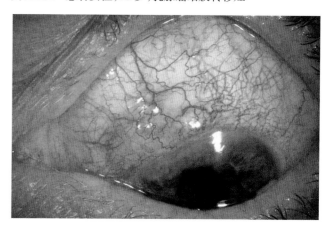

图 22.34　患者女性，56 岁，类癌瘤结膜转移灶

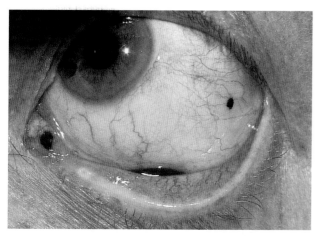

图 22.35　患者男性，60 岁，皮肤黑色素瘤结膜转移灶，表现为多发色素性病变

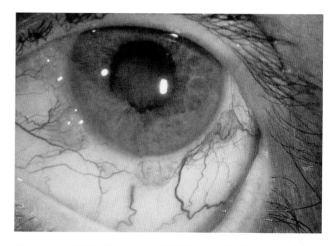

图 22.36　患者女性，54 岁，皮肤黑色素瘤结膜转移灶，角膜缘附近可见非色素性肿物

● 皮肤黑色素瘤结膜转移

皮肤黑色素瘤结膜转移灶可以是原发灶转移的最初表现。皮肤黑色素瘤有时会以异常方式进行转移，可累及睑结膜。

Shields JA, Shields CL, Eagle RC Jr, et al. Conjunctival metastasis as initial sign of disseminated cutaneous melanoma. Ophthalmology 2004; 111: 1933–1934.

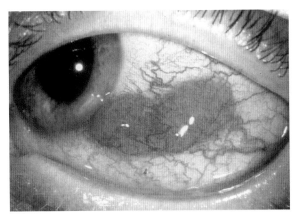

图 22.37　患者女性，48 岁，皮肤黑色素瘤结膜转移灶，球结膜可见棕褐色肿物。在患者出现眼部症状时并未确定转移，但随后发现广泛转移灶

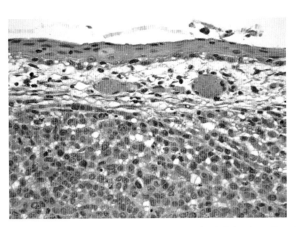

图 22.38　图 22.37 病变低倍镜照片。注意肿瘤细胞已达上皮基质层深部（HE×150）

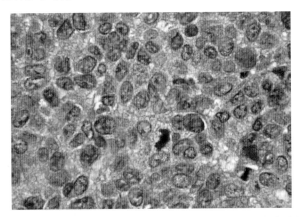

图 22.39　图 22.38 病变高倍镜照片，可见上皮样黑色素瘤细胞。注意细胞的有丝分裂相（HE×250）

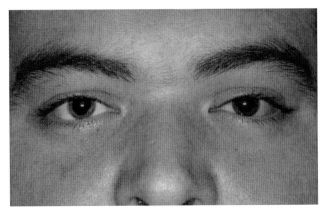

图 22.40　患者男性，34 岁，皮肤黑色素瘤面部广泛转移灶

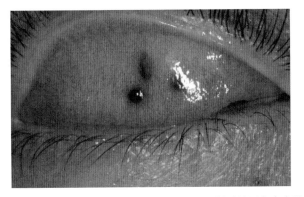

图 22.41　翻转右上睑可见睑板结膜上有多发转移性黑色素瘤灶

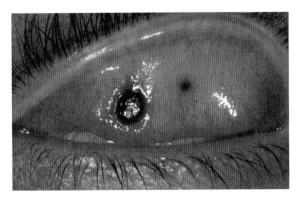

图 22.42　翻转左上睑可见睑板结膜上有多发转移性黑色素瘤灶

（秦碧萱　李冬梅　译）

第 23 章

泪阜肿瘤

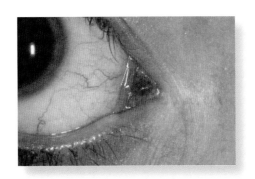

概述

泪阜位于内眦鼻侧与半月皱襞之间。它具有类似于结膜上皮的非角化上皮层,但是含有毛囊、皮脂腺、汗腺和副泪腺等皮肤成分。因此,泪阜可产生与皮肤、结膜或泪腺组织相似的肿瘤或囊肿病变(1~27)。

泪阜区肿物行手术切除活检结果示,约95%为良性病变,其中大部分为乳头状瘤或黑色素痣,只有5%为恶性病变(1,3)。在我们早期切除的57例泪阜肿瘤中,病变分类如下:乳头状瘤32%,黑色素痣24%,化脓性肉芽肿9%,包涵体囊肿7%、慢性炎症7%和嗜酸细胞瘤4%(3)。在随后的93例病例中,肿瘤分类如表23.1所示。

临床特征

泪阜肿瘤的临床表现因肿瘤类型而异,通常表现为泪阜增大,可见源于泪阜组织的新生肿物,或者泪阜组织完全被肿瘤组织取代。乳头状瘤一般形似叶状,肉眼可见每一小叶中心有血管丛分布(1~3)。泪阜色素痣通常于青春期发病,可表现为各种颜色,且大小和颜色可随时间略微改变。在裂隙灯生物显微镜下一般可以观察到其内含透明的囊样结构(1~3)。泪阜黑色素瘤通常表现为实性肿物,不含囊性结构,可呈多种颜色(27)。

嗜酸细胞瘤是一种良性肿瘤,它来源于转化的腺上皮细胞,好发于泪腺、唾液腺及其他器官。当病变发生于泪阜时,表现为无症状、缓慢生长的红蓝色实性或囊性肿物(15~21),该病好发于老年患者。

泪阜区可发生多种皮脂腺肿瘤和囊肿性病变。皮脂腺增生和皮脂腺瘤临床表现相似,表现为平滑或多结节性黄色肿物。眼睑皮脂腺癌通常来源于睑板腺(meibomian 腺)或睫毛根部的皮脂腺(Zeis 腺),但也可来源于泪阜的皮脂腺(8,26)。皮脂腺癌可具有侵袭性,并可以发生转移。

偶发于泪阜的其他病变包括转移性类癌瘤、海绵状血管瘤、卡波西肉瘤、淋巴瘤、腺鳞癌和泪管积液及皮样瘤(1~3,22~25)。

组织病理

组织病理学上,泪阜肿瘤与前述的结膜肿瘤相似。嗜酸细胞瘤由胞质中富含嗜酸性颗粒的良性上皮细胞组成。电子显微镜下可见大量异常线粒体。

泪阜肿瘤

表 23.1 93 例泪阜肿瘤分类

肿瘤分类	数目（%），n=93 例
迷芽瘤	0（0）
良性上皮瘤	7（18）
上皮性癌前病变／恶性病变	2（1）
黑色素细胞瘤	66（8）
血管瘤	1（2）
纤维瘤	1（14）
神经瘤	0（0）
黄色瘤	0（0）
黏液瘤	0（0）
脂肪瘤	0（0）
泪腺瘤	4（33）
淋巴瘤	1（2）
白血病	0（0）
转移瘤	0（0）
继发性肿瘤	1（2）
非肿瘤性类肿瘤样病变	10（5）

治疗方法

对于泪阜肿瘤尽可能通过手术完整切除病灶。一般采用泪阜下方局部麻醉，显微镜下于肿瘤边缘外约 1~2mm 处的正常结膜组织做切口。在一些病例中，特别是当肿瘤深达眼眶内部时，需做内直肌牵引以防止其受损，使用显微操作或"非接触"技术将肿瘤完整切除，并联合冷冻疗法处理残余结膜边缘组织。切除泪阜鳞状乳头状瘤时需采取特殊的预防措施，一旦发生病变破损，则可使病毒颗粒脱落到周围组织中。切除带蒂乳头状瘤时，可用止血钳夹住肿物的基底部并于止血钳下方进行切割，将肿瘤完整切除。也可选择使用冷冻探针冷冻病变部位并切割其基底部。怀疑为恶性肿瘤时，如黑色素瘤和皮脂腺癌，由于病变具有更大的侵袭性，可侵入更深层组织，需要行更广泛的病灶切除，并加强冷冻治疗。在治疗原发性获得性黑色素

沉着症和黑色素瘤时，通常需进行泪管栓塞，以防止肿瘤细胞播散至鼻泪管系统。

Selected References

1. Shields CL, Demirci H, Karatza E, et al. Clinical survey of 1643 melanocytic and nonmelanocytic tumors of the conjunctiva. *Ophthalmology* 2004;111:1747–1754.
2. Shields CL, Shields JA. Tumors of the conjunctiva and cornea. *Surv Ophthalmol* 2004;49:3–24.
3. Shields CL, Shields JA, White D, et al. Types and frequency of lesions of the caruncle. *Am J Ophthalmol* 1986;102:771–778.
4. Luthra CL, Doxanas MT, Green WR. Lesions of the caruncle. A clinicopathologic study. *Surv Ophthalmol* 1978;23:183–195.
5. Shields CL, Shields JA. Tumors of the caruncle. In: Shields JA, ed. Update on malignant ocular tumors. *Int Ophthalmol Clin* 1993;33:31–36.
6. Kaeser PF, Uffer S, Zografos L, et al. Tumors of the caruncle: a clinicopathologic correlation. *Am J Ophthalmol* 2006;142:448–455.
7. Shields CL, Fasiudden A, Mashayekhi A, et al. Conjunctival nevi: clinical features and natural course in 410 consecutive patients. *Arch Ophthalmol* 2004;122:167–175.
8. Shields JA, Demirci H, Marr BP, et al. Sebaceous carcinoma of the eyelids. Personal experience with 60 cases. The 2003 J. Howard Stokes Lecture. *Ophthalmology* 2004;111:2151–2157.
9. Kiratli H, Shields CL, Shields JA, et al. Metastatic tumors to the conjunctiva. Report of ten cases. *Br J Ophthalmol* 1996;80:5–8.
10. Say EA, Shields CL, Bianciotto C, et al. Oncocytic lesions (oncocytoma) of the ocular adnexa: report of 15 cases and review of literature. *Ophthal Plast Reconstr Surg* 2012;28(1):14–21.

Imaging
11. Uysal Y, Shields CL, Mashayekhi A, et al. Ultrasound biomicroscopy of cystic and solid caruncular oncocytoma. *Arch Ophthalmol* 2006;124:1650–1652.

Histopathology
12. Morgan MB, Truitt CA, Romer C, et al. Ocular adnexal oncocytoma: a case series and clinicopathologic review of the literature. *Am J Dermatopathol* 1998;20:487–490.

Case Reports
13. Streeten BW, Carrillo R, Jamison R, et al. Inverted papilloma of the conjunctiva. *Am J Ophthalmol* 1979;88:1062–1066.
14. Kalski RS, Lomeo MD, Kirchgraber PR, et al. Caruncular malignant melanoma in a Black patients. *Ophthal Surg* 1995;26:139–141.
15. Deutsch AR, Duckworth JK. Onkocytoma (oxyphilic adenoma) of the caruncle. *Am J Ophthalmol* 1967;64:458–461.
16. Biggs SL, Font RL. Oncocytic lesions of the caruncle and other ocular adnexa. *Arch Ophthalmol* 1977;95:474–478.
17. Rennie IG. Oncocytomas (oxyphil adenomas) of the lacrimal caruncle. *Br J Ophthalmol* 1980;64:935–938.
18. Lamping KA, Albert DM, Ni C, et al. Oxyphil cell adenomas. *Arch Ophthalmol* 1984;102:263–264.
19. Shields CL, Shields JA, Arbizo V, et al. Oncocytoma of the caruncle. *Am J Ophthalmol* 1986;102:315–319.
20. Orcutt JC, Matsko TH, Milam AH. Oncocytoma of the caruncle. *Ophthal Plast Reconstr Surg* 1992;8:300–302.
21. Chang WJ, Nowinski TS, Eagle RC Jr. A large oncocytoma of the caruncle. *Arch Ophthalmol* 1995;113:382.
22. Gritz DC, Rao NA. Metastatic carcinoid tumor diagnosis from a caruncular mass. *Am J Ophthalmol* 1991;112:470–471.
23. Nylander AG, Atta HR. Adenosquamous carcinoma of the lacrimal caruncle: a case report. *Br J Ophthalmol* 1986;70:864–866.
24. Ghafouri A, Rodgers IR, Perry HD. A caruncular dermoid with contiguous eyelid involvement: embryologic implications. *Ophthal Plast Reconstr Surg* 1998;14:375–377.
25. Rossman D, Arthurs B, Odashiro A, et al. Basal cell carcinoma of the caruncle. *Ophthal Plast Reconstr Surg* 2006;22:313–314.
26. Shields JA, Shields CL, Marr BP, et al. Sebaceous carcinoma of the caruncle. *Cornea* 2006;25(7):858–859.
27. Shields JA, Lim R, Lally SL, et al. Malignant melanoma presenting as pedunculated lesion of the caruncule. *JAMA Ophthalmol* 2015; in press.

● 泪阜乳头状瘤

如前所述,泪阜乳头状瘤的许多特征与结膜乳头状瘤相似。可于任何年龄发病,但成人发病更为常见。

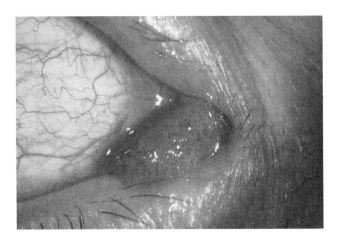

图 23.1　患者女性,31 岁,泪阜乳头状瘤

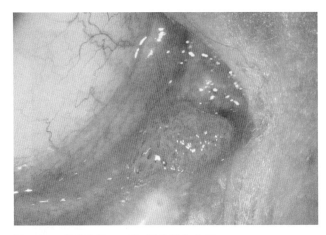

图 23.2　患者女性,15 岁,泪阜乳头状瘤

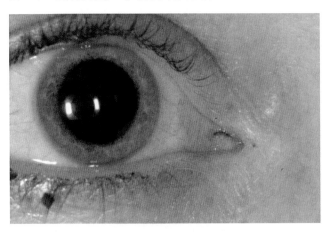

图 23.3　患者女性,49 岁,泪阜乳头状瘤

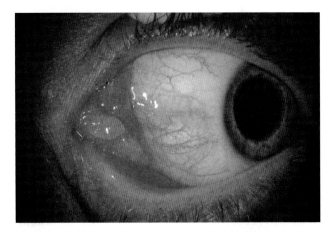

图 23.4　患者青年男性,泪阜多结节性乳头状瘤

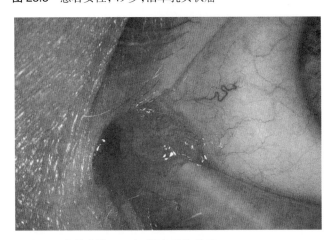

图 23.5　患者女性,33 岁,泪阜乳头状瘤

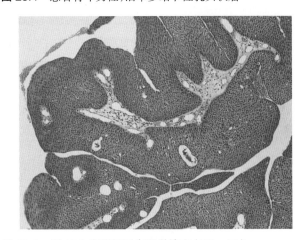

图 23.6　图 23.5 病变组织病理学检查(HE × 10)

● 泪阜色素痣

如前所述,泪阜色素痣的许多特征与结膜色素痣相似。在裂隙灯生物显微镜下观察可见多数泪阜均有一定程度的色素沉着,并包含透明的囊样结构。

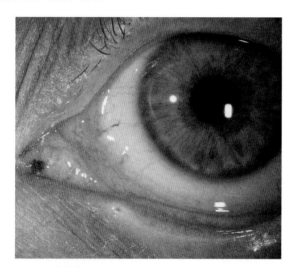

图 23.7　患者女性,40 岁,小的泪阜非囊性色素痣

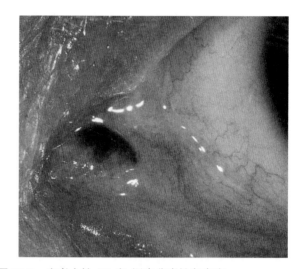

图 23.8　患者女性,50 岁,泪阜非囊性色素痣

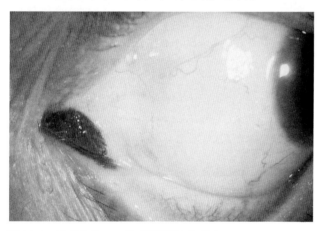

图 23.9　患者女性,47 岁,泪阜囊性色素痣

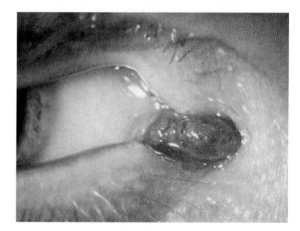

图 23.10　患者男性,17 岁,较大泪阜色素痣,轻度着色

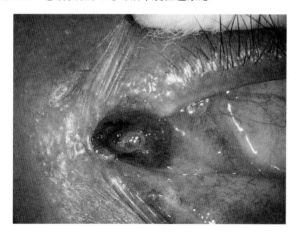

图 23.11　患者 68 岁,泪阜色素痣

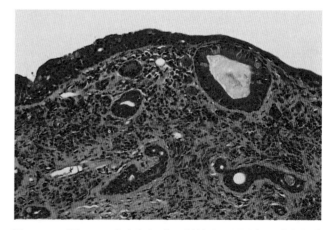

图 23.12　图 23.11 病变组织病理学检查,示泪阜基质中的囊样结构和色素痣细胞(HE×100)

● 泪阜黑色素瘤

　　泪阜黑色素瘤的多种特征与结膜黑色素瘤相似。它可能来源于原发性获得性黑色素沉着症、预先存在的色素痣，或新生突变。与色素痣不同，黑色素瘤一般体积较大，非囊性，呈缓慢渐进式生长，可发生局部浸润、局部淋巴结转移或远处血行转移。

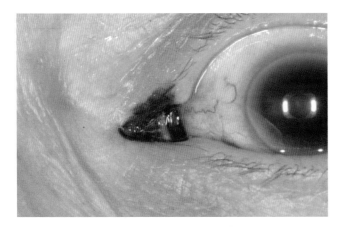

图 23.13　泪阜黑色素瘤累及周围眼睑皮肤

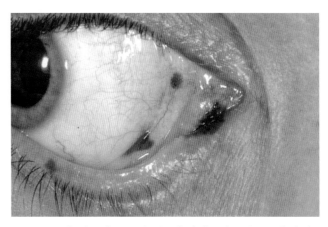

图 23.14　部分泪阜可见扁平黑色素瘤，累及周围睑缘皮肤。注意与原发性获得性结膜黑色素沉着症相鉴别

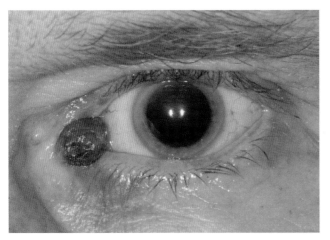

图 23.15　老年男性患者，泪阜溃疡型非色素型黑色素瘤

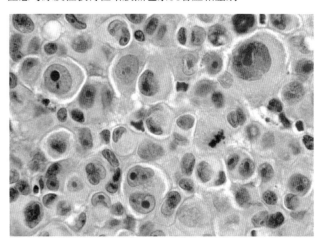

图 23.16　图 23.15 病变组织病理学检查，示高度间变型黑色素瘤细胞，呈多形性，核仁明显，有丝分裂活跃（HE×250）

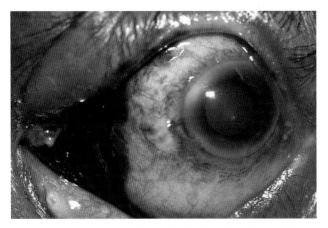

图 23.17　患者 71 岁，非洲裔美国籍，泪阜黑色素瘤，来源于原发性黑色素沉着症

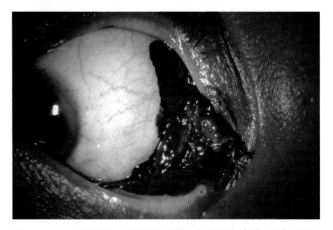

图 23.18　患者男性，非洲裔美国籍，内眦黑色素瘤，着色较深，病变可能来源于结膜原发性黑色素沉着症

泪阜嗜酸细胞瘤

嗜酸细胞瘤是一种十分常见的泪腺病变,一般无明显症状。临床上,泪阜嗜酸细胞瘤常表现为实性或囊性肿物。

Shields CL, Shields JA, Arbizo V, et al. Oncocytoma of the caruncle. Am J Ophthalmol 1986; 102: 315.

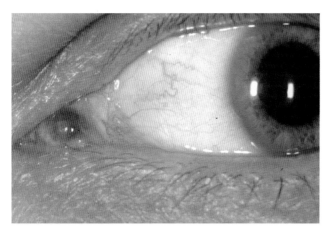

图 23.19   泪阜嗜酸细胞瘤,可见蓝色囊性肿物

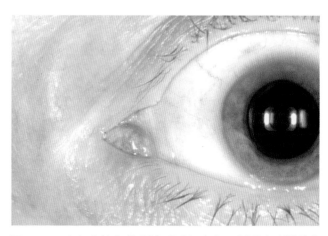

图 23.20   老年女性患者,泪阜嗜酸细胞瘤,可见蓝色囊性肿物

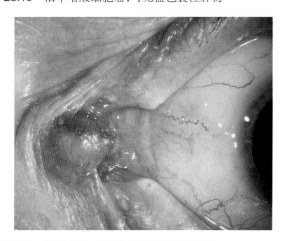

图 23.21   患者男性,75 岁,泪阜嗜酸细胞瘤

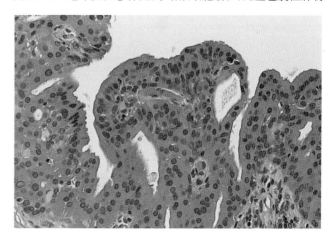

图 23.22   图 23.21 病变组织病理学检查,示囊壁内层均一的上皮细胞,内含颗粒状细胞质(HE × 75)

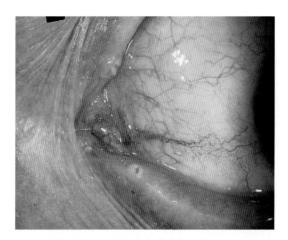

图 23.23   患者女性,78 岁,泪阜嗜酸细胞瘤

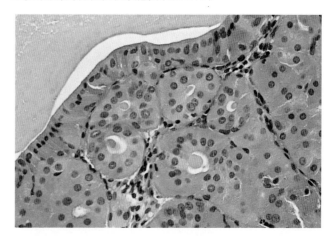

图 23.24   图 23.23 病变组织病理学检查,示囊壁内层均一的上皮细胞,内涵颗粒状细胞质和小泡(HE × 90)

● 泪阜皮脂腺瘤

由于泪阜含有大量皮脂腺结构,该部位发生皮脂腺囊肿、增生、腺瘤和癌症并非罕见。

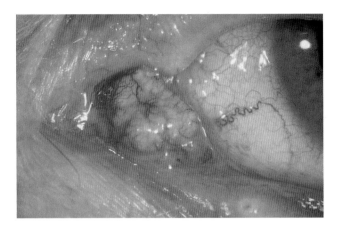

图 23.25　患者女性,60 岁,泪阜皮脂腺增生

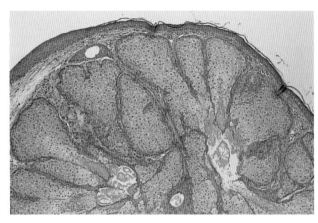

图 23.26　图 23.25 病变组织病理学检查,示高分化的皮脂腺小叶(HE × 50)

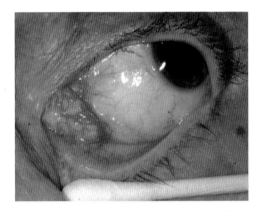

图 23.27　患者女性,68 岁,泪阜皮脂腺癌。注意与图 23.25 所示的皮脂腺增生相鉴别

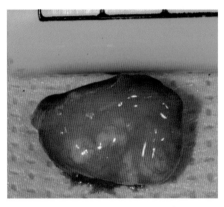

图 23.28　图 23.27 病变被完整切除后的大体观

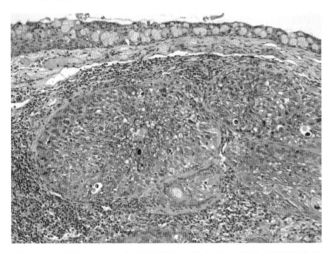

图 23.29　图 23.27 病变显微照片,示病变小叶的皮脂腺癌细胞。注意病变区大量淋巴细胞浸润。表面覆盖的结膜上皮可见杯状细胞,但肿瘤未侵袭上皮(HE × 75)

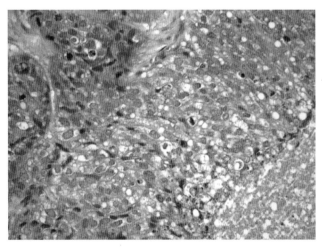

图 23.30　同一病变癌细胞高倍放大的显微照片,注意观察肿瘤细胞质中含有空泡结构和几种有丝分裂相(HE × 150)

● 泪阜囊肿

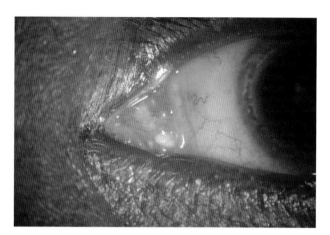

图 23.31   泪阜包涵囊肿,病变呈蓝色

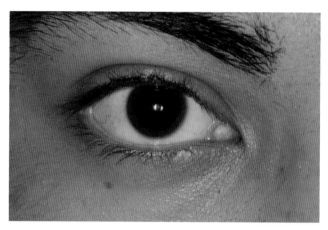

图 23.32   皮脂腺囊肿。该病例未确定诊断,但黄色外观提示其为皮脂囊肿

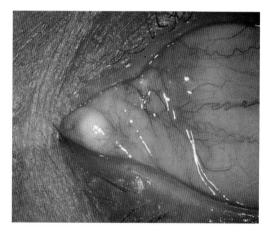

图 23.33   患者女性,49 岁,泪阜皮脂腺囊肿

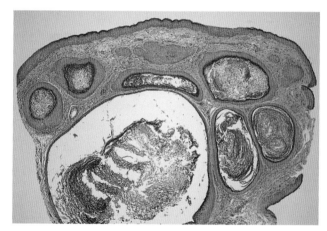

图 23.34   泪阜包涵囊肿的组织病理学检查,示病变腔内有角蛋白,但仍无法确定病变是否为皮脂腺囊肿或皮样囊肿（HE×15）

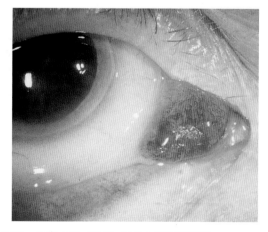

图 23.35   患者女性,82 岁,泪阜上皮包涵囊肿

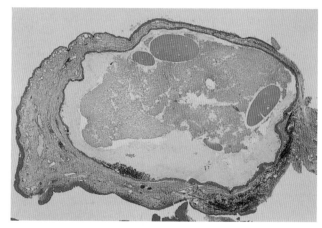

图 23.36   图 23.35 病变组织病理学检查,示病变腔内含有囊壁内层上皮细胞碎片（HE×15）

● 其他泪阜肿瘤

前述的眼睑和结膜病变也可能发生在泪阜区域,如化脓性肉芽肿、卡波西肉瘤、海绵状血管瘤、淋巴瘤和纤维瘤。

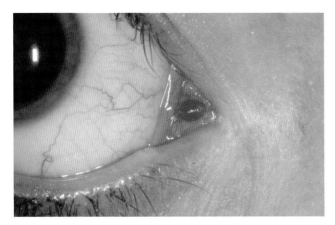

图 23.37　青年女性患者,泪阜化脓性肉芽肿

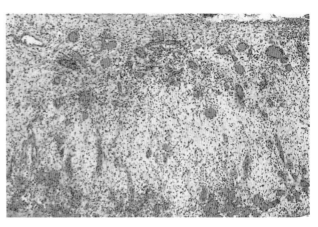

图 23.38　化脓性肉芽肿的组织病理学检查,示大量血管和急慢性炎性细胞(HE×75)

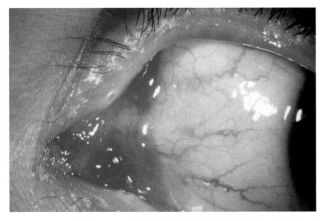

图 23.39　患者男性,34 岁,获得性免疫缺陷综合征,泪阜卡波西肉瘤

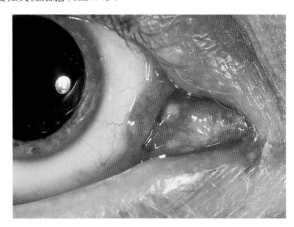

图 23.40　泪阜海绵状血管瘤(Andrew Ferry,MD 供图)

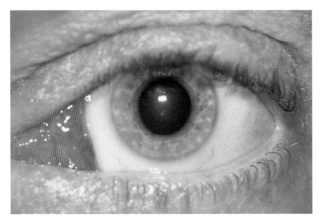

图 23.41　患者男性,54 岁,淋巴瘤累及泪阜及部分周围结膜

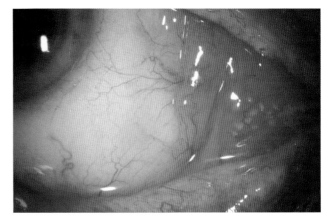

图 23.42　泪阜和半月皱襞弥漫性肿物,经活检证实为良性反应性淋巴组织增生

（秦碧萱　李冬梅　译）

第 24 章

类肿瘤样其他结膜病变

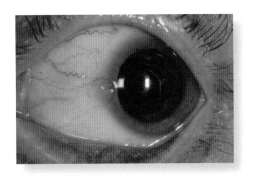

概述

一些原发性囊性病变可发生于结膜（1~14）。结膜上皮包涵囊肿是一种常见的病变，但是相关的文献寥寥无几。一般病程发展缓慢，裂隙灯检查表现为上皮深部圆形透明的囊肿。治疗包括观察、造袋术或手术切除。当病变明显增大引起某些症状，甚至有向眶内生长趋势时，需行手术切除（9，10）。当发现结膜包涵囊肿异常变大或呈不典型改变时，应立即手术切除并排除肿瘤可能。

临床特征

临床上，结膜包涵囊肿表现为壁薄光滑的病变，可能含有透明或稍混浊的液体。有时上皮细胞代谢物沉积在囊腔下方，表现为假性积脓。对于深肤色的患者，囊肿可有色素沉着，临床需要与恶性黑色素瘤鉴别（3）。结膜 – 眼眶囊肿见于黏膜病变如 Steven–Johnson 综合征（4）。

绝大多数结膜囊肿属于单纯包涵性囊肿，但是一些原因如手术或外伤引起的上皮植入性囊肿和寄生虫性囊肿也可形成囊性病变。有些肿瘤如淋巴管瘤和广

泛结膜色素痣也可呈现明显的囊性外观（15，16）。

组织病理

组织病理学上，上皮包涵囊肿被覆结膜上皮，囊腔可以透明或含有黏性物质、上皮代谢产物，偶有角蛋白存在。有时角蛋白或皮脂腺分泌物沉积在囊腔下方而表现为"假性积脓"。

治疗方法

在多数情况下，结膜包涵囊肿可以随访观察，病变最终可以消退。对于体积明显增大并有症状或可疑肿瘤的病变可局部切除。有些术者建议使用吲哚菁绿有助于术中显示病变。结膜包涵囊肿预后良好，一旦囊肿出现进行性增大则需要行扩大切除手术治疗。

结膜上皮包涵囊肿

Selected References

Reviews

1. Shields CL, Demirci H, Karatza E, et al. Clinical survey of 1643 melanocytic and nonmelanocytic tumors of the conjunctiva. *Ophthalmology* 2004;111:1747–1754.
2. Shields CL, Shields JA. Tumors of the conjunctiva and cornea. *Surv Ophthalmol* 2004;49:3–24.

Case Reports

3. Jahnle R, Shields JA, Bernardino V, et al. Pigmented conjunctival inclusion cyst simulating a malignant melanoma. *Am J Ophthalmol* 1985;100:483–484.
4. Desai V, Shields CL, Shields JA. Orbital cyst in a patient with Stevens Johnson syndrome. *Cornea* 1992;11:592–594.
5. Bouncier T, Monin C, Baudrimont M, et al. Conjunctival inclusion cyst following pars plana vitrectomy. *Arch Ophthalmol* 2003;121:1067.
6. Raina UK, Jain S, Arora R, et al. Photographic documentation of spontaneous extrusion of a subconjunctival cysticercus cyst. *Clin Exp Ophthalmol* 2002;30:361–362.
7. Kobayashi A, Saeki A, Nishimura A, et al. Visualization of conjunctival cyst by indocyanine green. *Am J Ophthalmol* 2002;133:827–828.
8. Agarwal M, Amitava AK. Spontaneous expulsion of a subconjunctival cysticercus cyst. *J Pediatr Ophthalmol Strabismus* 2000;37:371–372.
9. Basar E, Pazarli H, Ozdemir H, et al. Subconjunctival cyst extending into the orbit. *Int Ophthalmol* 1998;22:341–343.
10. Shields JA, Shields CL. Orbital cysts of childhood—classification, clinical features and management. The 2002 Angeline Parks lecture. *Surv Ophthalmol* 2004;49:281–299.
11. Song JJ, Finger PT, Kurli M, et al. Giant secondary conjunctival inclusion cysts: a late complication of strabismus surgery. *Ophthalmology* 2006;113(6):1049.
12. Jakobiec FA, Mehta M, Sutula F. Keratinous cyst of the palpebral conjunctiva. *Ophthal Plast Reconstr Surg* 2009;25(4):337–339.
13. Pereira LS, Hwang TN, McCulley TJ. Marsupialization of orbital conjunctival inclusion cysts related to strabismus surgery. *J Pediatr Ophthalmol Strabismus* 2009;46(3):180–181.
14. Mendoza PR, Jakobiec FA, Yoon MK. Keratinous cyst of the palpebral conjunctiva: new observations. *Cornea* 2013;32(4):513–516.

Differential Diagnosis

15. Shields CL, Fasiudden A, Mashayekhi A, et al. Conjunctival nevi: Clinical features and natural course in 410 consecutive patients. *Arch Ophthalmol* 2004;122:167–175.
16. Shields CL, Regillo A, Mellen PL, et al. Giant conjunctival nevus: clinical features and natural course in 32 cases. *JAMA Ophthalmol* 2013;131:857–863.

结膜上皮包涵囊肿

1. Shields CL, Demirci H, Karatza E, et al. Clinical survey of 1643melanocytic and nonmelanocytic tumors of the conjunctiva. Ophthalmology 2004; 111: 1747–1754.

2. Jahnle R, Shields JA, Bernardino V, et al. Pigmented conjunctival inclusion cyst simulating amalignant melanoma. Am J Ophthalmol 1985; 100: 483–484.

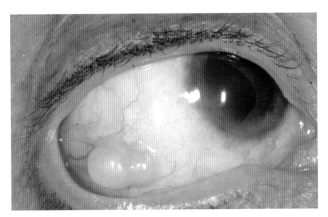

图 24.1　中年女性,颞下方球结膜上皮包涵囊肿

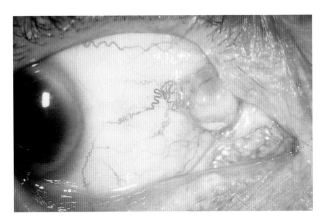

图 24.2　患者男性,61 岁,鼻侧结膜包涵囊肿,囊腔内上皮代谢产物形成"假性积脓"

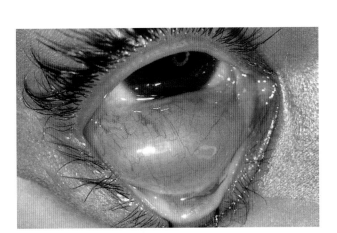

图 24.3　患儿女性,5 岁,下方结膜巨大上皮囊肿。术中仔细分离囊壁保留完整上皮

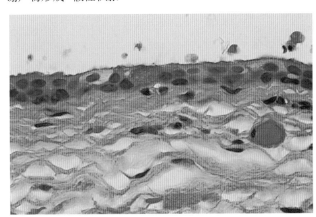

图 24.4　图 24.3病变组织病理学检查,示囊肿被覆非角化上皮(HE×10)

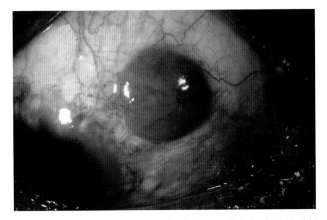

图 24.5　患者 62 岁,非洲裔美籍,色素性上皮包涵囊肿外观似结膜黑色素瘤

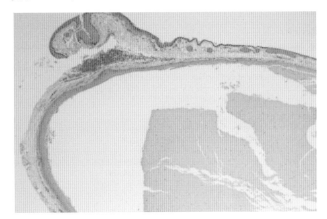

图 24.6　图 24.5病变组织病理学检查,示色素位于囊肿表面的上皮内,并非位于囊壁(HE×10)

结膜机化血肿（"血性囊肿"或"血肿"）

概述

机化血肿是局限的血凝块，外观类似色素性肿瘤。在眼部，病变多位于眶骨膜下，常发生在轻度或重度外伤后（1~5）。既往多使用"血性囊肿"和"血肿"的名称，近年来认为该病变并没有真正的被覆上皮，因此称之为"囊肿"不准确，而应称为"机化血肿"。结膜机化血肿可为自发性，也可以发生于手术或外伤后。视网膜脱离复位术后可发生少见的植入物周围出血，这种情况需要与结膜黑色素瘤鉴别（4）。此外，眼眶和结膜囊肿偶见于眼球摘除术后。

临床特征

机化血肿通常呈黑色，外观似黑色素瘤（1，2，4），但是检查无滋养血管或表层巩膜前哨血管。

组织病理

机化血肿的组织病理表现为假性囊肿，即被覆致密纤维组织形成的假包膜。病变的中央含有红细胞降解产物包括胆固醇和金黄色的胆红素（4）。

治疗方法

机化血肿可以暂时观察，但是如果病变不吸收并且产生异物感或其他症状，可考虑手术切除。

Selected References

Reviews

1. Shields JA, Mashayekhi A, Kligman BE, et al. Vascular tumors of the conjunctiva in 140 cases. *Ophthalmology* 2011;118:1747–1753.
2. Welch J, Srinivasan S, Lyall D, et al. Conjunctival lymphangiectasia: a report of 11 cases and review of the literature. *Surv Ophthalmol* 2012;57:136–148.
3. Shapiro A, Tso MO, Putterman AM, et al. A clinicopathologic study of hematic cysts of the orbit. *Am J Ophthalmol* 1986;102:237–241.

Case Reports

4. Lieb WE, Shields JA, Shields CL, et al. Postsurgical hematic cyst simulating a conjunctival malignant melanoma. *Retina* 1990;10:63–67.
5. Quezada AA, Shields CL, Wagner RS, et al. Lymphangioma of the conjunctiva and nasal cavity in a child presenting with diffuse subconjunctival hemorrhage and nosebleeds. *J Pediatr Ophthalmol Strabismus* 2007;44:180–182.

● 继发于视网膜脱离复位硅胶海绵垫压术后结膜机化血肿

如下图所示,患者男性,75岁,在视网膜脱离复位术后15年,硅胶海绵周围发生慢性出血,外观类似结膜黑色素瘤。
Lieb WE, Shields JA, Shields CL, et al. Postsurgical hematic cyst simulating aconjunctival malignant melanoma. Retina 1990; 10: 63–67.

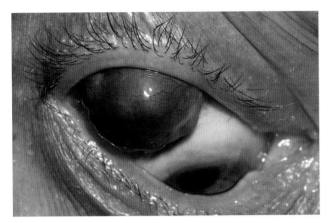

图 24.7　颞上方穹隆结膜椭圆形色素性肿物。注意真正的黑色素瘤通常有明显粗大的滋养和引流血管,而机化血肿却没有

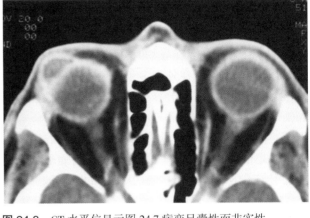

图 24.8　CT 水平位显示图 24.7 病变呈囊性而非实性

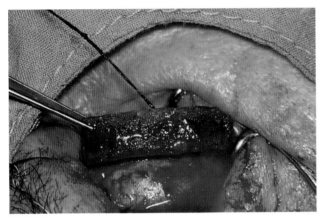

图 24.9　视网膜脱离复位术后数年,手术取出硅胶海绵时发现周围出血

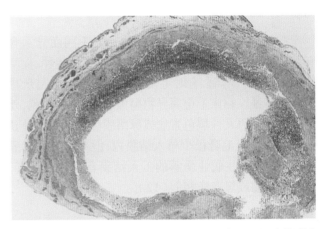

图 24.10　显微照片示的透明区域术前充满了红细胞代谢产物,在术中及病理检查过程中溢出(HE × 5)

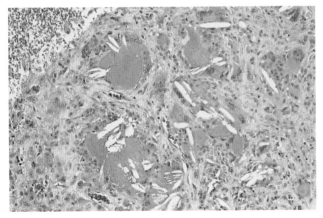

图 24.11　血肿壁的组织病理学检查显示胆固醇结晶和胆红素周围异物巨细胞反应(HE × 100)

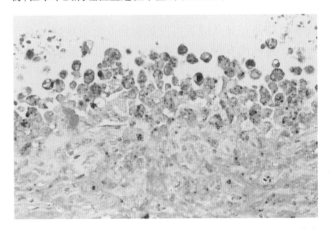

图 24.12　囊肿内壁细胞组织病理学检查,示组织细胞胞浆内铁离子染色阳性(普鲁士蓝染色 × 125)

结膜异物

概述

　　某些类型的结膜异物可以表现为肿瘤（1~12）。患者一般有明确的外伤史，除少数人可能无自觉外伤经历。最常见于木匠、建筑工人及其他有异物接触风险的职业。当怀疑存在异物时，详细的病史采集至关重要，因为异物可能在外伤多年以后才被发现。金属性异物颜色较深，临床上容易与原发性获得性黑变病或孤立性黑色素瘤混淆。

　　一种特殊类型的异物是合成纤维引起的肉芽肿（5~8），是由合成纤维细丝植入结膜囊内而形成。最常见于与毛绒玩具密切接触的婴儿和儿童，这些玩具的合成纤维含有钛、钡或锌。

临床特征

　　结膜异物的临床表现因异物种类不同而异。含有毛发的形状不规则肿物，可能提示为皮样囊肿、皮脂瘤或毛毛虫。然而，有时毛发样的结构实际上是玩具的合成纤维。临床上金属异物呈黑色、棕色或灰色，外观可以类似原发性黑色素瘤或脉络膜黑色素瘤眼外蔓延的表现。睫毛膏极少植入结膜内，但易与黑色素瘤混淆（9）。一些职业暴露的工人结膜有银色素沉着，与黑色素瘤或黑变病相似（12）。

组织病理

　　结膜肿物的病理改变也因异物不同而异。大多数异物在偏光显微镜下可以观察到双折射现象。对于合成纤维性肉芽肿而言，毛发样纤维可引起肉芽肿性炎症反应伴异物巨细胞反应。

治疗方法

　　治疗一般采取手术切除。细小无症状的异物可暂时观察，无需手术取出。

Selected References

Reviews

1. Shields CL, Demirci H, Karatza E, et al. Clinical survey of 1643 melanocytic and nonmelanocytic tumors of the conjunctiva. *Ophthalmology* 2004;111:1747–1754.
2. Shields CL, Shields JA. Tumors of the conjunctiva and cornea. *Surv Ophthalmol* 2004;49:3–24.
3. Shields CL, Demirci H, Marr BP, et al. Expanding MIRAgel™ scleral buckle simulating an orbital tumor in 4 cases. *Ophthal Plast Reconstr Surg* 2005;21:32–38.

Case Reports

4. Guy JR, Rao NA. Graphite foreign body of the conjunctiva simulating melanoma. *Cornea* 1986;4:263–265.
5. Weinberg JC, Eagle RC, Font RL, et al. Conjunctival synthetic fiber granuloma. A lesion that resembles conjunctivitis nodosa. *Ophthalmology* 1984;91:867.
6. Shields JA, Augsburger JJ, Stechschulte J, et al. Synthetic fiber granuloma of the conjunctiva. *Am J Ophthalmol* 1985;99:598–600.
7. Lueder GT. Synthetic fiber granuloma. *Arch Ophthalmol* 1995;113(7):848–849.
8. Ferry AP. Synthetic fiber granuloma. 'Teddy bear' granuloma of the conjunctiva. *Arch Ophthalmol* 1994;112(10):1339–1341.
9. Shields JA, Marr BP, Shields CL, et al. Conjunctival mascaroma masquerading as melanoma. *Cornea* 2005;24:496–497.
10. Portero A, Carreño E, Galarreta D, et al. Corneal inflammation from pine processionary caterpillar hairs. *Cornea* 2013;32(2):161–164.
11. Lin PH, Wang NK, Hwang YS, et al. Bee sting of the cornea and conjunctiva: management and outcomes. *Cornea* 2011;30(4):392–394.
12. Zografos L, Uffer S, Chamot L. Unilateral conjunctival-corneal argyrosis simulating conjunctival melanoma. *Arch Ophthalmol* 2003;121:1483–1487.

● 结膜异物

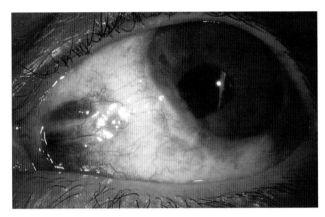

图 24.13　患者男性,51 岁,结膜弥漫灰黑色病变,因"原发性获得性黑变病继发结膜黑色素瘤"被转诊。进一步询问病史了解到,患者在多年前参加军事训练时眼部被弹片击中

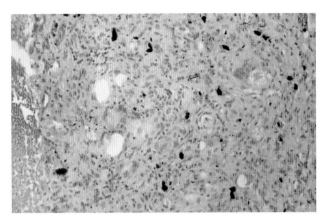

图 24.14　图 24.13 病变组织病理学检查,示组织内含有金属碎片,铁离子染色呈阳性(HE × 100)

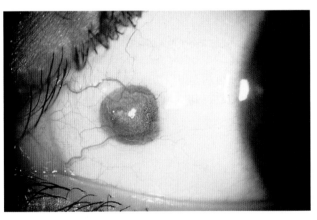

图 24.15　患者男性,24 岁,明显的结膜灰黑色病变,被诊为"结膜黑色素瘤"。询问病史患者 7 岁时眼部曾经被铅笔戳伤。近 5 年有增大趋势(Narsing Rao, MD 供图)

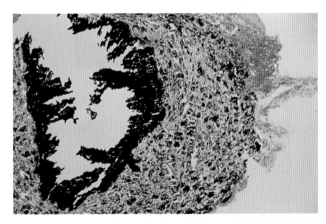

图 24.16　图 24.15 病变组织病理学检查,示铅质异物周围炎症反应(HE × 15)

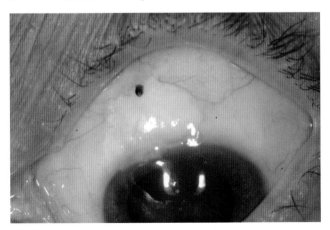

图 24.17　中年男性患者,结膜金属性异物,外观类似色素痣或黑色素瘤

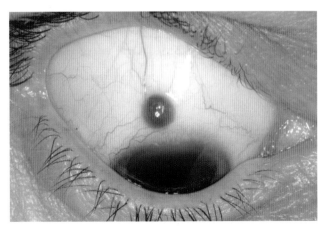

图 24.18　另一位患者右眼球结膜病变。病变切除后证实是金属异物

结膜异物

发生于结膜的各种异物均可表现为肿瘤样病变,下图所示为一些不常见病例,如合成纤维性肉芽肿、巩膜扣带植入物反应,及睫毛膏沉积引起的肿瘤样病变。

1. Shields CL, Demirci H, Karatza E, et al. Clinical survey of 1643melanocytic and nonmelanocytic tumors of the conjunctiva. Ophthalmology 2004;111:1747-1754.

2. Shilds CL, Demirci H, Marr BP, et al. Expanding MIRAgel™ scleral buckle simulating an orbital tumor in 4cases. Ophthal Plast Reconstr Surg 2005;21:32-38.

3. Shields JA, Marr BP, Shieds CL, et al. Conjunctival mascaroma masquerading as melanoma. Cornea 2005;24:496-497.

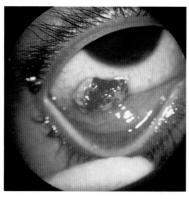

图 24.19 患儿 26 个月,下穹隆结膜合成纤维性肉芽肿。患儿有抱着泰迪熊睡觉的习惯

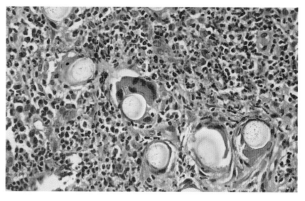

图 24.20 图 24.19 病变组织病理学检查,示毛发状结构周围异物巨细胞炎症反应(HE×40)

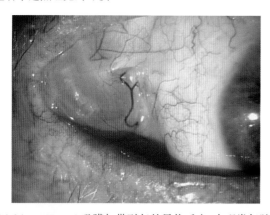

图 24.21 MIRAgel 巩膜扣带引起的异物反应,表现类似肿瘤

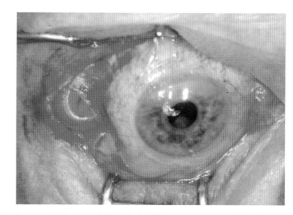

图 24.22 图 24.21 病例,术中暴露 MIRAgel 巩膜扣带

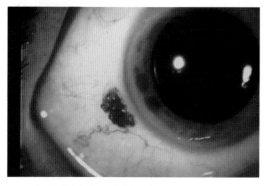

图 24.23 长期使用睫毛膏的患者,角膜缘附近睫毛膏沉积(睫毛膏瘤),类似结膜黑色素瘤

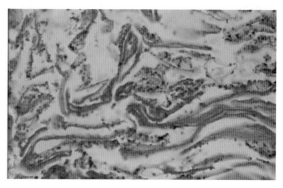

图 24.24 图 24.23 病变组织病理学检查,示角蛋白表层睫毛膏沉积(HE×50)

类肿瘤样表层巩膜炎和巩膜炎

概述

　　表层巩膜炎与巩膜炎可表现为隆起、血管性病变,可与无色素性结膜肿物特别是结膜鳞状细胞癌相混淆。结节性表层巩膜炎是一种良性常伴有疼痛性的炎性病变。大多数病例属于特发性,但是可能与一些炎症性疾病如类风湿性关节炎有关。一般持续 2~3 周可自愈,有复发倾向（1~4）。

临床特征

　　表层巩膜炎起病急、进展快并可引起疼痛,与原发性肿瘤容易鉴别,后者通常表现为无痛性且病程发展较缓慢。需除外少见的结膜转移癌。表层巩膜炎可分为局灶性（结节性）或弥漫性（3）。

　　巩膜炎是发生于更深层的炎症,性质可能是肉芽肿性或非肉芽肿性（1,2）。几乎二分之一的患者合并其他全身疾病,特别是结缔组织病如类风湿性关节炎,其他病例则多为特发性（4）。巩膜炎可引起巩膜坏死和继发性巩膜葡萄肿。典型的临床表现和相关全身疾病有助于与肿瘤相鉴别。但是在某些特殊情况,坏死性眼内黑色素瘤可产生巩膜和邻近组织继发性炎症。因此,巩膜炎患者需要行眼底检查排除眼内肿瘤的可能性。

组织病理

　　根据病变的不同阶段,表层巩膜炎或巩膜炎可能发生急性或慢性炎性细胞浸润,以及类上皮和巨细胞肉芽肿性炎症。

治疗方法

　　疑似表层巩膜炎时应充分评估引起炎症的原因,如类风湿性关节炎和其他已知的肉芽肿性炎症。一旦发现病变对全身或局部激素不敏感时应做病理活检。

Selected References

1. Homanyounfar G, Nardone N, Borkar DS, et al. Incidence of scleritis and episcleritis: results for the Pacific Ocular Inflammation Study. *Am J Ophthalmol* 2013;156: 752–758.
2. Rothschild PR, Pagnous C, Seror R, et al. Ophthalmologic manifestations of systemic necrotizing vasculitides at diagnosis: a retrospective study of 1286 patients and review of the literature. *Semin Arthritis Rheum* 2013;42:507–514.
3. Watson PG. The diagnosis and management of scleritis. *Ophthalmology* 1980;87: 716–720.
4. Rao NA, Marak GE, Hidayat AA. Necrotizing scleritis. A clinicopathologic study of 41 cases. *Ophthalmology* 1985;92;1542–1549.

● 表层巩膜炎和巩膜炎

Shields CL, Demirci H, Karatza E, et al. Clinical survey of 1643melanocytic and nonmelanocytic tumors of the conjunctiva. Ophthalmology 2004; 111: 1747-1754.

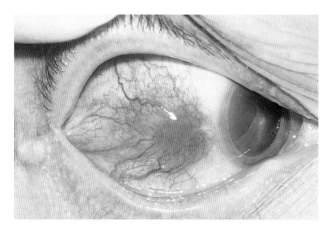

图 24.25　患者男性,67 岁,弥漫性巩膜表层炎

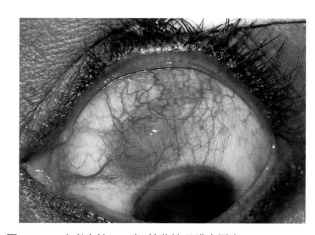

图 24.26　患者女性,61 岁,结节性巩膜表层炎

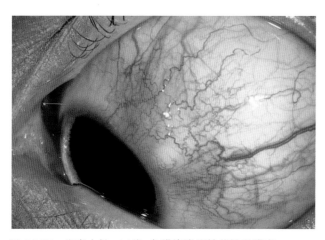

图 24.27　患者女性,25 岁,角膜缘附近结节性巩膜炎

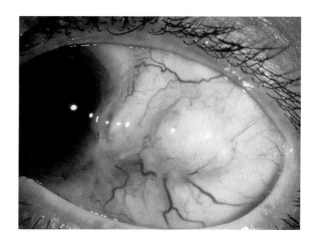

图 24.28　患者女性,63 岁,结节性巩膜炎,外观类似无色素性肿物

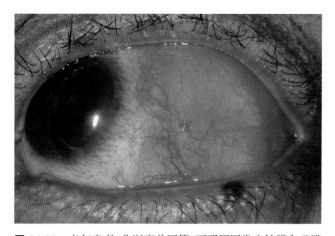

图 24.29　老年患者,非洲裔美国籍,不明原因发生结膜和巩膜弥漫性炎症。结节病全身检查为阴性。最终活检确定诊断

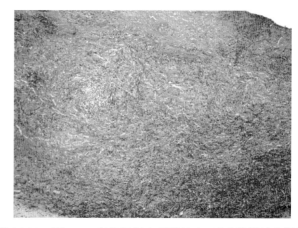

图 24.30　图 24.29 病变组织病理学检查,示巩膜慢性弥漫性炎性细胞浸润。患者无相关系统性疾病(HE×50)

结膜变应性肉芽肿性血管炎

概述

Churg–Strauss 综合征也称为结膜变应性肉芽肿性血管炎,以哮喘、嗜酸性粒细胞增多和血管炎为临床特征(1~6)。全身受累可能引起肾和心脏衰竭以及周围神经病变,通常预后很差甚至危及生命。该病与血管炎如 Wegener 肉芽肿或结节性动脉周围炎的鉴别诊断已有阐述(2)。结膜病变是 Churg–Strauss 综合征的特征之一,表现可能类似肿瘤(2~7)。

临床特征

Churg–Strauss 综合征多单眼发病,表现为组织炎性增生,呈粉色、结节样的外观,常发生于上睑结膜,球结膜或下睑结膜也可受累。需要与结膜鳞状细胞癌或眼睑皮脂腺癌结膜侵犯进行鉴别。

组织病理

病变组织的病理改变为进行性肉芽肿性炎症,伴有淋巴细胞、浆细胞、巨细胞和嗜酸性粒细胞浸润以及坏死性血管炎。

治疗方法

Churg–Strauss 综合征必须与皮脂腺癌结膜侵犯或其他弥漫性肿瘤鉴别。一旦排除了肿瘤,结膜病变可以局部或全身应用激素治疗,但是对于更严重的全身病变则需要化学疗法。

Selected References

Reviews

1. Churg J, Strauss L. Allergic granulomatosis, allergic angiitis, and periarteritis nodosa. *Am J Pathol* 1951;27:277–301.
2. Robin JB, Schanzlin DJ, Meisler DM, et al. Ocular involvement in the respiratory vasculitides. *Surv Ophthalmol* 1985;30:127–140.
3. Cury D, Breakey AS, Payne BF. Allergic granulomatous angiitis associated with uve-oscleritis and papilledema. *Arch Ophthalmol* 1955;55:261–266.

Case Reports

4. Meisler DM, Stock EL, Wertz RD, et al. Conjunctival inflammation and amyloidosis in allergic granulomatosis and angiitis (Churg-Strauss syndrome). *Am J Ophthalmol* 1981;91:216–219.
5. Shields CL, Shields JA, Rozanski T. Conjunctival involvement in the Churg-Strauss syndrome. *Am J Ophthalmol* 1986;102:601–605.
6. Margolis R, Kosmorsky GS, Lowder CY, et al. Conjunctival involvement in Churg-Strauss syndrome. *Ocul Immunol Inflamm* 2007;15:113–115.
7. Yaman A, Ozbek Z, Saatci AO, et al. Topical steroids in the management of Churg-Strauss syndrome involving the conjunctiva. *Cornea* 2007;26(4):498–500.

● 结膜变应性肉芽肿性血管炎

1. Meisler DM, Stock EL, Wertz RD, et al. Conjunctival inflammation and amyloidosis in allergic granulomatosis and angiitis（Churg-Strauss syndrome）.Am JOphthalmol 1981；91：216-219.

2. Shields CL, Shields JA, Rozanski T. Conjunctival involvement in the Churg-Strauss syndrome. Am J Ophthalmol 1986；102：601-605.

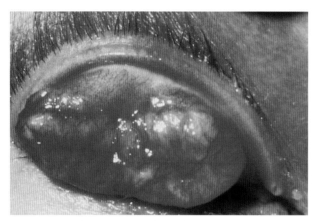

图 24.31　患者女性,32 岁,上睑结膜弥漫结节性增厚（David Meisler, MD 和 Richard O'Grady, MD 供图）

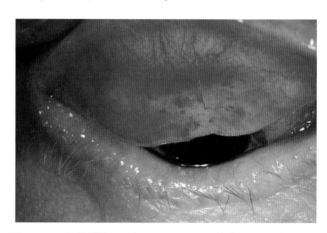

图 24.32　患者男性,64 岁,Churg-Strauss 综合征上睑增厚充血

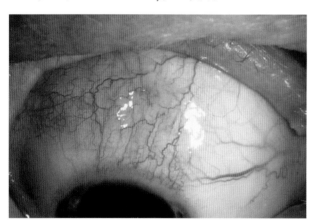

图 24.33　图 24.32 病变,示上方球结膜受累

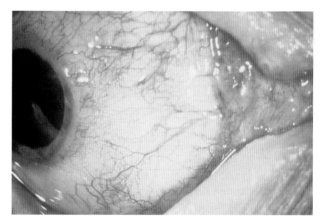

图 24.34　图 24.32 病变,示半月皱襞轻度增厚

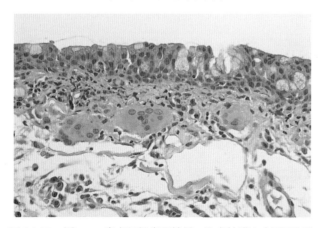

图 24.35　图 24.32 病变组织病理结果。注意结膜上皮下巨细胞肉芽肿性反应以及散在的浆细胞和嗜酸性粒细胞（HE×100）

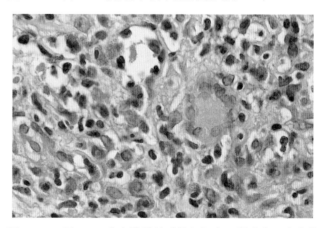

图 24.36　图 24.32 病变结膜基质的组织病理学改变。注意伴有大量嗜酸性粒细胞浸润的肉芽肿性炎症（HE×200）

木样结膜炎

概述

木样结膜炎（也称慢性假膜性结膜炎）是一类罕见的慢性结膜炎，以形成富含纤维素、木样质地的假膜为特征，多见于睑结膜，可侵犯单眼或双眼（1~10）。好发于儿童，平均发病年龄 5 岁，也可见于成年人。发病可能与外伤或手术特别是翼状胬肉或睑裂斑手术相关（3）。患者的口腔和上呼吸道系统可出现相似病变，提示该病为一种全身性疾病。既往认为该病是自身免疫性疾病，与常染色体隐性遗传有关（10）。对患者和小鼠的实验研究发现纤溶酶原缺乏可能参与木样结膜炎的发病机制（5）。

临床特征

该病表现为单眼或双眼的睑结膜木样结节，也可发生于球结膜和角膜缘。病灶呈黄色、白色或红色，无蒂或有蒂，外型多样（1~3）。

组织病理

病理改变为结膜上皮变薄，局部被坏死的纤维素性组织替代（7）。病灶内有大量慢性炎性细胞浸润和新生血管形成。病变组织类似淀粉样变性，但是淀粉样蛋白染色均为阴性（8）。

治疗方法

明显的病变需要手术切除，较小的或术后残留的病变可局部应用环孢霉素、糖皮质激素、纤溶酶或纤溶酶原治疗（3~6）。利用羊膜移植替代病变结膜可取得良好的效果（6）。

Selected References

Reviews

1. Hidayat AA, Riddle PJ. Ligneous conjunctivitis: a clinicopathologic study of 17 cases. *Ophthalmology* 1987;94:949–959.
2. Spencer LM, Straatsma BR, Foos RY. Ligneous conjunctivitis. *Arch Ophthalmol* 1968;80:365–367.
3. Schuster V, Seregard S. Ligneous conjunctivitis. *Surv Ophthalmol* 2003;48:369–388.

Management

4. Rubin BI, Holland EJ, de Smet MD, et al. Response of reactivated ligneous conjunctivitis to topical cyclosporine (letter). *Am J Ophthalmol* 1991;112:95–96.
5. Heidemann DG, Williams GA, Hartzer M, et al. Treatment of ligneous conjunctivitis with topical plasmin and topical plasminogen. *Cornea* 2003;22:760–762.
6. Barabino S, Rolando M. Amniotic membrane transplantation in a case of ligneous conjunctivitis. *Am J Ophthalmol* 2004;137:752–753.

Histopathology

7. Eagle RC Jr, Brooks JS, Katowitz JA, et al. Fibrin as a major constituent of ligneous conjunctivitis. *Am J Ophthalmol* 1986;101:493–494.
8. Holland EJ, Chan CC, Kuwabara T, et al. Immunohistologic findings and results of treatment with cyclosporine in ligneous conjunctivitis. *Am J Ophthalmol* 1989;107:160–166.

Case Reports

9. Girard LJ, Veselinovic A, Font RL. Ligneous conjunctivitis after pinguecula removal in an adult. *Cornea* 1989;8:7–14.
10. Batemen JB, Pettit TH, Isenberg SJ, et al. Ligneous conjunctivitis: an autosomal recessive disorder. *J Pediatr Ophthalmol Strabismus* 1986;23:137–140.

● 木样结膜炎

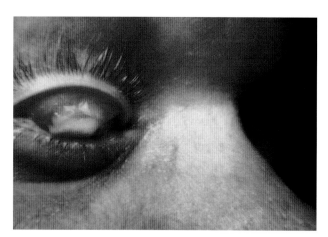

图 24.37   患儿男性,15 岁,上睑结膜木样结膜炎(Charles Steinmetz 和 Ralph C. Eagle, Jr. 博士供图)

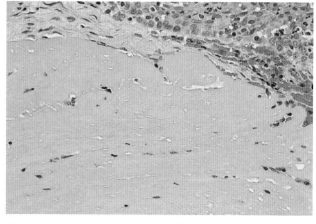

图 24.38   图 24.37 病变组织病理学检查,示轻度嗜酸性无定形物质(HE×100)

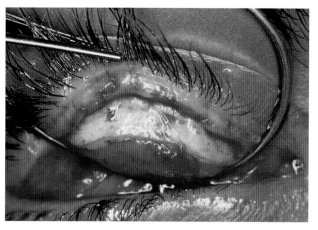

图 24.39   患者女性,34 岁,上睑结膜木样结膜炎(Douglas Cameron 和 Edward Holland 博士供图)

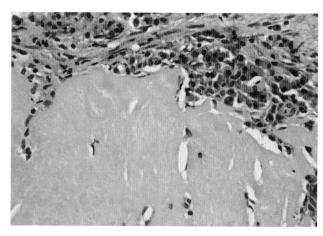

图 24.40   图 24.39 病变组织病理学检查,示轻度嗜酸性无定形物质和慢性炎性细胞(HE×100)(Douglas Cameron 和 Edward Holland 博士供图)

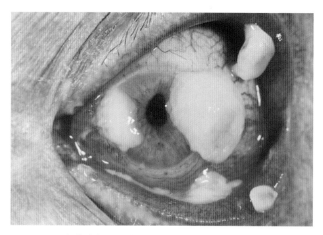

图 24.41   患者女性,68 岁,木样结膜炎累及睑结膜和角膜缘。发病前 5 个月曾接受白内障和翼状胬肉手术(Henry Perry, MD 供图)

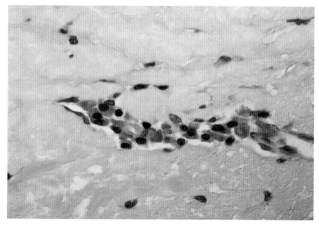

图 24.42   图 24.41 病变组织病理学检查,示纤维素样物质内炎性细胞(HE×100)(Henry Perry, MD 供图)

其他结膜感染性瘤样病变

许多结膜或表层巩膜感染性病变可能与结膜肿瘤相似（1~9）。例如，葡萄球菌引起的巩膜脓肿、软疣性结膜炎、结核病、非典型分枝杆菌感染和鼻孢子虫病。

巩膜前部和后部都可能发生脓肿，严重的感染可使病灶呈红色。巩膜局部感染的原因尚不明确。治疗应该尽早积极应用抗生素，必要时脓肿切开引流（3，9）。

传染性软疣是一种累及眼睑的病毒性感染，经常引起滤泡性结膜炎。少数情况下传染性软疣可导致局灶性结膜病变，外观类似结膜上皮肿瘤。该病常见于免疫抑制患者（4）。

结核病是可累及结膜和巩膜的肉芽肿性炎症，有时表现类似于肿瘤。眼部病变可能是全身结核病最早和唯一的表现（5）。结膜非典型分枝杆菌感染十分少见。我们曾经收集一例罕见病例，表现为角膜缘附近白色的病灶，最终证实为龟分枝杆菌感染所致（4）。

鼻孢子虫病由真菌感染所致，偶尔累及睑结膜或角膜缘结膜。临床表现为鱼肉样粉色结节，与上皮肿瘤可以很相似。但是，该病变含有白色囊性小球体，一般在原发性上皮肿瘤中不会出现（7）。

曾有关于类似黑色素瘤的结膜真菌感染的报道（9）。沙雷菌是一种革兰氏阴性杆菌，属于机会致病菌。过去认为它对人类无致病性，然而我们诊治过一个沙雷菌感染性结膜脓肿的病例，临床表现类似于淋巴细胞增生性病变（9）。

Selected References

Reviews

1. Shields CL, Demirci H, Karatza E, et al. Clinical survey of 1643 melanocytic and nonmelanocytic tumors of the conjunctiva. *Ophthalmology* 2004;111:1747–1754.
2. Shields CL, Shields JA. Tumors of the conjunctiva and cornea. *Surv Ophthalmol* 2004;49:3–24.

Case Reports

3. Kiratli H, Shields JA, Shields CL, et al. Localized transcleral staphylococcal abscess simulating a neoplasm. *German J Ophthalmol* 1995;4:302–305.
4. Charles NC, Friedberg DN. Epibulbar molluscum contagiosum in acquired immunodeficiency syndrome. *Ophthalmology* 1992;99:1123–1126.
5. Regillo C, Shields CL, Shields JA, et al. Ocular tuberculosis. *JAMA* 1991;266:1490.
6. Margo CE. Atypical mycobacterium infection of the conjunctiva. Presented at the Eastern Ophthalmic Pathology Meeting. 1995.
7. Reidy JJ, Sudesh S, Klafter AB, et al. Infection of the conjunctiva by Rhinosporidium seeberi. *Surv Ophthalmol* 1997;41:409–413.
8. Laquis SJ, Wilson MW, Haik BG, et al. Conjunctival mycosis masquerading as melanoma. *Am J Ophthalmol* 2002;134:117–118.
9. Shields JA, Shields CL, Eagle RC Jr, et al. Localized infection by Serratia marcescens simulating a conjunctival neoplasm. *Am J Ophthalmol* 2000;129:247–248.

● 其他结膜感染性瘤样病变

1. Kiratli H, Shields JA, Shields CL, et al. Localized transcleral staphylococcal abscess simulating aneoplasm. German J Ophthalmol 1995; 4: 302–305.

2. Charles NC, Friedberg DN. Epibulbar molluscum contagiosum in acquired immunodeficiency syndrome. Ophthalmology 1992; 99: 1123–1126.

3. Reidy JJ, Sudesh S, Klafter AB, et al. Infection of the conjunctiva by Rhinosporidium seeberi. Surv Ophthalmol 1997; 41: 409–413.

4. Regillo C, Shields CL, Shields JA, et al. Ocular tuberculosis. JAMA 1991; 266: 1490.

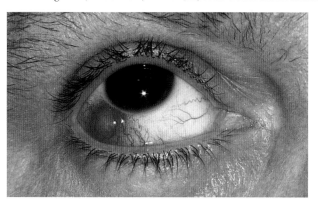

图 24.43　患者女性，47 岁，自发葡萄球菌感染性脓肿。病变向深部巩膜蔓延，需行巩膜移植术。经过抗生素治疗后患者恢复良好

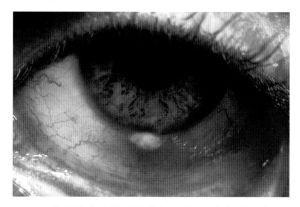

图 24.44　获得性免疫缺陷综合征患者，下方角膜缘传染性软疣孤立病灶（Norman Charles，MD 供图）

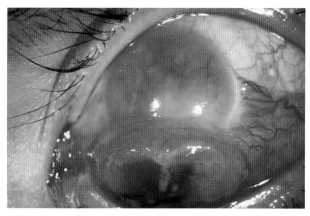

图 24.45　患者女性，29 岁，来自厄瓜多尔，下方角膜缘结膜和巩膜巨大结核性肉芽肿。患者无结核病史，但是曾被诊断为结节病继发葡萄膜炎接受治疗。患眼因疼痛视力丧失而被摘除，显微镜下可找到抗酸性病原体

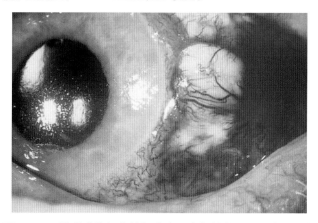

图 24.46　结膜感染龟分枝杆菌表现类似鳞状细胞肿瘤。患者同侧上睑曾因鳞状细胞癌而行手术切除和放疗（Curtis Margo，MD 供图）

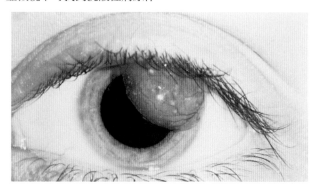

图 24.47　患儿男性，11 岁，继发于鼻孢子虫病的结膜肿物（James Reidy，MD 供图）

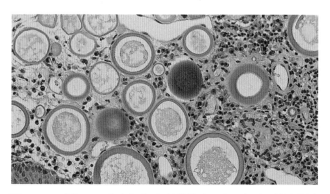

图 24.48　图 24.47 病变组织病理学检查，示上皮下区域大量孢子囊，周围慢性炎性细胞浸润（HE×50）（James Reidy，MD 供图）

● 其他结膜感染性瘤样病变

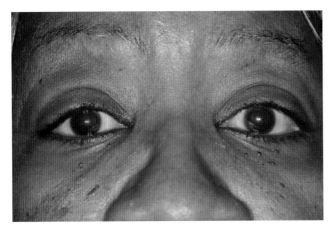

图 24.49　患者男性,非洲裔美籍,眼部外观显示左眼颞侧结膜轻度充血

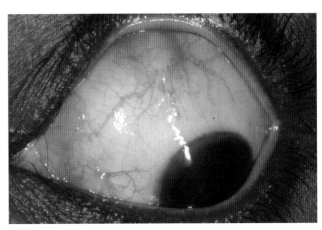

图 24.50　图 24.49 病变结膜活检证实结节病。患者有全身性结节病但是无其他眼部组织受累

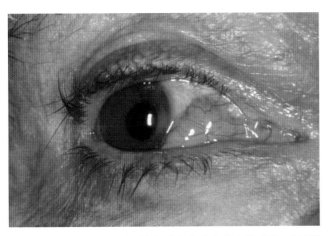

图 24.51　老年男性患者,曾接受白内障和青光眼手术,球结膜粉黄色病变为黏质沙雷菌性脓肿,外观类似结膜淋巴瘤

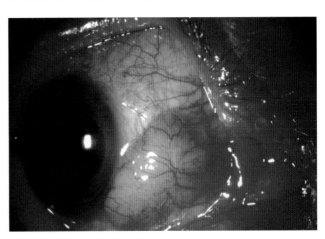

图 24.52　图 24.51 病变的局部特写

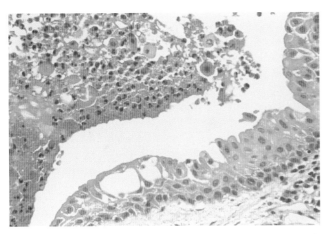

图 24.53　图 24.51 病变显微照片,示结膜上皮(下方)和囊性病变内容物(上方)。囊腔内大量中性粒细胞证实为脓肿(HE×50)

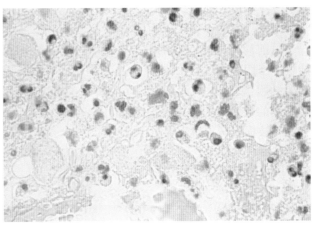

图 24.54　革兰氏染色显示中性粒细胞和巨噬细胞,仔细检查可以发现细胞内大量革兰氏阴性杆菌符合黏质沙雷菌(×250)

结膜淀粉样变性

概述

淀粉样变性是淀粉样蛋白质在全身不同器官异常沉积引起的一种综合征,眼睑和结膜常可受累(1~20)。结膜病变多表现为原发性局部受累而不累及其他附属器,也可能是全身病变的一部分(17)。继发性结膜淀粉样变性较少见,可发生于眼附属器长期炎症如沙眼(7)、斜视手术后(6)、全身多发性骨髓瘤(3)、淋巴瘤(3,11,15)和 Churg-Strauss 综合征等相关疾病(8)。

临床特征

典型的原发性局灶性结膜淀粉样变性主要发生于健康年轻人或中年人,无合并全身异常。可见于结膜任何部位,单侧或双侧同时受累,表现为蜡黄色的融合梭形或多角形肿物。病变常累及上睑引起上睑下垂。无明显诱因或轻触以后常常可发生结膜下出血(1~20)。

组织病理

组织病理学上,HE 染色显示真皮内无细胞、均匀的轻度嗜酸性物质。这些双折射性物质可经刚果红和其他淀粉样物质染色呈阳性,由此可确诊。

治疗方法

目前尚无切实有效的治疗方法。对于明显的病灶可手术切除,但如果因此损伤了正常的上皮组织,则需要结膜重建(4)。我们设计了一种新的术式,在切除病变的同时最大限度保护结膜上皮,而避免结膜因大面积缺损而行重建手术。

Selected References

Reviews

1. Richlin JJ, Kuwabara T. Amyloid disease of the eyelid and conjunctiva. *Arch Ophthalmol* 1962;67:138–142.
2. Smith ME, Zimmerman LE. Amyloidosis of the eyelid and conjunctiva. *Arch Ophthalmol* 1966;75:42–50.
3. Demirci H, Shields CL, Eagle RC Jr, et al. Conjunctival amyloidosis: report of six cases and review of the literature. *Surv Ophthalmol.* 2006;51:419–433.

Management

4. Patrinely JR, Koch DD. Surgical management of advanced ocular adnexal amyloidosis. *Arch Ophthalmol* 1992;110:882–885.

Case Reports

5. Rodrigues MM, Cullen G, Shannon G. Primary localised conjunctival amyloidosis following strabismus surgery. *Can J Ophthalmol* 1976;11:177–179.
6. Blodi FC, Apple DJ. Localized conjunctival amyloidosis. *Am J Ophthalmol* 1979; 88:346–350.
7. Chumbley LC, Peacock OS. Amyloidosis of the conjunctiva—an unusual complication of trachoma. A case report. *S Afr Med J* 1977;52:897.
8. Meisler DM, Stock EL, Wertz RD, et al. Conjunctival inflammation and amyloidosis in allergic granulomatosis and angiitis (Churg-Strauss syndrome). *Am J Ophthalmol* 1981;91:216–219.
9. Purcell JJ Jr, Birkenkamp R, Tsai CC, et al. Conjunctival involvement in primary systemic nonfamilial amyloidosis. *Am J Ophthalmol* 1983;95:845–847.
10. Borodic GE, Beyer-Mechule CK, Millin J, et al. Immunoglobulin deposition in localized conjunctival amyloidosis. *Am J Ophthalmol* 1984;98:617–622.
11. Marsh WM, Streeten BW, Hoepner JA, et al. Localized conjunctival amyloidosis associated with extranodal lymphoma. *Ophthalmology* 1987;94:61–64.
12. O'Donnell B, Wuebbolt G, Collin R. Amyloidosis of the conjunctiva. *Aust N Z J Ophthalmol* 1995;23:207–212.
13. Moorman CM, McDonald B. Primary (localised non-familial) conjunctival amyloidosis; three case reports. *Eye* 1997;11:603–606.
14. Hill VE, Brownstein S, Jordan DR. Ptosis secondary to amyloidosis of the tarsal conjunctiva and tarsus. *Am J Ophthalmol* 1997;123:852–854.
15. Setoguchi M, Hoshii Y, Takahashi M, et al. Conjunctival amyloidosis associated with a low-grade B-cell lymphoma. *Amyloid* 1999;6:210–214.
16. Lee HM, Naor J, DeAngelis D, et al. Primary localized conjunctival amyloidosis presenting with recurrence of subconjunctival hemorrhage. *Am J Ophthalmol* 2000;129:245–247.
17. Shields JA, Eagle RC, Shields CL, et al. Systemic amyloidosis presenting as a mass of the conjunctival semilunar fold. *Am J Ophthalmol* 2000;130:523–525.
18. Chaturvedi P, Lala M, Desai S, et al. A rare case of both eyelids swelling: isolated conjunctival amyloidosis. *Indian J Ophthalmol* 2000;48:56–57.
19. Kamal S, Goel R, Bodh SA, et al. Primary localized amyloidosis presenting as a tarsal mass: report of two cases. *Middle East Afr J Ophthalmol* 2012;19(4):426–428.
20. Spitellie PH, Jordan DR, Gooi P, et al. Primary localized conjunctival amyloidosis simulating a lymphoproliferative disorder. *Ophthal Plast Reconstr Surg* 2008;24(5):417–419.

● 结膜淀粉样变性

结膜淀粉样变性可有不同的临床表现。在下面所有病例中,主要依靠手术切除后组织病理学检查或活检确诊,全身检查均为阴性。
Demirci H, Shields CL, Eagle RC Jr, et al. Conjunctival amyloidosis: report of 6cases and review of the literature. Surv Ophthalmol 2006; 51: 419–433.

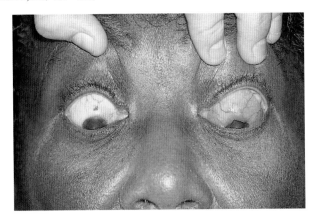

图 24.55　患者女性,68 岁,否认全身疾病,单侧原发性广泛淀粉样变性

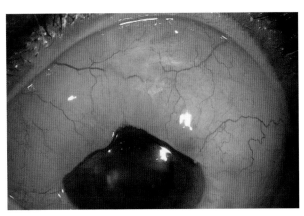

图 24.56　图 24.55 病变局部特写,示蜡状粉黄色的结膜增厚病变

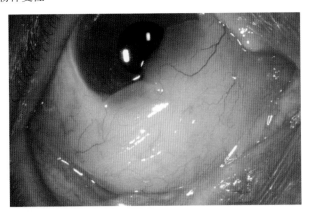

图 24.57　患者女性,69 岁,高加索人,下方球结膜发生淀粉样变性蔓延至角膜

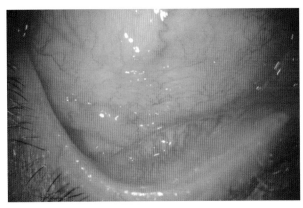

图 24.58　患者女性,50 岁,下方穹隆结膜淀粉样变性,病变组织呈淡粉色增厚改变。初步诊断为淋巴瘤,淀粉样变性是第二位考虑的诊断

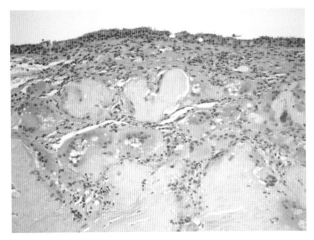

图 24.59　图 24.58 病变显微照片,示结膜上皮深部轻度嗜酸性物质沉积,符合淀粉样变性(HE×50)

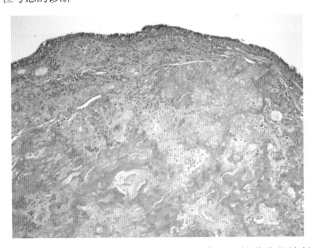

图 24.60　图 24.58 病变刚果红染色,示典型阳性着染的淀粉样物质(×50)

● 结膜淀粉样变性

在大多数情况下,结膜淀粉样变性为孤立性病变,与系统性淀粉样变性无明确关系。然而,偶尔也可以是隐匿的系统性淀粉样变性的首发表现。结膜淀粉样变性可双侧对称性受累。

Shields JA, Eagle RC, Shields CL, et al. Systemic amyloidosis presenting as a mass of the conjunctival semilunar fold. Am J Ophthalmol 2000; 130: 523–535.

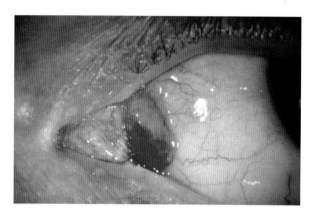

图 24.61   中年男性患者,右眼鼻侧半月皱襞内粉色肿物

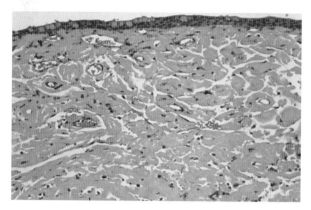

图 24.62   图 24.61 病变组织病理学检查,示无细胞物质,符合典型的淀粉样变性(HE × 75)

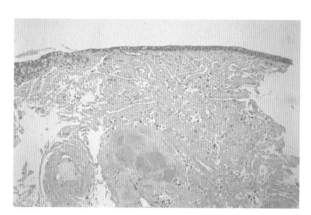

图 24.63   图 24.62 病变刚果红染色阳性(× 7)

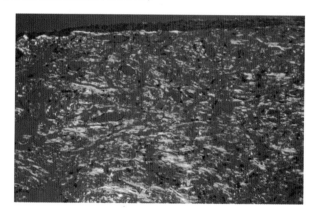

图 24.64   图 24.62 病变,偏振光下呈典型的苹果绿双折射现象。该患者起初没有发现全身表现,但是之后被诊断为系统性淀粉样变性(× 20)

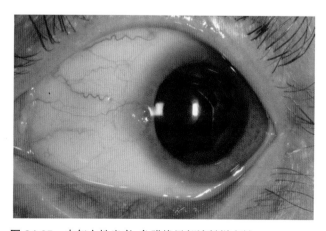

图 24.65   中年女性患者,角膜缘局部淀粉样变性

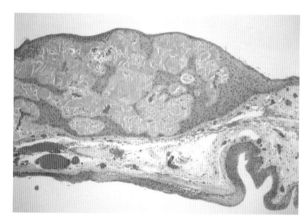

图 24.66   图 24.65 病变组织病理学检查,证实结膜基质内轻度嗜酸性无细胞物质(HE × 100)

睑裂斑

概述

结膜选择性退行性光化学病变外观可类似结膜肿物,包括睑裂斑和翼状胬肉。通常有经验的临床医生很容易诊断,但是对于不典型的病例则需要与结膜恶性肿瘤特别是鳞状细胞癌鉴别。临床怀疑鳞状细胞癌而病理却证实是良性病变的情况并不少见。一个看似典型的睑裂斑或翼状胬肉也可能最终病理确诊为鳞状细胞癌或黑色素瘤。

临床特征

睑裂斑多表现为单眼或双眼睑裂区角膜缘局部灰黄色轻度隆起的病变,常位于鼻侧,也可发生于颞侧或两侧同时发生(1~8)。病变发展缓慢,多见于经常暴露于阳光或粉尘环境中的成年人。可能继发感染反复发生炎症,需要短期应用局部抗生素或激素治疗。有症状或明显影响外观的睑裂斑可考虑手术切除,对于疑似恶性肿瘤的病例应行扩大切除。

组织病理

睑裂斑的组织病理学表现为结膜基质增厚,被无定形轻度嗜酸性颗粒状物质替代,类似含有异常弹性纤维的变性胶原(7,8)。结膜上皮多发生轻度萎缩,偶尔可能出现过度角化或角化不全或同时存在两种情况。超微结构研究证实睑裂斑系弹性纤维变性(7,8)。

治疗方法

睑裂斑一般不需要手术治疗,如影响外观可考虑手术切除。术后复发较常见。

Selected References

Reviews

1. Shields CL, Shields JA. Tumors of the conjunctiva and cornea. *Surv Ophthalmol* 2004;49:3–24.
2. Shields CL, Demirci H, Karatza E, et al. Clinical survey of 1643 melanocytic and nonmelanocytic tumors of the conjunctiva. *Ophthalmology* 2004;111:1747–1754.
3. Norn MS. Prevalence of pinguecula in Greenland and in Copenhagen, and its relation to pterygium and spheroid degeneration. *Acta Ophthalmol (Copenh)* 1979;57:96–105.
4. Mimura T, Usui T, Obata H, et al. Severity and determinants of pignuecula in a hospital-based population. *Eye Contact Lens* 2011;37:31–35.
5. Ozer PA, Altiparmak UE, Yalniz Z, et al. Prevalence of pinguecula and pterygium in patients with thyroid orbitopathy. *Cornea* 2010;29:659–663.
6. Dong N, Li W, Lin H, et al. Abnormal epithelial differentiation and tear film alteration in pinguecula. *Invest Ophthalmol Vis Sci* 2009;50:2710–2715.

Histopathology

7. Ledoux-Corbusier M, Danis P. Pinguecula and actinic elastosis. An ultrastructural study. *J Cutan Pathol* 1979;6:404–413.
8. Austin P, Jakobiec FA, Iwamoto T. Elastodysplasia and elastodystrophy as the pathologic bases of ocular pterygia and pinguecula. *Ophthalmology* 1983;90:96–109.

● 结膜睑裂斑

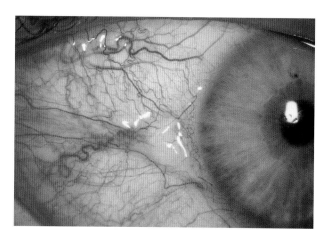

图 24.67　患者男性，51 岁，睑裂斑伴轻度炎症

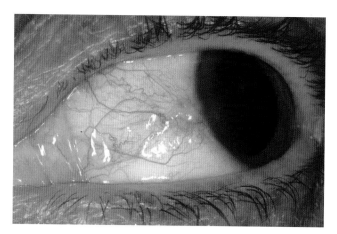

图 24.68　睑裂斑位于鼻侧呈粉黄色，周围结膜血管充血

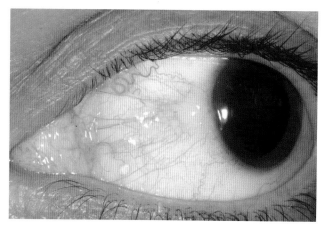

图 24.69　鼻侧睑裂斑，与图 24.68 病例相似

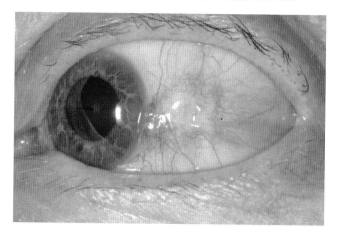

图 24.70　睑裂斑，位于颞侧角膜缘

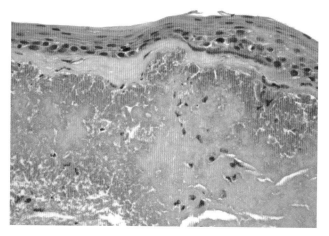

图 24.71　睑裂斑组织病理学检查，示结膜浅基质层被无定形物质替代（HE×50）

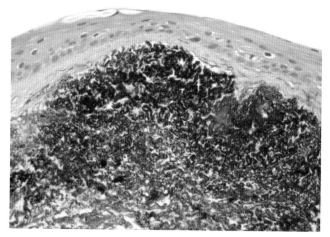

图 24.72　睑裂斑 Verhoeff-Van Gieson 染色显示图 24.71 病变中弹性纤维阳性反应（×50）。一些专门的研究表明这并非真正的弹性组织，而是变性的胶原组织

翼状胬肉

概述

与睑裂斑相似,翼状胬肉也是一种十分常见的结膜/角膜病变,与长期紫外线暴露有关。多见于热带地区居民,但是也可发生于任何气候。翼状胬肉容易侵入角膜,而睑裂斑却不累及角膜(1~11)。

翼状胬肉可引起角膜散光和视力障碍。一项Meta研究发现国际上翼状胬肉患病率为10%,男性多于女性(4)。各影响因素的合并比值比(odds ratio)男性为2.32,户外活动为1.76。

临床特征

翼状胬肉多见于鼻侧角膜缘,也可发生于颞侧或两侧同时存在,单眼或双眼同时发病。它发展缓慢,逐渐长入浅层角膜,典型临床表现为带有血管的结膜组织向角膜生长,外观似翅膀,"pterygium"意为蝙蝠的翅膀,由此得名。虽然生长缓慢,但是当发展到瞳孔区就会遮挡视轴而影响视力。

组织病理

组织病理学上,翼状胬肉与睑裂斑的表现相似。结膜基质增厚,被轻度嗜酸性、颗粒状无定形物质替代,类似于含有异常弹性组织的变性胶原。在病理标本中通常可见到角膜上皮。最近的研究证实组织缺血损伤和角膜缘干细胞的向性运动与翼状胬肉的发生有关(5)。其他的研究还发现一些基因和蛋白的异常(6)。

治疗方法

翼状胬肉的治疗方法尚存在争议(7~11)。许多术者对该疾病有很丰富的经验,然而目前还没有达成共识。轻度无症状的翼状胬肉无需治疗,但是如果影响外观或向瞳孔区发展,引起进行性散光时,则需要手术切除。Hirst近期发表了关于翼状胬肉治疗方法的综述(7)。既往单纯切除巩膜暴露法现在已经很少应用,普遍接受的方法是联合自体角膜缘干细胞移植(7~11)。对于复发病例,一些术者建议采用羊膜移植联合自体结膜移植方法(8)。

Selected References

Reviews

1. Shields CL, Shields JA. Tumors of the conjunctiva and cornea. *Surv Ophthalmol* 2004;49:3–24.
2. Shields CL, Demirci H, Karatza E, et al. Clinical survey of 1643 melanocytic and nonmelanocytic tumors of the conjunctiva. *Ophthalmology* 2004;111:1747–1754.
3. Ozer PA, Altiparmak UE, Yalniz Z, et al. Prevalence of pinguecula and pterygium in patients with thyroid orbitopathy. *Cornea* 2010;29:659–663.
4. Liu L, Wu J, Geng J, et al. Geographical prevalence and risk factors for pterygium: a systemic review and meta-analysis. *BJM Open* 2013;3:e003787.

Histopathology/Genetics

5. Kim KW, Ha HS, Kim JC. Ischemic tissue injury and progenitor cell tropism: significant contributors to the pathogenesis of pterygium. *Histol Histopathol* 2015;30(3):311–320.
6. Hou A, Lan W, Law KP, et al. Evaluation of global differential gene and protein expression in primary pterygium: S100A8 and S100A9 as possible drivers of a signaling network. *PLoS One* 2014;9(5):e97402.

Management

7. Hirst LW. The treatment of pterygium. *Surv Ophthalmol* 2003;48:145–180.
8. Shimazaki J, Kosaka K, Shimmura S, et al. Amniotic membrane transplantation with conjunctival autograft for recurrent pterygium. *Ophthalmology* 2003;110:119–124.
9. Sangwan VS, Murthy SI, Bansal AK, et al. Surgical treatment of chronically recurring pterygium. *Cornea* 2003;22:63–65.
10. Frau E, Labetoulle M, Lautier-Frau M, et al. Corneo-conjunctival autograft transplantation for pterygium surgery. *Acta Ophthalmol Scand* 2004;82:59–63.
11. Kurian A, Reghunadhan I, Nair KG. Autologous blood versus fibrin glue for conjunctival autograft adherence in sutureless pterygium surgery: a randomized controlled trial. *Br J Ophthalmol* 2015;99(4):464–470.

● 翼状胬肉

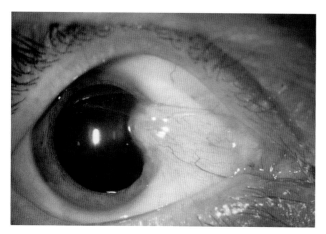

图 24.73　患者男性,50 岁,典型翼状胬肉

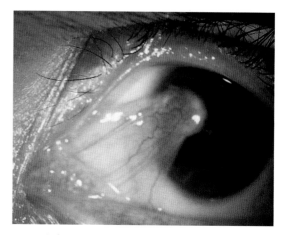

图 24.74　患者男性,31 岁,复发性翼状胬肉

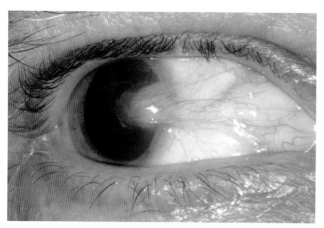

图 24.75　鼻侧翼状胬肉长入角膜中央

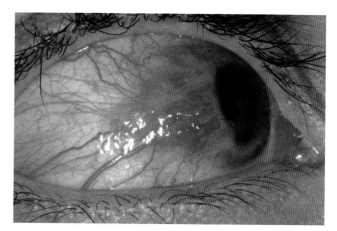

图 24.76　翼状胬肉继发重度炎症反应

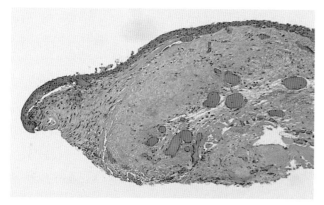

图 24.77　翼状胬肉组织病理学检查,示结膜和角膜上皮下无定形组织(HE×25)

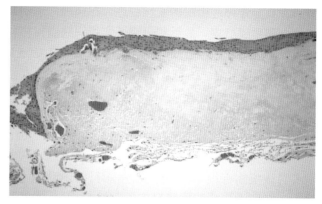

图 24.78　慢性翼状胬肉组织病理学检查,示基质中轻度嗜碱性光化性改变。在结膜上皮基底膜附近可见轻度营养不良性钙化(HE×25)

与色素性黑色素瘤相似的其他结膜和巩膜病变

一些发生于球结膜的色素性病变需要与黑色素瘤鉴别（1~12）。例如，金属性异物、色素性 Axenfeld 神经环、眼部黑色素细胞增多症、银质沉着病和长期滴用肾上腺素出现的铁质沉着。其他 3 种可能首诊为疑似结膜黑色素瘤的病变包括：巩膜钙化斑、巩膜葡萄肿和睫状体黑色素瘤眼外蔓延。

巩膜钙化斑

巩膜钙化斑也被称为老年性局灶性巩膜变薄（7）或 Cogan 斑，发生于老年人，表现为内外直肌止端附近灰白色的巩膜层间病变。在临床较常见，严重的病例需要与黑色素瘤进行鉴别。有时眼眶 CT 可意外发现这些钙化斑块。组织病理学检查表现为前部或中部巩膜钙质沉着形成斑块。通常不需要治疗。

葡萄肿

葡萄肿是由于巩膜先天性缺陷或病理性损害导致葡萄膜向外膨出而形成。先天性葡萄肿一般是特发性的，获得性葡萄肿则多继发于类风湿性关节炎性巩膜炎或其他引起巩膜变薄的结缔组织疾病（8，11）。通过巩膜透照试验可与结膜黑色素瘤和脉络膜黑色素瘤眼外蔓延相鉴别。巩膜葡萄肿可透光，而色素性黑色素瘤却不能透光。

睫状体黑色素瘤眼外蔓延

睫状体黑色素瘤眼外蔓延有时不易与原发性结膜黑色素瘤鉴别，而眼表色素性病变容易与脉络膜黑色素瘤眼外蔓延混淆（4）。相比于结膜黑色素瘤，脉络膜黑色素瘤向眼外扩散发生在深层结膜，可伴有粗大扩张的前哨血管。此外，裂隙灯、眼底镜和超声检查能帮助诊断眼内肿瘤。

一些睫状体黑色素瘤病例在敷贴放疗后可出现巩膜坏死，通过菲薄的巩膜可透见棕色肿物（6）。这种表现与结膜黑色素瘤相似，但是眼内占位可明确脉络膜黑色素瘤的诊断。

Selected References

Reviews

1. Shields CL, Shields JA. Tumors of the conjunctiva and cornea. *Surv Ophthalmol* 2004;49:3–24.
2. Shields CL, Demirci H, Karatza E, et al. Clinical survey of 1643 melanocytic and nonmelanocytic tumors of the conjunctiva. *Ophthalmology* 2004;111:1747–1754.
3. Shields CL, Markowitz JS, Belinsky I, et al. Conjunctival melanoma. Outcomes based on tumor origin in 382 consecutive cases. *Ophthalmology* 2011;118:389–395.
4. Shields CL, Kaliki S, Furuta M, et al. Clinical spectrum and prognosis of uveal melanoma based on age at presentation in 8033 cases. *Retina* 2012;32:1363–1372.
5. Shields CL, Regillo A, Mellen PL, et al. Giant conjunctival nevus: Clinical features and natural course in 32 cases. *JAMA Ophthalmol* 2013;131:857–863.
6. Kaliki S, Shields CL, Rojanaporn D, et al. Scleral necrosis following plaque radiotherapy of uveal melanoma: A case-control study. *Ophthalmology* 2013;120:1004–1011.

Case Reports

7. Cogan DB, Kuwabara T. Focal senile translucency of the sclera. *Arch Ophthalmol* 1959;62:604–610.
8. Watson PG. The diagnosis and management of scleritis. *Ophthalmology* 1980;87:716–720.
9. Donoso LA, Shields JA. Epibulbar lesions simulating extraocular extension of uveal melanomas. *Ann Ophthalmol* 1982;14:1120–1123.
10. Margo CE. Episcleral pseudomelanoma: late complication of scleral tunnel incision. *Am J Ophthalmol* 2003;135:387–389.
11. Shields JA, Shields CL, Lavrich J. Congenital anterior scleral staphyloma in an otherwise normal eye. *J Pediatr Ophthalmol Strabismus* 2003;40:108–109.
12. Marr BP, Shields JA, Shields CL, et al. Uveal prolapse following cataract extraction simulating melanoma. *Ophthalmic Surg Lasers Imaging* 2008;39:250–251.

- 类似黑色素瘤的巩膜葡萄肿与葡萄膜膨出

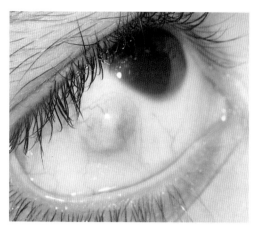

图 24.79　患儿男性，11岁，发生先天性巩膜葡萄肿

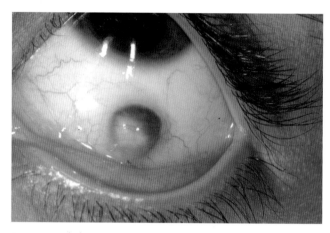

图 24.80　年轻女性患者，先天性巩膜葡萄肿

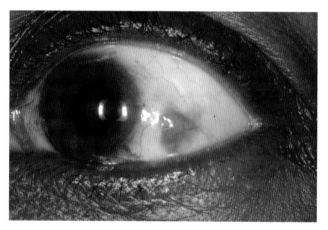

图 24.81　患者女性，非洲裔美国籍，不明原因引起的颞侧巩膜葡萄肿

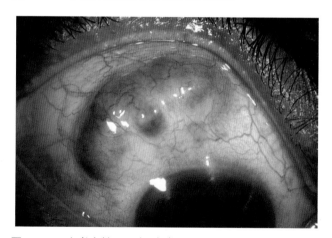

图 24.82　患者女性，60岁，有类风湿性关节炎病史，获得性巩膜葡萄肿

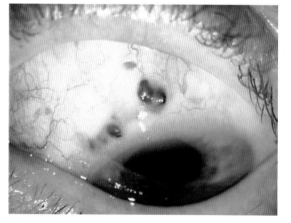

图 24.83　老年患者，有类风湿性关节炎病史，多发性葡萄膜肿

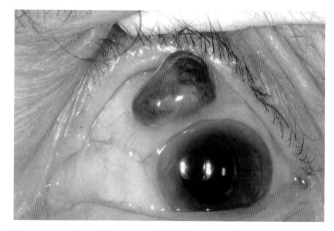

图 24.84　白内障术后上方葡萄膜膨出表现类似结膜黑色素瘤和睫状体黑色素瘤眼外蔓延

● 类似黑色素瘤的其他结膜病变

1. Shields JA, Marr BP, Shields CL, et al. Conjunctival mascaroma masquerading as melanoma. Cornea 2005; 24: 496–497.
2. Kaliki S, Shields CL, Rojanaporn D, et al. Scleral necrosis following plaque radiotherapy of uveal melanoma: a case–control study. Ophthalmology 2013; 120: 1004–1011.

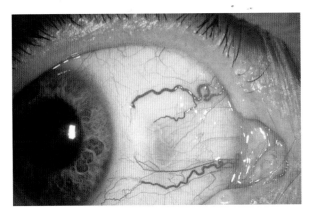

图 24.85　患者女性,75 岁,发生巩膜钙化斑

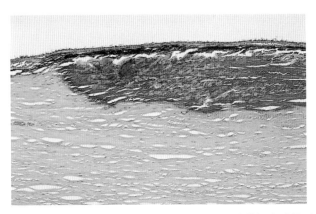

图 24.86　巩膜钙化斑组织病理学检查显示巩膜前部嗜碱性无细胞钙化斑(HE×20)

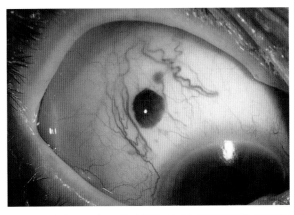

图 24.87　脉络膜黑色素瘤眼外蔓延,注意邻近的前哨血管

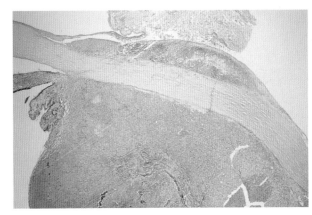

图 24.88　睫状体黑色素瘤眼外蔓延组织病理学检查,注意眼内肿瘤(下方)和巩膜表面结节(上方)(HE×15)

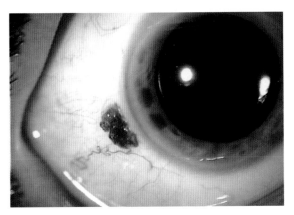

图 24.89　长期使用睫毛膏的中年女性,睫毛膏沉积于结膜。病变切除后证实睫毛膏成分

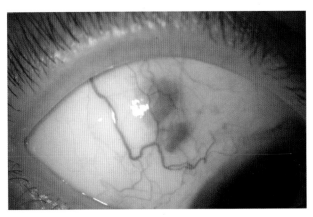

图 24.90　睫状体黑色素瘤敷贴放疗后 Tenon 囊下巩膜坏死,外观类似结膜黑色素瘤或睫状体黑色素瘤眼外蔓延

(丁静文　译)

第 25 章

结膜肿瘤手术治疗

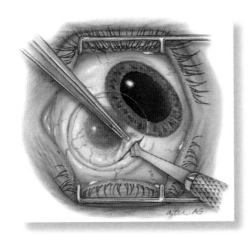

手术完整切除恶性或潜在恶性的结膜肿瘤时应尽可能减少副损伤。根据肿瘤的位置（发生于角膜缘或角膜缘后）和类型选择最合适的手术方式（1~19）。某些肿瘤只能通过手术治疗，其他肿瘤可采用冷冻、局部丝裂霉素 C（Mitomycin，MMC）、5- 氟尿嘧啶（5-fluoruracil，5-FU）或干扰素 α-2b 治疗（8~18）。当肿瘤向眼内扩散则可能需要放射治疗（19）。

具体的手术方式在文献中已有详细介绍（2~6），本文仅做简要叙述。在所有病例中，可利用"非接触"方法即通过周围健康组织进行操作而避免直接触碰肿瘤本身。角膜缘肿物一般采取局部乙醇浸润法去除角膜上皮，部分板层结膜巩膜切除术切除肿物，冷冻 - 解冻两次循环补充治疗。位于角膜缘后的肿瘤治疗方法有：乙醇处理、环形扩大切除和冷冻治疗。

对于结膜原发性获得性黑变病的治疗尚无严格标准的方法。一般来说，最好的处理方法是乙醇去除角膜上皮，切除可疑色素病灶，不同象限分段活检和结膜下冷冻。任何病例的处理原则都是"非接触"，防止

肿瘤细胞种植到新的部位。术中在上下泪点放置泪点栓可避免肿瘤细胞转移到泪道。

结膜病变切除的同时可联合应用一些辅助治疗方法，包括：口腔黏膜或羊膜移植、局部化疗或免疫治疗（9~18），以及放射治疗（19）。当结膜切除范围超过 3 个钟点以上就需要利用游离植片修复缺损。处理球结膜和角膜表层病变特别是上皮内肿物和黑变病时，局部使用 MMC、5-FU 和干扰素可以作为初始治疗或者手术切除的补充治疗。此外，这些药物还有助于缩小肿瘤的体积，作为术前准备使用。放射治疗主要用于鳞状细胞癌、黑色素瘤以及其他手术难以控制或需要做眶内容摘除术的结膜肿瘤。

局部化疗方面我们主要应用 MMC 治疗黑变病，干扰素 α-2b 治疗眼表鳞状上皮肿瘤。MMC 的用法为：0.04%MMC 每次一滴，一天 4 次连续使用 7 天后停药一周为一个周期，重复两个周期即治疗 1 个月后观察效果，期间应密切观察 MMC 对角膜上皮的毒性作用。干扰素的用法为：眼部用药浓度 100 万单位 /ml，每次一滴，一天 4 次，连续使用 3~6 个月，每 3 个月复查一

次。干扰素 α–2b 无明显副作用。局部化疗可以有效控制来源于结膜浅表的恶性肿瘤,然而对于黑色素瘤或深层肿瘤只能通过手术切除,应尽量避免局部应用化疗药物。

Selected References

Reviews

1. Shields CL, Demirci H, Karatza E, et al. Clinical survey of 1643 melanocytic and nonmelanocytic tumors of the conjunctiva. *Ophthalmology* 2004;111:1747–1754.
2. Shields CL, Shields JA. Tumors of the conjunctiva and cornea. *Surv Ophthalmol* 2004;49:3–24.

Management/Surgery

3. Shields JA, Shields CL, DePotter P. Surgical approach to conjunctival tumors. The 1994 Lynn B. McMahan Lecture. *Arch Ophthalmol* 1997;115:808–815.
4. Shields JA, Shields CL, De Potter P. Surgical management of circumscribed conjunctival melanomas. *Ophthal Plast Reconstr Surg* 1998;14:208–215.
5. Shields CL, Shields JA. Overview of tumors of the conjunctiva and cornea. In: Foster CS, Azar DT, Dohlman CL, eds. *Smolin and Thoft's The Cornea.* 4th ed. Philadelphia, PA: Lippincott, Williams & Wilkins; 2005:735–755.
6. Shields JA, Shields CL. Tumors of the conjunctiva. In: Stephenson CM, ed. *Ophthalmic Plastic, Reconstructive and Orbital Surgery.* Stoneham, MA: Butterworth-Heinemann; 1997:260–261.
7. Shields CL, Markowitz JS, Belinsky I, et al. Conjunctival melanoma. Outcomes based on tumor origin in 382 consecutive cases. *Ophthalmology* 2011;118:389–395.
8. Nanji AA, Moon CS, Galor A, et al. Surgical versus medical treatment of ocular surface squamous neoplasia: a comparison of recurrences and complications. *Ophthalmology* 2014;121:994–1000.

Mitomycin C

9. Frucht-Pery J, Rozenman Y. Mitomycin C therapy for corneal intraepithelial neoplasia. *Am J Ophthalmol* 1994;117:164–168.
10. Shields CL, Naseripour M, Shields JA. Topical Mitomycin C for extensive, recurrent conjunctival squamous cell carcinoma. *Am J Ophthalmol* 2002;133:601–606.
11. Shields CL, Demirci H, Marr BP, et al. Chemoreduction with topical Mitomycin C prior to resection of extensive squamous cell carcinoma of the conjunctiva. *Arch Ophthalmol* 2005;123:109–113.

5-Fluorouracil

12. Yeatts RP, Engelbrecht NE, Curry CD, et al. 5-Fluorouracil for the treatment of intraepithelial neoplasia of the conjunctiva and cornea. *Ophthalmology* 2000;107:2190–2195.
13. Midena E, Angeli CD, Valenti M, et al. Treatment of conjunctival squamous cell carcinoma with topical 5-fluorouracil. *Br J Ophthalmol* 2000;84:268–272.

Interferon

14. Karp CL, Galor A, Chhabra S, et al. Subconjunctival/perilesional recombinant interferon α2b for ocular surface squamous neoplasia: a 10-year review. *Ophthalmology.* 2010;117(12):2241–2246.
15. Shields CL, Kancherla S, Bianciotto CG, et al. Ocular surface squamous neoplasia (squamous cell carcinoma) of the socket: Management of extensive tumors with interferon. *Ophthal Plast Reconstr Surg* 2011;27:247–250.
16. Shah S, Kaliki S, Kim HJ, et al. Topical interferon alpha 2b for management of ocular surface squamous neoplasia in 23 cases: Outcomes based on American Joint Committee on Cancer (AJCC) classification. *Arch Ophthalmol* 2012;130:159–164.
17. Kim HJ, Shields CL, Shah SU, et al. Giant ocular surface squamous neoplasia managed with interferon alpha-2b as immunotherapy or immunoreduction. *Ophthalmology* 2012;119:938–944.
18. Shields CL, Kaliki S, Kim HJ, et al. Interferon for ocular surface squamous neoplasia in 81 cases: Outcomes based on the American Joint Committee on Cancer classification. *Cornea* 2013;32(3):248–256.

Radiotherapy

19. Arepalli S, Kaliki S, Shields CL, et al. Plaque radiotherapy for scleral-invasive conjunctival squamous cell carcinoma: an analysis of 15 eyes. *JAMA Ophthalmol* 2014;132(6):691–696.

角膜缘结膜肿瘤环形切除术

结膜肿瘤术前设计和手术技巧至关重要。门诊时可以画手术示意图在术中作为参考。手术步骤如下图所示。

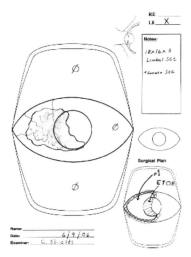

图25.1　发生于角膜缘和角膜肿瘤环形切除示意图。大图是在门诊裂隙灯检查时完成的,显示角膜受累的范围。小图为手术设计示意图,数字1代表病变切除的范围;橙色代表肿瘤切除后即刻冷冻治疗的范围;ETOH代表无水乙醇处理的范围

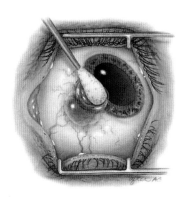

图25.2　在切除侵犯周边角膜的结膜黑色素瘤时用蘸有乙醇的棉签进行操作。现在更多术者选择用小的纤维素海绵

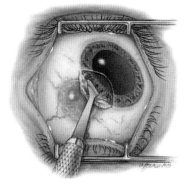

图25.3　用显微刀片滚动式刮除角膜局部上皮。将角膜上皮小心掀起覆盖于角膜缘后的肿瘤表面

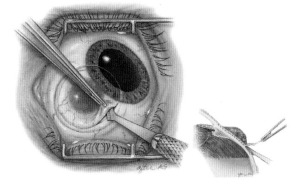

图25.4　在角膜缘后紧贴肿瘤基底部带浅层巩膜切除肿瘤,在巩膜表面形成一个浅槽。插图显示浅层巩膜切除的深度

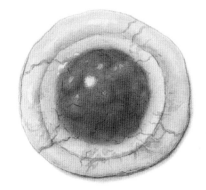

图25.5　切除的肿瘤被平放于手术台上的无菌纸板。数秒以后将其保持原样转移到固定液中。其他结膜和虹膜肿瘤术中处理的原则相同

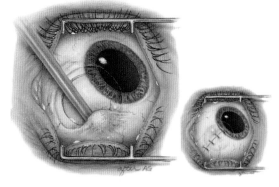

图25.6　将切除后的肿瘤放置于固定液之后,由内而外进行结膜下两次冷冻–解冻循环治疗。插图显示可吸收线缝合结膜切口

结膜原发性获得性黑变病和黑色素瘤的手术切除

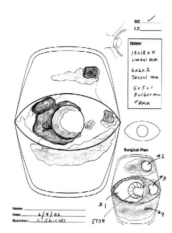

图 25.7 有恶变倾向的弥漫原发性获得性黑变病示意图。大图在门诊裂隙灯检查时完成,显示角膜侵犯的范围。小图为手术设计图,数字 1 代表病变切除的范围;橙色代表冷冻的范围(对于原发性获得性黑变病需要广泛彻底的冷冻治疗);ETOH代表无水乙醇处理的范围

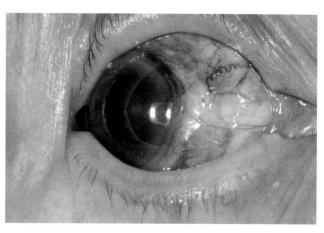

图 25.8 另一个病例为弥漫的结膜原发性获得性黑变病继发黑色素瘤,手术切除方法如下图所示

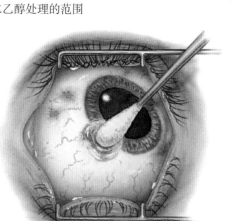

图 25.9 用含有乙醇的棉签处理肿瘤侵犯的周边角膜。注意结膜散在的色素性小结节样病灶

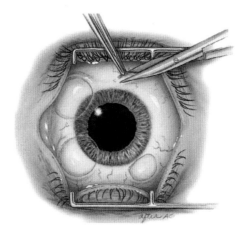

图 25.10 用环形结膜切除法切除所有色素性结节病灶。取穹隆附近少量球结膜组织活检。常规需要从 4 个象限分别取结膜标本进行活检

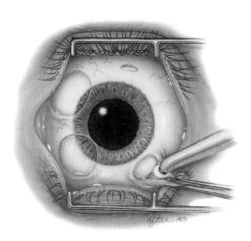

图 25.11 自内向外行结膜下冷冻治疗。用镊子将结膜翻转过来

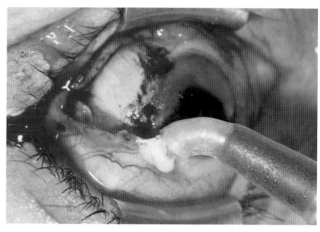

图 25.12 冷冻治疗的正确方法

结膜肿瘤手术治疗结果

　　肿瘤类型和临床表现不同决定手术方式也各不相同,但是结膜肿瘤有其常规的手术方法。首先采用无水乙醇去除部分角膜上皮,接着以"非接触"方式行部分板层巩膜角结膜切除术切除肿瘤,再进行重复冷冻治疗。

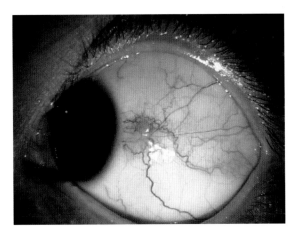

图 25.13　角膜缘附近结膜上皮肿瘤切除术前。临床表现类似睑裂斑,但是组织病理学证实是原位鳞状细胞癌

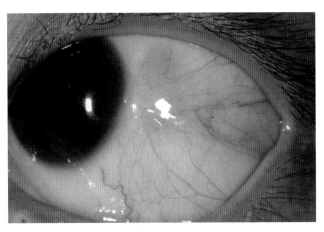

图 25.14　图 25.13 病变手术切除联合冷冻治疗后 1 年,病变部位恢复正常外观

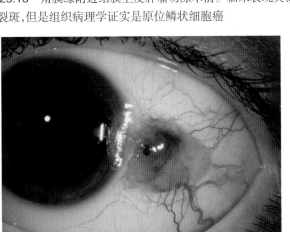

图 25.15　患者女性,45 岁,球结膜黑色素瘤侵犯邻近角膜

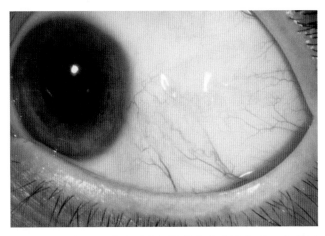

图 25.16　图 25.15 病变手术切除联合冷冻治疗后 13 年显示无复发

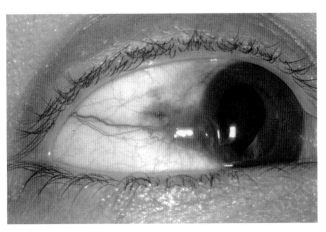

图 25.17　原发性获得性黑变病继发黑色素瘤侵犯角膜

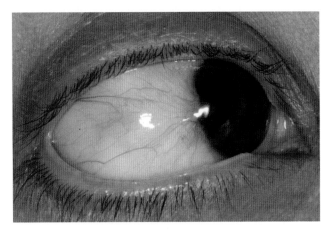

图 25.18　手术切除联合冷冻治疗后 6 个月,显示恢复良好无复发

结膜恶性肿瘤局部化学治疗

　　局部化学治疗可作为结膜恶性肿瘤特别是鳞状细胞癌、原发性获得性黑变病和浅表黑色素瘤的辅助治疗方法。主要适用于手术切除不净或肿瘤复发的情况,但是也可以作为初始治疗,尤其对于不适合手术的老年患者。

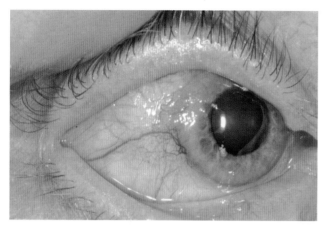

图 25.19　复发性结膜鳞状细胞癌侵犯角膜,在 MMC 局部治疗之前

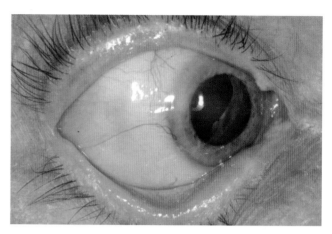

图 25.20　MMC 局部治疗两周后,肿瘤发生明显消退。图片显示治疗后 9 个月的情况,尚未复发

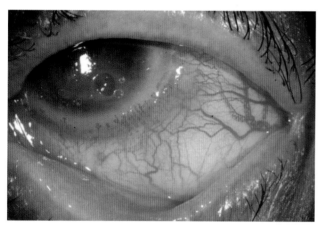

图 25.21　弥漫鳞状细胞癌侵犯 6 个钟点范围的角膜缘结膜和角膜。通过一个小活检证实诊断

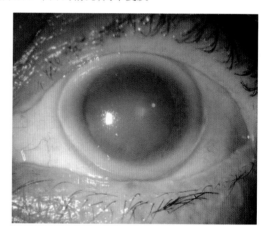

图 25.22　MMC 局部治疗 4 周后显示肿瘤完全消退

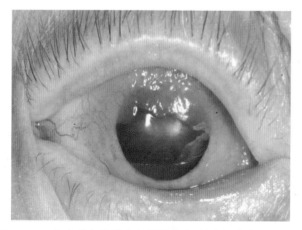

图 25.23　来自养老院的老年男性患者,鳞状细胞癌累及上方球结膜超过 8 个钟点的范围

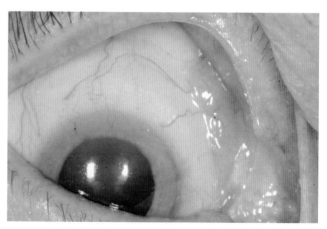

图 25.24　图 25.23 病变局部干扰素治疗 4 个月以后角膜完全恢复正常

结膜肿瘤敷贴放射治疗

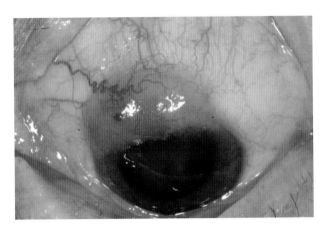

图 25.25　患者男性,70 岁,角膜缘无色素性结膜黑色素瘤

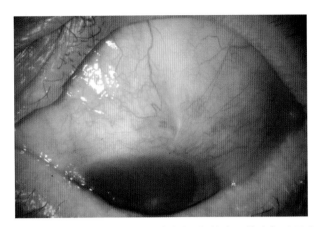

图 25.26　手术切除后切口愈合良好,但是病理检查却显示巩膜广泛浸润,上方切缘可疑阳性

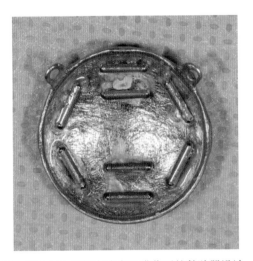

图 25.27　图 25.25 病例中治疗巩膜蔓延的敷贴器设计

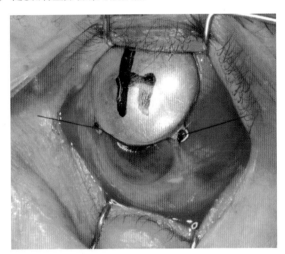

图 25.28　预计敷贴器在肿瘤部位的放射剂量为 60Gy

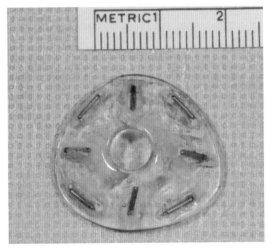

图 25.29　此敷贴器设计用于侵袭性更强的肿瘤。去除防护壳保证所有的睑板和睑结膜都可以接收足够的放射剂量。本病例中 ^{125}I 粒子呈环形分布于敷贴器

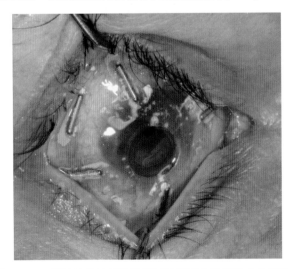

图 25.30　无保护壳的敷贴器置于结膜囊内治疗残余的结膜黑色素瘤

● 大范围结膜肿瘤敷贴近距离放射治疗

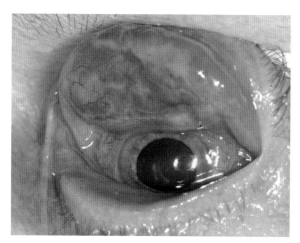

图 25.31   患者女性, 60 岁, 复发性无色素性结膜黑色素瘤侵犯整个上方穹隆结膜

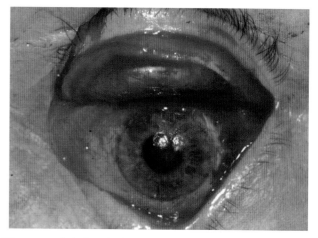

图 25.32   术中完整切除肿瘤和上睑后层

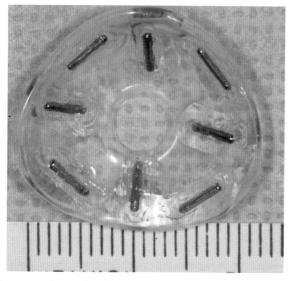

图 25.33   为治疗全周结膜表面设计的敷贴器, 既往肿瘤在各个象限多次复发

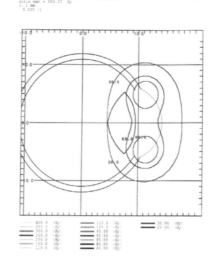

图 25.34   放射剂量图显示眼前节放射量分布

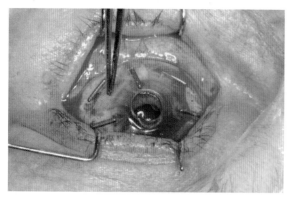

图 25.35   敷贴器放置于结膜囊内

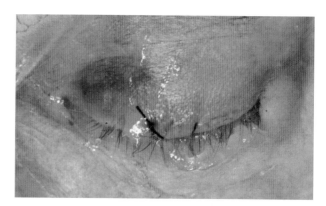

图 25.36   睑缘临时缝合 7 天, 敷贴器留置于眼球表面

（丁静文   译）

第 26 章

类肿瘤样眼眶炎性病变

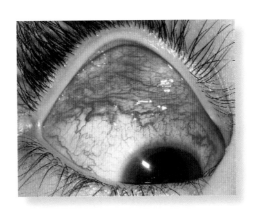

概述

多种眼眶炎症性病变需要与眶部肿瘤进行鉴别诊断。其中,最重要的便是甲状腺相关眼病(thyroid-related ophthalmopathy, TRO)和特发性非肉芽肿性眼眶炎症(idiopathic nongranulomatous orbital inflammation, INOI),后者又称炎性假瘤或特发性眼眶炎症性综合征(idiopathic orbital inflammatory syndrome, IOIS)。此外,眼眶内还可发生细菌性、真菌性和特发性肉芽肿性疾病。

TRO是一种常见的自身免疫性疾病,通常与甲状腺功能亢进症有关。该病的命名尚未统一,也常使临床医生感到困惑,例如,包括Graves病,Graves眼眶病,Graves眼病,甲状腺眼病,甲状腺眼眶病,甲状腺眼部病变,甲状腺功能障碍性眼眶病,甲状腺功能障碍性眼病,甲状腺相关眼眶病,甲状腺伴随的眼眶病,或甲状腺相关眼病等。我们选用的名称为"甲状腺相关眼病",因为该病通常与甲状腺功能异常有关,并且除了眼眶外,还会影响其他眼部结构(如眼睑,结膜等)。

TRO通常影响眼外肌,并具有一定的临床特点。在一些病例中,它可以模拟为肿瘤的临床和影像学表现。大量的书籍和文章都描述了TRO的临床表现,发病机制,病理特点和治疗,而本书仅引用了一些最重要或最新的观点(1~20)。

临床特征

临床上,TRO患者常表现为特征性的单侧或双侧突眼,眼睑退缩,眼睑迟落,眼睑水肿和结膜充血水肿。在更严重的病例中,患者可有复视,暴露性角膜病变和眶内视神经受压导致的视盘水肿。

诊断

尽管有许多实验室指标可以用来评估甲状腺功能并且诊断TRO,但是大多数医生使用的指标是三碘甲状腺原氨酸(tri-iodothyronine, T3),总甲状腺素和游离甲状腺素(thyroxine, T4),促甲状腺激素(thyroid-stimulating hormone, TSH)。眼眶影像学方法是诊断TRO非常可靠的手段。CT 和 MRI 上表现为典型的直肌增粗，但肌腱和眼眶脂肪却没有明显受累。而超声检查基本上已经被上述检查所取代（9，10）。

组织病理

手术中或者大体解剖检查中，可见眼外肌增粗，僵硬，并有弹性。组织病理学显示受累肌肉中淋巴细胞，浆细胞和分散的肥大细胞浸润（19）。

治疗方法

根据疾病严重程度和并发症的不同，TRO 的治疗方法包括观察，糖皮质激素，放射治疗，睑裂缝合和眶减压术。在下面章节中将详细描述这些治疗方法（11~18）。

Selected References

Reviews

1. Bartalena L, Wiersinga WM, Pinchera A. Graves' ophthalmopathy: State of the art and perspectives. *J Endocrinol Invest* 2004;27:295–301.
2. Prabhakar BS, Bahn RS, Smith TJ. Current perspective on the pathogenesis of Graves' disease and ophthalmopathy. *Endocr Rev* 2003;24:802–835.
3. Chavis PS. Thyroid and the eye. *Curr Opin Ophthalmol* 2002;13:352–356.
4. Hatton MP, Rubin PA. The pathophysiology of thyroid-associated ophthalmopathy. *Ophthalmol Clin North Am* 2002;15:113–119.
5. Bradley EA. Graves ophthalmopathy. *Curr Opin Ophthalmol* 2001;12:347–351.
6. Bahn RS. Understanding the immunology of Graves' ophthalmopathy. Is it an autoimmune disease? *Endocrinol Metab Clin North Am* 2000;29:287–296.
7. Wang Y, Smith TJ. Current concepts in the molecular pathogenesis of thyroid-associated ophthalmopathy. *Invest Ophthalmol Vis Sci* 2014;55:1735–1748.
8. Edmunds MR, Huntback J, Durrani OM. Are ethnicity, social grade, and social deprivation associated with severity of thyroid-associated ophthalmopathy? *Ophthal Plast Reconstr Surg* 2014;30:241–245.

Imaging

9. Konuk O, Atasever T, Unal M, et al. Orbital gallium-67 scintigraphy in Graves' ophthalmopathy. *Thyroid* 2002;12:603–608.
10. Rabinowitz MP, Carrasco JR. Update on advanced imaging options for thyroid-associated orbitopathy. *Saudi J Ophthalmol* 2012;26(4):385–392.

Management

11. Bartalena L, Pinchera A, Marcocci C. Management of Graves' ophthalmopathy: reality and perspectives. *Endocr Rev* 2000;21:168–199.
12. Clauser L, Galie M, Sarti E, et al. Rationale of treatment in Graves ophthalmopathy. *Plast Reconstr Surg* 2001;108:1880–1894.
13. Gorman CA, Garrity JA, Fatourechi V, et al. The aftermath of orbital radiotherapy for Graves' ophthalmopathy. *Ophthalmology* 2002;109:2100–2107.
14. Gorman CA, Garrity JA, Fatourechi V, et al. A prospective, randomized, double-blind, placebo-controlled study of orbital radiotherapy for Graves' ophthalmopathy. *Ophthalmology* 2001;108:1523–1534.
15. Chu YK, Kim SJ, Lee SY. Surgical treatment modalities of thyroid ophthalmopathy. *Korean J Ophthalmol* 2001;15:128–132.
16. Inoue Y, Tsuboi T, Kouzaki A, et al. Ophthalmic surgery in dysthyroid ophthalmopathy. *Thyroid* 2002;12:257–263.
17. Larsen DA, Ehlers N, Bek T. Thyroid-associated orbitopathy (TAO) treated by lateral orbital decompression. *Acta Ophthalmol Scand* 2004;82:108–109.
18. Hahn E, Paperriere N, Millar BA, et al. Orbital radiation therapy for Graves ophthalmopathy: measuring clinical efficacy and impact. *Pract Radiat Oncol* 2014;4:233–239.

Histopathology

19. Hufnagel TJ, Hickey WF, Cobbs WH, et al. Immunohistochemical and ultrastructural studies on the exenterated orbital tissues of a patient with Grave's disease. *Ophthalmology* 1984;91:1411–1419.

Case Reports

20. Hornbeak DM, Tamhankar MA, Eckstein LA. No light perception vision from compressive thyroid orbitopathy. *Orbit* 2014;33:72–74.

● 甲状腺相关眼病

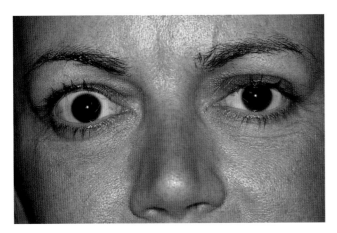

图 26.1　患者女性,35 岁,TRO 导致典型的右眼突眼和眼睑退缩

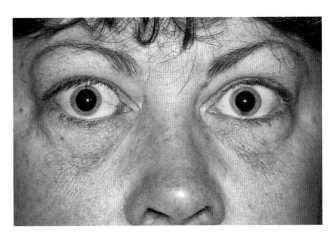

图 26.2　患者女性,43 岁,TRO 引起双眼对称性突眼和眼睑退缩

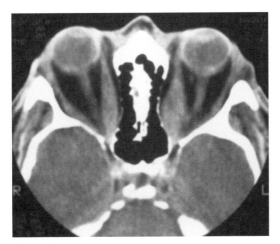

图 26.3　CT 轴位显示典型的肌腹增粗,肌腱正常。在该病例中,主要是内直肌受累

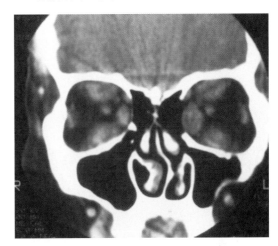

图 26.4　眼眶中部 CT 冠状位显示多条直肌增粗

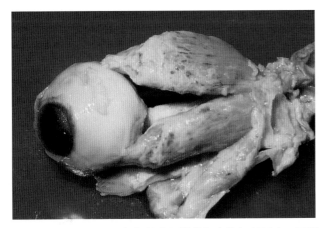

图 26.5　重度 TRO 患者的眼球和眼外肌大体解剖标本。可见所有直肌明显增粗(Ralph C. Eagle, Jr, MD 供图)

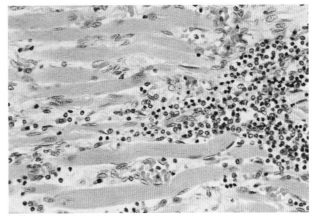

图 26.6　TRO 组织病理学检查,示眼外肌慢性炎性细胞浸润(HE × 100)(Ralph C. Eagle, Jr, MD 供图)

● 甲状腺相关眼病：临床及影像学变异

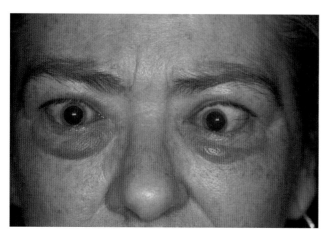

图 26.7   中年女性患者,表现为典型的眼睑水肿,眼睑退缩和左眼内斜视

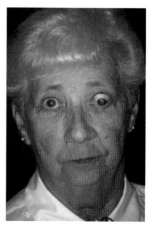

图 26.8   患者女性,右眼上睑退缩,左眼病变更重,表现为眼球向下移位

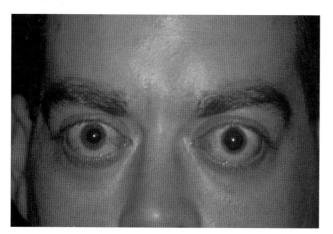

图 26.9   患者男性,27 岁,双眼眼睑退缩导致典型的"甲状腺凝视"

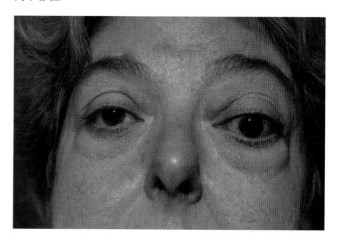

图 26.10   患者女性,57 岁,单侧 TRO,左眼突眼并伴轻度水肿和眼睑退缩

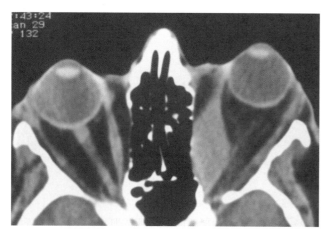

图 26.11   图 26.10 病例,CT 轴位示左眼内直肌明显增粗,但其他眼外直肌却没有明显增粗。值得注意的是直肌肌腱并不增粗,而非 TRO 引起的肌炎通常会同时累及肌腱

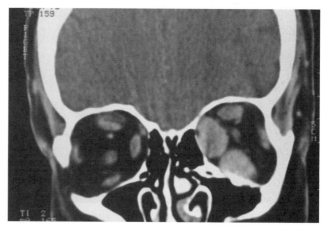

图 26.12   图 26.10 病例,CT 冠状位示左眼内直肌和下直肌明显增粗

眼眶蜂窝织炎

概述

急性眶蜂窝织炎是眼眶软组织和相邻结构的感染性疾病。它可以影响儿童或成人。通常是由筛窦或额窦局部感染蔓延引起的(1~9)，也可以由邻近的创口或感染，包括泪腺炎和结膜炎蔓延造成。黏液囊肿和黏液脓肿也可以通过鼻窦累及眼眶，我们将在 27 章中讨论这种情况。感染性眼眶炎症可以分为以下五类(2)：

第 1 类：眶隔前蜂窝织炎
第 2 类：眶蜂窝织炎
第 3 类：骨膜下间隙脓肿
第 4 类：眼眶脓肿
第 5 类：海绵窦血栓

根据传统的命名方法，我们将上述五种分类统称为"眶蜂窝织炎"。尽管上述分类提示了疾病的有序进展过程，但是并不是绝对的，在临床上疾病的发展可以是多种多样的。

临床特征

根据病因、分类和严重程度不同，眶蜂窝织炎的临床表现也有所不同。患者可以同时出现如下多种症状包括，疼痛，眼睑水肿，结膜充血，分泌物增多，突眼，眼球移位和复视等。海绵窦血栓(第 5 类)可引起严重的症状，在抗生素发现之前，该病通常是致命的。在一些病例中，眼眶脓肿可以是局限的，类似囊肿或肿物。儿童的横纹肌肉瘤和其他恶性肿瘤可以引起炎症性体征，需要与之鉴别(6)。此外，临床医生需要谨记坏死性视网膜母细胞瘤可以引起继发性炎症表现，需要与眶蜂窝织炎鉴别(7,8)。

诊断

根据病史和查体寻找感染源。CT 和 MRI 等影像学检查可以发现鼻窦的原发感染灶，判断眼眶病变的程度，并对感染进程进行分类。

组织病理

根据病因和致病菌的不同，眶蜂窝织炎的病理学表现会有所不同。组织病理学上，组织被急性和慢性炎性细胞浸润或取代，通常可以确定致病菌。常见的致病菌包括链球菌，金黄色葡萄球菌和表皮葡萄球菌。流感嗜血杆菌曾是最常见的病因，尤其是在儿童中。然而，在特异性疫苗出现以后，这种感染已变得少见。

治疗方法

治疗方法通常为对分泌物进行显微镜观察和培养后，选择适宜的抗生素治疗(9)。手术引流通常有助于病情恢复。如不发生海绵窦血栓形成，患者一般预后较好。

Selected References

Reviews
1. Murphy C, Livingstone I, Foot B, et al. Orbital cellulitis in Scotland: Current incidence, aetiology, management and outcomes. *Br J Ophthalmol* 2014;98:1575–1578.
2. Chandler JR, Langenbrunner DJ, Stevens ER. The pathogenesis of orbital complications in acute sinusitis. *Laryngoscope* 1970;80:1414–1428.
3. Shovlin JP. Orbital infections and inflammations. *Curr Opin Ophthalmol* 1998;9:41–48.
4. Tovilla-Canales JL, Nava A, Tovilla y Pomar JL. Orbital and periorbital infections. *Curr Opin Ophthalmol* 2001;12:335–341.
5. Hornblass A, Herschorn BJ, Stern K, et al. Orbital abscess. *Surv Ophthalmol* 1984;29:169–178.
6. Cota N, Chandna A, Abernethy LJ. Orbital abscess masquerading as a rhabdomyosarcoma. *J AAPOS* 2000;4:318–320.
7. Shields JA, Shields CL, Suvarnamani C, et al. Retinoblastoma manifesting as orbital cellulitis. *Am J Ophthalmol* 1991;112:442–449.
8. Mullaney PB, Karcioglu ZA, Huaman AM, et al. Retinoblastoma associated orbital cellulitis. *Br J Ophthalmol* 1998;82:517–521.
9. Lee S, Yen MT. Management of preseptal and orbital cellulitis. *Saudi J Ophthalmol* 2011;25:21–29.

● 眼眶蜂窝织炎和脓肿

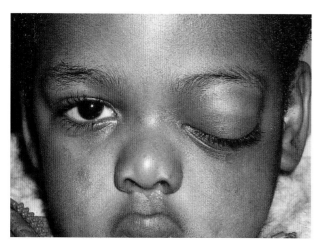

图 26.13　患儿 3 岁,继发于筛窦炎和骨膜下脓肿的急性眶蜂窝织炎,表现为眼睑水肿和上睑下垂

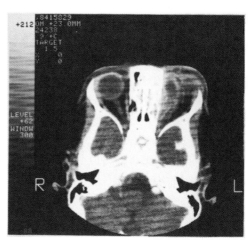

图 26.14　图 26.13 示病例的轴位 CT 检查,显示筛窦炎和左眼眶骨膜下脓肿

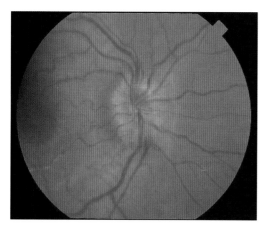

图 26.15　患儿女性,8 岁,局限性眶脓肿压迫视神经,眼底像显示右眼视盘水肿充血

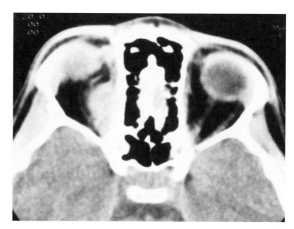

图 26.16　图 26.15 病例,CT 轴位示眼眶内的局灶性病变。MRI 显示病灶周围有明显增强

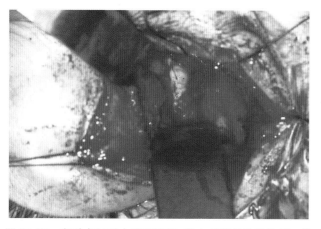

图 26.17　在手术过程中发现脓肿,其内有黄色脓性物质。染色和培养均未发现致病菌

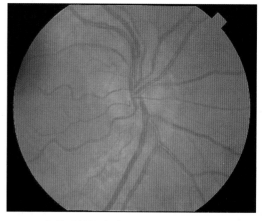

图 26.18　2 个月后的视盘表现。脓肿引流联合广谱抗生素治疗后视盘水肿迅速消失

眼眶：特发性非肉芽肿性眼眶炎症（炎性假瘤，特发性眼眶炎症性综合征）

概述

非特异性眼眶炎症（nonspecific orbital inflammation, NOI）通常用来描述没有明确病因的眼眶内非肉芽肿性炎症病变（1~20）。有时也称为"假瘤"。然而，任何类似于肿瘤的病变都可以被称为"假瘤"，如肉芽肿性炎症、脓肿和淀粉样变性。因此，我们不使用"假瘤"这一术语，而把这种病变称为特发性非肉芽肿性眼眶炎症（INOI）或特发性眼眶炎症性综合征（IOIS）（14）。临床医生对这种疾病还有许多困惑，而随着对疾病认识的加深和病因的明确，该病的定义、命名和分类将会有很大的改变。

在作者 1264 例眼眶肿物病例中，98 例为 INOI，占炎症性感染疾病的 74%，占全部眼眶病变的 8%（1）。一项关于老年人眶部肿瘤的研究发现，60 岁以上患者中，8% 的眼眶病变由 INOI 引起（12）。INOI 可影响成年人和儿童（3）。诊断的平均年龄为 45 岁，年龄范围为 2~92 岁。25% 的患者为双侧受累（8）。根据受累组织和病变位置，INOI 被分为以下 5 类：肌炎，泪腺炎，前部，弥漫和后部（眶尖型）型（2）。

临床特征

INOI 分类不同则临床表现也不同。肌炎会影响一条或多条直肌，引起急性疼痛，并且在眼球转动时加重，肌肉附着点处充血，中心视力通常不受影响。泪腺炎表现为颞上眼睑和结膜水肿，疼痛，泪腺区有压痛性肿物。前部型的特点为疼痛，眼睑水肿，球结膜水肿和眼球运动受限。患者可有弥漫性葡萄膜炎和视网膜脱离，类似原田病的表现。弥漫型的症状和体征类似于前部型，但表现更为严重，且眼球突出明显。眶尖型 INOI 可引起较前部炎症更加严重的疼痛，视力下降和运动障碍；眼球运动时疼痛加剧，这种疼痛性眼肌麻痹类似于 Tolosa-Hunt 综合征（10）。

在一些病例中，INOI 可以超出眼眶蔓延至鼻旁窦和脑，其中部分患者神经系统受累的症状和体征很轻微，通过神经影像学检查被发现（19）。极少数的严重病例可因为眼球或眼眶血管结构受压而引起中央视网膜动脉和静脉阻塞（20）。

鉴别诊断

INOI 的鉴别诊断包括多种炎症性或肿瘤病变。肌炎与甲状腺相关眼眶病或转移癌高度相似。任何一种亚型都需要与淋巴瘤，转移癌和其他局限性或弥漫性眼眶肿物鉴别。

诊断

病变部位和范围不同，CT 和 MRI 的表现也不同。肌炎表现为一条或多条直肌增粗，通常也会累及肌腱，这有利于与甲状腺相关眼眶病鉴别，后者不累及肌腱。泪腺炎表现为泪腺增大，炎症性体征，并且可以有类似于皮样囊肿破裂的表现。前部型和弥漫型中可见边界不清的肿物，脉络膜增厚和视网膜脱离。眶尖型表现为眶尖部弥漫性或边界不清的肿物，压迫神经和肌肉。神经影像学检查有时可发现 INOI 眼眶外蔓延（19）。具有典型症状和体征的患者，除非病变对治疗无反应，一般不需要眼眶活检（见治疗部分）。

组织病理

组织病理学显示，INOI 中受累的组织被慢性炎性细胞浸润，主要是淋巴细胞和浆细胞，无肉芽肿性炎症。在儿童中通常可见更多的嗜酸性粒细胞。慢性病变中可见纤维化和硬化。

治疗方法

如果临床上怀疑 INOI，首先可口服糖皮质激素（通常成人为每天 80~100mg 泼尼松龙，儿童用量相应减少）大约 5 天，之后逐渐减量。除非病变严重纤维化，否则大多数病例反应极好。如果对激素反应不好，就需要认真考虑进行切除活检以排除恶性肿瘤。组织病理学检查确诊后，糖皮质激素耐受的患者可以使用细胞毒性药物或放射治疗。复发很常见，通常需要第二个疗程的治疗（10）。极少数的患者可因为严重纤维化或不能缓解的疼痛而需要接受眶内容摘除术。

最近，一种直接拮抗肿瘤坏死因子 -α 的抗肿瘤单克隆抗体——英夫利昔单抗（infliximab）受到关注

（15，16）。该药最初用于治疗标准治疗后复发的顽固性肌炎，现也被用于严重的双侧受累病例的治疗。目前尚需要更多病例和更长时间观察来证实该药的有效性。

Selected References

Reviews

1. Shields JA, Shields CL, Scartozzi R. Survey of 1264 patients with orbital tumors and simulating lesions: the 2002 Montgomery Lecture, part 1. *Ophthalmology* 2004;111:997–1008.
2. Rootman J, Nugent R. The classification and management of acute orbital pseudotumors. *Ophthalmology* 1982;89:1040–1048.
3. Mottow LS, Jakobiec FA. Idiopathic inflammatory orbital pseudotumor in childhood. I. Clinical characteristics. *Arch Ophthalmol* 1978;96:1410–1416.
4. Mombaerts I, Koornneef L. Current status in the treatment of orbital myositis. *Ophthalmology* 1997;104:402–408.
5. Mannor GE, Rose GE, Moseley IF, et al. Outcome of orbital myositis. Clinical features associated with recurrence. *Ophthalmology* 1997;104:409–414.
6. Foley MR, Moshfeghi DM, Wilson MW, et al. Orbital inflammatory syndromes with systemic involvement may mimic metastatic disease. *Ophthal Plast Reconstr Surg* 2003;19:324–327.
7. Gordon LK. Diagnostic dilemmas in orbital inflammatory disease. *Ocul Immunol Inflamm* 2003;11:3–15.
8. Yuen SJ, Rubin PA. Idiopathic orbital inflammation: distribution, clinical features, and treatment outcome. *Arch Ophthalmol* 2003;121:491–499.
9. Jacobs D, Galetta S. Diagnosis and management of orbital pseudotumor. *Curr Opin Ophthalmol* 2002;13:347–351.
10. Wasmeier C, Pfadenhauer K, Rosler A. Idiopathic inflammatory pseudotumor of the orbit and Tolosa-Hunt syndrome—are they the same disease? *J Neurol* 2002;249:1237–1241.
11. Yuen SJ, Rubin PA. Idiopathic orbital inflammation: ocular mechanisms and clinicopathology. *Ophthalmol Clin North Am* 2002;15:121–126.
12. Demirci H, Shields CL, Shields JA, et al. Orbital tumors in the older adult population. *Ophthalmology* 2002;109:243–248.
13. Espinoza GM. Orbital inflammatory pseudotumors: etiology, differential diagnosis, and management. *Curr Rheumatol Rep* 2010;12:443–447.
14. Shields JA, Shields CL. Orbital pseudotumor versus idiopathic nongranulomatous orbital inflammation. Commentary. *Ophthal Plast Reconstr Surg* 2013;29(5)349.

Management

15. Wilson MW, Shergy WJ, Haik BG. Infliximab in the treatment of recalcitrant idiopathic orbital inflammation. *Ophthal Plast Reconstr Surg* 2004;20:381–383.
16. Garrity JA, Coleman AW, Matteson EL, et al. Treatment of recalcitrant idiopathic orbital inflammation (chronic orbital myositis) with infliximab. *Am J Ophthalmol* 2004;138:925–930.

Case Reports

17. Oguz KK, Kiratli H, Oguz O, et al. Multifocal fibrosclerosis: a new case report and review of the literature. *Eur Radiol* 2002;12:1134–1138.
18. Reittner P, Riepl T, Goritschnig T, et al. Bilateral orbital pseudotumour due to Ormond's disease: MR imaging and CT findings. *Neuroradiology* 2002;44:272–274.
19. Mahr MA, Salomao DR, Garrity JA. Inflammatory orbital pseudotumor with extension beyond the orbit. *Am J Ophthalmol* 2004;138:396–400.
20. Foroozan R. Combined central retinal artery and vein occlusion from orbital inflammatory pseudotumour. *Clin Exp Ophthalmol* 2004;32:435–437.

● 成人的特发性非肉芽肿性眼眶炎症

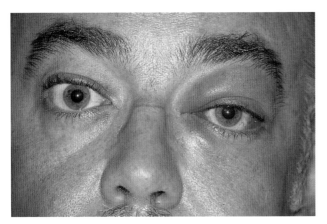

图 26.19　患者男性,48 岁,急性眼眶炎症,表现为急性眼部疼痛及视力下降,眼球突出,眼睑水肿,结膜充血

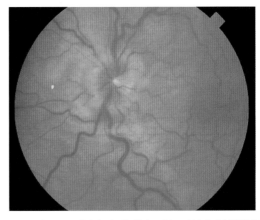

图 26.20　图 26.19 病例,左眼眼底照相可见左侧视神经受压导致视盘水肿

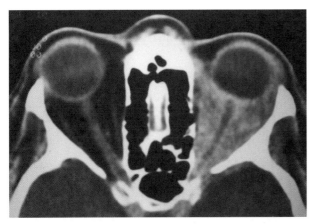

图 26.21　图 26.19 病例,CT 轴位示左眼眶组织弥漫性受累,并且压迫视神经

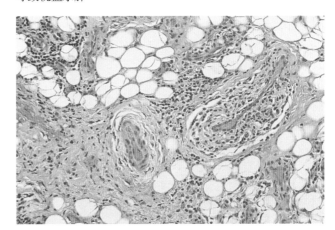

图 26.22　图 26.19 病例,肿物组织病理学检查,可见眶脂肪内慢性非肉芽肿性炎症表现(HE×50)

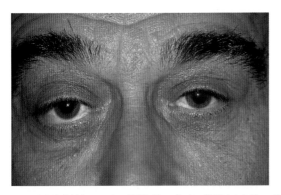

图 26.23　患者男性,57 岁,慢性眼眶炎症,慢性轻度的双眼眶疼痛。查体可见双眼球突出,右眼更重

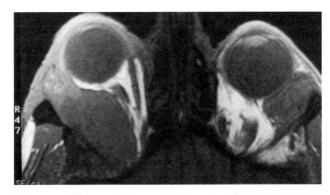

图 26.24　图 26.23 病例,MRI 轴位 T1 加权像,可见双眼眶内肿物累及泪腺,外直肌和邻近软组织。活检标本的组织病理学检查确定诊断为硬化性特发性炎症

● 特发性非肉芽肿性眼眶炎症的临床和影像学特点

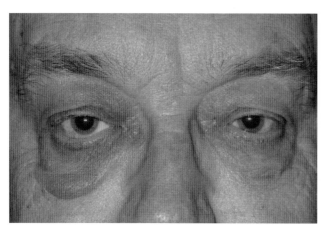

图 26.25　INOI 肌炎型。老年男性,右眼突眼,上下眼睑水肿,但眼睑不红。患者仅表现为轻微的眼眶疼痛

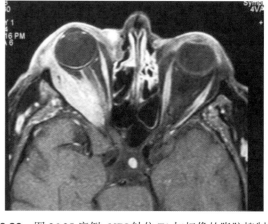

图 26.26　图 26.25 病例,MRI 轴位 T1 加权像的脂肪抑制和钆增强图像,可见外直肌增粗增强,并累及周围软组织

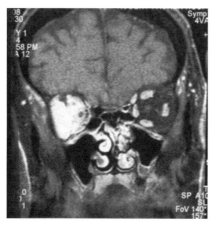

图 26.27　图 26.25 病例,MRI 冠状位示明显的外直肌增强,视神经向内侧移位

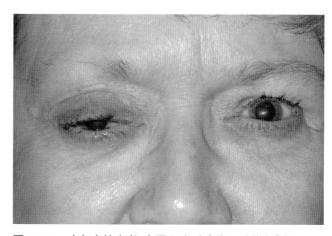

图 26.28　中年女性患者,右眼上睑下垂及上下眼睑发红

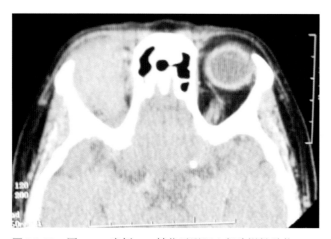

图 26.29　图 26.28 病例,CT 轴位示眼眶上部弥漫性肿物

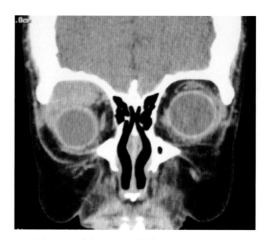

图 26.30　图 26.28 病例,CT 冠状位可见眼眶上部弥漫性肿物

● 儿童的特发性非肉芽肿性眼眶炎症

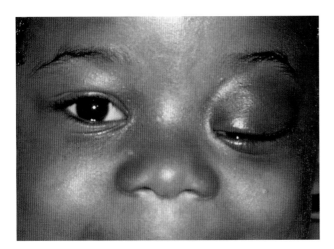

图 26.31　患儿 4 岁,左眼上睑急性水肿和上睑下垂

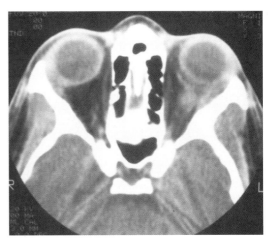

图 26.32　轴位 CT 可见左眼眶内软组织的弥漫性、边界不清的炎症病变

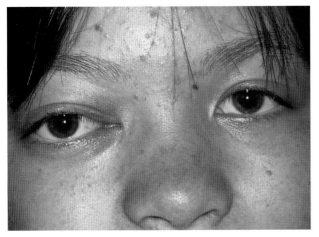

图 26.33　患儿女性,12 岁,右眼突眼,眼球向外侧移位,并伴有眼睑水肿和轻度疼痛

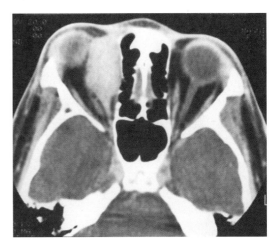

图 26.34　图 26.33 病例,轴位 CT 显示右眼内直肌明显增粗。病灶对口服糖皮质激素治疗有反应

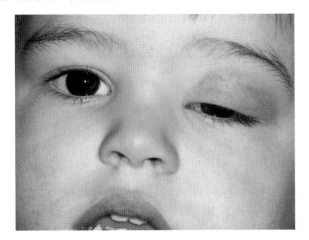

图 26.35　患儿 2 岁,突眼,眼睑水肿,眼睑充血

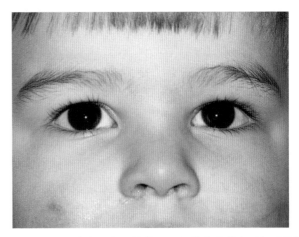

图 26.36　上图病例患者开始使用口服糖皮质激素不久后的外眼表现,可见炎症表现显著消失,疼痛缓解,不需要进行活检

● 非特异性急性眼眶肌炎

　　这是 INOI 的一种亚型,特异性的累及眼外肌,通常是某一特定肌肉。首选全身应用糖皮质激素治疗,常见疾病复发。放疗对于避免复发无效。

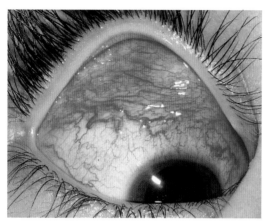

图 26.37　患儿男性,8 岁,上方眼球表面组织肿物引起急性眼红。考虑诊断为横纹肌肉瘤,并进行了活检,最终确诊为非肉芽肿性炎症

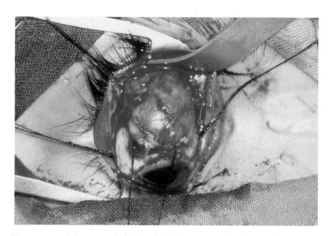

图 26.38　图 26.37 病例的手术视图。缝线位于上直肌的下方,肿物看似仅累及上直肌。组织病理学检查证实为非肉芽肿性炎症

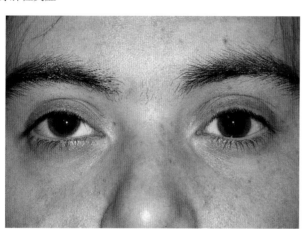

图 26.39　患者男性,34 岁,表现为右眼突眼,上睑下垂

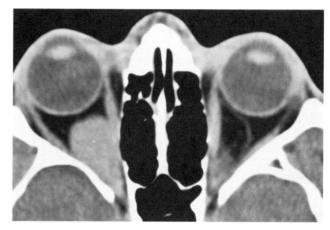

图 26.40　图 26.39 病例,轴位 CT 显示肌锥内一表面光滑的肿物

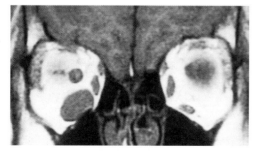

图 26.41　图 26.39 病例,MRI 冠状位,可见肿物与右眼增粗的下直肌相关,给予患者口服糖皮质激素并逐渐减量

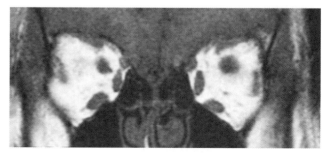

图 26.42　3 周后,冠状位 MRI 可见患者对治疗反应非常好,下直肌基本恢复正常大小

免疫球蛋白 G4 相关疾病

概述

免疫球蛋白 G4 相关疾病（immunoglobulin G4–related disease，IgG4–RD）是一种越来越重要的特发性炎症性疾病（1~6）。最初，该病被认为是自身免疫性胰腺炎的一种类型，之后发现多种器官均可受累。可能受累的器官包括胰腺，肝脏，胆道，肺，肾脏，腹膜后淋巴结，腮腺，甲状腺和眼附属器。一些诊断为 INOI 和眼眶淋巴增殖性疾病的患者最终被确诊为 IgG4–RD（2）。

临床特征

IgG4–RD 常表现为无痛性的眼眶周围组织水肿。一个日本的研究发现，患者通常表现为泪腺受累，常为双眼发病，身体其他部位也可能有炎症性疾病证据，并且治疗后复发率很高（2）。平均发病年龄为 55 岁，并且患者年龄均在 20 岁以上。眶周最常见的受累部位依次为泪腺（84%），眶软组织（19%），眼外肌（19%），而眼睑、眶下和眶上神经受累相对少见（2，5）。结膜受累更少见。大多数研究显示双侧受累的占 50%~85%。

诊断

诊断依赖于临床上全身多系统受累，组织病理学特点，和血清 IgG4 升高。

组织病理

该病的组织病理学表现为弥漫性淋巴浆细胞和高 IgG4 阳性的浆细胞浸润（每个高倍镜视野 >30 个 IgG4 阳性细胞），IgG4 阳性细胞与 IgG 细胞比值 >40%，并伴有纤维化或硬化（2）。

治疗方法

IgG4–RD 的治疗通常包括口服或注射糖皮质激素。有时血清 IgG4 水平在治疗后下降。疾病复发后可能需要重新使用激素，或者使用放射治疗，或利妥昔单抗治疗（6）。

Selected References

1. Wallace ZS, Deshapande V, Stone JH. Ophthlamic manifestations of IgG4-related disease: single center experience and literature review. *Semin Arthritis Rheum* 2014;43:806–817.
2. Yu WK, Kao SC, Yang CF, et al. Ocular adnexal IgG4-related disease: clinical features, outcome, and factors associated with response to systemic steroids. *Jpn J Ophthalmol* 2014;59(1):8–13.
3. Andrew NH, Sladden N, Kearney DJ, et al. An analysis of IgG4-related disease (IgG4-RD) among idiopathic orbital inflammations and benign lymphoid hyperplasias using two consensus-based diagnostic criteria for IgG4-RD. *Br J Ophthalmol* 2014;99(3):376–381.
4. Hagaya C, Tsuboi H, Yokosawa M, et al. Clinicpathological features of IgG4-related disease complicated with orbital involvement. *Mod Rheumatol* 2014;24:471–476.
5. Plaza JA, Garrity JA, Dogan A, et al. Orbital inflammation with IgG4-positive plasma cells: manifestation of IgG4 systemic disease. *Arch Ophthalmol* 2011;129:421–428.

Case Reports

6. Chen TS, Figueira E, Lau OC, et al. Successful "medical" orbital decompression with adjunctive rituximab for severe visual loss in IgG4-related orbital inflammatory disease with orbital myositis. *Ophthal PLast Reconstr Surg* 2014;30:e122–e125.

眼眶结核

概述

尽管结核（tuberculosis，TB）在北美已经相对少见，但在世界范围内还是很常见的。在美国，眼眶和眼眶周围结核非常少见（1~18）。在青年人中，可累及骨骼导致骨膜炎，引起慢性冷脓肿或瘘管。病原体通过血液或从邻近鼻腔或鼻窦蔓延到眼眶，可表现为独立的眼眶或泪腺肉芽肿，这样的病例需要与眶部肿瘤认真鉴别。TB 可以仅局限于眼眶区，也可以与肺部和肺外 TB 同时发生。非典型分枝杆菌，而不是典型的结核杆菌，偶尔可以影响眼眶，这些其他类型的分枝杆菌感染与真正的 TB 鉴别起来非常困难。

英国一家眼科医院进行了一项关于眶周 TB 的分析研究，10 余年内共有 9 例患者，表现为眶周皮炎（n=3），泪腺炎（n=2），或眶蜂窝织炎（n=4）（1）。所有患者免疫力正常，3 例曾患 TB。抗结核全疗程治疗后均得到缓解（1）。

临床特征

眼眶 TB 或者其他分枝杆菌感染的临床表现与其他眼眶炎症或肿瘤相似，并没有明确的特征。它可以表现为一个边界清晰的肿物，也可以是边界不清的弥漫性病灶。

诊断

如果考虑眼眶 TB 的诊断，患者需要接受医学评估以判断是否为活动性 TB，尤其是胸部 X 线和皮肤实验。开放性活检或者细针穿刺活检可以用于明确诊断（6）。

组织病理

组织病理学上，TB 常表现为干酪样肉芽肿，并有特征性的朗格汉斯巨细胞。通过适当的全身评估和眼眶活检可以确定诊断。聚合酶链反应可以用于扩增结核分枝杆菌的基因组（5）。

治疗方法

眼眶病变对正确的抗结核治疗反应良好（1~4）。

Selected References

Reviews

1. Salam T, Uddin JM, Collin JR, et al. Periocular tuberculous disease:Experience from a UK eye hospital. *Br J Ophthalmol* 2014;99(5):582–585.
2. Sen DK. Tuberculosis of the orbit and lacrimal gland: a clinical study of 14 cases. *J Pediatr Ophthalmol Strabismus* 1980;17:232–238.
3. Madge SN, Prabhakaran VC, Shome D, et al. Orbital tuberculosis: a review of the literature. *Orbit* 2008;27(4):267–277.
4. Khurana S, Pushker N, Naik SS, et al. Orbital tuberculosis in a paediatric population. *Trop Doct* 2014;44:148–151.

Histopathology/Microbiology

5. Biswas J, Roy Chowdhury B, Krishna Kumar S, et al. Detection of *Mycobacterium tuberculosis* by polymerase chain reaction in a case of orbital tuberculosis. *Orbit* 2001;20:69–74.
6. Dhaliwal U, Arora VK, Singh N, et al. Clinical and cytopathologic correlation in chronic inflammations of the orbit and ocular adnexa: a review of 55 cases. *Orbit* 2004;23(4):219–225.

Case Reports

7. Pillai S, Malone TJ, Abad JC. Orbital tuberculosis. *Ophthal Plast Reconstr Surg* 1995;11:27–31.
8. Khalil MK, Lindley S, Matouk E. Tuberculosis of the orbit. *Ophthalmology* 1985;92:1624–1627.
9. D'Souza P, Garg R, Dhaliwal RS, et al. Orbital-tuberculosis. *Int Ophthalmol* 1994;18:149–152.
10. Mehra KS, Pattanayak SP, Saroj G. Tuberculoma of orbit. *Indian J Ophthalmol* 1992;40:90–91.
11. Maurya OP, Patel R, Thakur V, et al. Tuberculoma of the orbit–a case report. *Indian J Ophthalmol* 1990;38:191–192.
12. Sheridan PH, Edman JB, Starr SE. Tuberculosis presenting as an orbital mass. *Pediatrics* 1981;67:874–875.
13. Spoor TC, Harding SA. Orbital tuberculosis. *Am J Ophthalmol* 1981;91:644–647.
14. Maria DL, Mundada SH. Sub-periosteal tuberculoma of the left lateral wall of orbit. *Indian J Ophthalmol* 1981;29:47–49.
15. Aversa do Souto A, Fonseca AL, Gadelha M, et al. Optic pathways tuberculoma mimicking glioma: case report. *Surg Neurol* 2003;60:349–353.
16. van Assen S, Lutterman JA. Tuberculous dacryoadenitis: a rare manifestation of tuberculosis. *Neth J Med* 2002;60:327–329.
17. Aggarwal D, Suri A, Mahapatra AK. Orbital tuberculosis with abscess. *J Neuroophthalmol* 2002;22:208–210.
18. Shome D, Honavar SG, Vemuganti GK, et al. Orbital tuberculosis manifesting with enophthalmos and causing a diagnostic dilemma. *Ophthal Plast Reconstr Surg* 2006;22(3):219–221.

● 眼眶结核

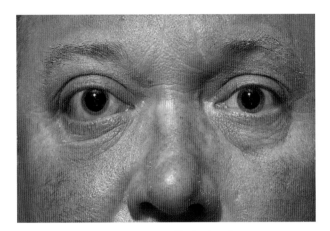

图 26.43　患者男性,51 岁,既往体健,右眼突眼

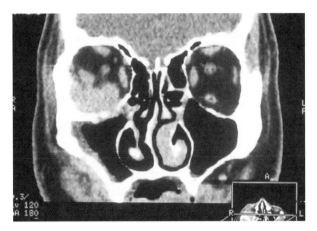

图 26.44　图 26.43 病例,CT 冠状位示眼眶下方和后部存在弥漫性肿物,活检显示为肉芽肿性炎症,并发现与结核分枝杆菌和非典型分枝杆菌相符的抗酸菌

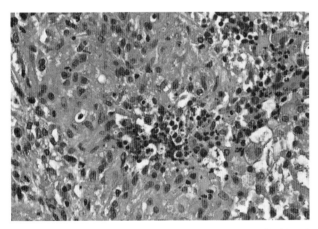

图 26.45　图 26.43 病变组织病理学检查,示坏死性肉芽肿中可见组织细胞(HE×150)

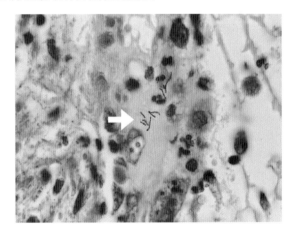

图 26.46　眼眶 TB 的组织病理学检查可见抗酸性微生物(箭头)(抗酸染色 ×200)

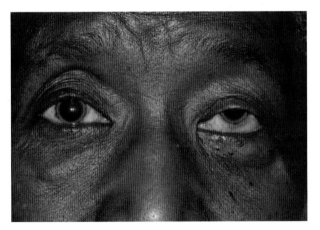

图 26.47　老年女性患者,非洲裔美国籍,表现为左眼向上移位,无明显炎症性表现

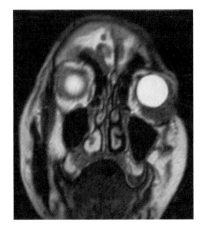

图 26.48　图 26.47 病例,MRI 冠状位 T2 加权像,可见颞下方低信号肿物。活检发现抗酸性微生物,并且抗结核治疗有效

眼眶真菌性感染：曲霉菌病和毛霉菌病

眼眶毛霉菌病

概述

几种真菌感染可发生在眼眶。毛霉菌病（藻菌病）可能是最为临床医生所熟知的眼眶真菌病。常发生在有严重疾病的患者中，如糖尿病酮症酸中毒，恶性肿瘤或其他免疫抑制性疾病（1~6）。毛霉菌病起源于鼻腔和鼻窦，并继发性地侵入眼眶。有极少数报道显示某些特定菌种的毛霉菌病可发生在免疫力正常患者中（1，6）。

临床特征

患者常患有全身疾病并且非常虚弱。最常见的潜在疾病包括糖尿病，血液系统恶性肿瘤，造血干细胞移植术后和实体器官移植术后。毛霉菌的孢囊孢子沉积在鼻甲和鼻旁窦内，中性粒细胞，单核细胞和巨噬细胞功能低下，造成这些孢子能够增殖并侵袭正常组织（2），导致血管受侵犯，血栓形成和组织坏死。临床上，眼眶炎症常为急性起病，表现为突眼，复视和眼外肌麻痹。受累区可出现典型的黑色焦痂，因为组织坏死，焦痂在眶周皮肤更常见。早期诊断这种具有致命性的疾病，对于阻止脑侵袭和死亡至关重要。

诊断

对于临床疑似病例，通过相关的临床表现，以及眼眶或鼻窦组织活检来明确诊断。

组织病理

组织病理学上，毛霉菌是一种大的（30~50 微米），无分隔的分枝菌丝，可以被 HE 染色，但是用高碘酸希夫（periodic acid–Schiff，PAS）染色和特定真菌染色剂如高锰酸银染色更加清楚。毛霉菌倾向于侵袭眼眶血管从而引起组织坏死。在受累区域通常可见大量中性粒细胞（2）。

治疗方法

眼眶毛霉菌病的首选治疗方案涉及多个方面，包括尽早使用抗真菌药物，去除潜在易感因素，手术清除坏死组织（1~6）。由于该病可能通过眼眶组织侵入脑内而致命，因此治疗应尽早开始。为了完全控制病情

可能需要考虑鼻 – 眶内容摘除术，但是只要有可能应尽量避免。

Selected References

Reviews

1. Jung H, Park SK. Indolent mucormycosis of the paranasal sinus in immunocompetent patients: are antifungal drugs needed? *J Laryngol Otol* 2013;127:872–875.
2. Gamaletsou MN, Sipsas NV, Roilides E, et al. Rino-orbital-cerebral mucormycosis. *Curr Infect Dis Rep* 2012;14:423–434.
3. Mbarek C, Zribi S, Khamassi K, et al. Rinocerebral mucormycosis: five cases and a literature review. *B-ENT* 2011;7:189–193.
4. Peterson KL, Wang M, Canalis RF, et al. Rhinocerebral mucormycosis: evolution of the disease and treatment options. *Laryngoscope* 1997;107:855–862.
5. Luna JD, Ponssa XS, Rodriguez SD, et al. Intraconal amphotericin B for the treatment of rhino-orbital mucormycosis. *Ophthalmic Surg Lasers* 1996;27:706–708.
6. Fairley C, Sullivan TJ, Bartley P, et al. Survival after rhino-orbital-cerebral mucormycosis in an immunocompetent patient. *Ophthalmology* 2000;107:555–558.

眼眶曲霉菌病 - 过敏性真菌性鼻窦炎

概述

曲霉菌病是一种非常重要的真菌性感染,在眼科最常引起眼内炎,但也可以引起眼眶感染(1~21)。它是由曲霉属的几种物种中的任何一种引起的,这些真菌通常是机会致病菌,正常情况下存在于口咽和鼻窦,尤其是在筛窦和蝶窦中。与毛霉菌病不同的是,曲霉菌发生在正常人中,而毛霉菌常发生在身体虚弱的患者中(1)。眼眶曲霉菌病可继发于过敏性真菌性鼻窦炎(allergic fungal sinusitis,AFS)(3,16)。AFS 的特点是复发性鼻窦炎,嗜酸性粒细胞增多和血清免疫球蛋白 E 水平升高。患者通常很年轻,并且有哮喘和鼻息肉病病史。近年来,曲霉菌病引起 AFS 导致的眼眶受累越来越多见。

临床特征

与毛霉菌病不同的是,曲霉菌病更常发生在表面体健的人群中,但在免疫抑制患者中也可发生。除了起病更隐匿,病程更长,曲霉菌病的临床表现与毛霉菌病相似。感染可能会引起一个边界相对清晰的肿物,称为"曲霉球"。曲霉菌病能在眶尖形成一个肿物,且鼻窦累及很少,这种情况治疗非常困难并可导致死亡。AFS 型曲霉菌病可模拟原发性鼻腔或鼻窦肿瘤。

Mody 等分析的 35 例病例中,平均发病年龄为 38 岁,症状持续时间为 1 年(1)。临床表现为突眼(23%),肿物(13%),运动障碍(71%)和视力差甚至无光感(8%)。影像学表现为浸润性眼眶肿物伴有骨质破坏(63%)。诊断依赖于组织病理学检查和微生物学检查,包括检测到黄曲霉(86%)或烟曲霉菌(14%)。治疗方法包括药物治疗(51%)或手术切除(49%),存活率为 94%(1)。

诊断

CT 或者 MRI 通常表现为鼻窦内弥漫性肿物和继发性的单侧或双侧眼眶受累。根据临床表现可以进行拟诊,但确定诊断还依赖于细针穿刺活检或者切除活检。

组织病理

组织病理学上,病变部位存在强烈的炎症反应,可见淋巴细胞,浆细胞,类上皮细胞和巨细胞,有时还可见干酪样坏死和 Charcot-Leyden 结晶,后者是一种特异性嗜酸性针状结晶结构,为该种炎症的特征性表现。这种微生物是有隔菌丝,以特征性的 45° 夹角形成分支。曲霉菌菌壁的银染色为阳性。

治疗方法

眼眶曲霉菌病的治疗方法为受累鼻窦和眼眶组织的广泛切除,联合适当剂量的两性霉素 B 或伊曲康唑治疗(1,6,7)。对于 AFS 病例,糖皮质激素治疗多有效(3.16)。感染累及脑部可导致死亡。因此,对于后部眼眶病变,无论眼球功能如何,主张采用保留眼睑的眶内容摘除术(8,19)。而前部眼眶病变,可行广泛切除术而不需要进行眶内容摘除(1,6,7,19)。

Selected References

Reviews

1. Mody KH, Ali MJ, Bemuganti GK, et al. Orbital aspergillosis in immunocompetent patients. *Br J Ophthalmol* 2014;98:1379–1384.
2. Panda NK, Balaji P, Chakrabarti A, et al. Paranasal sinus aspergillosis: its categorization to develop a treatment protocol. *Mycoses* 2004;47:277–283.
3. Chang WJ, Tse DT, Bressler KL, et al. Diagnosis and management of allergic fungal sinusitis with orbital involvement. *Ophthal Plast Reconstr Surg* 2000;16:72–74.
4. Liu JK, Schaefer SD, Moscatello AL, et al. Neurosurgical implications of allergic fungal sinusitis. *J Neurosurg* 2004;100:883–890.
5. Michaels L, Lloyd G, Phelps P. Origin and spread of allergic fungal disease of the nose and paranasal sinuses. *Clin Otolaryngol* 2000;25:518–525.

Management

6. Harris GJ, Will BR. Orbital aspergillosis. Conservative debridement and local amphotericin irrigation. *Ophthal Plast Reconstr Surg* 1989;5(3):207–211.
7. Dhiwakar M, Thakar A, Bahadur S. Invasive sino-orbital aspergillosis: surgical decisions and dilemmas. *J Laryngol Otol* 2003;117:280–285.
8. Shields JA, Shields CL, Demirci H, et al. Experience with eyelid-sparing orbital exenteration: the 2000 Tullos O. Coston Lecture. *Ophthal Plast Reconstr Surg* 2001;17:355–361.

Case Reports

9. Nakamaru Y, Fukuda S, Maguchi S, et al. A case of invasive aspergillosis of the paranasal sinuses with a feature of allergic Aspergillus sinusitis. *Otolaryngol Head Neck Surg* 2002;126:204–205.
10. Nenoff P, Kellermann S, Horn LC, et al. Case report. Mycotic arteritis due to *Aspergillus fumigatus* in a diabetic with retrobulbar aspergillosis and mycotic meningitis. *Mycoses* 2001;44:407–414.
11. Ugurlu S, Maden A, Sefi N, et al. *Aspergillus niger* infection of exenterated orbit. *Ophthal Plast Reconstr Surg* 2001;17:452–453.
12. Palacios E, Valvassori G, D'Antonio M. Aggressive invasive fungal sinusitis. *Ear Nose Throat J* 2000;79:842.
13. Oyarzabal MF, Chevretton EB, Hay RJ. Semi-invasive allergic aspergillosis of the paranasal sinuses. *J Laryngol Otol* 2000;114:290–292.
14. Johnson TE, Casiano RR, Kronish JW, et al. Sino-orbital aspergillosis in acquired immunodeficiency syndrome. *Arch Ophthalmol* 1999;117:57–64.
15. Facer ML, Ponikau JU, Sherris DA. Eosinophilic fungal rhinosinusitis of the lacrimal sac. *Laryngoscope* 2003;113:210–214.

16. Chang W, Shields CL, Shields JA, et al. Bilateral orbital involvement with massive allergic fungal sinusitis. *Arch Ophthalmol* 1996;114:767–768.
17. Hutnik CM, Nicolle DA, Munoz DG. Orbital aspergillosis. A fatal masquerader. *J Neuro-Ophthalmol* 1997;17:257–261.
18. Klapper SR, Lee AG, Patrinely JR, et al. Orbital involvement in allergic fungal sinusitis. *Ophthalmology* 1997;104:2094–2100.
19. Kusaka K, Shimamura I, Ohashi Y, et al. Long term survival of patient with invasive aspergillosis involving orbit, paranasal sinus, and central nervous system. *Br J Ophthalmol* 2003;87:791–792.
20. Yumoto E, Kitani S, Okamura H, et al. Sino-orbital aspergillosis associated with total ophthalmoplegia. *Laryngoscope* 1985;95(2):190–192.
21. Dortzbach RK, Segrest DR. Orbital aspergillosis. *Ophthalmic Surg* 1983;14(3):240–244.

● 眼眶真菌感染：曲霉菌病和毛霉菌病

Chang W, Shields CL, Shields JA, et al. Bilateral orbital involvement with massive allergic fungal sinusitis. Arch Ophthalmol 1996; 114: 767–768.

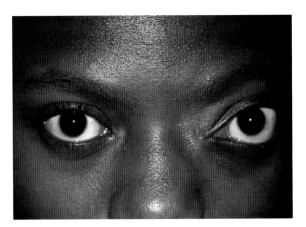

图 26.49　患儿女性，11 岁，曲霉球菌引起的过敏性真菌性鼻窦炎，左眼突眼

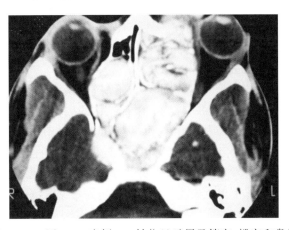

图 26.50　图 26.49 病例，CT 轴位显示累及筛窦、蝶窦和鼻腔的软组织增强病变，侵犯双侧眼眶

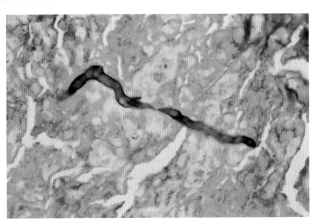

图 26.51　该患者组织标本真菌染色后，可以更加清楚的显示病原菌（高锰酸银 ×250）

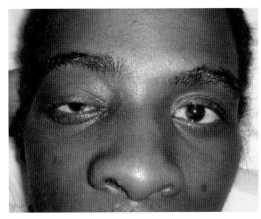

图 26.52　患者男性，23 岁，鼻 - 眼眶毛霉菌病外观像。患者糖尿病控制不佳，发生疼痛，头痛，流鼻涕，寒战，精神不振。可见右眼突眼，眼睑水肿和右侧鼻腔分泌物（Stephen Soll, MD 供图）

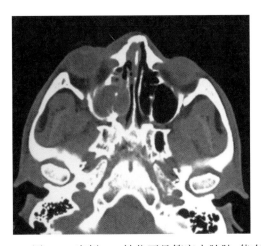

图 26.53　图 26.52 病例，CT 轴位可见筛窦内脓肿，伴有骨质破坏和眼眶受累（Stephen Soll, MD 供图）

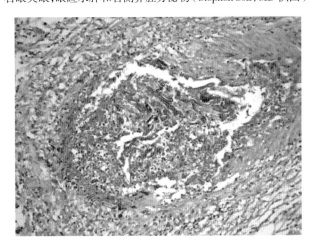

图 26.54　图 26.53 病变活检的组织病理学检查，可见眼眶血管中大量真菌形成血栓（HE×50）（Stephen Soll, MD 供图）

眼眶结节病

概述

几种特发性肉芽肿性炎症可累及眼眶。本书讨论的包括结节病,肉芽肿性多血管炎(Wegener 肉芽肿)和 Kimura 病(1~15)。

结节病是一种病因未知的系统性疾病,特点是累及肺,肝,脾,皮肤,骨髓和眼部结构的肉芽肿性炎症。在非裔美国人中更为常见。患有全身性结节病的患者中,有 20% 会发生眼部病变,有时眼部病变是全身性病变的首发表现;眼部病变也可在不伴有其他系统病变的情况下单独发生(3)。结节病最常见眼部病变表现是肉芽肿性葡萄膜炎,眼眶偶可受累(1~15)。

临床特征

结节病累及眼眶时最常见的表现是亚急性或慢性泪腺炎,在没有全身或眼内结节病的患者中,也可表现为一个与泪腺分开的孤立性肿块(3)。结节性肉芽肿的表现可类似肿瘤。当其累及双侧泪腺和腮腺时,有时可被称为 Mikulicz 综合征,因为该综合征还有其他病因。Heerfordt 综合征(葡萄膜腮腺热)是结节病的一种表现,临床上患者可同时出现发热,腮腺肿大和葡萄膜炎。

诊断

如果考虑眼眶结节病的诊断,需要进行全身查体,胸片,血清血管紧张素转化酶(angiotensin-converting enzyme, ACE)和镓扫描以排除系统性结节病(7)。ACE 水平升高强烈提示结节病。ACE 升高和镓扫描诊断结节病的准确率 >95%(7)。眼眶 CT 或 MRI 可显示单侧或双侧泪腺肿物,可类似泪腺肿瘤的表现。对任何可疑的结膜结节或泪腺进行活检可以协助诊断。

组织病理

组织病理学上,结节病的特点是非干酪样肉芽肿,并可见上皮样细胞和巨细胞。为了确诊疑似结节病,需要进行特殊染色和其他适当的检查以排除结核杆菌,真菌,异物和其他疾病引起的肉芽肿性炎症。如果没有发现上述疾病表现,并且组织病理学表现与结节病相符,就可以做出诊断。

治疗方法

对于怀疑眼眶结节病的患者,全身糖皮质激素治疗是最好的治疗方法。尽管缺乏数据支持,但是局部注射糖皮质激素可能是有效的。

Selected References

Reviews

1. Demirci H, Christianson MD. Orbital and adnexal involvement in sarcoidosis: analysis of clinical features and systemic disease in 30 cases. *Am J Ophthalmol* 2011;151(6):1074–1080.
2. Mavrikakis I, Rootman J. Diverse clinical presentations of orbital sarcoid. *Am J Ophthalmol* 2007;144(5):769–775.
3. Rabinowitz MP, Halfpenny CP, Bedrossian EH Jr. The frequency of granulomatous lacrimal gland inflammation as a cause of lacrimal gland enlargement in patients without a diagnosis of systemic sarcoidosis. *Orbit* 2013;32(3):151–155.
4. Collison JM, Miller NR, Green WR. Involvement of orbital tissues by sarcoid. *Am J Ophthalmol* 1986;102:302–307.
5. Khan JA, Hoover DL, Giangiacomo J, et al. Orbital and childhood sarcoidosis. *J Pediatr Ophthalmol Strabismus* 1986;23:190–194.
6. Hoover DL, Khan JA, Giangiacomo J. Pediatric ocular sarcoidosis. *Surv Ophthalmol* 1986;30:215–228.

Imaging

7. Power WJ, Neves RA, Rodriguez A, et al. The value of combined serum angiotensin-converting enzyme and gallium scan in diagnosing ocular sarcoidosis. *Ophthalmology* 1995;102:2007–2011.
8. Mafee MF, Dorodi S, Pai E. Sarcoidosis of the eye, orbit, and central nervous system. Role of MR imaging. *Radiol Clin North Am* 1999;37:73–87.

Management

9. Rabinowitz MP, Murchison AP. Orbital sarcoidosis treated with hydroxychloroquine. *Orbit* 2011;30(1):13–15.

Case Reports

10. Salvage DR, Spencer JA, Batchelor AG, et al. Sarcoid involvement of the supraorbital nerve: MR and histologic findings. *AJNR Am J Neuroradiol* 1997;18:1785–1787.
11. Mombaerts I, Schlingemann RO, Goldschmeding R, et al. Idiopathic granulomatous orbital inflammation. *Ophthalmology* 1996;103:2135–2141.
12. Raskin EM, McCormick SA, Maher EA, et al. Granulomatous idiopathic orbital inflammation. *Ophthal Plast Reconstr Surg* 1995;11:131–135.
13. Imes RK, Reifschneider JS, O'Connor LE. Systemic sarcoidosis presenting initially with bilateral orbital and upper lid masses. *Ann Ophthalmol* 1988;20:466–467.
14. Segal EI, Tang RA, Lee AG, et al. Orbital apex lesion as the presenting manifestation of sarcoidosis. *J Neuroophthalmol* 2000;20:156–158.
15. Tawfik HA, Assem M, Elkafrawy MH, et al. Scar sarcoidosis developing 16 years after complete excision of an eyelid basal carcinoma. *Orbit* 2008;27(6):438–440.

● 眼眶结节病

　　眼眶结节病最常累及泪腺,其次为眼外肌或其他眼眶组织。下图两位患者一例累及泪腺,另一例累及眼外肌。尽管该病在非裔美国人中更为常见,如下两位患者均是高加索白人。

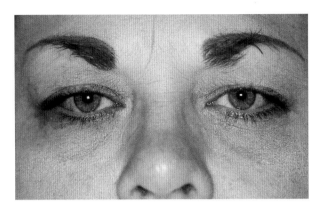

图 26.55　女性患者,42 岁,右眼上睑颞侧水肿。全身检查没有异常发现,并且血管紧张素转化酶水平正常(Daniel Albert, MD. Morton Smith, MD. 和 Nasreen Syed, MD 供图)

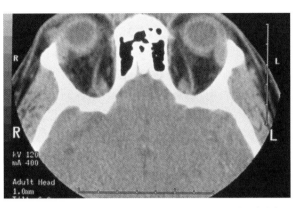

图 26.56　图 26.55 病例,轴位 CT 示右侧泪腺不规则肿物,左侧泪腺轻度肿大

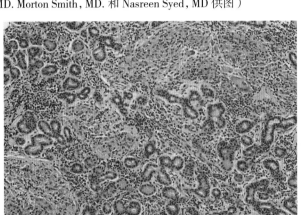

图 26.57　图 26.55 病变组织病理学检查,可见非干酪样肉芽肿,与结节病累及泪腺的表现吻合(HE×50)。注意:上皮样细胞肉芽肿中可见特征性的巨细胞

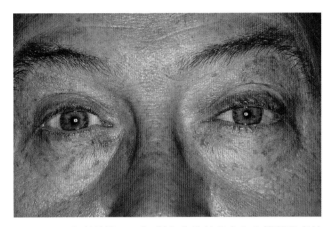

图 26.58　患者男性,47 岁,既往有肺结节病和血管紧张素转化酶升高病史,表现为右眼上睑水肿,左眼轻度突眼(Ronan Conlon, MD. 和 Keith Carter, MD 供图)

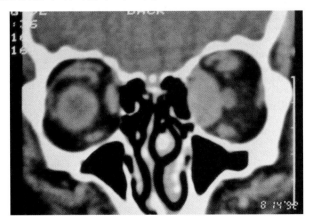

图 26.59　图 26.58 病例,CT 冠状位可见局限性内直肌增粗(左眼)

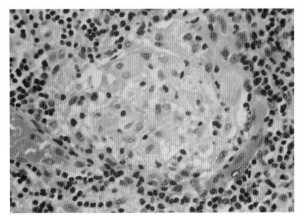

图 26.60　图 26.58 病变组织病理学显微镜下照片,可见非干酪样上皮样细胞肉芽肿(HE×150)

眼眶肉芽肿性多血管炎（Wegener 肉芽肿）

概述

肉芽肿性多血管炎（Wegener 肉芽肿）是一种累及多个系统的疾病，可表现为坏死性肉芽肿，呼吸道血管炎，弥漫性小血管炎和局部坏死性肾小球肾炎，50%的病例可有眼眶受累（1~16）。眼眶受累可以是全身病变的一种表现，也可以是局限性表现而不伴有特征性的肾脏病变。眼眶肉芽肿性多血管炎可以发生在任何年龄，可以是双侧受累。在一个病例系列研究中，140 位肉芽肿性多血管炎（Wegener 肉芽肿）的患者中，有 40 位出现眼眶受累（7）。在一个纳入 15 例眼眶受累患者的研究中，12 位患者病变局限在眼眶，而3 位患者有相关的系统性疾病（11）。

临床特征

眼眶肉芽肿性多血管炎的临床表现包括：疼痛，突眼，眼球运动障碍，眼睑红斑样水肿和特征性的巩膜坏死。尽管很多患者表现为弥漫性眼眶炎症，但也有患者表现为边界清楚的肿物。肉芽肿性多血管炎在临床上可能与 NOI，转移癌和淋巴瘤表现相似。然而，呈巩膜溶解性的巩膜坏死，是肉芽肿性多血管炎特征性表现，在上述其他病变中非常少见，这种巩膜坏死可能与类风湿性巩膜炎中所见到的巩膜坏死相类似。

诊断

细胞质抗中性粒细胞包浆抗体（cytoplasmic anti-neutrophil cytoplasmic antibody，c-ANCA）滴度阳性有助于诊断。然而，可发生假阴性或假阳性结果。在一些病例中，最初 c-ANCA 为阴性，但随着疾病的进展可以转变为阳性（4）。眼眶影像检查可见弥漫性眼眶肿物，MRI 的特征是 T2 加权像呈明显低信号（7）。活检是最有效的诊断方法。

组织病理

组织病理学上，肉芽肿性多血管炎的特点是伴有多核朗格汉斯巨细胞和坏死性血管炎的肉芽肿性炎症病变。这种炎症通常影响血管壁并且导致纤维性坏死。在病变部位可见许多淋巴细胞，浆细胞和一些多形核白细胞，但嗜酸性粒细胞少见。

治疗方法

通常眼眶肉芽肿性多血管炎的诊断依赖于最易取材的受累组织的活检检查。全身使用环磷酰胺和糖皮质激素可以有效改善许多肉芽肿性多血管炎患者的预后。更新的治疗药物包括利妥昔单抗和抗肿瘤坏死因子类药物。然而，晚期病例可能需要进行眶内容摘除术。局限性受累的患者，因为没有发生肾脏病变，预后通常较好。

Selected References

Reviews

1. Santiago YM, Fay A. Wegener's granulomatosis of the orbit: a review of clinical features and updates in diagnosis and treatment. *Semin Ophthalmol* 2011;26(4–5):349–355.
2. Tan LT, Davagnanam I, Isa H, et al. Clinical and imaging features predictive of orbital granulomatosis with polyangiitis and the risk of systemic involvement. *Ophthalmology* 2014;121:1304–1309.
3. Rothschild PR, Pagnous C, Seror R, et al. Ophthalmologic manifestations of systemic necrotizing vasculitides at diagnosis and review of the literature. *Semin Arthritis Rheum* 2013;42:507–514.
4. Perry SR, Rootman J, White VA. The clinical and pathologic constellation of Wegener's granulomatosis of the orbit. *Ophthalmology* 1997;104:683–694.
5. DeRemee RA. Sarcoidosis and Wegener's granulomatosis: a comparative analysis. *Sarcoidosis* 1994;11:7–18.
6. Lie JT. Wegener's granulomatosis: histological documentation of common and uncommon manifestations in 216 patients. *Vasa* 1997;26:261–270.
7. Haynes BF, Fishman ML, Fauci AS, et al. The ocular manifestations of Wegener's granulomatosis. Fifteen years experience and review of the literature. *Am J Med* 1977;63:131–141.
8. Fechner FP, Faquin WC, Pilch BZ. Wegener's granulomatosis of the orbit: a clinico-pathological study of 15 patients. *Laryngoscope* 2002;112:1945–1950.
9. Bullen CL, Liesegang TJ, McDonald TJ, et al. Ocular complications of Wegener's granulomatosis. *Ophthalmology* 1983;90:279–290.

Imaging

10. McKinnon SG, Gentry LR. Systemic diseases involving the orbit. *Semin Ultrasound CT MR* 1998;19:292–308.
11. Courcoutsakis NA, Langford CA, Sneller MC, et al. Orbital involvement in Wegener's granulomatosis: MR findings in 12 patients. *J Comput Assist Tomogr* 1997;21:452–458.

Histopathology

12. Isa H, Lightman S, Luthert PJ, et al. Histopathological features predictive of a clinical diagnosis of ophthalmic granulomatosis with polyangiitis (GPA). *Int J Clin Exp Pathol* 2012;5(7):684–689.

Case Reports

13. Ziakas NG, Boboridis K, Gratsonidis A, et al. Wegener's granulomatosis of the orbit in a 5-year-old child. *Eye* 2004;18:658–660.
14. Chan AS, Yu DL, Rao NA. Eosinophilic variant of Wegener granulomatosis in the orbit. *Arch Ophthalmol* 2011;129(9):1238–1240.
15. Bhatia A, Yadava U, Goyal JL, et al. Limited Wegener's granulomatosis of the orbit: a case study and review of literature. *Eye (Lond)* 2005;19(1):102–104.
16. Knoch DW, Lucarelli MJ, Dortzbach RK, et al. Limited Wegener granulomatosis with 40 years of follow-up. *Arch Ophthalmol* 2003;121(11):1640–1642.

● 眼眶肉芽肿性多血管炎（Wegener 肉芽肿）

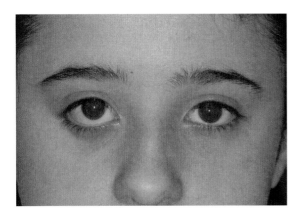

图 26.61　患儿女性，9 岁，右眼轻度突眼

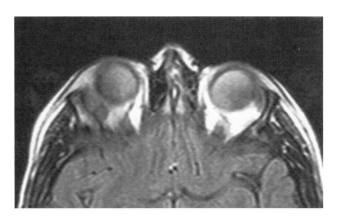

图 26.62　图 26.61 病例，MRI 检查 T1 加权像，可见右侧泪腺窝肿物

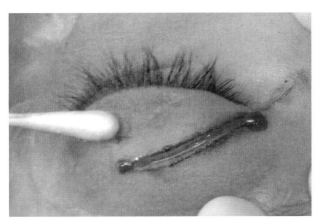

图 26.63　图 26.61 病例的手术方法，采用眼睑皮纹切口

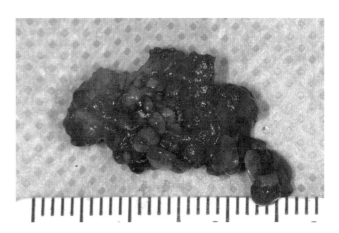

图 26.64　切除边界不清的肿物

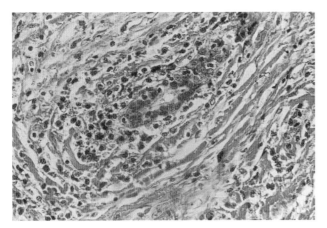

图 26.65　肉芽肿性多血管炎的组织病理学检查，可见坏死性血管炎（HE × 100）

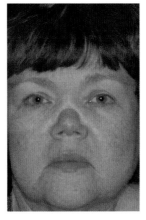

图 26.66　患者女性，慢性肉芽肿性多血管炎，鼻中隔穿孔导致"马鞍鼻畸形"，是该病的特征性表现

Kimura 病和血管淋巴样增生伴嗜酸性粒细胞增多症

概述

"Kimura 病"和"血管淋巴样增生伴嗜酸性粒细胞增多症"（angiolymphoid hyperplasia with eosinophilia, ALHE）曾指同一种疾病,它的临床特点为皮肤病变,血液和组织嗜酸性粒细胞增多,支气管哮喘,肾病和特征性的组织病理学改变,有时可以累及眼眶（1~13）。然而,最近研究报道建议,应该根据组织病理学的差异,将 Kimura 病和 ALHE 区分开（1~3）。真正的 Kimura 病多累及头颈部,更常见于年轻的亚洲成年人,患者多有外周血嗜酸性粒细胞增多和血清免疫球蛋白 E 水平升高。真正的 ALHE 更常见于高加索白人,并且病变常常局限于头颈部。两种疾病都可以造成眼球突出,眼睑水肿,眼球运动障碍或明显的肿物。这两种疾病的临床特征相似,但是组织病理学方面存在差异（9）。

临床特征

Kimura 病常见于年轻亚洲成年男性,表现为头颈部分散的结节或局限性水肿,通常伴有淋巴结肿大（3）。可以单侧或双侧发病。血嗜酸性粒细胞增多和 IgE 水平升高常见。ALHE 可发生任何种族的年轻到中年人群中,表现为头颈部结节或者直径约为 1cm 的红斑丘疹,不伴有淋巴结肿大（3）。嗜酸性粒细胞增多和 IgE 升高在 ALHE 中不常见。

诊断

在影像检查中, Kimura 病更倾向于表现为非局限性肿物,而 ALHE 更局限（3）。Kimura 病和 ALHE 都可表现为弥漫性软组织肿物,这时几乎不可能与非特异性眼眶炎症,淋巴瘤或转移癌鉴别。通常是在眼眶活检后通过组织病理学检查进行诊断。

组织病理

组织病理学上, Kimura 病表现为非局限性的扁平肿物,位于皮下组织或肌肉,并且血管增殖很少,内皮细胞呈现扁平表现（1~3）。病变部位有丰富的淋巴细胞和浆细胞,淋巴滤泡和嗜酸性粒细胞浸润,有时存在嗜酸性脓肿。在所有阶段,硬化表现都很突出。

ALHE 表现为皮肤或皮下更局限的肿物,血管增生丰富,内皮细胞"丰满",为立方形或穹隆样。淋巴细胞和浆细胞可以稀少或致密浸润,也可见淋巴滤泡。嗜酸性粒细胞可以稀少或丰富,但是嗜酸性脓肿和硬化改变很少见。在组织病理学上需要与该病鉴别的有血管肉瘤,肉芽肿性多血管炎, Churg-Strauss 综合征,化脓性肉芽肿和其他类似疾病。

治疗方法

如果条件允许,眼眶 ALHE 和 Kimura 病的最好治疗方法为完全手术切除。全身糖皮质激素和放射治疗的疗效尚不明确,但是对于难治性病例可以考虑使用。

Selected References

Reviews
1. Buggage RR, Spraul CW, Wojno TH, et al. Kimura disease of the orbit and ocular adnexa. Surv Ophthalmol 1999;44:79–91.
2. Azari AA, Kanavi MR, Lucarelli M, et al. Angiolymphoid hyperplasia with eosinophilia of the orbit and ocular adnexa: report of 5 cases. JAMA Ophthalmol 2014;132:633–636.
3. Seregard S. Angiolymphoid hyperplasia with eosinophila should not be confused with Kimura's disease. Acta Ophthalmologica Scan 2001;79:91–93.

Management
4. Baker MS, Avery RB, Johnson CR, et al. Methotrexate as an alternative treatment for orbital angiolymphoid hyperplasia with eosinophilia. Orbit 2012;31(5):324–326.

Case Reports
5. Shetty AK, Beaty MW, McGuirt WF, et al. Kimura's disease a diagnostic challenge. Pediatrics 2002;110:e39.
6. Kodama T, Kawamoto K. Kimura's disease of the lacrimal gland. Acta Ophthalmol Scand 1998;76:374–377.
7. Shields CL, Shields JA, Glass RM. Bilateral orbital involvement in angiolymphoid hyperplasia with eosinophilia. Kimura's disease. Orbit 1990;9:89–95.
8. Sheren SB, Custer PL, Smith ME. Angiolymphoid hyperplasia with eosinophilia of the orbit associated with obstructive airway disease. Am J Ophthalmol 1989;108:167–169.
9. Smith DL, Kincaid MC, Nicolitz E. Angiolymphoid hyperplasia with eosinophilia (Kimura's disease) of the orbit. Arch Ophthalmol 1988;106:793–795.
10. Francis IC, Kappagoda MB, Smith J, et al. Kimura's disease of the orbit. Ophthal Plast Reconstr Surg 1988;4:235–239.
11. Hidayat AA, Cameron JD, Font RL, et al. Angiolymphoid hyperplasia with eosinophilia (Kimura's disease) of the orbit and ocular adnexa. Am J Ophthalmol 1983;96:176–189.
12. Cunniffe G, Alonso T, Dinarès C, et al. Angiolymphoid hyperplasia with eosinophilia of the eyelid and orbit: the Western cousin of Kimura's disease? Int Ophthalmol 2014;34:107–110.
13. Alder B, Proia A, Liss J. Distinct, bilateral epithelioid hemangioma of the orbit. Orbit 2013;32(1):51–53.

● 血管淋巴样增生伴嗜酸性粒细胞增多症

　　下图展示了患有血管淋巴样增生伴嗜酸性粒细胞增多症的一位高加索白人女性患者和一位 Kimura 病亚洲男性患者眼眶病变的临床 – 病理表现。

Shields CL, Shields JA, Glass RM. Bilateral orbital involvement in angiolymphoid hyperplasia with eosinophilia (Kimura's disease). Orbit 1990 ; 9 : 89–95.

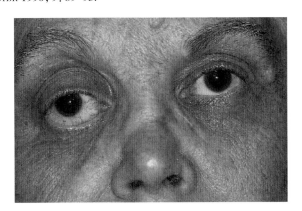

图 26.67　患者女性, 55 岁, ALHE, 右眼突眼, 眼球向下移位

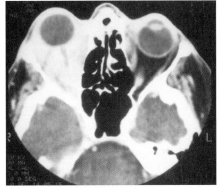

图 26.68　图 26.67 病例, 轴位 CT 可见右侧 ALHE 广泛累及眼眶软组织, 左侧眼眶病变较轻

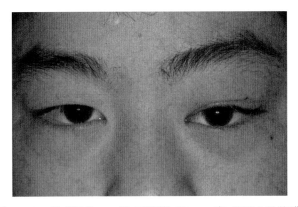

图 26.69　患者男性, 14 岁, 亚洲籍, Kimura 病, 双眼上睑饱满

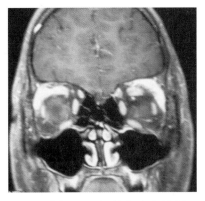

图 26.70　图 26.69 病例, MRI 冠状位脂肪抑制 T1 加权像, 可见双眼泪腺及周围组织弥漫性增强性病变。患者对糖皮质激素治疗反应差。患者双侧眼眶的肿物分别行手术摘除

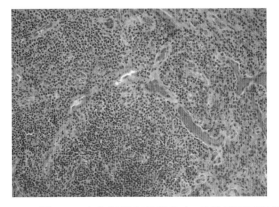

图 26.71　图 26.70 病变组织病理学检查, 显微镜下可见弥漫性淋巴细胞和嗜酸性粒细胞浸润, 以及许多小血管 (HE × 200)

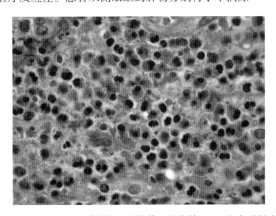

图 26.72　同一病变高倍显微镜像, 更清楚地显示嗜酸性粒细胞和小淋巴细胞的混合物, 是 Kimura 病的典型表现 (HE × 200)

（ 王　倩　姜利斌　译 ）

第 27 章

眼眶囊性病变

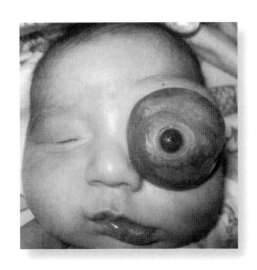

概述

眼眶囊性病变十分常见（1~23）。作者在 Wills 眼科医院肿瘤病房收治的 1264 例眼眶肿物患者中，有 70 例为眼眶囊肿，占所有眼眶病变的 6%（1）。皮样囊肿最常见，有 26 例，占囊性病变的 37%（1）。总体来说，61% 的头颈部皮样囊肿发生在眶周区域（1~9）。这种先天性病变来源于胚胎发生阶段被截留的上皮细胞，位于表皮上皮层下，通常靠近骨缝。眼眶皮样囊肿分为骨缝周边型，骨缝型和软组织型 3 种亚型（1~3）。在 Wills 眼科医院肿瘤和病理部的 197 例皮样囊肿患者的临床病理报告中，70% 在颞上方，位于颧额缝，20% 在鼻上方，位于颌额缝，还有 5% 位于鼻侧软组织，其他位置比较少见（3）。

临床特征

眼眶皮样囊肿通常为儿童眶缘颞上坚实、固定的皮下病变。眶缘鼻上方和深部眼眶软组织内的肿物比较少见。鼻侧软组织的囊肿通常来源于结膜上皮细胞，有时被称为"结膜上皮空泡"（6）。在大多数病例中，可见一明显的可触及的皮下肿物。较少见的深部眼眶囊肿可引起突眼和 / 或眼球移位，有时被称为"巨大皮样囊肿"（13~17）。前部的皮样囊肿可以自发破裂或受外伤后破裂，而引起皮下炎症反应，表现类似蜂窝织炎和泪腺炎，在这种病例中可能会形成皮肤漏管（22）。

诊断

皮下肿物位于眶缘颞上方通常就可以诊断为典型的皮样囊肿。然而，这些表现并没有特异性，因为其他一些较少见的良性和恶性病变也可有相似的表现。影像学上，皮样囊肿表现为囊壁增强而囊内容物无明显增强。在 85% 的病例，邻近病灶的骨骼有改变，常为一个光滑的小窝（10），并常可见液平面和钙化（10, 21）。在某些情况下，皮样囊肿内容成分可通过骨缺损处形成眶内外沟通（哑铃状皮样囊肿）（11）。

眼眶皮样囊肿

组织病理

组织病理学上，眼眶皮样囊肿内侧覆盖表面上皮（表皮或结膜）。内侧覆盖结膜上皮的囊肿通常发生于眼眶鼻侧软组织内。囊壁可以包含皮肤附属器，皮脂腺和汗腺，这些都是诊断皮样囊肿的特征。囊腔内含有脱落的上皮细胞，皮脂腺分泌物和毛发。

治疗方法

眼眶皮样囊肿的治疗包括观察和手术切除，大多数的病例因为病变明显或者囊肿破裂和继发眼眶感染引起的眼部症状而进行手术切除。前部眼眶皮样囊肿可以通过皮肤或者结膜切口切除。眼睑皮纹切口可以提供更好的美容效果。深部的囊肿可能需要行眶外侧壁切开术。如果深部囊肿无法完整切除，可以先抽出囊内容物，再切除。术中尽量避免囊肿的破裂。如果发生了破裂，建议术中进行充分冲洗并使用抗生素或糖皮质激素以避免术后炎症反应。视力预后一般非常好。

Selected References

Reviews

1. Shields JA, Shields CL, Scartozzi R. Survey of 1264 patients with orbital tumors and simulating lesions: the 2002 Montgomery Lecture, part 1. *Ophthalmology* 2004;111:997–1008.
2. Shields JA, Bakewell B, Augsburger DG, et al. Space-occupying orbital masses in children. A review of 250 consecutive biopsies. *Ophthalmology* 1986;93:379–384.
3. Shields JA, Kaden IH, Eagle RC Jr, et al. Orbital dermoid cysts. Clinicopathologic correlations, classification, and management. The 1997 Josephine E. Schueler Lecture. *Ophthal Plast Reconstr Surg* 1997;13:265–276.
4. Pryor SG, Lewis JE, Weaver AL, et al. Pediatric dermoid cysts of the head and neck. *Otolaryngol Head Neck Surg* 2005;132:938–942.
5. Shields JA, Shields CL. Orbital cysts of childhood—classification, clinical features, and management. The 2003 Angeline Parks Lecture. *Surv Ophthalmol* 2004;49:281–299.
6. Jakobiec FA, Bonanno PA, Sigelman J. Conjunctival adnexal cysts and dermoids. *Arch Ophthalmol* 1978;96:1404–1409.
7. Sathananthan N, Moseley IF, Rose GE, et al. The frequency and clinical significance of bone involvement in outer canthus dermoid cysts. *Br J Ophthalmol* 1993;77:789–794.
8. Sherman RP, Rootman J, Lapointe JJ. Orbital dermoids: Clinical presentation and management. *Br J Ophthalmol* 1984;68:642–652.
9. Mee JJ, McNab AA, McKelvie P. Respiratory epithelial orbital cysts. *Clin Exp Ophthalmol* 2002;30:356–360.

Imaging

10. Chawda SJ, Moseley IF. Computed tomography of orbital dermoids: a 20-year review. *Clin Radiol* 1999;54:821–825.

Case Reports

11. Emerick GT, Shields CL, Shields JA, et al. Chewing-induced visual impairment from a dumbbell dermoid cyst. *Ophthal Plast Reconstr Surg* 1997;13:57–61.
12. Shields JA, Augsburger JJ, Donoso LA. Orbital dermoid cyst of conjunctival origin. *Am J Ophthalmol* 1986;101:726–729.
13. Bickler-Bluth ME, Custer PL, Smith ME. Giant dermoid cyst of the orbit. *Arch Ophthalmol* 1987;105:1434–1435.
14. Grove AS Jr. Giant dermoid cysts of the orbit. *Ophthalmology* 1979;86: 1513–1520.
15. Pollard ZF, Calhoun J. Deep orbital dermoid with draining sinus. *Am J Ophthalmol* 1975;79:310–313.
16. Niederhagen B, Reich RH, Zentner J. Temporal dermoid with intracranial extension: report of a case. *J Oral Maxillofac Surg* 1998;56:1352–1354.
17. Leonardo D, Shields CL, Shields JA, et al. Recurrent giant orbital dermoid of infancy. *J Pediatr Ophthalmol Strabismus* 1994;31:50–52.
18. Sathananthan N, Moseley IF, Rose GE, et al. The frequency and clinical significance of bone involvement in outer canthus dermoid cysts. *Br J Ophthalmol* 1993;77:789–794.
19. Kronish JW, Dortzbach RK. Upper eyelid crease surgical approach to dermoid and epidermoid cysts in children. *Arch Ophthalmol* 1988;106:1625–1627.
20. Samuelson TW, Margo CE, Levy MH, et al. Zygomaticofrontal suture defect associated with orbital dermoid cyst. *Surv Ophthalmol* 1988;33:127–130.
21. Karatza E, Shields CL, Shields JA, et al. Calcified orbital cyst in an adult simulating a malignant lacrimal gland tumor. *Ophthal Plast Reconstr Surg* 2004;20:397–399.
22. Wells TS, Harris GJ. Orbital dermoid cyst and sinus tract presenting with acute infection. *Ophthal Plast Reconstr Surg* 2004;20:465–467.
23. Dutton JJ, Fowler AM, Proia AD. Dermoid cyst of conjunctival origin. *Ophthal Plast Reconstr Surg* 2006;22(2):137–139.

● 眼眶皮样囊肿：来源于表皮的典型病例

大多数眼眶皮样囊肿位于颧额缝附近的颞上方。下图显示了典型病例的图像，手术方式和病理检查结果。

Shields JA, Kaden IH, Eagle RC Jr, et al. Orbital dermoid cysts. Clinicopathologic correlations, classi cation, and management. The 1997Josephine E. Schueler Lecture. Ophthal Plast Reconstr Surg 1997；13：265–276.

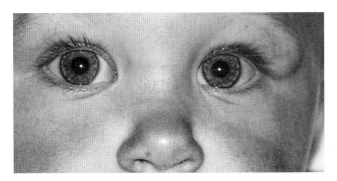

图 27.1　患儿 2 个月，左眼可见典型的颞上方皮下肿物

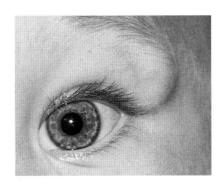

图 27.2　病变特写

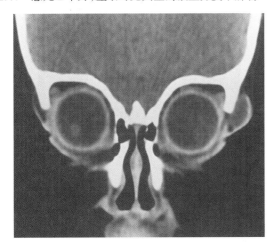

图 27.3　CT 冠状位显示囊样肿物位于眶缘，囊腔为低密度，与玻璃体和眶脂肪相近

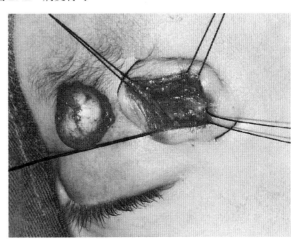

图 27.4　通过皮肤切口切除了囊肿（左侧）。可以使用眉下或眼睑皮纹切口。囊肿的后部常与骨膜粘连，需要细致的分离才能将囊肿完整地切除

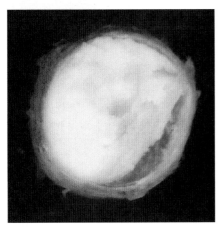

图 27.5　囊肿固定切开后的大体解剖外观。可见囊壁和囊内的黄色物质

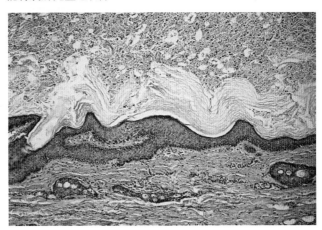

图 27.6　囊壁（下方）和囊腔（上方）的组织病理学切片。囊壁内衬角化上皮构成，并且囊壁（下方）和囊腔（上方）含有皮肤成分（毛囊和皮脂腺）（HE×25）

● 眼眶皮样囊肿:儿童中来源于结膜的病变

内衬结膜上皮的皮样囊肿常发生在眼眶鼻侧软组织内。它可能来源于本来要发育成成人泪阜的原始上皮细胞。与前面介绍的典型皮样囊肿不同的是,这种类型的病变更常见于年龄更大的儿童或成人。

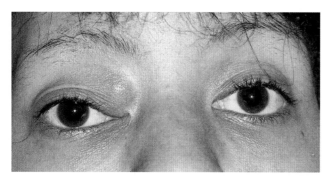

图 27.7   患者女性,17 岁,右眼鼻上方可见皮下软组织肿物

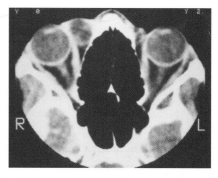

图 27.8   CT 轴位显示为囊性病变

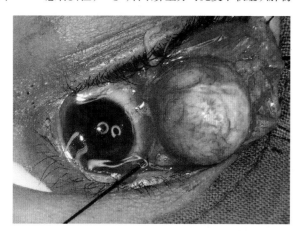

图 27.9   通过鼻上结膜切口暴露并切除囊肿

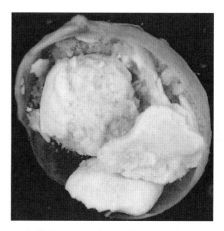

图 27.10   固定并切开后的囊肿大体解剖,可见囊壁菲薄,囊腔内有黄色物质

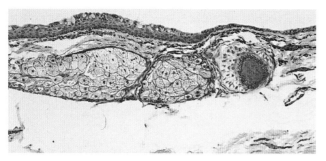

图 27.11   组织病理学检查,显微镜下可见囊壁由非角化上皮构成,并含有杯状细胞,毛干和皮脂腺(HE×25)

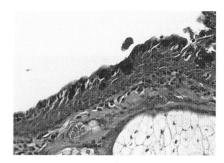

图 27.12   显微镜下可见囊壁由非角化上皮构成,并含有 PAS 阳性的杯状细胞(HE×50)

● 眼眶皮样囊肿：成人中来源于结膜的病变

　　尽管眼眶皮样囊肿为先天性的，但结膜源性软组织皮样囊肿在临床发现前可以静止许多年。现在在 70 岁以上老年人也发现了这种囊肿。下面显示了一位 50 岁患者的临床 – 病理资料。

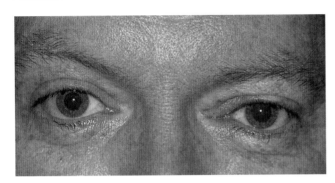

图 27.13　患者男性，50 岁，左眼轻度上睑下垂和向颞下方移位

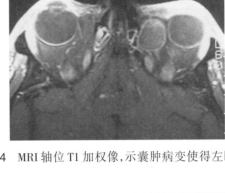

图 27.14　MRI 轴位 T1 加权像，示囊肿病变使得左眼向颞侧移位

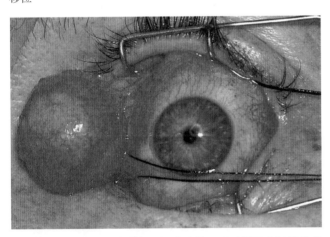

图 27.15　通过穹隆结膜完整切除肿物。通过锐性和钝性分离眼眶内组织容易将其摘除

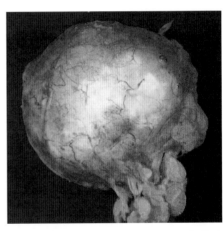

图 27.16　完整切除的囊肿大体解剖观，可见薄囊壁内的黄色物质

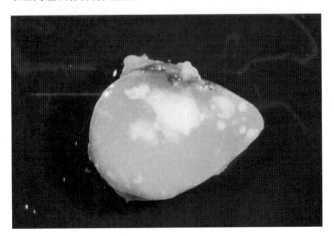

图 27.17　固定并切开后囊肿的大体解剖观，可见囊壁非常薄，囊腔内有黄色物质

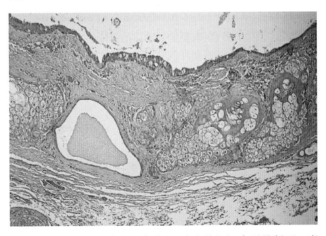

图 27.18　囊壁（下方）和囊腔（上方）的组织病理学断面。囊壁内衬以非角化上皮细胞和杯状细胞，并且囊壁和囊腔内含有皮肤的成分（HE×40）

● 眼眶皮样囊肿：哑铃型

　　哑铃状皮样囊肿的特点是两个囊性成分通过位于骨缝处的相邻骨形成的通道相互连接。与其他皮下皮样囊肿相似，他们可以突破表皮，形成瘘管。

　　Emerick GT, Shields CL, Shields JA, et al. Chewing-induced visual impairment from a dumbbell dermoid cyst. Ophthal Plast Reconstr Surg 1997; 13: 57-61.

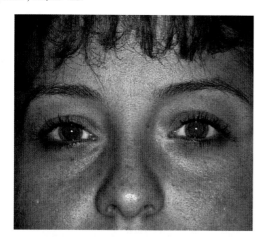

图 27.19　患者女性，29 岁，左眼颞侧皮下肿物

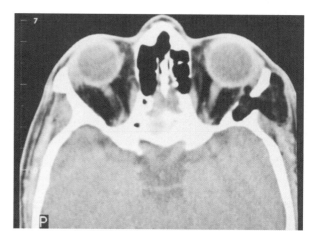

图 27.20　图 27.19 病例，轴位 CT 可见分叶状的囊性病变由扩大的颧额缝沟通。注意病变的囊腔为黑色，与眶脂肪相似。病变被分块切除

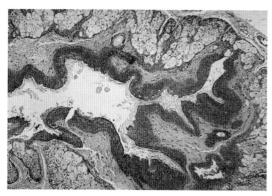

图 27.21　图 27.20 病例，囊肿切除后的组织病理学检查，显示囊壁有角化的上皮细胞和许多皮脂腺（HE×40）

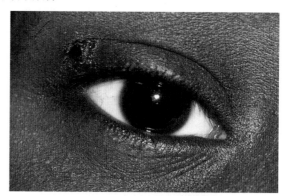

图 27.22　患儿男性，8 岁，右眼颞上方可见引流的皮肤瘘管。在该位置的瘘管应高度怀疑皮样囊肿破裂

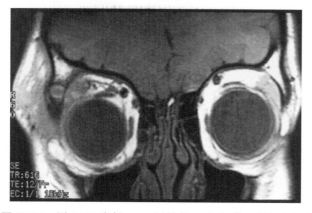

图 27.23　图 27.22 病例，MRI 冠状位 T1 加权像，可见通过破坏的骨质连接两个不规则的囊性小叶

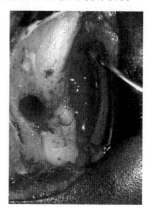

图 27.24　图 27.22 病例，囊肿分块切除后可见骨质缺损

● **眼眶皮样囊肿：哑铃状型，手术切除**

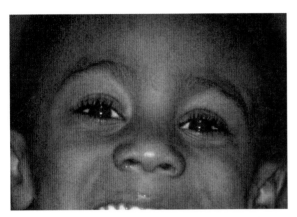

图 27.25　患儿男性，6 岁，面部外观，可见左眼颞侧轻度皮下软组织肿胀

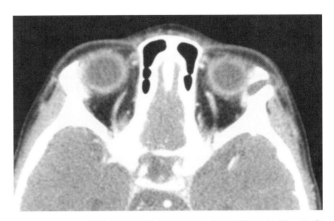

图 27.26　CT 轴位显示左眼（图像的右侧）的颧骨缺损。注意对侧眼的眶骨正常

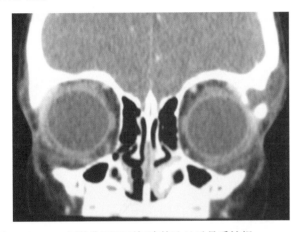

图 27.27　CT 冠状位可以更加清楚地显示骨质缺损

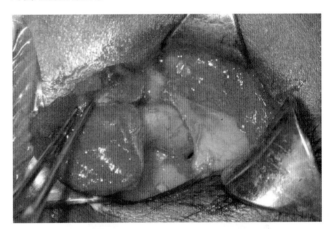

图 27.28　术中照片可见皮下的囊性部分（左侧由镊子夹住的组织）和囊肿的管状部分穿过骨质缺损处（图像中央）

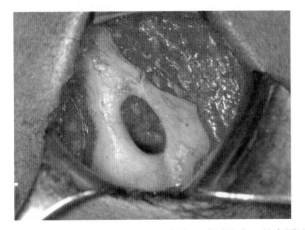

图 27.29　切除皮样囊肿后，可以清楚地看到骨头上的卵圆形孔洞

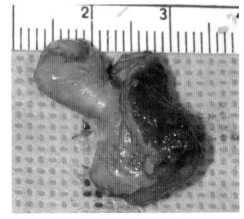

图 27.30　手术切除后分叶型囊肿的大体解剖观。左上方的部分为穿过骨质的管状成分

● 眼眶皮样囊肿：眼眶深部型

位于眼眶后部的大的皮样囊肿使得诊断和治疗都具有挑战性。这种囊肿可以在患者年轻的时候就缓慢的长成较大的肿物，并且切除后可能复发。下图展示了该类型的临床病理联系。

Leonardo D, Shields CL, Shields JA, et al. Recurrent giant orbital dermoid of infancy. J Pediatr Ophthalmol Strabismus 1994；31：50–52.

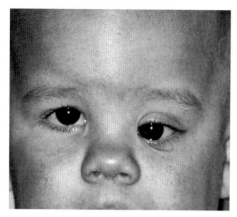

图 27.31　患儿男性，2 岁，左眼突眼并向下移位。出生后就发现上述症状，并逐渐加重

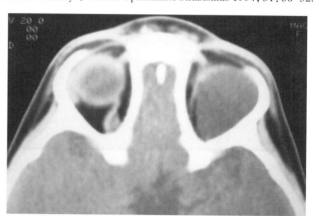

图 27.32　轴位 CT 示左侧眼眶上方大的肿物

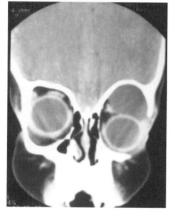

图 27.33　冠状位 CT 示眼球上方肿物。可见眼眶容积较大，并且眶上壁向上移位

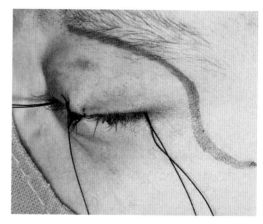

图 27.34　外侧眶切开术的切口标记线

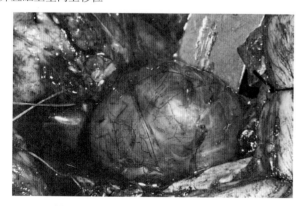

图 27.35　外侧眶切开后暴露囊性肿物，抽出囊内容物后切除肿物

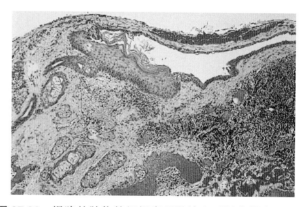

图 27.36　塌陷的肿物的组织病理学检查可见皮样囊肿的特点。尽管大部分囊壁内衬类似于结膜的非角化上皮细胞，仍有一小部分为角化上皮。2 年后，肿物在眼眶颞侧复发，手术切除后预后良好（HE×25）

结膜起源的眼眶单纯原发性囊肿

概述

依据构成囊壁的上皮细胞的不同类型,可以对单纯的上皮性囊肿进行分类。上皮细胞可以是表皮、呼吸上皮、腺上皮或结膜来源的(1~15)。在作者1264例眼眶肿物病例中,12例单纯上皮性囊肿占囊性病变的17%,占所有眼眶病变的1%。所有类型的囊肿都具有相似的临床和影像学特征,本章仅介绍结膜上皮性囊肿(1~8)。

单纯性结膜上皮性眼眶囊肿可以是原发性的,没有明确的病因,也可继发于手术或者非手术性创伤。与结膜性皮样囊肿(前文已介绍)不同的是,单纯性结膜上皮性囊肿的囊壁不含皮肤附属器。在一个纳入128例结膜附属器囊肿和皮样囊肿的回顾研究中,有5例是单纯性结膜上皮性囊肿(5)。在另一个病例系列报告中,11例眼眶单纯性结膜上皮性囊肿患者中,有6例是原发性的,否认任何手术或外伤史(6)。

临床特征

原发的单纯性结膜上皮性囊肿可以在任何年龄变得明显,在一个病例系列报告中,患者的诊断年龄为4~45岁(5)。患者通常表现为眶前部鼻上方质软、波动性肿物,通常不伴有视力下降,突眼或眼球移位。如果囊肿增大,可能会引起疼痛,压痛,运动障碍,眼球移位和屈光不正。由于发病前手术或创伤的不同,继发的结膜上皮性囊肿的临床特征有所不同。斜视手术后的囊肿常常位于受累直肌的附近,但有时也可位于眶深部软组织内(9)。视网膜脱离术后,囊肿可以位于眼眶深部,并且累及直肌(11)。眼球摘除术后,囊肿可以表现为无眼球眼眶内的无症状的肿物,或者可造成义眼存留困难(7)。继发的结膜上皮性囊肿也可以在结膜炎症,如Steven-Johnson综合征后发生在眶前部。

诊断

在大多数病例中,在结膜区直接看到边界清楚的囊性肿物可诊断结膜源性眼眶囊肿。CT和MRI通常可显示边界清楚的,不增强的囊肿,通常局限在眼眶软组织中,而没有骨质侵蚀。

组织病理和发病机制

结膜上皮性囊肿是由多层变薄的非角化鳞状上皮细胞构成,并且囊壁没有附属器结构。上皮的特点是含有与结膜相同的分泌黏液的杯状细胞。这种囊肿的形成可能是由于上方穹隆结膜形成过程中,中胚叶发生错误分裂引起的(8)。

治疗方法

治疗因人而异,小的无症状的囊肿可以进行随访观察,无需治疗;而较大的囊肿通常需要手术切除,并且最好不要破坏上皮细胞将其完整切除。根据肿物的大小和位置,通过眶前部切口,进行精细的分离,通常可以完整切除肿物。

Selected References

Reviews

1. Shields JA, Shields CL, Scartozzi R. Survey of 1264 patients with orbital tumors and simulating lesions: the 2002 Montgomery Lecture, part 1. *Ophthalmology* 2004;111:997–1008.
2. Shields JA, Bakewell B, Augsburger DG, et al. Space-occupying orbital masses in children. A review of 250 consecutive biopsies. *Ophthalmology* 1986;93:379–384.
3. Shields JA, Kaden IH, Eagle RC Jr, et al. Orbital dermoid cysts. Clinicopathologic correlations, classification, and management. The 1997 Josephine E. Schueler Lecture. *Ophthal Plast Reconstr Surg* 1997;13:265–276.
4. Shields JA, Shields CL. Orbital cysts of childhood—classification, clinical features, and management. The 2003 Angeline Parks Lecture. *Surv Ophthalmol* 2004;49:281–299.
5. Jakobiec FA, Bonanno PA, Sigelman J. Conjunctival adnexal cysts and dermoids. *Arch Ophthalmol* 1978;96:1404–1409.
6. Goldstein MH, Soparkar CN, Kersten RC, et al. Conjunctival cysts of the orbit. *Ophthalmology* 1998;105:2056–2060.
7. Smit TJ, Koornneef L, Zonneveld FW. Conjunctival cysts in anophthalmic orbits. *Br J Ophthalmol* 1991;75:342–343.
8. Rose GE, O'Donnell BA. Congenital orbital cysts associated with the common sheath of superior rectus and levator palpebrae superioris muscles. *Ophthalmology* 1995;102:135–138.

Case Reports

9. Metz HS, Searl S, Rosenberg P, et al. Giant orbital cyst after strabismus surgery. *JAAPOS* 1999;3:185–187.
10. Basar E, Pazarli H, Ozdemir H, et al. Subconjunctival cyst extending into the orbit. *Int J Ophthalmol* 1998;22:341–343.
11. De Potter P, Kunin AW, Shields CL, et al. Massive orbital cyst of the lateral rectus muscle after retinal detachment surgery. *Ophthal Plast Reconstr Surg* 1993;9:292–297.
12. Johnson DW, Bartley GB, Garrity JA, et al. Massive epithelium-lined cyst after scleral buckling. *Am J Ophthalmol* 1992;113:439–444.
13. Desai V, Shields CL, Shields JA. Orbital cyst in a patient with Stevens Johnson syndrome. *Cornea* 1992;11:592–594.
14. Boynton JR, Searl SS, Ferry AP, et al. Primary nonkeratinized epithelial ("conjunctival") orbital cysts. *Arch Ophthalmol* 1992;110:1238–1242.
15. McCarthy RW, Beyer CK, Dallow RL, et al. Conjunctival cysts of the orbit following enucleation. *Ophthalmology* 1981;88:30–35.

● 结膜源性的眼眶囊肿：原发性特发型

　　有些眼眶囊肿的囊壁由结膜上皮细胞构成，并且没有皮肤成分。这种囊肿被称为"眼眶单纯性结膜上皮性囊肿"。此类病变可以是特发性的，也可以继发于手术或非手术创伤后的结膜上皮种植。病例如下图所示。

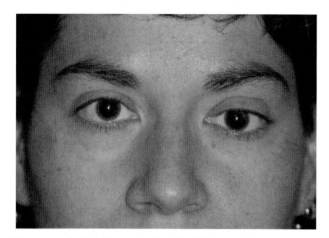

图 27.37   患者女性，36 岁，左眼突眼并向下移位

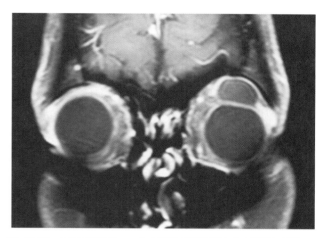

图 27.38   MRI 冠状位 T1 加权像可见眼眶上方局限性囊肿

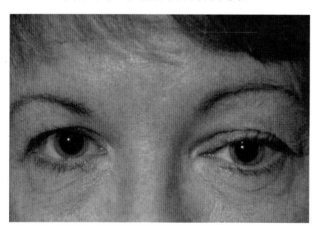

图 27.39   患者女性，52 岁，左眼突眼并向下移位

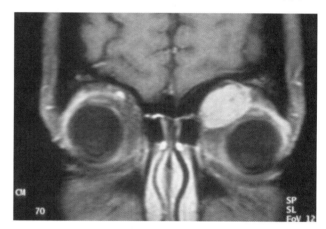

图 27.40   MRI 冠状位 T1 加权像，可见肿物位于眼眶鼻上方

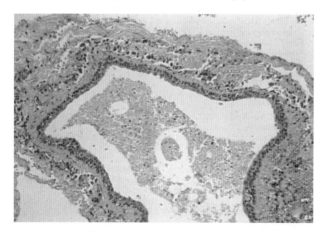

图 27.41   组织病理学检查，显微镜下可见囊壁内层覆盖多层类似结膜上皮的非角化上皮细胞和结膜上皮。该视野中不存在杯状细胞，囊腔内含有坏死的细胞碎片（HE×25）

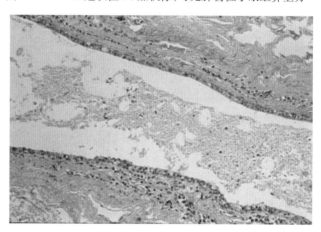

图 27.42   同一病变稍高倍镜下可见囊壁有慢性炎性细胞的轻度浸润，但不含皮肤结构（HE×25）

● 结膜源性眼眶囊肿：继发性，眼球摘除术后

无论何种原因所导致眼球摘除，术后发生的眼眶内囊肿的形成，可能起源于残留的结膜上皮。下面展示的是一位视网膜母细胞瘤患者的临床 – 病理资料，该患者在眼球摘除数年后出现眼眶结膜性囊肿。

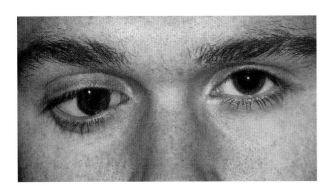

图 27.43　患者男性，18 岁，16 年前因为视网膜母细胞瘤行眼球摘除术，义眼向下移位并且突出

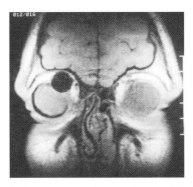

图 27.44　冠状位 MRI 显示正常眼球大小的囊肿，使硅胶植入物向鼻上方移位

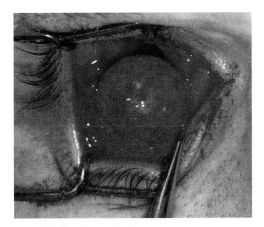

图 27.45　摘除囊肿术中所见到的植入物

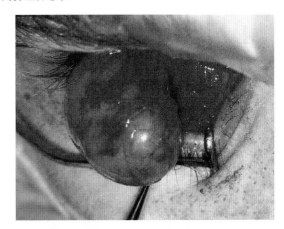

图 27.46　在植入物被取出后，可见大的囊肿

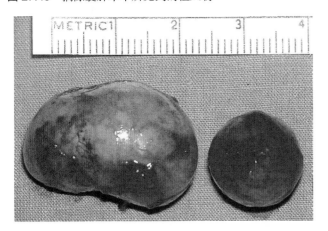

图 27.47　手术摘除的囊肿（左）和植入物（右）的外观

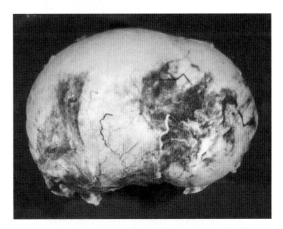

图 27.48　固定后囊肿的大体解剖外观，边界清楚的囊肿由结膜上皮细胞构成

● 结膜源性眼眶囊肿：继发性，视网膜脱离术后

眼眶囊肿也可发生在视网膜脱离手术后，可能是由于结膜上皮移位至眼眶深部所致。下面病例展示了其临床病理学联系。

De Potter P, Kunin AW, Shields CL, et al. Massive orbital cyst of the lateral rectus muscle after retinal detachment surgery. Ophthal Plast Reconstr Surg 1993；9：292–297.

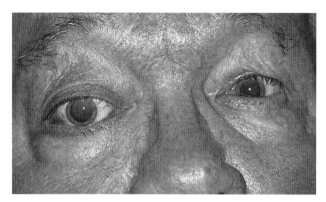

图 27.49　患者男性，76 岁，右眼突眼，几年前患者曾接受右眼视网膜脱离手术

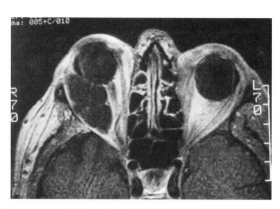

图 27.50　MRI 轴位 T1 加权像，眶外侧可见不规则囊肿

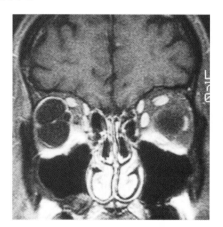

图 27.51　MRI 冠状位 T1 加权像显示囊肿

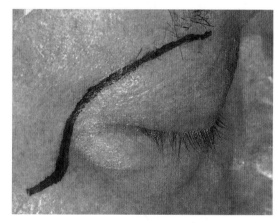

图 27.52　设计颞上方眼眶切开术切口切除囊肿

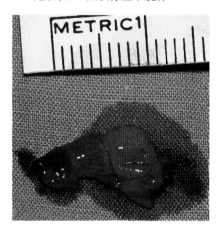

图 27.53　通过穿刺并且分块切除后，部分塌陷的囊肿

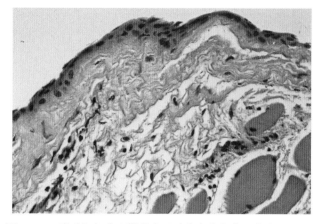

图 27.54　囊壁组织病理学检查显示含有非角化上皮（HE×25）

● 眼眶囊肿：与 Stevens-Johnson 综合征相关的单纯性结膜性囊肿

睑板和球结膜的粘连可引起结膜上皮细胞移位而引起囊肿。下图所示病例可能就是这种机制。

Desai V, Shields CL, Shields JA. Orbital cyst in apatient with Stevens-Johnson syndrome. Cornea 1992；11：592-594.

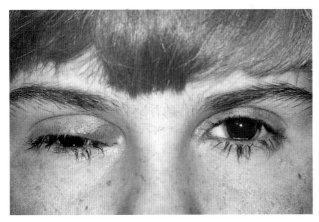

图 27.55　患儿女性，10 岁，Stevens-Johnson 综合征，眼眶部严重受累，右眼上睑下垂，并伴有不适、刺激症状。囊肿单纯抽吸术后复发

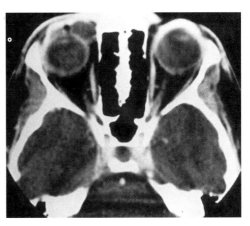

图 27.56　轴位 CT 可见眼球上方和鼻侧囊性病变

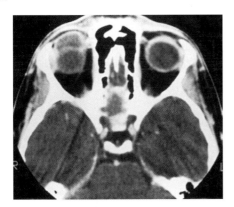

图 27.57　轴位 CT 更高的层面可见囊肿的范围

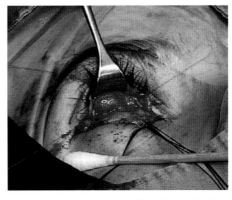

图 27.58　手术过程中可见上方穹隆结膜下的囊肿。切除了囊肿，并进行了颊黏膜移植术

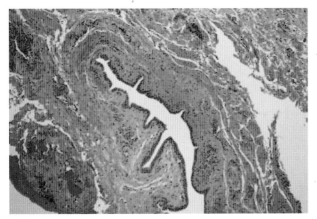

图 27.59　组织病理学检查可见慢性炎症引起的致密的纤维组织环绕非角化上皮细胞（HE×10）

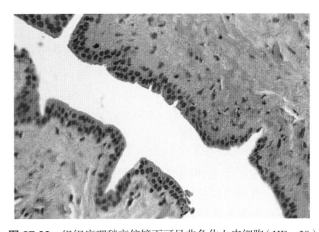

图 27.60　组织病理稍高倍镜下可见非角化上皮细胞（HE×30）

眼眶畸胎瘤（畸胎囊肿）

概述

畸胎瘤是一种先天性的，多囊性肿物，最常见于生殖腺，但也可以发生在其他部位，如眼眶（1~28）。严格来说，真正的畸胎瘤应该包含代表全部三层胚胎层次的组织结构：外胚层，中胚层和内胚层。眼眶畸胎瘤非常罕见，所以在文献中通常引用个案病例报告。在一篇发表在 1980 年的综述性文献中，作者引用了 51 例真性眼眶畸胎瘤病例报告（20），几乎所有的病例都为单侧的，只有个别病例为双眼受累，似乎女性更易受累，女性、男性比例为 2~1，并且可能更常见于左眼。尽管身体其他部位的畸胎瘤可以发生恶变，但是局限在眼眶的畸胎瘤通常是良性的。虽然也有单纯的眼眶畸胎瘤恶变的报道，但是其中一些报道的真实性仍然存在争议（18, 22）。令人吃惊的是，在作者工作的肿瘤科的 1264 例眼眶内占位性病变中并没有眼眶畸胎瘤。

临床特征

患有眼眶畸胎瘤的患儿特点是出生时就存在严重的单侧突眼。出生后几天内或数周内，突眼可逐渐加重，并且压迫眼球，引起角膜暴露和视力下降。较大的病变可引起严重的眼眶和面中部畸形。眼球通常被肿物推挤向前向上移位，而引起明显的球结膜水肿和眼睑水肿。肿瘤可以蔓延累及颞窝和其他邻近的眼眶组织。当肿物较小时，眼球通常是正常的。

诊断

儿童中出生时就存在的大的肿物，都应该考虑诊断为眼眶畸胎瘤。CT 和 MRI 可见眶腔增大和多囊腔的囊性软组织肿物。

组织病理和发病机制

组织病理学上，畸胎瘤的特点是多种组织构成的复合体。囊壁可以由表皮，消化道黏膜或呼吸上皮构成。内容物常为透明软骨，脑组织，表皮囊肿和脉络丛等。在很罕见的病例中，眼眶畸胎瘤有很好的分化，就像一个完整的胎儿或者胎儿的一部分。

畸胎瘤的发病机制尚不确定，但有可能与发育为成人结构的眼眶原始多潜能干细胞有关。大多数患病儿童都有正常的产前和出生史，因此刺激因素尚不清楚。

治疗方法

许多出生时就存在的眼眶畸胎瘤患儿外观非常难看，出于美观的原因，或者因为怀疑为恶性肿瘤，通常很快就采取眶内容摘除术。然而在一些病情较轻的眼眶畸胎瘤病例，可以进行保存眼球的手术摘除术（4, 14）。摘除前先抽吸较大囊肿内的液体，减小肿物体积，可以使完整切除肿物变得容易一些。采用上述方法进行手术的病例中，有一些功能和美容预后都非常好（14）。在严重的病例中，可能依然需要进行改良的眶内容摘除术。

尽管眼眶畸胎瘤通常是良性的，但是颅 – 眶畸胎瘤的局部侵袭也可以引起死亡。迅速的诊断和周密的手术计划可以获得较好的视力预后。漏诊或者晚期病变能带来不可逆的视力损害。

Selected References

Reviews

1. Shields JA, Shields CL, Scartozzi R. Survey of 1264 patients with orbital tumors and simulating lesions: the 2002 Montgomery Lecture, part 1. *Ophthalmology* 2004;111:997–1008.
2. Shields JA, Bakewell B, Augsburger DG, et al. Space-occupying orbital masses in children. A review of 250 consecutive biopsies. *Ophthalmology* 1986;93:379–384.
3. Shields JA, Kaden IH, Eagle RC Jr, et al. Orbital dermoid cysts. Clinicopathologic correlations, classification, and management. The 1997 Josephine E. Schueler Lecture. *Ophthal Plast Reconstr Surg* 1997;13:265–276.
4. Shields JA, Shields CL. Orbital cysts of childhood—classification, clinical features, and management. The 2003 Angeline Parks Lecture. *Surv Ophthalmol* 2004;49:281–299.
5. Bonavolontà G, Strianese D, Grassi P, et al. An analysis of 2,480 space-occupying lesions of the orbit from 1976 to 2011. *Ophthal Plast Reconstr Surg* 2013;29(2):79–86.
6. Weiss AH, Greenwald MJ, Margo CE, et al. Primary and secondary orbital teratomas. *J Pediatr Ophthalmol Strabismus* 1989;26:44–49.
7. Gunalp I, Gunduz K. Cystic lesions of the orbit. *Int Ophthalmol* 1996–1997;20:273–277.

Histopathology

8. Kivela T, Tarkkanen A. Orbital germ cell tumors revisited: a clinicopathological approach to classification. *Surv Ophthalmol* 1994;38:541–554.
9. Assalian A, Allaire G, Codere F, et al. Congenital orbital teratoma: a clinicopathological case report including immunohistochemical staining. *Can J Ophthalmol* 1994;29:30–33.

Case Reports

10. Prause JU, Borgesen SE, Carstensen H, et al. Cranio-orbital teratoma. *Acta Ophthalmol Scand Suppl* 1996;219:53–56.
11. Levin ML, Leone CR Jr, Kincaid MC. Congenital orbital teratomas. *Am J Ophthalmol* 1986;102:476–481.
12. Mamalis N, Garland PE, Argyle JC, et al. Congenital orbital teratoma: a review and report of two cases. *Surv Ophthalmol* 1985;30:41–46.

13. Berlin AJ, Rich LS, Hahn JF. Congenital orbital teratoma. *Childs Brain* 1983;10: 208–216.
14. Chang DF, Dallow RL, Walton DS. Congenital orbital teratoma: report of a case with visual preservation. *J Pediatr Ophthalmol Strabismus* 1980;17:88–95.
15. Ide CH, Davis WE, Black SP. Orbital teratoma. *Arch Ophthalmol* 1978;96:2093–2096.
16. Barishak YR, Mashiah M. Congenital teratoma of the orbit. *J Pediatr Ophthalmol* 1977;14:217–220.
17. Barber JC, Barber LF, Guerry D 3rd, et al. Congenital orbital teratoma. *Arch Ophthalmol* 1974;91:45–48.
18. Soares EJ, Lopes KD, Andrade JD, et al. Orbital malignant teratoma. A case report. *Orbit* 1983;2:235–242.
19. Ferry AP. Teratoma of the orbit: a report of two cases. *Surv Ophthalmol* 1965;10: 434–443.
20. Chang DF, Dallow RL, Walton DS. Congenital orbital teratoma; report of a case with visual preservation. *J Pediatr Ophthalmol Strabismus* 1980;17:33–35.
21. Lee JC, Jung SM, Chao AS, et al. Congenital mixed malignant germ cell tumor involving cerebrum and orbit. *J Perinat Med* 2003;31:261–265.
22. Mahesh L, Krishnakumar S, Subramanian N, et al. Malignant teratoma of the orbit: a clinicopathological study of a case. *Orbit* 2003;22:305–309.
23. Sreenan C, Johnson R, Russell L, et al. Congenital orbital teratoma. *Am J Perinatol* 1999;16:251–255.
24. Gnanaraj L, Skibell BC, Coret-Simon J, et al. Massive congenital orbital teratoma. *Ophthal Plast Reconstr Surg* 2005;21:445–447.
25. Singh M, Singh U, Gupta A, et al. Primary orbital teratoma with tooth in an adult: a rare association with cataract and corectopia. *Orbit* 2013;32(5):327–329.
26. Chawla B, Chauhan K, Kashyap S. Mature orbital teratoma with an ectopic tooth and primary anophthalmos. *Orbit* 2013;32(1):67–69.
27. Hassan HM, Mc Andrew PT, Yagan A, et al. Mature orbital teratoma presenting as a recurrent orbital cellulitis with an ectopic tooth and sphenoid malformation-a case report. *Orbit* 2008;27(4):309–312.
28. Kivelä T, Merenmies L, Ilveskoski I, et al. Congenital intraocular teratoma. *Ophthalmology* 1993;100(5):782–791.

● 孕期发现的眼眶畸胎瘤（畸胎囊肿）

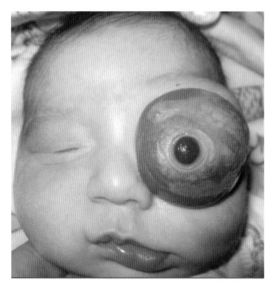

图 27.61 眼眶畸胎瘤导致一新生儿出现严重的眼球突出和球结膜水肿（Samuray Tuncer, MD 供图）

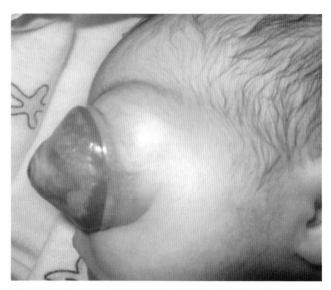

图 27.62 图 27.61 病例侧面观,可见明显的眼球突出和眼眶充血

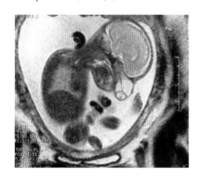

图 27.63 出生前 MRI,显示子宫内的胎儿有明显的突眼

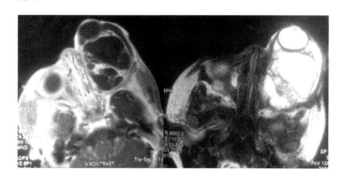

图 27.64 出生后 MRI, T1（左）和 T2（右）加权像显示多囊性大肿物

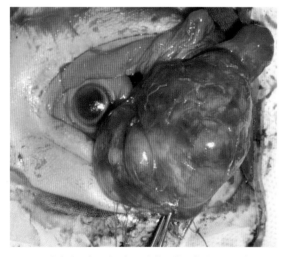

图 27.65 手术中,完整切除了肿物,并且保留了眼球

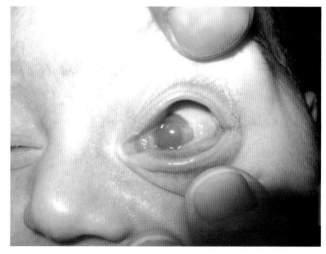

图 27.66 图 27.61 病例,术后 1 个月照片,眼球完整,并且眼睑水肿减退

● 眼眶畸胎瘤（畸胎囊肿）

Chang DF, Dallow RL, Walton DS. Congenital orbital teratoma; report of acase with visual preservation. J Pediatr Ophthalmol Strabismus 1980; 17: 33-35.

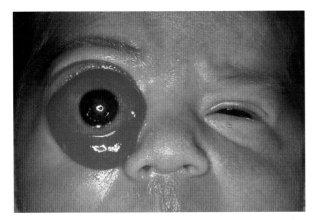

图 27.67　眼眶畸胎瘤引起新生儿显著的突眼和球结膜水肿（David Walton, MD 供图）

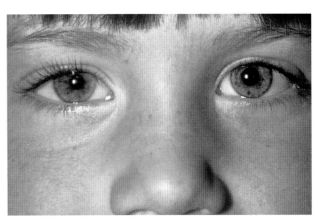

图 27.68　图 27.67 病例，几年后外观照。手术成功摘除眼球后肿瘤，并且保留了眼球（David Walton, MD 供图）

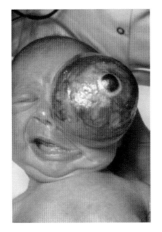

图 27.69　新生儿巨大眼眶畸胎瘤（A. M. Verbeck, MD 供图）

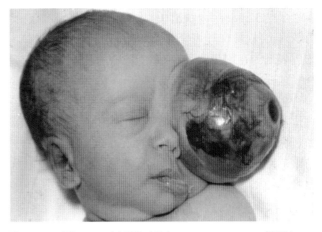

图 27.70　图 27.69 病例侧面观（A. M. Verbeck, MD 供图）

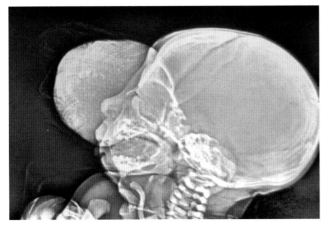

图 27.71　同一个患者的 X 线检查可见巨大的肿物（A. M. Verbeck, MD 供图）

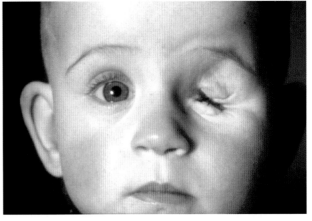

图 27.72　同一个患者眶内容摘除术后外观（A. M. Verbeck, MD 供图）

眼眶先天性囊性眼

概述

先天性囊性眼（伴有囊肿的无眼畸形）非常罕见，是由于原始视泡内陷异常引起的良性眼眶病变。囊性结构实际代表没有分化成为成熟结构的原始视泡（1~22）。在作者的 1264 例眼眶占位性病变病例中并没有这种罕见的疾病（1）。使用超声波检查，可以在出生前进行诊断。

临床特征

患儿全身可以是正常的，或者合并其他相关缺陷如唇裂或基底脑膨出。当合并此类眶外异常时，先天性囊性眼可以是双侧的（15）。有的患者对侧眼为小眼球伴囊肿，这种情况会在后面的章节讨论（7）。先天性囊性眼与 Fraser 综合征有关（隐眼，性腺发育不全，智力缺陷，肾缺如和耳部异常）（20）。先天性囊性眼在临床上表现为在出生时就存在的，质软的，大小不一的蓝色眼眶肿物。病变可以位于上睑或 / 和下睑的后面。

尽管病变不能像正常眼球那样运动，眼外肌可能以正常或者异常的方式附着在囊性结构上。先天性囊肿（伴有囊肿的小眼球）通常存在小的但是可以识别的眼球结构，并且囊肿通常向下扩大，使下睑移位，而上睑不受累，通过这些可以与先天性囊性眼鉴别。

诊断

先天性囊性眼的诊断主要依赖于以上所述的病史和临床特征。眼眶内存在先天性、质软的蓝色皮下肿物，并且没有可以识别的眼球结构就能进行临床诊断。超声波检查、CT 和 MRI 检查中可见独立囊性的或半固态的眼眶肿物。

组织病理和发病机制

先天性囊性眼的组织病理表现各不相同。囊壁通常是由类似巩膜的致密纤维结缔组织构成，骨骼肌和脂肪组织附着在上面。囊肿的内层是由未成熟的视网膜组织构成。由于晶状体板的发育异常导致晶状体缺失。视神经样结构从肿物后部延伸出来，该结构由纤维性星形细胞构成，但没有神经元。发病机制为视泡内陷异常。

治疗方法

在大多数病例中，先天性囊性眼的治疗方法是在诊断后不久就进行手术摘除。当影响外观时，手术摘除后植入球形植入物和假体可以改善外观。如果病变较小并且没有突出于睑裂之外，可以佩戴美容用巩膜壳，而不用摘除囊肿。

Selected References

Reviews

1. Shields JA, Shields CL, Scartozzi R. Survey of 1264 patients with orbital tumors and simulating lesions: the 2002 Montgomery Lecture, part 1. *Ophthalmology* 2004;111: 997–1008.
2. Shields JA, Bakewell B, Augsburger DG, et al. Space-occupying orbital masses in children. A review of 250 consecutive biopsies. *Ophthalmology* 1986;93:379–384.
3. Shields JA, Kaden IH, Eagle RC Jr, et al. Orbital dermoid cysts. Clinicopathologic correlations, classification, and management. The 1997 Josephine E. Schueler Lecture. *Ophthal Plast Reconstr Surg* 1997;13:265–276.
4. Shields JA, Shields CL. Orbital cysts of childhood—classification, clinical features, and management. The 2003 Angeline Parks Lecture. *Surv Ophthalmol* 2004;49: 281–299.
5. Bonavolontà G, Strianese D, Grassi P, et al. An analysis of 2,480 space-occupying lesions of the orbit from 1976 to 2011. *Ophthal Plast Reconstr Surg* 2013;29(2): 79–86.

Management

6. Subramaniam N, Udhay P, Mahesh L. Prepucial skin graft for forniceal and socket reconstruction in complete cryptophthalmos with congenital cystic eye. *Ophthal Plast Reconstr Surg* 2008;24(3):227–229.

Histopathology

7. Waring GO III, Roth AM, Rodrigues MM. Clinicopathologic correlation of microphthalmos with cyst. *Am J Ophthalmol* 1976;82:714–721.
8. Mehta M, Pushker N, Sen S, et al. Congenital cystic eye: a clinicopathologic study. *J Pediatr Ophthalmol Strabismus* 2010;47 Online:e1–e4.
9. Chaudhry IA, Shamsi FA, Elzaridi E, et al. Congenital cystic eye with intracranial anomalies: a clinicopathologic study. *Int Ophthalmol* 2007;27(4):223–233.

Case Reports

10. Singer JR, Droste PJ, Hassan AS. Congenital cystic eye in utero: novel prenatal magnetic resonance imaging findings. *JAMA Ophthalmol* 2013;131;1092–1095.
11. Mansour AM, Li HK. Congenital cystic eye. *Ophthalmic Plast Reconstr Surg* 1996;12:104–105.
12. Gupta P, Malik KP, Goel R. Congenital cystic eye with multiple dermal appendages: a case report. *BMC Ophthalmol* 2003;3:7.
13. Robb RM, Anthony DC. Congenital cystic eye: recurrence after initial surgical removal. *Ophthalmic Genet* 2003;24:117–123.
14. Hayashi N, Repka MX, Ueno H, et al. Congenital cystic eye: report of two cases and review of the literature. *Surv Ophthalmol* 1999;44:173–179.
15. Goldberg SH, Farber MG, Bullock JD, et al. Bilateral congenital ocular cysts. *Ophthalmic Paediatr Genet* 1991;12:1231–1238.
16. Gupta VP, Chaturvedi KU, Sen DK, et al. Congenital cystic eyeball. *Indian J Ophthalmol* 1990;38:205–206.
17. Baghdassarian SA, Tabbara KF, Matta CS. Congenital cystic eye. *Am J Ophthalmol* 1973;76:269–275.
18. Helveston EM, Malone E Jr, Lashmet MH. Congenital cystic eye. *Arch Ophthalmol* 1970;84:622–624.
19. Dollfus MA, Marx P, Langlois J, et al. Congenital cystic eyeball. *Am J Ophthalmol* 1968;66:504–509.
20. Amrith S, Lee Y, Lee J, et al. Congenital orbito-palpebral cyst in a case of Fraser syndrome. *Orbit* 2003;22:279–283.
21. Guthoff R, Klein R, Lieb WE. Congenital cystic eye. *Graefes Arch Clin Exp Ophthalmol* 2004;242:268–271.
22. Raina UK, Tuli D, Arora R, et al. Congenital cystic eyeball. *Ophthalmic Surg Lasers* 2002;33:262–263.

● 孕期发现的眼眶先天性囊性眼

Singer JR, Droste PJ, Hassan AS. Congenital cystic eye in utero: Novel prenatal magnetic resonance imaging ndings. JAMA Ophthalmol 2013；131：1092–1095.

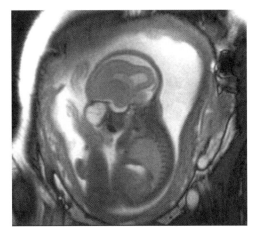

图 27.73　MRI 可见子宫内胎儿眶内大的囊性肿物（Singer JR, MD、Droste PJ, MD 和 Hassan AS, MD 供图）

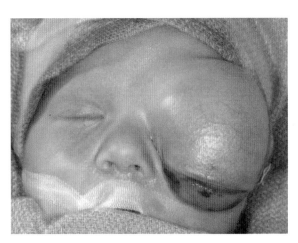

图 27.74　出生时，巨大的眶内肿物引起上睑的极度扩张，看不到眼球

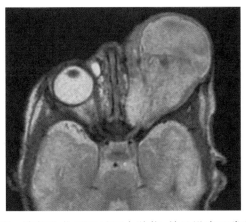

图 27.75　该新生儿 MRI 示巨大肿物，并且没有正常的眼球结构

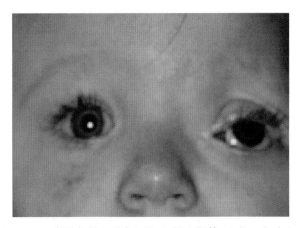

图 27.76　囊肿穿刺和手术切除后，植入假体，患儿 1 岁时达到较好的外观

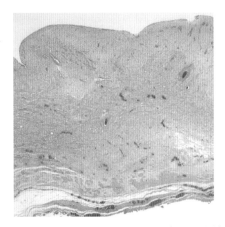

图 27.77　组织病理学切片低倍镜下可见囊壁含有神经胶质组织和结缔组织，囊腔内衬有室管膜上皮（HE×2）

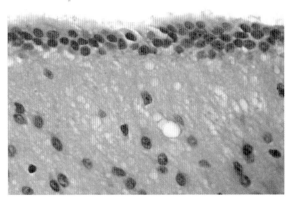

图 27.78　组织病理学切片高倍镜下显示室管膜上皮表面有微绒毛（HE×60）

眼眶先天性囊肿（小眼球合并囊肿）

概述

眼眶先天性囊肿（小眼球合并囊肿）是一种先天性异常，包含有小而畸形的眼球，并有神经胶质组织通过缺损形成囊状突出伸入眼眶（1~32）。该病在出生时就存在，尽管有家族性病例的记录，但是为非遗传性的。该病可能没有性别或眼别的倾向性，但有时可以是双侧发病（18）。可以与全身异常同时存在，尤其是在双眼发病或有家族史病例中更为多见。有一例患者同时合并视神经和视交叉胶质瘤，多囊肾，13 三体和 Edward 综合征（17，22）。

临床特征

不同病例的临床表现有所不同。由于眼球小、前节异常，可能无法观察眼底。缺损几乎全部累及视盘，伴或者不伴有葡萄膜受累。在下眼睑后面可能有可见的或可触及的肿块。肿块位于下眼睑后面，这与鼻下方缺损位置有关，神经胶质组织由此伸入眼眶。小眼球很难观察到。囊肿有时通过睑裂膨出眼外。

诊断

使用超声和 CT 可以辅助诊断。B 超可以显示小眼球，缺损和邻近缺损的眼眶囊性结构（6）。眼眶 CT 和 MRI 显示小眼球附近有圆形或不规则的囊性病变存在（7）。

组织病理和发病机制

眼眶囊肿由两层结构组成。内层由原始神经视网膜组织组成，可以显示视网膜构造，光感受器分化或丛簇形成。外层与巩膜相延续，含有血管化结缔组织，有时还含有软骨病灶（12，13）。在一些病例中，神经胶质组织可能会逐渐增殖引起小眼球突出（23）。

治疗方法

如果囊肿严重影响外观，可以进行抽吸（9）。如果囊肿复发，重复抽吸有时可以永久性治愈。许多病例需要进行囊肿和小眼球摘除并植入义眼。有时也可以仅切除囊肿而保留小眼球（8）。

Selected References

Reviews

1. Shields JA, Shields CL, Scartozzi R. Survey of 1264 patients with orbital tumors and simulating lesions: the 2002 Montgomery Lecture, part 1. *Ophthalmology* 2004;111:997–1008.
2. Shields JA, Bakewell B, Augsburger DG, et al. Space-occupying orbital masses in children. A review of 250 consecutive biopsies. *Ophthalmology* 1986;93:379–384.
3. Shields JA, Kaden IH, Eagle RC Jr, et al. Orbital dermoid cysts. Clinicopathologic correlations, classification, and management. The 1997 Josephine E. Schueler Lecture. *Ophthal Plast Reconstr Surg* 1997;13:265–276.
4. Shields JA, Shields CL. Orbital cysts of childhood—classification, clinical features, and management. The 2003 Angeline Parks Lecture. *Surv Ophthalmol* 2004;49:281–299.
5. Awan KJ. Intraocular and extraocular colobomatous cysts in adults. *Ophthalmologica* 1986;192:76–81.

Imaging

6. Fisher YL. Microphthalmos with ocular communicating orbital cyst-ultrasonic diagnosis. *Ophthalmology* 1978;85:1208–1211.
7. Weiss A, Greenwald M, Martinez C. Microphthalmos with cyst: Clinical presentations and computed tomographic findings. *J Pediatr Ophthalmol Strabismus* 1985;22:6–12.

Management

8. Polito E, Leccisotti A. Colobomatous ocular cyst excision with globe preservation. *Ophthal Plast Reconstr Surg* 1995;11:288–292.
9. Raynor M, Hodgkins P. Microphthalmos with cyst. Preservation of the eye by repeated aspiration. *J Pediatr Ophthalmol Strabismus* 2001;38:245–246.
10. Subramaniam N, Udhay P, Mahesh L. Prepucial skin graft for forniceal and socket reconstruction in complete cryptophthalmos with congenital cystic eye. *Ophthal Plast Reconstr Surg* 2008;24(3):227–229.

Histopathology

11. Lieb W, Rochels R, Gronemeyer U. Microphthalmos with colobomatous orbital cyst: clinical, histological, immunohistological, and electronmicroscopic findings. *Br J Ophthalmol* 1990;74(1):59–62.
12. Waring GO II, Roth AM, Rodrigues MM. Clinicopathologic correlation of microphthalmos with cyst. *Am J Ophthalmol* 1976;82:714–721.
13. Meyer E, Zonis S, Gdal-On M. Microphthalmos with orbital cyst. A clinicopathological report. *J Pediatr Ophthalmol* 1977;14:38–41.
14. Mehta M, Pushker N, Sen S, et al. Congenital cystic eye: a clinicopathologic study. *J Pediatr Ophthalmol Strabismus* 2010;47 Online:e1–e4.
15. Chaudhry IA, Shamsi FA, Elzaridi E, et al. Congenital cystic eye with intracranial anomalies: a clinicopathologic study. *Int Ophthalmol* 2007;27(4):223–233.

Case Reports

16. Porges Y, Gershoni-Baruch R, Leibu R, et al. Hereditary microphthalmia with colobomatous cyst. *Am J Ophthalmol* 1992;114:30–34.
17. Magni R, Pierro L, Brancato R. Microphthalmos with colobomatous orbital cyst in trisomy 13. *Ophthalmic Paediatr Genet* 1991;12:39–42.
18. Demirci H, Singh AD, Shields JA, et al. Bilateral microphthalmos and orbital cyst. *Eye* 2003;17:273–276.
19. Arstikaitis M. A case report of bilateral microphthalmos with cysts. *Arch Ophthalmol* 1969;82:480–482.
20. Bonner J, Ide CH. Astrocytoma of the optic nerve and chiasm associated with microphthalmos and orbital cyst. *Br J Ophthalmol* 1974;58:828–831.
21. Foxman S, Cameron JD. The clinical implications of bilateral microphthalmos with cyst. *Am J Ophthalmol* 1984;97:632–638.
22. Guterman C, Abboud E, Mets MB. Microphthalmos with cyst and Edwards' syndrome. *Am J Ophthalmol* 1990;109:228–230.
23. Nowinski T, Shields JA, Augsburger JJ, et al. Exophthalmos secondary to massive intraocular gliosis in a patient with a colobomatous cyst. *Am J Ophthalmol* 1984;97:641–643.

24. Makley TA Jr, Battles M. Microphthalmos with cyst. Report of two cases in the same family. *Surv Ophthalmol* 1969;13:200–206.

25. Ehlers N. Cryptophthalmos with orbito-palpebral cyst and microphthalmos. *Acta Ophthalmol* 1966;44:84–94.

26. Pushker N, Tinwala S, Khurana S, et al. Bilateral microphthalmos with unilateral superior cyst in a child with autism and CHARGE syndrome. *Int Ophthalmol* 2013;33(2):195–198.

27. Hornby S, Gilbert C. Orbital cyst and bilateral colobomatous microphthalmos. *Br J Ophthalmol* 2008;92(11):1568–1569.

28. Decock CE, Breusegem CM, Van Aken EH, et al. High beta-trace protein concentration in the fluid of an orbital cyst associated with bilateral colobomatous microphthalmos. *Br J Ophthalmol* 2007;91(6):836.

29. Demirci H, Peksayar G, Demirci FY, et al. Bilateral microphthalmos with colobomatous orbital cyst. *J Pediatr Ophthalmol Strabismus* 2002;39(2):110–113.

30. Garcia LM, Castro E, Foster JA, et al. Colobomatous microphthalmia and orbital neuroglial cyst: case report. *Ophthalmic Genet* 2002;23(1):37–42.

31. Kurbasic M, Jones FV, Cook LN. Bilateral microphthalmos with colobomatous orbital cyst and de-novo balanced translocation t(3;5). *Ophthalmic Genet* 2000;21(4):239–242.

32. Porges Y, Gershoni-Baruch R, Leibu R, et al. Hereditary microphthalmia with colobomatous cyst. *Am J Ophthalmol* 1992;114(1):30–34.

● 眼眶先天性囊肿

Weiss A, Greenwald M, Martinez C. Microphthalmos with cyst: clinical presentations and computed tomographic findings. JPediatr Ophthalmol Strabismus 1985; 22: 6–12.

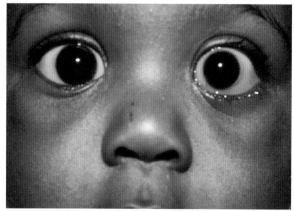

图 27.79　患儿左眼小眼球（William Dickerson, MD 供图）

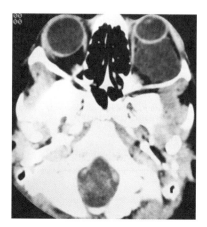

图 27.80　图 27.79 病例，轴位 CT，显示小眼球以及巨大的球后囊肿（William Dickerson, MD 供图）

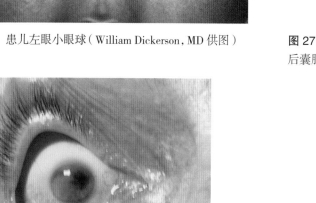

图 27.81　患者男性, 57 岁, 右眼小眼球, 从出生时即存在（Avery Weiss, MD 供图）

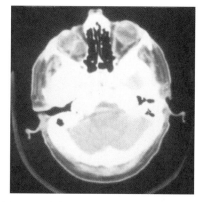

图 27.82　图 27.81 病例, CT 轴位显示小眼球后一囊性病变（Avery Weiss, MD 供图）

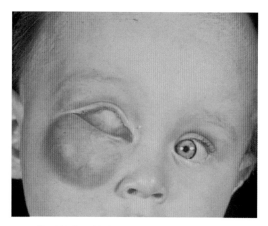

图 27.83　典型的先天性囊肿的外观表现, 小眼球向上移位, 巨大的下方眼眶囊肿导致下眼睑膨出（Lorenz Zimmerman, MD. 和 Armed Forces Institute of Pathology 供图）

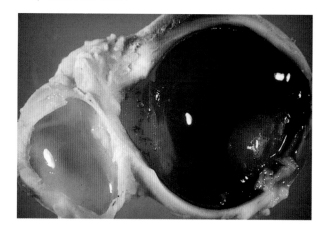

图 27.84　小眼球（右侧）和先天性囊肿（左侧）的大体解剖外观（Lorenz Zimmerman, MD. 和 Armed Forces Institute of Pathology 供图）

● 眼眶先天性囊肿：双侧发病，临床病理学联系

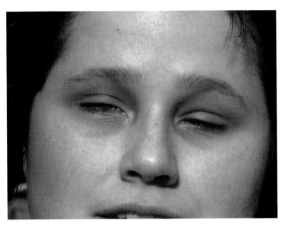

图 27.85　患者女性，双眼小眼球伴双侧先天性囊肿，出生时就存在，最近患者表现为反复的阵发性疼痛和炎症，为了缓解疼痛改善外观，患者要求行双眼眼球摘除术

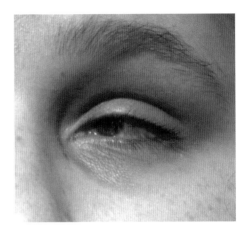

图 27.86　左眼小眼球特写，可见眼球内陷和小角膜

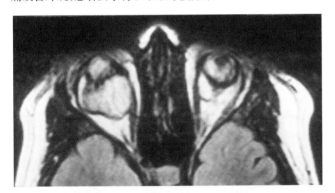

图 27.87　眼眶 MRI 可见双侧小眼球和眼眶囊肿

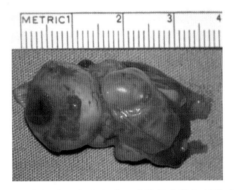

图 27.88　手术切除后右眼和眼眶囊肿的大体解剖外观

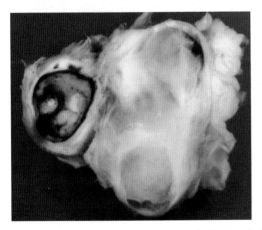

图 27.89　手术切除后左眼（左侧）和分叶状的眼眶囊肿（右侧）的大体解剖外观

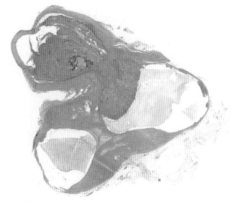

图 27.90　图 27.89 病变的低倍镜照片，与大体解剖位置相对应。眼球（左侧和上方）一半以上被反应性神经胶质组织填充并存在营养不良性钙化。分叶型囊肿的一部分（右侧及下方）被通过缺损与眼内神经胶质组织延续的神经胶质组织部分填充

● 眼眶先天性囊肿：临床亚型，超声和组织病理

先天性囊肿有多种不同的临床表现。在发病时间长的病例中，眼球和囊性结构可以被胶质细胞增生取代。
Nowinski T, Shields JA, Augsburger JJ, et al. Exophthalmos secondary to massive intraocular gliosis in apatient with acoloboma-tous cyst. Am J Ophthalmol 1984; 97: 641-643.

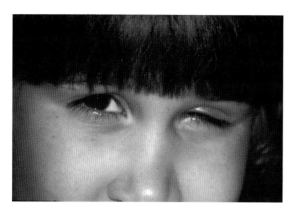

图 27.91　患儿女性，左眼小眼球伴先天性囊肿

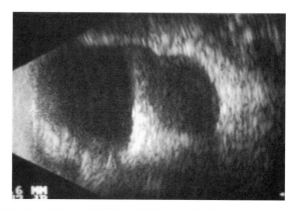

图 27.92　图 27.91 病例的 B 超检查，左侧为眼球，右侧是声像清晰的囊肿

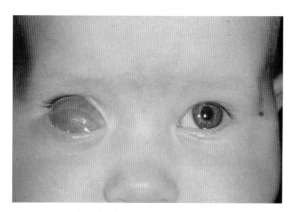

图 27.93　患儿先天性囊肿增大，向前向上遮盖住了小角膜（Torrence Makley, MD 供图）

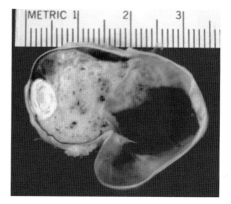

图 27.94　患者男性，患侧眼球组织，因小眼球合并眼眶囊肿并至眼球突出而行眼球摘除术，可见眼球（左侧）和部分眼眶囊肿（右侧）被神经胶质组织填充

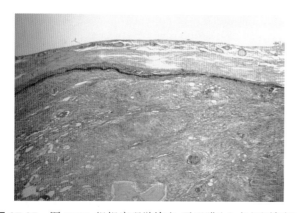

图 27.95　图 27.94. 组织病理学检查，示巩膜（上方）和填充于眼球内的神经胶质组织（下方）。大量的胶质细胞增生来源于视网膜，在神经胶质组织和巩膜之间还残留一层菲薄的视网膜色素上皮（HE×20）

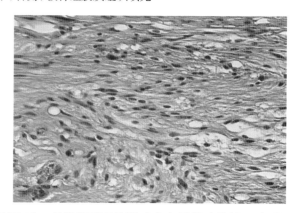

图 27.96　高倍镜下可见眼球内大量增殖的神经胶质细胞（HE×100）

眼眶脑膨出

概述

眶骨先天性或后天性缺损可能引起脑膜（脑膜脑膨出）或脑组织（脑膨出）膨出（1~20）。我们一般采用"脑膨出"这一宽泛的术语包含上述两种病变。眼眶脑膨出的实际发病率有可能比眼科文献中报道的要高，这是因为一些小的、症状轻微的病变有可能没有进行活检，有些患者可能接受神经外科或耳鼻喉科医生的治疗，而没有被转诊到眼科（4）。尽管脑膨出有很多种，累及眼眶的主要有两种：前部（筛骨）脑膨出和后部（蝶骨）脑膨出。

临床特征

前部脑膨出多数通过额骨和泪骨之间的缺损膨出。其特征为在出生时或出生后不久就出现的波动性、光滑的内眦附近鼻侧肿物。在一些病例中，病变可以累及双侧（11）。如果病变靠后，可以引起眼球向颞侧和下方移位，而在外观上没有可见的肿物。

后部脑膨出常通过眶上裂或视神经孔疝入眼眶。因此，起病较前部脑膨出缓慢。眼球常向前向下移位；眼球运动可能受限。有时在神经纤维瘤病的患者中，可见由于蝶骨发育不良或缺如引起的类似后部脑膨出的疝出性病变。

所有类型脑膨出的一个特点是节律性波动。在前部脑膨出中，可以直接看到皮下的波动。而后部眼眶脑膨出中，表现为波动性眼球突出。这种表现也可发生在颈动脉海绵窦瘘，神经纤维瘤病和其他伴有眼眶和颅腔间骨质缺损的疾病中。另一个临床特点是视盘发育不良，通常表现为牵牛花样视盘（13~15）。所有类型的脑膨出都可以伴有几种其他的眼部异常。具体内容将在其他章节介绍（4）。

诊断

在活检前对脑膨出进行临床诊断非常重要。波动性眼球突出可能很不明显，需要进行细致的检查才能发现。使用标准X线检查，CT或MRI检查技术可以显示眼眶与脑实质信号一致的囊性或实性肿物，以及骨质的缺损。在一些病例中，可能没有可见的骨质缺损，这些患者可能会被诊断为眼眶内异位脑组织（4，16，17）。

组织病理和发病机制

组织病理学检查可见脑组织和覆盖在上面的菲薄的脑膜。发病时间较长的病变，脑组织可能变性，并且脑膜可能萎缩成一层含有钙化小体（砂样体）的致密组织。目前认为眼眶脑膨出是由于特定眶骨不能正常融合而引起的发育异常，这使得发育中的脑组织和表面的脑膜通过骨质缺损部位膨出于眼眶。

治疗方法

如果临床上怀疑脑膨出，并且CT证实了该诊断，那么就需要决定是对病变进行定期观察还是进行手术切除。治疗方案需要由眼科医生，神经外科医生和耳鼻喉科医生共同决定。如果病变很小，并且只累及眶后部的一小部分，可以先不进行治疗并且进行定期随访。这类病变通常比较稳定。目前有几种不同的手术切除方法。术后使用抗生素非常重要。

Selected References

Reviews

1. Shields JA, Shields CL, Scartozzi R. Survey of 1264 patients with orbital tumors and simulating lesions: the 2002 Montgomery Lecture, part 1. *Ophthalmology* 2004;111: 997–1008.
2. Shields JA, Bakewell B, Augsburger DG, et al. Space-occupying orbital masses in children. A review of 250 consecutive biopsies. *Ophthalmology* 1986;93:379–384.
3. Shields JA, Kaden IH, Eagle RC Jr, et al. Orbital dermoid cysts. Clinicopathologic correlations, classification, and management. The 1997 Josephine E. Schueler Lecture. *Ophthal Plast Reconstr Surg* 1997;13:265–276.
4. Shields JA, Shields CL. Orbital cysts of childhood—classification, clinical features, and management. The 2003 Angeline Parks Lecture. *Surv Ophthalmol* 2004;49: 281–299.
5. Islam N, Mireskandari K, Burton BJ, et al. Orbital varices, cranial defects, and encephaloceles: an unrecognized association. *Ophthalmology* 2004;111:1244–1247.
6. Rojvachiranonda N, David DJ, Moore MH, et al. Frontoethmoidal encephalomeningocele: new morphological findings and a new classification. *J Craniofac Surg* 2003;14:847–858.

Case Reports

7. Crenshaw A, Borsetti M, Nelson RJ, et al. Massive plexiform neurofibroma with associated meningo-encephalocoele and occipital bone defect presenting as a cervical mass. *Br J Plast Surg* 2003;56:514–517.
8. Kapadia SB, Janecka IP, Curtin HD, et al. Diffuse neurofibroma of the orbit associated with temporal meningocele and neurofibromatosis-1. *Otolaryngol Head Neck Surg* 1998;119:652–655.
9. Weizman Z, Tenembaum A, Perlman M, et al. Orbital meningocele presenting as periorbital cellulitis. *Childs Brain* 1981;8:207–210.
10. Rodrigues M, Shannon G. Orbital meningoencephalocele in a healthy adult. *Can J Ophthalmol* 1977;12:63–65.
11. Chohan BS, Chandra P, Parmar IP, et al. Orbital meningoencephalocele communicating with the lacrimal sac. A case report. *Clin Pediatr (Philadelphia)* 1974;13: 330–332.

12. Acers TE. Encephalocele. *Arch Ophthalmol* 1965;73:84–85.
13. Itakura T, Miyamoto K, Uematsu Y, et al. Bilateral morning glory syndrome associated with sphenoid encephalocele. Case report. *J Neurosurg* 1992;77:949–951.
14. Koenig SB, Naidich TP, Lissner G. The morning glory syndrome associated with sphenoidal encephalocele. *Ophthalmology* 1981;89:1368–1373.
15. Tuft SJ, Clemett RS. Dysplastic optic discs in association with transsphenoidal encephalocele and hypopituitary dwarfism. A case report. *Aust J Ophthalmol* 1983; 11:309–313.
16. Newman NJ, Miller NR, Green WR. Ectopic brain in the orbit. *Ophthalmology* 1986;93:268–272.
17. Call NB, Baylis HI. Cerebellar heterotopia in the orbit. *Arch Ophthalmol* 1980;98: 717–719.
18. Caprioli J, Lesser RL. Basal encephalocele and morning glory syndrome. *Br J Ophthalmol* 1983;67:349–351.
19. Pushker N, Mehta M, Bajaj MS, et al. Nasoethmoidal cephalocele with bilateral orbital extension presenting as bilateral lower eyelid mass. *J Pediatr Ophthalmol Strabismus* 2010;47(1):64.
20. Kumar R, Verma A, Sharma K, et al. Post-traumatic pseudomeningocele of the orbit in a young child. *J Pediatr Ophthalmol Strabismus* 2003;40(2):110–112.

● 眼眶脑膜脑膨出：前部（筛窦）型

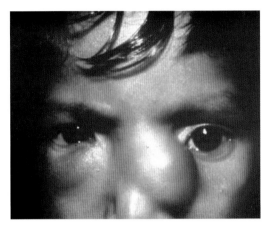

图 27.97　前部脑膜脑膨出患儿，可见左侧内眦和鼻部表面光滑的皮下肿物（Armed Forces Institute of Pathology, Washington, DC 供图）

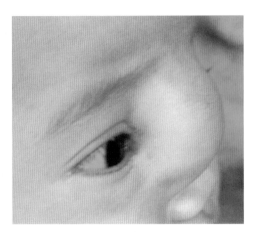

图 27.98　另一例前部脑膨出的侧面观

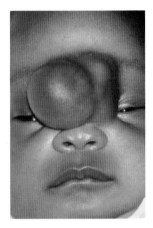

图 27.99　该婴儿面部可见更大的双侧前部脑膜脑膨出（Darrell Wolfley, MD 供图）

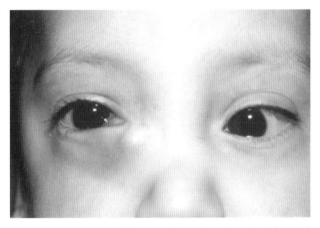

图 27.100　前部眼眶（筛骨）脑膨出。该患儿的右眼内眦下方可见皮下波动性肿物（Polly McKinstry, MD 供图）

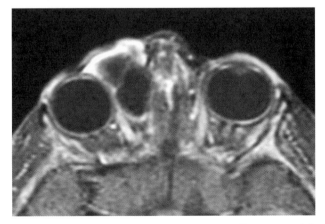

图 27.101　图 27.100 病例，MRI 轴位 T1 加权像显示眼眶内侧和筛窦部肿物。肿物为等密度的，信号强度与玻璃体和脑组织相似（Polly McKinstry, MD 供图）

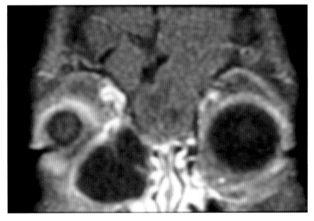

图 27.102　MRI 冠状位 T1 加权像显示该肿物（Polly McKinstry, MD 供图）

● 眼眶脑膜脑膨出：后部（蝶骨）型

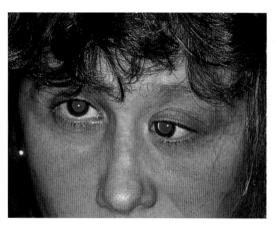

图 27.103　患者女性，37 岁，神经纤维瘤病且蝶骨翼缺损，左眼出现继发于眼眶后部脑膜脑膨出的显著的突眼和眼球向下移位

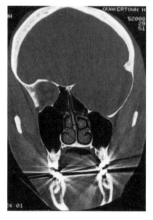

图 27.104　图 28.103 病例，CT 冠状位，可见通过骨质缺损的部位，脑组织疝入眼眶后部

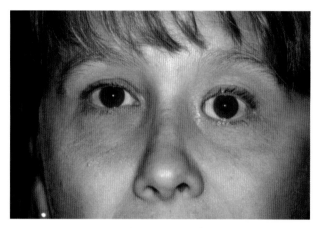

图 27.105　图 27.103 病例，颅面部重建术后面部外观相。可见患者的外观明显改善

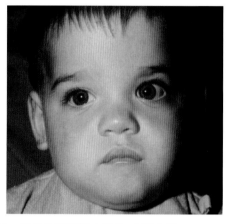

图 27.106　蝶骨脑膜脑膨出患儿，左眼突眼

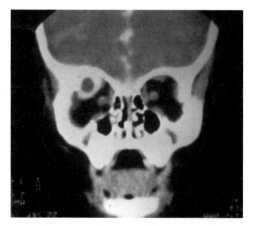

图 27.107　图 27.106 病例，CT 冠状位，显示上方眼眶脑膨出（图片左右倒置了，译者注）。这是在对侧眼单眼视网膜母细胞瘤进行检查中的意外发现

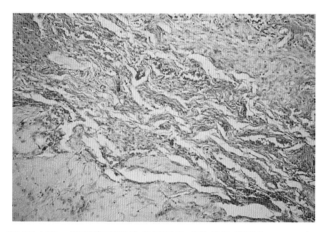

图 27.108　组织病理学检查显示为成熟的脑组织（HE × 50）

眼眶黏液囊肿

概述

　　眼眶黏液囊肿是一种含有黏液的囊性病变,通常来源于侵入眼眶的慢性鼻旁窦炎症(1~18)。如果黏液囊肿出现继发感染和脓液,则称为"黏液脓性囊肿"。黏液囊肿通常发生于患有慢性鼻窦炎的成人中。在儿童中,常与囊性纤维化有关,因此应对患有黏液囊肿的患儿进行该病的评估(18)。作者的1264例眼眶占位性病变中,共有11例黏液囊肿,占70例囊性病变的17%,占所有病变的1%(1)。

临床特征

　　黏液囊肿最常见于额窦和筛窦。额筛窦黏液囊肿可引起逐渐进展的眼球突出,并且眼球向下,向颞侧移位。眶缘颞上方有时可见并可触及一无压痛的,有波动感的肿物。由于有慢性鼻窦炎的原因,多数患者有疼痛症状。

诊断

　　除了临床特征,黏液囊肿的诊断还依赖于CT和MRI检查,包括受累鼻窦的异常,邻近眶骨的侵蚀,囊肿通过骨质缺损膨入眼眶(7)。

组织病理和发病机制

　　病理学上,黏液囊肿囊壁由假复层柱状上皮构成。可有不同程度的炎症反应。病变的囊腔内含有黏液或脓液。至于发病机制,可能是由于鼻窦的慢性炎症导致鼻窦的出口逐渐堵塞,从而引起鼻窦的囊性扩张,之后侵蚀眶骨并从眶骨缺损处膨出。

治疗方法

　　手术切除是治疗黏液囊肿或者黏液脓性囊肿的常用方法,并且常需要同时进行受累鼻窦造口术或鼻窦内容物清除术(8~18)。CT或MRI检查发现黏液囊肿后就应该开始治疗。经鼻内窥镜进行的造口术是一种谨慎的微创手术,在不破坏鼻窦结构的情况下,重建鼻窦的正常引流(13)。现已不再使用诸如用真皮脂肪移植物消除鼻腔的技术。术前术后需要合理使用抗生素。手术切除额窦和筛窦黏液囊肿后视力预后通常较好。

Selected References

Reviews

1. Shields JA, Shields CL, Scartozzi R. Survey of 1264 patients with orbital tumors and simulating lesions: the 2002 Montgomery Lecture, part 1. *Ophthalmology* 2004;111: 997–1008.
2. Shields JA, Bakewell B, Augsburger DG, et al. Space-occupying orbital masses in children. A review of 250 consecutive biopsies. *Ophthalmology* 1986;93:379–384.
3. Moriyama H, Nakajima T, Honda Y. Studies on mucoceles of the ethmoid and sphenoid sinuses: analysis of 47 cases. *J Laryngol Otol* 1992;106:23–27.
4. Ormerod LD, Weber AL, Rauch SD, et al. Ophthalmic manifestations of maxillary sinus mucoceles. *Ophthalmology* 1987;94:1013–1019.
5. Bier H, Ganzer U. Involvement of the orbit in diseases of the paranasal sinuses. *Neurosurg Rev* 1990;13:109–112.
6. Perugini S, Pasquini U, Menichelli F, et al. Mucoceles in the paranasal sinuses involving the orbit: CT signs in 43 cases. *Neuroradiology* 1982;23:133–139.

Imaging

7. Vashist S, Goulatia RK, Dayal Y, et al. Radiological evaluation of mucocoele of the paranasal sinuses. *Br J Radiol* 1985;58:959–963.

Management

8. Molteni G, Spinelli R, Panigatti S, et al. Voluminous frontoethmoidal mucocele with epidural involvement. Surgical treatment by coronal approach. *Acta Otorhinolaryngol Ital* 2003;23:185–190.
9. Lai PC, Liao SL, Jou JR, et al. Transcaruncular approach for the management of frontoethmoid mucoceles. *Br J Ophthalmol* 2003;87:699–703.
10. Conboy PJ, Jones NS. The place of endoscopic sinus surgery in the treatment of paranasal sinus mucocoeles. *Clin Otolaryngol* 2003;28:207–210.
11. Weitzel EK, Hollier LH, Calzada G, et al. Single stage management of complex fronto-orbital mucoceles. *J Craniofac Surg* 2002;13:739–745.
12. Shah A, Meyer DR, Parnes S. Management of frontoethmoidal mucoceles with orbital extension: is primary orbital reconstruction necessary? *Ophthal Plast Reconstr Surg* 2007;23(4):267–271.
13. Serrano E, Klossek JM, Percodani J, et al. Surgical management of paranasal sinus mucoceles: a long-term study of 60 cases. *Otolaryngol Head Neck Surg* 2004;131: 133–140.

Case Reports

14. Garber PF, Abramson AL, Stallman PT, et al. Globe ptosis secondary to maxillary sinus mucocele. *Ophthal Plast Reconstr Surg* 1995;11:254–260.
15. Sharma GD, Doershuk CF, Stern RC. Erosion of the wall of the frontal sinus caused by mucopyocele in cystic fibrosis. *J Pediatr* 1994;124:745–747.
16. Hasegawa M, Kuroishikawa Y. Protrusion of postoperative maxillary sinus mucocele into the orbit: case reports. *Ear Nose Throat J* 1993;72:752–754.
17. Curtin HD, Rabinov JD. Extension to the orbit from paraorbital disease. The sinuses. *Radiol Clin North Am* 1998;36:1201–1213.
18. Levine MR, Kim Y, Witt W. Frontal sinus mucopyocele in cystic fibrosis. *Ophthalmic Plast Reconstr Surg* 1988;4:221–225.

● 眼眶黏液囊肿

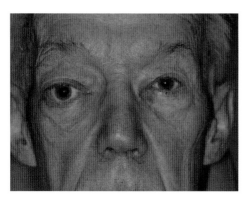

图 27.109　老年患者,右眼鼻上方出现波动性肿物。眼球存在典型的向下及外侧移位

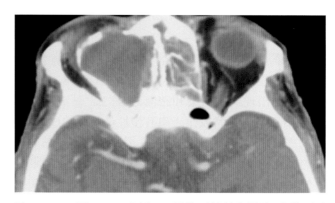

图 27.110　图 27.109 病例,CT 轴位可见筛窦混浊,大的不透明的囊性病变压迫筛骨大幅度移位至眶内

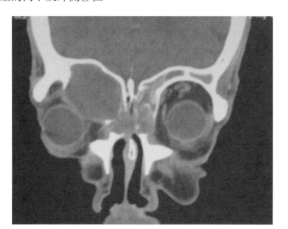

图 27.111　图 27.109 病例,CT 冠状位显示黏液囊肿来源于额窦和筛窦,并且取代了眼眶鼻上方的正常组织

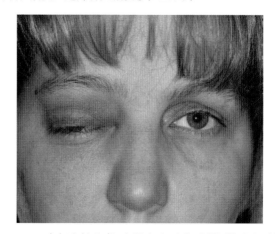

图 27.112　中年女性患者,右眼上睑下垂,突眼,眼球向下移位

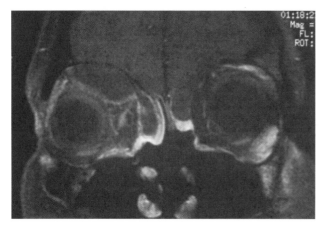

图 27.113　图 27.112 病例,MRI 检查 T1 加权加脂肪抑制像中可见来源于额窦和筛窦,位于上方的低信号的眼眶黏液囊肿

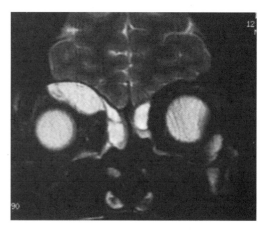

图 27.114　图 27.112 病例,MRI 检查 T2 加权像可见囊肿的信号强度与玻璃体相同

● 眼眶黏液囊肿：临床、影像和组织病理学联系

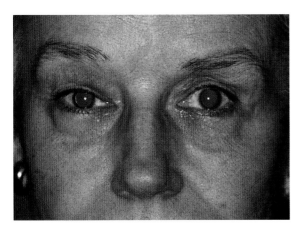

图 27.115　患者女性，66 岁，右眼向下，向颞侧移位

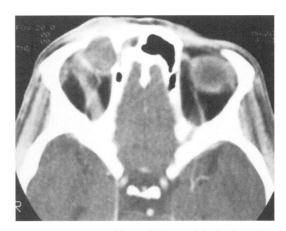

图 27.116　图 27.115 病例，CT 轴位，可见鼻窦混浊，眼眶鼻上方可见囊性结构

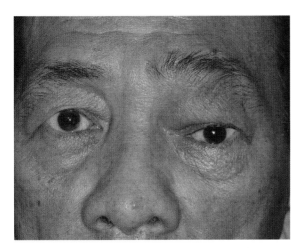

图 27.117　患者男性，66 岁，左眼向下、向颞侧移位

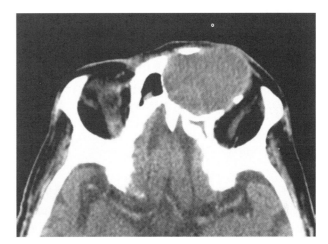

图 27.118　图 27.117 病例，轴位 CT 显示筛窦黏液囊肿侵蚀眶壁，并且在鼻上方侵入眼眶

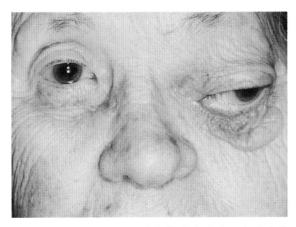

图 27.119　患者女性，84 岁，有长期的鼻窦炎和突眼病史，左眼向下、向颞侧移位（John Bullock，MD 供图）

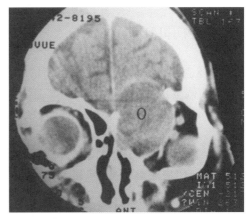

图 27.120　图 27.119 病例，CT 冠状位，可见一个 4cm 大小的囊性肿物，合并骨质破坏，眼球向颞下方移位（John Bullock，MD 供图）

眼眶呼吸道上皮囊肿

概述

继发于鼻窦炎的眼眶黏液囊肿囊壁内衬以鼻窦呼吸道上皮细胞。然而,眼眶内还存在与鼻窦无关的,但是囊壁同样内衬有呼吸道上皮的囊肿(1~10)。它们可能是先天性的或后天性的。先天性迷芽瘤性呼吸道囊肿是一种非遗传性的发育畸形。获得性的呼吸道囊肿可以是特发性的(可能是以前没有发现的先天性病变)或者发生在外伤之后,与黏液囊肿不同的是,患者没有鼻窦炎并且可能没有严重的炎症反应体征。

临床特征

眼眶呼吸道上皮囊肿,无论是先天性的还是获得性的,引起的症状与其他囊肿相似,包括单侧突眼和偶尔的疼痛。病变的大小和位置决定突眼的程度和眼球移位的方向。通常没有鼻窦炎或囊肿。

诊断

在 CT 或 MRI 检查中,眼眶呼吸道上皮囊肿的表现可能与其他囊肿相似,表现为圆形或卵圆形的病变,囊壁有增强,而囊腔轻度增强或者没有增强。呼吸道囊肿在临床上很少被诊断出来,通常是手术切除后根据组织病理学结果确诊。

组织病理和发病机制

眼眶呼吸道上皮囊肿的囊壁通常是由菲薄的含有杯状细胞的假复层纤毛柱状上皮构成,囊腔内含有黏液。在大部分病例中,呼吸道囊肿被认为是一种迷芽瘤,是宫内鼻旁窦发育过程中呼吸道上皮滞留在眼眶内引起的(5)。患者通常没有外伤或鼻窦炎病史,并且病变常位于眼眶颞侧,这也提示病变为迷芽瘤,而非鼻腔上皮的移位。然而,在继发性眼眶呼吸道上皮囊肿中,患者有外伤或鼻窦手术病史。在此类病例中,眼眶中鼻侧鼻窦上皮种植可能是引起囊肿的原因。

治疗方法

治疗有症状的眼眶呼吸道上皮囊肿最好的方法是完整切除。也可以进行囊肿抽吸,但是遗留的上皮细胞可以导致复发。正如上文提到的,临床上并不能明确诊断,但是手术切除或切开活检后的组织病理学检查可以确诊。由于不能进行临床诊断,大多数有症状的病变将会被切除,这也是一种治疗的选择。

Selected References

Reviews

1. Shields JA, Shields CL, Scartozzi R. Survey of 1264 patients with orbital tumors and simulating lesions: the 2002 Montgomery Lecture, part 1. *Ophthalmology* 2004;111:997–1008.
2. Shields JA, Bakewell B, Augsburger DG, et al. Space-occupying orbital masses in children. A review of 250 consecutive biopsies. *Ophthalmology* 1986;93:379–384.
3. Shields JA, Kaden IH, Eagle RC Jr, et al. Orbital dermoid cysts. Clinicopathologic correlations, classification, and management. The 1997 Josephine E. Schueler Lecture. *Ophthal Plast Reconstr Surg* 1997;13:265–276.
4. Shields JA, Shields CL. Orbital cysts of childhood—classification, clinical features, and management. The 2003 Angeline Parks Lecture. *Surv Ophthalmol* 2004;49:281–299.

Case Reports

5. Newton C, Dutton JJ, Klintworth GK. A respiratory epithelial choristomatous cyst of the orbit. *Ophthalmology* 1985;9:1754–1757.
6. James RC, Lines R, Wright JE. Respiratory epithelium lined cysts presenting in the orbit without associated mucocele formation. *Br J Ophthalmol* 1986;70:387–390.
7. Mee JJ, McNab AA, McKelvie P. Respiratory epithelial orbital cysts. *Clin Exp Ophthalmol* 2002;30:356–360.
8. Morris WR, Fleming JC. Respiratory choristomatous cysts in the temporal orbit. *Ophthal Plast Reconstr Surg* 2001;17:462–464.
9. Neves RB, Yeatts RP, Martin TJ. Pneumo-orbital cyst after orbital fracture repair. *Am J Ophthalmol* 1998;125:879–880.
10. Eggert JE, Harris GJ, Caya JG. Respiratory epithelial cyst of the orbit. *Ophthal Plast Reconstr Surg* 1988;4:101–104.

● 眼眶呼吸道上皮囊肿

Newton C, Dutton JJ, Klintworth GK. A respiratory epithelial choristomatous cyst of the orbit. Ophthalmology 1985；9：1754–1757.

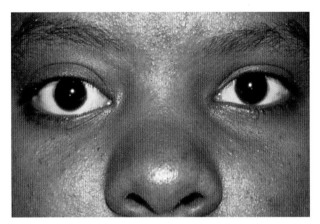

图 27.121　患者女性，23 岁，右眼突眼。患者 4 岁时该症状就已经出现，并且缓慢进展，伴有间歇性疼痛（Jonathan Dutton，MD 供图）

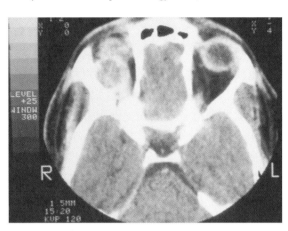

图 27.122　图 27.121 病例，轴位 CT，可见一个囊性病变压迫右眼球向前向下移动（Jonathan Dutton，MD 供图）

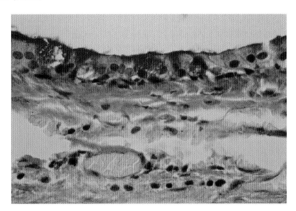

图 27.123　图 27.121 病变组织病理学检查，可见含有杯状细胞的呼吸道上皮（PAS 染色 ×200）

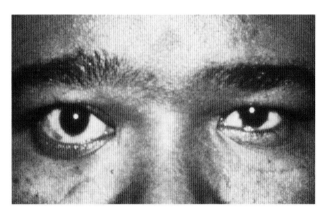

图 27.124　患者男性，37 岁，右眼突眼，患者自幼就有突眼症状，但是最近逐渐加重（William R. Morris，MD 供图）

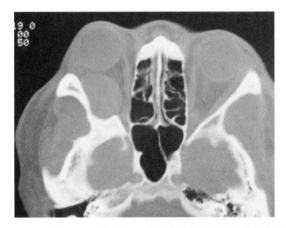

图 27.125　图 27.124 病例，CT 轴位可见引起右眼突眼的均质性肿物。手术切除肿物（William R. Morris，MD 供图）

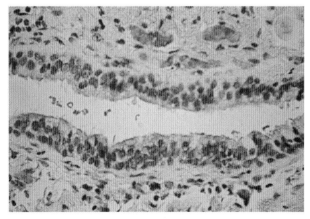

图 27.126　图 27.124 病变组织病理学检查，可见囊壁由呼吸道纤毛上皮细胞构成（HE×200）（William R. Morris，MD 供图）

眼眶寄生虫囊肿

概述

尽管是一种炎症性疾病,我们还是在本章讨论眼眶寄生虫感染,因为该类疾病在眼眶囊性病变鉴别诊断非常重要(1~27)。在北美和欧洲可见散发病例,但是在流行的国家更常见,如伊朗,黎巴嫩,西班牙,伊拉克,印度,非洲部分区域和美洲中部、南部。作者在Wills眼科医院的肿瘤科收集的1264例眼眶占位性病变中没有眼眶寄生虫囊肿病例(1)。

眼眶大部分寄生虫性囊肿是因绦虫的幼虫,棘球绦虫(包虫囊肿),猪肉绦虫(猪囊尾蚴病)感染眼眶组织引起的。因为它们的临床特点相似,我们将它们合在一起讨论。

临床特征

寄生虫性眼眶囊肿患者的症状和体征多样,可以出现以下症状和体征:无痛性突眼,动眼神经麻痹,眼睑水肿,视盘水肿,有时也会出现视神经萎缩。无论是在包虫囊肿,还是在猪囊尾蚴病中,直肌都可以单独受累,或者合并颅脑和全身病变(16,11)。虽然囊肿多为单发的,但也曾有患者一侧眼眶内存在15个独立的囊肿(21)。眼眶病变可以是双侧的。在猪囊尾蚴病患者中还可能存在视网膜下和玻璃体受累。

诊断

居住在猪囊尾蚴病或者包虫病流行地区的患者如果出现了上述症状体征,应考虑该诊断。曾食用不熟的猪肉支持猪囊尾蚴病的诊断,而曾与狗密切接触的患者则应考虑包虫病。

眼部超声检查可见囊性病变,通常位于眼眶前部,在囊腔中常见致密物质(9,11)。CT或MRI检查可见边界清楚的囊性肿物,密度与水或脑脊液相似。囊内致密的结构则是活着的或者已经死去的幼虫。影像学检查证实该病好发于眼外肌。

组织病理

包虫病或猪囊尾蚴病囊肿的病理学检查中可见厚的纤维性囊壁,其外层是无细胞组织,称为外囊壁,内层组织含有幼虫称为内囊壁(19)。囊内的组织中可能含有很多个幼虫的头节。眼眶寄生虫性囊肿的形成与幼虫的生命周期相关。

治疗方法

治疗方法是手术切除,深部病变可能需要进行侧眶切开术。口服阿苯达唑也是有益的(12,18)。目前使用新的、高效的、预防感染的疫苗,这两种寄生虫病的宿主已经得到了控制,从而减少人的感染。这种疫苗将会减轻全球由于包虫病和猪囊尾蚴病感染引起的负担。

Selected References

Reviews

1. Shields JA, Shields CL, Scartozzi R. Survey of 1264 patients with orbital tumors and simulating lesions: the 2002 Montgomery Lecture, part 1. *Ophthalmology* 2004;111:997–1008.
2. Shields JA, Bakewell B, Augsburger DG, et al. Space-occupying orbital masses in children. A review of 250 consecutive biopsies. *Ophthalmology* 1986;93:379–384.
3. Shields JA, Kaden IH, Eagle RC Jr, et al. Orbital dermoid cysts. Clinicopathologic correlations, classification, and management. The 1997 Josephine E. Schueler Lecture. *Ophthal Plast Reconstr Surg* 1997;13:265–276.
4. Shields JA, Shields CL. Orbital cysts of childhood–classification, clinical features, and management. The 2003 Angeline Parks Lecture. *Surv Ophthalmol* 2004;49:281–299.
5. Templeton AC. Orbital tumors in African children. *Br J Ophthalmol* 1971;55:254–261.
6. Gomez Morales A, Croxatto JO, Crovetto L, et al. Hydatid cysts of the orbit. A review of 35 cases. *Ophthalmology* 1988;95:1027–1032.
7. Benazzou S, Arkha Y, Derraz S, et al. Orbital hydatid cyst: review of 10 cases. *J Craniomaxillofac Surg* 2010;38:274–278.

Imaging

8. Hamza R, Touibi S, Jamoussi M, et al. Intracranial and orbital hydatid cysts. *Neuroradiology* 1982;22:211–214.
9. Murthy H, Kumar A, Verma L. Orbital cysticercosis—an ultrasonic diagnosis. *Acta Ophthalmol (Copenh)* 1990;68:612–614.

Management

10. Akhan O, Bilgic S, Akata D, et al. Percutaneous treatment of an orbital hydatid cyst: a new therapeutic approach. *Am J Ophthalmol* 1998;125:877–879.
11. Sekhar GC, Honavar SG. Myocysticercosis: experience with imaging and therapy. *Ophthalmology* 1999;106:2336–2340.
12. Sihota R, Honavar SG. Oral albendazole in the management of extraocular cysticercosis. *Br J Ophthalmol* 1994;78:621–623.
13. Lightowlers MW. Cysticercosis and echinococcosis. *Curr Top Microbiol Immunol* 2013;365:315–335.

Case Reports

14. Sekhar GC, Lemke BN. Orbital cysticercosis. *Ophthalmology* 1978;104:2599–2604.
15. Bonavolonta G, Tranfa F. An unusual orbital cyst. *Orbit* 1984;3:179–182.
16. Kiratli H, Bilgic S, Ozturkmen C, et al. Intramuscular hydatid cyst of the medial rectus muscle. *Am J Ophthalmol* 2003;135:98–99.
17. Betharia SM, Pushker N, Sharma V, et al. Disseminated hydatid disease involving orbit, spleen, lung and liver. *Ophthalmologica* 2002;216:300–304.
18. Sihota R, Sharma T. Albendazole therapy for a recurrent orbital hydatid cyst. *Indian J Ophthalmol* 2000;48:142–143.
19. Apple DJ, Fajoni ML, Garland PE, et al. Orbital hydatid cyst. *J Pediatr Ophthalmol Strabismus* 1981;17:380–383.
20. Baghdassarian SA, Zakharia H. Report of three cases of hydatid cyst of the orbit. *Am J Ophthalmol* 1971;71:1081–1084.
21. Pirooz MS. Hydatid cysts of the orbit. *Orbit* 1983;2:65–68.

22. Pluschke M, Bennett G. Orbital cysticercosis. *Aust N Z J Ophthalmol* 1998;26:333–336.
23. Sundaram PM, Jayakumar N, Noronha V. Extraocular muscle cysticercosis—a clinical challenge to the ophthalmologists. *Orbit* 2004;23:255–262.
24. Gulliani BP, Dadeya S, Malik KP, et al. Bilateral cysticercosis of the optic nerve. *J Neuroophthalmol* 2001;21:217–218.
25. Hanioglu S, Saygi S, Yazar Z, et al. Orbital hydatid cyst. *Can J Ophthalmol* 1997;32:334–337.
26. Bagheri A, Fallahi MR, Yazdani S, et al. Two different presentations of orbital echinococcosis: a report of two cases and review of the literature. *Orbit* 2010;29:51–56.
27. Murthy R, Honavar SG, Vemuganti GK, et al. Polycystic echinococcosis of the orbit. *Am J Ophthalmol* 2005;140:561–563.

● 眼眶包虫囊肿

Bonavolonta G, Tranfa F. An unusual orbital cyst. Orbit 1984; 3: 179-182.

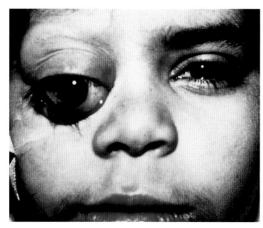

图 27.127　患儿女性,6 岁,由于眼眶包虫囊肿导致右眼突眼和眼球向下移位。眼球突出度为 17mm,右侧眼球运动完全受损,视力为指数(J. Oscar Croxatto, MD 供图)

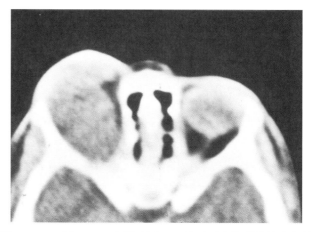

图 27.128　图 27.128 病例,轴位 CT 显示巨大的囊肿性病变导致的突眼和眼球移位(J. Oscar Croxatto, MD 供图)

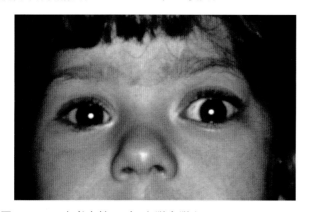

图 27.129　患者女性,4 岁,左眼突眼(Giulio Bonavolonta, MD 供图)

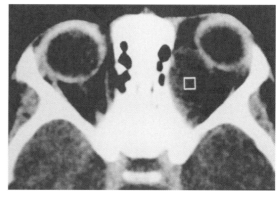

图 27.130　眼眶 CT 显示眼眶内囊性肿物(方块标记)(Giulio Bonavolonta, MD 供图)

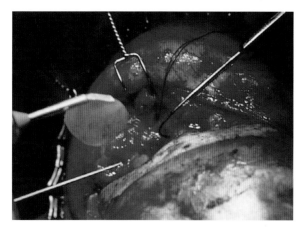

图 27.131　术中暴露肿物后,使用晶状体吸盘摘除囊肿(Giulio Bonavolonta, MD 供图)

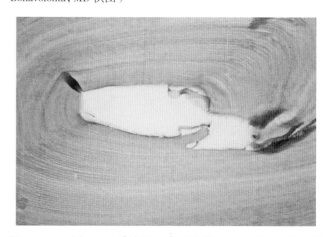

图 27.132　图 27.131 病变组织病理学检查,显示囊壁由无细胞的玻璃样物质构成(HE × 250)(Giulio Bonavolonta, MD 供图)

● 眼眶包虫囊肿

下面是一例印度年轻男性患者的病历资料。

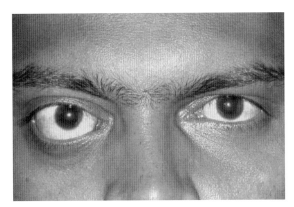

图 27.133　患者男性,30 岁,右眼突眼 1 年。右眼视力为 20/100(印度海得拉巴, Santosh Honavar, Milind Naik 和 Geeta Vemuganti 医生供图)

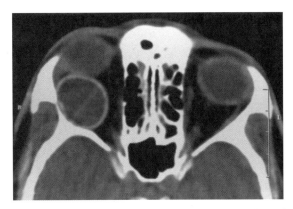

图 27.134　CT 轴位显示右侧眼眶内巨大的肌锥外囊肿,伴有眶骨凹陷(印度海得拉巴, Santosh Honavar, Milind Naik 和 Geeta Vemuganti 医生供图)

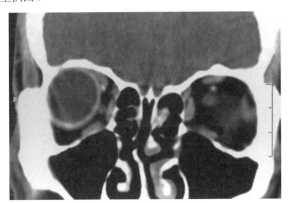

图 27.135　CT 冠状位可见眼眶中部一边界清楚的圆形囊肿(印度海得拉巴, Santosh Honavar, Milind Naik 和 Geeta Vemuganti 医生供图)

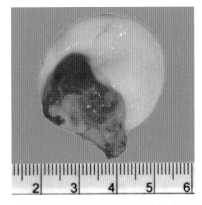

图 27.136　手术切除后的局部塌陷的囊肿外观。手术切除过程中囊肿破裂,手术医生进行了囊内容物抽吸。使用冷冻摘除术摘除塌陷的囊肿。术后患者口服阿苯达唑和泼尼松龙(印度海得拉巴, Santosh Honavar, Milind Naik 和 Geeta Vemuganti 医生供图)

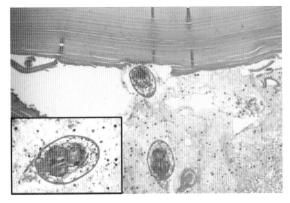

图 27.137　组织病理学上可见包虫囊肿的叠层膜。小图显示的是绦虫的头节(HE×200)(印度海得拉巴, Santosh Honavar, Milind Naik 和 Geeta Vemuganti 医生供图)

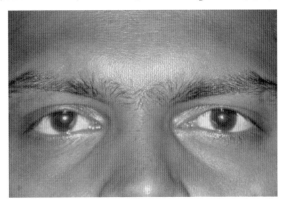

图 27.138　患者术后外观像。突眼症状消失,视力恢复到 20/30(印度海得拉巴的 Santosh Honavar, Milind Naik 和 Geeta Vemuganti 医生供图)

（王　倩　姜利斌　译）

第 28 章

眼眶血管性与出血性病变

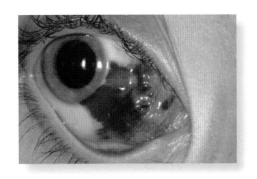

概述

毛细血管瘤（良性血管内皮瘤；草莓状血管瘤）是一种重要的侵犯儿童皮肤的肿瘤。在眼部，通常发生于眼睑，但也可以发生于眼眶（1~23）。大约有 7% 附属器毛细血管瘤发生于眼眶眶隔后（5）。在作者的系列研究中，眼眶毛细血管瘤占所有进行过活检的眼眶病变的 1%（2），占儿童组眼眶病变的 4%（3）。在近期 1264 例眼眶占位病变中，有 36 例毛细血管瘤，占 213 例血管性病变的 17%，占所有病变总数的 3%（1）。

临床特征

在眼眶，毛细血管瘤通常在出生后较短时间内出现，表现为皮肤深部的一个柔软的团块，大部分病变在小儿哭闹后发现。偶尔肿瘤发生在眼眶深部而不伴有眼睑的体征。眼部周围皮肤相关的血管瘤有助于眶部毛细血管瘤的诊断。该种肿瘤主要的并发症是弱视和斜视。并发症更容易出现在直径 >1cm 的病变中，而在直径 <1cm 的病变并发症相当罕见（22）。与眼睑毛细血管瘤相似，病变在 1~2 岁时增长较快，之后逐渐趋于退化。眼眶毛细血管瘤可以与大脏器血管瘤相

关，合并有血小板滞留和血小板减少，这种疾病称为 Kasabach–Merritt 综合征。

眼眶毛细血管瘤在成人较为罕见。然而有病例报道，一名 73 岁老年女性的眼眶内直肌肿瘤，与眼眶毛细血管瘤有类似的组织病理学特征（21）。

诊断

眼眶毛细血管瘤在 CT 和 MRI 上表现各异。可以表现为圆形或卵圆形的局灶性肿物，也可以是不规则或弥散样肿物。在对比剂下表现为明显均匀的强化。这种肿瘤需与恶性横纹肌肉瘤相鉴别，两者有相似的临床特点，故应包含在鉴别诊断之内。然而，横纹肌肉瘤极少在婴儿期发现，通常发生于 5~15 岁儿童。

组织病理和发病机制

在组织病理学中，眼眶毛细血管瘤是由增殖性微血管小叶组成，其间有薄的纤维隔分隔。毛细血管瘤发病机制尚不十分清楚，但已经发现胎盘与毛细血管瘤在免疫组化上有独特的相似之处（19，20）。这引发了关于婴幼儿血管瘤可能来源于胎盘的猜想。有两个

眼眶毛细血管瘤

理论可以解释这种毛细血管瘤 - 胎盘的关联。第一，成血管细胞可以在血管瘤发生的位置分化为胎盘组织。第二个有趣的理论是，胎盘来源的细胞可能栓塞至血管瘤发生的区域（19，20）。

治疗方法

眼眶毛细血管瘤最初的处理包括配镜和完全遮盖治疗弱视。如果没有威胁到视力，可以密切观察病变发展。在我们的病例中，单纯进行观察的血管瘤患儿约占 90%~95%，未予特殊治疗。

口服或局部注射皮质类固醇可以加速病变退化（11~14）。超声引导下细针穿刺可以精确定位肿瘤位置（13）。然而，应用皮质类固醇会导致很多潜在的并发症，包括视网膜动脉阻塞、皮肤下脂肪萎缩、眼睑褪色、眼睑坏死和肾上腺抑制等（12，14）。据报道干扰素 -α2b 在加速肿瘤退化中具有一定的疗效（15，16）。对于边界清晰肿瘤，选择手术切除是一种不错的治疗方案（8~10）。

最新的治疗进展可应用 β 阻滞剂 - 心得安（17，18）治疗该肿瘤。该药物可以在相对更短时间里刺激肿瘤退化。根据肿瘤浸润的深度，可以选择口服或局部用药途径。

Selected References

Reviews

1. Shields JA, Shields CL, Scartozzi R. Survey of 1264 patients with orbital tumors and simulating lesions: The 2002 Montgomery Lecture, part 1. *Ophthalmology* 2004;111: 997–1008.
2. Shields JA, Bakewell B, Augsburger JJ, et al. Classification and incidence of space-occupying lesions of the orbit. A survey of 645 biopsies. *Arch Ophthalmol* 1984;102: 1606–1611.
3. Shields JA, Bakewell B, Augsburger JJ, et al. Space-occupying orbital masses in children: A review of 250 consecutive biopsies. *Ophthalmology* 1986;93:379–384.
4. Gunalp I, Gunduz K. Vascular tumors of the orbit. *Doc Ophthalmol* 1995;89: 337–345.
5. Haik BG, Jakobiec FA, Ellsworth RM, et al. Capillary hemangioma of the lids and orbit: an analysis of the clinical features and therapeutic results in 101 cases. *Ophthalmology* 1979;86:760–792.
6. Schwartz SR, Blei F, Ceisler E, et al. Risk factors for amblyopia in children with capillary hemangiomas of the eyelids and orbit. *J AAPOS* 2006;10(3):262–268.

Imaging

7. Kavanagh EC, Heran MK, Peleg A, et al. Imaging of the natural history of an orbital capillary hemangioma. *Orbit* 2006;25(1):69–72.

Management

8. Aldave AJ, Shields CL, Shields JA. Surgical excision of selected amblyogenic periorbital capillary hemangiomas. *Ophthalmic Surg Lasers* 1999;30:754–757.
9. Deans RM, Harris GJ, Kivlin JD. Surgical dissection of capillary hemangiomas. An alternative to intralesional corticosteroids. *Arch Ophthalmol* 1992;110:1743–1747.
10. Levi M, Schwartz S, Blei F, et al. Surgical treatment of capillary hemangiomas causing amblyopia. *J AAPOS* 2007;11(3):230–234.
11. Egbert JE, Paul S, Engel WK, et al. High injection pressure during intralesional injection of corticosteroids into capillary hemangiomas. *Arch Ophthalmol* 2001;119: 677–683.
12. O'Keefe M, Lanigan B, Byrne SA. Capillary haemangioma of the eyelids and orbit: a clinical review of the safety and efficacy of intralesional steroid. *Acta Ophthalmol Scand* 2003;81:294–298.
13. Neumann D, Isenberg SJ, Rosenbaum AL, et al. Ultrasonographically guided injection of corticosteroids for the treatment of retroseptal capillary hemangiomas in infants. *JAAPOS* 1997;1:34–40.
14. Goyal R, Watts P, Lane CM, et al. Adrenal suppression and failure to thrive after steroid injections for periocular hemangioma. *Ophthalmology* 2004;111:389–395.
15. Wilson MW, Hoehn ME, Haik BG, et al. Low-dose cyclophosphamide and interferon alfa 2a for the treatment of capillary hemangioma of the orbit. *Ophthalmology* 2007;114(5):1007–1011.
16. Hastings MM, Milot J, Barsoum-Homsy M, et al. Recombinant interferon alfa-2b in the treatment of vision-threatening capillary hemangiomas in childhood. *JAAPOS* 1997;1:226–230.
17. Thoumazet F, Léauté-Labrèze C, Colin J, et al. Efficacy of systemic propranolol for severe infantile haemangioma of the orbit and eyelid: a case study of eight patients. *Br J Ophthalmol* 2012;96(3):370–374.
18. Chambers CB, Katowitz WR, Katowitz JA, et al. A controlled study of topical 0.25% timolol maleate gel for the treatment of cutaneous infantile capillary hemangiomas. *Ophthal Plast Reconstr Surg* 2012;28:103–106.

Histopathology

19. North PE, Waner M, Mizeracki A, et al. A unique microvascular phenotype shared by juvenile hemangiomas and human placenta. *Arch Dermatol* 2001;137:559–570.
20. North PE, Waner M, Brodsky MC. Are infantile hemangiomas of placental origin? *Ophthalmology* 2002;109:633–634.
21. Cockerham KP, Sachs DM, Cockerham GC, et al. Orbital hemangioblastoma arising in a rectus muscle. *Ophthal Plast Reconstr Surg* 2003;19:248–250.
22. Ceisler E, Blei F. Ophthalmic issues in hemangiomas of infancy. *Lymphat Res Biol* 2003;1:321–330.
23. Aletaha M, Salour H, Bagheri A, et al. Successful treatment of orbital hemangioma with propranolol in a 5-year-old girl. *Orbit* 2012;31(1):18–20.

● 眼眶毛细血管瘤

　　眼眶毛细血管瘤可以发生在眼眶深部,并导致突眼和眼球移位,它也可以发生在眼眶的前部,表现为红蓝色、波动的眼睑皮下肿物。此章节主要讨论常见的侵犯眼睑皮肤的毛细血管瘤。

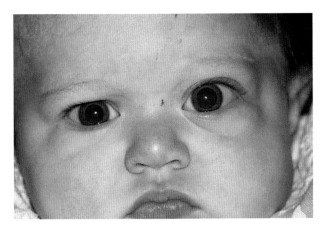

图 28.1　患儿女性,4 个月,左眼下睑突出,继发于眼眶毛细血管瘤

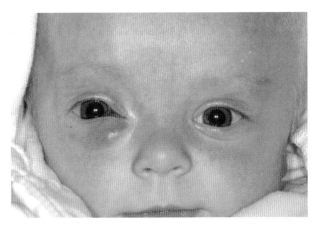

图 28.2　患儿女性,3 个月,右眼下睑突出,继发于眼眶毛细血管瘤

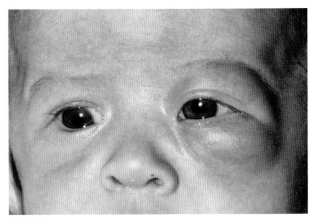

图 28.3　患儿女性,1 岁,左眼上睑和下睑突出,继发于眼眶毛细血管瘤

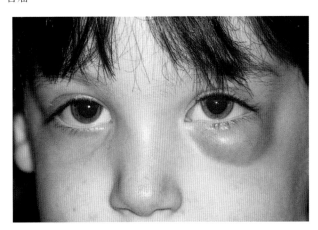

图 28.4　患儿女性,2 岁,左眼下睑突出,继发于眼眶毛细血管瘤

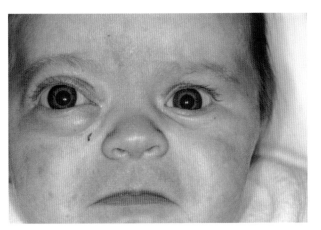

图 28.5　患儿男性,2 个月,右眼下睑突出,继发于眼眶毛细血管瘤

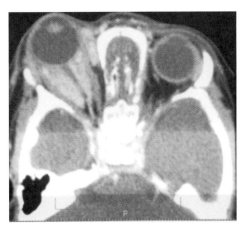

图 28.6　图 28.5 病例,眼眶 CT 显示整个右眼眶内充满了婴幼儿毛细血管瘤

● 眼眶毛细血管瘤：临床演变和退化

眼眶毛细血管瘤可以有多种临床表现。然而，婴幼儿毛细血管瘤的一个共同特征是在婴儿期成长迅速，随后趋于稳定，之后逐渐退化。

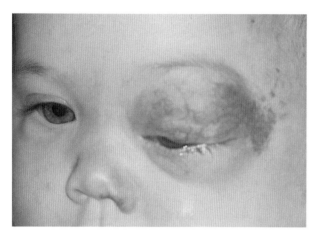

图 28.7　患儿女性，4 个月，左眼突眼。相关的皮肤血管瘤提示眼眶血管瘤的诊断，眼眶血管瘤也是造成突眼的原因

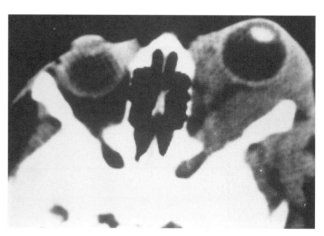

图 28.8　图 28.7 病例，轴位 CT 显示眼眶软组织弥漫性受累

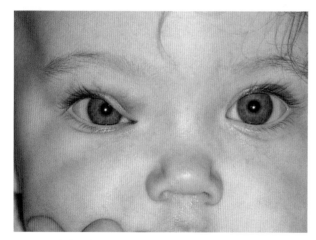

图 28.9　患儿女性，5 个月，右眼鼻上方有一特征性皮下肿物

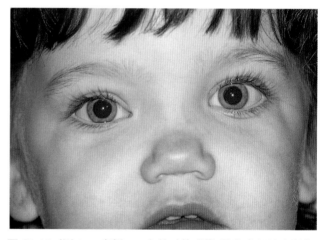

图 28.10　图 28.9 病例，23 个月时外观像，肿物未经治疗退化

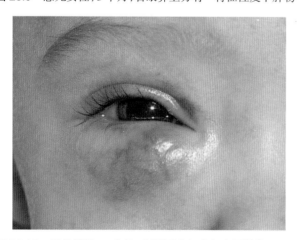

图 28.11　患儿男性，4 个月，右眼下睑红蓝色皮下肿物

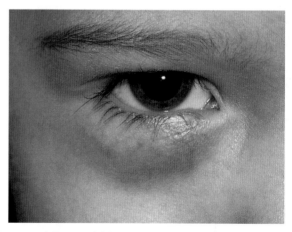

图 28.12　图 28.11 病例，24 个月时外观像，病变未经治疗退化

● 眼眶毛细血管瘤：同时累及眼睑和附属器

在一些病例中，眼睑的毛细血管瘤可以与眼眶毛细血管瘤和皮肤血管瘤相关。

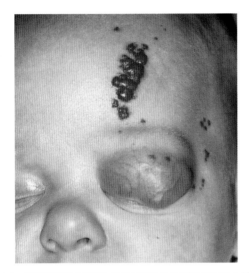

图 28.13　眼眶毛细血管瘤，同时有眼睑和前额毛细血管瘤

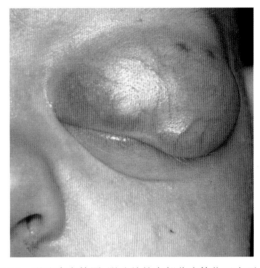

图 28.14　眼睑病变特写，眼睑处的大部分瘤体位于皮下

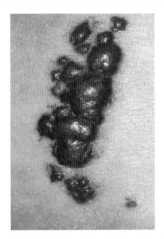

图 28.15　前额病变特写，表现为红色分叶状团块

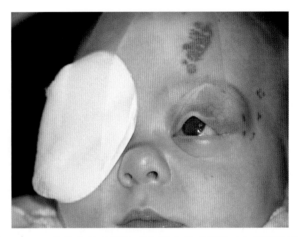

图 28.16　遮盖患儿对侧眼，并用胶布将患侧眼睑与前额粘连，上提眼睑使眼睁开

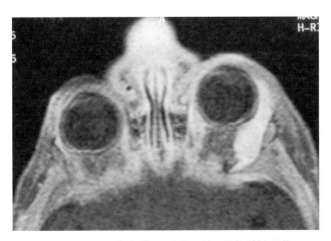

图 28.17　MRI 的 T1 加权像显示眼眶颞上肿物并被强化

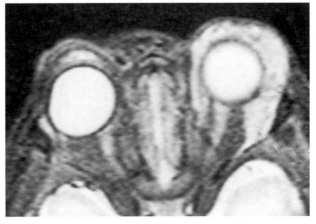

图 28.18　MRI 的 T2 加权像显示眼眶内大量高信号肿物

● 眼眶毛细血管瘤：手术切除

年龄非常小的患病婴儿，一个大的边界清楚的前部眼眶内毛细血管瘤，表现出明显的眼部症状和体征，且肿物一定会继续增长并导致视力下降，手术切除可能是最佳治疗手段。以下将展示其临床病理联系。

Aladve AJ, Shields CL, Shields JA. Surgical excision of selected amblyogenic periorbital capillary hemangiomas. Ophthalmic Surg Laser 1999；30：754–757.

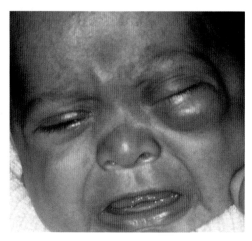

图 28.19   患儿女性，巨大下眼眶肿物导致左眼下睑出现一个明显的蓝色隆起，肿物生长迅速

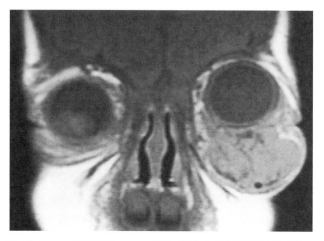

图 28.20   MRI 冠状位 T1 加权像，显示大的但界线较清晰的下方眼眶肿物，伴有左眼向上移位。肿物经眼睑皮纹入路切除

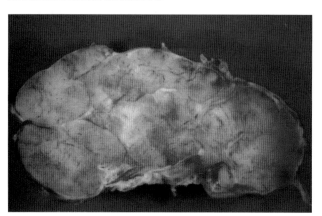

图 28.21   肿物手术切除后瘤体的剖面观，显示肿瘤切除完整

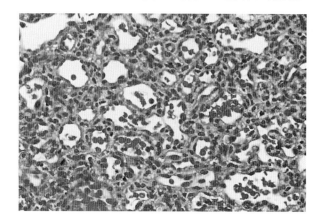

图 28.22   低倍显微镜下显示分叶状的增殖性内皮细胞，其内血管丰富（HE×75）

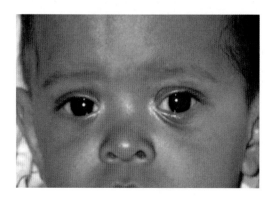

图 28.23   同一个患儿术后 7 周外观像，显示较好的美容效果

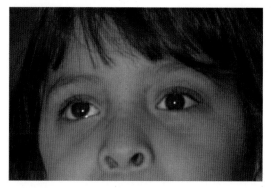

图 28.24   同一个患儿 7 岁时外观像

眼眶海绵状血管瘤

概述

海绵状血管瘤是最常见的眼眶血管性肿瘤（1~36）。在作者1264例眼眶肿物病例中，有77例海绵状血管瘤，占血管性肿瘤的36%，占所有肿瘤的6%（1）。在意大利的一项研究中，9%的眶部肿瘤是海绵状血管瘤（5）。在土耳其的一项针对眼眶血管瘤的研究中，41%是海绵状血管瘤（4）。作者对年龄偏大的成年人眶部肿瘤系列病例研究中发现，60岁及以上患者的眶部肿瘤中，海绵状血管瘤占8%（8）。

临床特征

眼眶海绵状血管瘤是一种相对稳定或增长缓慢的良性肿瘤，通常在成年期发病，造成无痛性的眼球突出。由于该肿瘤多发于肌肉圆锥内，通常导致轴性眼球突出，一般无炎性表现。罕有发生于眶骨内表现为骨内占位的海绵状血管瘤（19~21）。眼眶海绵状血管瘤罕有双侧病变（22）。尽管海绵状血管瘤常是孤立性的，但有时也可以是多发的，特别见于蓝色橡皮-大疱性痣综合征（23~25）。在某些罕见的病例，连续多发的海绵状血管瘤可以同时累及眼眶和颅脑（30）。

诊断

现代神经影像检查技术对于眼眶海绵状血管瘤的诊断更加准确（10）。随着CT和MRI成像更加清晰，很小的尚未出现症状的海绵状血管瘤通常也会在无意中发现。肿瘤缓慢性增长，可以造成明显的眼球突出、视神经的压迫和脉络膜褶皱。影像学显示这种肿瘤常位于肌锥内，为一个界线清晰的圆形或卵圆形肿物，在对比剂下显示出轻度强化。这种边界清晰的圆形或卵圆形的实性眼眶肿物鉴别诊断，包括外周神经鞘肿瘤（神经鞘瘤和神经纤维瘤）、血管外皮细胞瘤、纤维组织细胞瘤、孤立性纤维瘤和黑色素瘤等。采用动态对比增强MRI的扩散模式，可以对眼眶海绵状血管瘤与神经鞘瘤进行鉴别（31）。

组织病理

在组织病理学上，眼眶海绵状血管瘤是由充血扩张的血管组成，这种血管被包含平滑肌的结缔组织分隔。总体来说，这种表现相当典型，但偶尔会有淋巴管瘤表现出相似的组织病理学特征。

治疗方法

眼眶海绵状血管瘤的治疗，对于小的、无症状的病变可以定期观察，对于较大的、有症状的肿瘤则需要手术切除。手术方法取决于肿瘤的大小和位置。经结膜或皮肤入路可能适用于前部肿瘤。我们已经成功做了大量经结膜入路切除位于眼眶前半部分的海绵状血管瘤。对于深部眶部肿瘤可能需要外侧眶切开术，有时需要眶骨切开术（Kronlein入路）。完整的切除肿瘤十分重要，手术严谨可以有效的避免不完整切除和复发。经颅入路技术适用于眶尖处的肿瘤（11）。在一些病例中，特别是肿瘤位于深部眶尖位置，可以采用内窥镜技术切除（14~16）。

Selected References

Reviews

1. Shields JA, Shields CL, Scartozzi R. Survey of 1264 patients with orbital tumors and simulating lesions: The 2002 Montgomery Lecture, part 1. *Ophthalmology* 2004;111:997–1008.
2. Shields JA, Bakewell B, Augsburger JJ, et al. Classification and incidence of space-occupying lesions of the orbit. A survey of 645 biopsies. *Arch Ophthalmol* 1984;102:1606–1611.
3. Shields JA, Bakewell B, Augsburger JJ, et al. Space-occupying orbital masses in children: A review of 250 consecutive biopsies. *Ophthalmology* 1986;93:379–384.
4. Gunalp I, Gunduz K. Vascular tumors of the orbit. *Doc Ophthalmol* 1995;89:337–345.
5. Bonavolontà G, Strianese D, Grassi P, et al. An analysis of 2,480 space-occupying lesions of the orbit from 1976 to 2011. *Ophthal Plast Reconstr Surg* 2013;29(2):79–86.
6. Rootman J. Vascular malformations of the orbit: hemodynamic concepts. *Orbit* 2003;22:103–120.
7. Selva D, Strianese D, Bonavolonta G, et al. Orbital venous-lymphatic malformations (lymphangiomas) mimicking cavernous hemangiomas. *Am J Ophthalmol* 2001;131:364–370.
8. Demirci H, Shields CL, Shields JA, et al. Orbital tumors in the older adult population. *Ophthalmology* 2002;109:243–248.

Imaging

9. Thorn-Kany M, Arrue P, Delisle MB, et al. Cavernous hemangiomas of the orbit: MR imaging. *J Neuroradiol* 1999;26:79–86.
10. Ansari SA, Mafee MF. Orbital cavernous hemangioma: role of imaging. *Neuroimaging Clin N Am* 2005;15:137–158.

Management

11. Maus M, Goldman HW. Removal of orbital apex hemangioma using new transorbital craniotomy through suprabrow approach. *Ophthal Plast Reconstr Surg* 1999;15:166–170.
12. Gdal-On M, Gelfand YA. Surgical outcome of transconjunctival cryosurgical extraction of orbital cavernous hemangioma. *Ophthalmic Surg Lasers* 1998;29:969–973.
13. Acciarri N, Giulioni M, Padovani R, et al. Orbital cavernous angiomas: surgical experience on a series of 13 cases. *J Neurosurg Sci* 1995;39:203–209.

14. Muscatello L, Seccia V, Caniglia M, et al. Transnasal endoscopic surgery for selected orbital cavernous hemangiomas: our preliminary experience. *Head Neck* 2013;35:E218–E220.
15. Chen L, White WL, Xu B, et al. Transnasal transsphenoid approach: a minimally invasive approach for removal of cavernous haemangiomas located at inferomedial part of orbital apex. *Clin Experiment Ophthalmol* 2010;38:439–443.
16. Karaki M, Kobayashi R, Mori N. Removal of an orbital apex hemangioma using an endoscopic transethmoidal approach: technical note. *Neurosurgery* 2006;59(1 Suppl 1): ONSE159–ONSE160.
17. Papalkar D, Francis IC, Stoodley M, et al. Cavernous haemangioma in the orbital apex: stereotactic-guided transcranial cryoextraction. *Clin Experiment Ophthalmol* 2005;33:421–423.
18. Rootman DB, Rootman J, Gregory S, et al. Stereotactic fractionated radiotherapy for cavernous venous malformations (hemangioma) of the orbit. *Ophthal Plast Reconstr Surg* 2012;28:96–102.

Case Reports

19. Colombo F, Cursiefen C, Hofmann-Rummelt C, et al. Primary intraosseous cavernous hemangioma of the orbit. *Am J Ophthalmol* 2001;131:151–152.
20. Hwang K. Intraosseous hemangioma of the orbit. *J Craniofac Surg* 2000;11:386–387.
21. Madge SN, Simon S, Abidin Z, et al. Primary orbital intraosseous hemangioma. *Ophthal Plast Reconstr Surg* 2009;25(1):37–41.
22. Shields JA, Hogan RN, Shields CL, et al. Bilateral cavernous haemangiomas of the orbit. *Br J Ophthalmol* 2000;84:928.
23. McCannel CA, Hoenig J, Umlas J, et al. Orbital lesions in the blue rubber bleb nevus syndrome. *Ophthalmology* 1996;103:933–936.
24. Chang EL, Rubin PA. Bilateral multifocal hemangiomas of the orbit in the blue rubber bleb nevus syndrome. *Ophthalmology* 2002;109:537–541.
25. Mojon D, Odel JG, Rios R, et al. Presumed orbital hemangioma associated with the blue rubber bleb nevus syndrome. *Arch Ophthalmol* 1996;114:618–619.
26. Hassler W, Schaller C, Farghaly F, et al. Transconjunctival approach to a large cavernoma of the orbit. *Neurosurgery* 1994;34:859–861.
27. Bajaj MS, Nainiwal SK, Pushker N, et al. Multifocal cavernous hemangioma: a rare presentation. *Orbit* 2003;22:155–159.
28. Kim YH, Baek SH, Choi WC. The transconjunctival approach to a large retrobulbar cavernous hemangioma of the orbit. *Korean J Ophthalmol* 2002;16:37–42.
29. Shields JA, Shields CL, Eagle RC. Cavernous hemangioma of the orbit. *Arch Ophthalmol* 1987;105:853.
30. Puca A, Colosimo C, Tirpakova B, et al. Cavernous hemangioma extending to extracranial, intracranial, and orbital regions. Case report. *J Neurosurg* 2004;101:1057–1060.
31. Tanaka A, Mihara F, Yoshiura T, et al. Differentiation of cavernous hemangioma from schwannoma of the orbit: a dynamic MRI study. *AJR Am J Roentgenol* 2004;183:1799–1804.
32. Yan J, Wu Z. Cavernous hemangioma of the orbit: analysis of 214 cases. *Orbit* 2004; 23:33–40.
33. Harris GJ, Perez N. Surgical sectors of the orbit: using the lower fornix approach for large, medial intraconal tumors. *Ophthal Plast Reconstr Surg* 2002;18:349–354.
34. Meena M, Naik M, Honavar S. Acute recurrence of orbital cavernous hemangioma in a young man: a case report. *Ophthal Plast Reconstr Surg* 2012;28:e93–e95.
35. Lee KY, Fong KS, Loh HL, et al. Giant cavernous haemangioma mimicking a fifth nerve neurofibroma involving the orbit and brain. *Br J Ophthalmol* 2008;92: 423–425.
36. Paonessa A, Limbucci N, Gallucci M. Are bilateral cavernous hemangiomas of the orbit rare entities? The role of MRI in a retrospective study. *Eur J Radiol* 2008;66: 282–286.

● 眼眶海绵状血管瘤

随着 CT 和 MRI 技术的发展,一些海绵状血管瘤在早期即被发现,此时患者尚未出现临床症状。这些病变通常在几年内都没有症状,所以可以不需要治疗,仅进行长期随访。患者需要每年进行 1~2 次的瞳孔检查、视敏度、色觉、眼球突出度、检眼镜检查、视野,以及 CT 或 MRI 检查。如果患者视力开始下降,病变进展,进行手术切除是恰当的选择。与其他的眶部肿瘤相似,均可造成眼底改变,如脉络膜褶皱、视盘水肿和眼球的压迫。

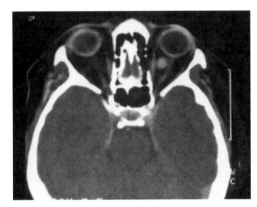

图 28.25　轴位 CT 检查,示位于眼眶前部眼球后和视神经鼻侧小的无症状海绵状血管瘤,处理仅是定期观察

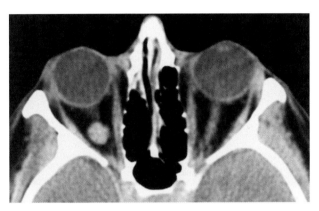

图 28.26　轴位 CT 检查,示一近眶尖的无症状的小的海绵状血管瘤。此类病变手术切除困难,处理仅是定期观察

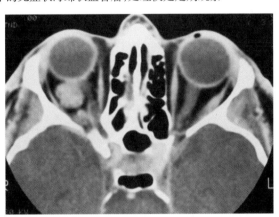

图 28.27　轴位 CT 检查,示位于眼眶中部肌肉圆锥内的略大无症状海绵状血管瘤,处理仅是定期观察

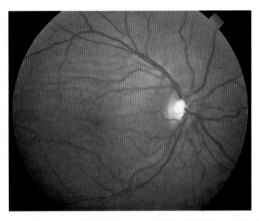

图 28.28　眼底相显示特征性的水平脉络膜褶皱,继发于肌锥内海绵状血管瘤

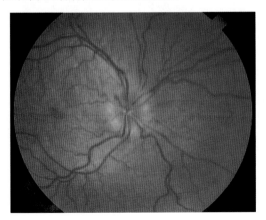

图 28.29　视盘水肿,继发于海绵状血管瘤压迫视神经

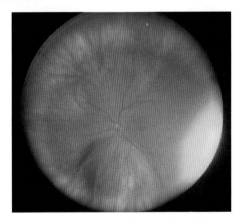

图 28.30　广角眼底照相显示海绵状血管瘤压迫眼球下部,这种眼底有时可能会与眼内肿瘤相混淆

● 眼眶海绵状血管瘤：经结膜入路手术切除

对于疑似海绵状血管瘤的病例，需要确定最佳的手术切除方式。若肿瘤的位置十分靠前，则选择经结膜入路而不是经皮肤手术。下图示例一个相对较大的海绵状血管瘤，经结膜入路行手术切除。在这些病例中，冷冻器有助于肿瘤的切除。

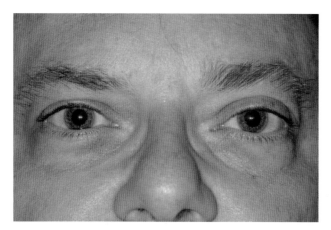

图 28.31   左眼眼眶海绵状血管瘤轴性突出

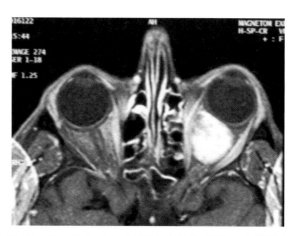

图 28.32   MRI 轴位 T1 加权脂肪抑制像，显示一个肌锥内大的、圆形海绵状血管瘤

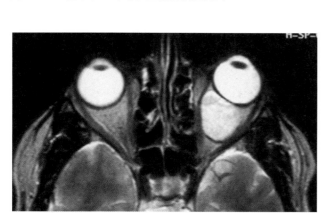

图 28.33   同一个病变 T2 加权像（原著为 T1 加权像，译者注），显示肿物导致眼球向前移位和眼球压迹。此肿物位于鼻下方，选择经结膜入路切除

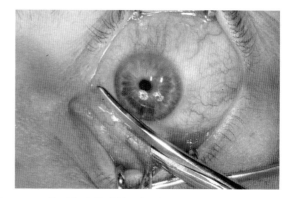

图 28.34   鼻下方球结膜剪刀切开

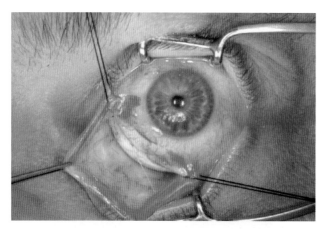

图 28.35   切口完成，并在内直肌和下直肌下方留置牵引线辅助旋转眼球，以便更好的暴露

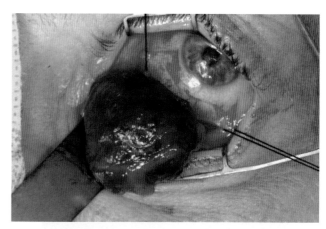

图 28.36   所摘除肿物为典型的海绵状血管瘤，一些体积大的海绵状血管瘤可以经结膜入路成功快速切除

眼眶海绵状血管瘤：压迫眼球和视神经

下图描述的是一个压迫眼球并导致视盘水肿的海绵状血管瘤的临床病理联系，经穹隆结膜水平切开并切除该肿瘤。

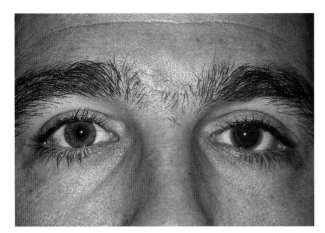

图 28.37　患者男性，40 岁，左眼轻度突出，照相时瞳孔药物性散大

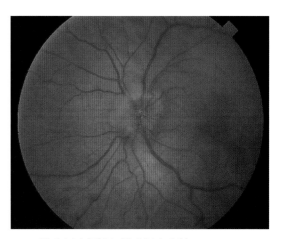

图 28.38　肿瘤压迫视神经导致视盘水肿

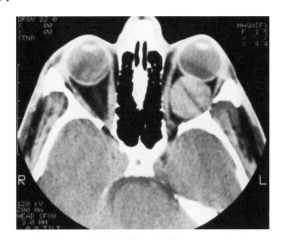

图 28.39　轴位 CT 显示肿瘤位于肌锥内

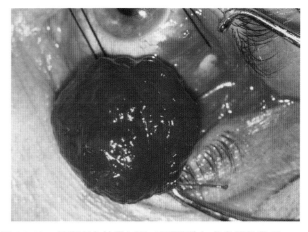

图 28.40　经颞下方结膜切开，示所摘除红蓝色肿物外观

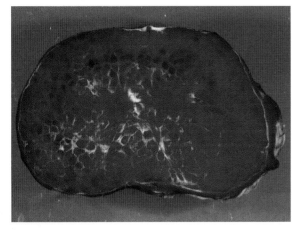

图 28.41　剖面大体观显示为红色的血管性肿瘤

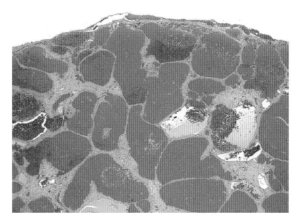

图 28.42　组织病理学检查显示为大的充血性海绵状血管（HE × 20）

● 眼眶海绵状血管瘤：临床病理联系

位于肌锥内或眼眶后外侧的大型肿瘤，可以通过外上方皮肤切口和骨膜外入路的开眶术予以切除。非必要情况下，通常不采用眶骨切开术（Kronlein 入路）。

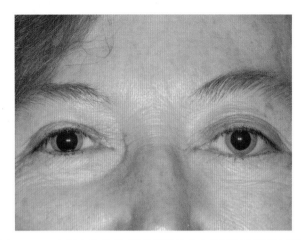

图 28.43   中年女性患者，眼球轻微的突出伴随轻度视物不清

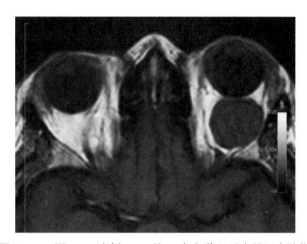

图 28.44   图 28.43 病例，MRI 的 T1 加权像显示大的眶内肿物

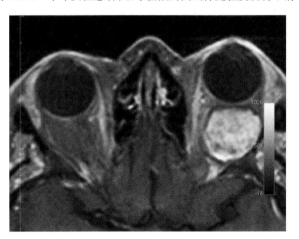

图 28.45   MRI 的 T1 加权增强像，肿物表现出明显增强

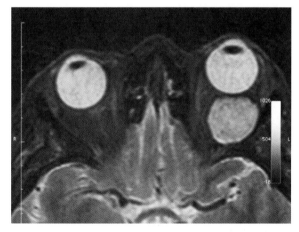

图 28.46   T2 加权像显示，肿物与玻璃体相比表现出高信号

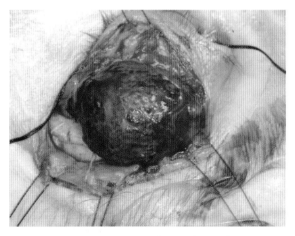

图 28.47   通过眼睑皮纹切口进行颞上方眼眶切开，显示切除中的血管性肿物

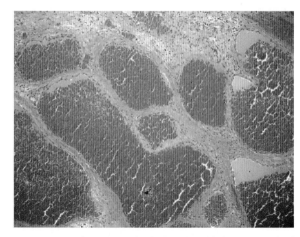

图 28.48   组织病理学显示被内皮和中间结缔组织包围的大血管池，符合良性海绵状血管瘤（HE × 50）

● 眼眶海绵状血管瘤：鼻上方眼眶切开

　　对于位于视神经鼻上方的肿瘤，需要选择鼻上眼眶切开方式。尽管之前描述的病例都是经结膜切口，但皮肤 – 骨膜外入路可以更好的暴露手术视野。图示病例为多年前就诊的患者，如今这类病例我们可能选择经结膜入路方式。

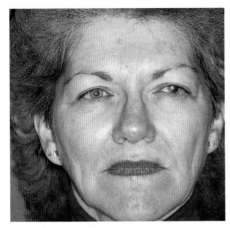

图 28.49　患者女性，52 岁，左眼突出。患者此前随访 5 年，突眼逐渐加重并出现视盘压迫症状。瞳孔正常，照相时药物性散大

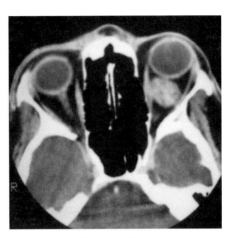

图 28.50　轴位 CT 显示肿物位于肌锥内

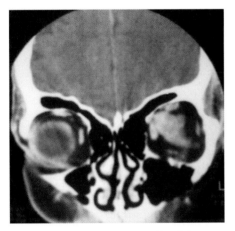

图 28.51　冠状位 CT 显示肿物位于视神经鼻侧

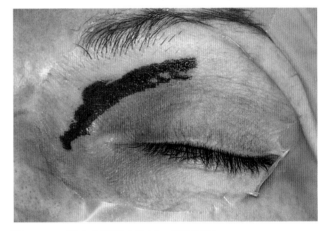

图 28.52　鼻上方眼眶皮纹切口划线标记

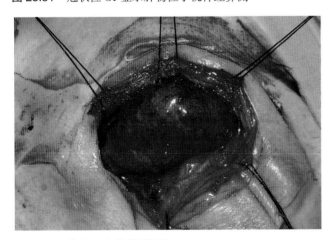

图 28.53　鼻上方入路暴露肿物

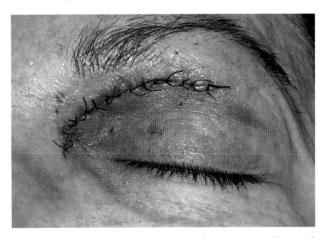

图 28.54　6–0 丝线间断缝合，切口闭合外观。现今作者更多使用 5–0 可吸收缝合线缝合切口

● 眼眶海绵状血管瘤：骨内型

一些罕见的病例,海绵状血管瘤可发生于骨内,而不是仅限于眼眶软组织。

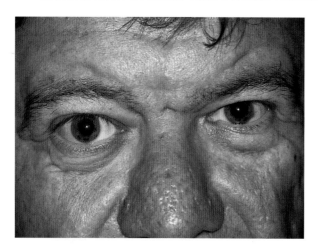

图 28.55　患者男性,57 岁,右眼突眼

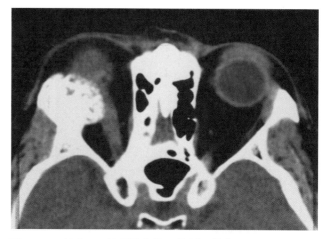

图 28.56　轴位 CT 显示肿物位于外侧眶骨内

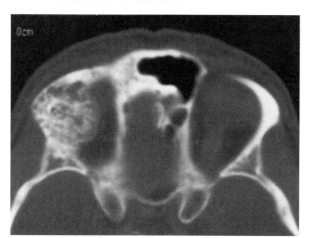

图 28.57　轴位 CT 骨窗显示病变

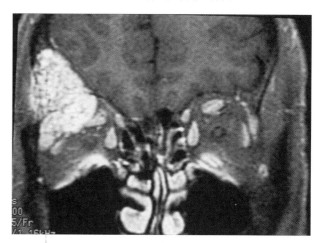

图 28.58　MRI 冠状位 T1 加权像,显示肿物上方边界

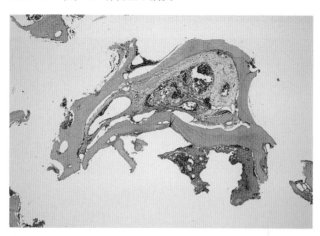

图 28.59　骨内海绵状血管瘤的组织病理学检查,显示血管肿物位于骨内(HE×5)

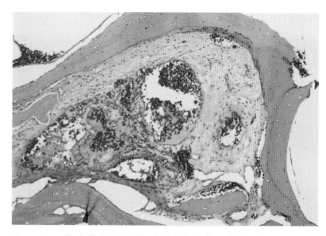

图 28.60　较高倍的显微镜下显示海绵状血管管腔(HE×15)

眼眶血管外皮细胞瘤

概述

目前已发表很多眼眶血管外皮细胞瘤的相关报道（1~16），但是最近关于血管外皮细胞瘤出现争论。基于组织病理学和免疫组织化学观察，其起源于血管外皮细胞的观点受到了质疑，并且将该肿瘤的病例重新归入孤立性纤维瘤（7，8）。尽管如此，我们仍决定根据传统血管瘤的分类对其进行讨论。在作者的1264例眼眶占位病变连续研究中，共有8例血管外皮细胞瘤，占眼眶血管肿瘤的4%，占所有眼眶占位性病变的1%（1）。

临床特征

眼眶血管外皮细胞瘤主要发生于成年人，与海绵状血管瘤的临床症状、体征和影像学表现相似。然而，随着时间的推移，血管外皮细胞瘤更具有侵袭性，可发生眶内蔓延甚至侵犯颅腔（10，12）。大约30%的眼眶血管外皮细胞瘤的组织病理学改变符合恶性肿瘤的标准，但是远处转移不常见（5）。

诊断

临床特征以及MRI和CT检查结果，与其他局限性眶部肿瘤非常相似，如海绵状血管瘤、孤立性纤维瘤、纤维性组织细胞瘤和神经鞘瘤等。通常依据手术切除后组织病理学检查明确诊断。

组织病理

显微镜下，血管外皮细胞瘤由梭形及椭圆形细胞包绕着内衬扁平内皮细胞的薄壁血管组成（5）。血管管道通常呈分支状或"鹿角"形态。根据肿瘤之间血管的分布程度，将肿瘤分为窦性、实性或混合型。血管外皮细胞瘤在显微镜下可能与孤立性纤维瘤、纤维组织细胞瘤、恶性血管内皮瘤或成血管性脑膜瘤非常相似。如上所述，免疫组织化学和电子显微镜技术还未能明确这种肿瘤的性质。

治疗方法

血管外皮细胞瘤不能通过临床评估诊断，而是依赖于组织病理学证实。治疗与其他的局限性原发肿瘤相同。如果可能的话，应该在保证囊膜完整的情况下完全切除肿瘤。无法完全切除的肿瘤有晚期复发和侵袭倾向。手术入路的选择应该取决于轴位和冠状位影像学检查的结果。手术后多年可能出现眼眶复发，可能需要进行更大范围的眼眶内容摘除术、放疗或化疗（6，11）。

Selected References

Reviews

1. Shields JA, Shields CL, Scartozzi R. Survey of 1264 patients with orbital tumors and simulating lesions: The 2002 Montgomery Lecture, part 1. *Ophthalmology* 2004;111: 997–1008.
2. Shields JA, Bakewell B, Augsburger JJ, et al. Classification and incidence of space-occupying lesions of the orbit. A survey of 645 biopsies. *Arch Ophthalmol* 1984;102: 1606–1611.
3. Shields JA, Bakewell B, Augsburger JJ, et al. Space-occupying orbital masses in children: A review of 250 consecutive biopsies. *Ophthalmology* 1986;93:379–384.
4. Gunalp I, Gunduz K. Vascular tumors of the orbit. *Doc Ophthalmol* 1995;89: 337–345.
5. Croxatto JO, Font RL. Hemangiopericytoma of the orbit: a clinicopathologic study of 30 cases. *Hum Pathol* 1982;13:210–218.

Management

6. Tijl JW, Koornneef L, Blank LE. Recurrent hemangiopericytoma and brachytherapy. *Doc Ophthalmol* 1992;82:103–107.

Histopathology

7. Goldsmith JD, van de Rijn M, Syed N. Orbital hemangiopericytoma and solitary fibrous tumor: a morphologic continuum. *Int J Surg Pathol* 2001;9:295–302.
8. Furusato E, Valenzuela IA, Fanburg-Smith JC, et al. Orbital solitary fibrous tumor: encompassing terminology for hemangiopericytoma, giant cell angiofibroma, and fibrous histiocytoma of the orbit: reappraisal of 41 cases. *Hum Pathol* 2011;42(1):120–128.

Case Reports

9. Rice CD, Kersten RC, Mrak RE. An orbital hemangiopericytoma recurrent after 33 years. *Arch Ophthalmol* 1989;107:552–556.
10. Kolawole TM, Patel PJ, Boshra Y, et al. Orbital and intracranial haemangiopericytoma. Case report with a short review. *Eur J Radiol* 1988;8:106–108.
11. Setzkorn RK, Lee DJ, Iliff NT, et al. Hemangiopericytoma of the orbit treated with conservative surgery and radiotherapy. *Arch Ophthalmol* 1987;105:1103–1105.
12. Shields JA, Shields CL, Rashid RC. Clinicopathologic correlation of choroidal folds secondary to massive cranio-orbital hemangiopericytoma. *Ophthal Plast Reconstr Surg* 1992;8:62–68.
13. Henderson JW, Farrow GM. Primary orbital hemangiopericytoma. An aggressive and potentially malignant neoplasm. *Arch Ophthalmol* 1978;96:666–673.
14. Jakobiec FA, Howard GM, Jones IS, et al. Hemangiopericytoma of the orbit. *Am J Ophthalmol* 1974;78:816–834.
15. Sullivan TJ, Wright JE, Wulc AE, et al. Haemangiopericytoma of the orbit. *Aust N Z J Ophthalmol* 1992;20:325–332.
16. Karcioglu ZA, Nasr AM, Haik BG. Orbital hemangiopericytoma: clinical and morphologic features. *Am J Ophthalmol* 1997;124:661–672.

● 眼眶血管外皮细胞瘤:临床病理联系

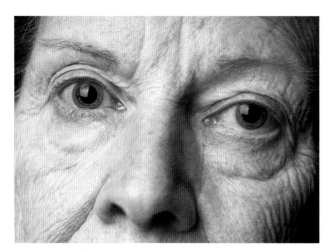

图 28.61　患者女性,72 岁,左眼突眼

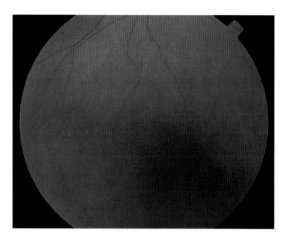

图 28.62　眼底相显示眼球下方受压迫,类似色素性的眼内肿瘤

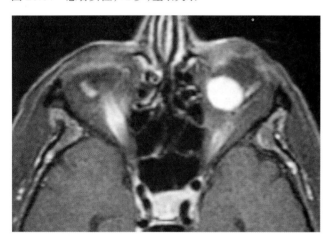

图 28.63　MRI 轴位 T1 加权增强像显示左眶内增强性肿物

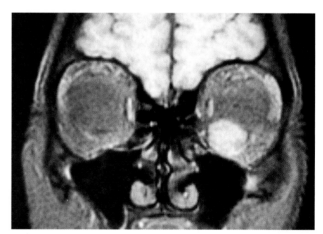

图 28.64　MRI 冠状位 T1 加权增强像显示眼球下方肿物

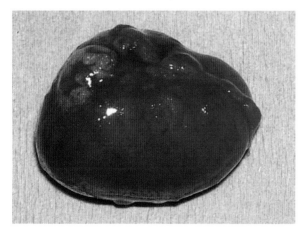

图 28.65　结膜入路手术切除的局限性红色肿物

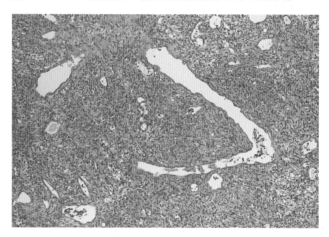

图 28.66　组织病理学检查显示实性血管病变,具有典型"鹿角"状分支血管(HE×50)

● 眼眶血管外皮细胞瘤：临床病理联系

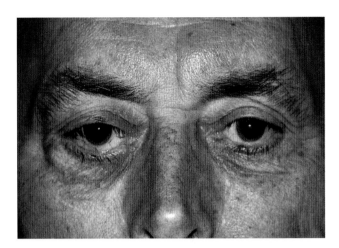

图 28.67　患者男性，63 岁，右眼球突出

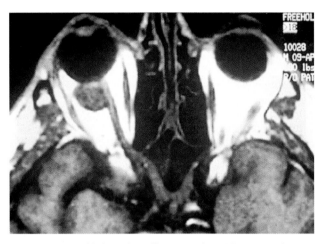

图 28.68　MRI 轴位 T1 加权像显示眼球后肿物压迫眼球

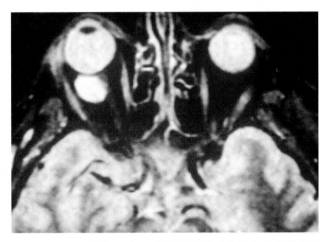

图 28.69　MRI 轴位 T2 加权像显示眼球后肿物与玻璃体相比呈高信号

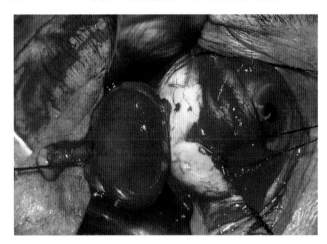

图 28.70　经结膜入路手术切除病灶，术中暴露的红色局限性肿物外观

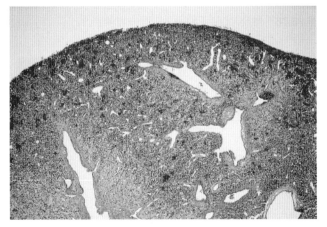

图 28.71　组织病理学检查显示实性肿物，其较大的血管呈"鹿角状"分支形态（HE×25）

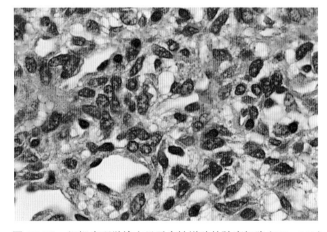

图 28.72　组织病理学检查显示实性增殖的肿瘤细胞（HE×200）

● 眼眶血管外皮细胞瘤：侵犯大脑的侵袭性肿物

一些病例中，血管外皮细胞瘤可以恶变并能局部侵袭，而远距离转移偶有发生。如下展示这样一个病例的临床病理联系。

Shields JA, Shields CL, Rashid RC. Clinicopathologic correlation of choroidal folds：secondary to massive cranioorbital hemangiopericytoma. Ophthal Plast Reconstr Surg 1992；8：62-68.

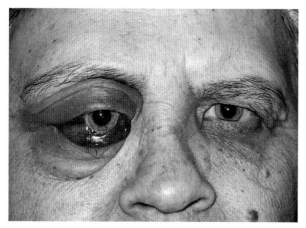

图 28.73   患者女性，56 岁，明显的右眼球突出和球结膜水肿

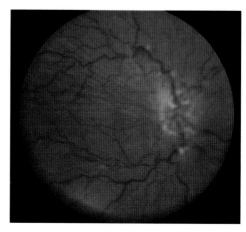

图 28.74   眼底相显示视盘水肿和明显的脉络膜褶皱，均继发于眶部肿瘤对眼球后部的压迫

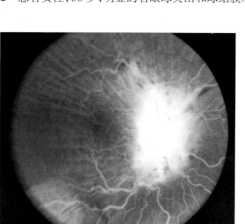

图 28.75   眼底荧光血管造影检查显示视盘高荧光，并可见脉络膜褶皱

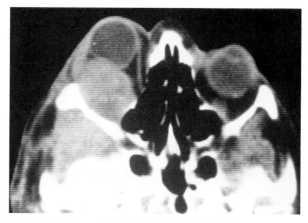

图 28.76   轴位 CT 显示肿物位于眼眶和颅腔内

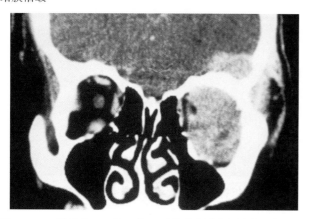

图 28.77   冠状位 CT 进一步显示肿物的范围，肿物经颅骨切开切除联合眶内容摘除术

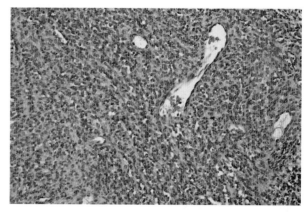

图 28.78   组织病理学检查显示出血管外皮细胞瘤的特征性形态（HE×50）

眼眶淋巴管瘤

概述

淋巴管瘤是一种经常累及眼眶的良性血管病变（1~19）。在作者 1264 例眼眶占位性病变临床系列连续性研究中，有 54 例淋巴管瘤，占 213 例血管病变的 25%，占所有眼眶病变的 4%（1）。眼眶淋巴管瘤可以是先天的，但直到出生后数月至数年才出现临床症状。在一些病例中，淋巴管瘤可以为弥散或多发性，这些病例可具有家族遗传性。对于淋巴管瘤的分类和命名也存在一定的争议。一些学者认为淋巴管瘤和静脉曲张相似或是同一种病变（9），有些学者则认为两者是独立的实性肿物（8）。尽管它们可能在临床和组织病理学上有一定的共性特征，但我们倾向于将二者视为两种疾病。

临床特征

眼眶淋巴管瘤通常在儿童的最初几年出现临床症状，在许多病例中很难发现，直到患者青少年阶段突然出现突眼、眼睑下垂，以及自发性或外伤出血后的眼周软组织水肿或瘀斑，才会意识到发病。我们也曾接诊几个特殊患者，他们是在成年或是年纪更大的时候才开始出现明显的症状。结膜通常伴有多发清亮的或是血性的囊肿，单独出现可能提示眼眶内存在潜在性病变。临床上和 / 或手术中可以观察到这些囊性结构内充满血液，将描述的这种情况称之为"巧克力囊肿"。患者的全身，特别是上颚部，都可能会出现淋巴管瘤，并且这些表现也提示眼眶淋巴管瘤的诊断。眼眶内的突然出血可逐渐的消退然后再复发。在一些病例中，上呼吸道感染可能使突眼加重（10）。

诊断

在大多数的病例中，可以基于患者典型的临床演变过程和临床检查结果怀疑眼眶淋巴管瘤。并且，MRI 和 CT 表现出提示性的特征，可以在没有快速活检的情况下诊断此病。出血的囊样结构对于诊断非常具有提示作用，有时囊内可见血 – 液平面，在 MRI 的 T2 加权像上最容易观察到。然而，需要牢记，出血性囊肿也可以出现在恶性肿瘤，如横纹肌肉瘤中。

眼眶深部淋巴管瘤有时可为圆形并且边界清晰，与海绵状血管瘤相似。对于二者的鉴别十分重要，因为切除淋巴管瘤比手术切除海绵状血管瘤的并发症更多。眼眶淋巴管瘤也可以伴有眼眶和颅内的动静脉畸形，这提示在胚胎发育过程中可能存在广泛的发育不良（6）。

组织病理

组织病理学上，淋巴管瘤由膨胀扩张的充满着清亮液体或血液的血管组成。炎症性淋巴细胞经常出现在纤细结缔组织间隔中。其发病机制尚未研究清楚，对于淋巴管瘤的界定也十分困难，不能将其明确定义为一种新生物、错构瘤或是淋巴管扩张症。一些学者认为淋巴管瘤是由于淋巴组织与淋巴系统接合失败，被隔离的淋巴组织发生的一种畸形。

治疗方法

眼眶淋巴管瘤的治疗较为困难，因为病变边界不清和手术过程中的大量出血，完整的手术切除通常是不可能的。若为幼儿患者，在尚未威胁其视力情况下，一般选择观察一段时间，使其出血吸收。如果肿瘤巨大或出血导致不能接受的突眼和视神经压迫，这时才考虑手术治疗。大的出血性囊肿经眼睑或结膜吸出，可以使患者得到暂时的缓解。如果诊断考虑可能为恶性病变，如横纹肌肉瘤，则需要进行开放性活检。如果决定手术治疗，需要尽可能在不损伤视神经和眼外肌的情况下将肿瘤削减。在一些病例中，可以用二氧化碳激光控制出血，帮助肿瘤切除（15）。

最近，血管畸形用吸引和病变内注射硬化剂或组织胶来治疗（16~18）。我们发现组织胶虽然是一种暂时性措施，但可以使肿瘤组织缩小的效果持续数月甚至偶尔可以达到数年。硬化剂则更加持久，但是需要介入神经放射科辅助定位。口服西地那非（sildenafil）可以软化或使淋巴瘤消退（19）。

Selected References

Reviews

1. Shields JA, Shields CL, Scartozzi R. Survey of 1264 patients with orbital tumors and simulating lesions: The 2002 Montgomery Lecture, part 1. *Ophthalmology* 2004; 111:997–1008.
2. Shields JA, Bakewell B, Augsburger JJ, et al. Classification and incidence of space-occupying lesions of the orbit. A survey of 645 biopsies. *Arch Ophthalmol* 1984;102: 1606–1611.
3. Shields JA, Bakewell B, Augsburger JJ, et al. Space-occupying orbital masses in children: A review of 250 consecutive biopsies. *Ophthalmology* 1986;93:379–384.
4. Gunalp I, Gunduz K. Vascular tumors of the orbit. *Doc Ophthalmol* 1995;89:337–345.
5. Rootman J. Orbital venous anomalies. *Ophthalmology* 1998;105:387–388.
6. Katz SE, Rootman J, Vangveeravong S, et al. Combined venous lymphatic malformations of the orbit (so-called lymphangiomas). Association with noncontiguous intracranial vascular anomalies. *Ophthalmology* 1998;105:176–184.
7. Rootman J, Hay E, Graeb D, et al. Orbital-adnexal lymphangiomas. A spectrum of hemodynamically isolated vascular hamartomas. *Ophthalmology* 1986;93: 1558–1570.
8. Garrity JA. Orbital venous anomalies. A long-standing dilemma. *Ophthalmology* 1997;104:903–904.
9. Wright JE, Sullivan TJ, Garner A, et al. Orbital venous anomalies. *Ophthalmology* 1997;104:905–913.
10. Iliff WJ, Green WR. Orbital lymphangiomas. *Ophthalmology* 1979;86:914–929.
11. Harris GJ, Sakol PJ, Bonavolonta G, et al. An analysis of thirty cases of orbital lymphangioma. *Ophthalmology* 1990;97:1583–1592.
12. Harris GJ. Orbital vascular malformations: a consensus statement on terminology and its clinical implications. Orbital Society. *Am J Ophthalmol* 1999;127:453–455.
13. Harris GJ. Orbital venous anomalies. *Ophthalmology* 1998;105:388–389.
14. Shields JA, Shields CL. Orbital cysts of childhood. classification, clinical features, and management. *Surv Ophthalmol* 2004;49:281–299.

Management

15. Kennerdell JS, Maroon JC, Garrity JA, et al. Surgical management of orbital lymphangioma with the carbon dioxide laser. *Am J Ophthalmol* 1986;102:308–314.
16. Yue H, Qian J, Elner VM, et al. Treatment of orbital vascular malformations with intralesional injection of pingyangmycin. *Br J Ophthalmol* 2013;97(6):739–745.
17. Boulos PR, Harissi-Dagher M, Kavalec C, et al. Intralesional injection of Tisseel fibrin glue for resection of lymphangiomas and other thin-walled orbital cysts. *Ophthal Plast Reconstr Surg* 2005;21(3):171–176.
18. Hill RH, Shiels WE, Foster JA, et al. Percutaneous drainage and ablation as first line therapy for macrocystic and microcystic orbital lymphatic malformations. *Ophthal Plast Reconstr Surg* 2012;28:119–125.
19. Gandhi NG, Lin LK, O'Hara M. Sildenafil for pediatric orbital lymphangioma. *JAMA Ophthalmol* 2013;131:1228–1230.

眼眶淋巴管瘤:临床和病理学特征

　　淋巴管瘤的患者会出现间歇性的突然眼球突出,通常是由于肿瘤的自发性或外伤性的出血所致,有时在全身感染情况下,发生肿瘤内的淋巴组织炎症也可导致眼球突出。

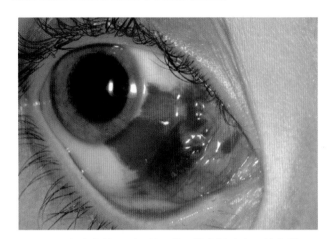

图 28.79　患者女性,9岁,眼眶淋巴管瘤导致出血性突眼

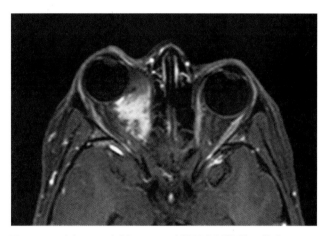

图 28.80　图 28.79 病例 MRI 显示眼眶内侧的淋巴管瘤

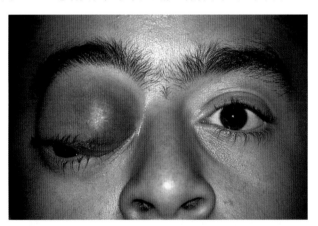

图 28.81　眼眶淋巴管瘤向前延伸侵犯结膜,导致直接可见的病变。可以观察到结膜弥漫囊性、出血性改变,邻近下睑皮肤蓝色变

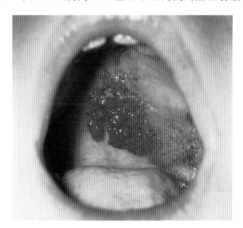

图 28.82　眼眶淋巴管瘤患者,示淋巴管瘤侵犯硬腭(Richard Margolies,MD 供图)

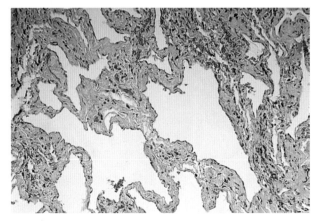

图 28.83　眼眶淋巴管瘤组织病理学检查,显示无血的、扩张的血管管腔伴随纤细的结缔组织间隔(HE×40)

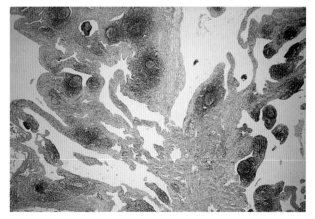

图 28.84　另一例眼眶淋巴管瘤的组织病理学检查,显示淋巴组织位于结缔组织间隔内。这种淋巴组织类似于扁桃体组织,可在上呼吸道感染时增殖,导致眼球突出恶化(HE×40)

● 眼眶淋巴管瘤：计算机断层扫面和磁共振成像

CT 和 MRI 检查在眼眶淋巴管瘤的病例中表现出非常典型的特点,可见一个界线不明确的多囊性肿物,许多囊内含有血液。

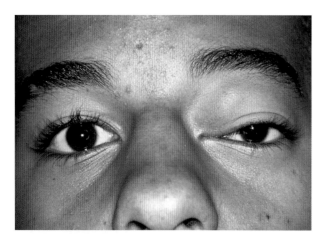

图 28.85　患者男性,17 岁,左眼上睑下垂、肿胀

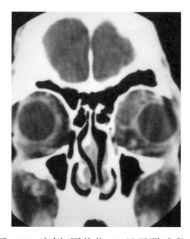

图 28.86　图 28.85 病例,冠状位 CT 显示眼球鼻上方弥散的、囊性肿物

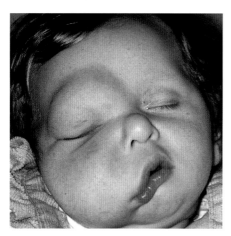

图 28.87　患儿女性,3 个月,右眼周围巨大的眼眶和皮肤下淋巴管瘤

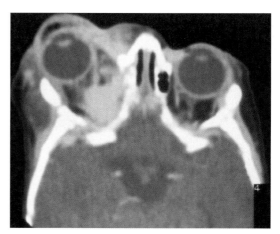

图 28.88　图 28.87 病例,轴位 CT 显示一个多囊肿物弥散性侵犯眼眶

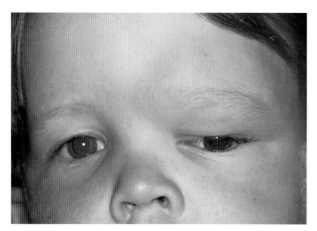

图 28.89　患儿男性,3 岁,左眼的眼眶及眼周受累

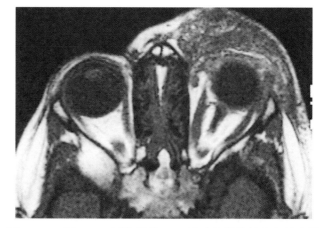

图 28.90　图 28.89 病例,轴位 MRI 显示左眼前部上方的弥散性肿物,怀疑病变可能是一个淋巴管瘤,但是未进行活检

● 眼眶淋巴管瘤：MRI 特征和抽吸术

在一些病例中，一个大的出血性囊肿可以在识别定位情况下进行抽吸取血，从而在未行大范围手术干预下缓解眼球突出。

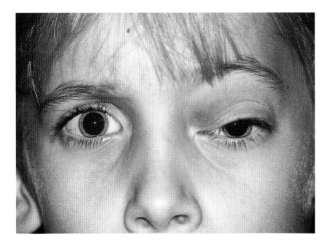

图 28.91　患儿男性，8 岁，左眼上睑下垂和下睑肿胀（应为上睑肿胀，译者注），伴有左眼向下移位

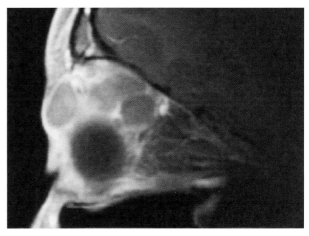

图 28.92　图 28.91 病例，MRI 矢状位 T1 加权像，显示大量的多囊团块侵犯大部分的上部眼眶

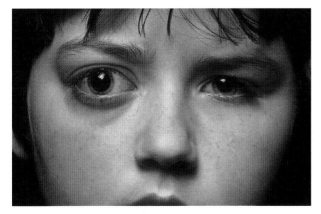

图 28.93　患儿女性，11 岁，右眼突出

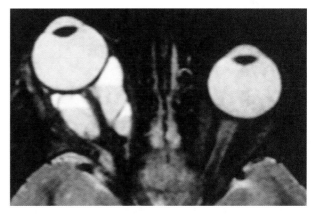

图 28.94　图 28.93 病例，MRI 轴位 T2 加权像，显示大的眼眶囊肿伴有特征性的血 - 液平面

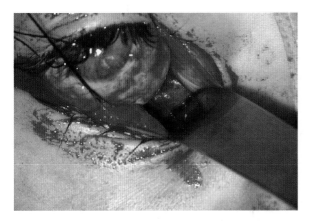

图 28.95　图 28.94 病例，患者结膜穹隆切开后显示充血的囊肿和回缩的结膜及眼眶组织

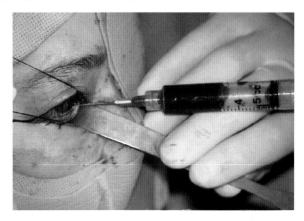

图 28.96　充血囊肿穿刺抽吸术，这种操作通常会使大部分的眼球突出马上好转，抽吸术后可能不会复发，或是几个月或几年后再发展

● 眼眶淋巴管瘤：婴儿患者

尽管大多数的眼眶血管瘤在较年长的孩子才出现临床表现,但是这种病变有时也可以出现在新生儿。以下举例说明其临床病理联系,对于该病例,尽管我们怀疑病变为淋巴管瘤,但一些病理学家倾向于诊断其为静脉曲张。在许多病例中很难对这两种情况进行区分。

Foroozan R, Shields CL, Shields JA, et al. Congenital orbital varices causing extreme neonatal proptosis. AM J Ophthalmol 2000; 129: 693-694.

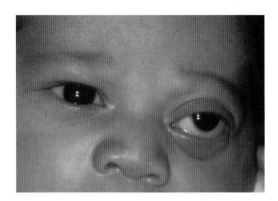

图 28.97   患儿 1 个月,左眼眶淋巴管瘤导致突眼

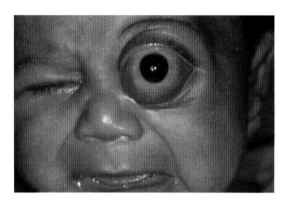

图 28.98   2 个月后显示突眼加剧

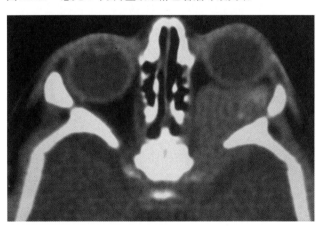

图 28.99   MRI 轴位 T1 加权像显示肿物弥散性充满整个眼眶伴随轻度延伸进入大脑

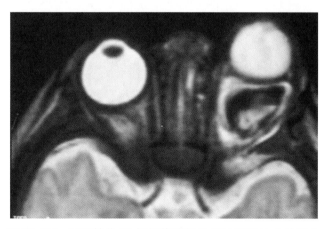

图 28.100   MRI 轴位 T2 加权像更好的显示了团块内的巨大囊腔,行广泛减瘤手术去除肿物

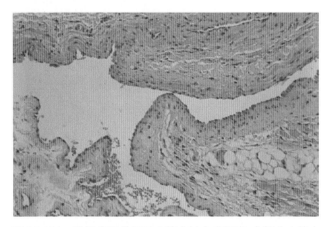

图 28.101   组织病理学显示血管内衬内皮细胞,大部分血管内血液在手术和处理过程中流净,但是下方还有一些红细胞

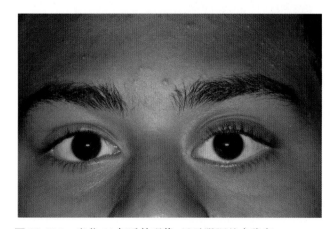

图 28.102   患儿 14 年后外观像,显示眼眶基本稳定

● 眼眶淋巴管瘤：幼年患者

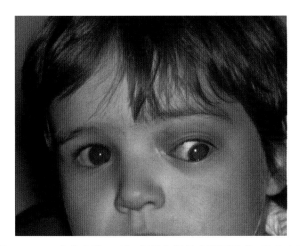

图 28.103　患儿女性，4 岁，左眼突眼并向颞下移位，患儿出生时正常，近期才出现眼球突出表现

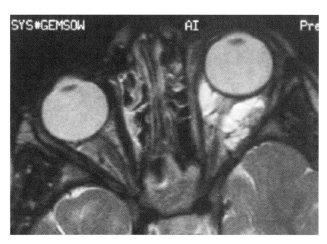

图 28.104　MRI 轴位 T2 加权像显示左眼眶内多囊性肿物，在一些出血性瘤体内可见血－液平面

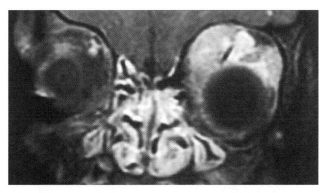

图 28.105　MRI 冠状位 T2 加权像显示多囊性肿物，主要位于眼眶的上部

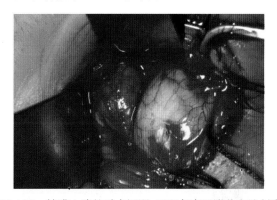

图 28.106　结膜入路的手术视野，于两条直肌附着点缝制牵引线，拉钩用于暴露上方的血性囊肿（左侧）。抽吸肿物然后将肿物分块取出

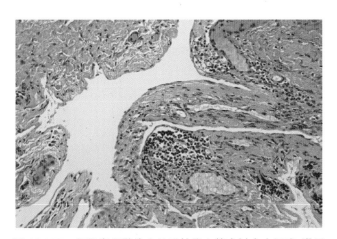

图 28.107　组织病理学检查显示扩张血管内衬内皮细胞，淋巴细胞弥散性浸润至上皮下的小梁内（HE×40）

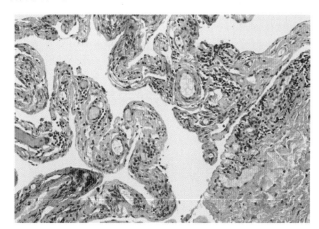

图 28.108　同一个肿瘤另一个部位的组织病理学检查，显示小梁内连接的淋巴管道和弥散的淋巴细胞（HE×40）

● 眼眶淋巴管瘤：老年患者

在一些病例中，眼眶淋巴管瘤直到成年才诊断。我们认为，这类患者的肿瘤可能在幼年时就存在，只是表现不明显。

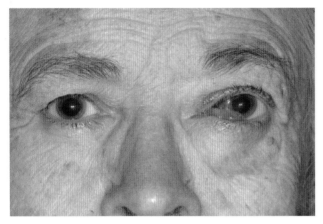

图 28.109   患者女性，65 岁，左眼下睑皮下呈蓝色，同时注意结膜鼻侧肉质的肿物，表明眼眶肿物向前生长

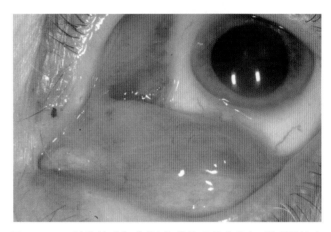

图 28.110   肿物结膜部分特写，其外观并非蓝色，说明慢性出血主要位于眼眶深部

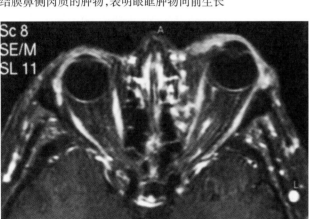

图 28.111   MRI 轴位 T1 加权像，显示左眼球突出及眼眶内界线不清的弥漫性肿物

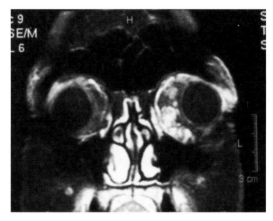

图 28.112   MRI 冠状位 T1 加权像，显示多囊性肿物主要位于鼻侧和下方

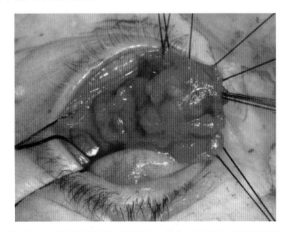

图 28.113   经下方结膜入路手术，术中见肿物为多囊性结构

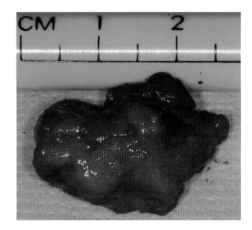

图 28.114   手术切除部分肿物的即刻大体观，组织病理学呈特征性的淋巴管瘤表现

眼眶静脉曲张

概述

静脉曲张是一条或多条静脉的扩张(1~26)。在眼眶内,静脉曲张可以大到产生类似于肿物的效果。眼眶静脉畸形,如静脉曲张、静脉结瘤、静脉性血管瘤之间等有许多共同特征,它们可能代表一个谱系。此外,对于静脉曲张和淋巴管瘤的本质是否相同也存在争论(6,7)。作者认为两者之间存在着极大的不同,无论是临床表现还是病理学特征上都考虑将它们视为两类疾病。有报道说眼眶静脉曲张可能与眶骨的缺陷和脑膨出有关,在这些病例中,血栓性静脉曲张引发的炎症可能导致脑膜炎(17,18)。

临床特征

典型的静脉曲张通常在患者年轻时变得明显,以体位性突眼为特征。在低头或是做 Valsalva 动作时眼球突出加重。尽管眼眶静脉曲张通常在年轻时变得明显,但是也可在出生时即出现,表现为新生儿的极度眼球突出(19)。眼眶较前部的静脉曲张可以表现为泪囊肿物或是结膜下肿物(13,14)。在一些病例中,静脉曲张缓慢的膨胀继而萎缩可以导致眼球内陷。

所谓的涡状静脉曲张是一种不常见的眼眶静脉曲张,其在眼底镜检查下表现类似于眼内肿物(21)。这部分在 *Atlas of Intraocular Tumors* 一书中有所阐述。

诊断

CT 和 MRI 显示一个圆形或是不规则的肿物,但是可能并不明显,只有在扫描过程中患者出现 Valsalva 动作时才表现出来(8)。彩色多普勒成像也可用于观察眼眶静脉曲张的表现(9)。

组织病理

在组织病理学上,静脉曲张是由一条或是多条扩张的静脉组成,经常伴有血栓形成和玻璃样变。血栓性静脉曲张常可以导致病理性血管内乳头状内皮增生(intravascular papillary endothelial hyperplasia,IPEH),在本书一个章节里有所描述(20)。

治疗方法

该病治疗较困难并且存在争议。症状较轻的病变可以观察,症状重的患者可能需要眼眶切开和手术切除。暴露病灶并采用线圈栓塞方法,可以用于缩小手术切除范围(2)。在近眶尖处可以用血管夹处理眼眶静脉曲张(10)。近期,用氰基丙烯酸盐黏合剂栓塞眼眶静脉曲张,"铸形"畸形血管,可以使手术切除更加容易(12)。

Selected References

Reviews
1. Shields JA, Shields CL, Scartozzi R. Survey of 1264 patients with orbital tumors and simulating lesions: The 2002 Montgomery Lecture, part 1. *Ophthalmology* 2004;111:997–1008.
2. Shields JA, Bakewell B, Augsburger JJ, et al. Classification and incidence of space-occupying lesions of the orbit. A survey of 645 biopsies. *Arch Ophthalmol* 1984;102:1606–1611.
3. Shields JA, Bakewell B, Augsburger JJ, et al. Space-occupying orbital masses in children: A review of 250 consecutive biopsies. *Ophthalmology* 1986;93:379–384.
4. Gunalp I, Gunduz K. Vascular tumors of the orbit. *Doc Ophthalmol* 1995;89:337–345.
5. Rootman J, Hay E, Graeb D, et al. Orbital-adnexal lymphangiomas. A spectrum of hemodynamically isolated vascular hamartomas. *Ophthalmology* 1986;93:1558–1570.
6. Garrity JA. Orbital venous anomalies. A long-standing dilemma. *Ophthalmology* 1997;104:903–904.
7. Wright JE, Sullivan TJ, Garner A, et al. Orbital venous anomalies. *Ophthalmology* 1997;104:905–913.

Imaging
8. Shields JA, Dolinskas C, Augsburger JJ, et al. Demonstration of orbital varix with computed tomography and Valsalva maneuver. *Am J Ophthalmol* 1984;97:108–109.
9. Lieb WE, Merton DA, Shields JA, et al. Colour Doppler imaging in the demonstration of an orbital varix. *Br J Ophthalmol* 1990;74:305–308.

Management
10. Beyer R, Levine MR, Sternberg I. Orbital varices: a surgical approach. *Ophthal Plast Reconstr Surg* 1985;1:205–210.
11. Xu D, Liu D, Zhang Z, et al. Gamma knife radiosurgery for primary orbital varices: a preliminary report. *Br J Ophthalmol* 2011;95(9):1264–1267.
12. Couch SM, Garrity JA, Cameron JD, et al. Embolization of orbital varices with N-butyl cyanoacrylate as an aid in surgical excision: results of 4 cases with histopathologic examination. *Am J Ophthalmol* 2009;148(4):614–618.

Case Reports
13. Nasr AM, Huaman AM. Anterior orbital varix presenting as a lacrimal sac mucocele. *Ophthal Plast Reconstr Surg* 1998;14:193–197.
14. Shields JA, Eagle RC Jr, Shields CL, et al. Orbital varix presenting as a subconjunctival mass. *Ophthal Plast Reconstr Surg* 1995;11:37–38.
15. Bullock JD, Goldberg SH, Connelly PJ. Orbital varix thrombosis. *Ophthalmology* 1990;97:251–256.
16. Rosenblum P, Zilkha A. Sudden visual loss secondary to an orbital varix. *Surv Ophthalmol* 1978;23:49–56.
17. Islam N, Mireskandari K, Burton BJ, et al. Orbital varices, cranial defects, and encephaloceles: an unrecognized association. *Ophthalmology* 2004;111:1244–1247.
18. Islam N, Mireskandari K, Rose GE. Orbital varices and orbital wall defects. *Br J Ophthalmol* 2004;88:833–834.
19. Foroozan R, Shields CL, Shields JA, et al. Congenital orbital varices causing extreme neonatal proptosis. *Am J Ophthalmol* 2000;129:693–694.
20. Shields JA, Shields CL, Eagle RC Jr, et al. Intravascular papillary endothelial hyperplasia with presumed bilateral orbital varices. *Arch Ophthalmol* 1999;117:1247–1279.
21. Gunduz K, Shields CL, Shields JA. Varix of the vortex vein ampulla simulating cho-

roidal melanoma: report of four cases. *Retina* 1998;18:343–347.

22. Weill A, Cognard C, Castaings L, et al. Embolization of an orbital varix after surgical exposure. *AJNR Am J Neuroradiol* 1998;19:921–923.

23. Phan IT, Hoyt WF, McCulley TJ, et al. Blindness from orbital varices: case report. *Orbit* 2009;28(5):303–305.

24. McCannel CA, Hoenig J, Umlas J, et al. Orbital lesions in the blue rubber bleb nevus syndrome. *Ophthalmology* 1996;103(6):933–936.

25. Cohen JA, Char DH, Norman D. Bilateral orbital varices associated with habitual bending. *Arch Ophthalmol* 1995;113(11):1360–1362.

26. Kremer I, Nissenkorn I, Feuerman P, et al. Congenital orbital vascular malformation complicated by massive retrobulbar hemorrhage. *J Pediatr Ophthalmol Strabismus* 1987;24(4):190–193.

● 眼眶静脉曲张：通过提高颅内静脉压显示病变

　　在一些病例中，微小病变在通过低头和 Valsalva 动作提高颅内的静脉压力后，可明显增大并导致突眼加重，在影像的对比增强下可以更好显示病灶。

　　Shields JA，Dolinskas C，Augsburger JJ，et al. Demonstration of orbital varix with computed tomography and Valsalva maneuver. Am J Ophthalmol 1984；97：108-109.

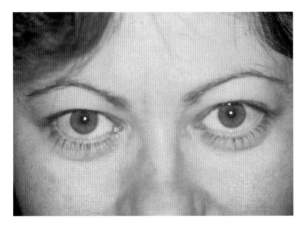

图 28.115　患者女性，38 岁，左眼轻度突出，主诉俯身时左眼后部胀满感

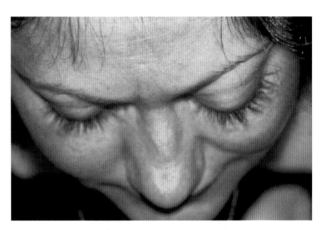

图 28.116　患者俯身时外观，显示左眼突眼加重

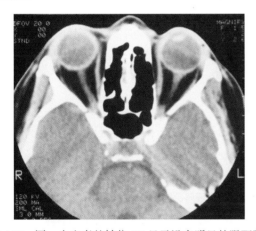

图 28.117　同一个患者的轴位 CT 显示没有明显的眼眶肿物

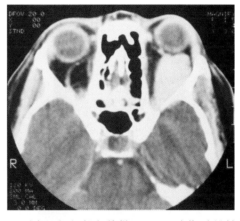

图 28.118　同一个患者在其做 Valsalva 动作时的轴位增强 CT，此时增强的眼眶肿物显示得非常明显

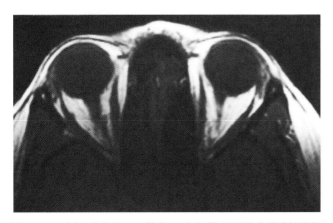

图 28.119　同一个患者 MRI 轴位 T1 加权像，显示没有明确的肿物

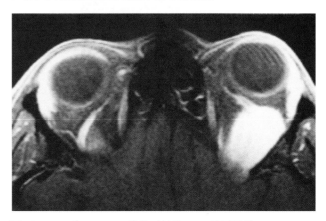

图 28.120　在 Valsalva 动作时轴位 MRI 显示肿物

● 眼眶静脉曲张：通过 Valsalva 动作显示病变

　　对于不能解释的眼球突出，应该要求患者做 Valsalva 动作。在多数患者中，该动作可以使静脉曲张扩张，在几秒钟后突眼加重。若患者无眼球突出却曾有眼球后部胀满感，也应做该动作进行检查。展示如下两个病例。

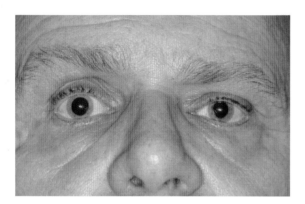

图 28.121　老年患者，右眼球突出

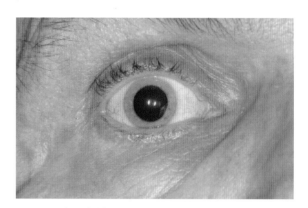

图 28.122　右眼部特写，显示突眼并可见角巩膜缘上方的巩膜，与甲状腺相关眼病相似

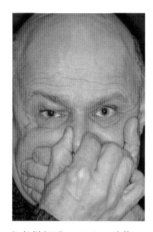

图 28.123　同一患者做标准 Valsalva 动作

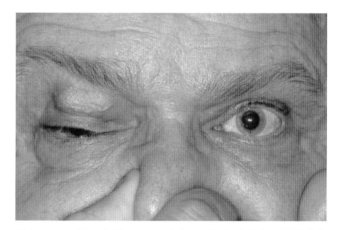

图 28.124　同一患者 Valsalva 动作 10 秒后，显示由于静脉曲张扩大导致上睑出现蓝色的皮下肿胀，伴随有突眼及眼球向下移位

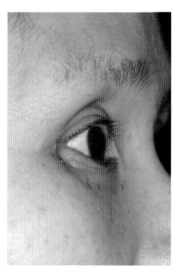

图 28.125　另一位患者的右眼侧面观，主诉俯身时眼后部胀满感

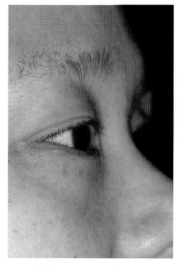

图 28.126　图 28.125 病例，Valsalva 动作后右眼上睑立刻变得饱满

● 眼眶静脉曲张：计算机断层扫描、磁共振成像和彩色多普勒成像

除了 CT 和 MRI，彩色多普勒成像也有助于眼眶静脉曲张的诊断。

Lieb WE, Merton DA, Shields JA, et al. Color Doppler imaging in the demonstration of an orbital varix. Br J Ophthalmol 1990；74；305–308.

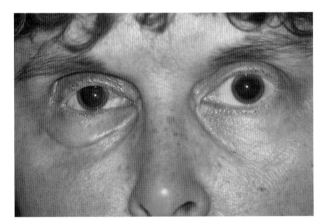

图 28.127　患者女性，59 岁，右眼轻度内陷，患者为了排除眼眶转移，进行了 3 次右眶切开，并且尚未确诊

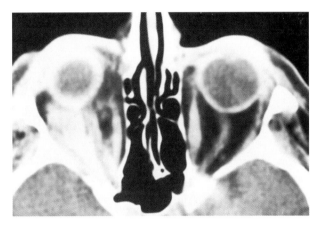

图 28.128　患者 Valsalva 动作时的轴位增强 CT 检查，显示眼眶底部增强肿物

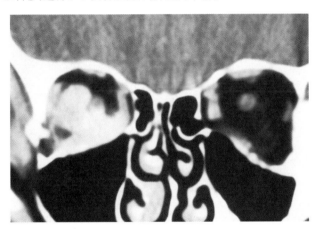

图 28.129　冠状位增强 CT 检查，做 Valsalva 动作时进一步显示出肿物

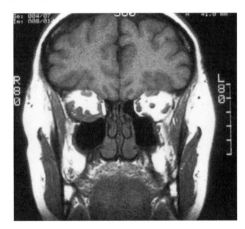

图 28.130　MRI 冠状位 T1 加权像，显示右眼眶底部不规则肿物

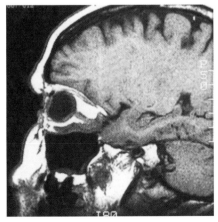

图 28.131　MRI 矢状位 T1 加权像，进一步观察近眶底部肿物

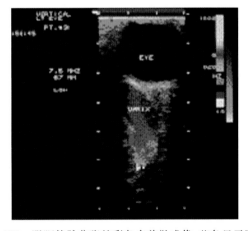

图 28.132　眼眶静脉曲张的彩色多普勒成像，蓝色显示眼球后扩张的静脉

● 眼眶静脉曲张：前部病变

位于眼眶前部的静脉曲张，一般眼睑和结膜的临床表现较突出。

Shields JA, Eagle RC Jr, Shields CL, et al. Orbital varix presenting as a subconjunctival mass. Ophthal Plast Reconstr Surg 1995；11：37–38.

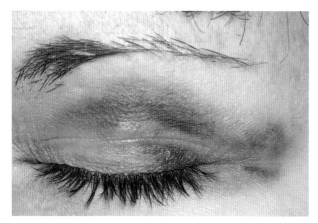

图 28.133　患者女性，36 岁，眼眶静脉曲张导致左眼皮下瘀斑伴随皮下出血，静脉曲张已进行了栓塞治疗

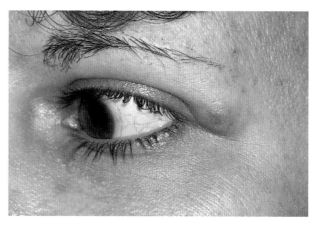

图 28.134　同一病例 6 个月后外观像，皮下出血已消退，栓塞的静脉曲张表现为近外眦部蓝色的皮下结节

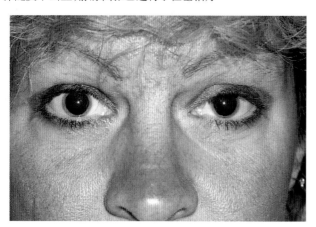

图 28.135　患者女性，40 岁，左眼轻度眼睑下垂

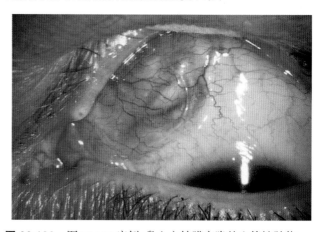

图 28.136　图 28.135 病例，鼻上方结膜穹隆的血管性肿物

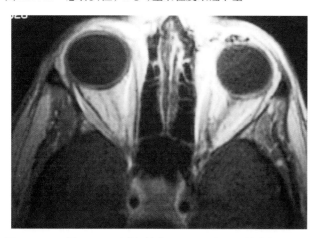

图 28.137　图 28.135 病例，轴位 MRI，显示眼眶前内侧的不规则血管性肿物

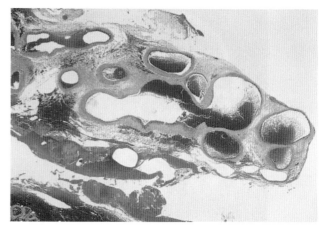

图 28.138　图 28.135 病例组织病理学检查，示复杂排列的扩张静脉（HE×20）

眼眶其他血管性病变：血管内乳头状内皮细胞增生和眼眶血管球瘤

眼眶血管内乳头状内皮细胞增生

概述

血管内乳头状内皮细胞增生（intravascular papillary endothelia hyperplasia，IPEH）是一个由良性的内皮细胞构成的肿物，这种内皮细胞在血管腔内呈乳头状增生。它可能是对血栓形成的一种反应性应答，存在于静脉曲张、海绵状血管瘤或淋巴管瘤中，表现为血管内皮细胞过度性增殖。这种病变偶尔可以出现在眼眶里，既可以单发也可以呈多发性表现（1~5）。

临床特征

在临床上，IPEH 和其他眼眶血管肿瘤相似。如果病变是由血栓性静脉曲张所致，那么患者极有可能有一个疼痛的病史。这种由血栓导致的炎症可能引起眼睑炎症性水肿。

组织病理和发病机制

IPEH 是血管内腔的内皮细胞增殖。这种良性病变在许多方面类似于血管肉瘤。大量证据支持其为一种不常见的机化性血栓。

诊断

IPEH 和其他的局限性眶部肿瘤的症状和体征相似。常见主诉是疼痛。在 CT 和 MRI 上，表现为局限性肿物，与海绵状血管瘤相似。

治疗方法

大多数 IPEH 病例在术前诊断为眼眶海绵状血管瘤，手术切除后活检才明确诊断，因此手术切除似乎是最恰当的治疗方式。

Selected References

Reviews

1. Font RL, Wheeler TM, Boniuk M. Intravascular papillary endothelial hyperplasia of the orbit and ocular adnexa. A report of five cases. *Arch Ophthalmol* 1983;101: 1731–1736.
2. Werner MS, Hornblass A, Reifler DM, et al. Intravascular papillary endothelial hyperplasia: collection of four cases and a review of the literature. *Ophthal Plast Reconstr Surg* 1997;13:48–56.

Case Reports

3. Shields JA, Shields CL, Diniz W, et al. Multiple bilateral orbital vascular tumors as a component of intravascular papillary endothelial hyperplasia. *Arch Ophthalmol* 1999;117:1247–1249.
4. Weber FL, Babel J. Intravascular papillary endothelial hyperplasia of the orbit. *Br J Ophthalmol* 1981;65:18–22.
5. Liu D, Shields CL, Lam D. Periocular papillary endothelial hyperplasia (Masson's tumor) in Behçet's disease. *Acta Ophthalmologica* 2012;90:e413–e415.

● 眼眶血管内乳头状内皮细胞增生和血管球瘤

1. Shields JA, Shields CL, Diniz W, et al. Multiple bilateral orbital vascular tumors as acomponent of intravascular papillary endothelial hyperplasia. Arch Ophthalmol 1999；117：1247–1249.

2. Neufeld M, Pe'er J, Rosenman E, et al. Intraorbital glomus cell tumor. Am J Ophthalmol 1994；117：539–540.

3. Shields JA, Eagle RC Jr, Shields CL, et al. Orbital–conjunctival glomangiomas involving two ocular rectus muscles. Am J Ophthalmol 2006；142：511–513.

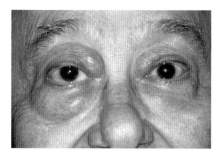

图 28.139　患者女性，30 岁，血管内乳头状内皮细胞增生导致右眼突眼和眼睑水肿，身体其他方面均健康

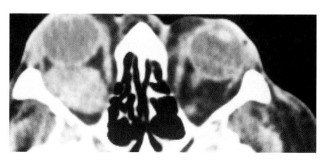

图 28.140　图 28.139 病例，轴位 CT 显示局限性的球后肿物，类似于海绵状血管瘤。另一切面显示右眼眶尖有一个相似的小肿物

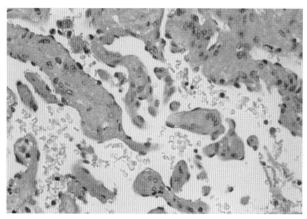

图 28.141　图 28.139 病变组织病理学检查，显示血管腔内增殖的内皮细胞（HE×100）

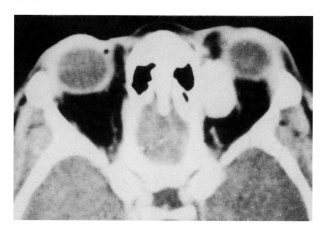

图 28.142　患者女性，35 岁，眼眶血管球细胞瘤轴位 CT，显示左眼眶鼻上方的一个局限性肿物（Jacob Pe'er, MD 供图）

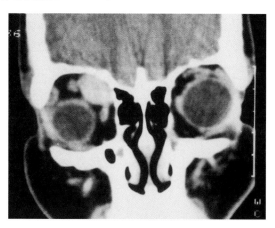

图 28.143　图 28.142 病例，冠状位 CT 显示一个眼眶鼻上方的肿物（原著中 CT 片可能左右倒置了，译者注）（Jacob Pe'er, MD 供图）

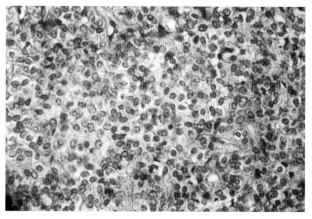

图 28.144　图 28.142 病例，组织病理学，显示成片的多角细胞。免疫组化支持血管球瘤的诊断（HE×125）

眼眶血管肉瘤

概述

　　血管肉瘤（恶性血管内皮瘤）是一种恶性肿瘤，可能起源于血管内皮细胞，极少发生于眼眶区域（1~9）。在美国武装部队病理学研究所（Armed Forces Institute of Pathology）的 336 例血管肉瘤的报道中，大多数病例为肿瘤侵犯皮肤及软组织，只有 10 例（3%）发生于眼眶（2）。该种肿瘤倾向于在年轻人中发病，男性多见。发生在眼眶内的血管肉瘤有局部侵犯的能力，很少远处转移。在作者 1264 例眼眶肿物系列连续性研究中没有该病病例（1）。

临床特征

　　眼眶血管肉瘤可以是局灶性的也可以是弥散的，没有明显的临床特征。眼眶血管肉瘤的临床特点与其他的恶性和良性眶部肿瘤相似。受累患者可能出现进行性突眼、眼球移位、眼睑下垂和眼肌麻痹。位于眼眶前部的肿瘤可以表现为一个柔软的皮下肿物（5）。病变可以从眼眶延伸并进入结膜，类似于结膜的卡波西肉瘤（2，3）。

诊断

　　眼眶血管肉瘤的影像学检查，如 CT 和 MRI 与其他的眶部肿瘤相似。在早期是一个局限的软组织肿物。当病变逐渐浸润周围组织，则变得弥散，且边界不清。

组织病理

　　组织病理学上，血管肉瘤是由卵圆形多形性内皮细胞组成，这些内皮细胞被纤维连接组织分离成束状。在一些病例中，大的恶性肿瘤细胞可以形成乳头状结构，或是增殖到管腔内形成假腺管样外观，这种特点使得诊断易与血管内乳头状内皮细胞增生相混淆，后者是一种有着类似生长模式的良性病变。细胞质因子 VIII 和荆豆凝集素 I 的免疫组织化学染色有助于识别内皮细胞来源的肿瘤（2，5）。电子显微镜可以协助发现 Weibel-Palade 小体，这是内皮细胞特征性的超微结

构（2）。

　　血管肉瘤的发病机制尚不清楚，可能由眼眶血管内皮细胞的增殖所致。

治疗方法

　　眼眶血管肉瘤最好的治疗方式是广泛手术切除，如有必要应行眶内容摘除术。广泛切除十分重要，因为该种肿瘤有超过临床可见的边界浸润的倾向，尽管没有足够的数据支持原位放射治疗效果，但是如果在手术切除或组织活检后怀疑肿瘤有残留，那么需要追加放疗，考虑采用外粒子束或是敷贴近距离放射治疗技术（5000~6000cGy）（10）。

Selected References

Reviews

1. Shields JA, Shields CL, Scartozzi R. Survey of 1264 patients with orbital tumors and simulating lesions: The 2002 Montgomery Lecture, part 1. *Ophthalmology* 2004;111: 997–1008.
2. Weiss SW, Goldblum JR. Malignant vascular tumors. In: Weiss SW, Goldblum JR, eds. *Enzinger and Weiss's Soft Tissue Tumors.* 4th ed. St. Louis, MO: CV Mosby; 2001:917–954.

Case Reports

3. Carelli PV, Cangelosi JP. Angiosarcoma of the orbit. *Am J Ophthalmol* 1948;31: 453–456.
4. Messmer EP, Font RL, McCrary JA, et al. Epithelioid angiosarcoma of the orbit presenting as Tolosa-Hunt Syndrome. *Ophthalmology* 1983;90:1414–1421.
5. Hufnagel T, Ma L, Kuo T. Orbital angiosarcoma with subconjunctival presentation. *Ophthalmology* 1987;94:72–77.
6. Gunduz K, Shields JA, Shields CL, et al. Cutaneous angiosarcoma with eyelid involvement. *Am J Ophthalmol* 1998;125:870–871.
7. Siddens JD, Fishman JR, Jackson IT, et al. Primary orbital angiosarcoma: a case report. *Ophthal Plast Reconstr Surg* 1999;15:454–459.
8. Lopes M, Duffau H, Fleuridas G. Primary spheno-orbital angiosarcoma: case report and review of the literature. *Neurosurgery* 1999;44:405–407.
9. Shuangshoti S, Chayapum P, Suwanwela N, et al. Unilateral proptosis as a clinical presentation in primary angiosarcoma of skull. *Br J Ophthalmol* 1988;72:713–719.
10. De Keizer RJ, de Wolff-Rouendaal D, Nooy MA. Angiosarcoma of the eyelid and periorbital regions. Experience in Leiden with iridium 192 brachytherapy and low-dose doxorubicin chemotherapy. *Orbit* 2008;27:5–12.

● 眼眶血管肉瘤

1. Gunduz K, Shields JA, Shields CL, et al. Cutaneous angiosarcoma with eyelid involvement. Am J Ophthalmol 1998; 125: 870–871.

2. Messmer Ep, Font RL, McCrary JA, et al. Epithelioid angiosarcoma of the orbit presenting as Tolosa–Hunt syndrome. Ophthalmology 1983; 90: 1414–1421.

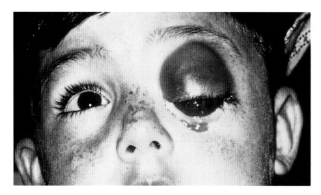

图 28.145　患儿男性,左眼眶内血管肉瘤,继发浸润眼睑和结膜(Frederick Blodi[休],MD 供图)

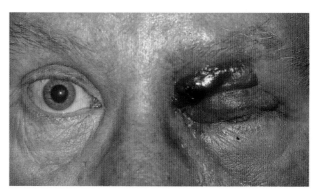

图 28.146　患者男性,70 岁,左眼眶内血管肉瘤,继发浸润眼睑

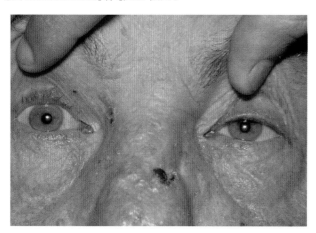

图 28.147　眼眶内上皮样血管肉瘤造成左眼突出,以及 Tolosa-Hunt 综合征(Ramon Font, MD 供图)

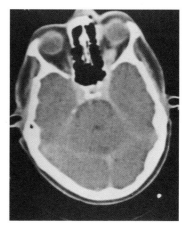

图 28.148　图 28.147 病例轴位 CT,显示近眶尖部的一个不规则肿物(Ramon Font, MD 供图)

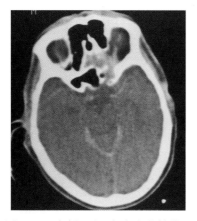

图 28.149　图 28.148 病例,更下方病变的轴位 CT,显示侵及近眶尖部的骨破坏(Ramon Font, MD 供图)

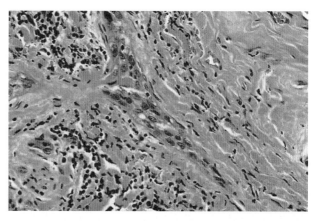

图 28.150　图 28.148 病例组织病理学检查,显示恶性内皮细胞和纤维组织基质(HE×200)。此病例发表后,其诊断的准确性存在争议,也可能是具有侵袭性的鳞状细胞癌(Ramon Font, MD 供图)

眼眶血肿

概述

血肿并不是真正的血管性肿物,而是由于一条动脉或静脉破裂导致的血液存积。它可以出现在包括眼眶在内的身体任何部位(1~13)。以前曾采用"血囊肿"一词来描述这种情况,其实"血肿"一词则更加贴切,因为病变缺乏上皮层,所以它不符合囊肿的标准。尽管有许多因素可以造成血管病变,包括淋巴管瘤、静脉曲张、颅内静脉压突然升高、潜在的出血体质和鼻旁窦炎,眼眶血肿主要是由外伤导致的,可以伴或不伴有这些因素(5~12)。

临床特征

典型的眼眶血肿患者可以表现为突然或缓慢起病,单侧突眼伴眼球移位,通常是向下移位。一些患者可以回忆起在数月甚至几年前有外伤史并出现过眼睑瘀斑。偶有患者没有外伤史。这种症状偶尔延时出现的原因尚不清楚。一些血肿具有自限性,而另一部分则会出现症状并进行性增大,这可能与血液产物的渗透梯度有关,它可以吸附更多的液体使血肿体积增大。

诊断

典型的 CT 和 MRI 显示一个眼眶上方的局灶性肿物,MRI 上显示其内混有机化的血液。因其通常位于眶骨膜和上眼眶眶骨之间,所以一般边界清晰。位于眼眶上方的机化血肿有时可以逐渐侵蚀骨组织并侵犯脑部。

组织病理

在组织病理学上,机化的血肿以不同阶段的变性和机化的血液为特征,伴有胆固醇和胆汁色素的聚集,这种胆汁色素被称为"类胆红素"(9)。通常可以看到一个纤维性假包膜。

治疗方法

对于手术较为困难的无症状的眼眶血肿,可以选择谨慎观察,期待其可以保持稳定或吸收。当必须进行处理时,排除血液和切除其纤维组织囊是一个恰当的选择。当肿物延伸进入颅腔,通常需要神经外科医生联合完成手术。

Selected References

Reviews

1. Shields JA, Shields CL, Scartozzi R. Survey of 1264 patients with orbital tumors and simulating lesions: The 2002 Montgomery Lecture, part 1. *Ophthalmology* 2004;111: 997–1008.
2. Shields JA, Bakewell B, Augsburger JJ, et al. Classification and incidence of space-occupying lesions of the orbit. A survey of 645 biopsies. *Arch Ophthalmol* 1984;102:1606–1611.
3. Shields JA, Bakewell B, Augsburger JJ, et al. Space-occupying orbital masses in children: A review of 250 consecutive biopsies. *Ophthalmology* 1986;93:379–384.

Case Reports

4. Gunalp I, Gunduz K. Vascular tumors of the orbit. *Doc Ophthalmol* 1995;89: 337–345.
5. Martinez Devesa P. Spontaneous orbital hematoma. *J Laryngol Otol* 2002;116: 960–961.
6. Spence CA, Duong DH, Monsein L, et al. Ophthalmoplegia resulting from an intra-orbital hematoma. *Surg Neurol* 2000;54:447–451.
7. Atalla ML, McNab AA, Sullivan TJ, et al. Nontraumatic subperiosteal orbital hemorrhage. *Ophthalmology* 2001;108:183–189.
8. Iwata A, Matsumoto T, Mase M, et al. Chronic, traumatic intraconal hematic cyst of the orbit removed through the fronto-orbital approach—case report. *Neurol Med Chir (Tokyo)* 2000;40:106–109.
9. Lieb WE, Shields JA, Shields CL, et al. Postsurgical hematic cyst simulating a conjunctival malignant melanoma. *Retina* 1990;10:63–67.
10. Kim UR, Arora V, Shah AD, et al. Clinical features and management of posttraumatic subperiosteal hematoma of the orbit. *Indian J Ophthalmol* 2011;59(1):55–8.
11. Yazici B, Gönen T. Posttraumatic subperiosteal hematomas of the orbit in children. *Ophthal Plast Reconstr Surg* 2011;27(1):33–37.
12. Swanenberg IM, Rizzuti AE, Shinder R. Spontaneous subperiosteal hematoma precipitated by anxiety attack. *Orbit* 2013;32(6):402–404.
13. Ali HM, Khairallah AS, Moghazy K. Acute spontaneous extraconal hematic cyst of the orbit. *Saudi J Ophthalmol* 2011;25(1):85–88.

● 眼眶机化血肿

眼眶机化血肿通常是眼眶创伤导致的,通常位于上方眼眶的骨膜下。然而,有时它可以发生在眼眶软组织,而非骨膜下区。

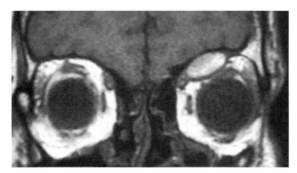

图 28.151　男性患者,眼眶钝性外伤病史。MRI 冠状位 T1 加权像显示典型的左眼上方眼眶骨膜下血肿

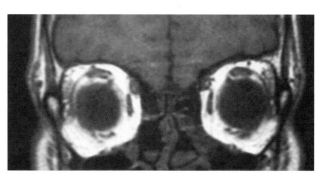

图 28.152　图 28.151 病例,几周之后的 MRI 检查,显示未经治疗,血肿完全吸收

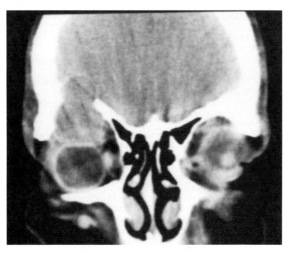

图 28.153　患者男性, 32 岁,既往眼外伤史,冠状位 CT 显示眼眶上方肿物使眼球向下移位,并通过眶顶延伸进入颅腔。经手术和组织病理学检查证实为机化的血肿

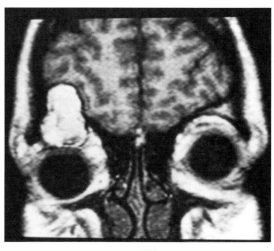

图 28.154　图 28.153 病例,MRI 冠状位 T1 加权像显示机化血肿的轮廓

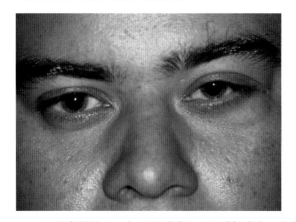

图 28.155　患者男性, 26 岁,左眼球突出和眼球轻度向上移位

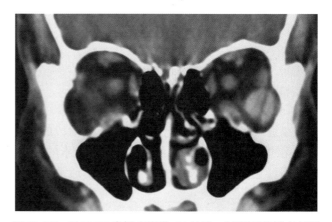

图 28.156　图 28.155 病例,冠状位 CT 显示一个眼眶颞下方的局限性肿物。经病理学证实为一机化的血肿伴有致密的纤维性假包囊

（郭思彤　姜利斌　译）

第 29 章

眼眶周围神经系统肿瘤

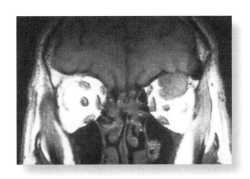

概述

施万细胞瘤（神经鞘瘤）是一种良性的,有包囊的肿瘤,它来源于包裹周围神经的施万细胞。神经鞘瘤可以原发于眼眶,也可由有周围神经蔓延至眼眶（1~22）。它占所有眼眶肿物的 1%（1~4）。作者的 1264 例眼眶占位性病变中,共有 14 例神经鞘瘤,占 23 例周围神经肿瘤的 61%,占所有病变的 1%（1）。诊断年龄从 10 岁到 84 岁不等,平均为 37 岁。

临床特征

眼眶神经鞘瘤通常导致突眼和眼球移位,它引起的症状和体征与眼眶海绵状血管瘤相似。尽管神经鞘瘤来源于周围神经鞘,但是通常不引起疼痛。与神经纤维瘤相比,孤立性的眼眶神经鞘瘤并不总是与神经纤维瘤病有关。

诊断

影像学检查中神经鞘瘤表现为位于肌锥外的实性卵圆形到长条状肿物,通常延眶上神经或滑车上神经分布,偶尔也可沿着眶下神经分布。MRI 检查显示一个增强肿物,而信号强度取决于肿瘤是实性还是囊性的。T1 加权像时肿瘤为低信号,对比增强后为等信号（6~10）。

组织病理

组织病理学上,神经鞘瘤是施万细胞的良性增殖,在同一肿瘤中可以有多种变异。有的区域特征表现为呈丝带样或成束样的梭形细胞（Antoni A 型）,其他区域有卵圆形的透明细胞（Antoni B 型）。有时存在较大的囊性病变,可以占肿瘤的大部分,这种肿瘤就为囊性,而非实性病变。

古老型神经鞘瘤（ancient schwannoma）是神经鞘瘤的一种变异体,由于细胞增多,核多形性明显,并且深染,可与恶性间叶肿瘤混淆。该类型肿瘤通常有囊腔形成,钙化,出血和玻璃样变（11）。

虽然施万细胞的免疫组化染色没有特异性,但是免疫组化检查仍可以用于排除其他梭形细胞肿瘤,如黑色素瘤,平滑肌瘤和横纹肌肉瘤等,而支持神经鞘瘤诊断。电子显微镜可以用于显示施万细胞特征性的细胞质宽间距胶原蛋白。

眼眶神经鞘瘤

治疗方法

治疗眼眶神经鞘瘤的方法是手术切除。轴位和
冠状位 MRI 和 / 或 CT 是决定手术切口方式的必要检
查。像这种局限性的眶部肿瘤通常不需要进行切取活
检。如果不能在早期将肿瘤完整切除，它可以持续生
长，当肿瘤生长过大时，切除会更加困难。

Selected References

Reviews

1. Shields JA, Shields CL, Scartozzi R. Survey of 1264 patients with orbital tumors and simulating lesions: the 2002 Montgomery Lecture, part 1. *Ophthalmology* 2004;111:997–1008.
2. Shields JA, Bakewell B, Augsburger DG, et al. Classification and incidence of space-occupying lesions of the orbit. A survey of 645 biopsies. *Arch Ophthalmol* 1984;102:1606–1611.
3. Shields JA, Bakewell B, Augsburger DG, et al. Space-occupying orbital masses in children. A review of 250 consecutive biopsies. *Ophthalmology* 1986;93:379–384.
4. Gunalp I, Gunduz K, Duruk K, et al. Neurogenic tumors of the orbit. *Jpn J Ophthalmol* 1994;38:185–190.
5. Rose GE, Wright JE. Isolated peripheral nerve sheath tumours of the orbit. *Eye* 1991;5:668–673.

Imaging

6. Abe T, Kawamura N, Homma H, et al. MRI of orbital schwannomas. *Neuroradiology* 2000;42:466–468.
7. Carroll GS, Haik BG, Fleming JC, et al. Peripheral nerve tumors of the orbit. *Radiol Clin North Am* 1999;37:195–202.
8. Wang Y, Xiao LH. Orbital schwannomas: findings from magnetic resonance imaging in 62 cases. *Eye (Lond)* 2008;22:1034–1039.
9. Tanaka A, Mihara F, Yoshiura T, et al. Differentiation of cavernous hemangioma from schwannoma of the orbit: a dynamic MRI study. *Am J Roentgenol* 2004;183:1799–1804.

Management

10. Hayashi M, Chernov M, Tamura N, et al. Gamma Knife surgery for abducent nerve schwannoma. Report of 4 cases. *J Neurosurg* 2010;113(Suppl):136–143.

Histopathology

11. Khwarg SI, Lucarelli MJ, Lemke BN, et al. Ancient schwannoma of the orbit. *Arch Ophthalmol* 1999;117:262–264.

Case Reports

12. Rootman J, Goldberg C, Robertson W. Primary orbital schwannomas. *Br J Ophthalmol* 1982;66:194–204.
13. Shields JA, Kapustiak J, Arbizo V, et al. Orbital neurilemoma with extension through the superior orbital fissure. *Arch Ophthalmol* 1986;104:871–873.
14. Tsuzuki N, Katoh H, Ohnuki A, et al. Cystic schwannoma of the orbit: case report. *Surg Neurol* 2000;54:385–387.
15. Lam DS, Ng JS, To KF, et al. Cystic schwannoma of the orbit. *Eye* 1997;11:798–800.
16. Shen WC, Yang DY, Ho WL, et al. Neurilemmoma of the oculomotor nerve presenting as an orbital mass: MR findings. *AJNR Am J Neuroradiol* 1993;14:1253–1254.
17. Faucett DC, Dutton JJ, Bullard DE. Gasserian ganglion schwannoma with orbital extension. *Ophthal Plast Reconstr Surg* 1989;5:235–238.
18. Konrad EA, Thiel HJ. Schwannoma of the orbit. *Ophthalmologica* 1984;188:118–120.
19. Demirci H, Shields CL, Eagle RC Jr, et al. Epibulbar schwannoma in a 17-year-old boy and review of the literature. *Ophthal Plast Reconstr Surg* 2010;26:48–50.
20. de Silva DJ, Tay E, Rose GE. Schwannomas of the lacrimal gland fossa. *Orbit* 2009;28:433–435.
21. Kashyap S, Pushker N, Meel R, et al. Orbital schwannoma with cystic degeneration. *Clin Experiment Ophthalmol* 2009;37:293–298.
22. Sales-Sanz M, Sanz-Lopez A, Romero JA. Bilateral simultaneous ancient schwannomas of the orbit. *Ophthal Plast Reconstr Surg* 2007;23:68–69.

● 眼眶神经鞘瘤

　　典型的眼眶神经鞘瘤通常位于眼眶肌锥外上部,并且起源于眶上神经鞘。当肿瘤位于此位置时,最好使用外上方眶切开术治疗。大多数病例中,通常只需要分离软组织就能将肿瘤切除,偶尔需要进行骨切开术。以下将展示其临床病理学联系。

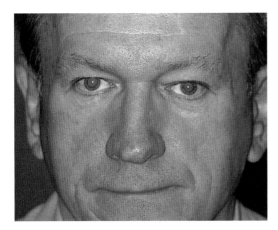

图 29.1　患者男性,57 岁,左眼突眼并眼球向下移位

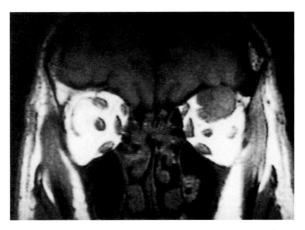

图 29.2　MRI 冠状位 T1 加权像显示眼眶上方局限性肿物。与眶脂肪相比,肿瘤成低信号

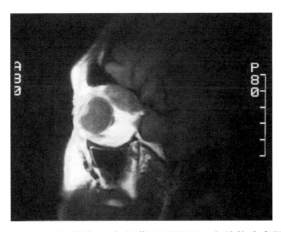

图 29.3　MRI 矢状位 T1 加权像显示眼眶上方肿物为卵圆形

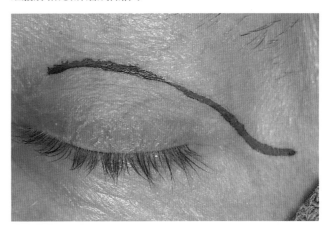

图 29.4　肿瘤切除术对皮肤切口进行标记。顺利切除肿物,没有任何并发症

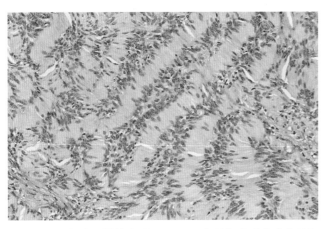

图 29.5　组织病理学检查示 Antoni A 型区域,表现为成束的细胞核呈丝带样排列(HE×150)

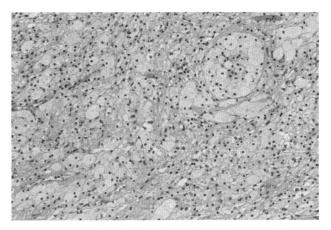

图 29.6　同一个肿瘤另一部位的组织病理学切片,可见 Antoni B 型结构(HE×150)

● 眼眶神经鞘瘤

眼眶神经鞘瘤是一种良性、缓慢生长的肿瘤,可以压迫视神经,引起视功能损害。切除肿瘤后,视盘水肿消退,视力可以恢复至正常。但是脉络膜皱褶可能一直存在。

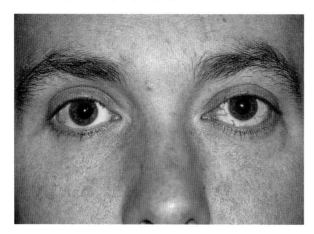

图 29.7   患者男性,29 岁,左眼突眼

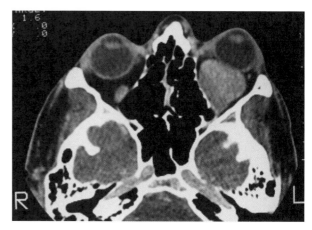

图 29.8   CT 轴位显示巨大的上方眼眶肿物,其他切面显示肿物压迫视神经

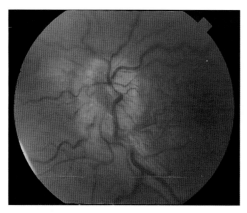

图 29.9   眼底像显示左眼视神经水肿,视网膜血管迁曲,脉络膜皱褶,视力为 6/60

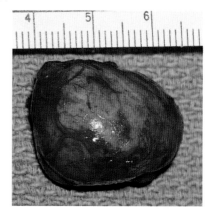

图 29.10   局限性肿物通过外上方眶切开术切除后的大体解剖外观

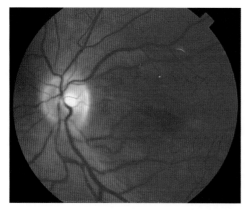

图 29.11   术后 6 个月的彩色眼底照相,可见视盘水肿消退,视网膜血管迁曲消失。视力恢复至 6/6。有趣的是,脉络膜皱褶仍然存在

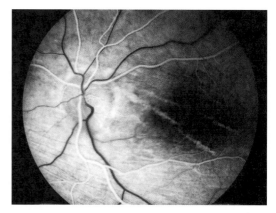

图 29.12   术后 6 个月荧光素血管造影检查,动脉期可见与持续性脉络膜皱褶相对应的高荧光

● 眼眶神经鞘瘤

因为眼眶神经鞘瘤是一种边界清楚、有包膜的肿瘤,所以尽管有时肿瘤很大,并且位于眼眶后部,仍然可以通过外侧眶切开术完整切除。下图这个病例是一位患有巨大神经鞘瘤的 33 岁男性患者,他拒绝了神经外科的手术方式,希望在不用开颅的情况下切除肿物。肿瘤通过外上眶切开术被完整的切除,尽管肿瘤已经向后伸入眶上裂。

Shields JA, Kapustiak J, Arbizo V, et al. Orbital neurilemoma with extension through the superior orbital ssure. Arch Ophthalmol 1986; 104: 871–873.

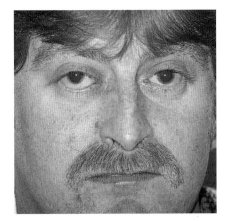

图 29.13　患者临床表现为右眼突眼

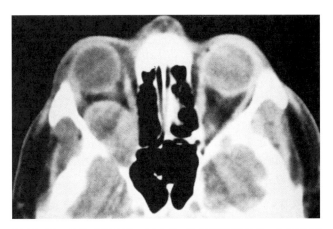

图 29.14　轴位 CT 显示一巨大的、边界清楚的肿物,占据后部眼眶的大部分,并且肿物通过眶上裂进入颅内

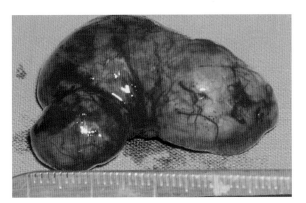

图 29.15　通过颞上方眶切开术,骨膜外切口,以及骨切开术摘除的肿物外观。结节状突起就是肿瘤向后突入眶上裂的部位

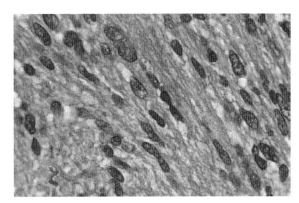

图 29.16　组织病理学检查,示肿瘤的一部分区域为 Antoni A 型神经鞘瘤(HE×200)

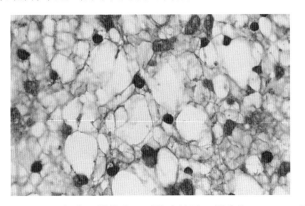

图 29.17　组织病理学检查显示肿瘤的另一部分为 Antoni B 型(HE×200)

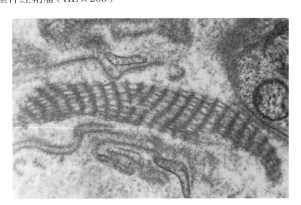

图 29.18　肿瘤的电子显微镜照片显示细胞质中有宽间距的胶原(Luse 小体)

● 眼眶神经鞘瘤：颅内蔓延

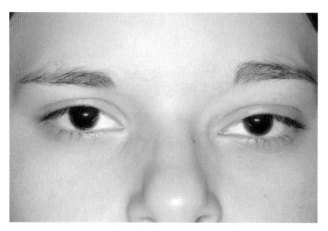

图 29.19   患者女性，16 岁，左眼突眼。患者有左眼眶肿物病史，肿物切除后组织病理学检查证实为神经鞘瘤，但我们并不清楚肿物是否被完全切除

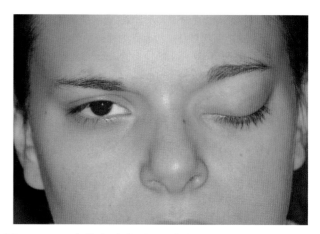

图 29.20   4 个月后，患者因左眼完全性上睑下垂再次就诊

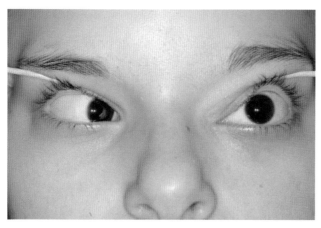

图 29.21   翻开眼睑后发现左侧眼球运动功能完全丧失（"眼球固定"）

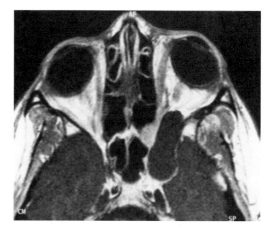

图 29.22   MRI 检查 T1 加权像，可见延伸穿过视神经孔的细长肿物。这在之前的影像学检查中并没有发现

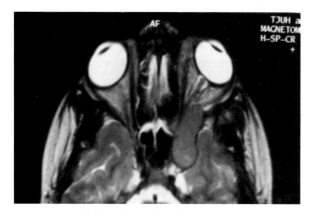

图 29.23   MRI 轴位 T2 加权像，更好地显示了边界清楚的肿物

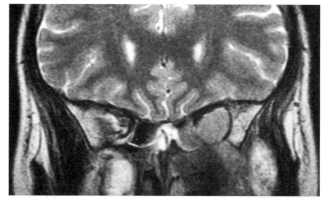

图 29.24   MRI 冠状位显示肿物位于视神经孔。通过神经外科手术将肿物切除后，随访 4 年没有复发

眼眶神经纤维瘤

概述

神经纤维瘤是一种良性的周围神经肿瘤,可以影响眼眶(1~30)。在笔者的 1264 例眼眶占位性病变中,有 6 例神经纤维瘤,占 23 例周围神经肿物的 26%,在所有病变中占的比例 <1%(1)。它可以分为局部、弥漫和丛状三种类型(6)。在我们的 6 个病例中,4 例为丛状型,2 例为孤立性神经纤维瘤。局部型神经纤维瘤在临床上和影像学检查中都与神经鞘瘤相似,并且 10% 的患者为 1 型神经纤维瘤病(6)。弥漫型与神经纤维瘤病有着不同程度的相关性,而丛状型则几乎全部与神经纤维瘤病相关。

临床特征

局部型神经纤维瘤的临床症状与体征与神经鞘瘤和其他局限性眶部肿瘤相似,表现为突眼,眼球移位,复视和视神经压迫。通常在中年或成年后被诊断,并且如前文所述,在 1 型神经纤维瘤病患者中该类型并不常见。局部型神经纤维瘤有时可表现为眼眶多发的肿物,并且没有神经纤维瘤病的表现。在这种病例中,最突出的症状可能是疼痛(19)。

弥漫型和丛状型神经纤维瘤在临床上和影像学上都非常相似,但由于细微的组织病理学差异而被区分开来。这两种类型通常在 10 岁前发病,并且逐渐发展。通常累及其他眼部周围和眼部组织,包括葡萄膜。当弥漫性的、边界不清的肿瘤累及皮下组织时,上睑可出现典型的 S 形曲线。丛状型侵袭性强,可以累及眼眶,眼睑和眼内结构。此外,神经纤维瘤病患者常有先天性蝶骨缺损,引起与脑膨出相似的波动性眼球突出。

诊断

眼眶 CT 和 MRI 检查,局部型神经纤维瘤表现为局限性肿物,与上一章介绍的神经鞘瘤无法区分。丛状型和弥漫型神经纤维瘤表现为不规则的,边界不清的肿物,通常伴有广泛的眶周受累。

组织病理

局部型眼眶神经纤维瘤的边界清楚,但没有真正的包膜。典型病例中可见交织的细长梭形细胞束和数量不等的黏液样物质(16)。弥漫型和丛状型神经纤维瘤由增粗神经的复杂缠绕所组成,并伴有黏液状基质内的施万细胞和神经纤维的增殖,清晰的神经鞘将肿瘤分为独立的个体。

治疗方法

当患者拟诊为局部型眼眶神经纤维瘤时,通常需要进行手术完整切除肿物。弥漫型和不能切除的丛状型通常进行保守治疗。然而,由于令患者烦恼的症状,肿物对视力的威胁或者外观的不满意,常需要手术干预。在这些病例中,常常进行减瘤手术,因为不可能将肿瘤完全切除。根据疾病范围的不同,可能需要与神经外科和耳鼻喉科进行联合手术(11~15)。

Selected References

Reviews

1. Shields JA, Shields CL, Scartozzi R. Survey of 1264 patients with orbital tumors and simulating lesions: the 2002 Montgomery Lecture, part 1. *Ophthalmology* 2004;111:997–1008.
2. Shields JA, Bakewell B, Augsburger DG, et al. Classification and incidence of space-occupying lesions of the orbit. A survey of 645 biopsies. *Arch Ophthalmol* 1984; 102:1606–1611.
3. Shields JA, Bakewell B, Augsburger DG, et al. Space-occupying orbital masses in children. A review of 250 consecutive biopsies. *Ophthalmology* 1986;93:379–384.
4. Gunalp I, Gunduz K, Duruk K, et al. Neurogenic tumors of the orbit. *Jpn J Ophthalmol* 1994;38:185–190.
5. Rose GE, Wright JE. Isolated peripheral nerve sheath tumours of the orbit. *Eye* 1991;5:668–673.
6. Krohel GB, Rosenberg PN, Wright JE, et al. Localized orbital neurofibromas. *Am J Ophthalmol* 1985;100:458–464.
7. Brownstein S, Little JM. Ocular neurofibromatosis. *Ophthalmology* 1983;91: 1595–1599.
8. Avery RA, Dombi E, Hutcheson KA, et al. Visual outcomes in children with neurofibromatosis type 1 and orbitotemporal plexiform neurofibromas. *Am J Ophthalmol* 2013;155:1089–1094.

Imaging

9. De Potter P, Shields CL, Shields JA, et al. The CT and MRI features of an unusual case of isolated orbital neurofibroma. *Ophthal Plast Reconstr Surg* 1992;8:221–227.
10. Reed D, Robertson WD, Rootman J, et al. Plexiform neurofibromatosis of the orbit: CT evaluation. *AJNR Am J Neuroradiol* 1986;7:259–263.

Management

11. Kennerdell JS, Maroon JC. Use of the carbon dioxide laser in the management of orbital plexiform neurofibromas. *Ophthalmic Surg* 1990;2:138–140.
12. Jackson IT, Laws ER Jr, Martin RD. The surgical management of orbital neurofibromatosis. *Plast Reconstr Surg* 1983;71:751–758.
13. Jackson IT. Management of craniofacial neurofibromatosis. *Facial Plast Surg Clin North Am* 2001;9:59–75.
14. Altan-Yaycioglu R, Hintschich C. Clinical features and surgical management of orbitotemporal neurofibromatosis: a retrospective interventional case series. *Orbit* 2010;29:232–238.
15. Snyder BJ, Hanieh A, Trott JA, et al. Transcranial correction of orbital neurofibromatosis. *Plast Reconstr Surg* 1998;102:633–642.

Histopathology

16. Lee LR, Gigantelli JW, Kincaid MC. Localized neurofibroma of the orbit: a radio-graphic and histopathologic study. *Ophthal Plast Reconstr Surg* 2000;16:241–246.

Case Reports

17. Tada M, Sawamura Y, Ishii N, et al. Massive plexiform neurofibroma in the orbit in a child with von Recklinghausen's disease. *Childs Nerv Syst* 1998;14:210–212.
18. Pittet B, Gumener R, Montandon D. Gigantic neurofibromatosis of the orbit. *J Craniofac Surg* 1997;8:497–500.
19. Shields JA, Shields CL, Lieb WE, et al. Multiple orbital neurofibromas unassociated with von Recklinghausen's disease. *Arch Ophthalmol* 1990;108:80–83.
20. Lyons CJ, McNab AA, Garner A, et al. Orbital malignant peripheral nerve sheath tumours. *Br J Ophthalmol* 1989;73:731–738.
21. Della Rocca RC, Roen J, Labay GR, et al. Isolated neurofibroma of the orbit. *Ophthalmic Surg* 1985;16:634–638.
22. Wiesenfeld D, James PL. Pulsating exophthalmos associated with neurofibromatosis. *J Maxillofac Surg* 1984;12:11–13.
23. Woog JJ, Albert DM, Solt LC, et al. Neurofibromatosis of the eyelid and orbit. *Int Ophthalmol Clin* 1982;22:157–187.
24. Gurland JE, Tenner M, Hornblass A, et al. Orbital neurofibromatosis: involvement of the orbital floor. *Arch Ophthalmol* 1976;94:1723–1725.
25. Kobrin JL, Blodi FC, Weingiest TA, et al. Ocular and orbital manifestations of neurofibromatosis. *Surv Ophthalmol* 1979;24:45–51.
26. Cheng SF, Chen YI, Chang CY, et al. Malignant peripheral nerve sheath tumor of the orbit: malignant transformation from neurofibroma without neurofibromatosis. *Ophthal Plast Reconstr Surg* 2008;24(5):413–415.
27. Pinna A, Demontis S, Maltese G, et al. Absence of the greater sphenoid wing in neurofibromatosis 1. *Arch Ophthalmol* 2005;123:1454.
28. Bajaj MS, Nainiwal SK, Pushker N, et al. Neurofibroma of the lacrimal sac. *Orbit* 2002;21:205–208.
29. Dutton JJ, Tawfik HA, DeBacker CM, et al. Multiple recurrences in malignant peripheral nerve sheath tumor of the orbit: a case report and a review of the literature. *Ophthal Plast Reconstr Surg* 2001;17:293–299.
30. Sadun F, Hinton DR, Sadun AA. Rapid growth of an optic nerve ganglioglioma in a patient with neurofibromatosis 1. *Ophthalmology* 1996;103:794–799.

● 眼眶神经纤维瘤：与神经纤维瘤病相关

　　神经纤维瘤病患者中可以发生眼眶丛状或弥漫型神经纤维瘤，以及视神经的幼年型毛细胞星形细胞瘤。另一种眼眶表现是继发于蝶骨大翼缺损的波动性眼球突出，但并没有明显的肿瘤。

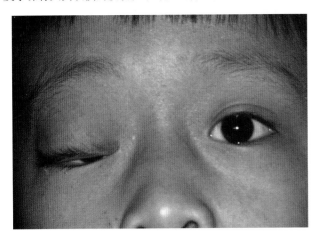

图 29.25　患儿男性，6 岁，诊断为眼眶丛状型神经纤维瘤，右眼上睑下垂并突眼

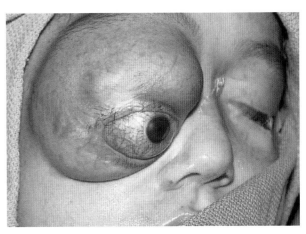

图 29.26　患儿女性，8 岁，眼眶神经纤维瘤波及更大的范围（Bruce Johnson, MD 供图）

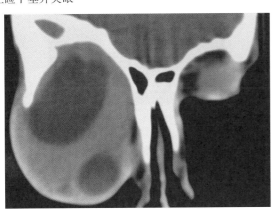

图 29.27　图 29.26 病例，CT 冠状位，可见眼眶内巨大肿物，边界清楚，其中可见透亮区域，可能为肿瘤产生的黏液（Bruce Johnson, MD 供图）

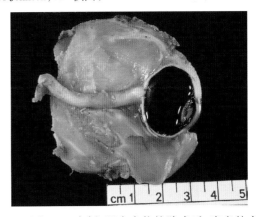

图 29.28　图 29.26 病例，眶内容物摘除术后，病变的大体解剖，可见分化良好的弥漫性眼眶肿物和长的大体正常的视神经（Bruce Johnson, MD 供图）

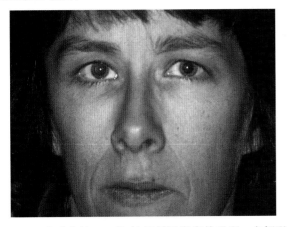

图 29.29　患者女性，35 岁，神经纤维瘤病外观照。右侧眼球搏动，但几乎无突眼表现

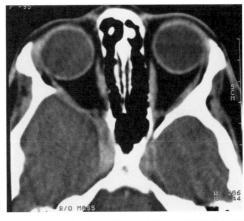

图 29.30　图 29.29 病例 CT 检查，可见由于蝶骨的缺损使脑搏动传导至眼眶。

● 眼眶神经纤维瘤:眼睑眼眶进展型和眼内神经纤维瘤病

在一些病例中,神经纤维瘤病可累及几乎所有的眼部结构,并且可以逐渐生长,并且达到很大的比例。

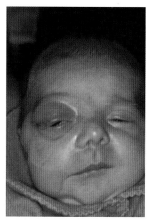

图 29.31   患儿女性,1 个月,1 型神经纤维瘤病,累及眼睑、眼眶和眼球。右眼上睑增厚,牛眼,眼球突出

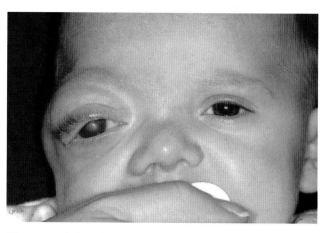

图 29.32   患儿 4 个月时,突眼加重,出现白内障

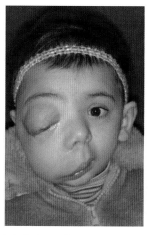

图 29.33   同一个患儿在 18 个月时,眼睑肿物、突眼,右侧面部皮下受累进展加重。经过多次咨询,患儿父母要求进行减瘤手术,并且为了美容原因,摘除失明的右眼

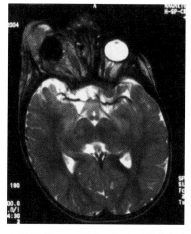

图 29.34   2 个月后的 MRI 检查,术后无眼球状态,但广泛的皮下和眼眶病变仍然在进展

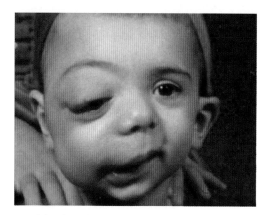

图 29.35   同一个患儿出生后 24 个月时

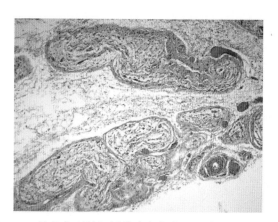

图 29.36   该丛状型神经纤维瘤患儿的组织病理学检查,可见丛状型神经纤维瘤的典型的增宽神经束

眼眶神经纤维瘤：孤立型，与神经纤维瘤病无关

孤立型眼眶神经纤维瘤发生在成人眼眶内，并且通常与神经纤维瘤病无关。下图展示的是一位35岁患者的临床病理联系，以及CT和MRI表现。

De Potter P, Shields CL, Shields JA, et al. The CT and MRI features of an unusual case of isolated orbital neuro broma. Ophthal Plast Reconstr Surg 1992; 8: 221–227.

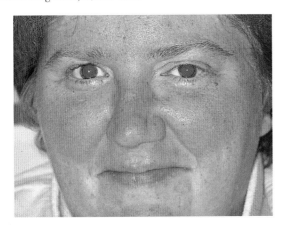

图 29.37　面部外观可见左眼突眼

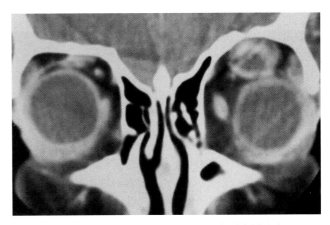

图 29.38　CT冠状位可见眼眶上部肿物，中央囊样改变

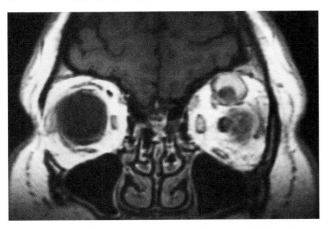

图 29.39　MRI冠状位T1加权像可见眼眶上部肿物，肿物内为低信号

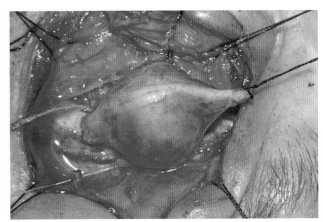

图 29.40　手术中暴露肿物外观，可见神经在肿物边缘分布

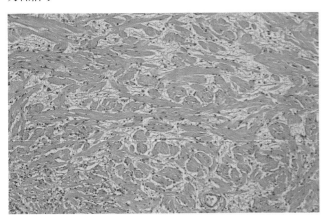

图 29.41　肿瘤组织病理学检查可见大的嗜酸性神经束（HE×75）

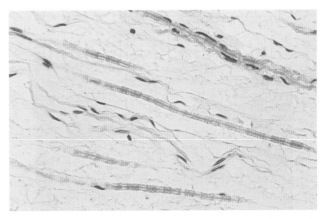

图 29.42　组织病理学显示广泛的黏液性变性区域，与MRI和CT中的低信号区域对应（HE×75）

眼眶神经纤维瘤：多发性局限型，与神经纤维瘤病不相关

多发性的孤立神经纤维瘤可以发生在一侧眼眶，与神经纤维瘤病不相关。下图的病例为一位 58 岁男性患者，右侧眼眶内有 3 个独立的神经纤维瘤，此外无其他神经纤维瘤病的临床证据。它可能是 von Recklinghausen 神经纤维瘤病的一种类型。肿瘤切除术后，患者的慢性疼痛完全缓解。

Shields JA, Shields CL, Lieb WE, et al. Multiple orbital neuro bromas unassociated with von Recklinghausen's disease. Arch Ophthalmol 1990；108：80–83.

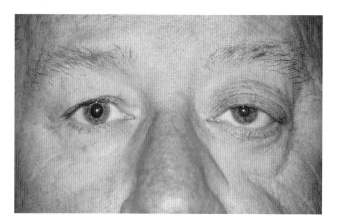

图 29.43   右眼突眼，慢性进展伴疼痛数年

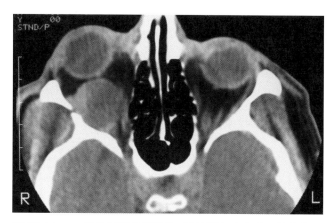

图 29.44   CT 轴位可见球后肿物，并且颞窝也有独立的肿物

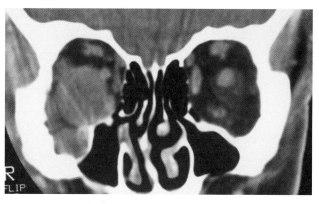

图 29.45   CT 冠状位可见球后肿物，眼眶下部可见第 3 个肿物，伴眶底移位

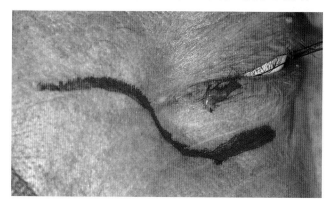

图 29.46   颞下方眶切开术的皮肤切口标记线。通过该切口将 3 个肿物全部完整切除

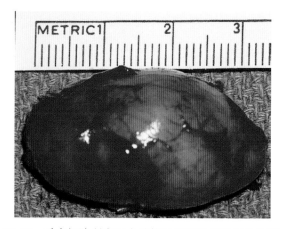

图 29.47   手术切除所有三个肿物后的眼球后肿物的外观，可见肿瘤的长度 >30mm

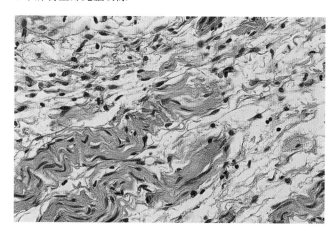

图 29.48   组织病理学检查，示黏液基质中增粗的神经束（HE × 150）

眼眶副神经节瘤（化学感受器瘤）

概述

副神经节是出现在肾上腺髓质，颈动脉和主动脉体，以及其他类似结构中的神经嵴细胞的集合。副神经节瘤（化学感受器瘤）是副神经节细胞的良性肿瘤。它可以发生在所有存在化学感受器的部位中（1~18）。

眼眶的副神经细胞瘤来源于睫状神经节。在 Font 等人通过详细的回顾性分析，将 16 例病例重新归类为腺泡状软组织肉瘤（alveolar soft part sarcoma, ASPS）后，使得眼眶的副神经细胞瘤病例数量大幅减少（4）。10%~20% 的患者可以有多个病灶，尤其是有家族倾向的患者。

临床特征

眼眶副神经节瘤可以发生在任何年龄，目前报告的发病年龄为 4~55 岁（11）。患者常表现为突眼，有时伴有疼痛。曾有病例报道肿瘤从眼眶进入颅中窝（14），肿瘤也可从颅内原发部位侵入眼眶（9）。

诊断

在影像学检查中，眼眶副神经节瘤通常是一种边界清楚的肿瘤，注射造影剂后增强，并且常与直肌相连。侵袭性的骨质破坏比较少见（9，14）。

组织病理和发病机制

副神经节瘤是一种囊状肿瘤，由细胞簇和细胞巢组成，被称为"细胞球"，它们通过微细的血管化隔膜彼此分开，并且使肿瘤呈现独特的假肺泡排列模式。与 ASPS 不同，细胞核为静止状态，很少出现有丝分裂活动。组织病理学上需要鉴别的，包括颗粒细胞瘤、ASPS、横纹肌肉瘤、横纹肌瘤、肾细胞癌、神经内分泌癌、黑色素瘤、血管球肿瘤和血管周细胞瘤。

真正的副神经节瘤一般 PAS 染色和 Fontana 染色均阴性。这种肿瘤对神经元特异性烯醇酶，神经丝，嗜铬素和突触素表现出阳性免疫组化反应。CD34 显示出隔膜中的血管成分。超微结构上，副神经节瘤具有小的，致密的核心颗粒，直径为 1000~2000 埃。它们代表高尔基体中的儿茶酚胺。

副神经节瘤的发病机制尚不清楚，但是一些病例是家族性和多灶性的，提示可能存在未知的突变基因。

治疗方法

仅根据临床表现，基本无法诊断副神经节瘤，因为该病非常少见并且没有特异性表现。与其他良性发展性眶部肿瘤一样，推荐的治疗方法是完整切除。补充放疗的效果尚不能确定。

预后

眼眶副神经节瘤患者的视力和全身预后都比较好。如前所述，罕见的恶性副神经节瘤病例（9，12，14）可能是 ASPS。

Selected References

Reviews

1. Shields JA, Shields CL, Scartozzi R. Survey of 1264 patients with orbital tumors and simulating lesions: the 2002 Montgomery Lecture, part 1. *Ophthalmology* 2004; 111:997–1008.
2. Shields JA, Bakewell B, Augsburger DG, et al. Classification and incidence of space-occupying lesions of the orbit. A survey of 645 biopsies. *Arch Ophthalmol* 1984;102:1606–1611.
3. Shields JA, Bakewell B, Augsburger DG, et al. Space-occupying orbital masses in children. A review of 250 consecutive biopsies. *Ophthalmology* 1986;93:379–384.
4. Font RL, Jurco S, Zimmerman LE. Alveolar soft-part sarcoma of the orbit: a clinicopathologic analysis of seventeen cases and a review of the literature. *Hum Pathol* 1982;13:569–579.
5. Lack EE, Cubilla AL, Woodruff JM, et al. Paragangliomas of the head and neck region: a clinical study of 69 patients. *Cancer* 1977;39(2):397–409.

Management

6. Kim CY, Lee SY. Orbital paraganglioma: gamma knife surgery as a therapeutic option. *J Craniofac Surg* 2012;23:1127–1128.

Case Reports

7. Archer KF, Hurwitz JJ, Balogh JM, et al. Orbital nonchromaffin paraganglioma. A case report and review of the literature. *Ophthalmology* 1989;96:1659–1666.
8. Bednar MM, Trainer TD, Aitken PA, et al. Orbital paraganglioma: case report and review of the literature. *Br J Ophthalmol* 1992;76:183–185.
9. Deutsch AR, Duckworth JJ. Nonchromaffin paraganglioma of the orbit. *Am J Ophthalmol* 1969;68:659–663.
10. Laquis SJ, Vick V, Haik BF, et al. Intracranial paraganglioma (glomus tumor) with orbital extension. *Ophthal Plast Reconstr Surg* 2001;17:458–461.
11. Nirankara MS, Greer CH, Chaddah MR. Malignant non-chromaffin paraganglioma in the orbit. *Br J Ophthalmol* 1963;47:357–363.
12. Thacker WC, Duckworth JK. Chemodectoma of the orbit. *Cancer* 1969;23:1233–1238.
13. Tye AA. Nonchromaffin paraganglioma of the orbit. *Ophthalmol Soc Australia* 1961; 21:113–114.
14. Varghese S, Nair B, Joseph TA. Orbital malignant non-chromaffin paraganglioma. Alveolar soft-part sarcoma. *Br J Ophthalmol* 1968;52:713–715.
15. Venkataramana NK, Kolluri VR, Kumar DV, et al. Paraganglioma of the orbit with extension to the middle cranial fossa: case report. *Neurosurgery* 1989;24:762–764.
16. Makhdoomi R, Nayil K, Santosh V, et al. Orbital paraganglioma–a case report and review of the literature. *Clin Neuropathol* 2010;29:100–104.
17. Ahmed A, Dodge OG, Kirk RS. Chemodectoma of the orbit. *J Clin Pathol* 1969; 22:584–588.
18. Mathur SP. Nonchromaffin paraganglioma of the orbit. *Int Surg* 1968;50:336–339.

● 眼眶副神经节瘤

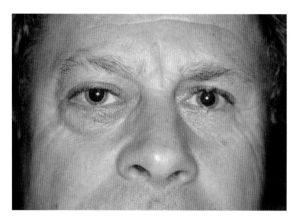

图 29.49　患者男性,54 岁,外观像可见右眼轻度突眼(Phil Aitken, MD 供图)

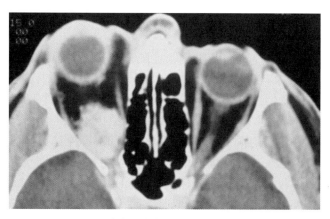

图 29.50　图 29.49 病例,轴位 CT 可见眼眶后部局限性肿物,边界稍有不规则(Phil Aitken, MD 供图)

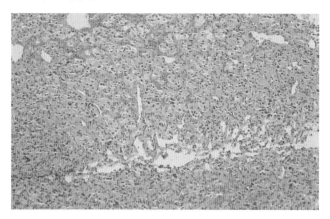

图 29.51　图 29.49 病变组织病理学检查,示细胞呈神经元网络样外观,形成所谓"细胞球"巢状结构,被丰富的毛细血管网包围(HE×100)(Phil Aitken, MD 供图)

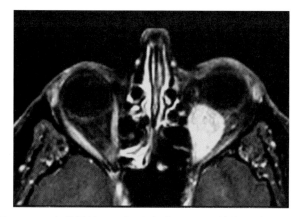

图 29.52　患者男性,53 岁,左侧突眼,MRI 轴位 T1 加权像可见一几乎填满眼眶的局限性的椭圆形肿物,肿物有明显增强(Janice Safneck, MD 供图)

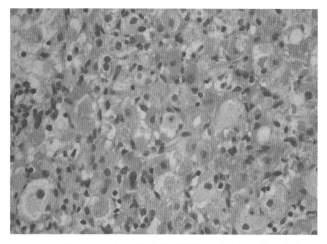

图 29.53　图 29.52 病变组织病理学检查,可见细胞呈神经元网络样外观,小的一致的细胞核和丰富透明的细胞质,形成所谓的细胞球的巢状结构,被丰富的毛细血管网包绕(HE×150)(Janice Safneck, MD 供图)

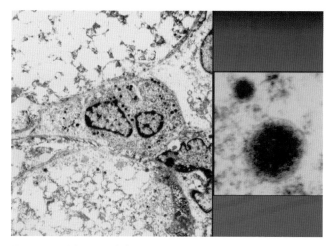

图 29.54　图 29.53 病例电子显微照片,可见含有嗜高渗的神经分泌颗粒的细胞。小图是神经分泌颗粒的放大图像(Janice Safneck, MD 供图)

眼眶腺泡状软组织肉瘤

概述

腺泡状软组织肉瘤（alveolar soft part sarcoma, ASPS）是一种病因存在争议的软组织肿瘤。最常见于年轻人的四肢。如果发生在头部，则常累及舌头或眼眶（1~17）。这是一种罕见的肿瘤，在笔者看到的 1264 例眼眶病变中只有 1 例（<1%）（1）。1982 年武装力量病理学研究所的 Font 等人的研究，共纳入 17 例眼眶 ASPS 患者，是 ASPS 病例数最多的一次研究。这 17 位患者的平均诊断年龄为 23 岁（中位数为 18 岁），年龄分布为 11 个月到 69 岁，大多数患者（75%）为女性（4）。

临床特征

眼眶 ASPS 患者通常为急性起病和进行性突眼，这一过程类似于其他恶性眶肿瘤。在早期，肿瘤很小并且局限。如果没有进行早期、有效的治疗，肿瘤将会有非常强侵袭性，能充满整个眼眶并且破坏眼球。

诊断

在影像学检查中，ASPS 早期表现为局限性肿物，而在晚期则表现为弥漫性、边界不清的肿物。

组织病理

组织病理学上，ASPS 的特征是大的圆形到多角形细胞，呈现假腺泡样结构，腺泡腔被纤细的纤维血管小梁分开。松散粘连的细胞有时在腺泡空间自由地浮动，与横纹肌肉瘤的腺泡变体相似。一个特征是胞质内存在着典型的 PAS 阳性，抗淀粉酶的晶体结构，该结构用电子显微镜可以进行更好的观察（4，9）。该病的病因尚存在争议。它很可能是神经起源的肿瘤，也许是副神经节瘤（化学感受器瘤）或颗粒细胞瘤的恶性变异。

治疗方法

眼眶 ASPS 的最佳治疗方法是广泛的手术切除，然后进行放疗和化疗，类似于横纹肌肉瘤的治疗。一部分患者可能会发生局部复发和转移（4，5）。转移通常见于肺部。在 17 例患者的病例系列中，有 2 位患者死于转移（4）。

Selected References

Reviews

1. Shields JA, Shields CL, Scartozzi R. Survey of 1264 patients with orbital tumors and simulating lesions: the 2002 Montgomery Lecture, part 1. *Ophthalmology* 2004; 111:997–1008.
2. Shields JA, Bakewell B, Augsburger DG, et al. Classification and incidence of space-occupying lesions of the orbit. A survey of 645 biopsies. *Arch Ophthalmol* 1984;102:1606–1611.
3. Shields JA, Bakewell B, Augsburger DG, et al. Space-occupying orbital masses in children. A review of 250 consecutive biopsies. *Ophthalmology* 1986;93:379–384.
4. Font RL, Jurco S, Zimmerman LE. Alveolar soft-part sarcoma of the orbit: a clinicopathologic analysis of seventeen cases and a review of the literature. *Hum Pathol* 1982;13:569–579.
5. Hunter BC, Devaney KO, Ferlito A, et al. Alveolar soft part sarcoma of the head and neck region. *Ann Otol Rhino Laryngol* 1998;107:810–814.

Imaging

6. Grant GD, Shields JA, Flanagan JC, et al. The ultrasonographic and radiologic features of a histologically proven case of alveolar soft-part sarcoma of the orbit. *Am J Ophthalmol* 1979;87:773–777.

Histopathology

7. Alkatan H, Al-Shedoukhy AA, Chaudhry IA, et al. Orbital alveolar soft part sarcoma: Histopathologic report of two cases. *Saudi J Ophthalmol* 2010;24:57–61.
8. Coupland SE, Heimann H, Hoffmeister B, et al. Immunohistochemical examination of an orbital alveolar soft part sarcoma. *Graefes Arch Clin Exp Ophthalmol* 1999;237:266–272.

Case Reports

9. Bunt AH, Bensinger RE. Alveolar soft-part sarcoma of the orbit. *Ophthalmology* 1981;888:1339–1346.
10. Jordan DR, MacDonald H, Noel L, et al. Alveolar soft-part sarcoma of the orbit. *Ophthalmic Surg* 1995;26:269–270.
11. Simmons WB, Haggerty HS, Ngan B, et al. Alveolar soft part sarcoma of the head and neck. A disease of children and young adults. *Int J Pediatr Otorhinolaryngol* 1989;17:139–153.
12. Abrahams IW, Fenton RH, Vidone R. Alveolar soft-part sarcoma of the orbit. *Arch Ophthalmol* 1968;79:185–188.
13. Altamirano-Dimas M, Albores-Saavedra J. Alveolar soft part sarcoma of the orbit. *Arch Ophthalmol* 1966;75:496–499.
14. Khan AO, Burke MJ. Alveolar soft-part sarcoma of the orbit. *J Pediatr Ophthalmol Strabismus* 2004;41:245–246.
15. Mathur SP. Nonchromaffin paraganglioma of the orbit. *Int Surg* 1968;50:336–339.
16. Kim HJ, Wojno T, Grossniklaus HE, et al. Alveolar soft-part sarcoma of the orbit: report of 2 cases with review of the literature. *Ophthal Plast Reconstr Surg* 2013;29:e138–e142.
17. Kashyap S, Sen S, Sharma MC, et al. Alveolar soft-part sarcoma of the orbit: report of three cases. *Can J Ophthalmol* 2004;39:552–556.

● 眼眶腺泡状软组织肉瘤

Jordan DR, MacDonald H, Noel L, et al. Alveolar soft-part sarcoma of the orbit. Ophthalmic Surg 1995; 26: 269-270.

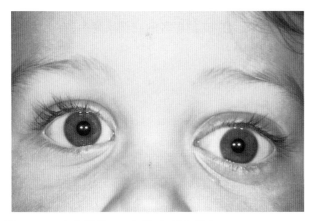

图 29.55　患儿男性, 19 个月, 左侧突眼 (Seymour Brownstein, MD 供图)

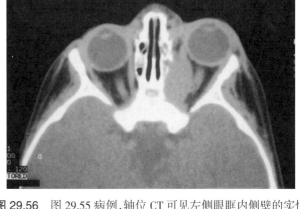

图 29.56　图 29.55 病例, 轴位 CT 可见左侧眼眶内侧壁的实性肿物 (Seymour Brownstein, MD 供图)

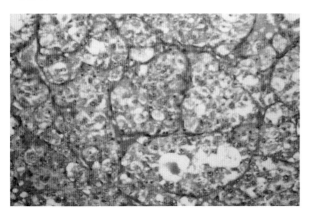

图 29.57　眼眶腺泡状软组织肉瘤的组织病理学检查, 可见细胞的腺泡样排列, 细胞质中存在 PAS 阳性晶体 (PAS 染色 ×100)

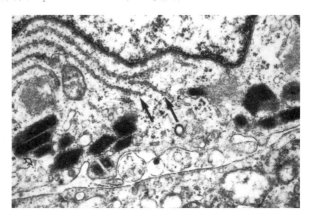

图 29.58　图 29.57 病例, 电子显微镜显示细胞质中的特征性晶体包裹体 (×10 000) (Lorenz E. Zimmerman, MD 供图)

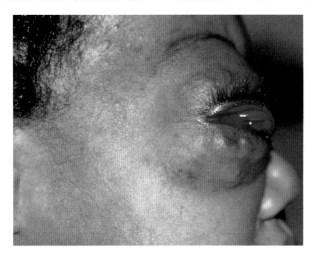

图 29.59　患儿男性, 2 岁, 眼眶 ASPS, 右侧突眼, 球结膜水肿 (Lorenz E. Zimmerman, MD 供图)

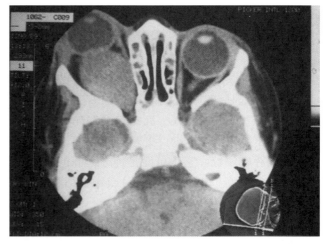

图 29.60　图 29.59 病例, 轴位 CT 可见右眼眶颞下方肿物。肿物切除后, 诊断为腺泡状软组织肉瘤 (Lorenz E. Zimmerman, MD 供图)

● 眼眶腺泡状软组织肉瘤：一例儿童侵袭性肿瘤

在一些病例中，ASPS 有明显侵袭性，尽管进行了治疗仍可生长得非常巨大。以下举例说明。

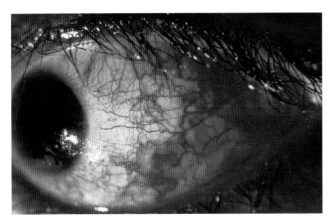

图 29.61 患儿 5 岁，左侧眼球表面血管扩张（John D. Wright, MD 供图）

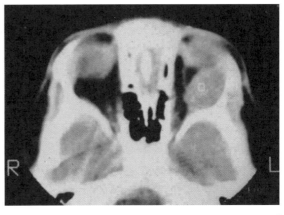

图 29.62 CT 轴位显示眼眶外侧壁一卵圆形肿物。患儿在外院被诊断为眼眶炎性假瘤，并使用糖皮质激素治疗，但是病变持续进展，最终病理诊断为腺泡状软组织肉瘤（John D. Wright, MD 供图）

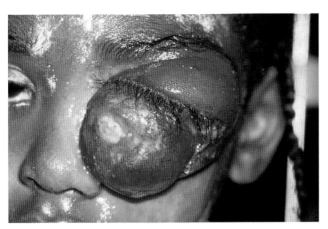

图 29.63 3 个月后患儿外观，可见病变明显进展（John D. Wright, MD 供图）

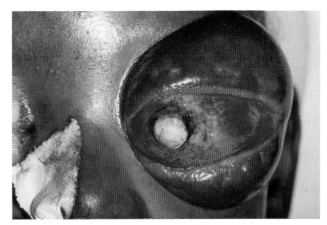

图 29.64 图 29.63 拍摄之后 3 个月患儿的外观像，因化疗方法未改善患儿病情，最终行眶内容物摘除术（John D. Wright, MD 供图）

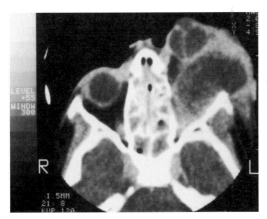

图 29.65 图 29.64 病例，轴位 CT 图像，可见眼眶巨大肿瘤（John D. Wright, MD 供图）

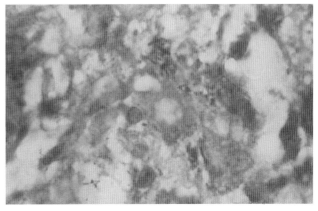

图 29.66 组织病理学检查，示肿瘤细胞内有 PAS 阳性、抗淀粉酶结构（PAS 染色 ×300）（John D. Wright, MD 供图）

其他眼眶神经性肿瘤：颗粒细胞瘤，残端神经瘤和恶性周围神经鞘瘤

眼眶颗粒细胞瘤

概述

眼眶颗粒细胞瘤（orbital granular cell tumor, GCT）是一种良性肿瘤，偶可发生于眼眶（1~22）。这种肿瘤常见于皮肤，黏膜下组织，平滑肌和横纹肌。在眼部，GCT 可以发生在结膜，泪阜，泪囊，眉部，眼睑，偶尔也见于虹膜（5）。也有颈部原发性的恶性 GCT 转移至眼眶的罕见报道。Wills 眼科中心的大量眶部肿瘤病例中，没有明确诊断为 GCT 的病例（1）。眼外病例约 10%~15% 为多发性，但眼眶病例全部为单发。该肿瘤可以发生在儿童和成年人（5）。

GCT 曾被称为"粒细胞成肌细胞瘤"，因为过去认为该肿瘤起源于骨骼肌，这一观点被接受是由于该病常发生于口腔，尤其是舌部。最近则认为肿瘤起源于施万细胞（5）。

临床特征

GCT 是一种局限性肿物，并且临床和影像特点与其他边界清楚的眶部肿瘤相似。临床特点不具有特异性，大多数情况下临床上不会怀疑该病，但手术切除后的组织病理学检查可以确诊。

诊断

GCT 的眼眶 CT 和 MRI 通常可见圆形软组织肿物，并有明显的增强。肿瘤通常靠近某一条眼外肌（6）。在某些病例中，肿瘤与肌肉的密切关系并不否定神经起源的可能性，因为它可能来自于某条靠近肌肉的神经。

组织病理和发病机制

GCT 由良性梭形细胞组成，具有明显的粒状嗜酸性细胞质（8~10）。它可能类似于嗜酸细胞瘤，横纹肌肉瘤，神经纤维瘤或神经鞘瘤。特殊的染色和免疫组化可以帮助鉴别诊断。细胞质 PAS 强阳性和抗淀粉酶阳性，表明颗粒不是糖原，因此排除了肌肉肿瘤的可能性。而这些颗粒结蛋白和 S-100 蛋白均阳性，支持神经嵴来源。

超微结构研究显示丰富的细胞间基底膜和含有特征性的胞质包含物的梭形细胞，这些特征性包含物

被称为角状体或手镯体（8~10）。据报道，与 ASPS 类似，GCT 的恶性变异约占 2%。

治疗方法

GCT 很少能通过临床特点诊断。与其他缓慢发展，局限性的良性肿瘤相似，最好的治疗方法是尽可能完整切除。手术切除后的复发非常少见。该肿瘤对放疗相对不敏感（17）。

Selected References

Reviews

1. Shields JA, Shields CL, Scartozzi R. Survey of 1264 patients with orbital tumors and simulating lesions: the 2002 Montgomery Lecture, part 1. *Ophthalmology* 2004; 111:997–1008.
2. Shields JA, Bakewell B, Augsburger DG, et al. Classification and incidence of space-occupying lesions of the orbit. A survey of 645 biopsies. *Arch Ophthalmol* 1984;102:1606–1611.
3. Shields JA, Bakewell B, Augsburger DG, et al. Space-occupying orbital masses in children. A review of 250 consecutive biopsies. *Ophthalmology* 1986;93:379–384.
4. McNab AA, Daniel SE. Granular cell tumours of the orbit. *Aust N Z J Ophthalmol* 1991;19:21–27.
5. Jaeger MJ, Green WR, Miller NR, et al. Granular cell tumor of the orbit and ocular adnexae. *Surv Ophthalmol* 1987;3:417–423.

Imaging

6. Ahdoot M, Rodgers IR. Granular cell tumor of the orbit: magnetic resonance imaging characteristics. *Ophthal Plast Reconstr Surg* 2005;21:395–397.

Management

7. Golio DI, Prabhu S, Hauck EF, et al. Surgical resection of locally advanced granular cell tumor of the orbit. *J Craniofac Surg* 2006;17:594–598.

Histopathology

8. Capeans-Tome C, Urdiales-Viedma M. Granular cell tumor of the eye (myoblastoma): ultrastructural and immunohistochemical studies. *Eur J Ophthalmol* 1993; 3:47–52.
9. Goldstein BG, Font RL, Alper MG. Granular cell tumor of the orbit: a case report including electron microscopic observation. *Ann Ophthalmol* 1982;14:231–238.
10. Rodriguez-Ares T, Varela-Duran J, Sanchez-Salorio M, et al. Granular cell tumor of the eye (myoblastoma): ultrastructural and immunohistochemical studies. *Eur J Ophthalmol* 1993;3:47–52.

Case Reports

11. Chaves E, Oliveria AM, Arnaud AC. Retrobulbar granular cell myoblastoma. *Br J Ophthalmol* 1972;56:854–856.
12. Dolman PJ, Rootman J, Dolman CL. Infiltrating orbital granular cell tumor: a case report and literature review. *Br J Ophthalmol* 1987;71:47–53.
13. Drummond JW, Hall DL, Steen WH Jr, et al. Granular cell tumor (myoblastoma) of the orbit. *Arch Ophthalmol* 1979;97:1492–1507.
14. Dunnington JH. Granular cell myoblastoma of the orbit. *Arch Ophthalmol* 1948; 40:14–22.
15. Gonzales-Almaraz G, de Buen S, Tsutsumi V. Granular cell tumor (myoblastoma) of the orbit. *Am J Ophthalmol* 1985;79:606–612.
16. Hashimoto M, Ohtsuka K, Suzuki T, et al. Orbital granular cell tumor developing in the inferior oblique muscle. *Am J Ophthalmol* 1997;124:404–406.
17. Karcioglu ZA, Hemphill GL, Wool BM. Granular cell tumor of the orbit: case report and review of the literature. *Ophthalmic Surg* 1983;14:125–129.
18. Morgan G. Granular cell myoblastoma of the orbit. *Arch Ophthalmol* 1976;94: 2135–2142.
19. Allaire GS, Laflamme P, Bourgouin P. Granular cell tumour of the orbit. *Can J Ophthalmol* 1995;30:151–153.
20. Moriarity P, Garner A, Wright JE. Case report of granular cell myoblastoma arising within the medial rectus muscle. *Br J Ophthalmol* 1983;67:17–22.
21. Singleton EM, Nettleship MB. Granular cell tumor of the orbit: a case report. *Ann Ophthalmol* 1983;15:881–883.
22. Callejo SA, Kronish JW, Decker SJ, et al. Malignant granular cell tumor metastatic to the orbit. *Ophthalmology* 2000;107:550–554.

眼眶残端神经瘤

概述

残端神经瘤发生在周围神经的残端,可产生"幻肢症状"。眼眶残端神经瘤可发生在眼球摘除,其他手术和外伤后(1~11)。眼眶残端神经瘤的发病率尚不明确。Wills眼科医院的1264位患者中,没有残端神经瘤(1)。在土耳其的一项16例眼眶神经性肿瘤的研究中,有1例是残端神经瘤(4)。眼眶残端神经瘤可能比想象的更为常见,因为有些肿瘤可能很小,而且症状很轻微。一项研究支持了这一推测,在该研究中5位眼球摘除术后眼眶疼痛的患者,有4位患者最终依据活检被诊断为残端神经瘤(5)。

临床特征

大多数眼眶残端神经瘤患者都曾接受眼眶手术,通常是眼球摘除术。在手术数月或数年后,患者无眼球的眼眶中可出现疼痛性肿物。如果因为眼内恶性肿瘤进行眼球摘除术,那么通常首先考虑并且需要排除的是肿瘤在眶内的复发(7)。据报道,残端神经瘤在眼眶外伤后会引起进行性突眼,在这种病例中,并没有进行眼球摘除(9)。

诊断

眼眶CT显示明确的软组织肿瘤,通常位于眼眶植入物后(5)。CT上也可显示相关的结膜种植性囊肿(8)。在CT或MRI影像上,残端神经瘤没有特异性表现,但是当出现了上述临床表现时应该考虑该诊断。

组织病理和发病机制

残端神经瘤由增生的轴突,施万细胞和结缔组织的缠绕组成。残端神经瘤缺乏明确的神经束膜,可以帮助与丛状型神经纤维瘤相鉴别。此外,典型的病史,以及没有神经纤维瘤病临床表现也有助于诊断。有两例患者,CT检查显示了残端神经瘤邻近有结膜植入性囊肿,其发生可能是一种巧合(8)。

治疗方法和预后

推荐的眼眶残端神经瘤的治疗方法是手术切除,必要时进行眼眶重建。当发生在无眼球的眼眶中时,可能需要真皮脂肪移植物或黏膜移植(8)。全身预后良好,因为它是良性的,没有恶变的潜能。

Selected References

Reviews

1. Shields JA, Shields CL, Scartozzi R. Survey of 1264 patients with orbital tumors and simulating lesions: the 2002 Montgomery Lecture, part 1. *Ophthalmology* 2004;111: 997–1008.
2. Shields JA, Bakewell B, Augsburger DG, et al. Classification and incidence of space-occupying lesions of the orbit. A survey of 645 biopsies. *Arch Ophthalmol* 1984;102:1606–1611.
3. Shields JA, Bakewell B, Augsburger DG, et al. Space-occupying orbital masses in children. A review of 250 consecutive biopsies. *Ophthalmology* 1986;93:379–384.
4. Gunalp I, Gunduz K, Duruk K, et al. Neurogenic tumors of the orbit. *Jpn J Ophthalmol* 1994;38:185–190.

Imaging

5. Abramoff MD, Ramos LP, Jansen GH, et al. Patients with persistent pain after enucleation studied by MRI dynamic color mapping and histopathology. *Invest Ophthalmol Vis Sci* 2001;42:2188–2192.

Case Reports

6. Blodi FC. Amputation neuroma in the orbit. *Am J Ophthalmol* 1949;32:929–932.
7. Folberg R, Bernardino VB Jr, Aguilar GL, et al. Amputation neuroma mistaken for recurrent melanoma in the orbit. *Ophthalmic Surg* 1981;12:275–278.
8. Messmer EP, Camara J, Boniuk M, et al. Amputation neuroma of the orbit. Report of two cases and review of the literature. *Ophthalmology* 1984;91:1420–1423.
9. Sharma K, Kanaujia V, Jain A, et al. Metastasis to optic nerve presenting as ill-fitting prosthesis. *Orbit* 2011;30:118–119.
10. Baldeschi L, Saeed P, Regensburg NI, et al. Traumatic neuroma of the infraorbital nerve subsequent to inferomedial orbital decompression for Graves' orbitopathy. *Eur J Ophthalmol* 2010;20:481–484.
11. Ng DT, Francis IC, Whitehouse SA, et al. Orbital amputation neuroma causing failure of prosthesis wear. *Orbit* 2001;20:57–62.

眼眶恶性周围神经鞘瘤

概述

恶性周围神经鞘瘤（malignant peripheral nerve sheath tumor, MPNST）约占软组织肉瘤的 5%~10%，其中 25%~50% 发生于 1 型神经纤维瘤病患者，可能是良性的周围神经鞘瘤的恶变所致（4，5）。MPNST 也可以是一种原发于眼眶的高度侵袭性的恶性肿瘤（1~14）。几个术语已被应用于可能起源于周围神经鞘的恶性肿瘤，包括神经源性肉瘤，神经纤维肉瘤和恶性神经鞘瘤（4）。一些作者更喜欢 MPNST 这个名字，因为不清楚所有这些肿瘤是否单纯来自于施万细胞（4，5）。

临床特征

患者的发病年龄多为 20~50 岁之间，但是神经纤维瘤病患者发生该肿瘤时，发生年龄趋于更早（4，14）。在一项纳入 8 例患者的研究报告中，其中有 2 例患者存在着神经纤维瘤病的表现（4）。该病也曾发生于一位 15 个月大并且没有神经纤维瘤病的婴儿（10）。MPNST 常发生在眼眶的鼻上方，并且引起突眼和向下移位。与良性的神经鞘瘤或神经纤维瘤不同的是，MPNST 更可能引起疼痛和眶周感觉减退（4）。该肿瘤常来源于三叉神经的眶上支（5），偶可起源于眶下神经或肌锥。它可沿受累神经进展，侵入中颅窝，甚至远处转移，特别是区域淋巴结和肺（5）。该肿瘤也可以从包括腮腺在内的邻近结构侵入眼眶。

诊断

CT 和 MRI 检查可获得有关 MPNST 的信息很少，影像学表现不具有特征性，因此通常不能做出正确的临床诊断。肿物边界不清，可以是局限性的，也可以是浸润性的，通常可见骨质的破坏（4）。

组织病理和发病机制

MPNST 由低分化梭形细胞组成，偶有上皮样细胞和多核巨细胞。细胞质可表现出不同程度的 S-100 蛋白免疫反应阳性。在部分患儿，MPNST 中可见横纹肌细胞分化，与横纹肌肉瘤相似，这种肿瘤称为"蝾螈瘤"。

治疗方法和预后

一旦组织病理学上诊断了 MPNST，最好的治疗方法就是肿瘤扩大切除。有可能需要进行眶内容摘除术，并且切除邻近的骨质。MPNST 对放疗不敏感，但是当肿瘤不能完全切除时，放疗和化疗可以作为补充治疗。眼眶 MPNST 患者的生存预后较差。很多患者在诊断后的 5 年内死亡，可能是由于直接的颅内蔓延，区域淋巴结转移或远处转移（4）。在 Lyons 等报道的 13 例患者中，有 9 例在 5 年内死亡（5）。

Selected References

Reviews

1. Shields JA, Shields CL, Scartozzi R. Survey of 1264 patients with orbital tumors and simulating lesions: the 2002 Montgomery Lecture, part 1. *Ophthalmology* 2004; 111:997–1008.
2. Shields JA, Bakewell B, Augsburger DG, et al. Classification and incidence of space-occupying lesions of the orbit. A survey of 645 biopsies. *Arch Ophthalmol* 1984;102:1606–1611.
3. Shields JA, Bakewell B, Augsburger DG, et al. Space-occupying orbital masses in children. A review of 250 consecutive biopsies. *Ophthalmology* 1986;93:379–384.
4. Jakobiec FA, Font RL, Zimmerman LE. Malignant peripheral nerve sheath tumors of the orbit. A clinicopathologic study of eight cases. *Trans Am Ophthalmol Soc* 1985;83:332–336.
5. Lyons CJ, McNab AA, Garner A, et al. Orbital malignant peripheral nerve sheath tumours. *Br J Ophthalmol* 1989;73:731–738.

Case Reports

6. Morton AD, Elner VM, Frueh B. Recurrent orbital malignant peripheral nerve sheath tumor 18 years after initial resection. *Ophthal Plast Reconstr Surg* 1997;13:239–243.
7. Fezza JP, Wolfley DE, Flynn SD. Malignant peripheral nerve sheath tumor of the orbit in a newborn: a case report and review. *J Pediatr Ophthalmol Strabismus* 1997;34:128–131.
8. Briscoe D, Mahmood S, O'Donovan DG, et al. Malignant peripheral nerve sheath tumor in the orbit of a child with acute proptosis. *Arch Ophthalmol* 2002;120:653–655.
9. Dutton JJ, Tawfik HA, DeBacker CM, et al. Multiple recurrences in malignant peripheral nerve sheath tumor of the orbit: a case report and a review of the literature. *Ophthal Plast Reconstr Surg* 2001;17:293–299.
10. Eviatar JA, Hornblass A, Herschorn B, et al. Malignant peripheral nerve sheath tumor of the orbit in a 15-month-old child. Nine-year survival after local excision. *Ophthalmology* 1992;99:1595–1599.
11. Grinberg MA, Levy NS. Malignant neurilemoma of the supraorbital nerve. *Am J Ophthalmol* 1974;78:489–492.
12. Mortada A. Solitary orbital malignant neurilemoma. *Br J Ophthalmol* 1968;52:188–190.
13. Cheng SF, Chen YI, Chang CY, et al. Malignant peripheral nerve sheath tumor of the orbit: malignant transformation from neurofibroma without neurofibromatosis. *Ophthal Plast Reconstr Surg* 2008;24:413–415.
14. Prescott DK, Racz MM, Ng JD. Epithelioid malignant peripheral nerve sheath tumor in the infraorbital nerve. *Ophthal Plast Reconstr Surg* 2006;22:150–151.

● 其他眼眶神经肿瘤：颗粒细胞瘤，残端神经瘤和恶性周围神经鞘瘤

Messmer EP, Camara J, Boniuk M, et al. Amputation neuroma of the orbit. Report of two cases and review of the literature. Ophthalmology 1984；91：1420–1423.

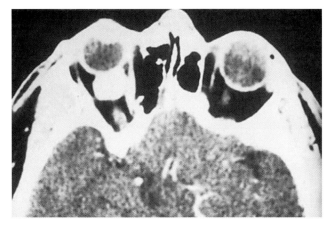

图 29.67　患者女性，42 岁，颗粒细胞瘤，轴位 CT 图像，患者表现为轻度疼痛和复视，不伴有眼球突出。位于视神经后面的局限性肿物经证实为 GCT（Alan Friedman, MD 供图）

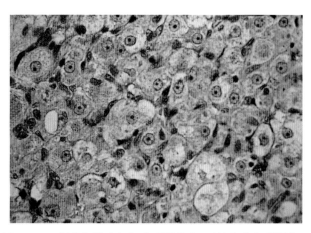

图 29.68　颗粒细胞瘤组织病理学检查，可见含有胞质颗粒的大的圆形细胞（HE×200）

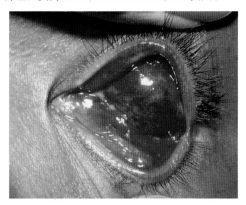

图 29.69　患者男性，32 岁，残端神经瘤，无眼球的眼窝内可见眼眶肿物，患者在 7 岁时因病因不清的失明和眼球痨行眼球摘除术（Ramon L. Font, MD 供图）

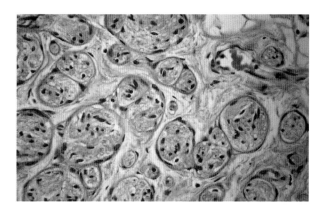

图 29.70　图 29.69 病变组织病理学检查，可见周围神经鞘包绕增生的神经束，位于致密的结缔组织中，与残端神经瘤符合（HE×200）（Ramon L. Font, MD 供图）

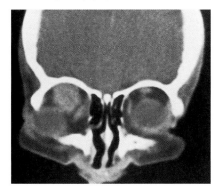

图 29.71　患者女性，79 岁，恶性周围神经鞘瘤，CT 冠状位示右侧眼眶上方肿物。患者复发三次，最终死于经眶上壁的颅内转移（Jurij Bilyk, MD 供图）

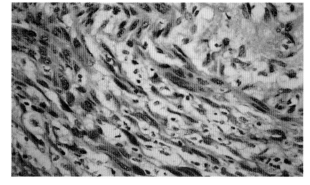

图 29.72　眼眶恶性周围神经鞘瘤组织病理学检查，示恶性的梭形细胞和上皮样细胞（HE×200）（Jurij Bilyk, MD 供图）

（王　倩　姜利斌　译）

第 30 章

视神经、脑膜及其他神经系统肿瘤

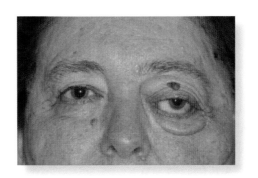

概述

青少年毛细胞型星形细胞瘤（juvenile pilocytic astrocytoma, JPA；又称视神经胶质瘤）是儿童常见且重要的视神经和脑部肿瘤（1~25），发病率占儿童脑部肿瘤的 2%~5%，占眶部肿瘤的 1%~2%（1~3, 15）。在作者一系列经活检证实的病例中，645 例眼眶病变中有 4 例为 JPA（2）。作者随后回顾性分析经活检证实的儿童时期眶部肿瘤病例资料，250 例样本中有 5 例 JPA（占 2%）（3）。在作者近期对 1264 例眼眶占位性病变系列研究中，发现 48 例 JPA 病例，占 105 例视神经病变的 46%，占所有眼眶病变的 4%（1）。

JPA 与Ⅰ型神经纤维瘤病（neurofibromatosis type 1, NF1）之间存在着重要的联系。虽然疾病表现千差万别，但我们认为超过 50% 的视神经 JPA 患者存在 NF1 的表现。普遍认为 JPA 合并 NF1 的侵袭性较低，并有自限性退化的现象（6, 7）。相反，散发性的 JPA 病例较 JPA 合并 NF1 表现出发病更早，病情更加严重的特点（15）。视神经 JPA 也可伴发于 von Hippel–Lindau 综合征，但也不排除是一种巧合的可能（21）。该病好发于女性（8）。一种罕见情况是牵牛花视盘发育异常伴 JPA，推测这可能是畸形的视盘结构延伸到视神经内，而形成的一种假性神经胶质瘤（24）。虽然通常将视神经胶质瘤归为一种错构瘤，但最近有学者建议将此种肿瘤归为真性肿瘤（11）。

临床特征

一些视神经 JPA 合并 NF1 患者无明显临床症状，是在行常规眼眶磁共振成像（magnetic resonance, MRI）检查时才发现。通常是在患儿几岁或十几岁时，出现进行性视力下降或轴性眼球突出时才诊断为 JPA，偶尔可在成年时期出现明显的临床症状（21）。由于该种肿瘤与 NF1 并发率较高，对于该病患者应评估有无皮肤色素斑（咖啡牛奶斑）、虹膜 Lisch 结节以及其他皮肤红斑（12~16）。在疾病早期，眼底检查可发现视盘肿胀，随后出现视盘苍白萎缩，以及视盘边缘视网膜–脉络膜吻合血管。慢性视盘水肿导致的眼球后极部脉络膜新生血管膜形成较为少见（18）。

当 JPA 发生在位置靠后，如视神经颅内段、视交叉、或下丘脑等区域，常导致视力下降、斜视或眼球震颤。除非病变向前部浸润进入眼眶，否则眼球突出症状一般不明显。偶尔在一些散发病例和合并 NF1 的病例中，可见到视神经胶质瘤自行退化现象（6, 7）。

视神经青少年毛细胞型星形细胞瘤（视神经胶质瘤）

诊断

视神经胶质瘤 CT 和 MRI 技术可以显示增粗呈梭形的视神经肿物，肿瘤中部常可见特征性的弯曲。肿瘤常延伸进入视神经孔，并向视交叉和脑部蔓延，这种表现在增强 MRI 上显现更为明显。通过 MRI 表现可确定肿瘤侵及程度，能够帮助预测视力损伤程度，视交叉后病变所造成的视力损伤程度最大。

组织病理

大体组织病理上可显示典型的由硬脑膜环绕的视神经肿物。在组织病理学上，JPA 是由良性增殖的毛细胞型星形细胞组成，有时还可见到黏液蛋白变性和出血区。常见到较多的圆形细胞。星形细胞树突有时呈嗜酸性的圆柱状肿胀，称为 Rosenthal 纤维。

治疗方法及预后

视神经 JPA 的治疗复杂且存在争议。因该病变是良性的，通常情况下我们会尽量选择保守的治疗方法。如今活检并非必要检查，因为该病可以通过特征性的影像学表现确诊。但神经系统结节病有时也会呈现相似的影像学特征（24）。无症状的病变最初一般选择随诊观察而无需特殊治疗，很多病例在很长时间内保持稳定（4）。要对双眼进行一系列检查，包括瞳孔对光反射、视力、视野和色觉等。大部分局限于眼眶内的肿瘤相对稳定，偶尔呈缓慢生长，但如果肿瘤表现为进行性的增大，应优先选择化疗。

有证据显示室管膜下星形细胞瘤与 mTOR 突变相关，mTOR 抑制剂如依维莫司（everolimus）及西罗莫司（sirolimus）可以起到治疗作用。在对 111 名颅内室管膜下巨细胞型星形细胞瘤患者的分析中，依维莫司可使肿瘤体积缩小 50% 或以上，疗效可在 38% 的患者中保持 6 个月（20）。此疗法对于眼眶内星形细胞瘤治疗还未进行大样本研究。

如果患眼失明，或出现不能接受的眼球突出，则可考虑通过眶外侧壁切开术来完整地切除肿瘤。对于延伸至眶尖甚至更后方的肿瘤，选用神经外科手术入路是十分必要的，此类病例通常没有必要摘除失明的眼球。累

及视交叉和大脑的侵袭性肿瘤有时是致命的，需要予以化疗和 / 或放疗。当肿瘤仅限于视神经组织时，死亡率 <5%，而当肿瘤侵袭至下丘脑时死亡率上升至 >50%（4）。

Selected References

Reviews

1. Shields JA, Shields CL, Scartozzi R. Survey of 1264 patients with orbital tumors and simulating lesions: The 2002 Montgomery Lecture, part 1. *Ophthalmology* 2004;111: 997–1008.
2. Shields JA, Bakewell B, Augsburger JJ, et al. Classification and incidence of space-occupying lesions of the orbit. A survey of 645 biopsies. *Arch Ophthalmol* 1984;102: 1606–1611.
3. Shields JA, Bakewell B, Augsburger JJ, et al. Space-occupying orbital masses in children: A review of 250 consecutive biopsies. *Ophthalmology* 1986;93:379–384.

General

4. Dutton JJ. Gliomas of the anterior visual pathway. *Surv Ophthalmol* 1994;38: 427–452.
5. Khafaga Y, Hassounah M, Kandil A, et al. Optic gliomas: a retrospective analysis of 50 cases. *Int J Radiat Oncol Biol Phys* 2003;13:807–812.
6. Parsa CF, Hoyt CS, Lesser RL, et al. Spontaneous regression of optic gliomas: thirteen cases documented by serial neuroimaging. *Arch Ophthalmol* 2001;119:516–529.
7. Schmandt SM, Packer RJ, Vezina LG, et al. Spontaneous regression of low-grade astrocytomas in childhood. *Pediatr Neurosurg* 2000;32:132–136.
8. Gayre GS, Scott IU, Feuer W, et al. Long-term visual outcome in patients with anterior visual pathway gliomas. *J Neuroophthalmol* 2001;21:1–7.
9. Binning MJ, Liu JK, Kestle JR, et al. Optic pathway gliomas: a review. *Neurosurg Focus* 2007;23(5):E2.
10. McDonnell P, Miller NR. Chiasmatic and hypothalamic extension of optic nerve glioma. *Arch Ophthalmol* 1983;101:1412–1415.
11. Liu GT, Katowitz JA, Rorke-Adams LB, et al. Optic pathway gliomas: neoplasms, not hamartomas. *JAMA Ophthalmol* 2013;131:646–650.

Neurofibromatosis-related

12. Balcer LJ, Liu GT, Heller G, et al. Visual loss in children with neurofibromatosis type 1 and optic pathway gliomas: relation to tumor location by magnetic resonance imaging. *Am J Ophthalmol* 2001;131:442–445.
13. Stern J, Jakobiec FA, Housepian EM. The architecture of optic nerve gliomas with and without neurofibromatosis. *Arch Ophthalmol* 1980;98:505–511.
14. King A, Listernick R, Charrow J, et al. Optic pathway gliomas in neurofibromatosis type 1: the effect of presenting symptoms on outcome. *Am J Med Genet* 2003; 122:95–99.
15. Czyzyk E, Jozwiak S, Roszkowski M, et al. Optic pathway gliomas in children with and without neurofibromatosis. *J Child Neurol* 2003;18:471–478.
16. Thiagalingam S, Flaherty M, Billson F, et al. Neurofibromatosis type 1 and optic pathway gliomas: follow-up of 54 patients. *Ophthalmology* 2004;111:568–577.

Imaging

17. Jakobiec FA, Depot MJ, Kennerdell JS, et al. Combined clinical and computed tomographic diagnosis of orbital glioma and meningioma. *Ophthalmology* 1984;91: 137–155.

Management

18. Hoyt WF, Baghdassarian SA. Optic glioma of childhood, natural history and rationale for conservative management. *Br J Ophthalmol* 1969;53:793–798.
19. Shriver EM, Ragheb J, Tse DT. Combined transcranial-orbital approach for resection of optic nerve gliomas: a clinical and anatomical study. *Ophthal Plast Reconstr Surg* 2012;28:184–191.
20. Franz DN, Belousova E, Sparangana S, et al. Everolimus for subependymal giant cell astrocytoma in patients with tuberous sclerosis complex: 2-year opern-lable extension of the randomised EXIST-1 study. *Lancet Oncol* 2014;15:1513–1520.

Case Reports

21. Wulc AE, Bergin DJ, Barnes D, et al. Orbital optic nerve glioma in adult life. *Arch Ophthalmol* 1989;107:1013–1016.
22. Nau JA, Shields CL, Shields JA, et al. Optic nerve glioma in a patient with von Hippel-Lindau syndrome. *J Pediatr Ophthalmol Strabismus* 2003;40:57–58.
23. Shields JA, Shields CL, De Potter P, et al. Choroidal neovascular membrane as a feature of optic nerve glioma. *Retina* 1997;17:349–350.
24. Pollock JM, Greiner FG, Crowder JB, et al. Neurosarcoidosis mimicking a malignant optic glioma. *J Neuroophthalmol* 2008;28:214–216.
25. Bandopadhayay P, Dagi L, Robison N, et al. Morning glory disc anomaly in association with ipsilateral optic nerve glioma. *Arch Ophthalmol* 2012;130:1082–1083.

● 视神经青少年毛细胞型星形细胞瘤（神经胶质瘤）

视神经 JPA 具有典型的临床及 CT 特征。当其局限于眼眶并导致失明及不可逆转的眼球突出时，可通过眶外侧壁切开术切除肿瘤。如下展示其临床病理学联系。

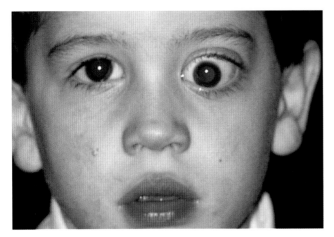

图 30.1　患儿男性，4 岁，左眼轴性眼球突出，进行性眼球突出 1 年以上

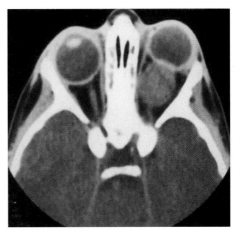

图 30.2　图 30.1 病例，轴位 CT 扫描，可见一特征性的界线清晰的卵圆形肿物累及视神经，病变与 1 年前的 CT 结果比较有明显的增大

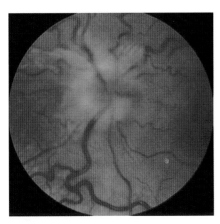

图 30.3　左眼视盘明显肿胀

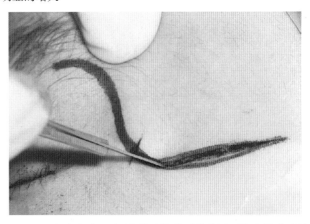

图 30.4　眼球突出已发展到不能接受的程度，故选择手术治疗。图中显示眼眶外上侧壁切开术的皮肤切口设计

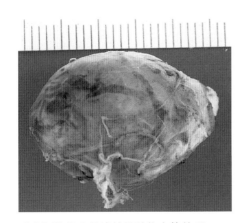

图 30.5　手术切除的边界清楚的肿物大体外观

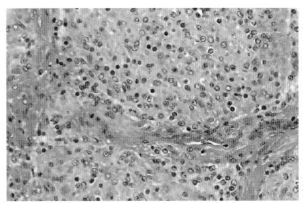

图 30.6　组织病理学检查可见，肿瘤由细胞核为圆形的紧密聚集的星形细胞组成（HE×100）

● 视神经青少年毛细胞型星形细胞瘤（神经胶质瘤）：磁共振成像

因其特征性的影像表现，视神经 JPA 经 CT 或 MRI 检查即可诊断。然而，当为了确认是否有微小的病变侵袭至视神经管和视交叉区域时，MRI 钆增强联合脂肪抑制技术是最佳检查手段。以下是两例 MRI 检查相关病例：

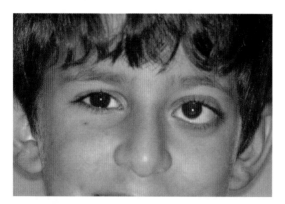

图 30.7　患儿男性，12 岁，右眼球突出并有向上移位

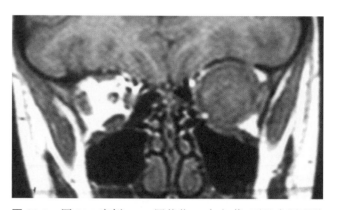

图 30.8　图 30.7 病例，MRI 冠状位 T1 加权像，可见大圆形肿物，视神经位于其中心

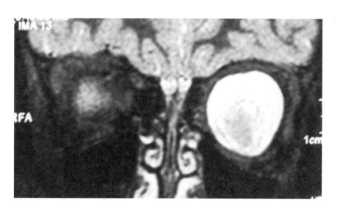

图 30.9　图 30.7 病例，MRI 冠状位 T1 加权增强联合脂肪抑制像，地图状的中心区域为肿瘤，其周围高信号区域为增殖的蛛网膜

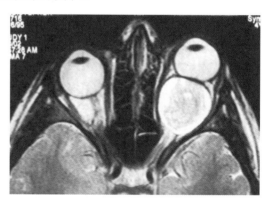

图 30.10　同一个病例 MRI 轴位 T2 加权像显示类似的影像学表现

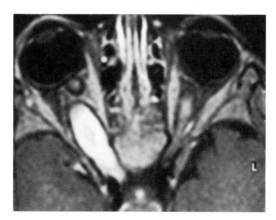

图 30.11　另一病例 MRI 轴位 T1 加权钆增强联合脂肪抑制像，显示眼眶后部的 JPA 侵袭至右视神经管和视束。注意呈高信号的梭形肿物，以及围绕在肿物周围的黑色边沿，这是脑脊液

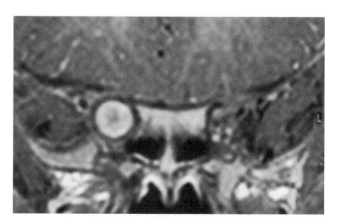

图 30.12　同一病例 MRI 冠状位 T1 加权钆增强联合脂肪抑制像，可见肿物几乎侵袭至视交叉

● 视神经青少年毛细胞型星形细胞瘤（视神经胶质瘤）

　　视神经 JPA 在 MRI 上具有特征性的表现。当眼球突出加重时,眼球突出方向由轴位转换为向外下方移位,这符合眼眶的骨性结构的特点。以下是两例相关病例:

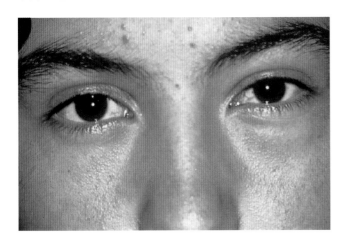

图 30.13　患儿男性,15 岁,左眼球突出

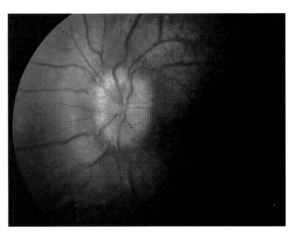

图 30.14　图 30.13 病例,患眼视盘充血水肿

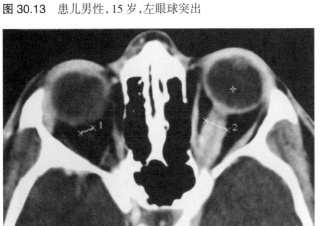

图 30.15　图 30.13 病例,轴位 CT 检查示左眼视神经的梭形病变

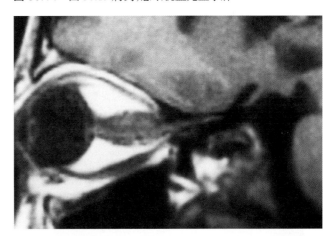

图 30.16　图 30.13 病例,矢状位 MRI 检查显示相同的病变

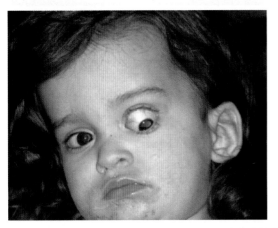

图 30.17　患儿女性,2 岁,左眼继发于 JPA,致眼球突出并向下移位。患眼已失明且眼球突出还在进展,及时行手术切除肿瘤

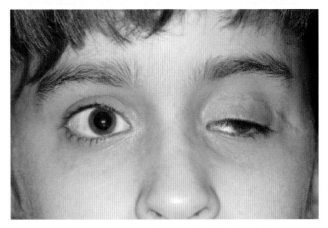

图 30.18　图 30.17 病例肿瘤切除术后外观。眼球突出症状已消失,眼睑下垂和外斜视将在以后矫正

● 视神经青少年毛细胞型星形细胞瘤（神经胶质瘤）：眼底改变

视神经 JPA 最常见的眼底改变为视盘的水肿，并伴随视盘苍白和视网膜－脉络膜分流血管。视盘受累后继发引起的静脉淤血，能迅速造成视乳头旁脉络膜新生血管膜形成。

Shields JA, Shields CL, De Potter, et al. Choroidal neovascular membrane as apresenting feature of optic nerve glioma. Retina 1997; 17: 349–350.

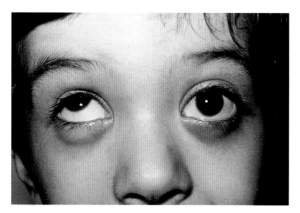

图 30.19   患儿男性，6 岁，视神经 JPA 造成左眼眼球突出和上转注视障碍

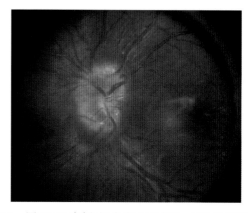

图 30.20   图 30.19 病例，视盘充血和水肿，在视盘的颞上边缘可见视网膜－脉络膜分流血管

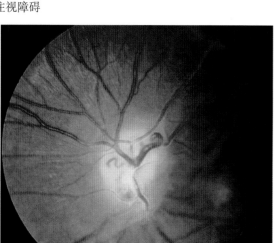

图 30.21   4 年后视盘外观，可见视盘苍白以及明显的视网膜－脉络膜分流血管

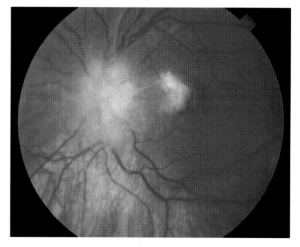

图 30.22   患儿女性，16 岁，慢性水肿的视盘颞侧可见脉络膜新生血管膜，视盘水肿和脉络膜新生血管膜形成原因最初并未明确

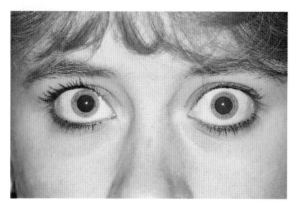

图 30.23   图 30.22 病例，几周后发现患儿左眼球突出，迅速进行了眼眶 CT 检查和转诊处理

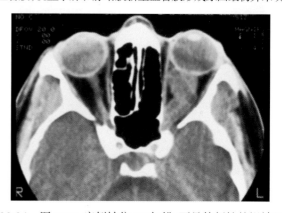

图 30.24   图 30.23 病例轴位 CT 扫描，可见特征性的视神经胶质瘤表现，在视神经中部鼻侧可见特征性的弯曲

视神经恶性星形细胞瘤

概述

临床上,良性的毛细胞型星形细胞瘤通常在 10 岁以下幼年时期发病(1~16)。还有一种罕见的恶性视神经星形细胞瘤,该类型肿瘤常见于成年人,且与神经纤维瘤病无关,该病的临床特征、组织病理学表现和临床过程均与 JPA 有很大的不同。该病目前仅有不足 50 例的报道(15)。尽管认为此种疾病十分罕见,但尚不能排除存在多数病例未被报道的可能,因为该病患者通常诊断为"脑部肿瘤"并在短时间内去世,以致于未能及时做出准确诊断。

临床特征

此类患者具有特征性的临床表现,如单眼急性进行性的视力下降,并伴有疼痛和传入性瞳孔障碍。随着肿瘤快速侵袭至视交叉,会出现对侧眼的颞侧视野缺损继而快速视力丧失,在初始症状出现后的 5~6 周内会发生双眼失明。偶尔也可见到直至患者去世时仅有一只眼受累的病例(15)。眼底镜检查可见视盘水肿、静脉充血。眼球突出症状通常较轻微。绝大部分患者会出现偏瘫和下丘脑功能障碍,在症状出现后一年内死亡(4~16)。

诊断

患者在开颅手术前很少能明确诊断。影像学检查显示出弥散性肿物侵犯视路,或有时为一局限性圆形或卵圆形眼眶肿物,当肿物生长时,边界变得不清。该肿瘤能快速侵袭中枢神经系统,导致患者死亡。

组织病理

在组织病理学上,恶性视神经星形细胞瘤由高分化的星形胶质细胞和散在分布的恶性纤维性星形胶质细胞组成。这些细胞通常短而粗,缺乏类似 JPA 的纤维状外观,细胞呈多形性,有大量有丝分裂相,并倾向于围绕血管聚集。常可观察到肿瘤巨细胞。

治疗方法

最佳治疗手段倾向于及时进行经颅手术广泛的切除病灶。系统性化疗也许会有所帮助。对于广泛的或者不能切除的病灶可选择眶内容摘除术或补充放疗。患者预后差,绝大多数患者因肿瘤颅内蔓延所造成的并发症,一般在 6~12 个月内死亡。

Selected References

Reviews

1. Shields JA, Shields CL, Scartozzi R. Survey of 1264 patients with orbital tumors and simulating lesions: The 2002 Montgomery Lecture, part 1. *Ophthalmology* 2004;111: 997–1008.
2. Shields JA, Bakewell B, Augsburger JJ, et al. Classification and incidence of space-occupying lesions of the orbit. A survey of 645 biopsies. *Arch Ophthalmol* 1984;102: 1606–1611.
3. Shields JA, Bakewell B, Augsburger JJ, et al. Space-occupying orbital masses in children: A review of 250 consecutive biopsies. *Ophthalmology* 1986;93:379–384.

Case Reports

4. Hoyt WF, Meshel LG, Lessell S, et al. Malignant optic nerve glioma of adulthood. *Brain* 1974;96:121–132.
5. Wilson WB, Feinsod M, Hoyt WF, et al. Malignant evolution of childhood chiasmal pilocytic astrocytoma. *Neurology* 1976;26:322–325.
6. Mullaney J, Walsh J, Lee WR, et al. Recurrence of astrocytoma of optic nerve after 48 years. *Br J Ophthalmol* 1976;60:539–543.
7. Hamilton AM, Garner A, Tripathi RC, et al. Malignant optic nerve glioma. *Br J Ophthalmol* 1973;57:253–264.
8. Harper CG, Stewart-Wynn EG. Malignant optic gliomas in adults. *Arch Neurol* 1978; 35:731–735.
9. Mattson RH, Peterson EW. Glioblastoma multiforme of the optic nerve. *JAMA* 1966;196:799–800.
10. Rudd A, Rees JE, Kennedy P, et al. Malignant optic nerve gliomas in adults. *J Clin Neuro-Ophthalmol* 1985;5:238–243.
11. Saeb J. Primary tumor of the optic nerve (glioblastoma multiforme). *Br J Ophthalmol* 1949;33:701–708.
12. Spoor TC, Kennerdell JS, Martinez AJ, et al. Malignant gliomas of the optic nerve pathways. *Am J Ophthalmol* 1980;89:284–292.
13. Dario A, Iadini A, Cerati M, et al. Malignant optic glioma of adulthood. Case report and review of the literature. *Acta Neurol Scand* 1999;100:350–353.
14. Matloob S, Fan JC, Danesh-Meeyr HV. Multifocal malignant optic glioma of adulthood presenting as acute anterior optic neuropathy. *J Clin Neurosci* 2011;18: 974–977.
15. Wabbels B, Demmler A, Seitz J, et al. Unilateral adult malignant optic nerve glioma. *Graefes Arch Clin Exp Ophthalmol* 2004;242:741–748.
16. Simao LM, Dine Sultan EN, Hall JK, et al. Knee deep in the nerve. *Surv Ophthalmol* 2011;56:362–370.

视神经恶性星形细胞瘤

视路的恶性星形细胞瘤(神经胶质瘤)可造成视力迅速下降、动眼神经麻痹以及视网膜血管阻塞。

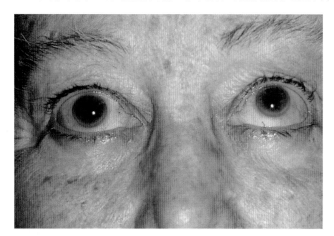

图 30.25　患者女性,78 岁,右眼上转麻痹(Jurij Bilyk, MD 和 Peter Savino, MD 供图)

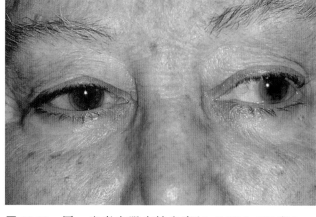

图 30.26　同一患者右眼内转麻痹(Jurij Bilyk, MD 和 Peter Savino, MD 供图)

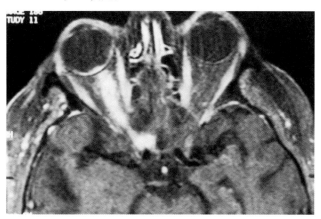

图 30.27　图 30.25 和图 30.26 病例,MRI 轴位 T1 加权像,可见增强的病灶弥漫累及视神经至视交叉(Jurij Bilyk, MD 和 Peter Savino, MD 供图)

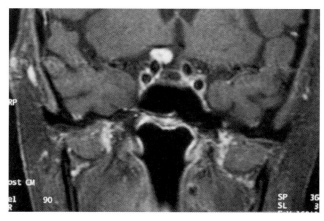

图 30.28　同一患者的轴位 MRI,可见在视交叉的增强病变(Jurij Bilyk, MD 和 Peter Savino, MD 供图)

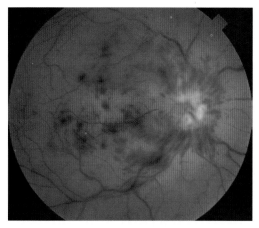

图 30.29　患者男性,52 岁,视神经恶性星形细胞瘤,眼底相显示视盘水肿、血管充血和出血(Lee Jampol, MD 供图)

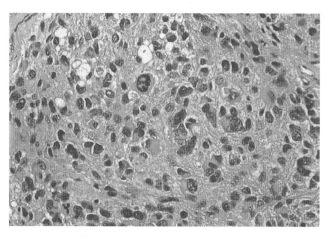

图 30.30　视神经恶性星形细胞瘤组织病理学检查,显示恶性神经胶质瘤细胞(HE×150)(Ralph C. Eagle, Jr, MD 供图)

视神经鞘脑膜瘤

概述

脑膜瘤是一类起源于脑膜蛛网膜层的良性肿瘤，常可累及眼眶。虽然有多种类型和不同的发生位置，但对眼眶影响最重要的类型是原发性视神经鞘脑膜瘤（optic nerve sheath meningioma，ONSM）（1~23）和蝶骨嵴脑膜瘤（sphenoid wing meningioma，SWM）。与其他部位的脑膜瘤一样，眼眶脑膜瘤常见于中年女性。在作者 1264 例眼眶病变的临床系列病例研究中，有 29 例 ONSM 病例，占视神经和脑膜肿瘤的 28%，占全部眼眶病变的 2%（1）。

临床特征

ONSM 患者通常表现为视力下降及视盘水肿或萎缩，在眼底视盘边缘常可见特征性的视网膜 – 脉络膜分流血管。随着肿瘤的生长，患眼可表现为缓慢地进行性突眼。病变偶可表现为双侧。当病变限于视神经管时（管内脑膜瘤），可表现为视神经炎或青光眼的类似症状，从而给诊断带来困难。

在一项针对 88 例 ONSM 患者的长达 23 年的调查分析中发现，患者症状出现的平均年龄为 40 岁，80% 的患者为女性（8）。症状包括：视力下降（80%），一过性的视力障碍（15%），疼痛（7%）和复视（4%）。在平均 7 年时间的随访中，27% 的患者视力损害至无光感，但并没有患者因 ONSM 死亡。

诊断

ONSM 患者的影像学检查可见蛛网膜呈梭形或圆形扩张，其中间的视神经相对正常。正常的视神经贯穿肿物中心呈现出相对暗影（13）。偶尔，ONSM 可表现为自视神经鞘膜呈结节状生长，与其他圆形局限性的眶部肿瘤表现相似。肿瘤中常可见钙化灶。在大部分病例中，影像学表现典型，因此较易做出诊断，很少需要进行诊断性活检。在某些病例中也会采取穿刺活检方法以明确诊断（13）。

组织病理

ONSM 与 SWM 的组织病理学表现相似。在文献中列出了很多亚型（5），远远超出本文可描述的范围。最常见类型的特征是与正常蛛网膜的脑膜上皮细胞相似的肿瘤细胞所形成的小叶。常可见砂粒体结构。

治疗方法及预后

对于无症状的 ONSM 可只给予观察随诊。患者需每 6~12 个月复诊并检查视力、色觉、瞳孔反射、视野及眼眶 MRI。如果疾病进展或出现视力下降，要考虑进行积极的治疗。手术切除治疗会将视神经切断而造成患眼的全盲。因此，手术切除通常针对已造成患眼失明的晚期肿瘤，或者存在严重影响美观的突眼。如果肿瘤位于眼眶前 2/3，可通过眶外侧壁切开术进行切除。累及眼眶深部、视神经管和视神经颅内段等位置相对靠后的肿物，常需要与神经外科医生合作，通过经颅入路切除。虽然在进行肿瘤切除操作时，术者会试图避开视神经（12，18），但是术后患者依然存在发生严重的视神经萎缩和失明的风险（18）。

对于进展性 ONSM 的最佳治疗方案是放疗（14~17，19）。我们的团队观察到，经分次立体定向放射治疗（50~45Gy）的患者中，多于 90% 的患者可以保持现存视力，42% 的患者视力改善，但还有待长期随访以进一步巩固这些结论（16）。在 ONSM 患者经立体定位放疗之后 22 个月，发现有辐射性视网膜病变的出现（21）。有观察发现，立体定位放射手术还可以起到消除 ONSM 的视网膜 – 脉络膜分流血管的作用。

Selected References

Reviews

1. Shields JA, Shields CL, Scartozzi R. Survey of 1264 patients with orbital tumors and simulating lesions: The 2002 Montgomery Lecture, part 1. *Ophthalmology* 2004;111: 997–1008.
2. Shields JA, Bakewell B, Augsburger JJ, et al. Classification and incidence of space-occupying lesions of the orbit. A survey of 645 biopsies. *Arch Ophthalmol* 1984;102: 1606–1611.
3. Shields JA, Bakewell B, Augsburger JJ, et al. Space-occupying orbital masses in children: A review of 250 consecutive biopsies. *Ophthalmology* 1986;93:379–384.
4. Sibony PA, Krauss HR, Kennerdell JS, et al. Optic nerve sheath meningiomas. Clinical manifestations. *Ophthalmology* 1984;91:1313–1226.
5. Dutton JJ. Optic nerve sheath meningiomas. *Surv Ophthalmol* 1992;37:167–183.
6. Karp LA, Zimmerman LE, Borit A, et al. Primary intraorbital meningiomas. *Arch Ophthalmol* 1974;91:24–28.
7. Wright JE, Call NB, Liaricos S. Primary optic nerve meningioma. *Br J Ophthalmol* 1980;64:553–558.

8. Saeed P, Rootman J, Nugent RA, et al. Optic nerve sheath meningiomas. *Ophthalmology* 2003;11:2019–2030.

9. Margalit NS, Lesser JB, Moche J, et al. Meningiomas involving the optic nerve: technical aspects and outcomes for a series of 50 patients. *Neurosurgery* 2003;53:523–532.

Imaging

10. Jakobiec FA, Depot MJ, Kennerdell JS, et al. Combined clinical and computed tomographic diagnosis of orbital glioma and meningioma. *Ophthalmology* 1984;91:1 37–155.

11. Stroman GA, Stewart WC, Golnik KC, et al. Magnetic resonance imaging in patients with low-tension glaucoma. *Arch Ophthalmol* 1995;113:168–172.

Management

12. Mark LE, Kennerdell JS, Maroon JC, et al. Microsurgical removal of a primary intraorbital meningioma. *Am J Ophthalmol* 1978;86:704–709.

13. Kennerdell JS, Dubois PJ, Dekker A, et al. CT-guided fine needle aspiration biopsy of orbital optic nerve tumors. *Ophthalmology* 1980;87:491–496.

14. Becker G, Jeremic B, Pitz S, et al. Stereotactic fractionated radiotherapy in patients with optic nerve sheath meningioma. *Int J Radiat Oncol Biol Phys* 2002;54: 1422–1429.

15. Pitz S, Becker G, Schiefer U, et al. Stereotactic fractionated irradiation of optic nerve sheath meningioma: a new treatment alternative. *Br J Ophthalmol* 2002;86: 1265–1268.

16. Andrews DW, Foroozan R, Yang BP, et al. Fractionated sterotactic radiotherapy for the treatment of optic nerve sheath meningiomas: preliminary observations of 33 optic nerves in 30 patients. *Neurosurgery* 2002;51:890–903.

17. Turbin RE, Thompson CR, Kennerdell JS, et al. A long-term visual outcome comparison in patients with optic nerve sheath meningioma managed with observation, surgery, radiotherapy, or surgery and radiotherapy. *Ophthalmology* 2002;109:890–899.

18. Kennerdell JS, Maroon JC, Malton M, et al. The management of optic nerve sheath meningiomas. *Am J Ophthalmol* 1988;106:450–457.

19. Bloch O, Sun M, Kaur G, et al. Fractionated radiotherapy for optic nerve sheath meningiomas. *J Clin Neurosci* 2012;19:1210–1215.

20. Mark LE, Kennerdell JS, Maroon JC, et al. Microsurgical removal of a primary intraorbital meningioma. *Am J Ophthalmol* 1978;86:704–709.

21. Subramanian PS, Bressler NM, Miller NR. Radiation retinopathy after fractionated stereotactic radiotherapy for optic nerve sheath meningioma. *Ophthalmology* 2004; 111:565–567.

22. Carvounis PE, Katz B. Gamma knife radiosurgery in neuro-ophthalmology. *Curr Opin Ophthalmol* 2003;14:317–324.

Histopathology

23. Marquardt MD, Zimmerman LE. Histology of meningiomas and gliomas of the optic nerve. *Human Pathol* 1982;13:226–234.

● 视神经鞘脑膜瘤

原发性 ONSM 在影像学表现各异,常表现为细长或梭形的病变,但偶而也可明显突破硬脑膜呈现球状的外形。

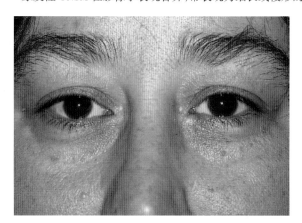

图 30.31　患者女性,38 岁,右眼轻度突眼伴轻度的视力下降

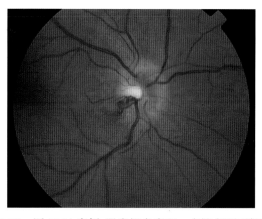

图 30.32　图 30.31 病例,眼底视盘表现。在视盘颞下侧边缘可见视网膜 – 脉络膜分流血管。两年前的眼底相未见这一分流血管,其为逐渐发展形成

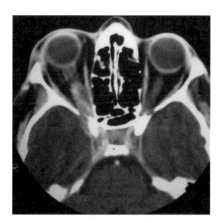

图 30.33　轴位 CT 示右眼视神经鞘脑膜瘤

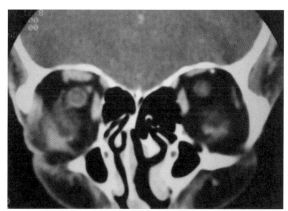

图 30.34　冠状位 CT 示与图 30.33 病例相同病变。注意围绕右眼视神经周围增强的蛛网膜

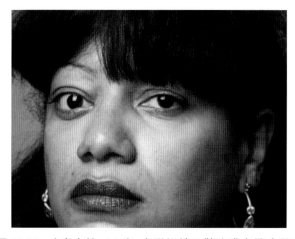

图 30.35　患者女性,39 岁,右眼视神经鞘脑膜瘤导致眼球突出

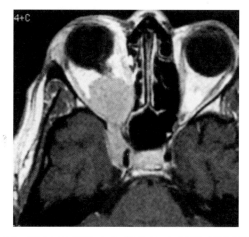

图 30.36　图 30.35 病例,MRI 轴位 T1 加权像,显示起源于视神经后部的圆形肿物并经视神经管延伸至视交叉。此肿瘤已由经颅入路切除,组织病理学检查确认为脑膜瘤

● 视神经鞘脑膜瘤：磁共振成像

MRI 已成为诊断 ONSM 及确定其范围的最有用的手段。钆增强联合脂肪抑制技术可提供最佳成像结果。

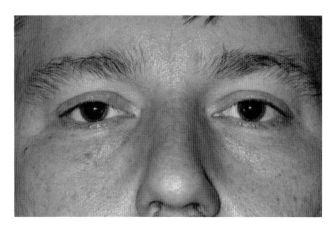

图 30.37   中年男性患者，右眼无痛性渐进性视力下降。外眼表现正常

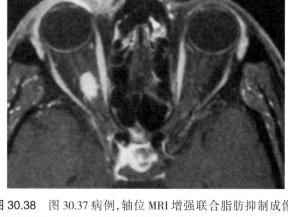

图 30.38   图 30.37 病例，轴位 MRI 增强联合脂肪抑制成像，显示增强的病灶位于右眼眶内视神经的后 1/3 部位

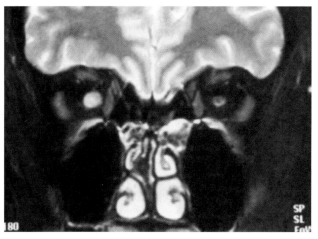

图 30.39   图 30.37 病例，眼眶后部冠状位 MRI 增强联合脂肪抑制图像，病变表现为围绕视神经的增强肿物

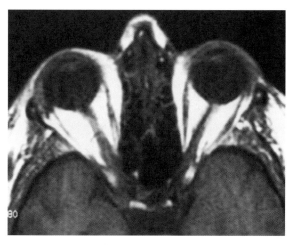

图 30.40   图 30.38 病例，同一区域的轴位 MRI 检查，但未联合脂肪抑制，可见肿物较难辨别，突出了脂肪抑制成像技术对于评估此种病变的重要性

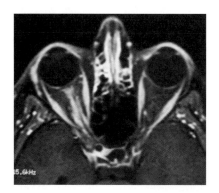

图 30.41   中年女性患者，右眼视神经鞘脑膜瘤，轴位 MRI 检查。注意强化的不规整鞘膜包绕未被强化的视神经，此"双轨征"为 ONSM 的特征表现

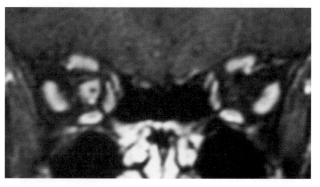

图 30.42   图 30.41 病例，同一位置钆增强冠状位 MRI 检查，可见围绕视神经的增强病变，更清晰显示出视神经的暗影。对侧正常左眼后部的视神经很难观察到

视神经鞘脑膜瘤:侵袭性变异

　　未完全切除的脑膜瘤可生长得更加迅速且较难控制。下述病例为多年前的一名患者,在肿瘤未完全切除后没有接受放射治疗。肿瘤复发后首先在外院进行了眼球摘除术,但是最终仍进行了眼眶内容摘除术以及脑部脑膜瘤切除术。

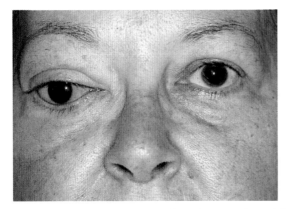

图 30.43　患者外观像,多年前因一侧眼失明和眼部不适在外院行眼球摘除术,近期因义眼不能保持在结膜囊内就诊。因没有病理学结果,考虑葡萄膜黑色素瘤的眶内复发

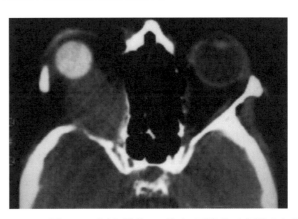

图 30.44　图 30.43 病例,轴位 CT 检查,可见位于义眼后方的眼眶肿物。此患者适合进行诊断性细针穿刺活检

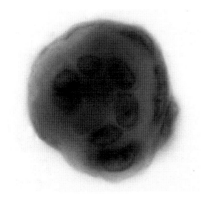

图 30.45　视神经鞘脑膜瘤的细针穿刺活检的细胞学检查显示为脑膜上皮细胞(Papanicolaou × 250)

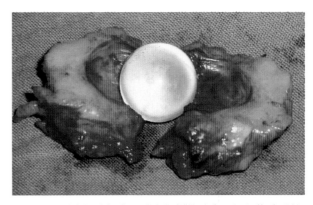

图 30.46　手术切除标本示致密新鲜的肿瘤组织包绕球形植入物。组织病理学检查明确脑膜瘤的诊断且确认肿瘤已经完整切除

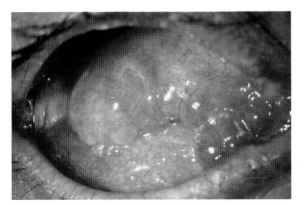

图 30.47　3 年后患者眼窝的外观,可见睑裂内填充新鲜的肿瘤组织

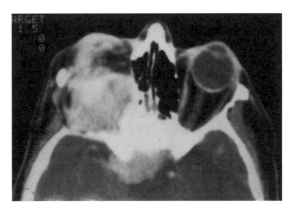

图 30.48　图 30.47 病例,在同一时间进行轴位 CT 检查,可见累及眼眶及颅内组织的复发性脑膜瘤。联合经颅入路手术和眼眶内容摘除术,将肿瘤成功地控制。最初的诊断为视神经鞘脑膜瘤;之后发生了骨质增生(图 30.44 未见骨质增生)

眼眶蝶骨嵴脑膜瘤

概述

眼眶蝶骨嵴脑膜瘤（orbital sphenoid wing meningioma, SWM）是起源于蛛网膜的良性肿瘤，沿蝶骨生长，可继发性地侵犯眼眶、脑部及颞窝（1~20）。在作者 1264 例眼眶病变临床系列研究中，有 24 例 SWM，占视神经和脑膜肿瘤的 23%，占全部眼眶病变的 2%（1）。因此，ONSM 与 SWM 的发生率在眼部肿瘤中大致相等。该肿瘤在 60 岁以上的眶部肿瘤患者中相对少见（4）。

虽然大多数眼眶内脑膜瘤发生在视神经鞘或蝶骨翼，但也有一些罕见的异位性（硬脑膜外）眼眶脑膜瘤可位于眼眶内侧壁、上壁或外侧壁（19, 20）。这些异位病变通常相当局限，且可见病变内的钙化灶。

临床特征

与 ONSM 相比，SWM 可产生一些不同的症状与体征。患者大部分为中年女性，最开始的症状为慢性进行性突眼及颞窝饱满，随后随着肿瘤侵犯至视神经管可出现视力损伤。异位脑膜瘤患者的典型表现为无痛性突眼伴轻度视力下降或不伴视力下降（20）。

诊断

典型的临床表现可高度提示蝶骨嵴眼眶脑膜瘤的诊断。眼眶 CT 或 MRI 可进一步明确诊断并确定肿瘤的范围。这些检查可特征性地显示病变蝶骨的骨质增生，并可见软组织肿物延伸至眼眶、颞窝及颅腔，并可侵犯至视神经管从而导致患者视力丧失。

组织病理

SWM 的组织病理学表现与 ONSM 相似。可见肿瘤侵袭至蝶骨。

治疗方法及预后

如视力受到威胁或病变呈进展性变化的话，可通过眼肿瘤医生 / 眼整形医生及神经外科医生合作进行手术切除。对 39 例行手术治疗的 SWM 患者的分析中可见，患者平均年龄为 48 岁，肿物全部切除的病例占 39%，几乎全部切除的病例占 51%，不全切除的病例占 10%。在之后平均超过 41 个月的随访中发现，有 18% 的患者出现复发（12）。术前严重的视野缺损为术后视力差的危险因素，然而肥厚的蝶骨却是提示术后视力良好的一个因素。一些学者发现，广泛的硬膜内和硬膜外肿瘤的切除与视神经管开窗术具有相似的效果（8）。如果术后肿物复发，也可选择放疗和化疗。

Selected References

Reviews

1. Shields JA, Shields CL, Scartozzi R. Survey of 1264 patients with orbital tumors and simulating lesions: The 2002 Montgomery Lecture, part 1. *Ophthalmology* 2004;111: 997–1008.
2. Shields JA, Bakewell B, Augsburger JJ, et al. Classification and incidence of space-occupying lesions of the orbit. A survey of 645 biopsies. *Arch Ophthalmol* 1984;102: 1606–1611.
3. Shields JA, Bakewell B, Augsburger JJ, et al. Space-occupying orbital masses in children: A review of 250 consecutive biopsies. *Ophthalmology* 1986;93:379–384.
4. Demirci H, Shields CL, Shields JA, et al. Orbital tumors in the older adult population. *Ophthalmology* 2002;109:243–248.
5. Bleeker GM. Orbital meningioma. *Orbit* 1984;3:3–17.
6. Rogers L, Barani I, Chamberlain M, et al. Meningiomas: knowledge base, treatment outcomes, and uncertainties. A RANO review. *J Neurosurg* 2014;24:1–20.

Imaging

7. Smith AB, Horkanyne-Szakaly I, Schroeder JW, et al. From the radiologic pathology archives: mass lesions of the dura: beyond meningioma-radiologic-pathologic correlation. *Radiographics* 2014;34:295–312.

Management

8. Shrivastava RK, Sen C, Constantino PD, et al. Sphenoorbital meningiomas: Surgical limitations and lessons learned in their long-term management. *J Neurosurg* 2005;103:491–497.
9. Verheggen R, Markakis E, Muhlendyck H, et al. Symptomatology, surgical therapy and postoperative results of sphenoorbital, intraorbital-intracanalicular and optic sheath meningiomas. *Acta Neurochir Suppl* 1996;65:95–98.
10. Hakuba A, Liu S, Nishimura S. The orbitozygomatic infratemporal approach: a new surgical technique. *Surg Neurol* 1986;26:271–276.
11. McDermott MW, Durity FA, Rootman J, et al. Combined frontotemporal-orbitozygomatic approach for tumors of the sphenoid wing and orbit. *Neurosurgery* 1990;26:107–116.
12. Oya S, Sade B, Lee JH. Sphenoorbital meningioma: surgical technique and outcome. *J Neurosurg* 2011;114:1241–1249.
13. Forster MT, Daneshvar K, Senft C, et al. Sphenoorbital meningiomas; surgical management and outcome. *Neurol Res* 2014;36:695–700.

Histopathology

14. Marquardt MD, Zimmerman LE. Histopathology of meningiomas and gliomas of the optic nerve. *Human Pathol* 1982;13:226–234.

Case Reports

15. Rodrigues MM, Savino PJ, Schatz NJ. Spheno-orbital meningioma with optociliary veins. *Am J Ophthalmol* 1976;81:666–670.
16. Saul RF, King AB. Spontaneous reduction of growth rate of a large intracranial meningioma. Case Report. *J Clin Neuroophthalmol* 1984;4:133–136.
17. Leipzig B, English J. Sphenoid wing meningioma occurring as a lateral orbital mass. *Laryngoscope* 1984;94:1091–1093.
18. Reale F, Delfini R, Cintorino M. An intradiploic meningioma of the orbital roof: case report. *Ophthalmologica* 1978;177:82–87.
19. Pushker N, Shrey D, Kashyap S, et al. Ectopic meningioma of the orbit. *Int Ophthalmol* 2013;33:707–710.
20. Gunduz K, Kurt RA, Erden E. Ectopic orbital meningioma: report of two cases and literature review. *Surv Ophthalmol* 2014;59:643–648.

● 眼眶蝶骨嵴脑膜瘤:眼眶受累

未经治疗情况下,SWM 一般生长缓慢。当肿瘤生长造成严重突眼或侵犯至视神经管,视交叉及海绵窦时,尽管存在风险也应采取手术切除。如果肿瘤无法切除,可以考虑立体定向放射治疗。

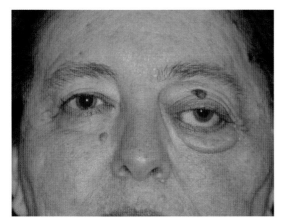

图 30.49　患者女性,56 岁,左眼突眼、上睑下垂且眼球向下移位。左眼上睑同时存在一乳头状瘤

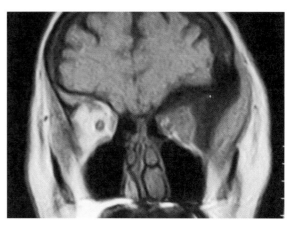

图 30.50　冠状位 MRI 的 T1 加权像,可见在左颧骨、颚骨及颞骨的低信号骨质增生,以及高信号的软组织肿物

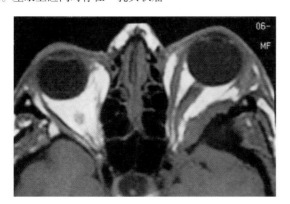

图 30.51　图 30.49 病例,轴位 MRI 的 T1 加权像,可见蝶骨大翼的低信号骨质增生区,以及眼眶内肿瘤的软组织部分

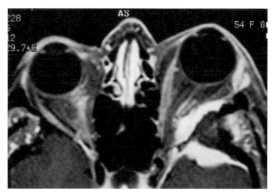

图 30.52　同一病例钆增强下的轴位 MRI 的 T1 加权像,可见位于眼眶、脑部和颞窝的肿瘤软组织成分有显著的增强。对于确定软组织受累范围方面,MRI 优于 CT

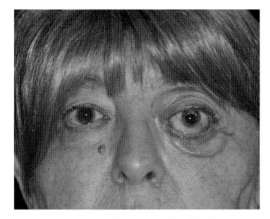

图 30.53　患者 1 年后面部外观。可见突眼情况更加严重。因肿瘤进展,患者同意在眼肿瘤医生协助下,由神经外科医生进行肿物切除手术

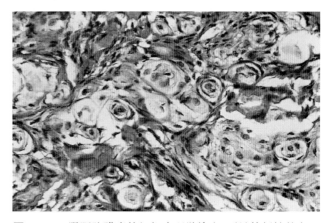

图 30.54　眼眶脑膜瘤的组织病理学检查,可见特征性的良性脑膜瘤细胞的螺旋样结构(HE × 100)

● 眼眶蝶骨嵴脑膜瘤：眼眶受累

继发性（蝶骨嵴）脑膜瘤是一种起源于蝶骨大翼或蝶骨小翼脑膜的良性肿瘤,可继发性的侵犯至眼眶软组织、视神经以及颅腔。

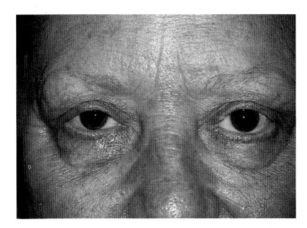

图 30.55   患者男性,63 岁,左眼突眼

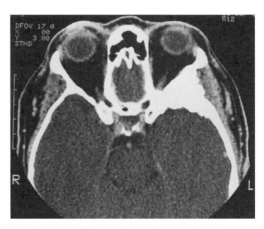

图 30.56   图 30.55 病例,轴位 CT 示左侧蝶骨大翼的骨质增生,这是脑膜瘤的一种特征性表现

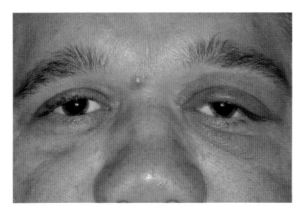

图 30.57   中年女性患者外观像,左眼视力下降伴有疼痛。可见左眼上睑水肿及轻度的突眼

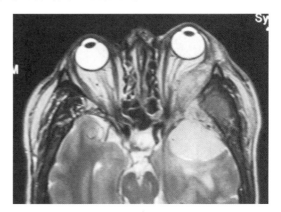

图 30.58   轴位 MRI 的 T2 加权像,显示突眼,蝶骨骨质增生,以及眼眶和脑部的软组织受累

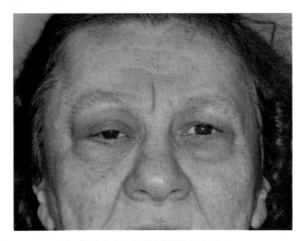

图 30.59   老年女性患者,右眼突眼及上睑下垂

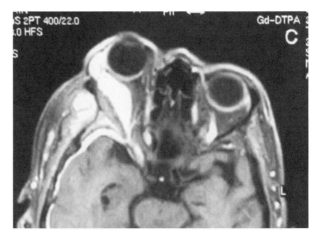

图 30.60   图 30.59 病例,MRI 轴位 T1 加权增强联合脂肪抑制像,可见骨质增生以及眼眶和颞窝的软组织受累的范围。注意患眼视神经向鼻侧移位

眼眶原始神经外胚层肿瘤及原发性眼眶神经母细胞瘤

眼眶原始神经外胚层肿瘤

概述

原始神经外胚层肿瘤（primitive neuroectodermal tumor，PNET）是一种好发于儿童的肿瘤，近年来该病诊断更加频繁（1~10）。关于此类肿瘤的分类尚存在争议，基于复杂的免疫组织化学及基因学研究结果，将一些以往诊断为骨外尤文肉瘤和其他原始神经母细胞瘤重新归类为PNET。PNET起源于神经嵴细胞，通常发生于儿童，存活率相对较低（1）。这一复杂议题将在他处进行讨论（1），本章节仅讨论眼眶PNET中一些已认可的知识理论（2~10）。

临床特征

眼眶原发性PNET最常见于儿童及青年人。此类肿瘤常造成单侧急性突眼和眼球移位。可发生在肌锥内和肌锥外间隙（2~10）。这些表现与横纹肌肉瘤相似。

诊断

影像学检查显示该病变可发生于眼眶内任何位置。早期病变局限但很快转变具有侵袭性，并常伴骨质破坏。CT和MRI表现与眼眶转移性神经母细胞瘤类似，稍后将进行讨论。

组织病理

显微镜下PNET表现各异（1）。典型表现是，肿瘤由小圆细胞组成，呈片状或小叶状排列，有深染的圆形或椭圆形的细胞核。纤维结缔组织的含量各异。常可见Homer–Wright花环，偶尔可见Flexner–Wintersteiner花环。如前所述，需进行适当的免疫组织化学检查，并请经验丰富的病理科医生阅片才可能明确诊断。

治疗方法与预后

应进行组织活检。手术时尽可能多的切除肿瘤组织，并要在术后与儿科和放疗科医生联合制定化疗或放疗方案。

Selected References

Reviews

1. Smoll NR. Relative survival of childhood and adult medulloblastomas and primitive neuroectodermal tumors (PNETs). *Cancer* 2012;118:1313–1322.

Case Reports

2. Sen S, Kashyap S, Thanikachalam S, et al. Primary primitive neuroectodermal tumor of the orbit. *J Pediatr Ophthalmol Strabismus* 2002;39:242–244.
3. Alyahya GA, Heegaard S, Fledelius HC, et al. Primitive neuroectodermal tumor of the orbit in a 5-year-old girl with microphthalmia. *Graefes Arch Clin Exp Ophthalmol* 2000;238:801–806.
4. Kiratli H, Bilgic S, Gedikoglu G, et al. Primitive neuroectodermal tumor of the orbit in an adult. A case report and literature review. *Ophthalmology* 1999;106:98–102.
5. Bansal RK, Gupta A. Primitive neuroectodermal tumour of the orbit: a case report. *Indian J Ophthalmol* 1995;43:29–31.
6. Singh AD, Husson M, Shields CL, et al. Primitive neuroectodermal tumor of the orbit. *Arch Ophthalmol* 1994;112:217–221.
7. Wilson WB, Roloff J, Wilson HL. Primary peripheral neuroepithelioma of the orbit with intracranial extension. *Cancer* 1988;62:2595–2601.
8. Chokthaweesak W, Annunziata CC, Alsheikh O, et al. Primitive neuroectodermal tumor of the orbit in adults: a case series. *Ophthal Plast Reconstr Surg* 2011;27:173–179.
9. Romero R, Castano A, Abelairas J, et al. Peripheral primitive neuroectodermal tumour of the orbit. *Br J Ophthalmol* 2011;95:915–920.
10. Shuangshoti S, Menakanit W, Changwaivit W, et al. Primary intraorbital extraocular primitive neuroectodermal (neuroepithelial) tumour. *Br J Ophthalmol* 1986;70:543–538.

眼眶神经母细胞瘤：原发型

概述

最广为人知的眼眶神经母细胞瘤是来自于肾上腺的转移性神经母细胞瘤（1~4）。嗅神经母细胞瘤也可自邻近鼻腔继发侵及眼眶。然而，发生于眼眶内的原发性眼眶神经母细胞瘤现已有少数报道（3，4）。

临床特征

与 PNET 相反，原发性眼眶神经母细胞瘤似乎更常见于成人。该肿瘤没有独特的临床特征，患者表现的症状和体征与其他眶部肿瘤类似。

诊断

原发性眼眶神经母细胞瘤开始时呈局限性肿物，之后变得更具侵袭性。影像学特征与 PNET 及其他眶部肿瘤相似。

组织病理

在组织病理学上，原发性眼眶神经母细胞瘤的特征与 PNET 相似。此类肿瘤由小圆形的神经母细胞组成，呈巢状、束样或花环样排列。细胞质中含有嗜银性的神经内分泌颗粒。此类肿瘤细胞要与神经内分泌肿瘤，如类癌相鉴别（3，4）。

治疗方法

原发性眼眶神经母细胞瘤的治疗方法是行手术完整切除病灶，常需结合化疗和放疗。肿物复发后具有侵袭性，最终可能需行眶内容摘除术。

对于儿童的神经母细胞瘤，最新的文献有提到关于针对肿瘤的突变基因及其蛋白的靶向药物治疗（1，2）。GD2 为神经母细胞瘤细胞的一种表面抗原，抗 GD2 抗体对具有侵袭性的肿瘤具有一定疗效。抗 GD2 抗体可以刺激产生针对神经母细胞瘤细胞的免疫介导细胞毒性作用，对在标准的化疗之后残余的微小病变发挥最有效的作用。

Selected References

Management

1. Brodeur GM, Iyer R, Croucher JL, et al. Therapeutic targets for neuroblastomas. *Exper Opin Ther Targets* 2014;18:277–292.
2. Parsons K, Bernhardt B, Strickland B. Targeted immunotherapy for high-risk neuroblastoma – the role of monoclonal antibodies. *Ann Pharmacother* 2013;47:210–218.

Case Reports

3. Jakobiec FA, Klepach GL, Crissman JD, et al. Primary differentiated neuroblastoma of the orbit. *Ophthalmology* 1987;94:255–266.
4. Bullock JD, Goldberg SH, Rakes SM, et al. Primary orbital neuroblastoma. *Arch Ophthalmol* 1989;107:1031–1033.

眼眶原始神经外胚层肿瘤及原发性眼眶神经母细胞瘤

1. Singh AD, Husson M, Shields CL, et al. Primitive neuroectodermal tumor of the orbit. Arch Ophthalmol 1994; 112: 217–221.

2. Jakobiec FA, Klepach GL, Crissman JD, et al. Primary differntiated neuroblastoma of the orbit. Ophthalmology 1987; 94: 255–266.

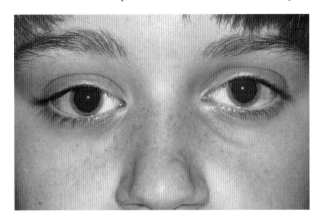

图 30.61　患儿女性，10 岁，原始神经外胚层肿瘤，右眼突眼

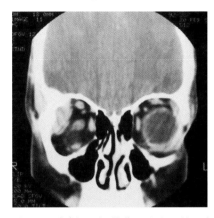

图 30.62　图 30.61 病例 CT 冠状位，可见一颗上方眶部肿瘤伴骨质侵蚀和骨质增生

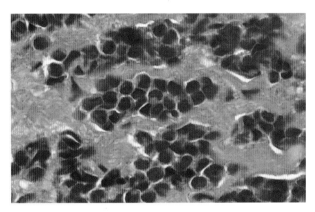

图 30.63　图 30.61 病变组织病理学检查，可见位于纤维结缔组织间质中呈巢状排列的小细胞团（HE×250）

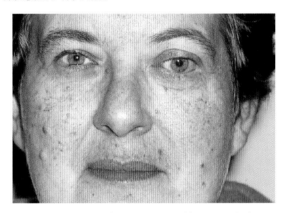

图 30.64　中年女性患者，原发性眼眶神经母细胞瘤，左眼突眼（Frederick Jakobiec, MD 供图）

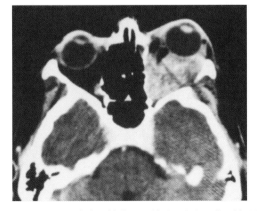

图 30.65　图 30.64 病例，轴位 CT 检查可见巨大不规则的肿物，几乎填满整个眼眶（Frederick Jakobiec, MD 供图）

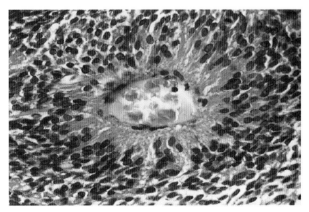

图 30.66　图 30.64 病变组织病理学检查，可见神经母细胞瘤细胞，以及原始神经母细胞花环（HE×200）（Frederick Jakobiec, MD 供图）

（乌日汗　陈 菲　姜利斌　译）

第 31 章

眼眶肌源性肿瘤

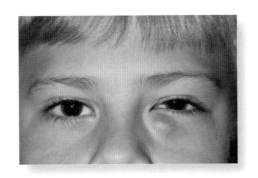

概述

在眼眶中,起源于骨骼肌的肿瘤有横纹肌瘤、横纹肌肉瘤(rhabdomyosarcoma, RMS)和恶性横纹肌样瘤(1~27)。起源于平滑肌的肿瘤包括平滑肌瘤和平滑肌肉瘤。眼眶横纹肌瘤非常罕见,文献中仅有少数病例报告(25~27)。一般表现为婴儿时期局限性的软组织肿瘤,由分化良好的横纹肌细胞以及胶原纤维混合组成。虽然我们并没有眼眶横纹肌瘤的病例来进行举例说明,但 RMS 仍然是眼眶区域最重要的肌源性肿瘤。

RMS 是儿童最常见的原发性眼眶恶性肿瘤(1~24)。在作者临床病理学系列研究中,该病占所有眼眶活检肿物中的 1%(2),占儿童眼眶活检肿物的 4%(3)。在 1264 例患者临床系列研究中,有 35 例眼眶横纹肌肉瘤,占肌源性肿瘤的 97%,占所有眼眶疾病的 3%(1)。现在已有许多关于眼眶 RMS 的系列研究(4~6,8~11)及病例报告(15~27)。眼眶 RMS 多发生在 20 岁以前,诊断的平均年龄是 8 岁(4,5)。该肿瘤可原发于眼眶内,也可先发生于鼻窦或鼻腔而后波及到眼眶。也有观察发现,视网膜母细胞瘤患者可在眼眶放疗很多年以后,发生眼眶 RMS(15)。

以下是 RMS 的分型,主要基于肿物范围及手术结果,称为横纹肌肉瘤研究组分期标准(Intergroup rhabdomyosarcoma study group staging classification)(表 31.1)。

表 31.1 横纹肌肉瘤研究组分期标准

期别	描　述
I	肉眼及显微镜下可以明确局限性病灶被完全切除,且未累及局部淋巴结
I a	局限于肌肉或起源的器官内
I b	累及肌肉或起源器官的周围组织
II	病变残留以及 / 或累及局部淋巴结
II a	局部肿瘤肉眼下完全切除,显微镜下可见残留病变,无肉眼可见残留肿瘤,局部淋巴结未累及
II b	完全切除局部淋巴结,且显微镜下无残留肿瘤
II c	肉眼下广泛切除局部淋巴结,显微镜下有残留肿瘤
III	非完全性切除,肉眼下可见肿瘤残留
IV	发病时已有远处转移性

Shields JA, Shields CL. Rhabdomyosaroma: review for the ophthalmologist. The 2001Henry Dubins Lecture. Surv Ophthalmol 2003; 48: 39–57.

眼眶横纹肌肉瘤

临床特征

每例眼眶 RMS 患者的临床特征差别较大。患者通常表现为眼球突出（80%~100%），眼球移位（80%），上睑下垂（30%~50%），结膜以及眼睑水肿（60%），可触及的肿物（25%），以及疼痛（10%）等。由于 70% 的患者肿物位于眼眶上方或鼻上方（4，5），所以大多数患者表现为眼球突出以及眼球向下、向外移位。偶尔表现为不累及眼眶深部的眼球表面肿物（4，5，23）。

诊断

眼眶 RMS 的鉴别诊断包括眼眶蜂窝织炎，非特异性眼眶炎症（炎性假瘤），皮样囊肿破裂，毛细血管瘤，淋巴管瘤，朗格汉斯细胞组织细胞增生症，骨髓样肉瘤，淋巴瘤以及多数其他儿童眶部肿瘤。与如上疾病相鉴别的临床特征，在本书以及文献中均有描述（7）。

影像学检查对于鉴别诊断帮助很大。CT 中多表现为相对局限但不规则的眼眶肿物，通常局限于软组织内，一般不累及眼外肌。较少的情况下可累及相邻的眶骨或窦腔。增强扫描下肿物呈强化表现。相对于眼眶内脂肪组织，肿物多表现为低密度影；相对于眼外肌，多表现为等密度影。在钆剂增强扫描下，一般表现为中度或显著性增强，脂肪抑制后可以使其成像更加清晰。在 T2 加权像，相对于眼外肌或眶脂肪病灶表现为高信号。肿物多为实性，但偶尔表现为空腔样改变，这种改变常提示淋巴管瘤的诊断，而可能造成误诊（4，5，21，22）。

组织病理

眼眶 RMS 可能起源于原始多能间充质细胞，有分化成为骨骼肌的潜能（6）。发生于眼眶中的 RMS 有着多种组织学差异。其中，胚胎型最为常见，腺泡型恶性程度最高（4~6）。胚胎型 RMS 的组织病理学特征主要表现为梭形到圆形的细胞，显示出胚胎发育不同时期骨骼肌的某些特征。最突出的细胞是狭长的梭形细胞，呈现出不同的排列及分化程度。细胞质通常为

高度嗜酸性，在常规的组织病理学切片或特殊的组织化学染色中有时可见横纹。腺泡型排列比较疏松，而且恶性肿瘤细胞间有隔膜分隔，使其与肺腺泡十分相似。葡萄状型可能是胚胎型的变异，表现为乳头状的排列。

治疗方法

眼眶 RMS 的治疗方法在近年的文献中有较为详细的阐述（1~12）。对于可疑的眼眶 RMS，首先应进行系统的评估，排除包括肺、淋巴结以及其他部位肿瘤转移的可能，然后尽快进行组织活检以明确病理学诊断。术中尽可能将肿瘤完整切除，但如果完整切除不易实施，在不损伤眼外肌或视神经的前提下，进行足够大范围的切除以便活检。一旦组织病理学诊断成立，多数患者是可以按照横纹肌肉瘤联合研究组的指南，进行放疗或化疗（7~11）。

预后

眼眶 RMS 具有高度局部侵袭性，也可侵犯大脑以及周围组织，并可造成肺部、淋巴结以及其他部位的远处转移。近年来，现代的治疗方案使得该病生存率明显提高。20 世纪 70 年代相关文献报道，该病 5 年生存率仅为 30%（13）。而现今眼眶 RMS 的生存率高于 95%（4，5）。对于眼眶区域的 RMS，提示有较好预后的因素包括：有利于完整切除肿瘤的解剖学位置，明确诊断时疾病处于早期阶段，良好的肿瘤形态，以及患者年龄。

Selected References

Reviews

1. Shields JA, Shields CL, Scartozzi R. Survey of 1264 patients with orbital tumors and simulating lesions: The 2002 Montgomery Lecture, part 1. *Ophthalmology* 2004;111: 997–1008.
2. Shields JA, Bakewell B, Augsburger JJ, et al. Classification and incidence of space-occupying lesions of the orbit. A survey of 645 biopsies. *Arch Ophthalmol* 1984;102: 1606–1611.
3. Shields JA, Bakewell B, Augsburger JJ, et al. Space-occupying orbital masses in children: A review of 250 consecutive biopsies. *Ophthalmology* 1986;93:379–384.
4. Shields CL, Shields JA, Honavar SG, et al. Clinical spectrum of primary ophthalmic rhabdomyosarcoma. *Ophthalmology* 2001;108:2284–2292.
5. Shields CL, Shields JA, Honavar SG, et al. Primary ophthalmic rhabdomyosarcoma in 33 patients. *Trans Am Ophthalmol Soc* 2001;99:133–142.
6. Knowles DM II, Jakobiec FA, Potter GD, et al. Ophthalmic striated muscle neoplasms. *Surv Ophthalmol* 1976;21:219–261.
7. Shields JA, Shields CL. Rhabdomyosarcoma: review for the ophthalmologist. The 2001 Henry Dubins Lecture. *Surv Ophthalmol* 2003;48:39–57.

Management

8. Wharam M, Beltangady M, Hays D, et al. Localized orbital rhabdomyosarcoma. An interim report of the intergroup rhabdomyosarcoma study committee. *Ophthalmology* 1987;94:251–254.

9. Raney RB, Anderson JR, Kollath J, et al. Late effects of therapy in 94 patients with localized rhabdomyosarcoma of the orbit: report from the Intergroup Rhabdomyosarcoma Study (IRS)-III, 1984–1991. *Med Pediatr Oncol* 2000;34:413–420.

10. Raney B, Stoner J, Anderson J, et al., Soft-Tissue Sarcoma Committee of the Children's Oncology Group. Impact of tumor viability at second-look procedures performed before completing treatment on the Intergroup Rhabdomyosarcoma Study Group protocol IRS-IV, 1991–1997: a report from the children's oncology group. *J Pediatr Surg* 2010;45:2160–2168.

11. Cecchetto G, Carretto E, Bisogno G, et al. Complete second look operation and radiotherapy in locally advanced non-alveolar rhabdomyosarcoma in children: A report from the AIEOP soft tissue sarcoma committee. *Pediatr Blood Cancer* 2008;51: 593–597.

12. Seregard S. Management of alveolar rhabdomyosarcoma of the orbit. *Acta Ophthalmol Scand* 2002;80:660–664.

13. Abramson DH, Ellsworth RM, Tretter P, et al. The treatment of orbital rhabdomyosarcoma with irradiation and chemotherapy. *Ophthalmology* 1979;86;1330–1335.

Histopathology

14. Spahn B, Nenadov-Beck M. Orbital rhabdomyosarcoma: clinicopathologic correlation, management and follow-up in two newborns. A preliminary report. *Orbit* 2001; 20:149–156.

Case Reports

15. Wilson MC, Shields JA, Shields CL, et al. Orbital rhabdomyosarcoma fifty seven years after radiotherapy for retinoblastoma. *Orbit* 1996;15:97–100.

16. Cescon M, Grazi GL, Assietti R, et al. Embryonal rhabdomyosarcoma of the orbit in a liver transplant recipient. *Transpl Int* 2003;16:437–440.

17. Jung A, Bechthold S, Pfluger T, et al. Orbital rhabdomyosarcoma in Noonan syndrome. *J Pediatr Hematol Oncol* 2003;25:330–332.

18. Lumbroso L, Sigal-Zafrani B, Jouffroy T, et al. Late malignant melanoma after treatment of rhabdomyosarcoma of the orbit during childhood. *Arch Ophthalmol* 2002; 120:1087–1090.

19. Othmane IS, Shields CL, Shields JA, et al. Primary orbital rhabdomyosarcoma in an adult. *Orbit* 1999;18:183–189.

20. Amato MM, Esmaeli B, Shore JW. Orbital rhabdomyosarcoma metastatic to the contralateral orbit: a case report. *Ophthalmology* 2002;109:753–756.

21. Fetkenhour DR, Shields CL, Chao AN, et al. Orbital cavitary rhabdomyosarcoma masquerading as lymphangioma. *Arch Ophthalmol* 2001;119:1208–1210.

22. Silvana G, Roberto de B, Domenico P, et al. Orbital cavitary rhabdomyosarcoma: a diagnostic dilemma. *Orbit* 2010;29:45–7.

23. Joffe L, Shields JA, Pearah D. Epibulbar rhabdomyosarcoma without proptosis. *J Pediatr Ophthalmol* 1977;14:364–367.

24. Shields JA, Shields CL, Eagle RC, et al. Orbital rhabdomyosarcoma. *Arch Ophthalmol* 1987;105:700–701.

25. Myung J, Kim IO, Chun JE, et al. Rhabdomyoma of the orbit: a case report. *Pediatr Radiol* 2002;32:589–592.

26. Hatsukawa Y, Furukawa A, Kawamura H, et al. Rhabdomyoma of the orbit in a child. *Am J Ophthalmol* 1997;123:142–144.

27. Knowles DM 2nd, Jakobiec FA. Rhabdomyoma of the orbit. *Am J Ophthalmol* 1975; 80:1011–1018.

● 眼眶横纹肌肉瘤

眼眶 RMS 通常有特征性的临床、影像学以及组织病理学表现。下图所示一例典型病例,包括临床病理联系以及长期随访结果。
Shields JA, Shields CL, Eagle RC Jr, et al. Orbital rhabdomyosarcoma. Arch Ophthalmol 1987; 105; 700–701.

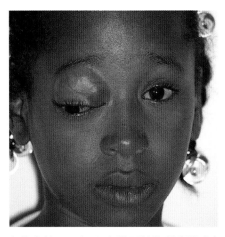

图 31.1   患儿女性,12 岁,上方眼眶肿物所致眼球突出及眼球向下移位

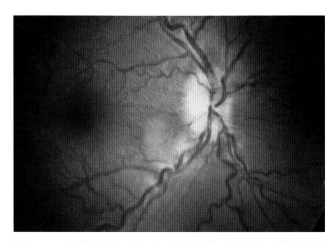

图 31.2   右眼眼底相可见由于眼眶肿物对眼球压迫所导致的轻度视盘水肿和视网膜静脉迂曲

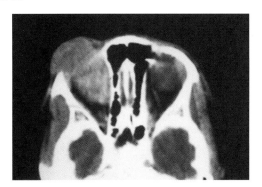

图 31.3   轴位 CT 显示眼眶鼻上方肿物

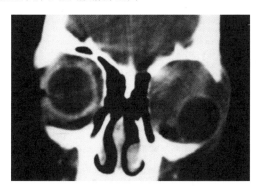

图 31.4   冠状位 CT 显示病变的范围。冠状位 CT 或 MRI 检查对于设计最佳切除或部分切除活检的方式具有重要的价值。此患者通过鼻上方皮肤切口进行了肿瘤大范围切除

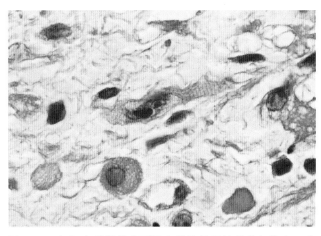

图 31.5   组织病理学检查可见有横纹的恶性带状细胞和一些较大的圆形细胞,细胞外基质丰富(HE×200)

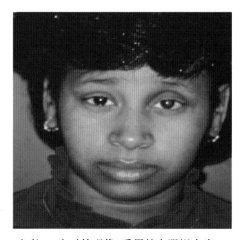

图 31.6   患者 22 岁时外观像,受累的右眼视力为 20/20

● 类似于淋巴管瘤的眼眶横纹肌肉瘤

如果治疗不及时,眼眶 RMS 可迅速进展。以下病例是一例早期与淋巴管瘤表现相似的空腔样 RMS 患者。

Fetkenhour DR, Shields CL, Chao AN, et al. Orbital cavitary rhabdomyosarcoma masquerading as lymphangioma. Arch Ophthalmol 2001; 119: 1208–1210.

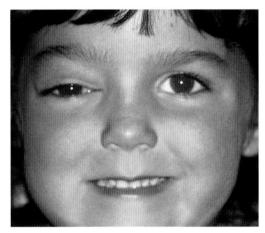

图 31.7　患儿女性,4 岁,右眼上睑下垂、眼球突出并向下移位

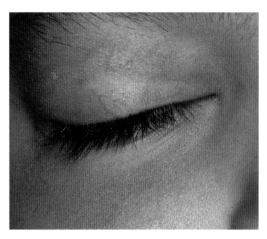

图 31.8　右眼特写,临床表现及 MRI(下图示)提示淋巴管瘤的诊断,故未行活检

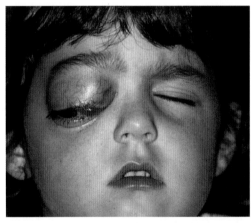

图 31.9　10 天后患者外观像,表现为眼球突出及球结膜水肿的迅速进展

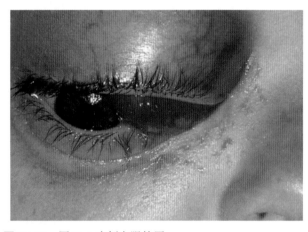

图 31.10　图 31.9 病例右眼特写

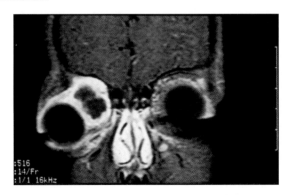

图 31.11　钆增强的 MRI 冠状位 T1 加权像,注意中心与血液信号一致的未增强区域。这是最初诊断为淋巴管瘤伴出血的原因

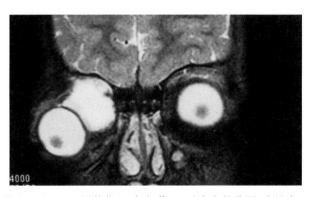

图 31.12　MRI 冠状位 T2 加权像,显示病变的范围,病灶中心处空腔提示为血液或蛋白类物质

眼眶横纹肌肉瘤：典型病例 – 临床特征，磁共振成像以及病理学

典型眼眶 RMS 的平均发病年龄是 8 岁，表现为位于眼眶前部鼻上方的肿物。影像学检查可发现典型的增强表现，但并没有特异性。一般通过光学显微镜观察可以作出组织病理学诊断，必要时可行免疫组织化学检查进一步的确诊。

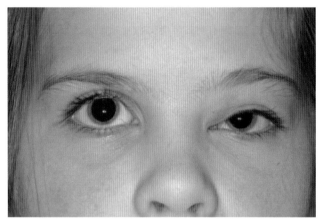

图 31.13　患儿女性，8 岁，面部外观像，左眼眶鼻上方肿物导致眼球轻度突出以及向下方及外侧移位

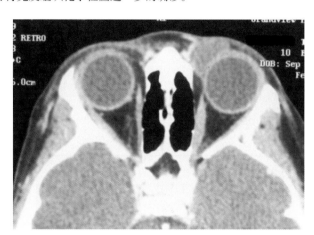

图 31.14　轴位 CT 显示鼻上方眼眶前部一处卵圆形、边界清晰的肿物，位于左眼球上方

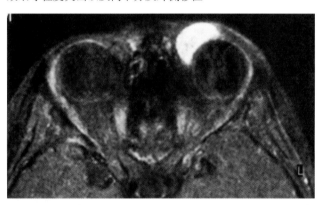

图 31.15　脂肪抑制及钆增强 MRI 轴位 T1 加权像，示鼻上方肿物信号增强。注意肿物与眼球弧度良好的一致性

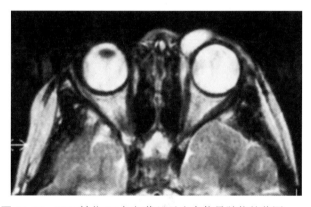

图 31.16　MRI 轴位 T2 加权像显示出高信号肿物的范围

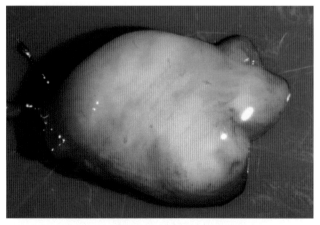

图 31.17　经鼻上方眼睑皮肤皱褶切口将肿物完整摘除后，肿物即刻大体观。尽管肿瘤完整切除，仍根据标准治疗方案对该儿童进行了放疗和化疗

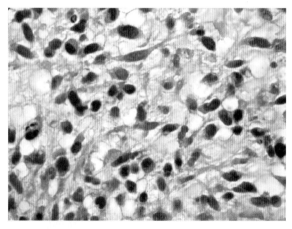

图 31.18　组织病理学检查可见典型横纹肌肉瘤的恶性带状细胞（HE × 150）

● 眼眶横纹肌肉瘤：表现为结膜肿物

　　一些位置较靠后的眼眶 RMS 最初可表现于结膜组织，与原发性的结膜肿物相似。体积巨大的眼眶 RMS 较难将其完整切除，是由于肿物假包膜较薄，以至于在手术切除过程中容易发生破裂。

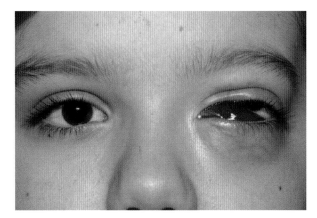

图 31.19　患儿外观像，示左眼红色结膜下肿物

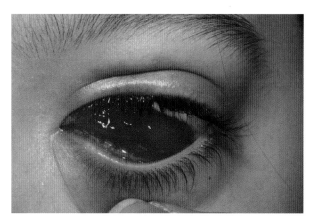

图 31.20　左眼特写，可见红色肿物弥漫累及下方球结膜

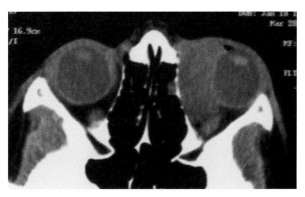

图 31.21　轴位 CT 可示肿物范围，肿瘤侵入眼眶深部，并造成眼球颞侧移位

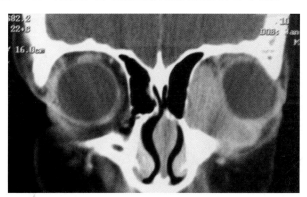

图 31.22　冠状位 CT 进一步显示出肿物的范围，侵占了眼眶下方及鼻侧的大部分的空间

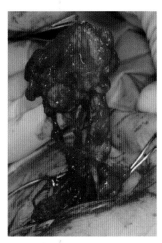

图 31.23　肿物切除过程特写，尽管手术非常细致，但是也不可能保证巨大肿瘤表面假包膜的完整性，遗留到眼眶内的肿瘤必须仔细地分块清除。显微镜能见的残余肿瘤需要按照标准治疗程序进行放疗或化疗

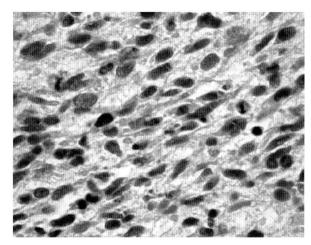

图 31.24　组织病理学检查可见与横纹肌肉瘤相符合的恶性带状细胞（HE×250）

● 眼眶横纹肌肉瘤：活检方法

　　如前所提及,良好的 CT 或 MRI 的轴位及冠状位成像对于可疑的眼眶 RMS 活检手术方式的设计至关重要。手术的目标是在不损伤重要结构,如视神经和眼外肌的前提下,尽量多的切除肿瘤组织。下图示另一典型病例,行手术将小肿瘤完整切除。

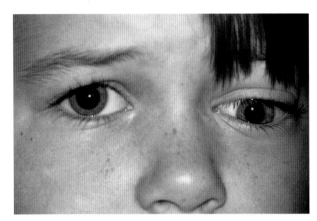

图 31.25　患儿女性,4 岁,左眼球突出伴向下移位

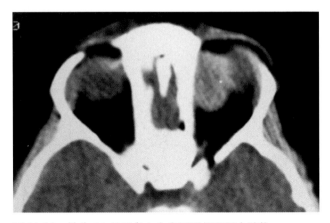

图 31.26　轴位 CT 显示鼻上方卵圆形的眼眶内肿物

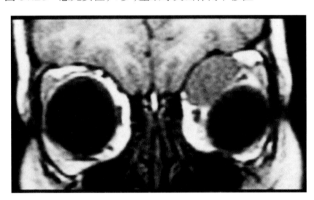

图 31.27　MRI 冠状位 T1 加权像,显示鼻上方肿物伴眼球向下移位

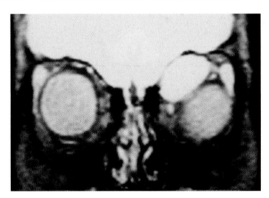

图 31.28　MRI 冠状位 T2 加权像

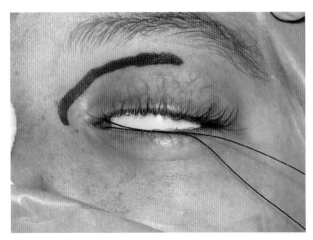

图 31.29　依据影像学检查结果,设计并标记上睑皱褶鼻侧切口

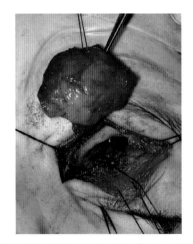

图 31.30　肿物切除后特写,可见肿物完整。肉眼及显微镜下均未见眼眶内有明显的肿瘤残留。按照标准治疗方案继续对该患儿进行了放疗及化疗,多年后患儿仍存活,未见肿瘤复发

● 眼眶横纹肌肉瘤：一例表现类似眼眶血肿患儿

在一些情况下，RMS可局限于眼眶前部、结膜或眼睑。如下这个病例意在强调RMS与外伤后眼眶血肿的鉴别具有一定的挑战性。在该病例中，患儿眼部先遭受意外损伤，继而在外伤部位出现了一处血肿，但是随后的活检证实了RMS的诊断。

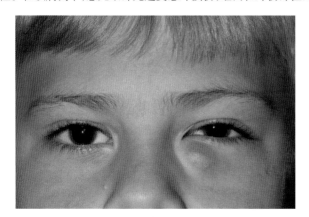

图31.31　患儿男性，8岁，外伤后出现左眼下睑"血肿"

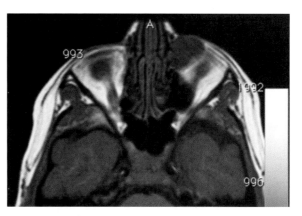

图31.32　MRI检查T1加权像，示位于眼眶前部、鼻下方的低信号实性肿物

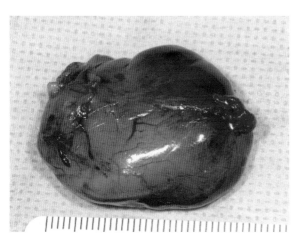

图31.33　术后证实为一个实性、血管性肿物

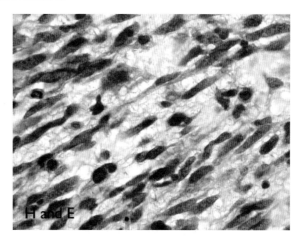

图31.34　高分辨率的组织病理学检查，发现有疏松细胞质的细长的纺锤形细胞（带状细胞），提示为横纹肌肉瘤（HE×200）

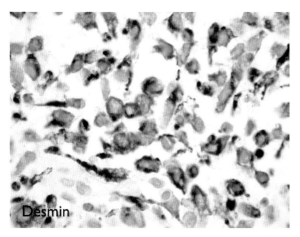

图31.35　细胞质结蛋白（Desmin）染色为阳性，符合肌源性肿瘤如横纹肌肉瘤（Desmin×200）

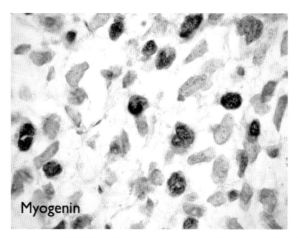

图31.36　细胞核肌细胞生成素（myogenin）染色阳性，符合骨骼肌分化的肿瘤，提示为横纹肌肉瘤（myogenin×200）

● 眼眶横纹肌肉瘤：晚期侵袭性病例

　　眼眶 RMS 发生后如果没有进行及时治疗会迅速进展至晚期。在医疗条件落后的国家，这种晚期病例并不少见。这种情况下需要行眼眶内容摘除术联合化疗和放疗。

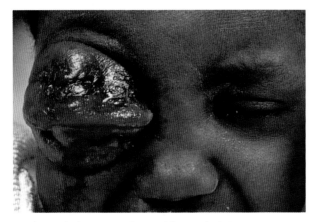

图 31.37　南非患儿，晚期眼眶横纹肌肉瘤（Ellen Ankor, MD 供图）

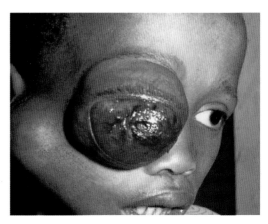

图 31.38　南非患儿，晚期眼眶横纹肌肉瘤伴耳前淋巴结转移（Ellen Ankor, MD 供图）

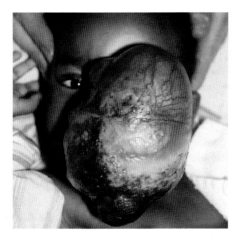

图 31.39　南非患儿，重症晚期眼眶横纹肌肉瘤（Eugene Meyer, MD 供图）

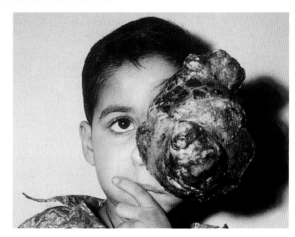

图 31.40　重症晚期眼眶横纹肌肉瘤患儿，家长拒绝接受治疗（Lorenz E. Zimmerman, MD 供图）

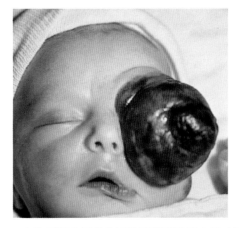

图 31.41　出生后即出现的先天性眼眶横纹肌肉瘤，该患儿出生时已有广泛转移，不久后死亡（Nongnard Chan, MD 供图）

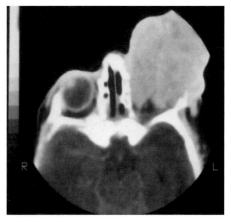

图 31.42　图 31.41 病例轴位 CT 像，显示眶部肿瘤范围（Nongnard Chan, MD 供图）

眼眶恶性横纹肌样瘤

概述

　　恶性横纹肌样瘤是一种高度恶性的肿瘤,常发生于婴幼儿的肾脏。最初认为该肿瘤是 Wilm 肿瘤一种变异类型,从而描述为"横纹肌样肉瘤样瘤",但是后来发现它是一种独立的疾病,有时可发生于肾脏以外的组织,包括眼眶。因此常用"肾外横纹肌样瘤"来定义这种肿瘤(1~11)。

临床特征

　　横纹肌样瘤可发生于婴儿或成人的眼眶区域(1~11)。常表现为眼球突出和移位,并且在出生时即可表现为严重的眼球突出。手术切除后肿瘤可复发并能侵及鼻窦和颅内。曾有报道该肿瘤可发生于视网膜母细胞瘤眼球摘除并行放疗后的眼眶组织(8)。

诊断

　　眼眶横纹肌样瘤没有特异性的影像学诊断特征,起初时表现为一种局限性肿物,但可迅速发展并侵犯眶骨(9)。

组织病理

　　组织病理学检查可见外观与 RMS 相似的低分化性肿瘤。主要由多形性上皮细胞组成,这种细胞有明显的核仁和很多丝状胞浆包涵体。波形蛋白(vimentin)、角蛋白(cytokeratin)以及上皮膜抗原免疫反应阳性,而肌红蛋白(myoglobin)、肌肉特异性抗原(muscle-specific antigen)、结蛋白(desmin)及黑色素瘤抗体(HMB-45)反应呈阴性。

治疗方法

　　治疗方法与 RMS 相似,包括手术切除、化疗以及放疗(4)。一般预后极差。

Selected References

1. Shields JA, Shields CL, Scartozzi R. Survey of 1264 patients with orbital tumors and simulating lesions: The 2002 Montgomery Lecture, part 1. *Ophthalmology* 2004;111: 997–1008.
2. Shields JA, Bakewell B, Augsburger JJ, et al. Classification and incidence of space-occupying lesions of the orbit. A survey of 645 biopsies. *Arch Ophthalmol* 1984;102: 1606–1611.
3. Shields JA, Bakewell B, Augsburger JJ, et al. Space-occupying orbital masses in children: A review of 250 consecutive biopsies. *Ophthalmology* 1986;93:379–384.

Management

4. Watanabe H, Watanabe T, Kaneko M, et al. Treatment of unresectable malignant rhabdoid tumor of the orbit with tandem high-dose chemotherapy and gamma-knife radiosurgery. *Pediatr Blood Cancer* 2006;47:846–850.

Case Reports

5. Rootman J, Damji KF, Dimmick JE. Malignant rhabdoid tumor of the orbit. *Ophthalmology* 1989;96:1650–1654.
6. Johnson LN, Sexton FM, Goldberg SH. Poorly differentiated primary orbital sarcoma (presumed malignant rhabdoid tumor). *Arch Ophthalmol* 1991;105:1275–1278.
7. Niffenegger JH, Jakobiec FA, Shore JW, et al. Adult extrarenal rhabdoid tumor of the lacrimal gland. *Ophthalmology* 1992;99:567–574.
8. Walford N, Defarrai R, Slater RM, et al. Intraorbital rhabdoid tumour following bilateral retinoblastoma. *Histopathology* 1992;20:170–173.
9. Gunduz K, Shields JA, Eagle RC Jr, et al. Malignant rhabdoid tumor of the orbit. *Arch Ophthalmol* 1998;116:243–246.
10. Stidham DB, Burgett RA, Davis MM, et al. Congenital malignant rhabdoid tumor of the orbit. *J AAPOS* 1999;3:318–320.
11. Gottlieb C, Nijhawan N, Chorneyko K, et al. Congenital orbital and disseminated extrarenal malignant rhabdoid tumor. *Ophthal Plast Reconstr Surg* 2005;21:76–79.

● 眼眶恶性横纹肌样瘤

幼儿患者恶性横纹肌样瘤具有高度侵袭性,易复发并可侵及中枢神经系统。以下病例展示其临床病理联系。
Gunduz K, Shields JA, Eagle RC Jr, et al. Malignant rhabdoid tumor of the orbit. Arch Ophthalmol 1998; 116: 243–246.

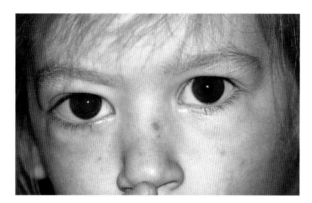

图 31.43   患儿女性,3 岁,右眼球突出,瞳孔散大固定,对光反射消失

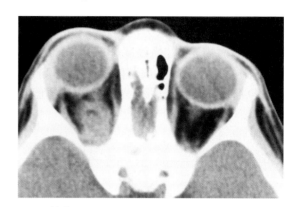

图 31.44   轴位 CT 可见累及眶尖的肌锥内卵圆形肿物。小块组织切除活检示横纹肌样瘤特征。对该患儿进行了化疗(长春新碱及放线菌素 D)及放射治疗(5000cGy)

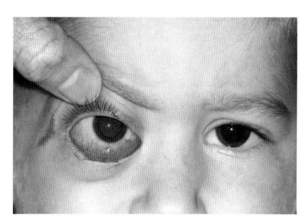

图 31.45   约 8 个月后,该患儿眼球突出复发并伴有结膜水肿

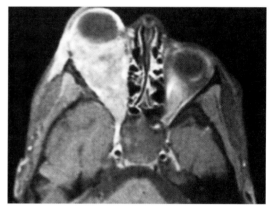

图 31.46   MRI 轴位 T1 加权像显示眶内肿瘤大范围复发。行眶内容物摘除后继续予以放疗及化疗。几个月后,肿物在上颌窦及大脑复发,不久患儿死亡

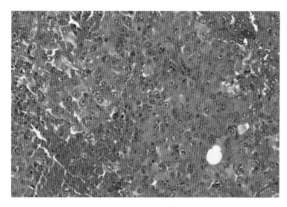

图 31.47   显微照片可见成片的恶性肿瘤细胞(HE×50)

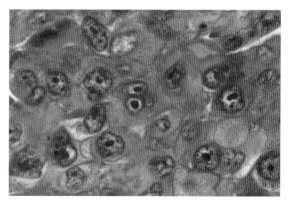

图 31.48   组织病理学检查可见大的间变性上皮样细胞(HE×250)。免疫组织化学染色以及电镜检查均支持肾外横纹肌样瘤的诊断。最终该患儿肿瘤发生了致命性转移

眼眶平滑肌瘤

概述

眼眶的平滑肌瘤可是良性（平滑肌瘤）或恶性（平滑肌肉瘤）（1~19）。较好发于儿童及青年人。最多见于泌尿生殖系统及胃肠道，其次是皮肤，在深部软组织相对少见。偶可发生于眼部，包括眼眶（1~19）甚至葡萄膜（5）。在作者观察的1264例眼眶病变中并没有发现眼眶平滑肌瘤（1）。

临床特征

眼眶平滑肌瘤多发生于10岁以前，也可在成年时发生。其临床症状及体征与其他眼眶良性局限性肿瘤相似，表现为慢性进行性突眼、眼球移位、复视，有时可有视物模糊。瘤体多发生于肌锥外间隙，也可发生于眶尖。在一些晚期及复发病例中可见有颅内蔓延。

诊断

眼眶平滑肌瘤多依据活检或手术切除后的组织病理学检查明确诊断。影像学检查多见局限的圆形或卵圆形肿物。虽然肿物可发生于眼眶的任何部位，但多发生于肌锥外间隙。较晚期的肿瘤可突破囊膜而呈弥漫性扩散表现。

组织病理

眼眶平滑肌瘤主要由分化良好的梭形细胞组成，与其他梭形细胞肿瘤如神经鞘瘤及孤立性纤维瘤难以区分（4）。主要依靠免疫组织化学检查做出诊断，表现为平滑肌抗原、波形蛋白（vimentin）、结蛋白（desmin）阳性。电镜检查可见到平滑肌细胞的特征性表现（7）。

治疗方法

与其他眼眶局限性肿瘤相似，最佳治疗方案是尽可能将肿物完整的切除。肿物切除不完整往往会造成复发。

Selected References

Reviews

1. Shields JA, Shields CL, Scartozzi R. Survey of 1264 patients with orbital tumors and simulating lesions: The 2002 Montgomery Lecture, part 1. *Ophthalmology* 2004;111:997–1008.
2. Shields JA, Bakewell B, Augsburger JJ, et al. Classification and incidence of space-occupying lesions of the orbit. A survey of 645 biopsies. *Arch Ophthalmol* 1984;102:1606–1611.
3. Shields JA, Bakewell B, Augsburger JJ, et al. Space-occupying orbital masses in children: A review of 250 consecutive biopsies. *Ophthalmology* 1986;93:379–384.
4. Jakobiec FA, Howard GM, Rosen M, et al. Leiomyoma and leiomyosarcoma of the orbit. *Am J Ophthalmol* 1975;80:1028–1042.
5. Shields JA, Shields CL, Eagle RC Jr, et al. Observations on seven cases of intraocular leiomyoma. The 1993 Byron Demorest Lecture. *Arch Ophthalmol* 1994;112:521–528.

Histopathology

6. Arat YO, Font RL, Chaudhry IA, et al. Leiomyoma of the orbit and periocular region: a clinicopathologic study of four cases. *Ophthal Plast Reconstr Surg* 2005;21:16–22.

Case Reports

7. Sanborn GE, Valenzuela RE, Green WR. Leiomyoma of the orbit. *Am J Ophthalmol* 1979;87:371–375.
8. Wojno T, Tenzel RR, Nadju M. Orbital leiomyosarcoma. *Arch Ophthalmol* 1983;101:1566–1568.
9. Betharia SM, Arora R, Kishore K, et al. Leiomyoma of the orbit. *Indian J Ophthalmol* 1991;39:35–37.
10. Jolly SS, Brownstein S, Jordan DR. Leiomyoma of the anterior orbit and eyelid. *Can J Ophthalmol* 1995;30:366–370.
11. Vigstrup J, Glenthoj A. Leiomyoma of the orbit. *Acta Ophthalmol (Copenh)* 1982;60:992–997.
12. Saga T, Takeuchi T, Tagawa Y. Orbital leiomyoma accompanied by orbital pseudotumor. *Jpn J Ophthalmol* 1982;26:175–182.
13. Sanborn GE, Valenzuela RE, Green WR. Leiomyoma of the orbit. *Am J Ophthalmol* 1979;87:371–375.
14. Jakobiec FA, Jones IS, Tannenbaum M. Leiomyoma. An unusual tumour of the orbit. *Br J Ophthalmol* 1973;57:825–831.
15. Henderson JW, Harrison EG Jr. Vascular leiomyoma of the orbit: report of a case. *Trans Am Acad Ophthalmol Otolaryngol* 1970;74:970–974.
16. Gunduz K, Gunalp I, Erden E, et al. Orbital leiomyoma: report of a case and review of the literature. *Surv Ophthalmol* 2004;49:237–242.
17. Kulkarni V, Rajshekhar V, Chandi SM. Orbital apex leiomyoma with intracranial extension. *Surg Neurol* 2000;54:327–330.
18. Badoza D, Weil D, Zarate J. Orbital leiomyoma: a case report. *Ophthal Plast Reconstr Surg* 1999;15:460–462.
19. Kaltreider SA, Destro M, Lemke BN. Leiomyosarcoma of the orbit. A case report and review of the literature. *Ophthal Plast Reconstr Surg* 1987;3:35–41.

眼眶平滑肌肉瘤

概述

平滑肌肉瘤是一种恶性的平滑肌肿瘤,占所有软组织肉瘤的 5%~10%。多发生于中年或老年女性,特别是子宫。平滑肌肉瘤较平滑肌瘤起病急,进展快。眼眶平滑肌肉瘤并不常见,但也有部分病例报道(1~17)。另外还有一种发生于视网膜母细胞瘤放疗后的变异型眼眶平滑肌肉瘤,多见于年龄较大的儿童或青年(6~9)。也有自远处原发性平滑肌肉瘤转移至眼眶的病例报告(14,15)。在作者观察的 1264 例眼眶病变中并没有发现眼眶平滑肌肉瘤(1)。

临床特征

眼眶平滑肌肉瘤的症状及体征与其他局限性的良性或恶性眶部肿瘤相似,表现为进行性的突眼、眼球移位、复视,有时可伴视物不清。多发生于肌锥外间隙。在曾行过放疗的视网膜母细胞瘤患儿,肿瘤可发生于眼眶前部以及皮下组织。颅内扩散可见于晚期或复发病例。

诊断

对于平滑肌肉瘤,眼眶的影像学并无特征性表现。其与平滑肌瘤及其他局限性的眶部肿瘤表现相似,通常表现为眼眶任何部位的边界清晰的圆形或卵圆形肿物。细针穿刺活检常用来诊断复发性的眼眶平滑肌肉瘤(5)。

组织病理

平滑肌肉瘤的组织病理学检查可见梭形细胞,细胞质丰富,细胞核大小不一,具有明显的异型性(4,7~17)。可为席纹状排列,并有细胞坏死。这种间变性的梭形细胞平滑肌抗原、结蛋白以及波形蛋白免疫反应阳性。平滑肌肉瘤的细胞与平滑肌瘤的不同,其核多形性更加明显,着染更深,大量巨细胞以及有丝分裂相活跃。

治疗方法

眼眶平滑肌肉瘤的最佳治疗方案是在条件允许的情况下进行大范围的切除,并保留完整囊膜。这种肿瘤对于化疗及放疗相对不敏感,但对于控制肿瘤发展来说必不可少。对于一些侵及范围大的病例需进行眶内容摘除术。

Selected References

Reviews

1. Shields JA, Shields CL, Scartozzi R. Survey of 1264 patients with orbital tumors and simulating lesions: The 2002 Montgomery Lecture, part 1. *Ophthalmology* 2004;111: 997–1008.
2. Shields JA, Bakewell B, Augsburger JJ, et al. Classification and incidence of space-occupying lesions of the orbit. A survey of 645 biopsies. *Arch Ophthalmol* 1984;102: 1606–1611.
3. Shields JA, Bakewell B, Augsburger JJ, et al. Space-occupying orbital masses in children: A review of 250 consecutive biopsies. *Ophthalmology* 1986;93:379–384.
4. Jakobiec FA, Howard GM, Rosen M, et al. Leiomyoma and leiomyosarcoma of the orbit. *Am J Ophthalmol* 1975;80:1028–1042.

Imaging

5. Voros GM, Birchall D, Ressiniotis T, et al. Imaging of metastatic orbital leiomyosarcoma. *Ophthal Plast Reconstr Surg* 2005;21:453–456.

Management

6. Padron-Perez N, Mascaro Zamora F, Gutierrez-Miguelez C. Adjuvant pulse dose rate brachytherapy in a secondary leiomyosarcoma of the orbit. *Can J Ophthalmol* 2013;48:e65–e67.

Histopathology/Cytopathology

7. Das DK, Das J, Kumar D, et al. Leiomyosarcoma of the orbit: diagnosis of its recurrence by fine-needle aspiration cytology. *Diagn Cytopathol* 1992;8:609–613.

Case Reports

8. Klippenstein KA, Wesley RE, Glick AD. Orbital leiomyosarcoma after retinoblastoma. *Ophthalmic Surg Lasers* 1999;30:579–583.
9. Folberg R, Cleasby G, Flanagan JA, et al. Orbital leiomyosarcoma after radiation therapy for bilateral retinoblastoma. *Arch Ophthalmol* 1983;101:1562–1565.
10. Font RL, Jurco S 3rd, Brechner RJ. Postradiation leiomyosarcoma of the orbit complicating bilateral retinoblastoma. *Arch Ophthalmol* 1983;101:1557–1561.
11. Mihara F, Gupta KL, Kartchner ZA, et al. Leiomyosarcoma after retinoblastoma radiotherapy. *Radiat Med* 1991;9:183–184.
12. Meekins BB, Dutton JJ, Proia AD. Primary orbital leiomyosarcoma. A case report and review of the literature. *Arch Ophthalmol* 1988;106:82–86.
13. Wojno T, Tenzel RR, Nadji M. Orbital leiomyosarcoma. *Arch Ophthalmol* 1983;101: 1566–1568.
14. Hou LC, Murphy MA, Tung GA. Primary orbital leiomyosarcoma: a case report with MRI findings. *Am J Ophthalmol* 2003;135:408–410.
15. Jakobiec FA, Mitchell JP, Chauhan PM, et al. Mesectodermal leiomyosarcoma of the antrum and orbit. *Am J Ophthalmol* 1978;85:51–57.
16. Kaltreider SA, Destro M, Lemke BN. Leiomyosarcoma of the orbit. A case report and review of the literature. *Ophthal Plast Reconstr Surg* 1987;3:35–41.
17. Bakri SJ, Krohel GB, Peters GB, et al. Spermatic cord leiomyosarcoma metastatic to the orbit. *Am J Ophthalmol* 2003;136:213–215.

● 眼眶平滑肌瘤以及平滑肌肉瘤

1. Gunduz K, Gunalp I, Erden E, et al. Orbital leiomyoma: report of a case and review of the literature. Surv Ophthalmol 2004; 49: 237–242.

2. Meekins BB, Dutton JJ, Proia AD. Primary orbital leimyosarcoma. A case report and review of the literature. Arch Ophthalmol 1988; 106: 82–86.

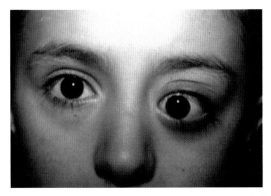

图 31.49　患儿女性，10 岁，眼眶平滑肌瘤，左眼球突出并向鼻下方移位。在 1 年内缓慢进展（Kaan Gundua, MD 供图）

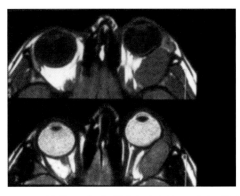

图 31.50　MRI 轴位 T1 加权像（上方）及 T2 加权像（下方）。在 T1 加权像，肿物与眼外肌及大脑灰质等信号，在 T2 加权像表现为略高信号。以分块切除方式将肿物完全清除（Kaan Gunduz, MD 供图）

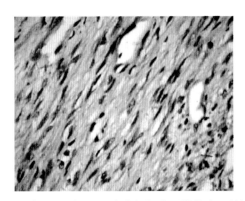

图 31.51　图 31.49 及 31.50 病变组织病理学检查，可见纤维基质中的良性梭形细胞以及窦状毛细血管扩张（HE×150）免疫组织化学染色可见平滑肌肌动蛋白，结蛋白（desmin），波形蛋白（vimentin）染色阳性（Kaan Gunduz, MD 供图）

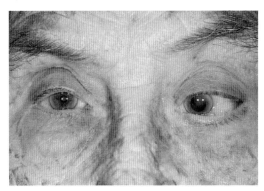

图 31.52　患者女性，82 岁，平滑肌肉瘤，左眼球突出伴内斜（Alan Proia, MD 供图）

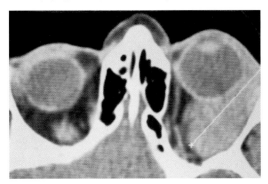

图 31.53　图 31.52 病例轴位 CT 可见球后眼眶颞侧的巨大肿物（Alan Proia, MD 供图）

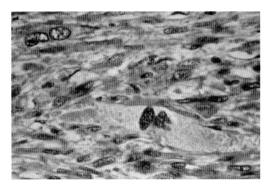

图 31.54　图 31.53 病变组织病理学检查，可见恶性梭形细胞。电镜检查证实该细胞起源于平滑肌组织（HE×150）（Alan Proia, MD 供图）

（陈　菲　姜利斌　译）

第 32 章

眼眶纤维结缔组织肿瘤

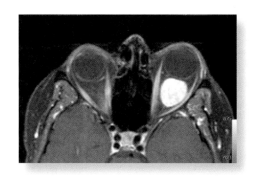

眼眶结节性筋膜炎

概述

结节性筋膜炎是一种纤维结缔组织的良性结节性增生,通常发生在浅筋膜(1~20)。Konwaler 等最初将其命名为"皮下假肉瘤性纤维瘤病"(8)。现在得到了比较普遍的认识,在 1966 年,Font 和 Zimmerman(3)对于其可发生在眼眶区域进行了报道,随后又有一些针对其眼部表现的病例报告(4~20)。在作者的 1264 例眼眶疾病的系列研究中,结节性筋膜炎有 2 例,占纤维性病变的 15%,占所有眼眶肿物比例不足 1%(1)。这种疾病可能比文献所报道的更为常见,因为有些病例在组织病理学检查中可能误诊为其他类型梭形细胞病变。

临床特征

结节性筋膜炎常见于儿童,起病和进展相对较快。其主要发生于前部眼周组织,因此是肉眼可见并可触及,很少发生于眼眶深处。这种肿瘤临床表现与皮样囊肿相似(10)。在一项对 15 名头部及颈部区域患有结节性筋膜炎的儿童病例分析中,平均诊断年龄为 9 岁,均表现为逐渐增大的软组织肿物,偶伴有疼痛(n=2)(4)。所有病例均通过手术切除治愈,没有复发。

诊断

通过临床表现以及起病迅速可作出结节性筋膜样的疑似诊断,明确诊断主要依靠手术切除后的组织病理学检查。影像学研究发现这种肿瘤与其他实性肿瘤的特征相似,并没有特殊的表现。

组织病理

结节性筋膜炎的组织病理学诊断具有一定难度,因其与横纹肌肉瘤以及其他软组织肉瘤表现相似(3,4,6,7)。然而,对软组织肿瘤诊断有经验的病理学家,通常可通过光镜下的特征性表现作出诊断。有丝分裂活跃的星状或梭形成纤维细胞,一般呈平行束样排列并向各个方向延伸,与组织培养中的细胞相似。很多新形成的平行的毛细血管常在病灶内呈网状排列,形成裂隙样空间,类似卡波西肉瘤。结节性筋膜炎的免疫组织化学染色检查可见平滑肌肌动蛋白(smooth muscle actin,SMA)和波形蛋白(vimentin)免疫反应阳性。电镜下可见类肌动蛋白丝呈梭形,且密集排列成相互平行的束状(6)。

眼眶结节性筋膜炎和纤维瘤

治疗方法

结节性筋膜炎通常位于前部的附属器结构,界限清晰。因此建议尽可能行手术完整切除病灶,且完整切除后局部复发非常罕见(4)。

Selected References

Reviews

1. Shields JA, Shields CL, Scartozzi R. Survey of 1264 patients with orbital tumors and simulating lesions: the 2002 Montgomery Lecture, part 1. *Ophthalmology* 2004;111:997–1008.
2. Shields JA, Bakewell B, Augsburger JJ, et al. Classification and incidence of space-occupying lesions of the orbit. A survey of 645 biopsies. *Arch Ophthalmol* 1984;102:1606–1611.
3. Font RL, Zimmerman LE. Nodular fasciitis of the eye and adnexa. A report of ten cases. *Arch Ophthalmol* 1966;75:475–481.
4. Hseu A, Watters K, Perez-Atayde A, et al. Pediatric nodular fasciitis in the head and neck: Evaluation and management. *JAMA Otolaryngol Hean Neck Surg* 2015;141(1):54–59.

Management

5. Graham BS, Barrett TL, Goltz RW. Nodular fasciitis: response to intralesional corti-costeroids. *J Am Acad Dermatol* 1999;40:490–492.

Histopathology/Cytopathology

6. Sakamoto T, Ishibashi T, Ohnishi Y, et al. Immunohistologic and electron microscopical study of nodular fasciitis of the orbit. *Br J Ophthalmol* 1991;75:636–638.
7. Kew YT, Cuesta RA. Nodular fasciitis of the orbit diagnosed by fine needle aspiration cytology. A case report. *Acta Cytologica* 1993;37:957–960.

Case Reports

8. Konwaler BE, Keasbey L, Kaplan L. Subcutaneous pseudosarcomatous fibromatosis (fasciitis). *Am J Clin Pathol* 1955;25:241–252.
9. Perry RH, Ramani PS, McAllister SR, et al. Nodular fasciitis causing unilateral proptosis. *Br J Ophthalmol* 1975;59:404–408.
10. Shields JA, Shields CL, Christian C, et al. Orbital nodular fasciitis simulating a dermoid cyst in an 8-month-old child. Case report and review of the literature. *Ophthal Plast Reconstr Surg* 2001;17:144–148.
11. Levitt JM, deVeer A, Oguzhan C. Orbital nodular fasciitis. *Arch Ophthalmol* 1969;81:235–237.
12. Reccia FM, Buckley EG, Townshend LM, et al. Nodular fasciitis of the orbital rim in a pediatric patient. *J Pediatr Ophthalmol Strabismus* 1997;34:316–318.
13. Hymas D, Mamalis N, Pratt DV, et al. Nodular fasciitis of the lower eyelid in a pediatric patient. *Ophthal Plast Reconstr Surg* 1999;15:139–142.
14. Tolls RE, Mohr S, Spencer WH. Benign nodular fasciitis originating in Tenon's capsule. *Arch Ophthalmol* 1966;75:482–483.
15. Meacham CT. Pseudosarcomatous fasciitis. *Am J Ophthalmol* 1974;77:747–749.
16. Ferry AP, Sherman SE. Nodular fasciitis of the conjunctiva apparently originating in the fascia bulbi (Tenon's capsule). *Am J Ophthalmol* 1974;78:514–517.
17. Holds FB, Mamalis N, Anderson RL. Nodular fasciitis presenting as rapidly enlarging episcleral mass in a 3-year-old. *J Pediatr Ophthalmol Strabismus* 1990;27:157–160.
18. Vestal KP, Bauer TW, Berlin AJ. Nodular fasciitis presenting as an eyelid mass. *Ophthalmol Plast Reconstr Surg* 1990;6:130–132.
19. Gupta D, Tailor TD, Keene CD, et al. A case of nodular fasciitis causing compressive optic neuropathy. *Ophthal Plast Reconstr Surg* 2014;30(2):e47–e49.
20. Riffle JE, Prosser AH, Lee JR, et al. Nodular fasciitis of the orbit: a case report and brief review of the literature. *Case Rep Ophthalmol Med* 2011;2011:235956.

眼眶纤维瘤

概述

在眼眶良性纤维增生性病变中,纤维瘤难以进行分类(1~17)。基于近年来免疫组织化学越来越多的应用,以往许多在文献中所报道的眼眶纤维瘤和纤维组织细胞瘤的病例如今应归类于孤立性纤维瘤(solitary fibrous tumor, SFT)。尽管如此,我们还是选择将纤维瘤和 SFT 分开进行讨论,因为有时很难将它们进行准确的分类。

临床特征

眼眶纤维瘤是一种良性肿瘤或是一种反应过程,可起源于 Tenon 筋膜或 Tenon 筋膜的前体(3~12)。眼眶区域的纤维瘤通常表现为眼眶前部明显的质硬的肿物,可造成眼球突出或眼球移位。病变也可向前扩展到结膜组织,而表现为不规则的黄白色肿物。

诊断

关于眼眶纤维瘤的诊断,特异性的信息很少。在临床表现以及影像学检查中,主要表现为实性、边界不规则的、眼眶前部的黄白色肿物(5)。诊断很难单独通过临床表现作出,多通过活检或完整切除后的组织病理学检查明确。

组织病理

纤维瘤主要由数目不多的成纤维细胞组成,并由丰富的胶原纤维广泛的分隔开。光镜下,这种长的、呈典型束状的纤维瘤以及其他单纯的成纤维细胞瘤,与细胞呈扭曲、席纹状排列的纤维组织细胞瘤有所不同。有无炎性病灶对于鉴别纤维瘤和眼眶特发性硬化性炎症很有帮助,后者虽有大范围的纤维化,但仍可见炎性细胞。

治疗方法

和大多数原发性局限性的眼眶软组织肿瘤一样,眼眶纤维瘤很难做出临床诊断。最佳治疗方法是将肿物完整手术,切除不完全可造成肿物复发。通过眼眶 CT 或磁共振成像(magnetic resonance imaging, MRI)技术明确肿物大小和位置,以确定具体的手术入路。虽然在一些复发的病例以及因进展或并发症不能行手术切除的病例,理论上可考虑行放射治疗,但是眼眶纤维瘤通常对放射线不敏感。

Selected References

Reviews

1. Shields JA, Shields CL, Scartozzi R. Survey of 1264 patients with orbital tumors and simulating lesions: The 2002 Montgomery Lecture, part 1. *Ophthalmology* 2004; 111:997–1008.
2. Shields JA, Bakewell B, Augsburger JJ, et al. Classification and incidence of space-occupying lesions of the orbit. A survey of 645 biopsies. *Arch Ophthalmol* 1984; 102: 1606–1611.
3. Shields JA, Bakewell B, Augsburger JJ, et al. Space-occupying orbital masses in children: A review of 250 consecutive biopsies. *Ophthalmology* 1986;93:379–384.
4. Prabhu S, Sharanya S, Naik PM, et al. Fibro-osseous lesions of the oral and maxillofacial region: Retrospective analysis for 20 years. *J Oral Maxillofac Pathol* 2013;17: 36–40.

Imaging

5. Hourani R, Taslakian B, Shabb NS, et al. Fibroblastic and myofibroblastic tumors of the head and neck: Comprehensive imaging-based review with pathologic correlation. *Eur J Radiol* 2015;84(2):250–260.

Case Reports

6. Fowler JG, Terplan KL. Fibroma of the orbit. *Arch Ophthalmol* 1942;28:263–271.
7. Case TD, La Piana FG. Benign fibrous tumor of the orbit. *Ann Ophthalmol* 1975;7:813–815.
8. Mortada AK. Fibroma of the orbit. *Br J Ophthalmol* 1971;55:350–352.
9. Stokes WH, Bowers WF. Pure fibroma of the orbit. Report of a case and review of the literature. *Arch Ophthalmol* 1934;11:279–282.
10. Howcroft MJ, Hurwitz JJ. Lacrimal sac fibroma. *Can J Ophthalmol* 1980;15: 196–197.
11. Herschorn BJ, Jakobiec FA, Hornblass A, et al. Epibulbar subconjunctival fibroma. A tumor possibly arising from Tenon's capsule. *Ophthalmology* 1983;90:1490–1494.
12. Ditta LC, Qayyum S, O'Brien TF, et al. Chondromyxoid fibroma of the orbit. *Ophthal Plast Reconstr Surg* 2012;28(5):e105–e106.
13. Ahn M, Osipov V, Harris GJ. Collagenous fibroma (desmoplastic fibroblastoma) of the lacrimal gland. *Ophthal Plast Reconstr Surg* 2009;25(3):250–252.
14. Hartstein ME, Thomas SM, Ellis LS. Orbital desmoid tumor in a pediatric patient. *Ophthal Plast Reconstr Surg* 2006;22(2):139–141.
15. Sigler SC, Wobig JL, Dierks EJ, et al. Cementifying fibroma presenting as proptosis. *Ophthal Plast Reconstr Surg* 1997;13(4):277–280.
16. Schutz JS, Rabkin MD, Schutz S. Fibromatous tumor (desmoid type) of the orbit. *Arch Ophthalmol* 1979;97(4):703–704.
17. Stacy RC, Jakobiec FA, Fay A. Collagenous fibroma (desmoplastic fibroblastoma) of the orbital rim. *Ophthal Plast Reconstr Surg* 2013;29(4):e101–e104.

● 眼眶结节性筋膜炎

眼眶结节性筋膜炎通常发生在幼儿,表现为皮下的肿物,有时与皮样囊肿相似。

Shields JA, Shields CL, Christian C, et al. Orbital nodular fasciitis simulating a dermoid cyst in an 8–month–old child. Case report and review of the literature. Ophthal Plast Reconstr Surg 2001; 17: 144–148.

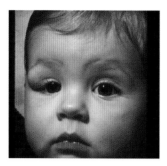

图 32.1　患儿男性,结节性筋膜炎,位于右眼上睑外侧皮下,类似皮样囊肿

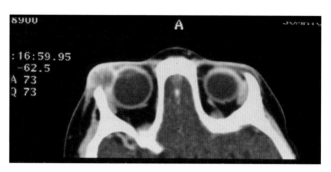

图 32.2　轴位 CT 可见一圆形肿物位于颞上方眶缘

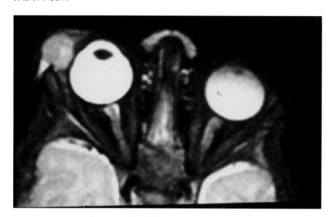

图 32.3　MRI 检查 T2 加权像,示肿物内部为实性,较玻璃体信号稍高

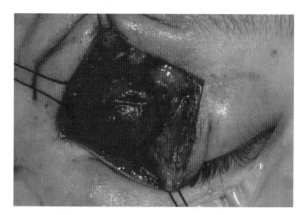

图 32.4　经眼睑颞上方皮纹切口行手术切除时,暴露出红色实性肿物

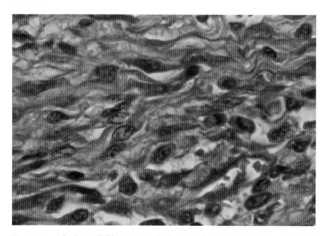

图 32.5　病变显微镜下可见有突出核仁的梭形细胞。图片右侧可见有丝分裂相。在最初的冰冻切片诊断中,并不能排除横纹肌肉瘤及其他的恶性梭形细胞肿瘤,但是最终软组织病理学专家通过固定切片检查,诊断为结节性筋膜炎(HE×200)

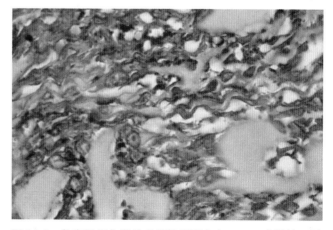

图 32.6　免疫组织化学检查示波形蛋白(vimentin)阳性。同时可见平滑肌细胞肌动蛋白反应阳性。这些结果均支持结节性筋膜炎的诊断(×200)

● 眼眶结节性筋膜炎及纤维瘤

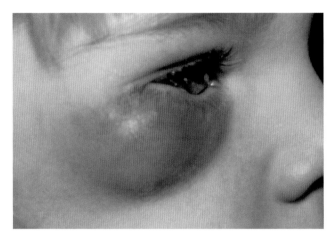

图 32.7　患儿女性，2 岁，眼眶结节性结膜炎，表现为下睑皮下肿物（Mark Ost, MD 供图）

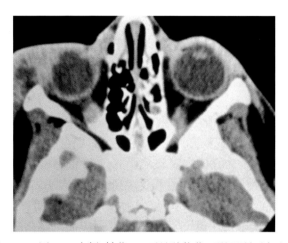

图 32.8　图 32.7 病例，轴位 CT 可见肿物位于眼眶颞下方和皮下组织（Mark Ost, MD 供图）

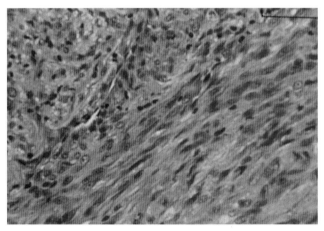

图 32.9　结节性筋膜炎的组织病理学检查，可见成片增殖的成纤维细胞以及慢性炎性细胞（HE × 150）

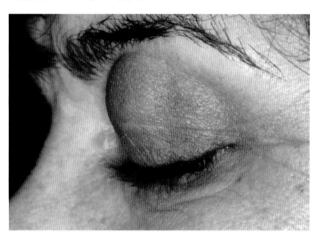

图 32.10　患者女性，49 岁，眼眶上方皮下纤维瘤。1 年前发现，并无明显改变（Mourad Khalil, MD 供图）

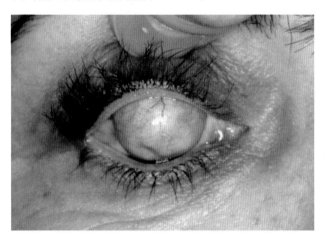

图 32.11　外翻眼睑可见图 32.10 病变，病灶表面光滑，边界清晰（Mourad Khalil, MD 供图）

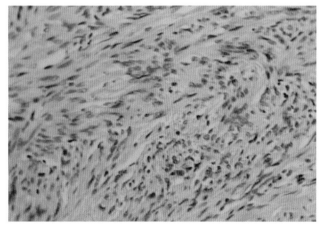

图 32.12　图 32.11 病变组织病理学检查，可见符合纤维瘤特征的紧密堆积的纤维细胞（HE × 150）（Mourad Khalil, MD 供图）

眼眶纤维瘤病,肌纤维瘤病以及肌纤维瘤

概述

纤维瘤病(肌纤维瘤病)是无包膜的,非转移的纤维性肿瘤,临床表现各异(1~18)。由于在临床和组织病理学上有重叠,造成了有关这些疾病的专业术语比较混乱。之所以被称为"肌纤维瘤"是因为在一些病变中发现平滑肌的成分,在此处我们会交替应用这些术语,因为它们之间联系紧密。纤维瘤病代表着介于局限性纤维瘤与恶性程度较高的纤维肉瘤之间的一些中间性病变。它们可以发生在任何年龄,可以是全身纤维瘤病的一部分,也可孤立发生(肌纤维瘤)。累及眼眶部的病变在文献中越来越受到关注(6,8~18)。

全身型病变(纤维瘤病和肌纤维瘤病)常在出生时及出生后不久出现,主要表现为皮肤、肌肉、内脏以及骨的多发性的结节。对于患儿的预后判断要慎重,因为有些患儿出生后不久便死于呼吸窘迫或腹泻,而有些患儿的病变可以自行消退。病变累及眼眶部并不常见。在作者的 1264 例眼眶病变的系列研究中,仅有 2 例肌纤维瘤,在所有病变中所占比例小于 1%,占 13 例纤维性病变的 15%(1)。

孤立型病变(肌纤维瘤)在眼眶中相对常见。"婴儿肌纤维瘤"这种术语已得到越来越多的应用。在婴儿的眼眶或眼睑区域,类似这种病变越来越多地被发现。病变可以发生在软组织、眶骨或骨膜(8~18)。肌纤维瘤有较好的预后,通常为自限性,可保持稳定甚至在切开活检后自行退化。

临床特征

无论全身型还是孤立型病变,眼眶纤维瘤病的临床特征存在较大的差异(6)。最常见的表现为实性的眼眶或皮下的肿物(肌纤维瘤),可造成突眼以及类似其他实性眼眶肿物的症状和体征。

分析有关眼眶肌纤维瘤的 24 例英文文献报告(1960~2011 年)发现,患者出现临床表现的平均年龄为 35 个月,14 例为男性,10 例为女性(6)。发现肿物比出现临床症状平均早 3 个月。肿物可累及骨骼(n=17)或软组织(n=7),平均大小可达 3cm。所有肿物均边界清晰。

诊断

临床上很少考虑这种不寻常的疾病诊断。通过眼眶 CT 或 MRI 检查,病变表现为圆形或不规则形软组织肿物,或累及附近软组织的骨内肿物。这种肿瘤边界清晰或不规则。鉴别诊断包括纤维骨性病变,朗格汉斯细胞组织细胞增多症,转移性的神经母细胞瘤以及其他发生在儿童有骨损害的眼眶病变。

组织病理

在显微镜下,肌成纤维细胞瘤主要由梭形至圆形的成纤维细胞组成,成束交错排列,周围有胶原基质包围(硬纤维瘤外观)。通常没有核异型性或有丝分裂相。在已发表的 24 例病例报告的综述中,组织病理学特征包括梭形细胞排列成双相轮生样结节,伴有细胞外胶原(6)。分析发现并无坏死表现但可见有丝分裂相。免疫组织化学检查可见 SMA 以及波形蛋白(vimentin)反应阳性,肌特异性肌动蛋白,结蛋白(desmin),肌形成蛋白(myogenin),S100,GFAP 以及其他反应阴性(6)。

肌纤维瘤与其他梭形细胞肿瘤相似,包括婴儿血管外皮细胞瘤,孤立性纤维瘤(solitary fibrous tumor,SFT),平滑肌瘤以及结节性筋膜炎。超微结构研究发现主要的细胞是成纤维细胞以及肌成纤维细胞(1)。比较复杂的病例需要由经验丰富的软组织病理学家作出诊断。

治疗方法

对于疑诊眼眶肌纤维瘤病的最佳处理方式为手术切除或大部切除活检。在组织病理学检查确诊后,患者需定期随访,复发较为少见。目前关于该肿物对皮质类固醇激素、化疗以及放疗反应的敏感性了解甚少,如非必要,这些治疗方法不宜采用。如上所述,根据所报道的文献,眼眶孤立型病变一般预后较好(5~18)。

Selected References

Reviews

1. Shields JA, Shields CL, Scartozzi R. Survey of 1264 patients with orbital tumors and simulating lesions: the 2002 Montgomery Lecture, part 1. *Ophthalmology* 2004;111: 997–1008.
2. Shields JA, Bakewell B, Augsburger JJ, et al. Classification and incidence of space-occupying lesions of the orbit. A survey of 645 biopsies. *Arch Ophthalmol* 1984;102: 1606–1611.
3. Shields JA, Bakewell B, Augsburger JJ, et al. Space-occupying orbital masses in children: A review of 250 consecutive biopsies. *Ophthalmology* 1986;93:379–384.
4. Prabhu S, Sharanya S, Naik PM, et al. Fibro-osseous lesions of the oral and maxillofacial region: Retrospective analysis for 20 years. *J Oral Maxillofac Pathol* 2013;17: 36–40.
5. Hidayat AA, Font RL. Juvenile fibromatosis of the periorbital region and eyelid. A clinicopathologic study of six cases. *Arch Ophthalmol* 1980;98:280–285.
6. Mynatt CJ, Feldman KA, Thompson LD. Orbital infantile myofibroma: a case report and clinicopathologic review of 24 cases from the literature. *Head Neck Pathol* 2011; 5:205–215.

Imaging

7. Hourani R, Taslakian B, Shabb NS, et al. Fibroblastic and myofibroblastic tumors of the head and neck: comprehensive imaging-based review with pathologic correlation. *Eur J Radiol* 2015;84(2):250–260.

Case Reports

8. el-Sayed Y. Fibromatosis of the head and neck. *J Laryngol Otol* 1992;106:459–462.
9. Inwards CY, Unni KK, Beabout JW, et al. Solitary congenital fibromatosis (infantile myofibromatosis) of bone. *Am J Surg Pathol* 1991;15:935–941.
10. Shields CL, Husson M, Shields JA, et al. Solitary intraosseous infantile myofibroma of the orbital roof. *Arch Ophthalmol* 1998;116:1528–1530.
11. Westfall AC, Mansoor A, Sullivan SA, et al. Orbital and periorbital myofibromas in childhood: two case reports. *Ophthalmology* 2003;110:2000–2005.
12. Nasr AM, Blodi FC, Lindahl S, et al. Congenital generalized multicentric myofibromatosis with orbital involvement. *Am J Ophthalmol* 1986;102:779–787.
13. Waltermann JM, Huntrakoon M, Beatty EC Jr, et al. Congenital fibromatosis (myofibromatosis). A rare cause of proptosis at birth. *Ann Ophthalmol* 1988;20:394–399.
14. Fornelli A, Salvi F, Mascalchi M, et al. Orbital (desmoid type) fibromatosis. *Orbit* 1999;18:203–210.
15. Weiner JM, Hidayat AA. Juvenile fibrosarcoma of the orbit and eyelid. A study of five cases. *Arch Ophthalmol* 1983;101:253–259.
16. Campbell RJ, Garrity JA. Juvenile fibromatosis of the orbit: a case report with review of the literature. *Br J Ophthalmol* 1991;75:313–316.
17. Schutz JS, Rabkin MD, Schutz S. Fibromatous tumor (desmoid type) of the orbit. *Arch Ophthalmol* 1979;97:703–704.
18. Rodrigues EB, Shields CL, Marr BP, et al. Solitary intraosseous orbital myofibroma in two cases. *Ophthal Plast Reconstr Surg* 2006;22:292–295.

● 婴儿眼眶纤维瘤病

1. Waltermann JM, Huntrakoon M, Beatty EC Jr, et al. Congenital fibromatosis（myofibromatosis）. A rare cause of proptosis at birth. Ann Ophthalmol 1988；20：394–399.

2. Shields CL, Husson M, Shields JA, et al. Solitary intraosseous infantile myofibroma of the orbital roof. Arch Ophthalmol 1998；116：1528–1530.

3. Rodrigues EB, Shields CL, Marr BP, et al. Solitary intraosseous orbital myofibroma in 4 cases. Ophthal Plast Reconstr Surg 2006；22：292–295.

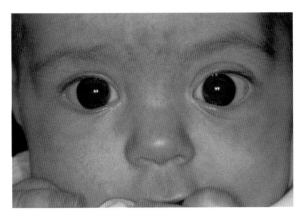

图 32.13　患儿女性，1 岁，婴儿纤维瘤病，出生后不久发现左眼轻度突出

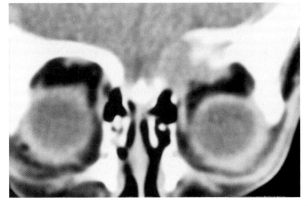

图 32.14　图 32.13 病例，CT 冠状位可见鼻上方骨质破坏，并累及蝶骨

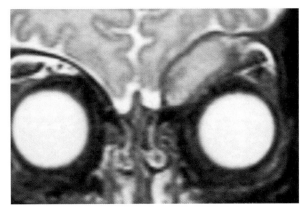

图 32.15　钆增强 MRI 冠状位 T2 加权像，可见鼻上方轻度强化的肿物

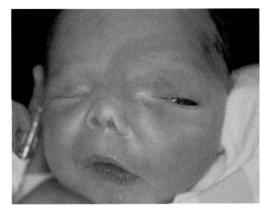

图 32.16　男性新生儿，眼眶以及眶周大范围的纤维瘤病（Gerhard Cibis，MD 供图）

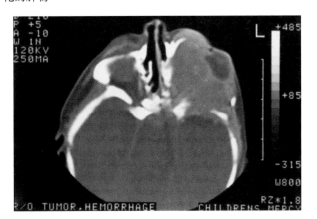

图 32.17　图 32.16 病例轴位 CT 示肿瘤填满整个眼眶以及筛骨，在其他层面图像可见延伸到颅腔（Gerhard Cibis，MD 供图）

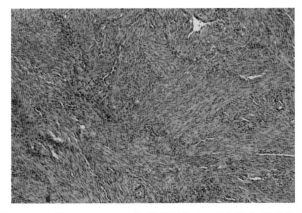

图 32.18　图 32.17 病变组织病理学检查，可见符合纤维瘤病的良性梭形细胞（HE×80）（Gerhard Cibis，MD 供图）

● 婴儿眼眶肌纤维瘤病

1. Waltermann JM, Huntrakoon M, Beatty EC Jr, et al. Congenital fibromatosis (myofibromatosis). A rare cause of proptosis at birth. Ann Ophthalmol 1988; 20: 394–399.

2. Shields CL, Husson M, Shields JA, et al. Solitary intraosseous infantile myofibroma of the orbital roof. Arch Ophthalmol 1998; 116: 1528–1530.

3. Rodrigues EB, Shields CL, Marr BP, et al. Solitary intraosseous orbital myofibroma in 4 cases. Ophthal Plast Reconstr Surg 2006; 22: 292–295.

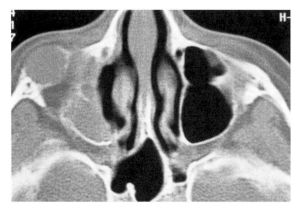

图 32.19 患儿男性,6 岁,轴位 CT 检查可见眶底附近的圆形肿物

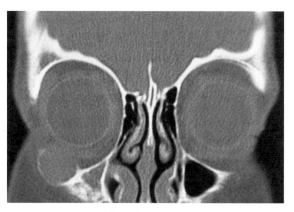

图 32.20 图 32.19 病例,冠状位 CT 骨窗像可见圆形的肿物,包绕薄层的压缩骨

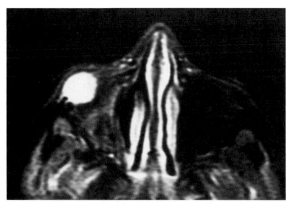

图 32.21 同一病例钆增强下的轴位 MRI 可见圆形肿物明显强化

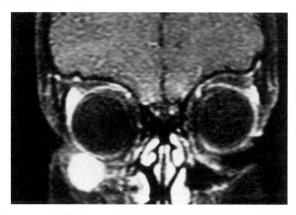

图 32.22 钆增强 MRI 冠状位可见该肿物明显的均一性的增强

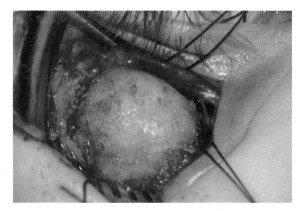

图 32.23 通过眼睑皮纹切口进行下方开眶术分离该肿物并完整切除。免疫组织化学染色检查(下图右侧)可见平滑肌肌动蛋白(SMA)反应阳性

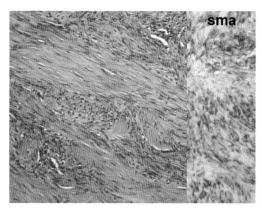

图 32.24 组织病理学检查可见良性梭形细胞缠绕成束,有小的均一的细胞核以及细胞外玻璃样变(HE×100)插图(右侧)可见平滑肌肌动蛋白(SMA)免疫反应阳性

眼眶纤维组织细胞瘤

概述

眼眶纤维组织细胞瘤是由成纤维细胞以及组织细胞组成的新生物（4）。该肿物通常发生于四肢的皮下组织。很多年前认为其是相对常见的眼眶间叶性肿瘤，并相继发现了一些病例（1~21）。1982 年，Font 和 Hidayat 报告了 150 例眼眶纤维组织细胞瘤，武装部队病理研究所（Armed Forces Institute of Pathology）曾对这些病例进行了研究（4）。在作者的 1264 例临床病例系列研究中，有 6 例纤维组织细胞瘤，占眼眶纤维性肿瘤的 46%，占所有眶部肿瘤中的比例不到 1%（1）。大多数的纤维组织细胞瘤是良性的，但是也有一些有局部侵袭性或为恶性（15~21）。恶性的纤维组织细胞瘤可在遗传性的视网膜母细胞瘤眼部放疗后发生（2）。根据最新的命名方法，许多纤维组织细胞瘤实际上是孤立性纤维瘤（solitary fibrous tumor，SFTs）。在一篇来自武装部队病理研究所对于 1970~2009 年间成纤维细胞瘤的综述中，有 23 个病例之前被诊断为纤维组织细胞瘤，后来根据最新的诊断标准以及免疫组织化学检查，被重新划分为 SFT（5）。

临床特征

眼眶纤维组织细胞瘤通常为单发的眼眶肿物，进展缓慢，可造成无痛性眼球突出或运动障碍，症状类似于其他眼眶良性肿瘤。这种肿瘤可发生在眼眶的任何部位，通常局限在眼眶软组织内，罕见侵犯眼球（19）。

诊断

眼眶 CT 以及 MRI 检查可见边界清晰的软组织肿物，与神经鞘瘤或海绵状血管瘤相似。病变很少侵及骨或延伸至颅腔。

组织病理

纤维组织细胞瘤表现各异，从而给诊断带来了困难。病变主要由增殖的成纤维细胞以及组织细胞组成，排列成特征性席纹样结构，并伴有数量不等的炎性细胞，泡沫细胞以及噬铁细胞。该肿瘤可能起源于多潜能性细胞，有分化为成纤维细胞或组织细胞的潜能。

根据病理标准，眼眶纤维细胞瘤可分类为良性（63%），局部侵袭性（26%）以及恶性（22%）（4）。一般来说，组织化学检查、免疫组织化学检查以及电镜检查虽然有助于排除其他梭形细胞肿瘤如 SFT，黑色素瘤以及平滑肌瘤，对于纤维组织细胞瘤诊断的帮助却微乎其微。纤维组织细胞瘤一般 CD34 反应为阴性，而 SFT 为均一的阳性（5）。

治疗方法

与其他局限性的眶部肿瘤一样，较好的治疗方式为将肿物连同包膜进行完整的手术切除。不完全的切除可造成复发以及恶变。晚期不能切除的病例需要进行眶内容摘除以及 / 或放疗。

Selected References

Reviews

1. Shields JA, Shields CL, Scartozzi R. Survey of 1264 patients with orbital tumors and simulating lesions: the 2002 Montgomery Lecture, part 1. *Ophthalmology* 2004;111:997–1008.
2. Shields JA, Bakewell B, Augsburger JJ, et al. Classification and incidence of space-occupying lesions of the orbit. A survey of 645 biopsies. *Arch Ophthalmol* 1984;102:1606–1611.
3. Shields JA, Bakewell B, Augsburger JJ, et al. Space-occupying orbital masses in children: A review of 250 consecutive biopsies. *Ophthalmology* 1986;93:379–384.
4. Font RL, Hidayat AA. Fibrous histiocytoma of the orbit. A clinicopathologic study of 150 cases. *Hum Pathol* 1982;13:199–209.

Histopathology

5. Furusato E, Valenzuela IA, Fanburg-Smith JC, et al. Orbital solitary fibrous tumor: encompassing terminology for hemangiopericytoma, giant cell angiofibroma, and fibrous histiocytoma of the orbit: reappraisal of 41 cases. *Hum Pathol* 2011;42:120–128.
6. Goldsmith JD, van de Rijn M, Syed N. Orbital hemangiopericytoma and solitary fibrous tumor: a morphologic continuum. *Int J Surg Pathol* 2001;9:295–302.

Case Reports

7. Bernardini FP, de Conciliis C, Schneider S, et al. Solitary fibrous tumor of the orbit: is it rare? Report of a case series and review of the literature. *Ophthalmology* 2003;110:1442–1448.
8. Milman T, Finger PT, Iacob C, et al. Fibrous histiocytoma. *Ophthalmology* 2007;114:2369–2370.
9. Bajaj MS, Pushker N, Kashyap S, et al. Fibrous histiocytoma of the lacrimal gland. *Ophthal Plast Reconstr Surg* 2007;23:145–147.
10. Biedner B, Rothkoff L. Orbital fibrous histiocytoma in an infant. *Am J Ophthalmol* 1978;85:548–550.
11. Larkin DF, O'Donoghue HN, Mullaney J, et al. Orbital fibrous histiocytoma in an infant. *Acta Ophthalmol (Copenh)* 1988;66:585–588.
12. Krohel GB, Gregor D. Fibrous histiocytoma. *J Pediatr Ophthalmol* 1980;17:37–39.
13. Verity MA, Elbert JT, Hepler RS. Atypical fibrous histiocytoma of the orbit: an electron-microscopic study. *Ophthalmologica* 1977;175:73–79.
14. al-Hazzaa SA, Specht CS, McLean IW, et al. Benign orbital fibrous histiocytoma simulating a lacrimal gland tumor. *Ophthalmic Surg Lasers* 1996;27:140–142.
15. Liu D, McCann P, Kini RK, et al. Malignant fibrous histiocytoma of the orbit in a 3-year-old girl. Case report. *Arch Ophthalmol* 1987;105:895–896.
16. Ros PR, Kursunoglu S, Batlle JF, et al. Malignant fibrous histiocytoma of the orbit.

J Clin Neuro-Ophthalmol 1985;5:116–119.

17. Boynton JR, Markowitch W Jr, Searl SS, et al. Periocular malignant fibrous histiocytoma. *Ophthal Plast Reconstr Surg* 1989;5:239–246.
18. Marback EF, Marback PMF, Sento Se DC, et al. Intraocular invasion by malignant orbital fibrous histiocytoma: a case report. *Eur J Ophthalmol* 2001;11:306–308.
19. Shields JA, Husson M, Shields CL, et al. Orbital malignant fibrous histiocytoma following irradiation for retinoblastoma. *Ophthal Plast Reconstr Surg* 2001;17:58–61.
20. Caballero LR, Rodriguez AC, Sopelana AB. Angiomatoid malignant fibrous histiocytoma of the orbit. *Am J Ophthalmol* 1981;92:13–15.
21. Rodrigues MM, Furgiuele FP, Weinreb S. Malignant fibrous histiocytoma of the orbit. *Arch Ophthalmol* 1977;95:2025–2028.

● 眼眶纤维组织细胞瘤：良性型

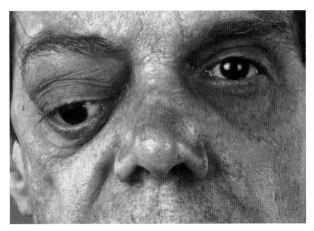

图 32.25   患者男性，49 岁，良性纤维组织细胞瘤，右眼球突出并向下移位（Norman Charles，MD 供图）

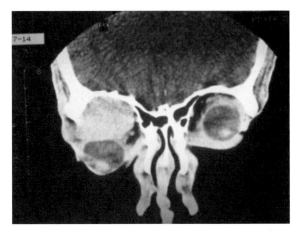

图 32.26   图 32.25 病例，CT 冠状位可见上方边界清晰的眼眶软组织肿物，并压迫额骨（Norman Charles，MD 供图）

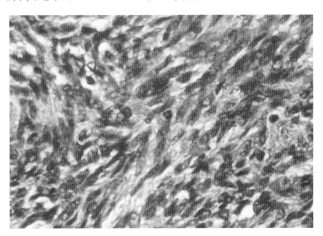

图 32.27   图 32.26 病变组织病理学检查。可见呈束的梭形细胞以及散在组织细胞（HE×200）（Norman Charles，MD 供图）

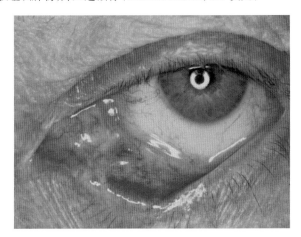

图 32.28   患者男性，62 岁，可见睑结膜肿物及左眼下睑外翻（Douglas Cameron，MD 供图）

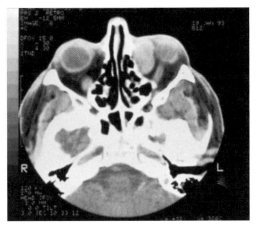

图 32.29   图 32.28 病例轴位 CT 检查，眼眶鼻侧可见特征性的边界清晰的肿物（Douglas Cameron，MD 供图）

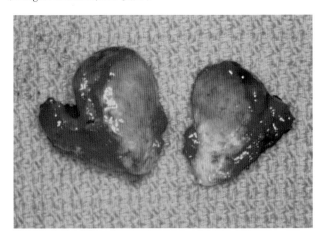

图 32.30   手术切除后肿物切面肉眼观。注意肿物黄色的外观，是纤维组织细胞瘤特有的表现（Douglas Cameron，MD 供图）

● 眼眶纤维组织细胞瘤：恶性型

　　将局部侵袭型以及恶性纤维组织细胞瘤归为一类，因为二者均呈现恶性行为特征。前者主要在局部生长，而后者可发生转移。良性型、局部侵袭型以及恶性型在临床上不易区分，其诊断及分类主要依靠组织病理学检查。

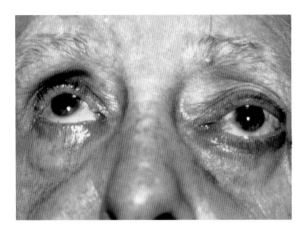

图 32.31　患者女性，85 岁，恶性纤维组织细胞瘤，左眼球突出，上转受限（Martha Farber, MD 供图）

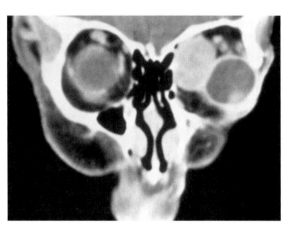

图 32.32　图 32.31 病例，轴位 CT 可见眼眶鼻侧椭圆形、边界清晰的肿物（Martha Farber, MD 供图）

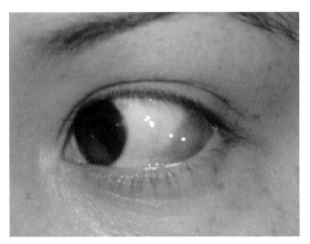

图 32.33　患者女性，25 岁，颞下方穹隆结膜可见粉红色眼眶内肿物。曾在外院进行活检，诊断为翼状胬肉（Victor Elner, MD 供图）

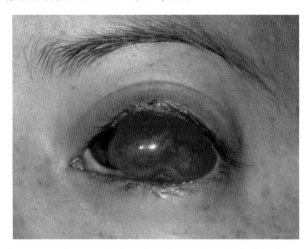

图 32.34　图 32.33 病变 2 周后表现，病变生长迅速（Victor Elner, MD 供图）

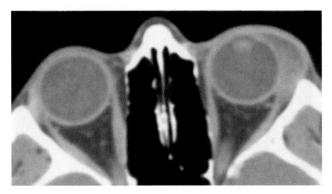

图 32.35　轴位 CT 可见眼眶及结膜肿物，病灶被切除（Victor Elner, MD 供图）

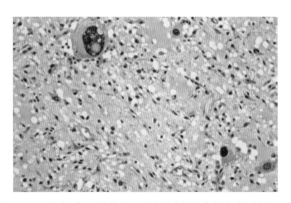

图 32.36　组织病理学检查，示黏液样基质中有多形性、空泡状的恶性细胞（HE×250）最终诊断是黏液性恶性纤维组织细胞瘤（Victor Elner, MD 供图）

● 眼眶纤维组织细胞瘤：处理方法

　　眼眶纤维组织细胞瘤的治疗目标是连同包膜或假包膜一并完整的切除，以避免复发和恶变。良性的纤维组织细胞瘤进行完整切除后一般不需要进一步的积极治疗。恶性的纤维组织细胞瘤则需要扩大手术范围或进行放疗，主要取决于整体的临床情况。以下为一复发性的良性纤维组织细胞瘤患者行手术切除的病例。

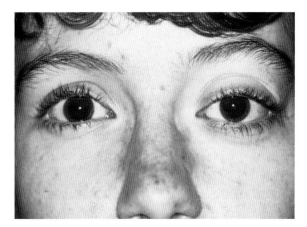

图 32.37　患者女性，24 岁，左眼因眼眶纤维组织细胞瘤致眼球突出

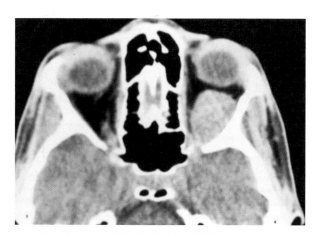

图 32.38　轴位 CT 可见局限性的眼眶肿物

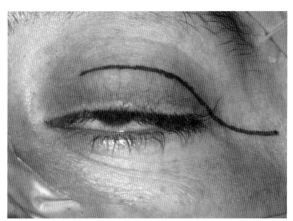

图 32.39　设计眼睑颞上方皮纹切口以切除肿物

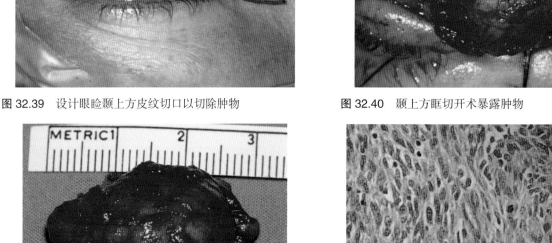

图 32.40　颞上方眶切开术暴露肿物

图 32.41　肿物肉眼观，最大直径约 30mm

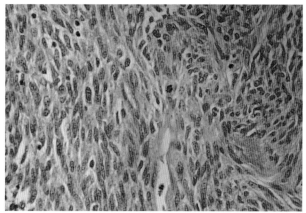

图 32.42　纤维组织细胞瘤的病理学检查，可见紧密排列的良性梭形细胞（HE×150）

眼眶孤立性纤维瘤

概述

孤立性纤维瘤（solitary fibrous tumor, SFT）是一种最初在胸膜上发现的肿瘤，随后又在身体的其他部位发现，在眼眶区域也多有发生（1~24）。在作者的1264例眶部肿瘤的系列报告中，仅有1例为SFT。根据近年来大量的病例报告，我们推测在SFT受到普遍认知前，我们的系列病例报告中的一些SFT可能诊断其他的梭形细胞肿瘤。事实上，在一些早先的研究中，免疫组织化学技术尚未应用，Furusato等人评估了之前诊断为纤维组织细胞瘤、血管外皮细胞瘤以及巨细胞血管纤维瘤的41例病例，最后发现按照重新分类标准，所有病例均符合SFT的诊断（7）。

临床特征

眼眶SFT通常为单侧的，在成人及儿童中均可发生（4~24）。患者一般表现为眼球突出及眼球移位。通常表现为不伴有明显疼痛或视力下降的缓慢的临床过程。肿瘤可发生在颞上方，类似泪腺上皮细胞瘤，也可同时累及鼻腔及眼眶。有时，SFT可呈侵袭性并从眼眶延伸至中枢神经系统。恶变及转移较罕见。

在一篇综述性分析报告中，对153例发生在头颈部的SFT病例进行了分析，这些病例包括了分析报告作者个人发现的病例，以及以往发表在英文文献中的病例（5），结果发现：患者出现临床表现的平均年龄为50岁，男女比例为5:4；肿瘤平均大小为2.6cm；所有病例细胞质中CD34表达均为阳性。手术切除后，在9例切缘为阳性的病例中，有4例出现复发，10例诊断为恶性的病例中有1例复发（5）。

诊断

影像学研究发现，眼眶SFT表现为圆形至椭圆形边界清晰的肿物，通常位于眼眶肌锥外间隙。骨组织周围平滑重塑较常见，提示了SFT的良性行为。MRI检查并无特殊征象，但是一些学者认为病灶内部图像的不均一以及T2呈明显的低信号是其特征性表现（6）。

组织病理

近年来，SFT的病理学以及免疫组织化学检查受到广泛关注。许多曾诊断为血管外皮细胞瘤以及其他的梭形细胞肿瘤的病例被重新评估并诊断为SFT（7~9）。与其他肿瘤不同，SFT表现为"无定型结构"，并没有纤维组织细胞瘤以及血管外皮细胞瘤特征性的席纹样或雄鹿角样的特点。CD34的免疫反应强阳性支持SFT的诊断，并有助于排除其他梭形细胞肿瘤（5）。血管外皮细胞瘤以及其他梭形细胞肿瘤中，CD34也可呈一定程度上的阳性反应，但是反应强度不如SFT强烈。SFT典型性表现为波形蛋白反应阳性，而S-100蛋白以及其他肌肉和上皮性的标记蛋白为阴性。

治疗方法

SFT治疗方法应选择手术完整切除病灶。手术入路应该根据影像学研究结果仔细设计。肿瘤切除不完整可导致肿物复发并侵及周围的组织和眶骨（16）。

Selected References

Reviews

1. Shields JA, Shields CL, Scartozzi R. Survey of 1264 patients with orbital tumors and simulating lesions: the 2002 Montgomery Lecture, part 1. *Ophthalmology* 2004;111: 997–1008.
2. Shields JA, Bakewell B, Augsburger JJ, et al. Classification and incidence of space-occupying lesions of the orbit. A survey of 645 biopsies. *Arch Ophthalmol* 1984;102: 1606–1611.
3. Shields JA, Bakewell B, Augsburger JJ, et al. Space-occupying orbital masses in children: A review of 250 consecutive biopsies. *Ophthalmology* 1986;93:379–384.
4. Bowe SN, Wakely PE, Ozer E. Head and neck solitary fibrous tumors: diagnostic and therapeutic challenges. *Laryngoscope* 2012;122:1748–1755.
5. Cox DP, Daniels T, Jordan RC. Solitary fibrous tumor of the head and neck. *Oral Surg Oral Med Oral Pathol Oral Radiol Endod* 2010;110:79–84.

Management

6. Gigantelli JW, Kincaid MC, Soparkar CN, et al. Orbital solitary fibrous tumor: radiographic and histopathologic correlations. *Ophthal Plast Reconstr Surg* 2001;17: 207–214.

Histopathology

7. Furusato E, Valenzuela IA, Fanburg-Smith JC, et al. Orbital solitary fibrous tumor: encompassing terminology for hemangiopericytoma, giant cell angiofibroma, and fibrous histiocytoma of the orbit: reappraisal of 41 cases. *Hum Pathol* 2011;42: 120–128.
8. Goldsmith JD, van de Rijn M, Syed N. Orbital hemangiopericytoma and solitary fibrous tumor: a morphologic continuum. *Int J Surg Pathol* 2001;9:295–302.
9. Heathcote JG. Pathology update: solitary fibrous tumour of the orbit. *Can J Ophthalmol* 1997;32:432–435.

Case Reports

10. Krishnakumar S, Subramanian N, Mohan ER, et al. Solitary fibrous tumor of the orbit: a clinicopathologic study of six cases with review of the literature. *Surv Ophthalmol* 2003;48:544–554.

11. Bernardini FP, de Conciliis C, Schneider S, et al. Solitary fibrous tumor of the orbit: is it rare? Report of a case series and review of the literature. *Ophthalmology* 2003;110:1442–1448.

12. Polito E, Tosi M, Toti P, et al. Orbital solitary fibrous tumor with aggressive behavior. Three cases and review of the literature. *Graefes Arch Clin Exp Ophthalmol* 2002; 240:570–574.

13. Hayashi S, Kurihara H, Hirato J, et al. Solitary fibrous tumor of the orbit with extra-orbital extension: case report. *Neurosurgery* 2001;49:1241–1245.

14. Lucci LM, Anderson RL, Harrie RP, et al. Solitary fibrous tumor of the orbit in a child. *Ophthal Plast Reconstr Surg* 2001;17:369–373.

15. Alexandrakis G, Johnson TE. Recurrent orbital solitary fibrous tumor in a 14-year old girl. *Am J Ophthalmol* 2000;130:373–376.

16. DeBacker CM, Bodker F, Putterman AM, et al. Solitary fibrous tumor of the orbit. *Am J Ophthalmol* 1996;121:447–449.

17. Ing EB, Kennerdell JS, Olson PR, et al. Solitary fibrous tumor of the orbit. *Ophthal Plast Reconstr Surg* 1998;14:57–61.

18. Le CP, Jones S, Valenzuela AA. Orbital solitary fibrous tumor: a case series with review of the literature. *Orbit* 2014;33:145–151.

19. Ali MJ, Honavar SG, Naik MN, et al. Orbital solitary fibrous tumor: a rare clinico-pathologic correlation and review of literature. *J Res Med Sci* 2013;18:529–531.

20. Polomsky M, Sines DT, Dutton JJ. Solitary fibrous tumor of the orbit with multiple cavities. *Ophthal Plast Reconstr Surg* 2013;29:e117–e119.

21. Patel MM, Jakobiec FA, Zakka FR, et al. Intraorbital metastasis from solitary fibrous tumor. *Ophthal Plast Reconstr Surg* 2013;29:e76–e79.

22. Young TK, Hardy TG. Solitary fibrous tumor of the orbit with intracranial involvement. *Ophthal Plast Reconstr Surg* 2011;27:e74–e76.

23. Feuerman JM, Flint A, Elner VM. Cystic solitary fibrous tumor of the orbit. *Arch Ophthalmol* 2010;128:385–387.

24. Demirci H, Shields CL, Eagle RC Jr, et al. Giant cell angiofibroma, a variant of solitary fibrous tumor, of the orbit in a 16-year-old girl. *Ophthal Plast Reconstr Surg* 2009;25:402–404.

● 眼眶孤立性纤维瘤

SFT 的临床特征与其他眼眶局限性的肿瘤相似。下图举例说明该肿瘤的临床病理联系。

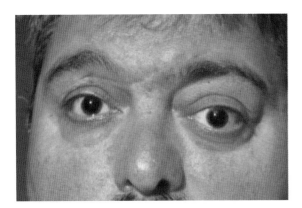

图 32.43　中年男性患者,面部外观示左眼球突出

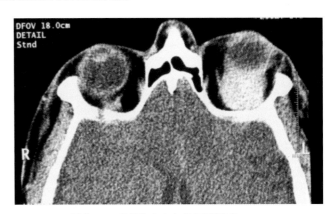

图 32.44　轴位 CT 可见眼球上方的圆形肿物

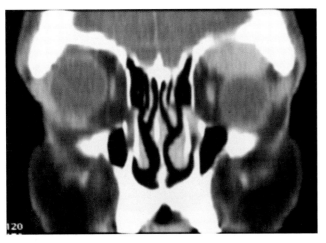

图 32.45　冠状位 CT 可见左侧眼眶上方的椭圆形边界清楚的肿物

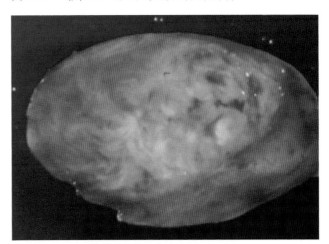

图 32.46　经颞上方开眶术完整切除肿物的图片

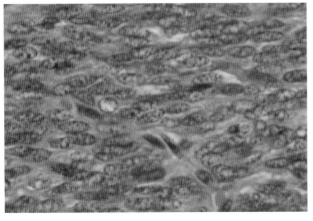

图 32.47　显微镜下可见孤立性纤维瘤特征性的均一紧密排列的梭形细胞(HE × 200)

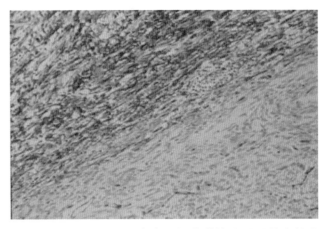

图 32.48　CD 34 抗原的免疫组织化学检查可见肿瘤的强阳性反应区域(上方)。肿瘤的下方区域可见少量阳性反应(× 100)

● 慢性复发的眼眶孤立性纤维瘤

SFT 是一种分化程度低的肿瘤,建议行手术完整切除病灶。以下病例进行手术将肿物基本完整切除,但是多年后发生了慢性复发。

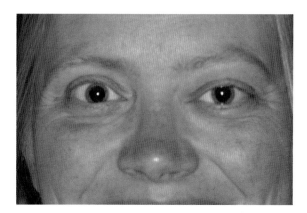

图 32.49　中年女性患者,面部外观示左眼球突出

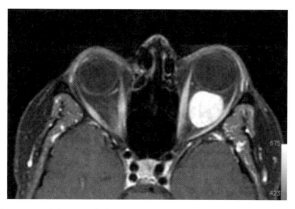

图 32.50　图 32.49 病例钆增强 MRI 轴位 T1 加权像,可见边界清晰的肌锥内软组织肿物

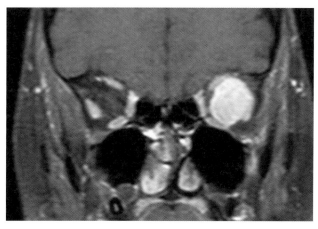

图 32.51　MRI 冠状位可见肌锥内圆形、有明显增强的边界清晰的肿物

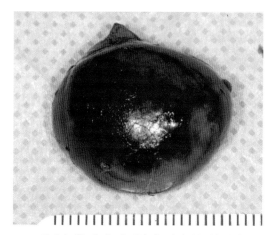

图 32.52　手术切除后,标本看似切除完整,并明确了 SFT 的诊断。但是组织病理学检查发现肿瘤延伸至后部切缘。3 年后患者接受第二次手术,切除复发的眶内肿物

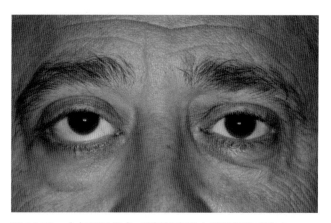

图 32.53　中年男性患者,面部外观示右眼轻度眼球突出

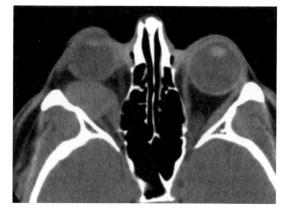

图 32.54　图 32.53 病例,轴位 CT 可见肌锥内边界清晰的软组织肿物。在临床上完整切除肿物,但是组织病理学检查可见肿瘤超过后部切缘。6 年后进行第二次手术以切除复发的肿物

眼眶纤维肉瘤

概述

多年前，包括眼眶部位的纤维肉瘤并不是一种罕见的软组织疾病。随着其他的纤维性肿瘤的发现以及免疫组织化学技术的进步，许多以往曾诊断为纤维肉瘤的肿瘤，后经确诊为恶性纤维组织细胞瘤、SFT 或其他梭形细胞肿瘤，因此造成纤维肉瘤变成了一种排除性诊断，而使其发生率明显下降（5）。该肿瘤可原发于儿童或成人的眼眶，或者表现为自鼻腔或鼻窦侵袭而来的眼眶继发性肿瘤，也可发生于遗传性视网膜母细胞瘤眼部放疗后（1~12）。放疗诱发的纤维肉瘤虽然罕见，但是相对多于眼眶原发性纤维肉瘤（8，9）。

临床特征

原发性眼眶纤维肉瘤可发生在儿童或年龄稍大的成年人，表现为进展性的肿物，常位于肌锥外间隙。原发性先天性纤维肉瘤的患儿在出生后即可表现为显著的眼球突出。继发性眼眶纤维肉瘤的患者常在中年表现出鼻窦以及眼眶疾病的体征。放疗诱导的眼眶纤维肉瘤常在放疗 5~35 年后出现眼球突出以及颞窝胀满，通常是在视网膜母细胞瘤放疗后发生。

诊断

原发性眼眶纤维肉瘤多表现为不规则但是边界相对清晰的软组织肿物，可发生在眼眶的任何部位。放疗诱导的纤维肉瘤表现为软组织肿物，常发生为眼眶前部，多累及眼眶及颞窝。继发性的眼眶纤维肉瘤常表现为累及鼻窦及鼻腔的眼眶肿物，边界欠清晰。

组织病理及发病机制

眼眶纤维肉瘤由不成熟的梭形成纤维细胞组成，交错成束呈人字形排列。与纤维瘤以及纤维瘤病不同，这种肿瘤相对细胞过多，细胞核有突出的核仁及有丝分裂活动，细胞间胶原较少。利用电镜以及免疫组织化学技术，按照以往的标准可明确该肿瘤为成纤维细胞的本质，并可帮助鉴别纤维肉瘤和其他梭形细胞肿瘤如横纹肌肉瘤、神经鞘瘤以及纤维组织细胞瘤（5）。

治疗方法

眼眶纤维肉瘤的最佳治疗方法是进行广泛手术切除，必要时可采用眶内容摘除术。姑息性治疗包括放疗、化疗以及其他治疗方法，应该在不能进行手术切除时应用。全身预后各不相同。继发性以及放疗诱发的肿瘤患者多容易复发或发生其他肿瘤，预后不定，需要谨慎对待。对于仅局限于眼眶软组织的原发性纤维肉瘤，若病灶切除完整，可能有良好的预后。

Selected References

Reviews
1. Shields JA, Shields CL, Scartozzi R. Survey of 1264 patients with orbital tumors and simulating lesions: the 2002 Montgomery Lecture, part 1. *Ophthalmology* 2004;111:997–1008.
2. Shields JA, Bakewell B, Augsburger JJ, et al. Classification and incidence of space-occupying lesions of the orbit. A survey of 645 biopsies. *Arch Ophthalmol* 1984;102:1606–1611.
3. Shields JA, Bakewell B, Augsburger JJ, et al. Space-occupying orbital masses in children: a review of 250 consecutive biopsies. *Ophthalmology* 1986;93:379–384.

Histopathology
4. Jakobiec FA, Tannenbaum M. The ultrastructure of orbital fibrosarcoma. *Am J Ophthalmol* 1974;77:899–917.
5. Folpe AL. Fibrosarcoma: a review and update. *Histopathology* 2014;64:12–25.

Case Reports
6. Weiner JM, Hidayat AA. Juvenile fibrosarcoma of the orbit and eyelid. A study of five cases. *Arch Ophthalmol* 1983;101:253–259.
7. Eifrig DE, Foos RY. Fibrosarcoma of the orbit. *Am J Ophthalmol* 1969;67:244–248.
8. Abramson DH, Ronner H, Ellsworth RM. Second tumors in non-irradiated bilateral retinoblastoma. *Am J Ophthalmol* 1979;84:624–627.
9. Strickland P. Fibromyosarcoma of the orbit. Radiation-induced tumour 33 years after treatment of "bilateral ocular glioma." *Br J Ophthalmol* 1966;50:50–53.
10. Yanoff M, Scheie HG. Fibrosarcoma of the orbit. Report of two patients. *Cancer* 1966;19:1711–1716.
11. Schittkowski MP, Wrede A. Dermatofibrosarcoma protuberans with primary orbital manifestation. *Orbit* 2013;32:117–119.
12. Gosh JM, Lewis CK, Meine JG, et al. Primary dermatofibrosarcoma protuberans invading the orbit. *Ophthalm Plast Reconstr Surg* 2012;28:e65–e67.

● 眼眶纤维肉瘤

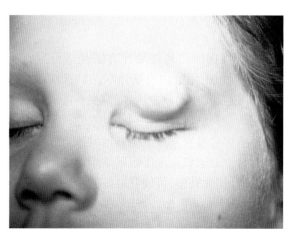

图 32.55   患儿女性,6 岁,上方眼眶局限的原发性眼眶纤维肉瘤,表现为眉弓区域的皮下肿物

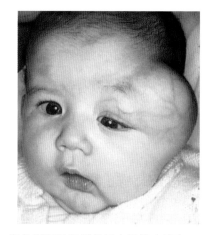

图 32.56   患儿眼眶及眶周的巨大纤维肉瘤(Eduardo Arenas, MD 供图)

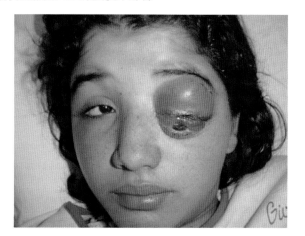

图 32.57   眼眶纤维肉瘤患儿,表现为明显的眼球突出以及球结膜水肿(Marta Chernikoff, MD 供图)

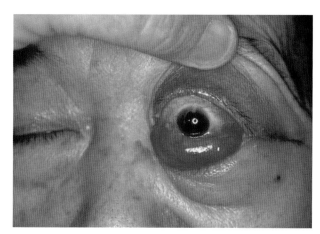

图 32.58   老年男性患者,继发性眼眶纤维肉瘤,表现为左眼眼球突出及球结膜水肿(Charles Lee, MD 供图)

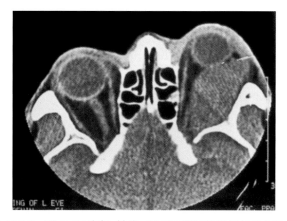

图 32.59   图 32.58 病例,轴位 CT 可见眼眶软组织的巨大肿物(Charles Lee, MD 供图)

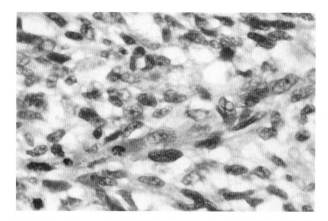

图 32.60   图 32.58 病变组织病理学检查,可见恶性梭形细胞。其诊断存在一定争议,但是大部分专家倾向于纤维肉瘤的诊断(HE×150)(Charles Lee, MD 供图)

(陈 菲   姜利斌   译)

第 33 章

眼眶骨瘤、纤维骨瘤以及软骨瘤

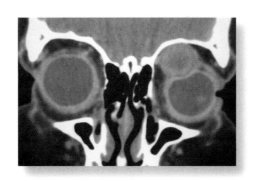

概述

最主要的骨肿瘤包括良性的骨瘤以及恶性的骨肉瘤（1~22）。骨瘤是鼻、鼻窦及额窦最常见的肿瘤（10）。起源于额窦、筛窦以及其他眶周骨的骨瘤可延伸至眼眶。在眼部肿瘤中，骨瘤相对并不多见（1~3）。在作者的1264例眼眶疾病的系列报告中，有4列骨瘤，占所有骨肿瘤以及纤维骨瘤的19%，在所有眶部肿瘤中所占比例小于1%（1）。其实，该病发病率应该更高一些，由于大多数病变起源于鼻窦，累及眼眶的部分很小，多数病例由耳鼻喉科医生接诊治疗。

眼眶骨瘤有时与Gardner综合征一起发生，后者是一种常染色体显性遗传病，表现为肠道的腺瘤性息肉病，继发性肠癌，典型的视网膜色素上皮（retinal pigment epighelium，RPE）先天性增生性病变，硬纤维瘤以及其他病变（12，13）。有关RPE的病变在 *Atlas and Textbook of Intraocular Tumors* 一书中有论述。因此，对于怀疑有眼眶骨瘤的患者，应该进行眼底检查并请消化科医生会诊。

临床特征

眼眶骨瘤可发生在任何年龄，无性别差异。在一项45例进行手术治疗的病例分析报告中，男女比例为3∶2，平均年龄为37岁（10）。根据骨瘤的大小及位置，肿瘤可以不引起任何症状，或表现为眼眶局部的症状和体征，如眼球突出和眼球移位。骨瘤可造成疼痛，患者常描述为头痛。在上方或鼻侧眶缘可以发现并能触及到坚硬的肿物。肿物可堵塞鼻窦的开口，造成慢性鼻窦炎和继发性黏液囊肿。

诊断

CT技术观察眼眶骨瘤，可见有柄或无柄的骨性密度肿物，起源于正常骨，通常为额骨或筛骨。象牙质型眼眶骨瘤的表现与骨组织相似；纤维型通常为低密度的，类似骨纤维异常增生症。

组织病理

在组织病理学上，骨瘤可被分为三类：紧密型（象

眼眶骨瘤

牙质型），骨松质型以及纤维型（4~6）。通常认为紧密型的成熟度最高，而纤维型成熟度最低，纤维型可能是骨化性纤维瘤和骨纤维异常增生症合并发展所致。

治疗方法

　　无症状的眼眶骨瘤有时可进行保守治疗。但侵犯视神经管的蝶骨骨瘤应特别对待，这种情况需要早期进行手术切除。较大的以及有症状的骨瘤可进行手术切除。常见的鼻上方部位的病变可采用鼻上方切口，也可通过经鼻内窥镜手术切除肿物以减少对外观的破坏（7，8）。对于累及眶顶或筛板的眼眶后部骨瘤，可联合应用眶颅入路或内窥镜入路。切除不完整也不一定会导致肿瘤的复发。

Selected References

Reviews

1. Shields JA, Shields CL, Scartozzi R. Survey of 1264 patients with orbital tumors and simulating lesions: The 2002 Montgomery Lecture, part 1. *Ophthalmology* 2004;111: 997–1008.
2. Shields JA, Bakewell B, Augsburger JJ, et al. Classification and incidence of space-occupying lesions of the orbit. A survey of 645 biopsies. *Arch Ophthalmol* 1984;102: 1606–1611.
3. Shields JA, Bakewell B, Augsburger JJ, et al. Space-occupying orbital masses in children: A review of 250 consecutive biopsies. *Ophthalmology* 1986;93:379–384.
4. Fu YS, Perzin KH. Non-epithelial tumors of the nasal cavity, paranasal sinuses, and nasopharynx: a clinicopathologic study. II. Osseous and fibro-osseous lesions, including osteoma, fibrous dysplasia, ossifying fibroma, osteoblastoma, giant cell tumor, and osteosarcoma. *Cancer* 1974;33: 1289–1305.
5. Grove AS. Osteomas of the orbit. *Ophthalmic Surg* 1978;9:23–39.
6. Selva D, White VA, O'Connell JX, et al. Primary bone tumors of the orbit. *Surv Ophthalmol* 2004;49:328–342.

Management

7. Selva D, Chen C, Wormald PJ. Frontoethmoidal osteoma: a stereotactic-assisted sino-orbital approach. *Ophthal Plast Reconstr Surg* 2003;19:237–238.
8. Naraghi M, Kashfi A. Endonasal endoscopic resection of ethmoido-orbital osteoma compressing the optic nerve. *Am J Otolaryngol* 2003;24:408–412.

Histopathology

9. Blodi FC. Pathology of orbital bones. The XXXII Edward Jackson Memorial Lecture. *Am J Ophthalmol* 1976;81:1–26.
10. McHugh JB, Mukherji SK, Lucas DR. Sino-orbital osteoma: a clinicopathologic study of 45 surgically treated cases with emphasis on tumors with osteoblastoma-like features. *Arch Pathol* 2009;133:1587–1593.

Case Reports

11. Ataman M, Ayas K, Gursel B. Giant osteoma of the frontal sinus. *Rhinology* 1993; 31:185–187.
12. Whitson WE, Orcutt JC, Walkinshaw MD. Orbital osteoma in Gardner's syndrome. *Am J Ophthalmol* 1986;101:236–241.
13. Van Gehuchten D, Lemagne JM, Weber S, et al. A case of exophthalmos-an early symptom of Gardner's syndrome. *Orbit* 1982;1:61–69.
14. Appalanarsayya K, Murthy AS, Viswanath CK, et al. Osteoma involving the orbit. Case report and review of the literature. *Int Surg* 1970;54:449–453.
15. Borello ED, Argentina R, Sedano HO. Giant osteoid osteoma of the maxilla. *Oral Surg* 1967;23:563–566.
16. Kim AW, Foster JA, Papay FA, et al. Orbital extension of a frontal sinus osteoma in a thirteen-year-old girl. *JAAPOS* 2000;4:122–124.
17. Ma'luf RN, Ghazi NG, Zein WM, et al. Orbital osteoma arising adjacent to a foreign body. *Ophthal Plast Reconstr Surg* 2000;19:327–330.
18. McNab AA. Orbital osteoma in Gardner's syndrome. *Aust N Z J Ophthalmol* 1998; 26:169–170.
19. Miller NR, Gray J, Snip R. Giant mushroom-shaped osteoma of the orbit originating from the maxillary sinus. *Am J Ophthalmol* 1977;83:587–591.
20. Newell FW. Osteoma involving the orbit. *Am J Ophthalmol* 1948;31:1281–1289.
21. Sternberg I, Levine MR. Ethmoidal sinus osteoma: a primary cause of nasolacrimal obstruction and dacryocystorhinostomy failure. *Ophthalmic Surg* 1984;15:295–297.
22. Tarkkanen JV, Mets LP. A case of orbital osteoma. *Acta Ophthalmologica* 1964;42: 1074–1078.

● 眼眶骨瘤

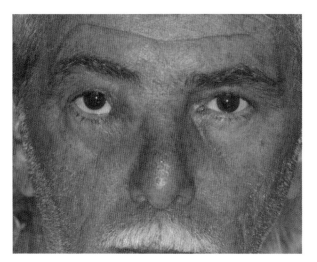

图 33.1　患者男性，60 岁，右侧内眦区域有一慢性进展的坚硬肿物

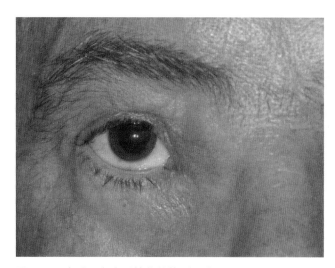

图 33.2　内眦上方皮下结节的特写照片

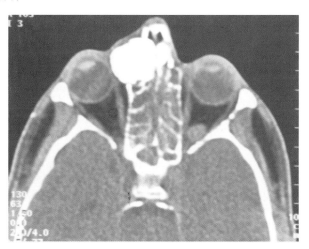

图 33.3　轴位 CT 检查可见前部眼眶内侧区域、鼻腔以及筛窦骨性密度的肿物

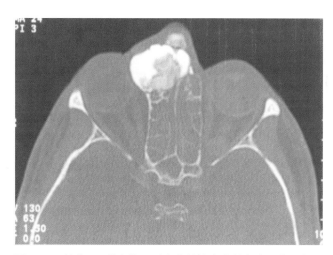

图 33.4　轴位 CT 骨窗像显示含有骨性密度的密度不均一的肿物

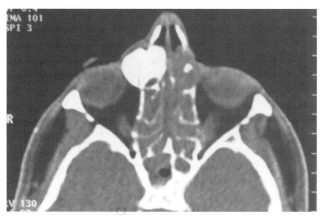

图 33.5　稍高位置层面，轴位 CT。注意对侧筛窦不透明的区域。不能确定筛窦炎是原发性，还是继发于骨瘤

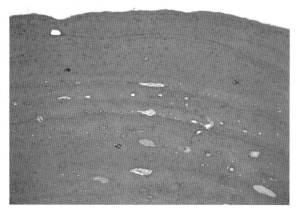

图 33.6　眼眶骨瘤的组织病理学检查，可见成熟骨（HE × 25）

● 眼眶骨瘤:临床病理学和影像学联系以及伴发 Gardner 综合征

Whitson WE, Orcutt JC, Walkinshaw MD. Orbital osteoma in Gardner's syndrome. Am J Ophthalmol 1986; 101: 236-241.

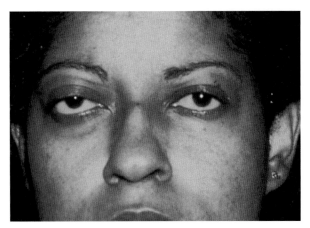

图 33.7 患者女性, 26 岁, 眼眶骨瘤, 右眼球突出(Pearl Rosenbaum, MD. h 和 Thomas Slamovitz, MD 供图)

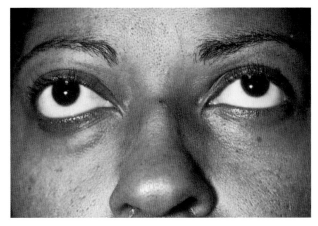

图 33.8 图 33.7 病例,示右眼上转受限(Pearl Rosenbaum, MD 和 Thomas Slamovitz, MD 供图)

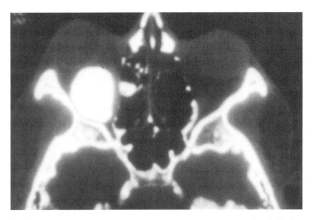

图 33.9 图 33.7 病例,轴位 CT 可见累及眶顶以及部分筛窦的高密度肿物(Pearl Rosenbaum, MD. 和 Thomas Slamovitz, MD 供图)

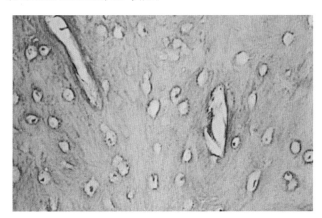

图 33.10 图 33.9 病变组织病理学检查,可见密集骨组织和少量纤维基质(HE×50)(Pearl Rosenbaum, MD. 和 Thomas Slamovitz, MD 供图)

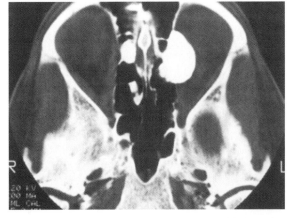

图 33.11 伴发于 Gardner 综合征的眼眶骨瘤。轴位 CT 检查可见起源于眶内壁的大的骨性密度的肿物(James Orcutt, MD 供图)

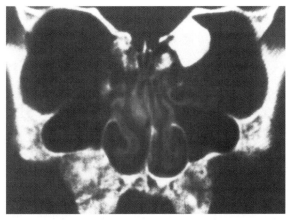

图 33.12 图 33.11 病变冠状位 CT 检查(James Orcutt, MD 供图)

眼眶骨肉瘤

概述

骨肉瘤（成骨性肉瘤）是最常见的原发性恶性骨肿瘤。其发病率为软骨肉瘤两倍，是尤文肉瘤的三倍（1）。该肿瘤好发于儿童或青年人，常起源于长骨，很少起源于平坦的头盖骨。

骨肉瘤可以原发累及眶骨，也可继发于家族性视网膜母细胞瘤放疗后（1~15）。在 Paget 病患者以及骨纤维异常增生症患者中发病率增高（11, 12）。骨肉瘤和视网膜母细胞瘤之间有着密切的遗传关系，二者发生都和 13 号染色体长臂的缺失有关（7）。在作者的1264 例眼眶疾病的系列研究中，有 5 例骨肉瘤，占骨肿瘤以及纤维骨肿瘤的 24%，占所有眶部肿瘤的 1%（1）。我们所报道的这 5 例骨肉瘤患者均因遗传性视网膜母细胞瘤曾行同侧眼眶部放疗（1, 14），我们并没有原发性眼眶骨肉瘤的病例（1）。

临床特征

原发性眼眶骨肉瘤的特征性表现为急性起病，单侧突眼、疼痛、眼球移位、眶周麻木、眼睑水肿以及球结膜水肿，并进行性发展。当肿瘤起源于筛骨或额骨，可触及质硬的肿物并导致眼球向下及向外移位，若肿瘤起源于蝶骨翼，可导致突眼，但不可触及肿物（4~6）。

诊断

眼眶 CT 及 MRI 技术常可显示不规则的、具有侵袭性的，破坏性的骨肿瘤，可有钙化灶并侵及相邻软组织。如果含骨质成分低而纤维血管成分高，病灶的密度就低于骨组织。一些病例可见到从肿瘤主体辐射出的线状阴影，这主要是肿瘤细胞自肿瘤主体呈指样突起样生长所致。CT 主要显示病灶的骨性范围，而 MRI 可更好的显示软组织成分。

组织病理和发病机制

眼眶骨肉瘤是由恶性梭形细胞组成，伴有细胞核浓染以及众多的有丝分裂相。类骨质以及肿瘤骨的形成一般比较明显。如果未发现骨性成分，病变较可能

为纤维肉瘤。在许多病例中，肿瘤基质包括软骨成分、纤维瘤样成分以及很多的血管（6~8）。薄壁窦腔内可存在肿瘤细胞，这可能是导致血行转移的原因。

治疗方法

累及眶骨的骨肉瘤的治疗难度很大。一些学者提倡术前化疗，然后进行广泛的手术切除，之后根据临床及病理学检查结果进行化疗及放疗。眶骨骨肉瘤患者的预后一般较差，以往的大多数患者尽管进行了治疗，但最终死亡（6）。在一项对 27 例头颈部骨肉瘤患者的分析报告中，患者 5 年生存率为 55%（6）。

Selected References

Reviews

1. Shields JA, Shields CL, Scartozzi R. Survey of 1264 patients with orbital tumors and simulating lesions: the 2002 Montgomery Lecture, part 1. *Ophthalmology* 2004;111: 997–1008.
2. Shields JA, Bakewell B, Augsburger JJ, et al. Classification and incidence of space-occupying lesions of the orbit. A survey of 645 biopsies. *Arch Ophthalmol* 1984;102: 1606–1611.
3. Shields JA, Bakewell B, Augsburger JJ, et al. Space-occupying orbital masses in children: A review of 250 consecutive biopsies. *Ophthalmology* 1986;93:379–384.
4. Fu YS, Perzin KH. Non-epithelial tumors of the nasal cavity, paranasal sinuses, and nasopharynx: a clinicopathologic study. II. Osseous and fibro-osseous lesions, including osteoma, fibrous dysplasia, ossifying fibroma, osteoblastoma, giant cell tumor, and osteosarcoma. *Cancer* 1974;33:1289–1305.
5. Selva D, White VA, O'Connell JX, et al. Primary bone tumors of the orbit. *Surv Ophthalmol* 2004;49:328–342.
6. Ha PK, Eisele DW, Frassica FJ, et al. Osteosarcoma of the head and neck: A review of the Johns Hopkins experience. *Laryngoscope* 1999;109:964–969.

Histopathology/Genetics

7. Benedict WF, Fung YK, Murphree AL. The gene responsible for the development of retinoblastoma and osteosarcoma. *Cancer* 1988;62:1691–1694.
8. Blodi FC. Pathology of orbital bones. The XXXII Edward Jackson Memorial Lecture. *Am J Ophthalmol* 1976;81:1–26.

Case Reports

9. de Maeyer VM, Kestelyn PA, Shah AD, et al. Extraskeletal osteosarcoma of the orbit: a clinicopathologic case report and review of the literature. *Indian J Ophthalmol* 2013.
10. Mandel MR, Stewart WB. Periorbital osteosarcoma: an unusual case report and review of the clinical and histopathological features. *Ophthal Plast Reconstr Surg* 1985; 1:129–136.
11. Epley KD, Lasky JB, Karesh JW. Osteosarcoma of the orbit associated with Paget disease. *Ophthal Plast Reconstr Surg* 1998;14:62–66.
12. Goldberg S, Slamovits TL, Dorfman HD, et al. Sarcomatous transformation of the orbit in a patient with Paget's disease. *Ophthalmology* 2000;107:1464–1467.
13. Dhir SP, Munjal VP, Jain IS, et al. Osteosarcoma of the orbit. *J Pediatr Ophthalmol Strabismus* 1980;17:312–314.
14. Abramson DH, Ronner HJ, Ellsworth RM. Second tumors in irradiated bilateral retinoblastoma. *Am J Ophthalmol* 1979;87:624–628.
15. Parmar DN, Luthert PJ, Cree IA, et al. Two unusual osteogenic orbital tumors: presumed parosteal osteosarcomas of the orbit. *Ophthalmology* 2001;108:1452–1456.

● 眼眶骨肉瘤

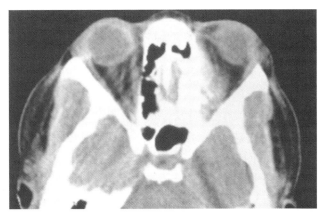

图 33.13   患者女性，19 岁，轴位 CT 检查结果，无视网膜母细胞瘤病史，表现为左眼球突出，注意已累及筛窦的眼眶内侧的弥散性肿瘤（Elise Torczynski, MD 供图）

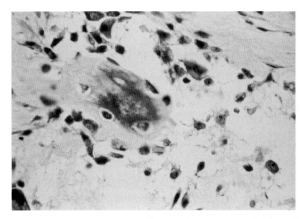

图 33.14   图 33.13 病变组织病理学检查，可见黏液样基质中的肿瘤细胞（HE×200）（Elise Torczynski, MD 供图）

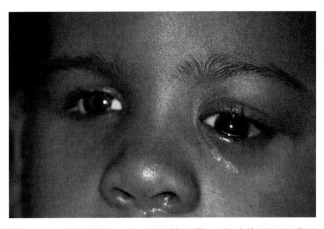

图 33.15   患儿男性，5 岁，面部外观像，1 岁时曾因视网膜母细胞瘤行右眼眼球摘除以及左眼放疗

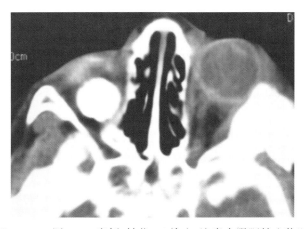

图 33.16   图 33.15 病例，轴位 CT 检查，注意右眼眶植入物以及左眼眶颞上方广泛的骨性肿物

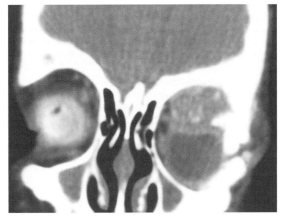

图 33.17   图 33.15 病例，冠状位 CT 检查，注意左眼眶上部的软组织成分

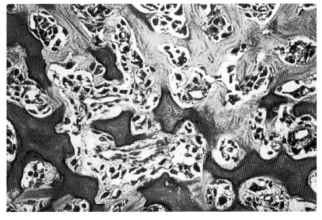

图 33.18   另一例眼眶骨肉瘤的组织病理学检查，可见骨以及恶性梭形细胞（HE×100）

眼眶骨纤维异常增生症

概述

许多纤维骨性病变可发生在眼眶眶骨,包括纤维异常增生症,骨化性纤维瘤,动脉瘤性骨囊肿,巨细胞肿瘤(破骨细胞瘤),巨细胞修复性肉芽肿(giant cell reparative granuloma, GCRG),以及甲状旁腺功能亢进所致的棕色瘤。大多数这类疾病在其他部分有详细的论述(1~22),于此不再赘述。

骨纤维异常增生症,是一种纤维骨性畸形,可能是由于在编织骨阶段,骨的成熟发生了特发性停滞所致,有时可发生在眶骨(4~9)。可表现为单骨性或多骨性损害。单骨性的类型占所有病例的80%,其中20%累及颅面骨。额骨最常被累及,其次是蝶骨和筛骨。眼眶骨纤维异常增生症虽然常可累及邻近的骨,但通常表现为单骨性。多骨性类型偶尔可为Albright综合征的一部分,特征表现为女孩的性早熟以及受累骨同侧的斑驳样的皮肤色素沉着(21)。

在作者的1264例连续的空间占位性眼眶病变的系列报道中,7例为骨纤维异常增生症,占纤维骨性肿瘤的33%,占所有眶部肿瘤的1%(1)。在Selva等发表的有关原发性眼眶骨肿瘤的大型系列病例报告中,骨纤维异常增生症同样也是最为常见的纤维骨样病变(5)。骨纤维异常增生症即使在放疗后,也很少恶变成骨肉瘤、纤维骨肉瘤或其他恶性肿瘤(5~9)。

临床特征

眼眶骨纤维异常增生症多发生在10岁之前(6,8,9)。由于额骨是最常受累及的骨,因此常有面部不对称、眼球突出以及眼球向下移位的表现。虽然在中年时可能会减慢甚至停止发展,但病情一般呈缓慢性进展。继发性的动脉瘤样骨囊肿可伴随骨纤维异常增生症发生(14, 18)。

诊断

在CT或MRI检查中,受累骨可表现为小范围的半透明区域到大范围的弥漫性硬化区域。病灶可表现为"毛玻璃样"外观,可在骨上扩展并伴有骨皮层的薄变(10, 11)。在蝶骨受累的病例,侧面图像可更好的描绘出病灶,特殊的视神经管的成像可早期检测出对视神经孔的压迫。骨纤维异常增生症与脑膜瘤的影像学表现相似,但是后者表现为均一的骨变厚但没有清晰的皮质边缘(10, 11)。必要时可以通过活检来明确诊断。

组织病理

在组织病理学检查中,骨纤维异常增生症由间质纤维组织中的良性梭形细胞以及未成熟的编织骨小梁组成,其中并无成骨细胞。这个特征有助于和骨化性纤维瘤相鉴别,在后者中成骨细胞非常明显。

治疗方法

眶骨骨纤维异常增生症在多年内都能保持相对稳定,所以治疗方式一般比较保守。但近年来,一些临床医生倾向于对该病进行早期治疗。视力、瞳孔检查、色觉、视野以及视神经管的冠状位CT检查需要定期进行。如果病变侵犯视神经管或者导致不可接受的外观损害,便可进行病灶切除以及颅面重建手术。手术通常与神经外科医生或耳鼻喉科医生合作进行。一般建议切除所有的不典型增生骨,如果切除不完整可导致疾病继续发展(17)。一些学者推测视力丧失更多可能是由病变的继发性黏液囊肿或病变区出血所致。

Selected References

Reviews

1. Shields JA, Shields CL, Scartozzi R. Survey of 1264 patients with orbital tumors and simulating lesions: the 2002 Montgomery Lecture, part 1. *Ophthalmology* 2004;111: 997–1008.
2. Shields JA, Bakewell B, Augsburger JJ, et al. Classification and incidence of space-occupying lesions of the orbit. A survey of 645 biopsies. *Arch Ophthalmol* 1984;102: 1606–1611.
3. Shields JA, Bakewell B, Augsburger JJ, et al. Space-occupying orbital masses in children: a review of 250 consecutive biopsies. *Ophthalmology* 1986;93:379–384.
4. Fu YS, Perzin KH. Non-epithelial tumors of the nasal cavity, paranasal sinuses, and nasopharynx: a clinicopathologic study. II. Osseous and fibro-osseous lesions, including osteoma, fibrous dysplasia, ossifying fibroma, osteoblastoma, giant cell tumor, and osteosarcoma. *Cancer* 1974;33:1289–1305.
5. Selva D, White VA, O'Connell JX, et al. Primary bone tumors of the orbit. *Surv Ophthalmol* 2004;49:328–342.
6. Moore RT. Fibrous dysplasia of the orbit. Review. *Surv Ophthalmol* 1969;13: 321–334.
7. Hullar TE, Lustig LR. Paget's disease and fibrous dysplasia. *Otolaryngol Clin North Am* 2003;36:707–732.
8. Liakos GM, Walder CB, Carruth JA. Ocular complications in craniofacial fibrous dysplasia. *Br J Ophthalmol* 1979;63:611–616.
9. Osguthorpe JD, Gudeman SK. Orbital complications of fibrous dysplasia. *Otolaryngol Head Neck Surg* 1987;97:403–405.

Imaging

10. Faul S, Link J, Behrendt S, et al. MRI features of craniofacial fibrous dysplasia. *Orbit* 1998;17:125–132.

11. Wenig BM, Mafee MF, Ghosh L. Fibro-osseous, osseous, and cartilaginous lesions of the orbit and paraorbital region. Correlative clinicopathologic and radiographic features, including the diagnostic role of CT and MR imaging. *Radiol Clin North Am* 1998;36:1241–1259.

Case Reports

12. Ronner HJ, Trokel SL, Hilal SK. Acute blindness in a patient with fibrous dysplasia. *Orbit* 1982;1:231–234.

13. Moore AT, Buncic JR, Munro IR. Fibrous dysplasia of the orbit in childhood. Clinical features and management. *Ophthalmology* 1985;92:12–20.

14. Yuen VH, Jordan DR, Jabi M, et al. Aneurysmal bone cyst associated with fibrous dysplasia. *Ophthal Plast Reconstr Surg* 2002;18:471–474.

15. Joseph E, Kachhara R, Bhattacharya RN, et al. Fibrous dysplasia of the orbit in an infant. *Pediatr Neurosurg* 2000;32:205–208.

16. Michael CB, Lee AG, Patrinely JR, et al. Visual loss associated with fibrous dysplasia of the anterior skull base. Case report and review of the literature. *J Neurosurg* 2000;92:350–354.

17. Jan M, Dweik A, Destrieux C, et al. Fronto-orbital sphenoidal fibrous dysplasia. *Neurosurgery* 1994;34:544–547.

18. Lucarelli MJ, Bilyk JR, Shore JW, et al. Aneurysmal bone cyst of the orbit associated with fibrous dysplasia. *Plast Reconstr Surg* 1995;96:440–445.

19. Bibby K, McFadzean R. Fibrous dysplasia of the orbit. *Br J Ophthalmol* 1994;78:266–270.

20. Donoso, LA, Magargal LE, Eiferman RA. Fibrous dysplasia of the orbit with optic nerve decompression. *Ann Ophthalmol* 1982;14:80–83.

21. Sevel D, James HE, Burns R, et al. McCune-Albright syndrome (fibrous dysplasia) associated with an orbital tumor. *Ann Ophthalmol* 1984;16:283–289.

22. Cruz AA, Constanzi M, de Castro FA, et al. Apical involvement with fibrous dysplasia: implications for vision. *Ophthal Plast Reconstr Surg* 2007;23:450–454.

● 眼眶骨纤维异常增生症

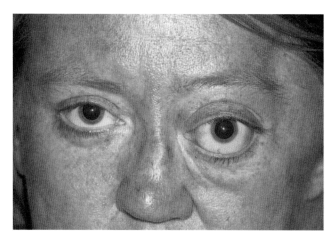

图33.19　患者女性,骨纤维异常增生症,表现为显著的眼球突出以及颞窝肿胀

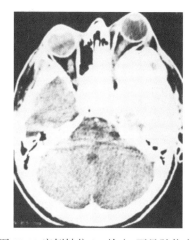

图33.20　图33.19病例轴位CT检查,可见肿物广泛地累及眼眶、颞窝以及颅腔

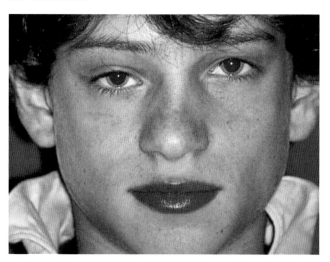

图33.21　患者男性,13岁,骨纤维异常增生症,表现为右眼球突出以及眼球向下方移位

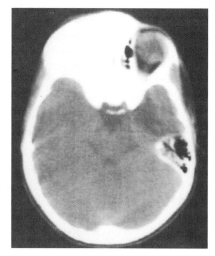

图33.22　图33.21病例经眼眶上方层面的CT,可见骨性病变范围

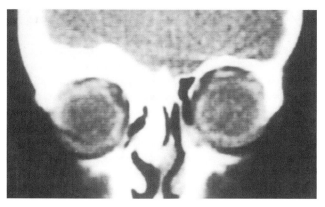

图33.23　图33.21病例冠状位CT检查,可见额骨的弥漫性增厚

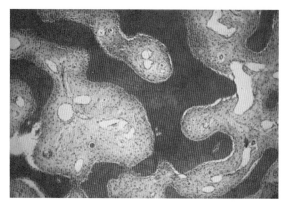

图33.24　骨纤维异常增生症的组织病理学检查,可见不成熟的编织骨(HE×50)

● 眼眶骨纤维异常增生症

在临床上,许多骨纤维异常增生症病例与脑膜瘤较难鉴别。

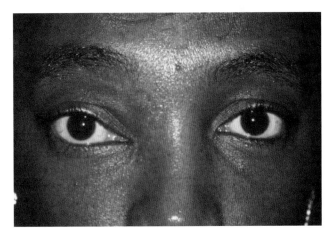

图 33.25　中年女性患者,右眼轻度眼球突出和向外侧移位

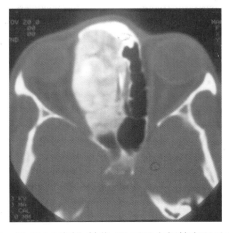

图 33.26　图 33.25 病例,轴位 CT 可见右侧筛窦以及右眼眶内侧部分有广泛的骨纤维异常增生

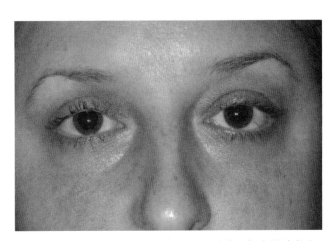

图 33.27　年轻女性患者,左眼轻度向上移位和轻度眼球突出

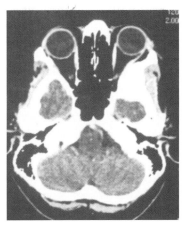

图 33.28　图 33.27 病例,轴位 CT 可见累及蝶骨的骨纤维异常增生,注意与之前讨论过的蝶骨翼脑膜瘤存在着相似点

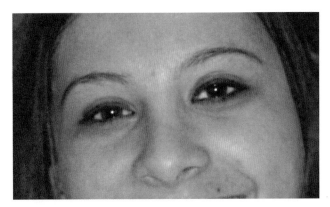

图 33.29　年轻女性患者,左眼轻度眼球突出

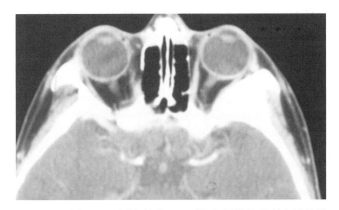

图 33.30　图 33.29 病例,轴位 CT 可见左侧蝶骨受到广泛的累及,该患者有骨纤维异常增生症和 Albright 综合征的皮肤特征性表现

眼眶骨化性纤维瘤

概述

骨化性纤维瘤，与骨纤维异常增生症不同，是一种后天性的良性骨肿瘤，而后者是由于骨在正常发育过程发生了停滞所致（1~20）。骨化性纤维瘤好发于下颌骨，但是当眼眶受累时，也可累及额骨、筛骨、上颌骨（4~10）。该肿瘤多发生于年轻人。在作者的1264例连续的占位性眼眶病变的系列报道中，有3例是骨化性纤维瘤，占纤维骨性肿瘤的14%，在所有眶部肿瘤所占比例不足1%（1）。

临床特征

累及眼眶的骨化性纤维瘤会逐渐造成眼球突出和眼球移位，移位的方向取决于受累的眶骨。临近的鼻窦一般都会受累。在临床上，骨化性纤维瘤可能比骨纤维异常增生症更具侵袭性。其起初发病时常为单骨性病变，但是可逐渐波及邻近的骨甚至会扩展到对侧眼眶（4~7）。

诊断

骨化性纤维瘤的CT检查可见受累骨呈圆形或椭圆形的膨胀，其内密度不均匀。病灶边缘围绕有薄层硬化骨组织（8~10）。

组织病理

在低倍镜下可见骨化性纤维瘤特征性表现，肿瘤由存在于血管纤维基质中的良性梭形细胞构成，并有散在的骨小体，这种骨小体与脑膜瘤中的砂粒体表现非常相似，因此，这种肿瘤也被称为"砂粒体性骨化性纤维瘤"（10，13~20）。边缘的薄层成骨细胞有助于鉴别骨化性纤维瘤和骨纤维异常增生症。

治疗方法

由于骨化性纤维瘤具有侵袭性，其首选的治疗方式是早期手术切除。并且多数患者症状逐渐加重，必要时需进行手术切除联合颅面重建（11~20）。由多学科专家联合制定治疗方案，包括眼眶病学、放射学、神经外科、耳鼻喉科、颅面外科以及病理学等，对于很多病例治疗来说是非常明智的选择（11）。近年来，临床上较优先考虑采用经鼻内窥镜的方法，治疗这些可以探及的肿瘤（12）。

Selected References

Reviews

1. Shields JA, Shields CL, Scartozzi R. Survey of 1264 patients with orbital tumors and simulating lesions: the 2002 Montgomery Lecture, part 1. *Ophthalmology* 2004;111:997–1008.
2. Shields JA, Bakewell B, Augsburger JJ, et al. Classification and incidence of space-occupying lesions of the orbit. A survey of 645 biopsies. *Arch Ophthalmol* 1984;102:1606–1611.
3. Shields JA, Bakewell B, Augsburger JJ, et al. Space-occupying orbital masses in children: A review of 250 consecutive biopsies. *Ophthalmology* 1986;93:379–384.
4. Fu YS, Perzin KH. Non-epithelial tumors of the nasal cavity, paranasal sinuses, and nasopharynx: a clinicopathologic study. II. Osseous and fibro-osseous lesions, including osteoma, fibrous dysplasia, ossifying fibroma, osteoblastoma, giant cell tumor, and osteosarcoma. *Cancer* 1974;33:1289–1305.
5. Selva D, White VA, O'Connell JX, et al. Primary bone tumors of the orbit. *Surv Ophthalmol* 2004;49:328–342.
6. Sarode SC, Sarode GS, Waknis P, et al. Juvenile psammomatoid ossifying fibroma: A review. *Oral Oncol* 2011;47:1110–1116.
7. Wakefield MJ, Ross AH, Damato EM, et al. Review of lateral wall ossifying fibroma. *Orbit* 2010;29:317–320.

Imaging

8. Shields JA, Nelson LB, Brown JF, et al. Clinical, computed tomographic, and histopathologic characteristics of juvenile ossifying fibroma with orbital involvement. *Am J Ophthalmol* 1983;96:650–653.
9. Shields JA, Peyster RG, Augsburger JJ, et al. Massive juvenile ossifying fibroma of maxillary sinus with orbital involvement. *Br J Ophthalmol* 1985;69:392–395.
10. Chung EM, Murphey MD, Specht CS, et al. From the archives of the AFIP. Pediatric orbital tumors and tumorlike lesions: osseous lesions of the orbit. *Radiographics* 2008;28:1193–1214.

Management

11. Hartstein ME, Grove AS Jr, Woog JJ, et al. The multidisciplinary management of psammomatoid ossifying fibroma of the orbit. *Ophthalmology* 1998;105:591–595.

Case Reports

12. Berhouma M, Jacquesson T, Abouaf L, et al. Endoscopic endonasal optic nerve and orbital apex decompression for nontraumatic optic neuropathy: surgical nuances and review of the literature. *Neurosurg Focus* 2014;37:E19.
13. Margo CE, Ragsdale BD, Perman KI, et al. Psammomatoid (juvenile) ossifying fibroma of the orbit. *Ophthalmology* 1985;92:150–159.
14. Jordan DR, Farmer J, DaSilva V. Psammomatoid ossifying fibroma of the orbit. *Can J Ophthalmol* 1992;27:194–196.
15. Tunc M, Char DH. Ossifying fibroma of the lateral orbital wall in an adult. *Orbit* 1999;18:291–293.
16. Fakadej A, Boynton JR. Juvenile ossifying fibroma of the orbit. *Ophthal Plast Reconstr Surg* 1996;12:174–177.
17. Nakagawa K, Takasato Y, Ito Y, et al. Ossifying fibroma involving the paranasal sinuses, orbit, and anterior cranial fossa: case report. *Neurosurgery* 1995;36:1192–1195.
18. Khalil MK, Leib ML. Cemento-ossifying fibroma of the orbit. *Can J Ophthalmol* 1979;14:195–200.
19. Lehrer HZ. Ossifying fibroma of the orbital roof. Its distinction from "blistering" or "intra-osseous" meningioma. *Arch Neurol* 1969;20:536–541.
20. Margo CE, Weiss A, Habal MB. Psammomatoid ossifying fibroma. *Arch Ophthalmol* 1986;104:1347–1351.

● 眼眶骨化性纤维瘤

1. Shields JA, Nelson LB, Brown JF, et al. Clinical, computed tomographic, and histopathologic characteristics of juvenile ossifying fibroma with orbital involvement. Am J Ophthalmol 1983; 96: 650–653.

2. Shields JA, Peyster RG, Augsburger JJ, et al. Massive juvenile ossifying fibroma of maxillary sinus with orbital involvement. Br J Ophthalmol 1985; 69: 392–395.

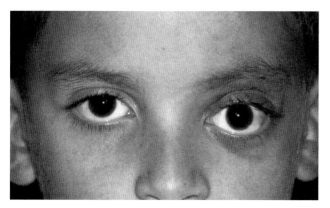

图 33.31　患儿男性,8 岁,表现为左眼球突出和向下移位

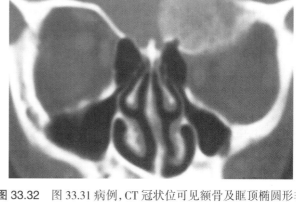

图 33.32　图 33.31 病例,CT 冠状位可见额骨及眶顶椭圆形非均质肿物

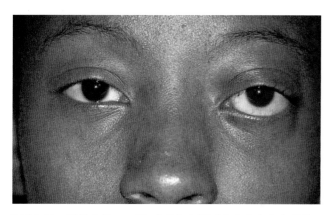

图 33.33　患儿女性,14 岁,表现为左眼球突出和向上方移位

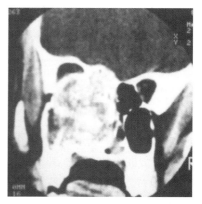

图 33.34　图 33.33 病例,CT 冠状位可见上颌窦内的巨大肿物自眶底侵入

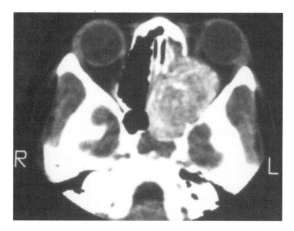

图 33.35　图 33.33 病例,CT 轴位可见病灶累及眼眶后部

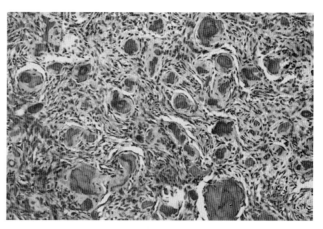

图 33.36　组织病理学检查可见纤维组织以及骨小体,与砂粒体相似(HE × 100)

● 眼眶骨化性纤维瘤

累及眼眶的骨化性纤维瘤常在 10 岁或 20 岁之前出现临床表现，并具有特征性的影像学表现及组织病理学特征。

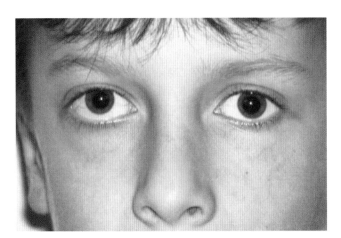

图 33.37　患儿男性，11 岁，表现为右眼球突出及向上移位

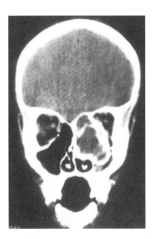

图 33.38　图 33.37 病例，CT 冠状位可见骨小体，为此疾病特征

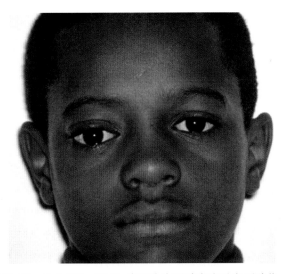

图 33.39　患儿男性，10 岁，表现为右眼球突出及向下移位

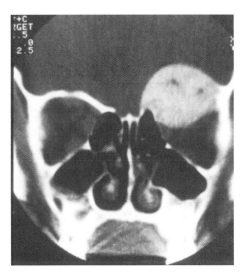

图 33.40　图 33.39 病例，CT 冠状位可见额骨的椭圆形非均质肿物。在这个病例中，由于旋转的原因所以右眼显示在右侧

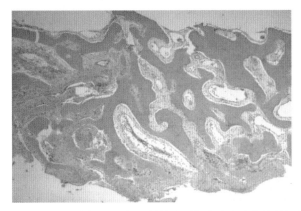

图 33.41　同一病例组织病理学检查，镜下可见不成熟骨组织由血管化的纤维结缔组织间隔开（HE×20）

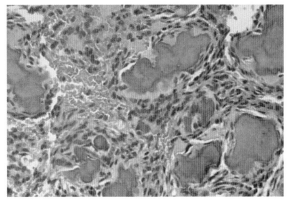

图 33.42　同一病变高倍镜下可见砂粒体小骨，与脑膜瘤中常见的砂粒体相似（HE×100）

眼眶巨细胞修复性肉芽肿

概述

巨细胞修复性肉芽肿（giant cell reparative granuloma, GCRG）是一种良性肉芽肿性病变，认为是外伤后出血的一种修复性反应（1~15）。有学者建议取消"修复性"这个词，用剩下"巨细胞肉芽肿"来描述这类病变。然而，已明确多种不同种类的肉芽肿均含有巨细胞，因此"巨细胞肉芽肿"这个术语的特指性不强，以后也许会有更合适的词用于描述该病，但本文依然采用"GCRG"这个词来进行病例讨论。GCRG 常发生在下颌骨、上颌骨或指骨。偶可发生在颅骨或眶骨（4，5）。一般认为该病较罕见，在作者的 1264 例眼眶疾病的系列报告中仅发现一例 GCRG（1）。

临床特征

在眼眶，GCRG 一般发生在儿童或青年人的眶顶区域，呈慢性进展，可造成眼球突出，较少造成眼球的向下移位、复视、疼痛以及视力丧失。双侧 GCRG 可见于家族性巨颌症患者，但是这二者之间的关系并不清楚，因此它们的同时发生可能只是巧合（15）。

诊断

在影像学研究中，GCRG 表现类似于纤维骨性肿瘤，与骨化性纤维瘤或动脉瘤样骨囊肿具有相似特征，常伴有血囊肿、骨质溶解或骨膨胀。临床和影像学表现类似于上眼眶的骨膜下脓肿。

组织病理

在组织病理学检查上，GCRG 由纤维基质以及巨细胞、梭形细胞和组织血组成。与组织血肿、巨细胞肿瘤、甲状旁腺功能亢进症所致的棕色瘤以及其他纤维骨性病变很难鉴别。组织病理学改变有助于这些疾病的鉴别，请参阅相关文献（4~13）。

治疗方法

目前并没有公认的眼眶 GCRG 的治疗指南。最常见的治疗方式是手术切除，一般采用刮除术（6）。全身应用皮质类固醇激素可加速残余肿物的溶解。对于复杂的病例可尝试进行放射治疗，但一般不推荐采用。一些侵袭性的病例需要进行眶内容摘除术。在其他一些病例，肿瘤在进行部分切除后残余的瘤体可以发生溶解消退（9）。

Selected References

Reviews

1. Shields JA, Shields CL, Scartozzi R. Survey of 1264 patients with orbital tumors and simulating lesions: the 2002 Montgomery Lecture, part 1. *Ophthalmology* 2004;111: 997–1008.
2. Shields JA, Bakewell B, Augsburger JJ, et al. Classification and incidence of space-occupying lesions of the orbit. A survey of 645 biopsies. *Arch Ophthalmol* 1984;102: 1606–1611.
3. Shields JA, Bakewell B, Augsburger JJ, et al. Space-occupying orbital masses in children: A review of 250 consecutive biopsies. *Ophthalmology* 1986;93:379–384.
4. Fu YS, Perzin KH. Non-epithelial tumors of the nasal cavity, paranasal sinuses, and nasopharynx: a clinicopathologic study. II. Osseous and fibro-osseous lesions, including osteoma, fibrous dysplasia, ossifying fibroma, osteoblastoma, giant cell tumor, and osteosarcoma. *Cancer* 1974;33:1289–1305.
5. Selva D, White VA, O'Connell JX, et al. Primary bone tumors of the orbit. *Surv Ophthalmol* 2004;49:328–342.

Histopathology

6. D'Ambrosio AL, Williams SC, Lignelli A, et al. Clinicopathologic review: giant cell reparative egranuloma of the orbit. *Neurosurgery* 2005;57:773–778.

Case Reports

7. Sood GC, Malik SR, Gupta DK, et al. Reparative granuloma of the orbit causing unilateral proptosis. *Am J Ophthalmol* 1967;63:524–527.
8. Sebag J, Chapman P, Truman J, et al. Giant cell granuloma of the orbit with intracranial extension. *Neurosurgery* 1985;16:75–78.
9. Hoopes PC, Anderson RI, Blodi FC. Giant cell (reparative) granuloma of the orbit. *Ophthalmology* 1981;88:1361–1366.
10. Mercado GV, Shields CL, Gunduz K, et al. Giant cell reparative granuloma of the orbit. *Am J Ophthalmol* 1999;127:485–487.
11. Font RL, Blanco G, Soparkar CN, et al. Giant cell reparative granuloma of the orbit associated with Cherubism. *Ophthalmology* 2003;110:1846–1849.
12. Chawla B, Khurana S, Kashyap S. Giant cell reparative granuloma of the orbit. *Ophthal Plast Reconstr Surg* 2013;29:e94–e95.
13. Cecchetti DF, Paula SA, Cruz AA, et al. Orbital involvement in craniofacial brown tumors. *Ophthal Plast Reconstr Surg* 2010;26:106–111.
14. Pherwani AA, Brooker D, Lacey B. Giant cell reparative granuloma of the orbit. *Ophthal Plast Reconstr Surg* 2005;21:463–465.
15. Schultze-Mosgau S, Holbach LM, Wiltfang J. Cherubism: clinical evidence and therapy. *J Craniofac Surg* 2003;14:201–206.

眼眶巨细胞修复性肉芽肿

下图所示一例 GCRG 的临床病理联系。患者最初诊断为动脉瘤样骨囊肿,但之后多数眼科病理学家均倾向于 GCRG 的诊断。
Mercado GV, Shields CL, Gunduz K, et al. Giant cell reparative granuloma of the orbit. Am J Ophthalmol 1999; 127: 485–487.

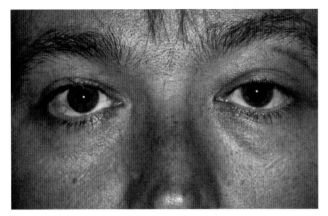

图 33.43   患者男性,38 岁,左眼球突出。该照片为活检后拍摄,可见明显的已经愈合的眼睑皮纹切口

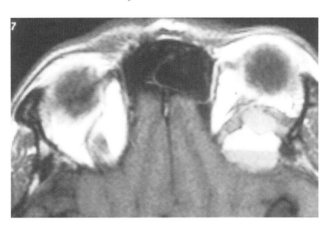

图 33.44   MRI 轴位 T1 加权像检查可见病变的囊性特征,在囊肿内可见血 – 液层面

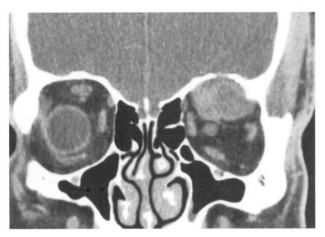

图 33.45   同一病变 CT 冠状位可见肿物位于眶上方并伴有眶顶骨质的侵蚀

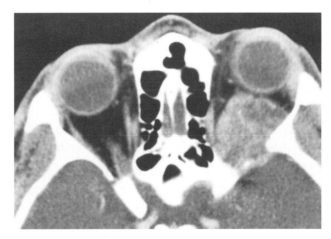

图 33.46   轴位 CT 检查可见眶尖附近的边界清晰的肿物。注意眶外侧壁的骨质侵蚀

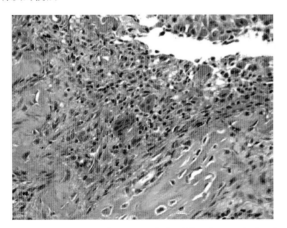

图 33.47   组织病理学检查可见致密纤维组织、血液及巨细胞(HE×100)

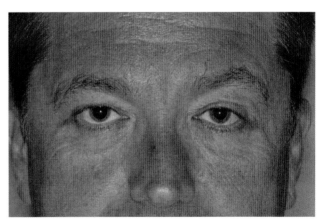

图 33.48   15 年后,患者依然健康,肿物并没有复发

眼眶软骨瘤

概述

软骨性错构瘤和软骨瘤是用来描述定义几乎全部由软骨组成的良性肿瘤（1~13）。软骨瘤是最常见的骨肿瘤之一（6）。内生软骨瘤是起源于骨内的软骨瘤的良性变异型（13）。它可以发生于任何从软骨发育来的骨组织。肿物通常较小且无明显症状，但是偶尔也可较大并且出现临床症状。

后天性的眼眶软骨肿瘤可为良性（软骨瘤），也可为恶性（软骨肉瘤）（5）。上斜肌的滑车结构是唯一存在于眼眶中的正常软骨组织。起源于滑车成熟软骨的良性肿瘤称为真性眼眶软骨瘤。而起源于原始间质细胞定向分化为成熟软骨的肿瘤，称之为软骨性错构瘤较为准确。无论是真性软骨瘤还是软骨性错构瘤，在眼眶中均为罕见。目前，在我们的病例档案中并没有真性眼眶软骨瘤的病例（1）。

在某些特定的综合征中，多发性内生软骨瘤（内生软骨瘤病）可累及眶骨。有相关报道表明 Ollier 病就为其中一种综合征，该病特征为好发生于长骨的软骨肿瘤（11）。此外，在 Maffucci 综合征中也可见到，该综合征是一种特发性的先天性疾病，特点是多发的内生性软骨瘤以及软组织血管瘤（12）。曾有文献报道过一例 Maffucci 综合征的患者，该患者同时患有双侧眼眶内多发性海绵状血管瘤（12）。此外，软骨瘤也可能恶变成软骨肉瘤（11）。

临床特征

软骨性错构瘤作为一种局限性的眶部肿瘤可发生在儿童。真性软骨瘤多发生在成年人，多表现为眼眶鼻上象限缓慢增大的坚硬肿物，对应于滑车所在区域（9）。肿瘤可能损害上斜肌的功能，手术切除肿瘤时也需要考虑到这一点。

诊断

由于眼眶软骨瘤的病例实在太少，因此缺乏有意义的影像学信息，不过可以推测该肿瘤应表现为一眼眶内骨性的局限性肿物。

组织病理

在显微镜下，软骨瘤由分化良好的透明软骨组成。表现为轻度的核异型性，注意不要与软骨肉瘤相混淆（4~6）。内生软骨瘤表现为少细胞的软骨小叶，有板层骨包绕周围（13）。

治疗方法

由于原发性眼眶软骨瘤表现为慢性进展的局限性病变，可根据患者的症状进行观察或切除活检。手术路径根据肿瘤的位置不同而异。但是起源于滑车的典型的鼻上方前部的肿瘤应该进行鼻上方的眶切开术，根据临床及影像学表现选择经结膜、皮肤或经鼻内窥镜入路方式。

Selected References

Reviews

1. Shields JA, Shields CL, Scartozzi R. Survey of 1264 patients with orbital tumors and simulating lesions: the 2002 Montgomery Lecture, part 1. *Ophthalmology* 2004;111: 997–1008.
2. Shields JA, Bakewell B, Augsburger JJ, et al. Classification and incidence of space-occupying lesions of the orbit. A survey of 645 biopsies. *Arch Ophthalmol* 1984;102: 1606–1611.
3. Shields JA, Bakewell B, Augsburger JJ, et al. Space-occupying orbital masses in children: A review of 250 consecutive biopsies. *Ophthalmology* 1986;93:379–384.
4. Fu YS, Perzin KH. Non-epithelial tumors of the nasal cavity, paranasal sinuses, and nasopharynx: a clinicopathologic study. II. Osseous and fibro-osseous lesions, including osteoma, fibrous dysplasia, ossifying fibroma, osteoblastoma, giant cell tumor, and osteosarcoma. *Cancer* 1974;33:1289–1305.
5. Selva D, White VA, O'Connell JX, et al. Primary bone tumors of the orbit. *Surv Ophthalmol* 2004;49:328–342.
6. Steffner R. Benign bone tumors. *Cancer Treat Res* 2014;162:31–63.

Histopathology

7. Blodi FC. Pathology of orbital bones. The XXXII Edward Jackson Memorial Lecture. *Am J Ophthalmol* 1976;81:1–26.

Case Reports

8. Bowen JH, Christensen FH, Klintworth GK, et al. A clinicopathologic study of a cartilaginous hamartoma of the orbit. A rare cause of proptosis. *Ophthalmology* 1981; 88:1356–1360.
9. Jepson CN, Wetzig PC. Pure chondroma of the trochlea. *Surv Ophthalmol* 1966;11:656–659.
10. Pasternak S, O'Connell JX, Verchere C, et al. Enchondroma of the orbit. *Am J Ophthalmol* 1996;122:444–445.
11. DeLaey JJ, DeSchryver A, Kluyskens P, et al. Orbital involvement in Ollier's disease (multiple enchondromatosis). *Int Ophthalmol* 1982;5:149–154.
12. Johnson TE, Nasr AM, Nalbandian RM, et al. Enchondromatosis and hemangioma (Maffucci's syndrome) with orbital involvement. *Am J Ophthalmol* 1990;110: 153–159.
13. Harrison A, Loftus S, Pambuccian S. Orbital chondroma. *Ophthal Plast Reconstr Surg* 2006;22:484–485.

● 眼眶软骨瘤

眼眶软骨瘤非常罕见,在眼肿瘤科档案中并没有相关病例的记录。我们引用一例已发表的病例进行图示说明。
Harrison A, Loftus S, Pambuccian S. Orbital Chondroma. Ophthal Plast Reconstr Surg 2006; 22: 484–485.

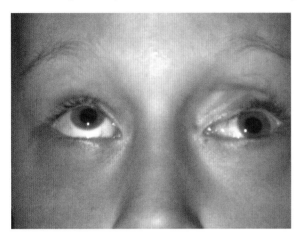

图 33.49　患儿男性,9 岁,外观像显示左侧眼眶有一无痛性的皮下肿物。左眼向上注视受限

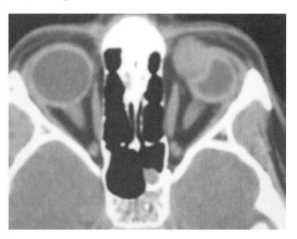

图 33.50　轴位 CT 可见左眼眶鼻上方边界清晰的肿物,并造成眼球移位

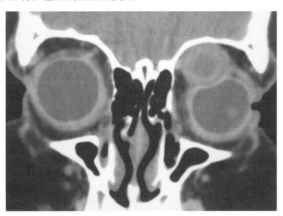

图 33.51　同一病变冠状位 CT 检查所见

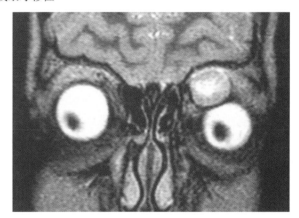

图 33.52　MRI 冠状位 T2 加权像检查可见肿物为囊性,中心为低信号(图实为高信号,译者注)。手术完整切除病灶

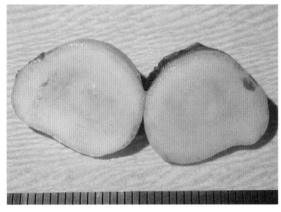

图 33.53　肿物切面的大体观,可见白色的外层以及黄色无血管的中心

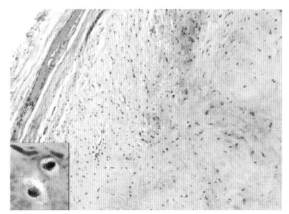

图 33.54　组织病理学检查可见良性的、分化良好的软骨,周围有成熟结缔组织的包囊(左上方)(HE × 100)插图可见单核的软骨细胞稀疏分散在病灶中(HE × 100)

眼眶软骨肉瘤

概述

软骨肉瘤是一种由未分化软骨细胞组成的肿瘤。多发生在长骨,偶可见于眼眶区域(1~23)。有三种类型的软骨肉瘤可累及眼眶,包括标准型、骨外间叶型以及放疗诱发型(6)。所有的类型几乎都是从鼻旁窦和鼻腔的原发部位侵入眼眶。低分化的软骨肉瘤也可发生于多发性内生软骨瘤病(Ollier病),发生在眶周区域。放疗诱发型可发生于遗传性视网膜母细胞瘤放疗后(13)。

眼眶最常见的原发性软骨肉瘤的种类为间叶型软骨肉瘤。它可起源于骨或骨外软组织,可能发源于向软骨分化的原始间质组织。肿瘤多发生于年轻女性。多数关于软骨肉瘤的讨论均是有关骨外间叶这种类型的,该类型也是所报道过的眼眶软骨肉瘤中最常见的类型。

临床特征

眼眶软骨肉瘤多发生于青年人,造成眼球突出以及眼球移位。也可发生在儿童,多发生于下方结膜,是一种侵袭性的先天性的病变(11)。眼眶的骨外间叶型软骨肉瘤具有高度侵袭性,可侵及颅腔。

诊断

间叶型软骨肉瘤的眼眶CT检查可见边界清晰的肿物,伴有多发性的细小或较粗的钙化灶,并有中度程度的增强(7)。MRI检查中,非钙化的区域在T1加权像显示与灰质相同强度的信号,或低于灰质强度的信号,在T2加权像与灰质信号强度相同(8)。

组织病理

间叶型软骨肉瘤由低分化的间叶组织组成,其中有分化良好的软骨细胞岛(4~6,9)。免疫组织化学检查结果各异,但是大多数肿瘤波形蛋白(vimentin)和S-100蛋白免疫反应阳性。

治疗方法

眼眶软骨肉瘤最好的治疗方式为完整的手术切除,一些晚期病变可能需要进行眼眶内容摘除术。有学者提倡进行激进性的化疗以及放疗从而避免眼眶内容摘除术。肿瘤的预后一般很差,但是观察发现发生于婴幼儿年龄组的软骨肉瘤预后较好(6)。一般认为发生于眼眶的骨外间叶型软骨肉瘤较发生于身体其他部位的软骨肉瘤预后要好。

Selected References

Reviews

1. Shields JA, Shields CL, Scartozzi R. Survey of 1264 patients with orbital tumors and simulating lesions: the 2002 Montgomery Lecture, part 1. *Ophthalmology* 2004;111:997–1008.
2. Shields JA, Bakewell B, Augsburger JJ, et al. Classification and incidence of space-occupying lesions of the orbit. A survey of 645 biopsies. *Arch Ophthalmol* 1984;102:1606–1611.
3. Shields JA, Bakewell B, Augsburger JJ, et al. Space-occupying orbital masses in children: A review of 250 consecutive biopsies. *Ophthalmology* 1986;93:379–384.
4. Fu YS, Perzin KH. Non-epithelial tumors of the nasal cavity, paranasal sinuses, and nasopharynx: a clinicopathologic study. II. Osseous and fibro-osseous lesions, including osteoma, fibrous dysplasia, ossifying fibroma, osteoblastoma, giant cell tumor, and osteosarcoma. *Cancer* 1974;33:1289–1305.
5. Selva D, White VA, O'Connell JX, et al. Primary bone tumors of the orbit. *Surv Ophthalmol* 2004;49:328–342.
6. Gadwal SR, Fanburg-Smith JC, Gannon FH, et al. Primary chondrosarcoma of the head and neck in pediatric patients: a clinicopathologic study of 14 cases with a review of the literature. *Cancer* 2000;88:2181–2188.

Imaging

7. Font RL, Ray R, Mazow ML, et al. Mesenchymal chondrosarcoma of the orbit: a unique radiologic-pathologic correlation. *Ophthal Plast Reconstr Surg* 2009;25:219–222.
8. Shinaver CN, Mafee MF, Choi KH. MRI of mesenchymal chondrosarcoma of the orbit: case report and review of the literature. *Neuroradiology* 1997;39:296–301.

Histopathology

9. Guccion JG, Font RL, Enzinger FM, et al. Extraskeletal mesenchymal chondrosarcoma. *Arch Pathol* 1973;95:336–340.

Case Reports

10. Jacobs JL, Merriam JC, Chadburn A, et al. Mesenchymal chondrosarcoma of the orbit. Report of three new cases and review of the literature. *Cancer* 1994;73:399–405.
11. Tuncer S, Kebudi R, Peksayar G, et al. Congenital mesenchymal chondrosarcoma of the orbit: case report and review of the literature. *Ophthalmology* 2004;111:1016–1022.
12. Kashyap S, Sen S, Betharia SM, et al. Mesenchymal chondrosarcoma of the orbit: a clinicopathological study. *Orbit* 2001;20:63–67.
13. Abramson DH, Ronner H, Ellsworth RM. Second tumors in non-irradiated bilateral retinoblastoma. *Am J Ophthalmol* 1979;84:624–627.
14. Bagchi M, Husain N, Goel MM, et al. Extraskeletal mesenchymal chondrosarcoma of the orbit. *Cancer* 1993;72:2224–2226.
15. Lauer SA, Friedland S, Goodrich JT, et al. Mesenchymal chondrosarcoma with secondary orbital invasion. *Ophthal Plast Reconstr Surg* 1995;11:182–186.
16. De Laey JJ, De Schryver A, Kluyskens P, et al. Orbital involvement in Ollier's disease (multiple enchondromatosis). *Int Ophthalmol* 1982;5:149–154.
17. Kiratli H, Dikmetaş O, Tarlan B, et al. Orbital chondrosarcoma arising from paranasal sinuses. *Int Ophthalmol* 2013;33:403–407.
18. Herrera A, Ortega C, Reyes G, et al. Primary orbital mesenchymal chondrosarcoma: case report and review of the literature. *Case Rep Med* 2012;2012:292147.
19. Patel R, Mukherjee B. Mesenchymal chondrosarcoma of the orbit. *Orbit* 2012;31:126–128.
20. Kaur A, Kishore P, Agrawal A, et al. Mesenchymal chondrosarcoma of the orbit: a report of two cases and review of the literature. *Orbit* 2008;27:63–67.
21. Odashiro AN, Leite LV, Oliveira RS, et al. Primary orbital mesenchymal chondrosarcoma: a case report and literature review. *Int Ophthalmol* 2009;29:173–177.
22. Angotti-Neto H, Cunha LP, Oliveira AV, et al. Mesenchymal chondrosarcoma of the orbit. *Ophthal Plast Reconstr Surg* 2006;22:378–382.
23. Bagchi M, Husain N, Goel MM, et al. Extraskeletal mesenchymal chondrosarcoma of the orbit. *Cancer* 1993;72:2224–2226.

眼眶软骨肉瘤

De Laey JJ, De Schryver A, Kluyskens P, et al. Orbital involvement in Ollier disease (multiple enchondromatosis).Int Ophthalmol 1982; 5：149-154.

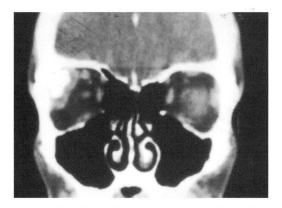

图 33.55　患者男性，21 岁，CT 冠状位可见颞上方的眶内肿物。注意肿物由骨质和软组织成分组成

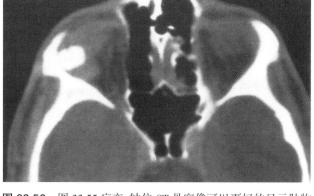

图 33.56　图 33.55 病变，轴位 CT 骨窗像可以更好的显示肿物内的骨性密度

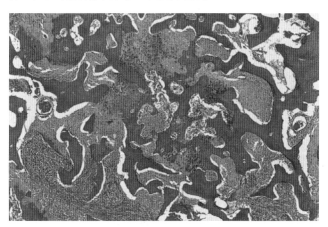

图 33.57　组织病理学检查可见骨针和结缔组织，其他区域可见更为明确的软骨（HE×80）

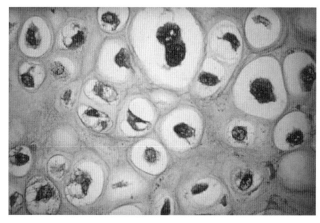

图 33.58　家族性视网膜母细胞瘤患儿，经放疗后继发眼眶软骨肉瘤，显微镜下可见恶性成软骨细胞（HE×250）

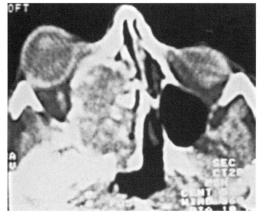

图 33.59　患者女性，52 岁，软骨肉瘤并发 Ollier 病，轴位 CT 可见累及鼻部和眼眶鼻侧的肿物（J. J De Laey, MD 供图）

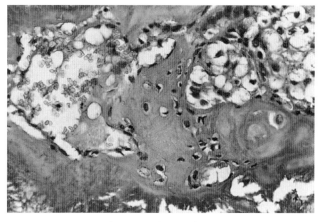

图 33.60　图 33.59 病变组织病理学检查，可见分化良好的软骨肉瘤（HE×75）（J. J De Laey, MD 供图）

● 年轻女性软骨肉瘤一例

　　眼眶软骨肉瘤多发生于年轻患者,尤其是年轻女性。以下我们将展示一个病例,虽然患者仅表现为轻度的眼球突出,但是为使病情得到完全控制,进行了眶内容摘除术。

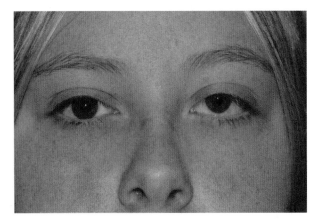

图33.61　年轻女性患者面部外观像,示左眼轻度眼球突出

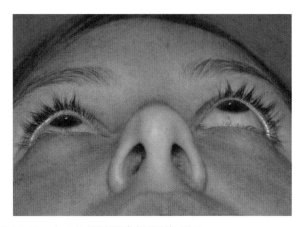

图33.62　向上注视时眼球突出更加明显

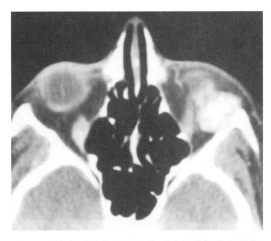

图33.63　CT检查可见临近眼眶外下壁部分钙化的肿物

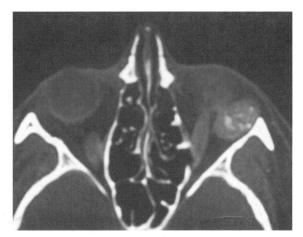

图33.64　CT检查(骨窗像)可见肿物内"爆米花"样钙化斑。这种"爆米花"样钙化斑可见于75%的软骨肉瘤患者

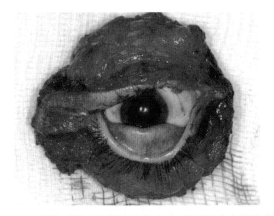

图33.65　活检后明确诊断为软骨肉瘤,进行眶内容摘除术

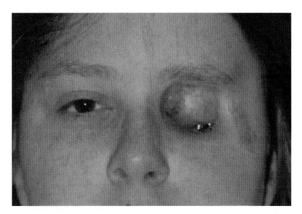

图33.66　眶内容摘除后眶窝愈合良好。患者有磁性假体。眶窝下壁可见经皮的磁性金属物体

（陈菲　姜利斌　译）

第 34 章

眼眶脂肪瘤及黏液瘤

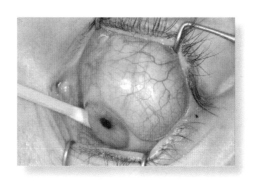

概述

在中老年人群中,常因为眶隔的力量减弱使得眶脂肪向前移位而形成"眼袋";这一情况基本无需纳入眶部肿瘤的鉴别诊断中,不再赘述。我们将讨论与眼眶或结膜肿物相似的另一种临床表现,即眶脂肪脱垂。

眶脂肪脱垂并不是真正的肿瘤,而是眶脂肪通过 Tenon 囊的薄弱区向前走行至穹隆结膜而形成的突出物(1~9)。由于经常将此类病灶误诊为皮样脂肪瘤、淋巴瘤或泪腺上皮性肿瘤,所以在此对其进行详细阐述。在作者 1264 例眼眶占位性病变的系列研究中,有 30 例眶脂肪脱垂患者转诊到肿瘤科,占脂肪细胞性或黏液相关性肿物的 47%,占所有眼眶肿物的 2%(1)。在作者 1643 例结膜肿物的系列研究中,有 20 例(1%)结膜肿物患者实际为眶脂肪脱垂,而在初步诊断为脂肪瘤的 23 例患者中,此眶脂肪脱垂比例为 87%(4)。实际上,临床实践中眶脂肪脱垂至结膜囊的发生率高于上述比例,因为上述研究报道中涵盖的仅是较为严重的病例,因这些病例疑似肿瘤而转诊。然而,文献中却鲜有关于眶脂肪脱垂诊断及治疗方面的报道(5~9)。

临床特征

眶脂肪脱垂的发生无明显性别差异,但肥胖的老年男性更为多见(5)。临床可见肿物呈黄色,质软,大部分发生于颞上方穹隆结膜,颞下象限次之。裂隙灯显微镜下可见病变表面覆盖有正常结膜及薄的 Tenon 囊筋膜组织,肿物内可见亮黄色的脂肪颗粒。临床上,眶脂肪脱垂常与皮样脂肪瘤相混淆,故有必要重点阐述其区别。脂肪脱垂多见于老年人,常为双眼受累;肿物可压缩性强,隆起的更高,可透见其内脂肪颗粒且无毛发,肿物的前缘多向前突出。相反,皮样脂肪瘤则多发生于儿童时期,常为单侧;瘤体不可压缩而形状多固定,呈灰粉色,裂隙灯下常可见到细的白色毛发;瘤体前界多呈凹面,且多平行于角巩膜缘。皮样脂肪瘤可与 Goldenhar 综合征有关。结膜淋巴瘤或眼眶淋巴瘤同样需要与眶脂肪脱垂进行鉴别(1,4)。由于多为双眼受累,虽然双眼病情可能不对称,但当怀疑眶脂肪脱垂诊断时,检查对侧眼则尤为重要。

眶脂肪脱垂

诊断

CT 和 MRI 显示病灶与脂肪显影一致,且与后部眶脂肪相连续(7)。

组织病理

组织病理学显示,眶脂肪脱垂组织由正常的眼眶脂肪细胞组成。少数情况下,一些不熟悉该病的病理学者可能会因为一些可疑花环样聚集的脂肪细胞,而诊断为单纯脂肪瘤或多形性脂肪瘤。

治疗方法

大多数情况下,眶脂肪脱垂无需特殊治疗,只需定期复查即可。仅当脱垂组织体积较大,并出现眼部不适感、眼干或影响美观时,可进行手术切除。经结膜/Tenon 筋膜切口暴露脂肪小叶,止血钳加持在暴露脂肪的后部,自加持处将脂肪组织切除,烧灼后断端残余脂肪组织将回退至眼眶中(1,2)。缝合时,可使用可吸收线进行连续或间断缝合,注意将 Tenon 筋膜与结膜分层缝合,牢固地封闭脂肪组织,并最终形成纤维组织"束带"防止复发。若初次手术缝合牢靠,则很少复发。

Selected References

Reviews

1. Shields JA, Shields CL, Scartozzi R. Survey of 1264 patients with orbital tumors and simulating lesions: the 2002 Montgomery Lecture, part 1. *Ophthalmology* 2004;111:997–1008.
2. Shields JA, Bakewell B, Augsburger DG, et al. Classification and incidence of space-occupying lesions of the orbit. A survey of 645 biopsies. *Arch Ophthalmol* 1984;102:1606–1611.
3. Shields JA, Bakewell B, Augsburger DG, et al. Space-occupying orbital masses in children. A review of 250 consecutive biopsies. *Ophthalmology* 1986;93:379–384.
4. Shields CL, Demirci H, Karatza E, et al. Clinical survey of 1643 melanocytic and nonmelanocytic tumors of the conjunctiva. *Ophthalmology* 2004;111:1747–1754.
5. McNab AA. Subconjunctival fat prolapse. *Aust N Z J Ophthalmol* 1999;27:33–36.
6. Kim YD, Goldberg RA. Orbital fat prolapse and dermolipoma: two distinct entities. *Korean J Ophthalmol* 1994;8:42–43.

Imaging

7. Kim E, Kim HJ, Kim YD, et al. Subconjunctival fat prolapse and dermolipoma of the orbit: differentiation on CT and MR imaging. *AJNR Am J Neuroradiol* 2011;32:465–467.

Management

8. Schwarz F, Randall P. Conjunctival incision for herniated orbital fat. *Ophthalmic Surg* 1980;11:276–279.

Case Reports

9. Jordan DR, Tse DT. Herniated orbital fat. *Can J Ophthalmol* 1987;22:173–177.

● 眶脂肪脱垂

在大多数情况下,眶脂肪脱垂为双侧发生并且相当对称。双侧发病这一特点可以帮助与大部分肿瘤进行鉴别,后者一般为单侧发病。眼眶 – 结膜淋巴瘤可致双眼发病,但双眼病变极少对称,且该肿瘤多呈粉色,而非黄色。

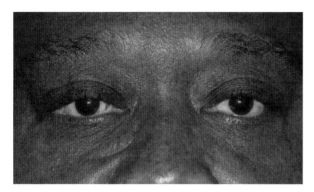

图 34.1　老年男性患者,非洲裔美国籍,面部外观像,可见外眦部黄粉色的结膜肿物

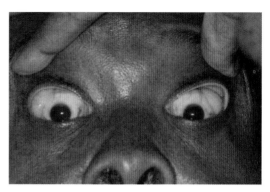

图 34.2　同一病例,将双眼上睑提起,可见双侧隆起的黄粉色肿物

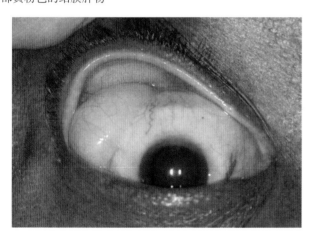

图 34.3　图 34.2 病例,右眼颞上方肿物特写,肿物内可见亮黄色的脂肪,有时可看到亮晶晶的胆固醇结晶

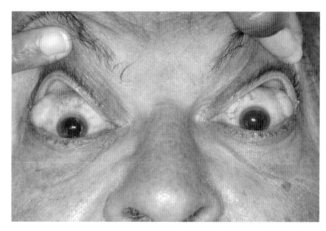

图 34.4　老年男性患者,白种人,双眼颞上方可见类似肿物。将上睑提起可更好的暴露病灶

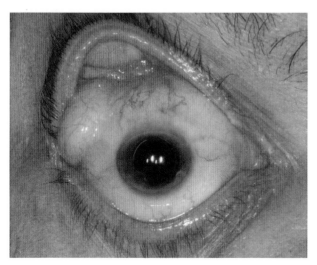

图 34.5　图 34.4 病例,右眼肿物特写

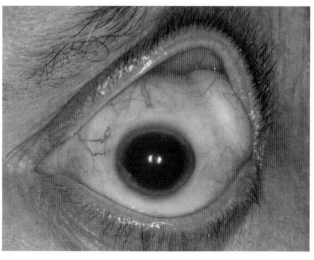

图 34.6　图 34.4 病例,左眼可见类似病灶,但不如右眼明显

● 眶脂肪脱垂

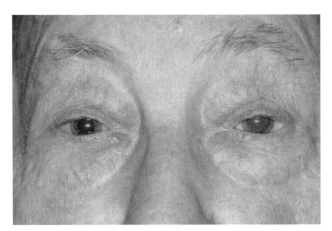

图 34.7　老年男性患者,面部外观像,可见双眼因眶脂肪脱垂而导致的皮下有波动性的肿物

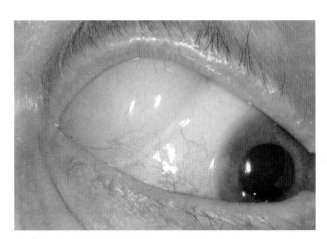

图 34.8　图 34.7 病例,右眼黄色病灶特写

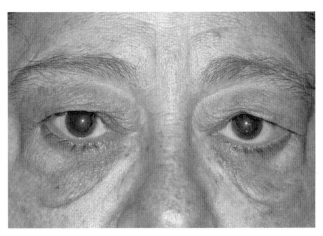

图 34.9　老年男性患者,双眼皮下脂肪脱垂,同图 34.7 病例相似。注意下睑同样存在因脂肪脱垂而导致的突出

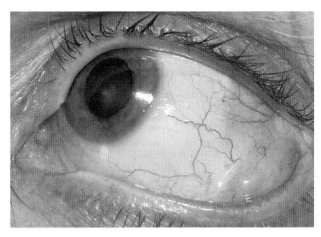

图 34.10　患者女性,71 岁,颞下眶脂肪脱垂。颞下方的病灶较颞上方要少见些

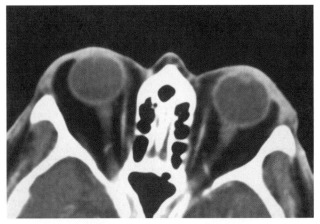

图 34.11　CT 可见双侧眶脂肪脱垂,右侧较为明显(图片中为左侧)。其中,黑色区域为脂肪影,自穹隆结膜延伸到眼眶,无法与眶脂肪区分开来

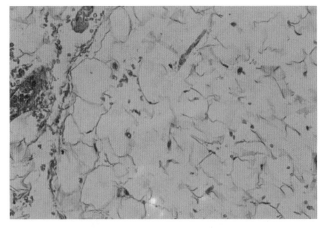

图 34.12　疝出眶脂肪的病理图片,同正常脂肪无差别(HE × 50)

● 眶脂肪脱垂：临床特点、CT 表现和手术方式

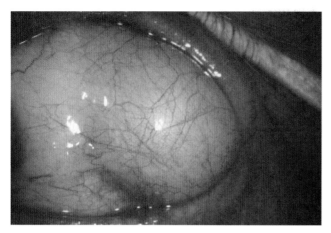

图 34.13　左眼颞上方脱出的眼眶脂肪。病灶逐渐明显，患者要求手术切除

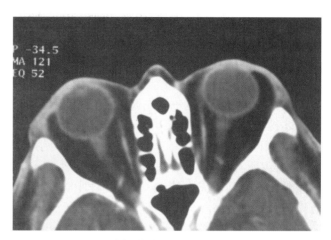

图 34.14　图 34.13 病例，轴位 CT 示左眼眶脂肪脱垂更为显著

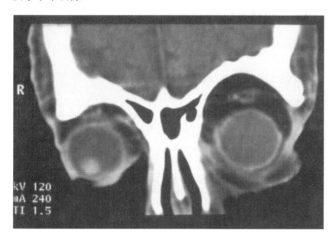

图 34.15　图 34.13 病例，经病灶前部的冠状位 CT，可见左眼眶内大量的脂肪

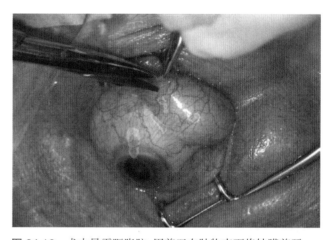

图 34.16　术中暴露眶脂肪，用剪刀在肿物表面将结膜剪开

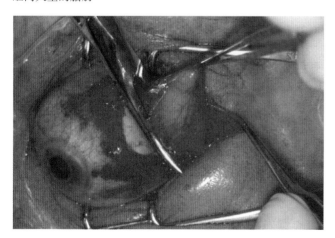

图 34.17　经结膜切口暴露脂肪后，用钝头颞提起脱垂脂肪。使用止血钳在眼眶前部将其夹住，用剪刀把止血钳前部的脂肪剪除，而后将止血钳松开，眶脂肪回退入眼眶内

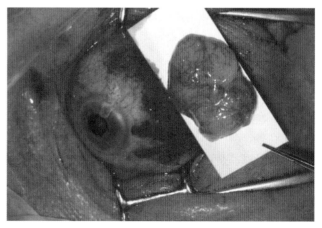

图 34.18　将剪除的组织放置在纸片上，送病理。7-0 可吸收线将结膜切口连续缝合；加压包扎。残余出血可在几日内吸收

眼眶/结膜皮样脂肪瘤

概述

皮样脂肪瘤（脂质皮样囊肿）是一种迷芽瘤，常发生在眼眶及结膜（1~17）。此内容在结膜肿瘤中也有阐述。皮样脂肪瘤是一种先天性疾病，但通常于青年时才被发现，有些病例甚至终生未被察觉。在作者1264例眼眶占位性病变的系列研究中，有31例皮样脂肪瘤，占所有眼眶肿物的3%（1）。在作者1643例结膜肿物的系列研究中，有23例为皮样脂肪瘤，占所有结膜肿物的1%，占结膜迷芽瘤的58%（4）。

临床特征

眼眶/结膜皮样脂肪瘤表现为中度隆起的质硬、无蒂、浅粉色至黄色肿物，通常在颞上方穹隆结膜处可窥见肿瘤的前部。通过裂隙灯生物显微镜可以很清楚地观察到肿物表面有细小的毛发生长。尽管可以在肿物内观察到黄色的脂肪颗粒，但并不如眶脂肪疝表现明显。肿瘤向前生长几乎可到达角膜缘，一些患者甚至会因为隆起的病灶遮挡而出现视野缺损的主诉。该肿瘤偶尔可双侧发生，但病变多不对称。该病通常无临床症状，一般为患者自己发现或在常规体检时由医生发现。肿物可引起轻微的眼部刺激或异物感。病变通常呈静止状态，多年后可能会有轻度的变大，但一般为非大块性肿物。该病无性别及种族差异。皮样脂肪瘤与皮样肿瘤一样，有时与特定的系统综合征有关，例如Goldenhar综合征、皮脂腺痣综合征、颌面部骨发育不全综合征等（8~10）。

诊断

通过外部检查可以明显观察到眼眶皮样脂肪瘤病灶，故不难做出诊断。对于较大的病变，眼眶CT及MRI可辅助显示病变向后方的侵袭范围（11）。通过以上辅助检查可见局限性的椭圆形或细长形病灶向眼眶颞上方延伸，与泪腺及眶内脂肪关系密切。该肿物表现为实质性病变，而非囊性。与眶内脂肪相似，存在信号衰减。

组织病理及发病机制

在组织病理学上，皮样脂肪瘤被覆复层鳞状上皮，部分角化，上皮下为胶原纤维层。肿瘤深层常含有成熟脂肪，但非主要组成部分。另外偶尔可见毛囊皮脂腺成分。当皮样脂肪瘤中含有软骨和腺泡时，称为复合迷芽瘤，并且可能是器官样痣综合征的表现（9）。

治疗方法

大部分皮样脂肪瘤可选择观察，患者应注意定期复查并评估有无恶变可能。肿物较大、影响外观者可以通过结膜切口入路将肿物切除，其手术方式同眶脂肪脱垂切除术。一些病例中，手术切除需要更加谨慎，只需切除肿物的前部及结膜下部分，而不切除眼眶部分，从而避免对泪腺、提上睑肌、外直肌及其他眼眶结构的损伤（12~15）。该病的视力预后很好，无生命威胁。该肿物为良性，而且目前无恶变报道。

Selected References

Reviews

1. Shields JA, Shields CL, Scartozzi R. Survey of 1264 patients with orbital tumors and simulating lesions: the 2002 Montgomery Lecture, part 1. *Ophthalmology* 2004;111: 997–1008.
2. Shields JA, Bakewell B, Augsburger DG, et al. Classification and incidence of space-occupying lesions of the orbit. A survey of 645 biopsies. *Arch Ophthalmol* 1984;102: 1606–1611.
3. Shields JA, Bakewell B, Augsburger DG, et al. Space-occupying orbital masses in children. A review of 250 consecutive biopsies. *Ophthalmology* 1986;93:379–384.
4. Shields CL, Demirci H, Karatza E, et al. Clinical survey of 1643 melanocytic and nonmelanocytic tumors of the conjunctiva. *Ophthalmology* 2004;111:1747–1754.
5. Shields CL, Shields JA. Tumors of the conjunctiva and cornea. *Surv Ophthalmol* 2004; 49:3–24.
6. McNab AA. Subconjunctival fat prolapse. *Aust N Z J Ophthalmol* 1999;27:33–36.
7. Kim YD, Goldberg RA. Orbital fat prolapse and dermolipoma: two distinct entities. *Korean J Ophthalmol* 1994;8:42–43.
8. Khong JJ, Hardy TG, McNab AA. Prevalence of oculo-auriculo-vertebral spectrum in dermolipoma. *Ophthalmology* 2013;120:1529–1532.
9. Shields JA, Shields CL, Eagle RC Jr, et al. Ocular manifestations of the organoid nevus syndrome. *Ophthalmology* 1997;104:549–557.
10. Tranos L. Mandibulofacial dysostosis associated with dermolipoma of the conjunctiva. *Am J Ophthalmol* 1954;37:354–359.

Imaging

11. Kim E, Kim HJ, Kim YD, et al. Subconjunctival fat prolapse and dermolipoma of the orbit: differentiation on CT and MR imaging. *AJNR Am J Neuroradiol* 2011;32: 465–467.

Management

12. McNab AA, Wright JE, Caswell AG. Clinical features and surgical management of dermolipoma. *Aust N Z J Ophthalmol* 1990;18:159–162.
13. Fry CL, Leone CR Jr. Safe management of dermolipomas. *Arch Ophthalmol* 1994; 112:1114–1116.
14. Sa HS, Kim HK, Shin JH, et al. Dermolipoma surgery with rotational conjunctival flaps. *Acta Ophthalmol* 2012;90:86–90.
15. Paris GL, Beard C. Blepharoptosis following dermolipoma surgery. *Ann Ophthalmol* 1973;5:697–699.

Case Reports

16. Ziavras E, Farber MG, Diamond GR. A pedunculated lipodermoid in oculoauriculovertebral dysplasia. *Arch Ophthalmol* 1990;108:1032–1033.
17. Maeng HS, Lee LK, Woo KI, et al. A unique case of dermolipoma located in the lower eyelid. *Ophthal Plast Reconstr Surg* 2010;26:288–289.

● 眶/结膜皮样脂肪瘤：疾病谱及年龄分布

皮样脂肪瘤很可能是先天性的,但有些病例因肿物位置隐蔽,多年不被察觉。以下患者均无 Goldenhar 综合征相关诊断依据。

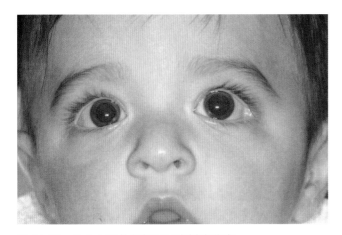

图 34.19　患儿左眼外眦部可见皮样脂肪瘤

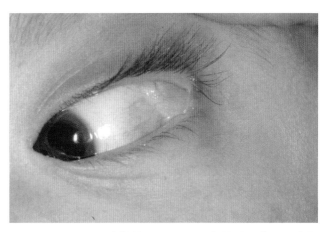

图 34.20　图 34.19 病例特写,可见颞上方结膜下典型的皮样脂肪瘤

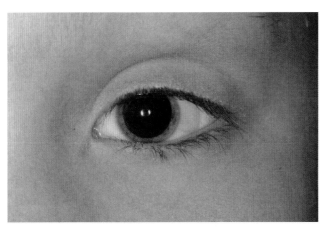

图 34.21　患儿 6 岁,左眼颞上方可见皮样脂肪瘤;虽然该肿物有可能在出生时即存在,但直到 6 岁才发现

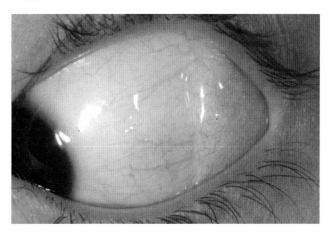

图 34.22　图 34.21 病例肿物特写

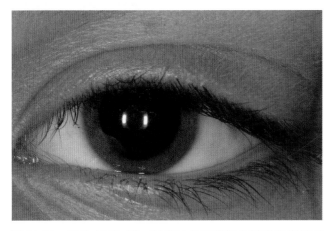

图 34.23　患儿 15 岁,第一眼位时左眼颞侧皮样脂肪瘤难以察觉

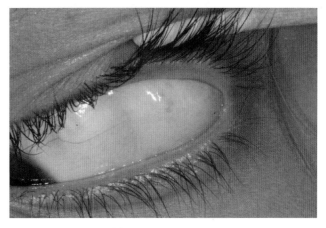

图 34.24　图 34.23 病例肿物特写,该肿物有可能在出生时即存在,但直到 15 岁时才被患儿及其父母注意到

● 眶 / 结膜皮样脂肪瘤:临床表现、计算机断层扫描及组织病理学特点

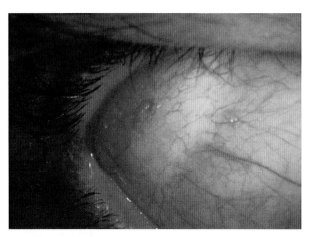

图 34.25　患者男性,19 岁,颞上方穹隆部可见眶结膜皮样脂肪瘤

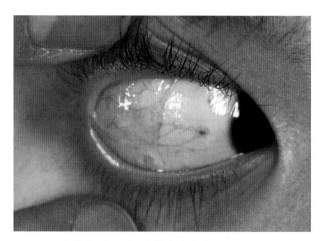

图 34.26　患儿女性,6 岁,皮样脂肪瘤表现为颞上方眶 - 结膜肿物,无 Goldenhar 综合征诊断依据(Norman Charles,MD 供图)

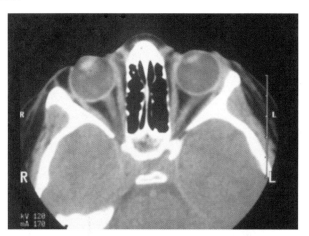

图 34.27　图 34.26 病例,CT 水平位显示右眼颞侧三角形病灶,其密度与眶脂肪相同(Norman Charles,MD 供图)

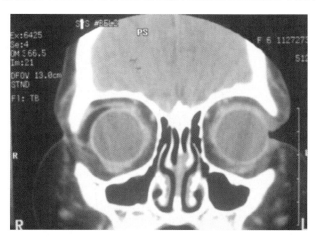

图 34.28　图 34.26 病例,CT 冠状位可见右眼球颞上方的同一病灶(Norman Charles,MD 供图)

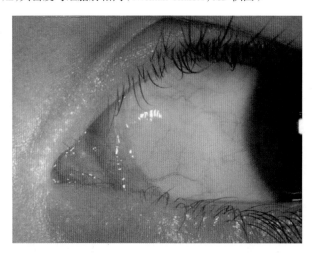

图 34.29　患儿 2 岁,Goldenhar 综合征,内眦部可见皮样脂肪瘤

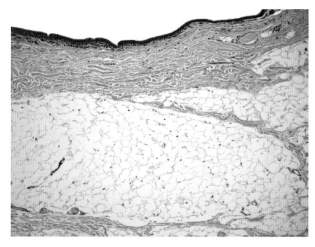

图 34.30　眶 / 结膜皮样脂肪瘤的组织病理学检查,可见上皮细胞、胶原组织及深层的脂肪组织(HE × 50)

● 眶 / 结膜皮样脂肪瘤：与 Goldenhar 综合征相关

　　普遍认为结膜 / 角膜皮样瘤与 Goldenhar 综合征具有相关性，而不太为人所知的是眶 / 结膜皮样脂肪瘤同样是 Goldenhar 综合征常见的临床表现之一。

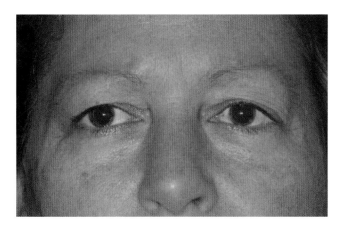

图 34.31　中年女性患者，左眼外眦部较小的皮样脂肪瘤

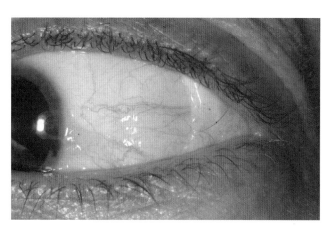

图 34.32　图 34.31 病例，向右注视时特写。注意病灶呈暗黄色，表面有明显的毛发生长

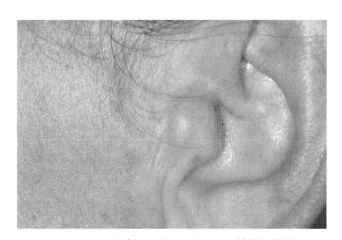

图 34.33　图 34.31 病例，左耳耳屏处可见一结节状附耳

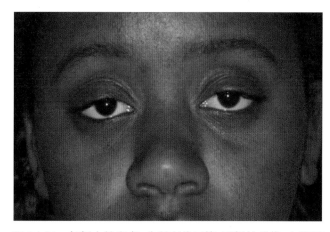

图 34.34　年轻女性患者，非洲裔美国籍，面部外观像，右眼下睑颞侧轻度隆起

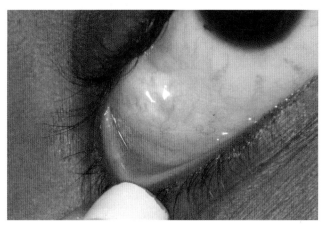

图 34.35　图 34.34 病例，下翻右眼下睑，可见一位置不典型的皮样脂肪瘤，大部分皮样脂肪瘤位于颞上方

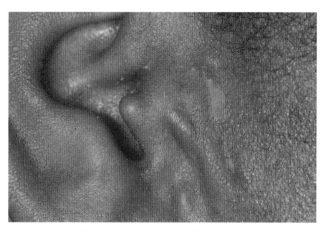

图 34.36　同图 34.34 病例，可见右耳结节状附耳

眶脂肪瘤及黏液瘤

眶脂肪瘤在临床上以及影像学上可能很难诊断,因为其病变组织和正常眶内脂肪混杂在一起,而且很难和眶脂肪脱垂区分。

概述

脂肪瘤,一种由脂肪组织构成的良性肿瘤,为最常见的间叶组织肿瘤(1)。常见于身体各部分的皮下组织,但眶内罕见(1~21)。在眼眶区域,部分诊断为眶脂肪瘤患者,在对可疑肿瘤进行眶内组织活检时,发现肿物实际上是眶脂肪疝或正常眶内脂肪。严格来说,真正意义上的眶脂肪瘤应表现为眶脂肪内边界清楚的肿物。在眶内已经发现脂肪瘤的其他变异形式,比如梭形细胞脂肪瘤(8,21)、血管脂肪瘤(9)、多形性脂肪瘤(10)以及肌脂肪瘤(16)。多形性脂肪瘤在临床表现上与眶脂肪疝非常相似。在作者报道的1264例眶内病变中,只有2例(<1%)诊断为眶脂肪瘤。

临床特征

眶脂肪瘤通常表现为眶内局限性肿物,与其他眼眶局限性肿瘤具有相似的临床症状和体征。

诊断

脂肪瘤CT和MRI可表现为非均质性肿物,也可与眶内脂肪表现类似。脂肪瘤在T1加权像上为高信号。脂肪瘤内含的血管成分越多,在增强影像上,较正常脂肪组织强化得更为明显。根据临床表现往往难以下诊断,脂肪瘤的确诊有赖于术后组织病理学检查。

组织病理

在组织病理学上,眶脂肪瘤由成熟的脂肪细胞组成,与正常脂肪细胞十分相似。但单纯的眶脂肪瘤是比较少见的且在显微镜下很难作出诊断,而脂肪瘤的一些变异类型则相对容易分辨。梭形细胞脂肪瘤表现为成熟的脂肪细胞散在地分布在良性梭形细胞之间(4~7,8,21)。多形性脂肪瘤可能是梭形细胞脂肪瘤

的多形性变异形式,特征性表现是散在的、古怪巨大的细胞,这些细胞常含多个花瓣状排列的深染的核,胞浆呈嗜酸性(10)。

治疗方法

眶脂肪瘤的治疗方法常采用手术将病灶完整切除。临床上较少下此诊断,处理方法一般与其他局限性的软组织肿物相同。极少病例可累及眶骨,此种情况下需连同受累骨质一并去除。预后一般很好。

Selected References

Reviews

1. Shields JA, Shields CL, Scartozzi R. Survey of 1264 patients with orbital tumors and simulating lesions: the 2002 Montgomery Lecture, part 1. *Ophthalmology* 2004;111:997–1008.
2. Shields JA, Bakewell B, Augsburger DG, et al. Classification and incidence of space-occupying lesions of the orbit. A survey of 645 biopsies. *Arch Ophthalmol* 1984;102:1606–1611.
3. Shields JA, Bakewell B, Augsburger DG, et al. Space-occupying orbital masses in children. A review of 250 consecutive biopsies. *Ophthalmology* 1986;93:379–384.

Histopathology

4. Johnson BL, Linn JG Jr. Spindle cell lipoma of the orbit. *Arch Ophthalmol* 1979;97:133–134.
5. Stiglmayer N, Jandrokovicc S, Miklicc P, et al. Atypical lipoma: well differentiated liposarcoma of the orbit with dedifferentiated areas. *Orbit* 2003;22:311–316.
6. Nagayama A, Miyamura N, Lu Z, et al. Light and electron microscopic findings in a patient with orbital myolipoma. *Graefes Arch Clin Exp Ophthalmol* 2003;241:773–776.
7. Jakobiec FA, Nguyen J, Bhat P, et al. MDM2-positive atypical lipomatous neoplasm/well-differentiated liposarcoma versus spindle cell lipoma of the orbit. *Ophthal Plast Reconstr Surg* 2010;26:413–415.

Case Reports

8. Bartley GB, Yeatts RP, Garrity JA, et al. Spindle cell lipoma of the orbit. *Am J Ophthalmol* 1985;100:605–609.
9. Feinfield RE, Hesse RJ, Scharfenberg JC. Orbital angiolipoma. *Arch Ophthalmol* 1988;106:1093–1095.
10. Daniel CS, Beaconsfield M, Rose GE, et al. Pleomorphic lipoma of the orbit: a case series and review of literature. *Ophthalmology* 2003;110:101–105.
11. Brown HH, Kersten RC, Kulwin DR. Lipomatous hamartoma of the orbit. *Arch Ophthalmol* 1991;109:240–243.
12. Miller MH, Yokoyama C, Wright JE, et al. An aggressive lipoblastic tumour in the orbit of a child. *Histopathology* 1990;17:141–145.
13. Ali SF, Farber M, Meyer DR. Fibrolipoma of the orbit. *Ophthal Plast Reconstr Surg* 2013;29:e79–e81.
14. Toledano Fernández N, Stoica BT, Genol Saavedra I, et al. Diplopia from pleomorphic lipoma of the orbit with lateral rectus muscle involvement. *Ophthal Plast Reconstr Surg* 2013;29:e53–e55.
15. Dutton JJ, Escaravage GK Jr, Fowler AM, et al. Lipoblastomatosis: case report and review of the literature. *Ophthal Plast Reconstr Surg* 2011;27:417–421.
16. Borrelli M, Buhlbuck D, Strehl A, et al. Leiomyolipoma of the orbit. *Ophthal Plast Reconstr Surg* 2012;28:e21–e23.
17. Nuruddin M, Osmani M, Mudhar HS, et al. Orbital lipofibromatosis in a child: a case report. *Orbit* 2010;29:360–362.
18. Kim MH, Sa HS, Woo K, et al. Fibrolipoma of the orbit. *Ophthal Plast Reconstr Surg* 2011;27:e16–e18.
19. Shah NB, Chang WY, White VA, et al. Orbital lipoma: 2 cases and review of literature. *Ophthal Plast Reconstr Surg* 2007;23:202–205.
20. Dutton JJ, Wright JD Jr. Intramuscular lipoma of the superior oblique muscle. *Orbit* 2006;25:227–233.
21. Mawn LA, Jordan DR, Olberg B. Spindle-cell lipoma of the preseptal eyelid. *Ophthal Plast Reconstr Surg* 1998;14:174–177.

● 眼眶多形性脂肪瘤：临床表现、磁共振成像及组织病理学表现

　　MRI 中，眼眶多形性脂肪瘤与正常眶内脂肪组织表现极为相似。图片展示的是一眼眶多形性脂肪瘤患者，表现为下睑软组织肿物。下图所示一典型病例。

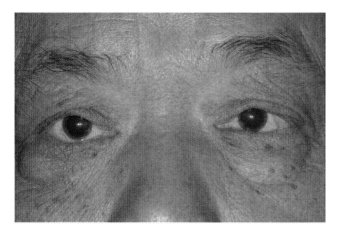

图 34.37　老年男性患者，外眦部结膜 / 眼眶肿物

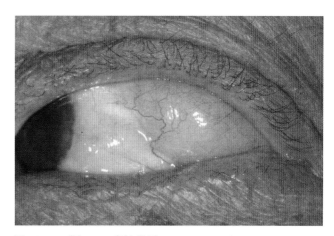

图 34.38　图 34.37 病灶特写

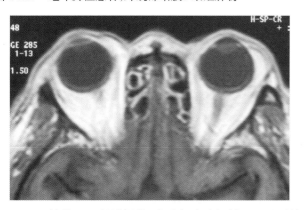

图 34.39　轴位 MRI 钆增强像，未进行脂肪抑制，于左眼颞侧几乎无法分辨出病灶所在（图像的右侧）

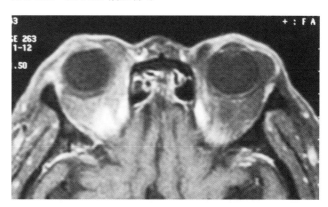

图 34.40　轴位 MRI 钆增强像，同时进行脂肪抑制，病灶呈低信号，可较好地分辨。通过手术完整切除肿物

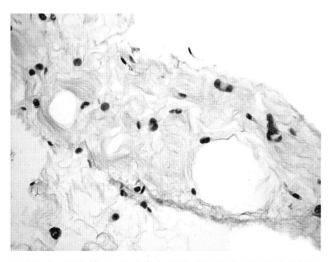

图 34.41　显微镜下，脂肪瘤内可见成熟脂肪细胞呈黏液样变性，嗜碱性的核散在分布（HE×100）

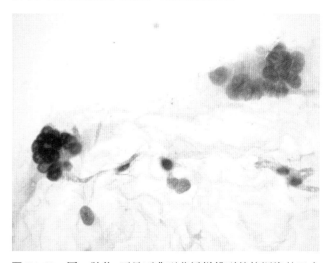

图 34.42　同一肿物，可见不典型花瓣样排列的核深染的巨大细胞，为多形性脂肪瘤的特征性表现（HE×250）

● 眼眶脂肪瘤：临床病理变异型

眼眶脂肪瘤可存在多种变异形式。以下举例为梭形细胞脂肪瘤、血管脂肪瘤及多形性脂肪瘤。另一个多形性脂肪瘤的病例收录在 *Atlas of Eyelid and Conjunctival Tumors* 中。

Bartley GB, Yeatts RP, Garrity JA, et al. Spindle cell lipoma of the orbit. Am J Ophthalmol 1985; 100: 605–609.

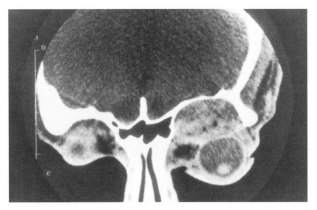

图 34.43　患者男性，27 岁，眼眶梭形细胞脂肪瘤 CT 冠状位成像，患者 7 年来左眼上睑进行性肿胀（Jean Campbell，MD 供图）

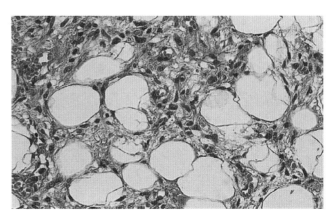

图 34.44　图 34.43 病例，组织病理学检查可见成熟的脂肪细胞及形态一致的梭形细胞（HE × 160）（R. Jean Campbell，MD 供图）

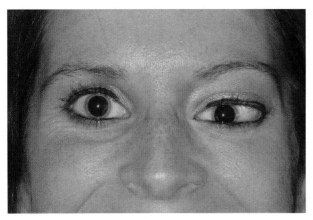

图 34.45　年轻女性患者，左眼球表面肿物向眶内扩张，使得眼球向下、向内移位

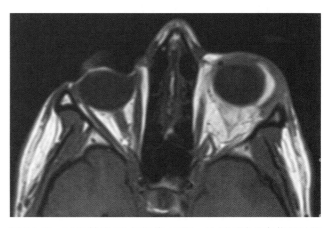

图 34.46　MRI 轴位 T1 加权像，可见一边界不清的高信号肿物充满整个眼眶，骑跨肌肉及视神经，并延伸至颞侧眼球表面

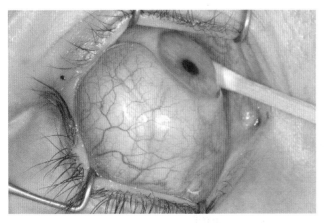

图 34.47　经结膜入路，将此巨大的眼眶肿物进行切除

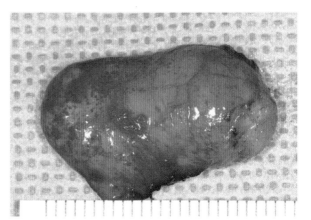

图 34.48　术中切除一分叶状脂肪肿物，病理检查证实为眼眶脂肪瘤

眼眶黏液瘤

概述

黏液瘤是一种少见的良性间叶性肿瘤,常累及四肢、皮肤、心脏和泌尿生殖系统的骨骼肌组织(1,2),眶内罕见。在作者报道的 1264 例眶部肿瘤中,未发现黏液瘤病例(1)。黏液瘤可以是 Carney 综合征、Mazabraud 综合征以及 McCune–Albright 综合征的表现之一。

全身的黏液瘤可以分为五种类型,包括肌内型(经典型)、皮肤型(浅表血管黏液瘤)、关节型、神经鞘型(神经鞘黏液瘤)以及侵袭性血管黏液瘤(2)。这一分类并不太适用于眶部肿瘤(2)。黏液瘤会产生大量富含透明质酸的黏多糖,但胶原蛋白较少。黏液瘤和血管黏液瘤起源于与成纤维细胞类似的细胞,有丝分裂活性较低。

临床特征

眼眶黏液瘤常表现为无痛性突眼。在少数已有的病例报道中,其累及眼眶的中后部(2~6)。外观上表现为局限性圆形软组织块或轮廓不清晰的肿物。

诊断

眼眶黏液瘤在影像学上表现为眼眶脂肪的浸润,可强化(2,6)。该病例报道较少,也无准确的特征性描述。

组织病理

黏液瘤的组织病理学表现为少细胞病灶,由稀疏的星形和梭形细胞组成,细胞核内及胞浆内可见小空泡形成(2~6)。有时也会出现巨噬细胞以及肥大细胞,血管比较稀疏。这些细胞由透明质酸和硫酸软骨素组成的嗜碱性黏液基质包围。这种基质在临床上表现极富有黏性。基质内为细纤维的网状纤维。肿瘤细胞行抗波形丝蛋白(vimentin)染色、CD34、XⅢa因子染色均为阳性反应。黏液瘤应和黏液样脂肪瘤、黏液纤维组织细胞瘤、黏液样胚胎性横纹肌肉瘤相鉴别。

治疗方法

治疗方法为手术完整切除病灶,术后多数病例不会复发(2)。如果诊断成立,病变较小且无临床症状的黏液瘤,可以与小的无症状的海绵状血管瘤一样,进行定期观察。但由于其有丝分裂周期较短,所以对化疗和放疗不敏感。

Selected References

Reviews

1. Shields JA, Shields CL, Scartozzi R. Survey of 1264 patients with orbital tumors and simulating lesions: The 2002 Montgomery Lecture, part 1. *Ophthalmology* 2004;111: 997–1008.
2. Hidayat AA, Flint A, Marentette L, et al. Myxomas and angiomyxomas of the orbit: a clinicopathologic study of 6 cases. *Ophthalmology* 2007;114:1012–1019.

Case Reports

3. Tawfik HA, Elraey HZ. Orbital myxoma: a case report. *Orbit* 2013;32:200–202.
4. Sánchez-Orgaz M, Grabowska A, Arbizu-Duralde A, et al. Orbital nerve sheath myxoma: a case report. *Ophthal Plast Reconstr Surg* 2011;27:e106–e108.
5. Candy EJ, Miller NR, Carson BS. Myxoma of bone involving the orbit. *Arch Ophthalmol* 1991;109:919–920.
6. Lieb WE, Goebel HH, Wallenfang T. Myxoma of the orbit: A clinicopathologic report. *Graefes Arch Clin Exp Ophthalmol* 1990;228:28–32.

● 眼眶黏液瘤

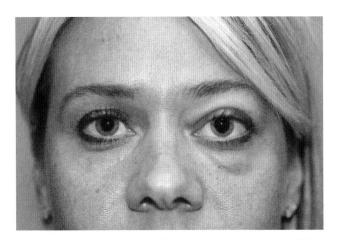

图 34.49　中年女性患者,左眼轻度突眼（Roger Turbin, MD 供图）

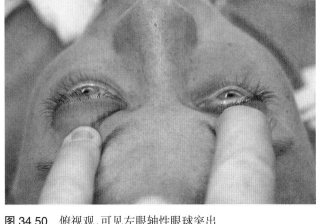

图 34.50　俯视观,可见左眼轴性眼球突出

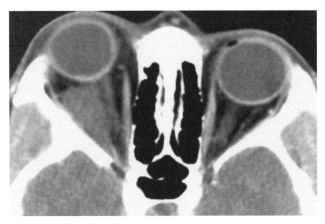

图 34.51　CT 显示左眼眶内肿物在肌锥内沿眶外壁走行

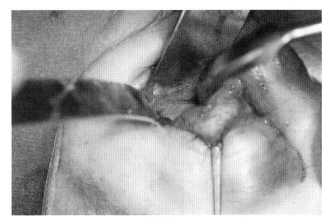

图 34.52　术中可见肿物在眼眶组织内边界不清

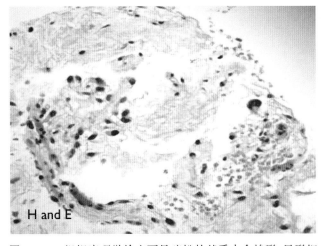

图 34.53　组织病理学检查可见疏松的基质内含梭形、星形细胞（HE×200）

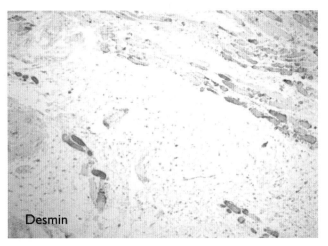

图 34.54　Desmin 进行肌肉染色。肿瘤内组织染色阴性,与黏液瘤表现一致。注意正常肌肉纤维染色呈阳性,作为自身对照

眶脂肪肉瘤

概述

脂肪肉瘤是一种脂肪组织的恶性肿瘤,是成人最常见的软组织肉瘤(1~18)。最常发生于大腿、腹膜后腔、腹股沟区,但其发生可有更广泛的分布。原发于眶部的较少,进展较慢,范围较局限,与眶部其他孤立肿瘤差异不大(1~5)。脂肪肉瘤较多起源于内直肌和外直肌(4~18)。眶脂肪肉瘤可发生于任何年龄,目前所报道的病例年龄范围是5~70岁。

临床特征

眶脂肪肉瘤常表现为突眼或眼球移位,临床上很难与大部分的良性或低度恶性肿瘤进行区分。

诊断

眼眶脂肪肉瘤的眶部 CT 和 MRI 无特异性表现,不同的病例因组织病理类型的不同,影像学表现各异。因为含有大量脂肪和黏液素,在 CT 上肿瘤表现为囊样外观(6)。MRI 的 T1 加权像中肿物为高信号影。

组织病理

显微镜下观察,可将脂肪肉瘤分为多种类型,包括高度分化型、黏液型、圆形细胞型以及多形性型。大多数眶脂肪肉瘤为高度分化型或黏液型脂肪肉瘤。细胞组成包括高度分化的梭形细胞、星形细胞、圆形成脂细胞,这些细胞悬在黏液性或富含黏多糖的基质内,有复杂的血管网穿插其中,后者使得眶脂肪肉瘤与血管稀疏的黏液瘤形成了鲜明对比。在最大的一组原发眶脂肪肉瘤病例中(7例),5例为高度分化,1例去分化,1例表现为多形性型(4)。脂肪瘤一般不会演变为脂肪肉瘤,但脂肪肉瘤可能由多能间充质细胞发展而来,后者有向脂肪细胞分化的能力。但脂肪瘤很少会通过去分化而变为低度恶性的脂肪肉瘤。这说明大部分眶脂肪肉瘤恶性程度较低,预后可以较好。

治疗方法

最佳治疗办法为手术彻底切除病灶。个别晚期病例可能需行眶内容摘除术。但目前治疗趋势为尽量避免行眶内容摘除术,而选择放射治疗(7)。

Selected References

Reviews

1. Shields JA, Shields CL, Scartozzi R. Survey of 1264 patients with orbital tumors and simulating lesions: the 2002 Montgomery Lecture, part 1. *Ophthalmology* 2004;111: 997–1008.
2. Shields JA, Bakewell B, Augsburger DG, et al. Classification and incidence of space-occupying lesions of the orbit. A survey of 645 biopsies. *Arch Ophthalmol* 1984;102: 1606–1611.
3. Shields JA, Bakewell B, Augsburger DG, et al. Space-occupying orbital masses in children. A review of 250 consecutive biopsies. *Ophthalmology* 1986;93:379–384.
4. Cai YC, McMenamin ME, Rose G, et al. Primary liposarcoma of the orbit: a clinico-pathologic study of seven cases. *Ann Diagn Pathol* 2001;5:255–266.

Imaging

5. Jakobiec FA, Rini F, Char D, et al. Primary liposarcoma of the orbit. Problems in the diagnosis and management of five cases. *Ophthalmology* 1989;96:180–191.
6. McNab AA, Moseley I. Primary orbital liposarcoma: clinical and computed tomographic features. *Br J Ophthalmol* 1990;74:437–439.

Management

7. Cockerham KP, Kennerdell JS, Celin SE, et al. Liposarcoma of the orbit: a management challenge. *Ophthal Plast Reconstr Surg* 1998;14:370–374.

Histopathology

8. Stiglmayer N, Jandrokovicc S, Miklicc P, et al. Atypical lipoma: well-differentiated liposarcoma of the orbit with dedifferentiated areas. *Orbit* 2003;22:311–316.
9. Wagle AM, Biswas J, Subramaniam N, et al. Primary liposarcoma of the orbit: a clinicopathological study. *Orbit* 1999;18:33–36.
10. Naeser P, Mostrom U. Liposarcoma of the orbit: a clinicopathological case report. *Br J Ophthalmol* 1982;66:190–193.

Case Reports

11. Monteiro ML. Liposarcoma of the orbit presenting as an enlarged medial rectus muscle on CT scan. *Br J Ophthalmol* 2002;86:1450.
12. Sabb PC, Syed NA, Sires BS, et al. Primary orbital myxoid liposarcoma presenting as orbital pain. *Arch Ophthalmol* 1996;114:353–354.
13. Lane CM, Wright JE, Garner A. Primary myxoid liposarcoma of the orbit. *Br J Ophthalmol* 1988;72:912–917.
14. Shinder R, Mostafavi D, Nasser QJ, et al. Primary orbital liposarcoma misdiagnosed as thyroid associated orbitopathy. *Orbit* 2012;31:264–266.
15. Doyle M, Odashiro AN, Pereira PR, et al. Primary pleomorphic liposarcoma of the orbit: a case report. *Orbit* 2012;31:168–170.
16. Gire J, Weinbreck N, Labrousse F, et al. Myxofibrosarcoma of the orbit: case report and review of literature. *Ophthal Plast Reconstr Surg* 2012;28:e9–e11.
17. Saeed MU, Chang BY, Atherley C, et al. A rare diagnosis of dedifferentiated liposarcoma of the orbit. *Orbit* 2007;26:43–45.
18. Parmar DN, Luthert PJ, Cree IA, et al. Two unusual osteogenic orbital tumors: presumed parosteal osteosarcomas of the orbit. *Ophthalmology* 2001;108:1452–1456.

● 眶脂肪肉瘤

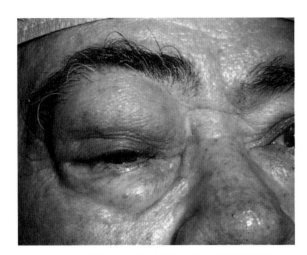

图 34.55　患者男性,78 岁,右眼上睑弥漫性肿胀(Charles Lee, MD 供图)

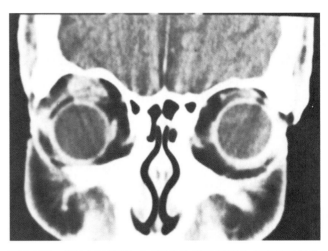

图 34.56　图 34.55 病例,CT 冠状位显示眼球上方卵圆形肿物(Charles Lee, MD 供图)

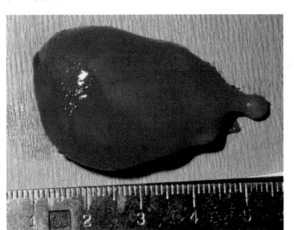

图 34.57　图 34.55 病例,肿物切除后的大体外观像(Charles Lee, MD 供图)

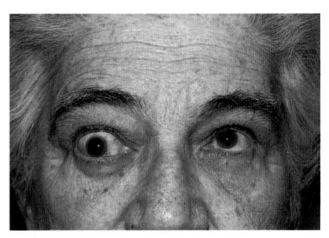

图 34.58　老年女性患者,右眼突眼(Ralph C. Eagle, Jr, MD 供图)

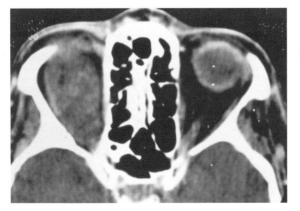

图 34.59　图 34.58 病例,轴位 CT 可见卵圆形肿物几乎充满眼眶后部(Ralph C. Eagle, Jr, MD 供图)

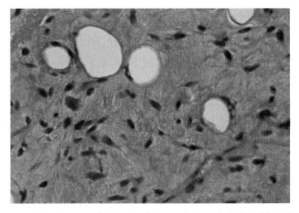

图 34.60　图 34.58 病变组织病理学检查,可见黏液样基质内的恶性梭形细胞(HE×100)(Ralph C. Eagle, Jr, MD 供图)

（陈兰兰　姜利斌　译）

第 35 章

眼眶组织细胞肿瘤

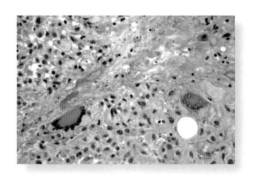

概述

组织细胞的增生性疾病,既包括孤立的良性炎症反应,也包括具有恶性行为的广泛弥漫性病变(1~17)。本章讨论的疾病包括幼年性黄色肉芽肿(juvenile xanthogranuloma, JXG)、伴有哮喘的成人黄色肉芽肿(adult-onset xanthogranuloma with asthma, AXG)、朗格汉斯细胞组织细胞增生症(Langerhans cell histiocytosis, LCH)、Erdheim-Chester 病(Erdheim-Chester disaese, ECD)、窦性组织细胞增生伴巨大淋巴结病(sinus histiocytosis with massive lymphadenopathy, SHML),以及多核细胞血管组织细胞瘤。另一种相关疾病,渐进性坏死性黄色肉芽肿(necrobiotic xanthogranuloma, NXG),已在眼睑肿瘤章节进行讨论。

临床特征

JXG 一般的临床特点和眼部表现在眼睑、结膜以及眼内肿瘤章节进行讨论。其眶内更常侵犯前部肌锥外间隙,表现为眼睑肿胀及可触及的肿物。眶内 JXG 一般独立发生,且无皮肤病变的病史(5, 10~15)。眼眶 JXG 一般在 1 岁以内即可做出诊断,而结膜和眼睑病变可出现在年龄较大的儿童或成人(13)。该病炎症反应通常较轻;眼眶 JXG 偶可表现出较强侵袭性,侵犯眶骨及颅内(7, 11, 12)。

有些情况下,黄色肉芽肿可发生于成人(AXG),患者常合并哮喘(6)。大部分患者为 30~50 岁,合并哮喘症状和眼眶炎症表现。很多人有眶周肿胀以及皮肤黄色瘤斑块(6, 7),主要依靠活检确诊。

诊断

影像学检查显示位于眼眶前部的不规则实性肿物,呈轻度到中度强化。通过临床表现一般并不能作出诊断,确诊依赖于切开或切除活检后的组织病理学检查。

组织病理

JXG 特征性的组织病理学表现为组织细胞增生,合并大量淋巴细胞、浆细胞、嗜酸性粒细胞以及脂质染色阳性的典型 Touton 巨细胞。组织细胞的免疫组化标记物为阳性,S-100 蛋白染色为阴性。电子显微镜下一般不能观察到细胞质内 Birbeck 颗粒,后者为 LCH 的特征性结构。

眼眶幼年性黄色肉芽肿

治疗方法

如果在临床上诊断为眼眶 JXG，可观察一段时间，或者予以口服激素或病变周围使用糖皮质激素治疗。但根据临床表现一般很少能明确诊断，大部分患者因为怀疑肿瘤而行手术切除病灶。应尽可能将病变彻底切除。若无法将病灶完整切除，而且部分组织活检支持眼眶 JXG 诊断，则糖皮质激素是最好的治疗方法。多数侵犯骨质的晚期病例，需要更大范围的手术切除并辅以糖皮质激素治疗。通常不推荐放疗。

Selected References

Reviews

1. Shields JA, Shields CL, Scartozzi R. Survey of 1264 patients with orbital tumors and simulating lesions: The 2002 Montgomery Lecture, part 1. *Ophthalmology* 2004;111:997–1008.
2. Shields JA, Bakewell B, Augsburger JJ, et al. Classification and incidence of space-occupying lesions of the orbit. A survey of 645 biopsies. *Arch Ophthalmol* 1984;102:1606–1611.
3. Shields JA, Bakewell B, Augsburger JJ, et al. Space-occupying orbital masses in children: A review of 250 consecutive biopsies. *Ophthalmology* 1986;93:379–384.
4. Shields JA, Shields CL. Clinical spectrum of histiocytic tumors of the orbit. *Trans Pa Acad Ophthalmol Otolaryngol* 1990;42:931–937.
5. Vick VL, Wilson MW, Fleming JC, et al. Orbital and eyelid manifestations of xanthogranulomatous diseases. *Orbit* 2006;25:221–225.
6. Jakobiec FA, Mills MD, Hidayat AA, et al. Periocular xanthogranulomas associated with severe adult-onset asthma. *Trans Am Ophthalmol Soc* 1993;91:99–125.
7. Cavallazzi R, Hirani A, Vasu TS, et al. Clinical manifestations and treatment of adult-onset asthma and periocular xanthogranuloma. *Can Respir J* 2009;16:159–162.

Imaging

8. Miszkiel KA, Sohaib SA, Rose GE, et al. Radiological and clinicopathological features of orbital xanthogranuloma. *Br J Ophthalmol* 2000;84:251–258.

Histopathology

9. Hidayat AA, Mafee MF, Laver NV, et al. Langerhans' cell histiocytosis and juvenile xanthogranuloma of the orbit. Clinicopathologic, CT, and MR imaging features. *Radiol Clin North Am* 1998;36:1229–1240.

Case Reports

10. Shields CL, Shields JA, Buchanon H. Solitary orbital involvement with juvenile xanthogranuloma. *Arch Ophthalmol* 1990;108:1587–1589.
11. Sanders TE. Infantile xanthogranuloma of the orbit. A report of three cases. *Am J Ophthalmol* 1966;61:1299–1306.
12. Gaynes PM, Cohen GS. Juvenile xanthogranuloma of the orbit. *Am J Ophthalmol* 1967;63:755–757.
13. Mencia-Gutierrez E, Gutierrez-Diaz E, Madero-Garcia S. Juvenile xanthogranuloma of the orbit in an adult. *Ophthalmologica* 2000;214:437–440.
14. Daien V, Malrieu eliaou C, Rodiere M, et al. Juvenile xanthogranuloma with bilateral optic neuritis. *Br J Ophthalmol* 2011;95:1331–1332.
15. Johnson TE, Alabiad C, Wei L, et al. Extensive juvenile xanthogranuloma involving the orbit, sinuses, brain, and subtemporal fossa in a newborn. *Ophthal Plast Reconstr Surg* 2010;26:133–134.
16. Hammond MD, Niemi EW, Ward TP, et al. Adult orbital xanthogranuloma with associated adult-onset asthma. *Ophthal Plast Reconstr Surg* 2004;20:329–332.
17. Shields CL, Thaler AS, Lally SE, et al. Massive macronodular juvenile xanthogranuloma of the eyelid in a newborn. *J AAPOS* 2014;18:195–197.

● 眼眶幼年性黄色肉芽肿

JXG 在婴儿可表现为孤立眼眶肿物。如下举例说明其临床病理联系。
Shields CL, Shields JA, Buchanon H. Solitary orbital involvement with juvenile xanthogranuloma. Arch Ophthalmol 1990; 108: 1587–1589.

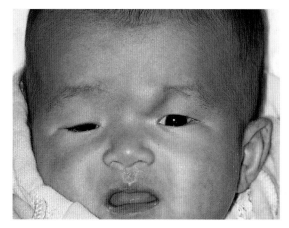

图 35.1　患儿女性，3 个月，可见其左眼鼻上方继发于幼年性黄色肉芽肿的皮下肿物。该肿物在出生时即存在，并且逐渐增大

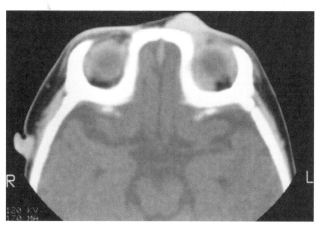

图 35.2　CT 轴位可见一实性肿物沿着鼻上眶壁向后部延伸

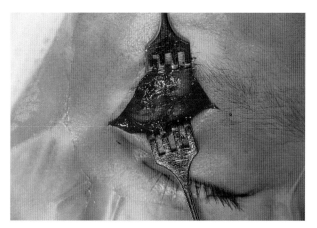

图 35.3　手术采用鼻上皮肤切口，对皮下部分肿物进行切除活检

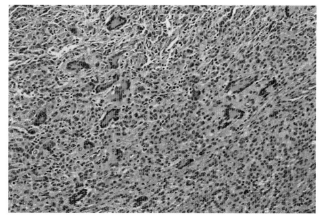

图 35.4　组织病理学检查，可见组织细胞、慢性炎性细胞及巨细胞（HE×50）

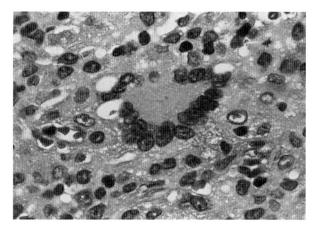

图 35.5　组织病理学检查，可见含有脂质的巨细胞，此为非典型 Touton 巨细胞（HE×250）

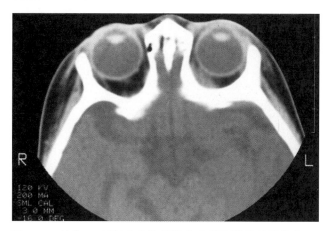

图 35.6　轴位 CT 可见全身使用激素后，眼眶肿物较前缩小

伴有哮喘的成人黄色肉芽肿

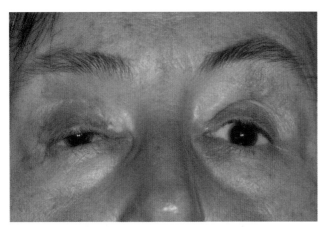

图 35.7　老年女性患者,近期发生的黄色瘤及哮喘,活检证实为伴有哮喘的成人黄色肉芽肿

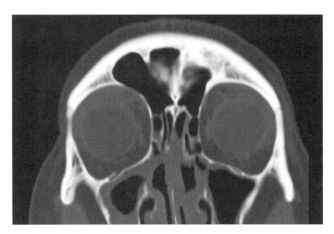

图 35.8　图 35.7 病例,CT 可见右眼眶颞上方软组织肿物,左眼眶外侧也可见少许肿物

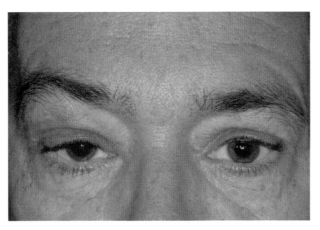

图 35.9　中年男性患者,右眼眶胀满感,眼睑褶皱处可见轻度黄色瘤

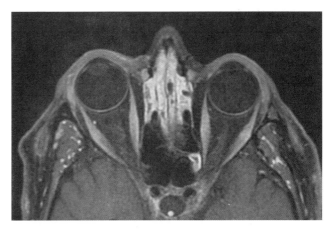

图 35.10　图 35.9 病例,MRI 可见右侧泪腺区域轻度浸润。眼眶活检确诊为成人黄色肉芽肿

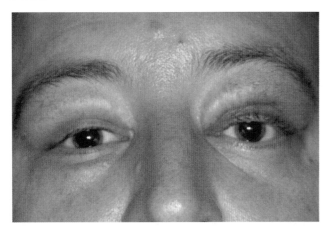

图 35.11　中年女性患者,双侧上睑胀满感,相对新发的黄色瘤及轻度哮喘

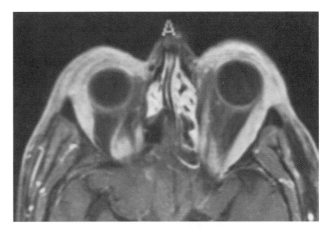

图 35.12　图 35.11 病例,MRI 可见双眼眶外侧有明显的、边界不清的浸润性病灶。眼眶活检证实为成人黄色肉芽肿

眼眶朗格汉斯细胞组织细胞增生症（嗜酸性肉芽肿）

概述

朗格汉斯细胞组织细胞增生症（Langerhans cell histiocytosis，LCH）是目前广为接受的名称，曾称为"组织细胞增生症 X"，其包括一组疾病：嗜酸性肉芽肿（eosinophilic granuloma，EG）、Hand–Schuller–Christian病以及 Letterer–Siwe 病。超微结构检查发现的典型杆状或网球拍状结构，称为 Birbeck 小体，表明朗格汉斯细胞参与了这一疾病的发展（1~24）。朗格汉斯细胞是树突状细胞在表皮的一种特殊存在形式。LCH 的临床表现类型多种多样，可表现为良性、自限性病程，也可发生致死性的侵袭性系统病变。一些恶性程度更高的组织细胞增生症已被重新划分为真性组织细胞淋巴瘤。与眼眶关系最大的是 EG，可发生在儿童眼眶区域，表现为眶骨的孤立性病变。眶部 EG 比眶部 JXG 更常见，在作者报道的 1264 例眼眶疾病中，9 例为 EG，占所有组织细胞增生性病变的 53%，以及所有眼眶疾病的 1%（1）。

临床特征

尽管临床表现因人而异，EG 仍具有一些典型的特征表现。EG 常发生于 10 岁以内，表现为眼眶颞上方亚急性肿胀，通常伴有疼痛、发红以及颞上方受累骨质有压痛（4~23）。该病可与皮样囊肿破裂、泪腺炎、特发性眼眶炎症（炎性假瘤）较为相似。EG 偶可侵犯至眼眶其他象限以及深层组织，有时还可表现为多灶性。极少病例表现为双侧病变，对侧眼眶病变常在原发肿瘤发生后数月出现（15）。该病有逐渐自愈的倾向。LCH 很少累及眼内结构（24）。

诊断

嗜酸性肉芽肿（eosinophilic granuloma，EG）在 CT 和 MRI 上具有较典型的表现（5，6）。在早期，病变表现为不规则、增强的、低密度的骨质膨胀，肿块内常有清晰的骨碎片。该病常侵犯颞骨和/或额骨，但也可侵及其他眶骨。随着时间推移，骨内病变突破骨皮质，形成虫蚀样表现。在 CT 和 MRI 上，软组织成分常呈一定程度的强化（2）。其影像学表现与转移性神经母细胞瘤类似，后者好发于年龄更小的儿童。发生一定程度的颅内浸润情况并不罕见。多骨性病变偶见于其他眶骨和颅骨（20）。尽管我们一般倾向于做切开活检，但在一些病例中通过细针穿刺活检也可做出诊断（19）。

组织病理

EG 在组织病理学上表现为大的单核组织细胞增殖，同时还有 Touton 型多核巨细胞、散在的嗜酸性粒细胞、淋巴细胞和一些骨碎片。S-100 蛋白免疫组化呈阳性反应有助于该病的诊断。具有诊断意义的超微结构包括 Birbeck 小体、特征性的杆状或网球拍状结构，它们均是朗格汉斯细胞的特征表现。

至于发病机制，目前考虑是由细胞因子介导的一过性免疫功能障碍，激发了额骨前外侧骨髓内的病理性朗格汉斯细胞的异常增殖。在白介素 1 和前列腺素 E2 的调节下，这些细胞可引起骨溶解（7）。有新的研究表明，LCH 和 ECD 患者发生 BRAFV600E 基因突变的频率较高（9），这类患者对抗 BRAF 靶向药物，如维罗非尼（vemurafinib）比较敏感。

治疗方法

可通过部分冰冻活检作出即刻诊断，随后进一步行手术将病灶刮除。也可以全身或局部应用糖皮质激素（4，8）。若为大范围破坏性病灶或多灶性病变，可使用细胞毒性药物或者低剂量的放疗。发生 BRAF 突变的患者对抗 BRAF 靶向药物敏感。极少情况下，EG 不经治疗也可自限性恢复（4，18）。

Selected References

Reviews

1. Shields JA, Shields CL, Scartozzi R. Survey of 1264 patients with orbital tumors and simulating lesions: The 2002 Montgomery Lecture, part 1. *Ophthalmology* 2004;111:997–1008.
2. Shields JA, Bakewell B, Augsburger JJ, et al. Classification and incidence of space-occupying lesions of the orbit. A survey of 645 biopsies. *Arch Ophthalmol* 1984;102:1606–1611.
3. Shields JA, Bakewell B, Augsburger JJ, et al. Space-occupying orbital masses in children: A review of 250 consecutive biopsies. *Ophthalmology* 1986;93:379–384.
4. Shields JA, Shields CL. Clinical spectrum of histicytic tumors of the orbit. *Trans Pa Acad Ophthalmol Otolaryngol* 1990;42:931–937.

Imaging

5. Hidayat AA, Mafee MF, Laver NV, et al. Langerhans' cell histiocytosis and juvenile xanthogranuloma of the orbit. Clinicopathologic, CT, and MR imaging features. *Radiol Clin North Am* 1998;36:1229–1240.
6. Goli RS, Cockerham K, Smirniotopoulos JG, et al. The "dural tail sign": not always a meningioma. *Ophthal Plast Reconstr Surg* 1998:126–129.

Management

7. Woo KI, Harris GJ. Eosinophilic granuloma of the orbit: understanding the paradox of aggressive destruction responsive to minimal intervention. *Ophthal Plast Reconstr Surg* 2003;19(6):429–39.
8. Wirtschafter JD, Nesbit M, Anderson P, et al. Intralesional methylprednisolone for Langerhan's cell histiocytosis of the orbit and cranium. *J Pediatr Ophthalmol Strabismus* 1987;14:195–197.

Histopathology/Genetics

9. Hyman DM, Diamond EL, Vibat CR, et al. Prospective blinded study of BRAFV600E mutation detection cell-free DNA of patients with systemic histiocytic disorders. *Cancer Discov* 2015;5(1):64–71.

Case Reports

10. Feldman RB, Moore DM, Hood CI, et al. Solitary eosinophilic granuloma of the lateral orbital wall. *Am J Ophthalmol* 1985;100:318–323.
11. Jordan DR, McDonald H, Noel L, et al. Eosinophilic granuloma. *Arch Ophthalmol* 1993;111:134–135.
12. Glover AT, Grove AS Jr. Eosinophilic granuloma of the orbit with spontaneous healing. *Ophthalmology* 1987;94:1008–1012.
13. Lasso JM, de Erenchun RR, Bazan A. Eosinophilic granuloma of the orbit producing extensive bony destruction in a 32-month-old male infant. *Ann Plast Surg* 2000;44:109–110.
14. Amemiya T. Eosinophilic granuloma of the soft tissue in the orbit. *Ophthalmologica* 1981;182:42–48.
15. Demirci H, Shields CL, Shields JA, et al. Bilateral sequential orbital involvement in eosinophilic granuloma. *Arch Ophthalmol* 2002;120:978–979.
16. Gündüz K, Palamar M, Parmak N, et al. Eosinophilic granuloma of the orbit: report of two cases. *J AAPOS* 2007;11(5):506–508.
17. Gross FJ, Waxman JS, Rosenblatt MA, et al. Eosinophilic granuloma of the cavernous sinus and orbital apex in an HIV-positive patient. *Ophthalmology* 1989;96(4): 462–467.
18. Shetty SB, Mehta C. Langerhans cell histiocytosis of the orbit. *Indian J Ophthalmol* 2001;49:267–268.
19. Smith JH, Fulton L, O'Brien JM. Spontaneous regression of orbital Langerhans cell granulomatosis in a three-year-old girl. *Am J Ophthalmol* 1999;128:119–121.
20. LaBorwit SE, Karesh JW, Hirschbein MJ, et al. Multifocal Langerhans' cell histiocytosis involving the orbit. *J Pediatr Ophthalmol Strabismus* 1998;35:234–236.
21. Kramer TR, Noecker RJ, Miller JM, et al. Langerhans cell histiocytosis with orbital involvement. *Am J Ophthalmol* 1997;124:814–824.
22. Moshegov C, Martin P, Myers P, et al. Langerhans' cell histiocytosis of the frontal bone. *Aust N Z J Ophthalmol* 1994;22:133–138.
23. MacCumber MW, Hoffman PN, Wand GS, et al. Ophthalmic involvement in aggressive histiocytosis X. *Ophthalmology* 1990;97:22–27.
24. Shields CL, Hogarty MD, Kligman BE, et al. Langerhans cell histiocytosis of the uvea with neovascular glaucoma. Diagnosis by needle biopsy and management with intraocular bevacizumab and brachytherapy. *J Am Assoc Ped Ophthalm Strab* 2010;14: 534–5347.

● 眼眶朗格汉斯细胞组织细胞增生症（嗜酸性肉芽肿）：临床表现、CT 及病理特点

Jordan DR, McDonald H, Noel L, et al. Eosinophilic granuloma. Arch Ophthalmol 1993; 111: 134–135.

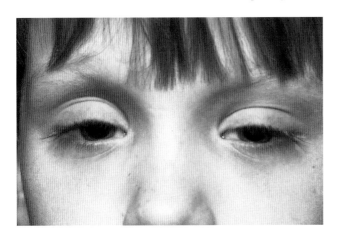

图 35.13　患儿男性，6 岁，嗜酸性肉芽肿，左眼上睑肿胀、上睑下垂

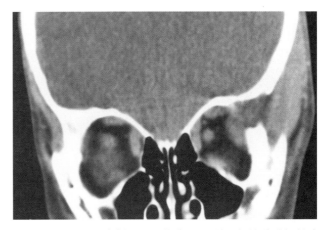

图 35.14　图 35.7 病例，CT 冠状位可见颞上方骨质破坏性病灶，且侵犯颞窝

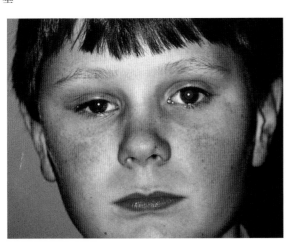

图 35.15　患儿男性，8 岁，嗜酸性肉芽肿，可见右眼轻度上睑下垂、颞窝肿胀

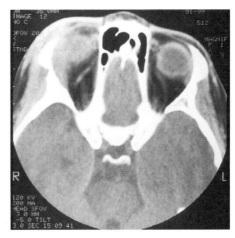

图 35.16　图 35.9 病例，轴位 CT 可见眼眶外侧肿物，且颞侧有部分骨质破坏

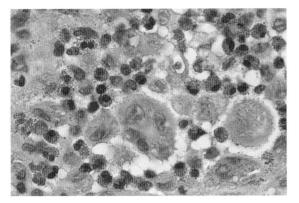

图 35.17　嗜酸性肉芽肿的病理组织学检查，可见嗜酸性细胞、组织细胞及巨细胞混合其中（HE×200）

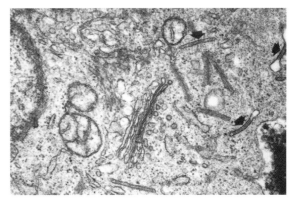

图 35.18　电镜下可见一组织细胞胞浆内特征性的 Birbeck 小体（箭头指示），此为朗格汉斯细胞的特征表现（×55 000）（David Jordan, MD 供图）

● 眼眶朗格汉斯细胞组织细胞增生症（嗜酸性肉芽肿）：双眼相继受累

极少数情况下，眼眶朗格汉斯细胞组织细胞增生症可致双侧眼眶相继发病。以下为一双侧眼眶受累并且自愈的患者。

Demirci H, Shields CL, Shields JA, et al. Bilateral sequential orbital involvement in eosinophilic granuloma. Arch Ophthalmol 2002; 120: 978–979.

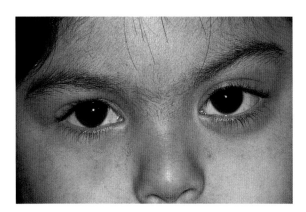

图 35.19　患儿男性，5 岁，左眼眶前部肿物导致其颞上方肿胀

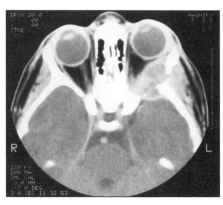

图 35.20　轴位 CT 可见眼眶及颞窝处骨质破坏。行活检及病灶刮除术

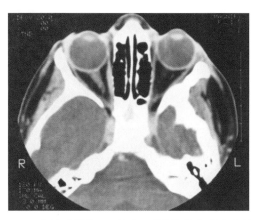

图 35.21　6 个月后轴位 CT 检查，可见肿物几乎完全消失，且有骨质重建

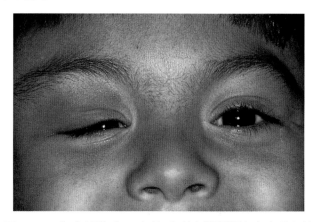

图 35.22　初次就诊后 18 个月，患者右眼眶颞上方出现急性病变

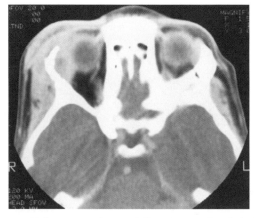

图 35.23　轴位 CT 可见右眼眶内软组织及骨质已有病变的侵犯；左眼眶内病灶基本痊愈，并存在骨质的增生

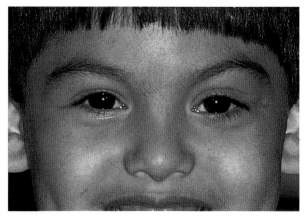

图 35.24　患儿双侧眼眶病变自行痊愈后 6 个月的外观像，可见患儿面部外观已明显改善

眼眶朗格汉斯细胞组织细胞增生症（嗜酸性肉芽肿）：治疗

部分眼眶朗格汉斯细胞组织细胞增生症患者病变可自愈。以下为一 EG 患者，局部活检后未行其他治疗，之后病变自愈。

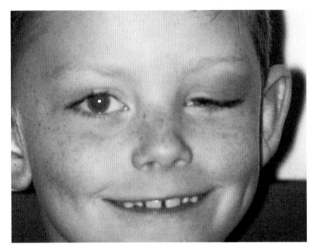

图 35.25　患儿男性，7 岁，右眼（应为左眼，译者注）眶颞上方红肿明显

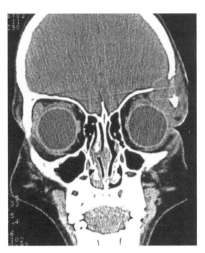

图 35.26　冠状位 CT 骨窗像，可见左眼眶颞上方大范围骨质破坏性病灶

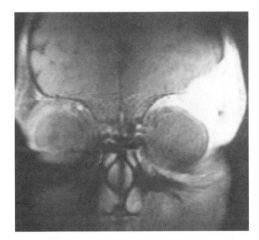

图 35.27　冠状位 MRI 增强联合脂肪抑制检查，可见肿物强化

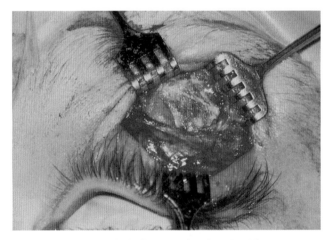

图 35.28　通过颞上方皮肤切口入路进行组织活检

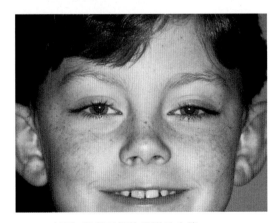

图 35.29　一年后，患者面部外观明显改善

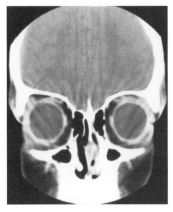

图 35.30　一年后的 CT 冠状位可见之前骨质破坏区域几乎完全自愈

● 眼眶朗格汉斯细胞组织细胞增生症（嗜酸性肉芽肿）：表现为出血性、囊性病灶

少数情况下，EG 可表现为出血性、囊性病灶。以下为一 EG 患者，在手术行肿物暴露后，作者误认为是动脉瘤样骨囊肿。

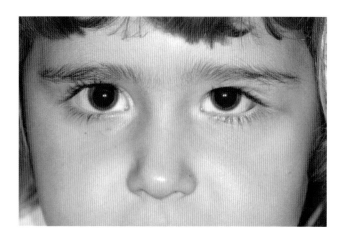

图 35.31　患儿女性，左眼外眦部皮下肿胀

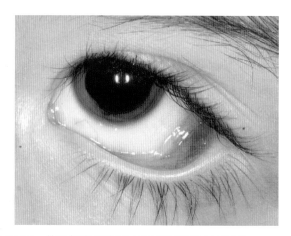

图 35.32　外眦部病变特写，可见颞侧结膜红色肿物

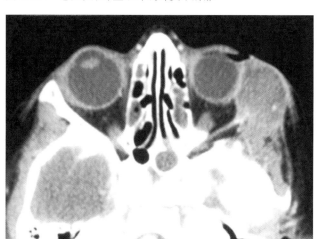

图 35.33　CT 轴位可见囊性肿物取代眼眶外侧壁

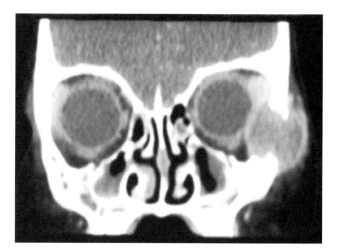

图 35.34　CT 冠状位可见圆形囊性肿物取代颧弓

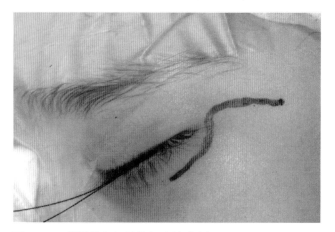

图 35.35　设计并标记肿物切除的手术切口

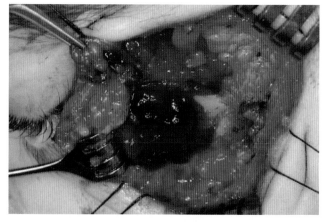

图 35.36　手术中可见出血性、无包膜的肿物，病理组织学检查提示嗜酸性肉芽肿合并出血

眼眶 ERDHEIM–CHESTER 病

概述

朗格汉斯细胞组织细胞增生症患者多为儿童,也有一些重要的黄色肉芽肿疾病可发生于成人,致眼眶受累。该病一般是特发性,也可以是某些特定综合征中一部分,例如 Erdheim-Chester 病(Erdheim-Chester disease, ECD),成人黄色肉芽肿,以及伴副蛋白血症的渐进性坏死性黄色肉芽肿。伴副蛋白血症的 NXG 在眼睑和结膜肿瘤这一章节中也有讨论。

ECD 是一种不常见的组织细胞增生症,病因不明,临床表现为黄色肉芽肿浸润多种器官组织,包括肺、肾、心、骨及腹膜后组织,偶尔可累及眼眶(1~13)。全身受累者病情较严重,甚至可因心、肾衰竭而死亡。在作者报道的 1264 例眼眶病变中,4 例为眼眶 ECD,占组织细胞增生性病变的 25%,占所有眶部肿瘤的 1%(1)。

临床特征

眼眶可以是 ECD 的最先累及的部位,也可以在系统受累明确诊断之后发生。临床多表现为双侧突眼和眼球移位。突眼可以很严重,造成暴露性角膜病及压迫性视神经病变,从而导致严重视力损失。

ECD 的一个特征表现是双侧眶周皮肤不典型眼睑黄色瘤(扁平黄色瘤)(10)。双侧黄色瘤合并突眼应该怀疑诊断为 ECD,患者应进一步检查是否有相关系统受累。

诊断

影像学检查显示弥散的眶内软组织肿物,有时病变可充满眼眶、导致严重的突眼(8)。尽管该病常累及长骨,但眼眶受累时常表现为软组织病变,而无明显骨质损害的表现。

组织病理

组织病理学上,ECD 表现为成片的眼睑黄色瘤细胞,混杂有淋巴细胞、浆细胞,常伴有广泛纤维化。眼睑黄色瘤细胞实际为组织细胞,其内含有吞噬的脂质,主要为胆固醇。病灶内通常还可发现散在的 Touton 型巨细胞。与 LCH 不同,ECD 行 S-100 蛋白染色呈阴性,且超微结构无 Birbeck 小体。

最近有证据表明部分 ECD 患者存在 BRAFV600E 突变。一项对 7 例 ECD 患者的研究中,6 例受检者中有 3 例患者证实存在该基因突变(50%)(6)。这些证据表明 ECD 是一种具有肿瘤和炎性致病因素的多系统克隆疾病,可能因 BRAF 信号通路以及其他关键位点损伤而发病(6)。

治疗方法

以往多数的治疗方法均无特殊疗效,常发生一些致盲性的严重眼眶并发症。干扰素 α 治疗偶尔有效。近年来,所有的患者都接受 BRAFV600E 突变检测,如果结果阳性,使用维罗非尼(Vemurafenib)和其他抗 BRAF 的药物可以控制疾病发展(6,7,9)。一项研究发现,8 例存在有 BRAFV600E 突变的 ECD 患者,以往经过其他方法治疗均失败,在使用维罗非尼(Vemurafenib)后 6 个月内均显现效果,并且疗效持续时间平均为 10 个月(7)。

Selected References

Reviews

1. Shields JA, Shields CL, Scartozzi R. Survey of 1264 patients with orbital tumors and simulating lesions: The 2002 Montgomery Lecture, part 1. *Ophthalmology* 2004;111: 997–1008.
2. Shields JA, Bakewell B, Augsburger JJ, et al. Classification and incidence of space-occupying lesions of the orbit. A survey of 645 biopsies. *Arch Ophthalmol* 1984;102: 1606–1611.
3. Shields JA, Bakewell B, Augsburger JJ, et al. Space-occupying orbital masses in children: A review of 250 consecutive biopsies. *Ophthalmology* 1986;93:379–384.
4. Shields JA, Shields CL. Clinical spectrum of histiocytic tumors of the orbit. *Trans Pa Acad Ophthalmol Otolaryngol* 1990;42:931–937.
5. Alper MG, Zimmerman LE, LaPiana FG. Orbital manifestations of Erdheim-Chester disease. *Trans Am Ophthalmol Soc* 1983;891:64–85.
6. Mazor RD, Manevich-Mazor M, Kesler A, et al. Clinical considerations and key issues in the management of patients with Erdheim-Chester disease: a seven case series. *BMC Med* 2014;12:221.

Management

7. Haroche J, Cohen-Aubart F, Emile JF, et al. Reproducible and sustained efficacy of targeted therapy with vemurafenib in patients with BRAFV600E-mutated Erheim-Chester disease. *J Clin Oncol* 2015;33(5):411–418.

Histopathology/Genetics

8. De Abreu MR, Chung CB, Biswal S, et al. Erdheim-Chester disease: MR imaging, anatomic, and histopathologic correlation of orbital involvement. *AJNR Am J Neuroradiol* 2004;25:627–630.
9. Hyman DM, Diamond EL, Vibat CR, et al. Prospective blinded study of BRAFV600E mutation detection cell-free DNA of patients with systemic histiocytic disorders. *Cancer Discov* 2014;33(5):411–418.

Case Reports

10. Shields JA, Karcioglu Z, Shields CL, et al. Orbital and eyelid involvement with Erdheim-Chester disease. *Arch Ophthalmol* 1991;109:850–854.
11. Rozenberg I, Wechsler J, Koenig F, et al. Erdheim-Chester disease presenting as malignant exophthalmos. *Br J Radiol* 1986;59:173–177.
12. Karcioglu ZA, Sharara N, Boles TL, et al. Orbital xanthogranuloma: clinical and morphologic features in eight patients. *Ophthal Plast Reconstr Surg* 2003;19:372–381.
13. Valmaggia C, Neuweiler J, Fretz C, et al. A case of Erdheim-Chester disease with orbital involvement. *Arch Ophthalmol* 1997;115:1467–1468.

● 眼眶 ERDHEIM–CHESTER 病

ECD 以双侧眼睑黄色瘤及突眼为特征。临床中若有此体征,应考虑 ECD 可能。眼眶受累者通常肿物很大。以下介绍 2 个病例。

Shields JA, Karcioglu Z, Shields CL, et al. Orbital and eyelid involvement with Erdheim–Chester disease. Arch Ophthalmol 1991; 109: 850–854.

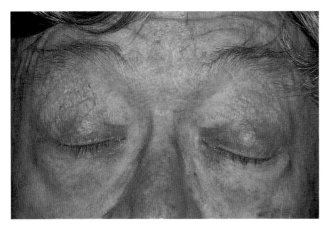

图 35.37   患者男性,78 岁,可见双眼上睑黄色瘤合并双侧突眼。全身检查发现 Erdheim-Chester 病相关异常,包括肺纤维化和腹膜后纤维化

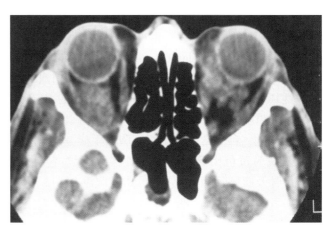

图 35.38   图 35.37(译者注)病例,轴位 CT 可见双侧眼眶片状软组织浸润

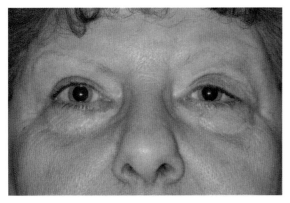

图 35.39   老年女性患者,可见其左眼上睑黄色瘤形成,并有 Erdheim-Chester 病不典型的单侧眼眶浸润

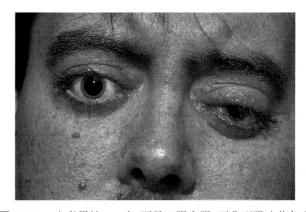

图 35.40   患者男性,28 岁,可见双眼突眼、不典型眼睑黄色瘤形成。该患者因眼眶内肿物大量浸润,造成视神经受压而致双眼严重视力下降

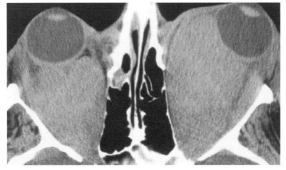

图 35.41   图 35.40(译者注)病例,轴位 CT 可见双侧眼眶内大范围肿物浸润

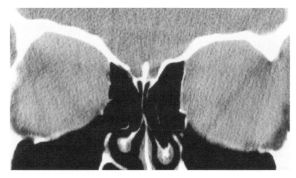

图 35.42   图 35.40(译者注)病例,冠状位 CT 扫描眼眶中部,进一步显示了眼眶受累程度

眼眶 ROSAI–DORFMAN 病（窦性组织细胞增生伴巨大淋巴结病）

概述

在各种不同的组织细胞增生疾病中，窦性组织细胞增生症可能是最广为人知的，并可侵犯眼眶的一类疾病（1~15）。"窦性组织细胞增生症伴巨大淋巴结病"是文献中根深蒂固的一个术语。很多人并不知道，这个"窦"指的是淋巴窦，而不是鼻旁窦。此外，很多病例中也并未发现"巨大淋巴结"。为了避免这种潜在干扰，在认清该病的本质之前，我们将选择 Rosai–Dorfman 病（Rosai–Dorfman disease，RD）这一常用名。RD 病是一种良性、特发性假性淋巴瘤，具有特异性的临床及组织病理学特征（11）。淋巴外累及占所有病例的 25%，眼眶累及占 10%。RD 病侵犯至眼内可表现出葡萄膜炎的临床体征（12，15）。

临床特征

眶部 RD 病常发生在 10 岁或 20 岁以内，但一般成年时才确诊（6，14），似乎较多见于非裔美国人及男性群体。与其他组织细胞增生性疾病不同的是，该病患者的内脏和皮肤一般不受累（3）。

当眼眶受累时，患者会表现为典型的严重颈部淋巴结病急性发作、轻度发热、单侧或双侧突眼以及眼睑水肿。在眼眶上部可扪及质硬、有弹性、无压痛的肿物，多位于泪腺区。双侧泪腺均可累及，伴或不伴颈部淋巴结肿大（13）。

在临床和组织病理学上需要与 RD 病进行鉴别的疾病，包括特发性眶内炎症（炎性假瘤）、横纹肌肉瘤、淋巴瘤、白血病和 LCH。

诊断

RD 患者可能会有血清总蛋白和免疫球蛋白 G 异常增高的表现。白细胞计数通常正常，红细胞沉降率可能升高。眼眶 CT 和 MRI 检查常可在眼眶上部发现散在的不规则软组织影。与淋巴瘤和非特异性眼眶炎症（炎性假瘤）相比，RD 并没有特异的影像学表现。

组织病理

在淋巴结和眼眶软组织中，可以观察到明显的组织细胞多形性浸润，含有吞噬的红细胞、淋巴细胞或浆细胞，该现象称为"伸入运动"。这些细胞行 S-100 和 CD68 染色呈阳性，CD1a 和 OKT6 染色阴性（11）。与 LCH 不同，RD 病超微结构检查未发现 Birbeck 小体（11）。

治疗方法

RD 病临床进程多变，导致治疗方案难以制定。该病常呈自限性，激素、放疗和化疗可能加速病灶消退。目前已经明确化疗联合激素可以与改善 RD 病相关的视神经受压和气道阻塞等症状（14）。总之，该病预后普遍较好，但是全身受累可导致极少数患者死亡。

Selected References

Reviews

1. Shields JA, Shields CL, Scartozzi R. Survey of 1264 patients with orbital tumors and simulating lesions: The 2002 Montgomery Lecture, part 1. *Ophthalmology* 2004;111: 997–1008.
2. Shields JA, Bakewell B, Augsburger JJ, et al. Classification and incidence of space-occupying lesions of the orbit. A survey of 645 biopsies. *Arch Ophthalmol* 1984;102: 1606–1611.
3. Shields JA, Bakewell B, Augsburger JJ, et al. Space-occupying orbital masses in children: A review of 250 consecutive biopsies. *Ophthalmology* 1986;93:379–384.
4. Rosai J, Dorfman RF. Sinus histiocytosis with massive lymphadenopathy: a pseudo-lymphomatous benign disorder. Analysis of 34 cases. *Cancer* 1972;30:1174–1188.
5. Shields JA, Shields CL. Clinical spectrum of histiocytic tumors of the orbit. *Trans Pa Acad Ophthalmol Otolaryngol* 1990;42:931–937.
6. Mohadjer Y, Holds JB, Rootman J, et al. The spectrum of orbital Rosai-Dorfman disease. *Ophthal Plast Reconstr Surg* 2006;22:163–168.
7. Friendly DS, Font RL, Rao NA. Orbital involvement in "sinus" histiocytosis. A report of four cases. *Arch Ophthalmol* 1977;95:2006–2011.
8. Foucar E, Rosai J, Dorfman RF. The ophthalmologic manifestations of sinus histiocytosis with massive lymphadenopathy. *Am J Ophthalmol* 1979;87: 354–357.
9. Zimmerman LE, Hidayat AA, Grantham RL, et al. Atypical cases of sinus histiocytosis (Rosai-Dorfman disease) with ophthalmological manifestations. *Trans Am Ophthalmol Soc* 1988;86:113–135.
10. Vemuganti GK, Naik MN, Honavar SG. Rosai Dorfman disease of the orbit. *J Hematol Oncol* 2008;1:7.
11. Dalia S, Sagatys E, Sokol L, et al. Rosai-Dorfman disease: tumor biology, clinical features, pathology, and treatment. *Cancer Control* 2014;21:322–327.

Case Reports

12. Sartoris DJ, Resnick D. Osseous involvement in sinus histiocytosis with massive lymphadenopathy (Rosai-Dorfman disease). *Eur J Pediatr* 1986;145:238–240.
13. Lee-Wing M, Oryschak A, Attariwala G, et al. Rosai-Dorfman disease presenting as bilateral lacrimal gland enlargement. *Am J Ophthalmol* 2001;131:677–678.
14. Goldberg S, Mahadevia P, Lipton M, et al. Sinus histiocytosis with massive lymphadenopathy involving the orbit: reversal of compressive optic neuropathy after chemotherapy. *J Neuro-Ophthalmol* 1998;18:270–275.
15. Pivetti-Pezzi P, Torce C, Colabelli-Gisoldi RA, et al. Relapsing bilateral uveitis and papilledema in sinus histiocytosis with massive lymphadenopathy (Rosai-Dorfman disease). *Eur J Ophthalmol* 1995;5:59–62.

● 眼眶 ROSAI-DORFMAN 病（窦性组织细胞增生症伴巨大淋巴结病）

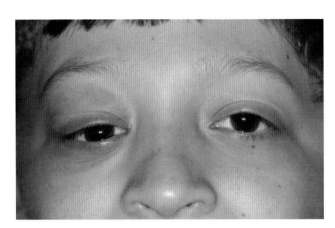

图 35.43　男性患儿，右眼眶前部肿物

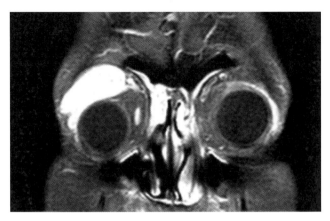

图 35.44　MRI 可见明显强化的软组织肿物，活检证实为眼眶 Rosai-Dorfman 病

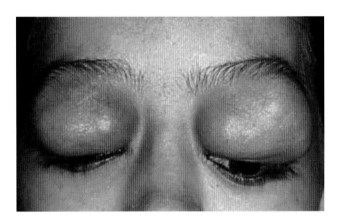

图 35.45　青年患者，双侧突眼、眼睑肿胀（Santosh Honavar, MD 和 Geeta Vemuganti, MD 供图）

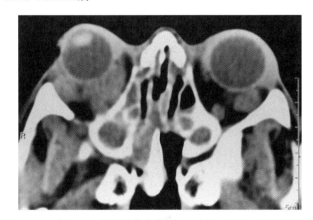

图 35.46　图 35.45（译者注）病例，CT 平扫可见双侧眼眶内弥漫性肿物，右眼更加显著；该患者行减瘤手术及全身激素治疗（Santosh Honavar, MD 和 Geeta Vemuganti, MD 供图）

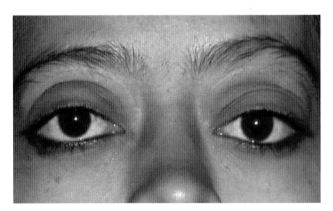

图 35.47　图 35.45（译者注）病例，经口服激素治疗数周后的面部外观像，可见治疗效果极佳（Santosh Honavar, MD 和 Geeta vumuganti, MD 供图）

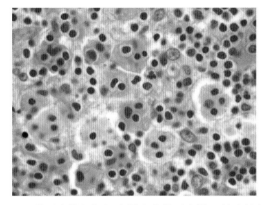

图 35.48　眼眶窦性组织细胞增生症伴巨大淋巴结病的组织病理学检查，可见主要表现为组织细胞的多形性浸润，常含有吞噬的淋巴细胞、浆细胞、红细胞（伸入运动）（HE×150）

渐进性坏死性黄色肉芽肿及多核细胞血管组织细胞瘤

眼眶渐进性坏死性黄色肉芽肿

概述

伴副蛋白血症的渐进性坏死性黄色肉芽肿（necrobiotic xanthogranuloma，NXG）是一种组织细胞紊乱疾病，以皮肤多发黄色瘤及异常蛋白血症为特点（1~14）。该病较常见于眼睑，所以在 *Atlas of Eyelid and Conjunctival Tumors* 中也有阐述。但是该病也偶可发生在眼眶前部。该病倾向于中老年人发病，并且好发于眶周区域。

临床特征

侵犯眼眶前部的病例除了表现为眶前部肿物外，还存在特征性的眼睑黄色瘤。一些病例眼睑黄色瘤发生在眼眶肿物出现之前，也有部分病例情况相反。该病多表现为渐进性病程，患者可发展为单克隆免疫球蛋白病以及多发性骨髓瘤。

组织病理

NXG 由散在的多形性细胞浸润组成，包括泡沫组织细胞、Touton 型巨细胞以及淋巴细胞。其最具特征性的病理表现是大面积胶原蛋白渐进性坏死，而这一现象在 JXG 和 ECD 中并没有发现。含脂细胞对单核细胞及巨噬细胞标记物均呈阳性反应，对 S-100 蛋白反应则为阴性；可借此与 LCH 和 RD 病相鉴别。

治疗方法

对 NXG 的治疗难度较大，其主要集中于对副蛋白血症的治疗（9~12）。激素和化疗有一定的疗效（9）；放疗有时也有效（10）。目前较新的治疗方法为静脉应用免疫球蛋白以及免疫调节药物（11，12）。

Selected References

Reviews

1. Shields JA, Shields CL, Scartozzi R. Survey of 1264 patients with orbital tumors and simulating lesions: The 2002 Montgomery Lecture, part 1. *Ophthalmology* 2004;111: 997–1008.
2. Shields JA, Bakewell B, Augsburger JJ, et al. Classification and incidence of space-occupying lesions of the orbit. A survey of 645 biopsies. *Arch Ophthalmol* 1984;102: 1606–1611.
3. Shields JA, Bakewell B, Augsburger JJ, et al. Space-occupying orbital masses in children: A review of 250 consecutive biopsies. *Ophthalmology* 1986;93:379–384.
4. Shields JA, Shields CL. Clinical spectrum of histiocytic tumors of the orbit. *Trans Pa Acad Ophthalmol Otolaryngol* 1990;42:931–937.
5. Robertson DM, Winkelmann RK. Ophthalmic features of necrobiotic xanthogranuloma with paraproteinemia. *Am J Ophthalmol* 1984;97:173–183.
6. Kossard S, Winkelmann RK. Necrobiotic xanthogranuloma with paraproteinemia. *J Am Acad Dermatol* 1980;3:257–270.
7. Cornblath WT, Dotan SA, Trobe JD, et al. Varied clinical spectrum of necrobiotic xanthogranuloma. *Ophthalmology* 1992;99:103–107.
8. Vick VL, Wilson MW, Fleming JC, et al. Orbital and eyelid manifestations of xanthogranulomatous diseases. *Orbit* 2006;25(3):221–225.

Management

9. Plotnick H, Taniguchi Y, Hashimoto K, et al. Periorbital necrobiotic xanthogranuloma and stage I multiple myeloma. Ultrastructure and response to pulsed dexamethasone documented by magnetic resonance imaging. *J Am Acad Dermatol* 1991;25: 373–377.
10. Char DH, LeBoit PE, Ljung BE, et al. Radiation therapy for ocular necrobiotic xanthogranuloma. *Arch Ophthalmol* 1987;105:174–175.
11. Rubinstein A, Wolf DJ, Granstein RD. Successful treatment of necrobiotic xanthogranuloma with intravenous immunoglobulin. *J Cutan Med Surg* 2013;17: 347–350.
12. Abdul-Hay M. Immunomodulatory drugs for the treatment of periorbital necrobiotic xanthogranuloma. *Clin Adv Hematol Oncol* 2013;11:680–681.

Case Reports

13. Codere F, Lee RD, Anderson RL. Necrobiotic xanthogranuloma of the eyelid. *Arch Ophthalmol* 1983;101:60–63.
14. Bullock JD, Bartley GB, Campbell RJ, et al. Necrobiotic xanthogranuloma with paraproteinemia. Case report and a pathogenetic theory. *Ophthalmology* 1986;93:1233.

眼眶多核细胞血管组织细胞瘤

概述

多核细胞血管组织细胞瘤是一种原发性、良性血管 / 组织细胞病变（1），主要累及皮肤（2,4），极少发生于眼眶前部区域（3）。

临床特征

多核细胞血管组织细胞瘤特征性的临床表现为多发、聚集性、紫蓝色、无痛性皮肤丘疹，常发于 40 岁以上女性的肢端。近期在眼眶诊断为该疾病的病例，常表现为眶前部局限性肿物（2）。在一项纳入 142 例患者的研究中，发现该病平均发病年龄为 50 岁，79% 为女性。最常累及部位为手部（30%）和面部（29%）。

组织病理

该病在组织病理学上以真皮内小血管数量增多、散在的淋巴细胞浸润、组织细胞、大量的多核巨细胞为特点，其他特征还包括轻微的真皮纤维化。免疫组化研究发现真皮细胞与组织细胞较为类似。发病机制未明，但肯定的是该病为炎症性疾病，起源于血管，纤维化和萎缩参与了疾病的发病过程（2）。

诊断

诊断依赖于典型的临床表现以及组织病理学检查。

Selected References

Reviews

1. Shapiro PE, Nova MP, Rosmarin LA, et al. Multinucleate cell angiohistiocytoma: a distinct entity diagnosable by clinical and histologic features. *J Am Acad Dermatol* 1994;30:417–422.
2. Frew JW. Multinucleate angiohistiocytoma. Clinicopathological correlation of 142 cases with insights into etiology and pathogenesis. *Am J Dermatopathol* 2015;37(3): 222–228.

Case Reports

3. Shields JA, Eagle RC Jr, Shields CL, et al. Multinucleate cell angiohistiocytoma of the orbit. *Am J Ophthalmol* 1995;120:402–403.
4. Doane JA, Purdy K, Pasternak S. Generalized multinucleate cell angiohistiocytoma. *J Cutan Med Surg* 2014;18:1–3.

● 眼眶渐进性坏死性黄色肉芽肿及多核细胞血管组织细胞瘤

Shields JA, Eagle RC Jr, Shields CL, et al. Multinucleate cell angiohistiocytoma of the orbit. Am J Ophthalmol 1995; 120: 402–403.

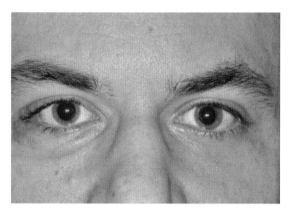

图 35.49　渐进性坏死性黄色肉芽肿患者右眼下睑可见典型的皮肤黄色瘤

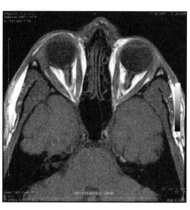

图 35.50　MRI 的 T1 加权像显示右眼眶泪腺窝内低信号肿物

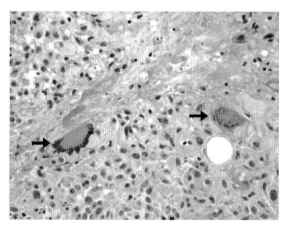

图 35.51　病理组织学检查可见肉芽肿性炎症伴中心区域组织坏死。箭头指向 Touton 巨细胞（HE×150）

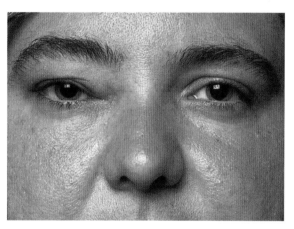

图 35.52　患者女性，38 岁，多核细胞血管组织细胞瘤，右眼眶鼻上方皮下肿物，无伴其他部位皮肤病灶

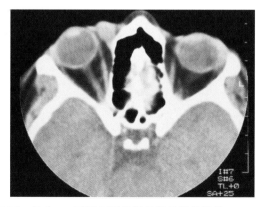

图 35.53　轴位 CT 可见右眶前部鼻侧局限性肿物

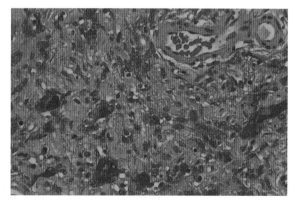

图 35.54　图 35.52（译者注）病变组织病理学检查，可见血管、组织细胞，以及特征性的多核巨细胞（HE×200）

（陈兰兰　姜利斌　译）

第 36 章

眼眶原发性黑色素细胞瘤

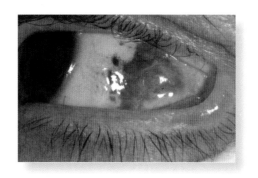

概述

眼眶原发性黑素细胞瘤包括黑色素瘤、黑色素细胞错构瘤和婴儿黑色素性神经外胚层肿瘤（melanotic neuroectodermal tumor, MNET）（即视网膜原基瘤）。原发性眼眶黑色素瘤常起源于先天性眼部黑色素细胞增多症，或者来源于侵犯眼眶组织的多细胞型蓝痣（1~23）。极少情况下，可起源于视神经（14），或在横纹肌肉瘤眼眶放疗后发生（15）。起源于黑色素细胞增多症的黑色素瘤和起源于蓝痣的黑色素瘤较为相似，故本章将一同介绍。回顾作者所有个案病例，有 10 例眼眶原发性黑色素瘤，占所有眶部肿瘤的1%（1）。

临床特征

先天性黑素细胞病灶可发生在眼眶前部，表现为眼部黑色素细胞增多症或蓝痣，位于眼眶稍后部时，临床症状常不明显，直到发展为黑色素瘤才出现相关症状。起源于黑色素细胞增多症的黑色素瘤和起源于蓝痣的黑色素瘤均多为局限性肿瘤，但其潜在的先天性色素多是弥散的或斑片状的。当患者表现为突眼、

伴有先天性眼部黑色素细胞增多症或者表层巩膜蓝痣时，应注意其存在原发性眼眶黑色素瘤或脉络膜黑色素瘤向眼眶侵入的可能。

诊断

通过 CT 和 MRI 技术可观察到一局限性、可强化的眼眶软组织肿物，常位于肌锥外间隙、有时也可发生在眼外肌上。MRI 可有助于观察病灶内黑色素的含量。随着病情进展，肿瘤组织可突破假性囊膜并广泛侵犯眶内组织。临床医师在对突眼进行诊断性检查时，应注意观察眼睑皮肤和表层巩膜是否存在蓝痣，同时进行眼底检查以排除脉络膜黑色素瘤。

组织病理

术中肉眼可见眼眶黑色素瘤外观多为棕色或黑色局限性肿物；显微镜下可见其由梭形或上皮样的黑色素瘤细胞组成。在许多病例中可以观察到残余的蓝痣细胞。大范围的肿瘤坏死很常见。免疫组化检查可见其对黑色素瘤特异性抗原呈阳性反应。

起源于眼部黑色素细胞增多症和蓝痣的眼眶黑色素瘤

治疗方法

因为眼眶黑色素瘤病变范围多为局限性,故手术中应尽量将肿瘤完整切除。对于先天性眼部黑色素细胞增多症,如果存在将肿物完整切除的可能,则严禁进行穿刺活检。我们认为如果眼眶黑色素瘤不能完整切除,那么术后很有可能发生局部复发或远处器官转移。术中应对肿物周围扁平的先天性黑色素进行详细检查并进行组织活检,并且对其进行高能量的冷冻治疗。若有残留或复发性的眼眶黑色素瘤,通常考虑行保留眼睑的眶内容摘除术。

Selected References

Reviews

1. Shields JA, Shields CL, Scartozzi R. Survey of 1264 patients with orbital tumors and simulating lesions: The 2002 Montgomery Lecture, part 1. *Ophthalmology* 2004;111: 997–1008.
2. Shields JA, Bakewell B, Augsburger JJ, et al. Classification and incidence of space-occupying lesions of the orbit. A survey of 645 biopsies. *Arch Ophthalmol* 1984;102: 1606–1611.
3. Shields JA, Bakewell B, Augsburger JJ, et al. Space-occupying orbital masses in children: A review of 250 consecutive biopsies. *Ophthalmology* 1986;93:379–384.
4. Shields, JA, Shields CL. Orbital malignant melanoma. The 2002 Sean B. Murphy Lecture. *Ophthalmic Plast Reconstr Surg* 2003;19:262–269.
5. Shields CL, Kaliki S, Livesey M, et al. Association of ocular and oculodermal melanocytosis with rate of uveal melanoma metastasis. Analysis of 7872 consecutive eyes. *JAMA Ophthalmology* 2013;131:993–1003.
6. Berman EL, Shields CL, Sagoo MS, et al. Multifocal blue nevus of the conjunctiva. *Survey Ophthalmol* 2008;53:41–49.

Management

7. Shields JA, Shields CL, Demirci H, et al. Experience with eyelid-sparing orbital exenteration: the 2000 Tullos O. Coston Lecture. *Ophthal Plast Reconstr Surg* 2001;17: 355–361.

Case Reports

8. Gunduz K, Shields JA, Shields CL, et al. Periorbital cellular blue nevus leading to orbitopalpebral and intracranial melanoma. *Ophthalmology* 1998;105:2046–2050.
9. Demirci H, Shields CL, Shields JA, et al. Malignant melanoma arising from unusual conjunctival blue nevus. *Arch Ophthalmol* 2000;118:1581–1584.
10. Tellado M, Specht CS, McLean IW, et al. Primary orbital melanoma. *Ophthalmology* 1996;103:929–932.
11. Dutton JJ, Anderson RL, Schleper RL, et al. Orbital malignant melanoma and oculodermal melanocytosis. Report of two cases and review of the literature. *Ophthalmology* 1984;91:497–507.
12. Wilkes SR, Uthman EO, Thornton CN, et al. Malignant melanoma of the orbit in a black patient with ocular melanocytosis. *Arch Ophthalmol* 1984;102:904–906.
13. Mandeville JT, Grove AS Jr, Dadras SS, et al. Primary orbital melanoma associated with an occult episcleral nevus. *Arch Ophthalmol* 2004;122:287–290.
14. DePotter P, Shields CL, Eagle RC Jr, et al. Malignant melanoma of the optic nerve. *Arch Ophthalmol* 1996;114:608–612.
15. Lumbroso L, Sigal-Zafrani B, Jouffroy T, et al. Late malignant melanoma after treatment of rhabdomyosarcoma of the orbit during childhood. *Arch Ophthalmol* 2002; 120:1087–1090.
16. Odashiro AN, Arthurs B, Pereira PR, et al. Primary orbital melanoma associated with a blue nevus. *Ophthal Plast Reconstr Surg* 2005;21:247–248.
17. Rice CD, Brown HH. Primary orbital melanoma associated with orbital melanocytosis. *Arch Ophthalmol* 1990;108:1130–1134.
18. Mahoney NR, Engleman T, Morgenstern KE. Primary malignant melanoma of the orbit in an African-American man. *Ophthal Plast Reconstr Surg* 2008;24:475–477.
19. Mathai AM, Naik R, Pai MR, et al. Orbital melanocytoma. *Orbit* 2008;27:383–387.
20. Lee V, Sandy C, Rose GE, et al. Primary orbital melanoma masquerading as vascular anomalies. *Eye (Lond)* 2002;16:16–20.
21. Polito E, Leccisotti A. Primary and secondary orbital melanomas: a clinical and prognostic study. *Ophthal Plast Reconstr Surg* 1995;11:169–181.
22. Löffler KU, Witschel H. Primary malignant melanoma of the orbit arising in a cellular blue naevus. *Br J Ophthalmol* 1989;73:388–393.
23. Leff SR, Henkind P. Rhabdomyosarcoma and late malignant melanoma of the orbit. *Ophthalmology* 1983;90:1258–1260.

● 起源于蓝痣的眼眶黑色素瘤

Wilkes SR, Uthman EO, Thornton CN, et al. Malignant melanoma of the orbit in ablack patient with ocular melanocytosis. Arch Ophthalmol 1984; 102: 904–906.

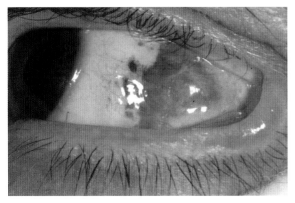

图 36.1　患者男性, 59 岁, 左眼突眼, 可见其表层巩膜的先天性色素沉着。患者突眼发展较快并伴有球周充血, 提示为炎症性病变。有趣的是该患者同时患有视网膜星形细胞瘤并出现结节性硬化的一些体征, 但这些体征可能与眼眶病变无关

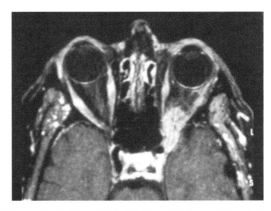

图 36.2　图 36.1 病例, 轴位 MRI 增强检查, T1 加权像, 可见深达眶尖部的眼眶肿物。术中在眼眶颞侧部分、包括外直肌肌鞘观察到了明显的色素

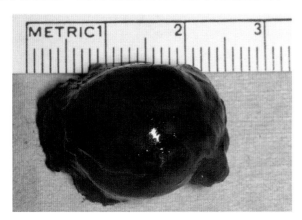

图 36.3　图 36.2 病例, 眼眶肿物手术切除后大体观, 术中谨慎的将肿物完整切除

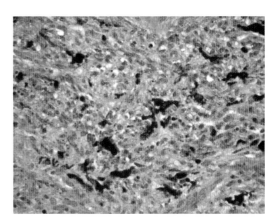

图 36.4　图 36.3 病例, 组织病理学检查, 可见色素化的蓝痣细胞和无色素的梭形或上皮样的黑色素瘤细胞(HE×50)

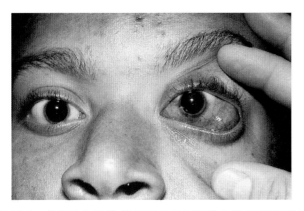

图 36.5　美籍黑人患者, 眼部黑色素细胞增多症, 近期出现的眼眶结膜结节(Shelby Wikes, MD 供图)

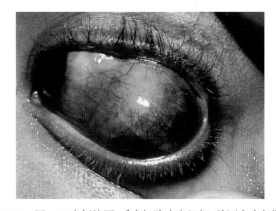

图 36.6　图 36.5 病例特写, 手术切除病变组织, 并证实为起源于眼部黑色素细胞增多症的恶性黑色素瘤(Shelby Wikes, MD 供图)

原发性眼眶恶性黑色素瘤

概述

　　眼眶恶性黑色素瘤有时可自发形成,而无明显黑色素细胞诱发过程(1~7)。这种原发性的眼眶黑色素瘤有可能起源于先天性黑色素细胞增多症的亚临床部分,或者从隐匿的恶性黑色素瘤转移而来。如果不存在眼部黑色细胞增多症或者其他组织原发性黑色素瘤的证据,那么该病变可归类为原发性眶部恶性黑色素瘤。

临床特征

　　和其他眶部肿瘤相似,原发性眼眶软组织黑色素瘤患者常表现为突眼或眼球移位。根据临床表现通常无法作出诊断,但术中若观察到肿物呈局限性、黑色实性,那么应高度怀疑黑色素瘤。

诊断

　　影像学检查,比如 CT 或者 MRI,通常显示为一个局限性的眶部肿物,无骨质浸润。少部分眶部恶性黑色素瘤可为弥散性的,边界不清。注射造影剂后,肿物一般可被强化。

治疗方法及预后

　　如果眼部黑色素细胞增多症患者出现了眼眶肿物,则应考虑到恶性黑色素瘤的可能。大部分患者应开眶,争取将肿物进行细致、完整地切除。对眼眶黑色素瘤进行切取活检会使不同程度的恶性肿瘤细胞散落到周围组织,将增加肿瘤复发和转移的风险。手术中在完整切除主要肿物后,应对周围黑色素细胞增生组织或蓝痣进行组织活检,并且对可见的黑色素细胞增生组织进行高强量的双次冻融治疗。对于晚期肿瘤无法进行完整切除者,可能需要进行后续放疗或眶内容摘除术。

　　原发性眼眶黑色素瘤的预后与脉络膜黑色素瘤相似(5)。据报道,其 5 年内转移的发生率约为 38%,其中 90% 转移至肝脏(4)。

Selected References

Reviews

1. Shields JA, Shields CL, Scartozzi R. Survey of 1264 patients with orbital tumors and simulating lesions: The 2002 Montgomery Lecture, part 1. *Ophthalmology* 2004;111: 997–1008.
2. Shields JA, Bakewell B, Augsburger JJ, et al. Classification and incidence of space-occupying lesions of the orbit. A survey of 645 biopsies. *Arch Ophthalmol* 1984;102: 1606–1611.
3. Shields JA, Bakewell B, Augsburger JJ, et al. Space-occupying orbital masses in children: A review of 250 consecutive biopsies. *Ophthalmology* 1986;93:379–384.
4. Shields, JA, Shields CL. Orbital malignant melanoma. The 2002 Sean B. Murphy Lecture. *Ophthalmic Plast Reconstr Surg* 2003;19:262–269.
5. Shields CL, Furuta M, Thangappan A, et al. Metastasis of uveal melanoma millimeter-by-millimeter in 8033 consecutive eyes. *Arch Ophthalmol* 2009;127:989–998.

Case Reports

6. Shields JA, Shields CL, Eagle RC Jr, et al. Necrotic orbital melanoma arising de novo. *Br J Ophthalmol* 1993;77:187–189.
7. DePotter P, Shields CL, Eagle RC Jr, et al. Malignant melanoma of the optic nerve. *Arch Ophthalmol* 1996;114:608–612.

● 眼眶黑色素瘤：原发性肿瘤

极少数情况下，眼眶黑色素瘤为原发肿瘤，无任何先天性眼部黑色素细胞增多症或蓝痣相关临床表现和病史。它可发生在眼眶除神经系统以外的软组织，或发生在视神经。以下为一起源于软组织的原发性眼眶黑色素瘤，和一例原发于视神经的黑色素瘤。

1. Shields JA, Shields CL, Eagle RC Jr, et al. Necrotic orbital melanoma arising de novo. Br J Ophthalmol 1993；77：187-189.

2. DePotter P, Shields CL, Eagle RC Jr, et al. Malignant melanoma of the optic nerve. Arch Ophthalmol 1996；114：608-612.

3. DePotter P, Shields JA, Shields CL, et al. Modi ed enucleation via lateral orbitotomy for choroidal melanomas with massive orbital extension. Ophthal Plast Reconstr Surg 1992；8：109-113.

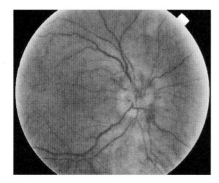

图 36.7　患者男性，76 岁，主诉右眼视物模糊，眼底相可见视盘肿胀

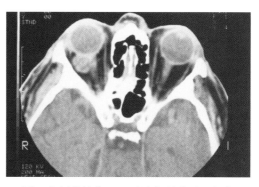

图 36.8　同一病例的轴位 CT，可见右眼球后肌锥内局限性肿物，经结膜手术切口入路被摘除

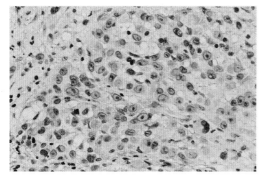

图 36.9　对肿物的外周部分行组织病理学检查，可见梭形和上皮样的黑色素瘤细胞（HE×150）

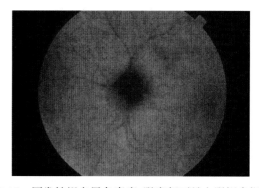

图 36.10　原发性视盘黑色素瘤，眼底相可见左眼视盘深黑色素肿物，临床诊断为黑素细胞瘤，该患者已随访数年并且病情无变化，但随后患者出现严重的视力下降

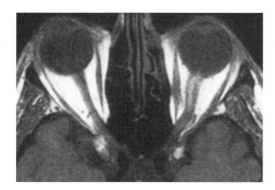

图 36.11　图 36.10 病例，MRI 轴位 T1 加权像钆增强检查，左眼视神经长节段增粗有明显强化，经外侧开眶入路成功摘除患侧眼球，同时剪除了一长节段的视神经

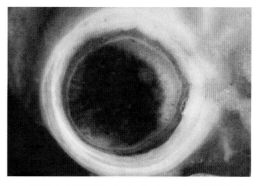

图 36.12　眼眶中部的视神经横截面，可见在视神经的轴心有色素性肿瘤细胞，周围脑膜未受累；组织病理学检查证实为一高度坏死的混合细胞型黑色素瘤，病变仅局限于视神经内

眼眶黑色素细胞错构瘤和黑色素性神经外胚层肿瘤

罕见的眼眶黑色素细胞性肿瘤包括黑色素细胞错构瘤和黑色素性神经外胚层肿瘤（melanotic neuroectodermal tumor, MNET），两者均发生在婴幼儿中（1~11）。

眼眶黑色素细胞错构瘤

概述

黑色素细胞错构瘤是一种罕见的眼眶先天性黑色素细胞性肿瘤（5）。

临床特征

已报道的病灶是发生在新生儿眼眶的巨大黑色素细胞错构瘤。在出生时即发现一黑色肿物将眼眶前部完全遮盖，充满睑裂并且遮挡眼球。

诊断

有关于此罕见病变的影像学表现知之甚少。我们猜测此肿物可表现为局限性或弥漫性，边界欠清的肿物。

组织病理

病理学上，病变以实性富含色素性肿物包绕眼球，同时也弥漫侵犯葡萄膜（5）。组织病理学上，眼眶内肿瘤细胞呈梭形和树枝状，脉络膜内肿瘤细胞呈圆形（同黑色素细胞瘤相似）。目前对黑色素细胞错构瘤了解较少，它可能是先天性蓝痣或黑色素细胞瘤的少见形式。

治疗方法

对于先天性眼眶黑色素细胞错构瘤的治疗了解较少。我们认为该肿瘤的治疗应根据临床表现不同而异，整体治疗方案应类似于局限性的蓝痣或其他局限的肿瘤。治疗根据病变范围，可能包括部分切除、眼球摘除或眶内容摘除。因为该肿瘤过于罕见，目前对于其恶性潜能及预后仍不明确。

累及眼眶的黑色素性神经外胚层肿瘤

概述

黑色素性神经外胚层肿瘤是一种先天性的、良性但具有局部侵袭力的肿瘤，它起源于上颌骨或颧骨，偶尔可侵犯眼眶软组织（6~11）。

临床特征

由于 MNET 的发病部位，患儿可表现为一侧面部肿胀、眼球向内侧移位。肿物触诊时质硬、活动度差。患儿无疼痛、无眼睑淤血，这些特点有助于与转移性神经母细胞瘤相鉴别，后者同样也易侵犯颧骨。

诊断

影像学可见受累骨质呈溶骨表现，眶内软组织继发性受累。

组织病理

组织病理学上，MNET 主要包含由两种不同类型的细胞。一种由小的嗜碱性细胞组成，胞质很少，与神经母细胞相似。另外一种包含大的立方形细胞，包含色素颗粒，与视网膜色素上皮细胞（RPE）有同样的形态特点。肿瘤组织内常可发现与视网膜母细胞瘤的 Flexner–Wintersteiner 菊花团类似的菊形团。目前对其发病机制尚不明确，但该肿瘤细胞与 RPE 细胞的相似性使得有部分学者使用"视网膜原基瘤"这一名称。免疫组化结果不尽相同，但多数对细胞角蛋白、HMB–45 呈阳性反应，对嗜铬粒蛋白、结蛋白、癌胚抗原呈阴性反应（7）。

治疗方法

尽可能对肿瘤进行广泛完整的切除。因为病变常累及眶周骨质，故手术时需要与耳鼻喉科医师或神经外科医师共同完成。为了防止骨性复发，有必要进行手术边缘扩大切除。

Selected References

Reviews

1. Shields JA, Shields CL, Scartozzi R. Survey of 1264 patients with orbital tumors and simulating lesions: The 2002 Montgomery Lecture, part 1. Ophthalmology 2004; 111:997–1008.
2. Shields JA, Bakewell B, Augsburger JJ, et al. Classification and incidence of space-occupying lesions of the orbit. A survey of 645 biopsies. Arch Ophthalmol 1984;102:1606–1611.
3. Shields JA, Bakewell B, Augsburger JJ, et al. Space-occupying orbital masses in children: A review of 250 consecutive biopsies. Ophthalmology 1986;93:379–384.
4. Shields, JA, Shields CL. Orbital malignant melanoma. The 2002 Sean B. Murphy Lecture. Ophthalmic Plast Reconstr Surg 2003;19:262–269.

Case Reports

5. Char DH, Crawford JB, Ablin AR, et al. Orbital melanocytic hamartoma. *Am J Ophthalmol* 1981;91:357–361.

6. Hall WC, O'Day DM, Glick AD. Melanotic neuroectodermal tumor of infancy. An ophthalmic appearance. *Arch Ophthalmol* 1979;97:922–925.

7. Franchi G, Sleilati F, Soupre V, et al. Melanotic neuroectodermal tumour of infancy involving the orbit and maxilla: surgical management and follow-up strategy. *Br J Plast Surg* 2002;55:526–529.

8. Kapadia SB, Frisman DM, Hitchcock CL, et al. Melanotic neuroectodermal tumor of infancy. Clinicopathological, immunohistochemical, and flow cytometric study. *Am J Surg Pathol* 1993;17:566–573.

9. Lamping KA, Albert DM, Lack E, et al. Melanotic neuroectodermal tumor of infancy. *Ophthalmology* 1985;92:143–149.

10. Cutler LS, Chaudhry AP, Topazian R. Melanotic neuroectodermal tumor of infancy: an ultrastructural study, literature review and reevaluation. *Cancer* 1981;48:247–270.

11. Nakanishi K, Hori H, Matsubara T, et al. Recurrent melanotic neuroectodermal tumor in the orbit successfully treated with resection followed by pediculated periosteal flaps. *Pediatr Blood Cancer* 2008;51:430–432.

● 眼眶黑色素细胞错构瘤和黑色素性神经外胚层肿瘤

1. Char DH, Crawford JB, Ablin AR, et al. Orbital melanocytic hamartoma. Am J Ophthalmol 981; 91: 357–361.

2. Hall WC, O'Day DM, Glick AD. Melanotic neuroectodermal tumor of infancy. An ophthalmic appearance. Arch Ophthalmol 1979; 97: 922–925.

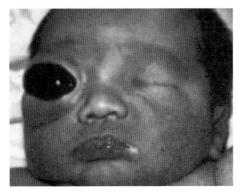

图 36.13 亚洲籍患儿,眼眶巨大黑色素细胞错构瘤,广泛的色素性肿物已将睑裂填满(Devron Char, MD 和 Brooks Crawford, MD 供图)

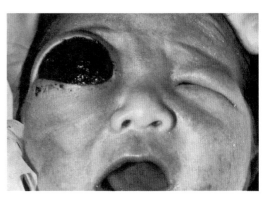

图 36.14 图 36.13 病例,另一角度外观像(Devron Char, MD 和 Brooks Crawford, MD 供图)

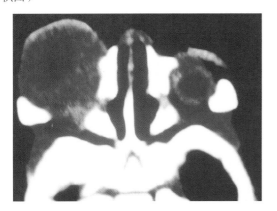

图 36.15 图 36.13 病例,轴位 CT,由于眶内肿物侵犯,右眼眶体积较对侧增大(Devron Char, MD 和 Brooks Crawford, MD 供图)

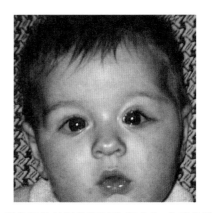

图 36.16 黑色素性神经外胚层肿瘤患儿,由于外侧眶内肿瘤压迫,左眼向内侧移位(Dennis O'Day, MD 供图)

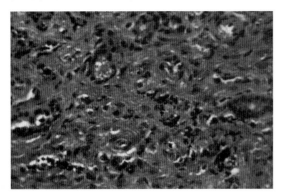

图 36.17 图 36.16 病变组织病理学检查,可见色素上皮细胞分布呈管状、腺泡状,其间被结缔组织基质分隔(HE×100)(Dennis O'Day, MD 供图)

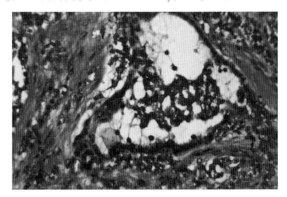

图 36.18 图 36.17 病例,更高放大倍率显微照片(HE×100)(Dennis O'Day, MD 供图)

(陈兰兰 姜利斌 译)

第 37 章

泪腺原发性上皮性肿瘤

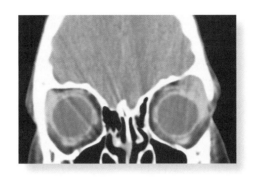

多种肿瘤及相关病变均可发生于泪腺（1~15）。泪腺病变同发生于大唾液腺的病变有许多相似之处。泪腺病变大体上可分为上皮性和非上皮性。非上皮性病变如淋巴瘤、炎症及其他累及泪腺的肿瘤将在其他章节介绍。本章节将介绍起源于泪腺上皮结构的原发性良性及恶性肿瘤。

美国 Wills 眼科医院病理实验室统计了 142 例泪腺肿瘤病例，病变分类包括非上皮性病变（78%）和上皮性病变（22%）。非上皮性病变包括泪腺炎症（64%）和淋巴瘤（14%），而上皮性肿瘤包括泪腺导管囊肿（6%）、多形性腺瘤（12%）以及恶性上皮性肿瘤（4%）。这一结果推翻了二十世纪五十年代的旧理论，当时认为泪腺上皮性和非上皮性病变各占 50% 以及良性病变和恶性病变各占 50%。澳大利亚一项最新研究统计了 268 例泪腺组织活检结果，发现泪腺炎占 50%，淋巴瘤占 32%，泪腺导管囊肿 3%，多形性腺瘤占 8%，恶性上皮性肿瘤占 4%。

双侧泪腺病变是泪腺肿瘤的一个特殊的分支。最近一项研究分析了 97 例双侧泪腺病变，研究发现其最终诊断包括特发性眶内炎症（炎性假瘤）（30%），结节病（20%），淋巴瘤（19%），泪腺脱垂（15%）及泪腺导管囊肿（5%），文章作者强调，71% 的双侧泪腺病变患者都存在慢性基础疾病。

需要注意的是，泪腺是眼眶内唯一一个正常情况下包含上皮结构的组织，因此眼眶内任何原发性的上皮性肿瘤均极有可能起源于泪腺。然而，转移性上皮性肿瘤可自远处器官经血行途径转移至眶内，继发性的眶内上皮性肿瘤可经邻近组织侵入眼眶内，如眼睑、结膜、眼内组织、鼻旁窦及鼻咽。极少数情况下，先天性眼眶内泪腺组织异位可导致泪腺肿瘤和泪腺囊肿的发生。

真正的原发性泪腺上皮性病变可进一步分为良性病变和恶性病变两类。良性上皮性病变包括泪腺导管囊肿和泪腺多形性腺瘤（泪腺良性混合瘤）。后者是泪腺原发性良性上皮肿瘤中较为重要的一个类型。泪腺恶性上皮性肿瘤中，最重要的类型为腺样囊性癌（adenoid cystic carcinoma, ACC）。其他较少见的恶性上皮性肿瘤包括多形性腺癌（泪腺恶性混合瘤），原发性腺癌，黏液表皮样癌，原发性鳞状细胞癌，皮脂腺癌，腺泡细胞癌，淋巴上皮癌，肌上皮癌以及囊腺癌。在最近一篇相关综述中，将这些非常见肿瘤中的大部分类别进行了探讨（7）。

泪腺原发性恶性上皮性肿瘤（Primary epithelial malignancies of the lacrimal gland, PEMLG）最好发于

665

概述：泪腺病变

中年人群（7）。幼儿和老年患者较为少见。但是 ACC 的发病年龄呈双阶段分布，部分患者在 10~20 岁之前发病，另一部分患者在青年到中年时期发病，对于该病好发的种族和性别倾向尚不明确。

关于泪腺病变发病率的估计，由于所依据研究资料，尤其是研究中所包括病变类型的不同而有所差异。下列数据较为准确的评估了泪腺病变的发病情况（1，2，6，7）：

1. 眼眶内占位性病变中，约 10% 发生于泪腺。

2. 泪腺实性肿物中，约 20% 为上皮源性肿物，80% 为非上皮性肿物。

3. 在已知的泪腺上皮性肿瘤中，约 55% 为良性肿瘤，45% 为恶性肿瘤。

4. PEMLG 各分型及其发病率包括 ACC（60%），多形性腺癌（20%），原发性腺癌（10%）及其他恶性上皮性肿瘤（5%）。

作者分析整理 Wills 眼科医院肿瘤科就诊的 1264 名眶部肿瘤患者，其中 114 例（9%）为泪腺肿物患者（1）。排除了泪腺导管囊肿和其他非上皮性肿瘤后，在 30 例实性原发性泪腺上皮性肿瘤中，11 例为多形性腺瘤，19 例为 PEMLG。这 19 例 PEMLG 中，包括 14 例 ACC（74%），4 例多形性腺癌（21%），1 例黏液表皮样癌（5%）。由于疑难病例或恶性肿瘤病例转诊于肿瘤科的概率更大，所以如上的研究结果同其他研究一样，可能存在统计数据偏倚的问题。例如，某些 ACC 患者在切取活检确诊后，会转诊至肿瘤科以求进一步的治疗，而多形性腺瘤患者在肿瘤完全切除之后很少会及时转诊到肿瘤科。

临床上，泪腺部肿瘤可有不同表现，但也存在共同的临床特征。泪腺窝内的巨大肿物通常引起突眼以及眼球向下方和鼻侧移位。良性上皮性肿瘤和淋巴瘤一般无疼痛症状，而恶性肿瘤和炎症性病变会引起疼痛。在影像学上，良性肿瘤通常无邻近的骨组织破坏，泪腺窝结构光滑，而恶性肿瘤发展过程中会造成骨质破坏。之后将会详细介绍泪腺肿物的临床症状和体征，以及影像学表现。

预后方面，对于多形性腺瘤患者，若能完整切除肿瘤，将获得很好的预后。肿瘤切除不完全将导致肿瘤复发并最终有可能向恶性转变。泪腺原发恶性上皮性肿瘤具有较高的侵袭性，即使积极采取眼眶内容摘除、放疗或化疗等方法，依然有较高的复发率，并有远处转移的可能。不同类型的上皮性肿瘤，其恶性程度也有很大的不同（7）。

Selected References

Reviews

1. Shields JA, Shields CL, Scartozzi R. Survey of 1264 patients with orbital tumors and simulating lesions: the 2002 Montgomery Lecture, part 1. *Ophthalmology* 2004; 111:997–1008.
2. Shields JA, Bakewell B, Augsburger JJ, et al. Classification and incidence of space-occupying lesions of the orbit. A survey of 645 biopsies. *Arch Ophthalmol* 1984; 102:1606–1611.
3. Shields JA, Bakewell B, Augsburger JJ, et al. Space-occupying orbital masses in children: a review of 250 consecutive biopsies. *Ophthalmology* 1986;93:379–384.
4. Reese AB. Expanding lesions of the orbit (Bowman Lecture). *Trans Ophthalmol Soc UK* 1971;91:85–104.
5. Reese AB. The treatment of lesions of the lacrimal gland. *Trans Am Acad Ophthalmol Otolaryngol* 1958;62:679–683.
6. Shields CL, Shields JA, Eagle RC, et al. Clinicopathologic review of 142 cases of lacrimal gland lesions. *Ophthalmology* 1989;96:431–435.
7. Shields, JA, Shields CL, Epstein J, et al. Primary epithelial malignancies of the lacrimal gland. The 2003 Ramon L. Font Lecture. *Ophthalmic Plast Reconstr Surg* 2004;20: 10–21.
8. Andreoli MT, Aakalu V, Setabutr P. Epidemiological trends in malignant lacrimal gland tumors. *Otolaryngol Head Neck Surg* 2015;152(2):279–283.
9. Andrew NH, McNab AA, Selva D. Review of 268 lacrimal gland biopsies in an Australian cohort. *Clin Experiment Ophthalmol* 2015;43(1):5–11.
10. White VA. Update on lacrimal gland neoplasms: Molecular pathology of interest. *Saudi J Ophthalmol* 2012;26:133–135.
11. Ahmad SM, Esmaeli B, Williams M, et al. American Joint Committee on Cancer classification predicts outcome of patients with lacrimal gland adenoid cystic carcinoma. *Ophthalmology* 2009;116:1210–1215.
12. Tang SX, Lim RP, Al-Dahmash S, et al. Bilateral lacrimal gland disease. Clinical features of 97 cases. *Ophthalmology* 2014;121:2040–2046.
13. Demirci H, Shields CL, Shields JA, et al. Orbital tumors in the older adult population. *Ophthalmology* 2002;109:243–248.

Case Reports

14. Rush A, Leone CR Jr. Ectopic lacrimal gland cyst of the orbit. *Am J Ophthalmol* 1981;92:198–201.
15. Green WR, Zimmerman LE. Ectopic lacrimal gland tissue. Report of eight cases with orbital involvement. *Arch Ophthalmol* 1967;78:318–327.

泪腺导管上皮性囊肿（泪腺导管囊肿）

概述

泪腺导管上皮性囊肿，常称之为"泪腺导管囊肿"，继发于泪腺向结膜穹隆引流泪液的一个或多个管道堵塞而产生的囊性病变（1~24）。一项纳入 1264 例眶部肿瘤活检的临床/病理学研究发现，其中 19 例（2%）为泪腺导管囊肿，占全部泪腺病变的 17%（1）。另一项纳入 142 例泪腺肿瘤活检的回顾性研究发现，泪腺导管囊肿占全部病变的 6%（4）。由于大多数病灶相对较小，很多患者未就诊，或未行手术切除，故该病实际的发病率应高于统计数据。19 例泪腺导管囊肿病例中，仅 4 例需要行手术切除。少数情况下，上皮性囊肿可起源于眶内异位性泪腺组织（7，17）。

临床特征

泪腺导管上皮性囊肿通常起源于成人的睑叶泪腺，表现为单侧或双侧结膜颞上方穹隆部的、无痛性且无触痛性的波动性肿块（8，9）。该病变可单独发生或继发于泪腺炎（8）。病变通常缓慢进展，并可在长时间内维持相对稳定的状态。泪腺导管囊肿可间歇性的排出泪液，随后又逐渐重新生成。有研究发现，泪腺良性混合瘤和黏液表皮样癌与泪腺导管囊肿有关（15，21）。在少数病例，泪腺导管囊肿由结膜穹隆或泪阜的泪腺附属组织发展而来（25）。鉴别诊断包括本书其他章节提到的诸多结膜和眼眶囊肿性病变。

诊断

泪腺导管囊肿在临床上较易识别，位于外侧结膜穹隆，周边一般由结膜组织包绕。影像学表现为与前部泪腺相关的囊性肿物。影像学检查有助于显示病变后半部分，从而排除前部为囊性成分的实性肿物（15，21）。与皮样囊肿和泪腺恶性肿瘤不同，泪腺导管囊肿的邻近骨组织表现正常。

组织病理

组织病理学方面，同泪腺导管结构相似，导管上皮性囊肿包含干净的管腔，并由 1~2 层平滑的上皮细胞层组成其内皮结构。上皮内层由立方形细胞构成，外层由肌上皮细胞构成，还可见到少量分泌黏蛋白的杯状细胞。该疾病的发病因素是多方面的，多与炎症因素相关，炎症后的瘢痕组织阻塞导管，继而导致分泌物积聚以及导管扩张（8）。

一项包含 15 例泪腺导管囊肿的组织病理学研究发现，有 13 例起源于主泪腺，2 例起源于附泪腺（13），患者平均年龄 51 岁。所有样本都含有杯状细胞，并且管腔内可见假性顶浆分泌的突起结构。泪腺导管囊肿的上皮组织内不含肌上皮细胞。

治疗方法

体积较小的无症状的病灶可暂时观察，而较大的病灶可自颞上方结膜穹隆切口行局部切除，注意尽量避免损伤泪腺睑叶的引流管道。造口术是另一种可选择的手术方式，尤其是针对泪液分泌减少的患者（12）。一些学者已成功应用蓝–绿氩离子激光技术破坏囊肿，从而免去了传统的手术治疗（11）。

Selected References

Reviews

1. Shields JA, Shields CL, Scartozzi R. Survey of 1264 patients with orbital tumors and simulating lesions: the 2002 Montgomery Lecture, part 1. *Ophthalmology* 2004;111: 997–1008.
2. Reese AB. Expanding lesions of the orbit (Bowman Lecture). *Trans Ophthalmol Soc UK* 1971;91:85–104.
3. Reese AB. The treatment of lesions of the lacrimal gland. *Trans Am Acad Ophthalmol Otolaryngol* 1958;62:679–683.
4. Shields CL, Shields JA, Eagle RC, et al. Clinicopathologic review of 142 cases of lacrimal gland lesions. *Ophthalmology* 1989;96:431–435.
5. Andrew NH, McNab AA, Selva D. Review of 268 lacrimal gland biopsies in an Australian cohort. *Clin Experiment Ophthalmol* 2015;43(1):5–11.
6. Shields, JA, Shields CL, Epstein J, et al. Primary epithelial malignancies of the lacrimal gland. The 2003 Ramon L. Font Lecture. *Ophthalmic Plast Reconstr Surg* 2004;20:10–21.
7. Green WR, Zimmerman LE. Ectopic lacrimal gland tissue. Report of eight cases with orbital involvement. *Arch Ophthalmol* 1967;78:318–327.
8. Lam K, Brownstein S, Jordan DR, et al. Dacryops: a series of 5 cases and a proposed pathogenesis. *JAMA Ophthalmol* 2013;131(7):929–932.
9. Smith S, Rootman J. Lacrimal ductal cysts. Presentation and management. *Surv Ophthalmol* 1986;30:245–250.
10. Tang SX, Lim RP, Al-Dahmash S, et al. Bilateral lacrimal gland disease. Clinical features of 97 cases. *Ophthalmology* 2014;121:2040–2046.

Management

11. Pantaleoni FB, Spagnolo S, Martini A, et al. Argon laser photocoagulation in the treatment of the palpebral lobe cysts of the lacrimal gland (dacryops). *Ophthalmic Surg Lasers* 1997;28:690–692.
12. Salam A, Barrett AW, Malhotra R, et al. Marsupialization for lacrimal ductular cysts (dacryops): a case series. *Ophthal Plast Reconstr Surg* 2012;28:57–62.

Histopathology

13. Jakobiec FA, Zakka FR, Perry LP. The cytologic composition of dacryops: an immunohistochemical investigation of 15 lesions compared to the normal lacrimal gland. *Am J Ophthalmol* 2013;155:380–396.

Case Reports

14. Bullock JD, Fleishman JA, Rosset JS. Lacrimal ductal cysts. *Ophthalmology* 1986;93: 1355–1360.
15. Christie DB, Woog JJ, Lahav M. Combined dacryops with underlying benign mixed cell tumor of the lacrimal gland. *Am J Ophthalmol* 1995;11:97–99.
16. Bartley GB. Orbital lobe lacrimal ductal cysts. *Surg Neurol* 1995;43:521.
17. von Domarus H. A lacrimal gland cyst in the orbit. *J Craniomaxillofac Surg* 1987;15:106–109.
18. Sen DK, Thomas A. Simple dacryops. *Am J Ophthalmol* 1967;63:161.
19. Bradey N, Hayward JM. Case report: bilateral lacrimal gland enlargement: an unusual manifestation of dacryops. *Clin Radiol* 1991;43:280–281.
20. Rush A, Leone CR Jr. Ectopic lacrimal gland cyst of the orbit. *Am J Ophthalmol* 1981;92:198–201.
21. Levin LA, Popham J, To K, et al. Mucoepidermoid carcinoma of the lacrimal gland. Report of a case with oncocytic features arising in a patient with chronic dacryops. *Ophthalmology* 1991;98:1551–1555.
22. Brownstein S, Belin MW, Krohel GB, et al. Orbital dacryops. *Ophthalmology* 1984; 91:1424–1428.
23. Morgan-Warren PJ, Madge SN. Lacrimal duct cyst (dacryops) following ocular chemical injury. *Orbit* 2012;31:335–337.
24. Su GW, Patipa M, Font RL. Primary squamous cell carcinoma arising from an epithelium-lined cyst of the lacrimal gland. *Ophthal Plast Reconstr Surg* 2005;21:383–385.
25. Jakobiec FA, Roh M, Stagner AM, et al. Caruncular dacryops. *Cornea* 2015;34: 107–109.

● 泪腺导管上皮性囊肿（泪腺导管囊肿）

　　大多数情况下，泪腺导管囊肿体积较小，无临床症状，患者不会因此就诊，常在常规眼科体检时被发现。泪腺导管囊肿有时可引起刺激症状或异物感，可能需要对症治疗或手术切除。下例为相对较小的无临床症状的泪腺导管囊肿。

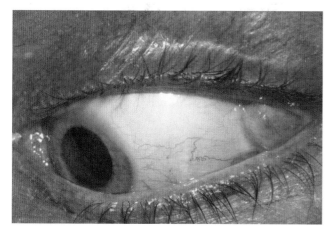

图 37.1　左侧泪腺的泪腺导管囊肿

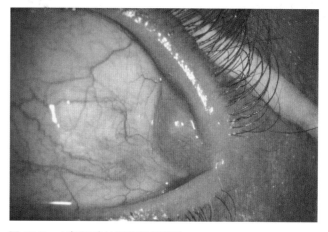

图 37.2　左侧泪腺的泪腺导管囊肿

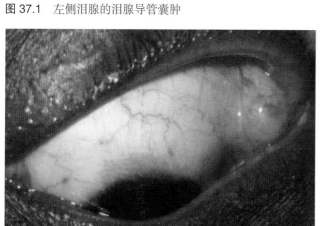

图 37.3　非洲裔美国籍患者，泪腺导管囊肿

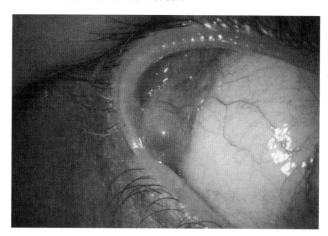

图 37.4　右侧泪腺的泪腺导管囊肿

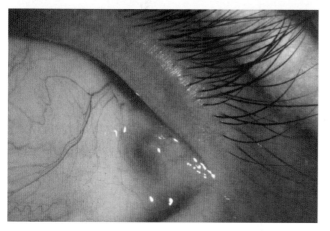

图 37.5　左侧泪腺的泪腺导管囊肿，呈部分实性外观

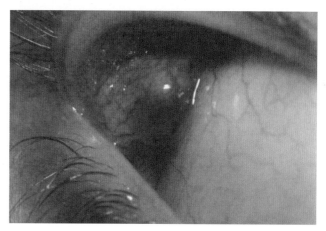

图 37.6　右侧泪腺的泪腺导管囊肿，呈深蓝色病变

● 泪腺导管上皮性囊肿（泪腺导管囊肿）

有些泪腺导管囊肿体积较大，并可导致一些临床症状。以下病例进行了 CT 检查并行手术切除。

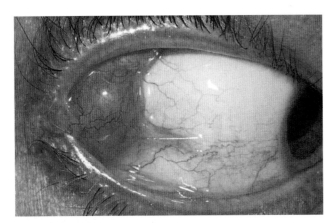

图 37.7　患者男性，55 岁，颞上方泪腺导管囊肿。该病灶引起了持续性不适感

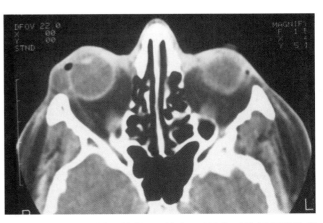

图 37.8　图 37.7 病例，轴位 CT 检查，可见靠近前部眶缘的囊性病变

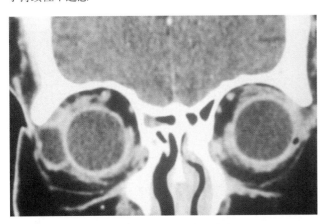

图 37.9　CT 冠状位可见眼球颞侧的囊性病变

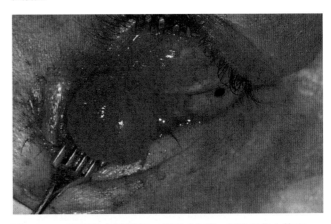

图 37.10　经颞上方结膜切口行手术切除，病灶完整大体观

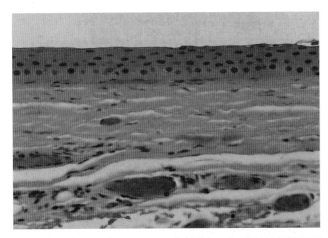

图 37.11　组织病理学检查可见扁平的上皮细胞以及囊肿的纤维组织壁

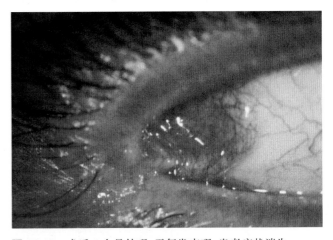

图 37.12　术后 5 个月外观，无复发表现，患者症状消失

泪腺多形性腺瘤（良性混合瘤）

概述

泪腺肿瘤在组织病理学上与主唾液腺及其他小唾液腺起源的肿瘤十分类似。

多形性腺瘤（良性混合瘤）是泪腺最重要的良性上皮性肿瘤（1~30）。作者统计了1264例眶部肿瘤病例，其中有11例多形性腺瘤，占泪腺肿瘤的10%，占全部眶部肿瘤的1%（1）。142例泪腺活检中，12%为多形性腺瘤（4）。该肿瘤通常起源于眶部泪腺，很少起源于睑部泪腺和眶内异位泪腺组织（1,6）。该肿瘤好发于青中年人（平均发病年龄39岁），也可发生于儿童（20,21,25）。

临床特征

泪腺多形性腺瘤通常表现为单侧眼眶前部颞上方区域进行性增大的无痛性肿块。随着病灶的增大，患者可发生突眼和眼球向下及向鼻侧移位。泪腺恶性肿瘤常伴有明显疼痛，因此无痛性肿块是鉴别泪腺多形性腺瘤与其他恶性肿瘤的要点（1,14,16）。

诊断

影像学检查可显示泪腺窝内圆形或卵圆形，表面光滑或稍不规则的局限性肿块（10~12）。肿物邻近的骨组织可有小窝形成，但一般无常见于恶性肿瘤的骨质破坏现象。CT检查是观察骨骼受累的最佳手段，MRI钆增强联合脂肪抑制成像是观察肿瘤的最佳方式（10~12）。肿瘤的前部常止于眶缘或眶缘后方，说明肿物主要累及眶部泪腺，而不影响睑部泪腺。邻近骨组织可见小窝，而真正的骨质侵犯是非常罕见的（24）。多形性腺瘤同恶性上皮性肿瘤类似，其MRI的T1加权像显示低信号至等信号，在T2加权像显示高信号，在增强检查中可被强化（12）。

组织病理

泪腺多形性腺瘤的病理学表现依病例不同而不同。主要由良性上皮成分和间质成分组成，因而称之为良性混合瘤（14,15）。上皮成分可表现为管状、束状和鳞状排列。间叶成分通常为黏液性组织和软骨性组织。

治疗方法

如果患者的临床和影像学表现提示泪腺多形性腺瘤可能，通常可经眼睑皮纹及骨膜外切口行眼眶外上方眶切开术进行肿物切除，很少需要进行骨切开术（Kronlein切口）。要求在保证包膜完整下将肿物全部切除，严禁破坏包膜或行切开活检术。切取活检将破坏肿瘤的完整切除，并且会导致肿瘤复发和恶变的可能。随时间的推移，多形性腺瘤可能转变为多形性腺癌（恶性混合瘤）（16）。

Selected References

Reviews

1. Shields JA, Shields CL, Scartozzi R. Survey of 1264 patients with orbital tumors and simulating lesions: the 2002 Montgomery Lecture, part 1. *Ophthalmology* 2004;111: 997–1008.
2. Shields JA, Bakewell B, Augsburger DG, et al. Classification and incidence of space-occupying lesions of the orbit. A survey of 645 biopsies. *Arch Ophthalmol* 1984; 102:1606–1611.
3. Reese AB. Expanding lesions of the orbit (Bowman Lecture). *Trans Ophthalmol Soc UK* 1971;91:85–104.
4. Shields CL, Shields JA, Eagle RC, et al. Clinicopathologic review of 142 cases of lacrimal gland lesions. *Ophthalmology* 1989;96:431–435.
5. Andrew NH, McNab AA, Selva D. Review of 268 lacrimal gland biopsies in an Australian cohort. *Clin Experiment Ophthalmol* 2015;43(1):5–11.
6. Wright JE, Stewart WB, Krohel GB. Clinical presentation and management of lacrimal gland tumours. *Br J Ophthalmol* 1979;63:600–606.
7. Wright JE. Factors affecting the survival of patients with lacrimal gland tumours. *Can J Ophthalmol* 1982;17:3–9.
8. White VA. Update on lacrimal gland neoplasms: Molecular pathology of interest. *Saudi J Ophthalmol* 2012;26:133–135
9. Von Holstein SL. Tumours of the lacrimal gland. Epidemiolocial, clinical and genetic characteristics. *Acta Ophthalmol* 2013;6:1–28.

Imaging

10. Jakobiec FA, Trokel SL, Abbott GF, et al. Combined clinical and computed tomographic diagnosis of primary lacrimal fossa lesions. *Am J Ophthalmol* 1982;94: 785–807.
11. Font RL, Patipa M, Rosenbaum PS, et al. Correlation of computed tomographic and histopathologic features in malignant transformation of benign mixed tumor of lacrimal gland. *Surv Ophthalmol* 1990;34:449–452.
12. Gunduz K, Shields CL, Gunalp I, et al. Magnetic resonance imaging of unilateral lacrimal gland lesions. *Graefes Arch Clin Exp Ophthalmol* 2003;241:907–913.

Management

13. Tse DT, Folberg R. Technique for incisional biopsy of a lacrimal gland mass when the diagnosis of benign mixed tumor cannot be excluded clinically. *Ophthalmic Surg* 1988;19:321–324.

Histopathology

14. Font RL, Gamel JW. Epithelial tumors of the lacrimal gland: An analysis of 265 cases. In: Jakobiec FA, ed. *Ocular and Adnexal Tumors*. Birmingham, AL: Auscula-pius; 1978:787–805.
15. Chawla B, Kashyap S, Sen S, et al. Clinicopathologic review of epithelial tumors of the lacrimal gland. *Ophthal Plast Reconstr Surg* 2013;29:440–445.

Case Reports

16. Shields JA, Shields CL. Malignant transformation of presumed pleomorphic adenoma of lacrimal gland after 60 years. *Arch Ophthalmol* 1987;105:1403–1405.
17. Hsu HC. Posttraumatic benign pleomorphic adenoma of the lacrimal gland. *Oph-*

thalmologica 2001;215:235–237.

18. Wharton JA, O'Donnell BA. Unusual presentations of pleomorphic adenoma and adenoid cystic carcinoma of the lacrimal gland. *Aust N Z J Ophthalmol* 1999;27: 145–148.

19. Christie DB, Woog JJ, Lahav M. Combined dacryops with underlying benign mixed cell tumor of the lacrimal gland. *Am J Ophthalmol* 1995;119:97–99.

20. Mercado G, Gunduz K, Shields CL, et al. Pleomorphic adenoma of the lacrimal gland in a young patient. *Arch Ophthalmol* 1998;116:962–963.

21. Faktorovich EG, Crawford JB, Char DH, et al. Benign mixed tumor (pleomorphic adenoma) of the lacrimal gland in a 6-year-old boy. *Am J Ophthalmol* 1996;122: 446–447.

22. Auran J, Jakobiec FA, Krebs W. Benign mixed tumor of the palpebral lobe of the lacrimal gland. Clinical diagnosis and appropriate surgical management. *Ophthalmology* 1988;95:90–99.

23. Ostrowski ML, Font RL, Halpern J, et al. Clear cell epithelial-myoepithelial carcinoma arising in pleomorphic adenoma of the lacrimal gland. *Ophthalmology* 1994; 101:925–930.

24. Hornblass A, Friedman AH, Yagoda A. Erosion of the orbital plate (frontal bone) by a benign tumor of the lacrimal gland. *Ophthalmic Surg* 1981;12:737–742.

25. Stupp T, Pavlidis M, Buchner TF, et al. Pleomorphic adenoma of the lacrimal gland in a child after treatment of acute lymphoblastic leukemia. *Arch Ophthalmol* 2004;122: 1538–1540.

26. Shields JA, Shields CL, Eagle RC, et al. Pleomorphic adenoma ("Benign mixed tumor") of the lacrimal gland. *Arch Ophthalmol* 1987;105:560–561.

27. Prabhakaran VC, Cannon PS, McNab A, et al. Lesions mimicking lacrimal gland pleomorphic adenoma. *Br J Ophthalmol* 2010;94:1509–1512.

28. Ramlee N, Ramli N, Tajudin LS. Pleomorphic adenoma in the palpebral lobe of the lacrimal gland misdiagnosed as chalazion. *Orbit* 2007;26:137–139.

29. Currie ZI, Rose GE. Long-term risk of recurrence after intact excision of pleomorphic adenomas of the lacrimal gland. *Arch Ophthalmol* 2007;125:1643–1646.

30. Tong JT, Flanagan JC, Eagle RC Jr, et al. Benign mixed tumor arising from an accessory lacrimal gland of Wolfring. *Ophthal Plast Reconstr Surg* 1995;11:136–138.

● 泪腺多形性腺瘤：临床病理联系

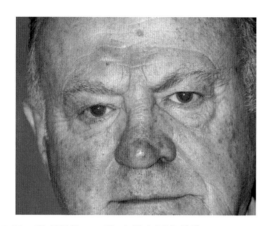

图 37.13　患者男性，73 岁，右眼向下方移位

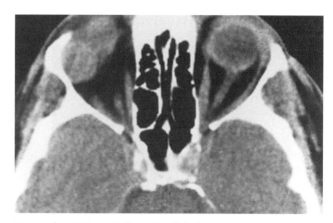

图 37.14　轴位 CT 扫描显示泪腺窝内卵圆形肿块

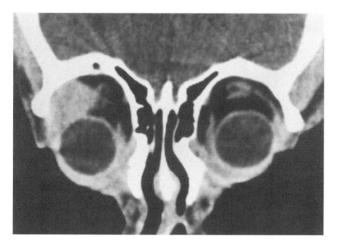

图 37.15　冠状位 CT 扫描显示相同病灶

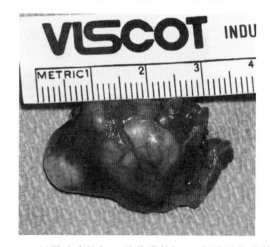

图 37.16　经眼睑皮纹切口及骨膜外切口，切除肿物大体观。注意肿物有包膜，表面呈分叶状

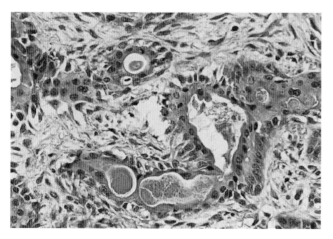

图 37.17　组织病理学检查显示上皮小管和黏液基质（HE×100）

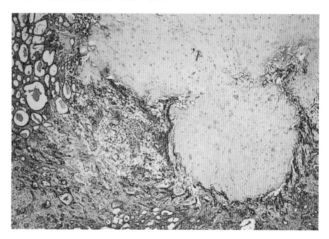

图 37.18　另一区域组织病理学表现为软骨性分化（HE×50）

● 泪腺多形性腺瘤:手术方法

治疗的目的是自颞上方眶切开术将肿物完整切除,一般不采用眶骨切开术。

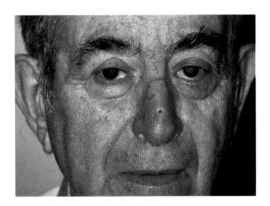

图 37.19 患者男性,71 岁,左眼突眼

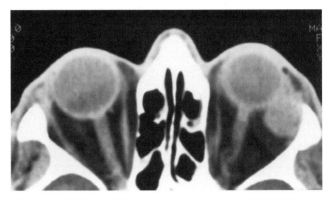

图 37.20 轴位 CT 扫描显示眼眶前部颞上方实性圆形肿物

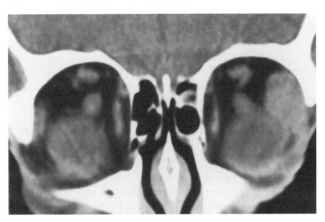

图 37.21 冠状位 CT 扫描显示眼球颞上方卵圆形肿块

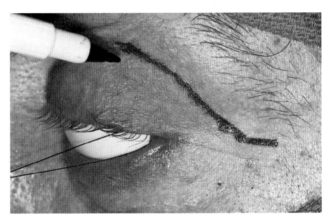

图 37.22 对颞上方眼睑皮纹切口进行标记,自此入路切除肿瘤

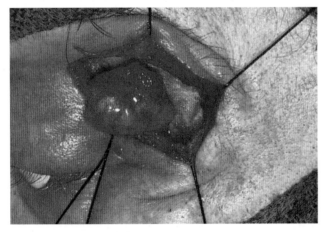

图 37.23 肿瘤切除术中所见

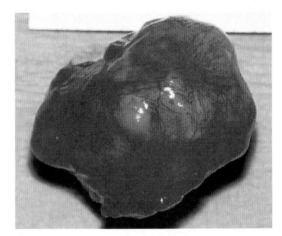

图 37.24 带包膜肿物大体观。可见其特征性表现为淡黄色肿物,边缘呈结节状。组织病理学呈典型的多形性腺瘤特征

● 青少年泪腺多形性腺瘤

泪腺多形性腺瘤一般好发于中年或老年。少数情况下,该病可发生于青年人。以下病例展示其临床病理联系。

Mercado G, Gunduz K, Shields JA, et al. Pleomorphic adenoma of the lacrimal gland in ayoung patient. Arch Ophthalmol 1998; 116: 962–963.

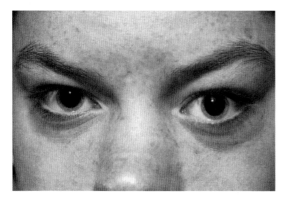

图 37.25　患者女性,15 岁,左侧颞上方眶内肿物,继发突眼

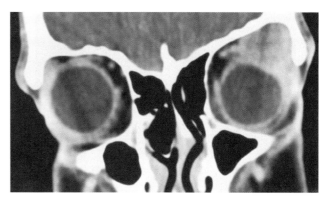

图 37.26　冠状位 CT 扫描可见泪腺窝内肿物。缓慢生长的肿物导致额骨和颧骨上形成凹陷

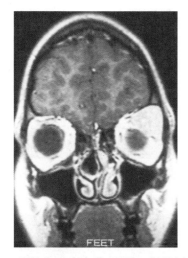

图 37.27　MRI 冠状位 T1 加权像,可见三角形实性强化肿物

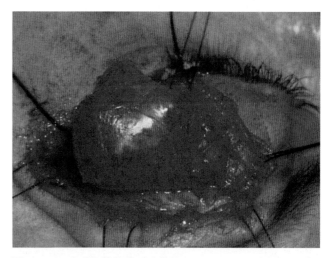

图 37.28　成功切除肿物时大体观

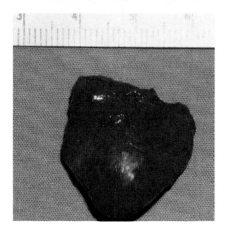

图 37.29　肿物大体观,示包膜完整,表面有特征性结节隆起

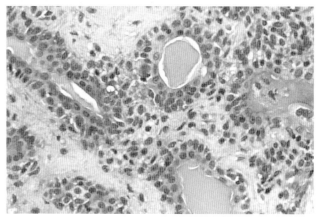

图 37.30　组织病理学检查,示多形性腺瘤特征性的上皮性和间叶细胞成分

● 泪腺多形性腺瘤：磁共振成像

泪腺多形性腺瘤的临床诊断可依据磁共振成像的特征性表现，下图所示病例的 MRI 表现为多形性腺瘤典型特征。

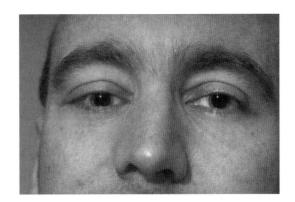

图 37.31　患者男性，40 岁，右眼轻微向下方移位

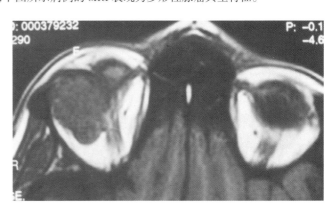

图 37.32　眼眶 MRI 轴位 T1 加权像显示右侧眼眶颞上方低信号肿物，伴有特征性圆凸的边缘

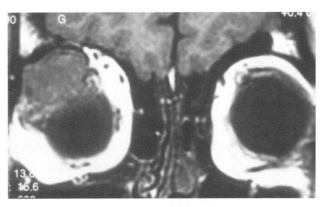

图 37.33　MRI 冠状位 T1 加权像，显示右眼眶颞上方肿物伴眼球向下向内移位

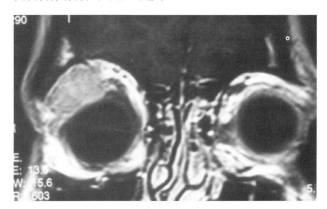

图 37.34　MRI 冠状位 T1 加权增强像，可见肿物中等强化

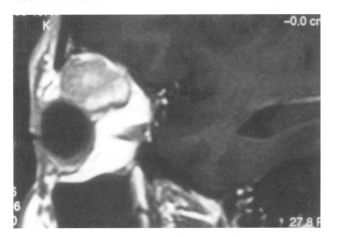

图 37.35　MRI 矢状位 T1 加权增强像，示肿瘤位于眼球上方

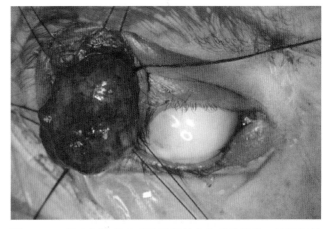

图 37.36　肿瘤切除术中可见局限性有包囊的肿物。放置塑料角膜保护器。组织病理学检查显示典型的多形性腺瘤的病理特征

泪腺多形性腺癌

概述

多形性腺癌（恶性混合瘤）是第二位重要的泪腺原发性恶性上皮性肿瘤（primary epithelial malignancies of the lacrimal gland, PEMLG）（1~15），系来自于多形性腺瘤自发性恶变或多形性腺瘤不完全切除术后发生的恶变。在作者的临床系列病例中，有 4 例多形性腺癌患者，占泪腺区病变的 4%，在 1264 例眶部肿瘤中占不到 1%（1）。根据最近关于 702 例泪腺恶性肿瘤的流行病学统计分析数据，其中多形性腺癌占 4%（10）。

临床特征

临床症状和体征与泪腺腺样囊性癌（adenoid cystic carcinoma, ACC）相似，常表现为突眼、眼球向鼻下方移位、眼球运动受限，有时伴有疼痛。曾有患者表现为无症状泪腺区小肿物 60 年，肿瘤恶变为泪腺多形性腺癌后迅速发生突眼（13）。局部复发和远处转移在此病较常见，甚至在原发性泪腺肿瘤发现之前，已有骨组织的远处转移（14）。

诊断

CT 和 MRI 表现同 ACC 相似。最初病灶局限并伴有早期骨侵犯现象。随着肿瘤的增长，肿瘤可突破包膜向眶内弥漫侵犯。

组织病理

多形性腺癌的病理特征为多形性腺瘤中部分区域恶性改变（59）。恶变范围可由小的局灶性恶变，到良性肿瘤细胞大面积由恶性细胞所取代。多形性腺癌包含极少的腺状结构，其细胞结构发生退行性改变较多形性腺瘤细胞显著。多形性腺癌可浸润眶骨及眶内段视神经。文献中关于其组织病理学改变有更详细的描述（11, 12）。

治疗方法

治疗方法同 ACC。若病灶较小且较为局限，可将其完整切除。病情严重无法将肿瘤完整切除的病例，必要时可行眶内容摘除术及部分骨组织切除术。尽管缺乏此罕见恶性肿瘤的随访资料，总体分析，其预后较 ACC 好。

Selected References

Reviews

1. Shields JA, Shields CL, Scartozzi R. Survey of 1264 patients with orbital tumors and simulating lesions: the 2002 Montgomery Lecture, part 1. *Ophthalmology* 2004;111: 997–1008.
2. Shields JA, Bakewell B, Augsburger JJ, et al. Space-occupying orbital masses in children: a review of 250 consecutive biopsies. *Ophthalmology* 1986;93:379–384.
3. Reese AB. Expanding lesions of the orbit (Bowman Lecture). *Trans Ophthalmol Soc UK* 1971;91:85–104.
4. Shields CL, Shields JA, Eagle RC, et al. Clinicopathologic review of 142 cases of lacrimal gland lesions. *Ophthalmology* 1989;96:431–435.
5. Shields, JA, Shields CL, Epstein J, et al. Primary epithelial malignancies of the lacrimal gland. The 2003 Ramon L. Font Lecture. *Ophthalmic Plast Reconstr Surg* 2004; 20:10–21.
6. Andrew NH, McNab AA, Selva D. Review of 268 lacrimal gland biopsies in an Australian cohort. *Clin Experiment Ophthalmol* 2015;43(1):5–11.
7. Wright JE, Stewart WB, Krohel GB. Clinical presentation and management of lacrimal gland tumours. *Br J Ophthalmol* 1979;63:600–606.
8. Wright JE. Factors affecting the survival of patients with lacrimal gland tumours. *Can J Ophthalmol* 1982;17:3–9.
9. Henderson JW, Farrow GM. Primary malignant mixed tumors of the lacrimal gland. Report of 10 cases. *Ophthalmology* 1980;17:466–475.
10. Andreoli MT, Aakalu V, Betabutr P. Epidemiological trends in malignant lacrimal gland tumors. *Otolaryngol Head Neck Surg* 2015;152(2):279–283.

Histopathology

11. Grossniklaus HE, Abbuhl MF, McLean IW. Immunohistologic properties of benign and malignant mixed tumor of the lacrimal gland. *Am J Ophthalmol* 1990;110: 540–549.
12. Perzin KH, Jakobiec FA, Livolsi VA, et al. Lacrimal gland malignant mixed tumors (carcinomas arising in benign mixed tumors): a clinico-pathologic study. *Cancer* 1980; 45:2593–2606.

Case Reports

13. Shields JA, Shields CL. Malignant transformation of presumed pleomorphic adenoma of lacrimal gland after 60 years. *Arch Ophthalmol* 1987;105:1403–1405.
14. Waller RR, Riley FC, Henderson JW. Malignant mixed tumor of the lacrimal gland. Occult source of metastatic carcinoma. *Arch Ophthalmol* 1973;90:297–299.
15. Giliberti FM, Shinder R, Bell D, et al. Malignant mixed tumor of the lacrimal gland in a teenager. *J Pediatr Ophthalmol Strabismus* 2010;26:1–3.

678 第 37 章

● 泪腺多形性腺癌（恶性混合瘤）

泪腺多形性腺癌可由已有的多形性腺瘤多年后发展而来。以下病例展示了其临床病理联系。

Shields JA, Shields CL. Malignant transformation of presumed pleomorphic adenoma of lacrimal gland after 60years. Arch Ophthalmol 1987; 105: 1403–1405.

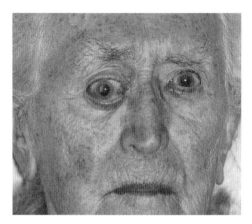

图 37.37　患者女性，81 岁，右眼眼球突出。60 年前即有轻微眼球突出表现，曾诊断为"泪腺良性肿瘤"，未予治疗。既往相对稳定的眼球突出于近 18 个月之内显著进展

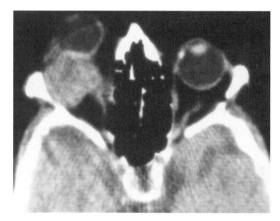

图 37.38　眼眶轴位 CT 扫描可见右眼泪腺窝内巨大肿物，导致右眼突眼。患者于局麻下行肿物组织病理活检，结果回报多形性腺癌，但因年龄和极差的心血管健康状况，未予患者手术治疗，进行了眼眶放射治疗

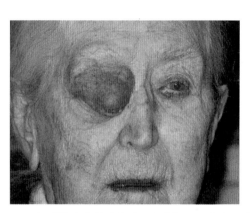

图 37.39　3 年后该患者肿瘤复发，突眼加重。为防止角膜暴露，行眼睑缝合术

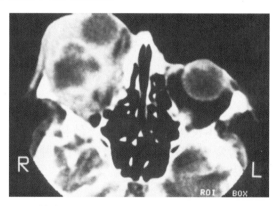

图 37.40　轴位 CT 扫描显示复发的巨大肿物。此时患者同意接受眼眶内容摘除手术

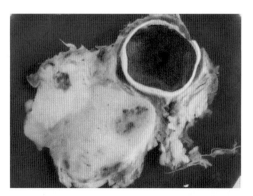

图 37.41　眼眶内容摘除术后标本大体观。可见眼球（右上方）及眼眶巨大肿物

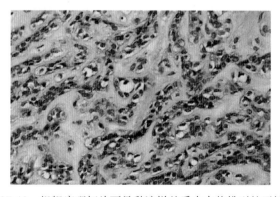

图 37.42　组织病理切片可见黏液样基质中束状排列的恶性上皮细胞，符合多形性腺癌（HE×100）

泪腺腺样囊性癌

概述

数种恶性肿瘤可起源于泪腺上皮组织。ACC 占泪腺恶性上皮性肿瘤的 60% 以上（1~41）。根据作者统计的 1264 例眼眶内占位病变，其中有 14 例 ACC，占 114 例泪腺病变的 12%，占全部眶内肿物的 1%（1）。虽然泪腺 ACC 并非是常见性疾病，但因其高度恶性的特征而受到相当的关注。该肿瘤平均发病年龄为 40 岁，但存在两个发病高峰期，分别是 10~20 岁和 30~40 岁，某些患者在 10 岁以内发病（4~10）。已有研究提示该病的年轻患者预后较好（9）。

临床特征

同其他泪腺肿瘤一样，ACC 可导致进行性的眼球突出和眼球向内、向下移位。不同于泪腺良性肿瘤，该病起病快，进展更加迅速。由于其具有神经侵袭性，近一半的患者有疼痛症状。同侧颜面部和眶周感觉减退症状提示后部的神经受累，对于这类疑似为 ACC 的患者，需进行相关检查。比较特殊的是，ACC 起源于眼眶鼻侧部位，远离主泪腺，这类肿瘤可能发生于先天性异位的泪腺组织，或发生于结膜穹隆处的副泪腺组织（32，34）。

诊断

ACC 的诊断需依据前文提到的症状和体征。CT 和 MRI 影像学检查可进一步证实 ACC 的可能。CT 通常表现为圆形或细长形软组织肿物，有时肿块边界不规则。体积较大，侵袭性较强的肿瘤观察到骨侵蚀现象。肿物内的钙化灶具有提示性意义，但并非泪腺恶性肿瘤的确诊依据，该特征也见于眼球表面的迷芽瘤和表皮样囊肿。MRI 典型表现为 T1 加权像低至等长信号，T2 加权像高信号，增强扫描中度强化。

组织病理

组织病理学上，泪腺 ACC 可呈现出若干种形态（21~24，29）。最为常见的是典型的由恶性肿瘤细胞构成的囊腔，称之为"瑞士干酪"表现。基底细胞样表

现提示较差的预后（23）。有关 AAC 组织病理学表现的详细描述，请参见相关文献（21~29）。

治疗方法

若泪腺 ACC 病灶小而局限，可将其完整切除。若病灶较大并已突破包膜，可行大块组织切除活检，若组织病理学诊断明确，则需行眶内容摘除术，同时将受累的骨组织一同切除。对于晚期病例需考虑补充放疗和化疗。一项病例研究证实，应用新的辅助化疗技术可以缩小肿瘤体积，并降低了肿瘤复发和转移的风险（14，15）。在另一组病例研究中发现，采用放射性敷贴短距离放疗，可用于体积较小的肿瘤和显微镜下可见的残余肿瘤的治疗（16）。

该恶性肿瘤的预后情况相对较差（10，36，37）。通过 CT 和 MRI 检查，对肿瘤的早期发现，可使治疗更加有效，也可以使患者获得一个较好的预后。

Selected References

Reviews

1. Shields JA, Shields CL, Scartozzi R. Survey of 1264 patients with orbital tumors and simulating lesions: the 2002 Montgomery Lecture, part 1. *Ophthalmology* 2004;111: 997–1008.
2. Shields JA, Bakewell B, Augsburger JJ, et al. Space-occupying orbital masses in children: a review of 250 consecutive biopsies. *Ophthalmology* 1986;93:379–384.
3. Reese AB. Expanding lesions of the orbit (Bowman Lecture). *Trans Ophthalmol Soc UK* 1971;91:85–104.
4. Shields CL, Shields JA, Eagle RC, et al. Clinicopathologic review of 142 cases of lacrimal gland lesions. *Ophthalmology* 1989;96:431–435.
5. Shields, JA, Shields CL, Epstein J, et al. Primary epithelial malignancies of the lacrimal gland. The 2003 Ramon L. Font Lecture. *Ophthalmic Plast Reconstr Surg* 2004; 20:10–21.
6. Andrew NH, McNab AA, Selva D. Review of 268 lacrimal gland biopsies in an Australian cohort. *Clin Experiment Ophthalmol* 2015;43(1):5–11.
7. Wright JE, Stewart WB, Krohel GB. Clinical presentation and management of lacrimal gland tumours. *Br J Ophthalmol* 1979;63:600–606.
8. Wright JE. Factors affecting the survival of patients with lacrimal gland tumours. *Can J Ophthalmol* 1982;17:3–9.
9. Tellado MV, McLean IW, Specht CS, et al. Adenoid cystic carcinomas of the lacrimal gland in childhood and adolescence. *Ophthalmology* 1997;104:1622–1625.
10. Esmaeli B, Ahmadi MA, Youssef A, et al. Outcomes in patients with adenoid cystic carcinoma of the lacrimal gland. *Ophthal Plast Reconstr Surg* 2004;20:22–26.

Imaging

11. Jakobiec FA, Trokel SL, Abbott GF, et al. Combined clinical and computed tomographic diagnosis of primary lacrimal fossa lesions. *Am J Ophthalmol* 1982;94:785–807.
12. Font RL, Patipa M, Rosenbaum PS, et al. Correlation of computed tomographic and histopathologic features in malignant transformation of benign mixed tumor of lacrimal gland. *Surv Ophthalmol* 1990;34:449–452.
13. Gunduz K, Shields CL, Gunalp I, et al. Magnetic resonance imaging of unilateral lacrimal gland lesions. *Graefes Arch Clin Exp Ophthalmol* 2003;241:907–913.

Management

14. Tse DT, Benedetto P, Dubovy S, et al. Clinical analysis of the effect of intraarterial cytoreductive chemotherapy in the treatment of lacrimal gland adenoid cystic carcinoma. *Am J Ophthalmol* 2006;141(1):44–53.
15. Tse DT, Kossler AL, Feuer WJ, et al. Long-term outcomes of neoadjuvant intraarterial cytoreductive chemotherapy for lacrimal gland adenoid cystic carcinoma. *Ophthalmology* 2013;120(7):1313–1323.

16. Shields JA, Shields CL, Freire JE, et al. Plaque radiotherapy for selected orbital malig-
    nancies: preliminary observations: the 2002 Montgomery Lecture, part 2. *Ophthal
    Plast Reconstr Surg* 2003;19:91–95.
17. Gensheimer MF, Rainey D, Douglas JG, et al. Neutron radiotherapy for adenoid cys-
    tic carcinoma of the lacrimal gland. *Ophthal Plast Reconstr Surg* 2013;29(4):256–260.
18. Lewis KT, Kim D, Chan WF, et al. Conservative treatment of adenoid cystic
    carcinoma with plaque radiotherapy: a case report. *Ophthal Plast Reconstr Surg*
    2010;26(2):131–133.
19. Esmaeli B, Golio D, Kies M, et al. Surgical management of locally advanced adenoid
    cystic carcinoma of the lacrimal gland. *Ophthal Plast Reconstr Surg* 2006;22(5):366–370.
20. Shields JA, Shields CL, Demirci H, et al. Experience with eyelid-sparing orbital exentera-
    tion. The 2000 Tullos O. Coston Lecture. *Ophthal Plast Reconstr Surg* 2001;17:355–361.

Histopathology/Genetics

21. Font RL, Gamel JW. Epithelial tumors of the lacrimal gland: an analysis of 265 cases.
    In: Jakobiec FA, ed. *Ocular and Adnexal Tumors*. Birmingham, AL: Ausculapius;
    1978:787–805.
22. Font RL, Gamel JW. Adenoid cystic carcinoma of the lacrimal gland. A clinicopath-
    ologic study of 79 cases. In: Nicholson DH, ed. *Ocular Pathology Update*. New York:
    Masson; 1980:277–283.
23. Lee DA, Campbell RJ, Waller RR, et al. A clinicopathologic study of primary adenoid
    cystic carcinoma of the lacrimal gland. *Ophthalmology* 1985;92:128–134.
24. Gamel JW, Font RL. Adenoid cystic carcinoma of the lacrimal gland. The clinical
    significance of a basaloid histologic pattern. *Hum Pathol* 1982;13:219–225.
25. Mendoza PR, Jakobiec FA, Krane JF. Immunohistochemical features of lacrimal
    gland epithelial tumors. *Am J Ophthalmol* 2013;156(6):1147–1158.
26. White VA. Update on lacrimal gland neoplasms: Molecular pathology of interest.
    Saudi J Ophthalmol 2012;26:133–135.
27. Von Holstein SL. Tumours of the lacrimal gland. Epidemiolocial, clinical and genetic
    characteristics. *Acta Ophthalmol* 2013;6:1–28.
28. Von Holstein SL, Fehr A, Persson M, et al. Adenoid cystic carcinoma of the lacrimal
    gland: MYB gene activation,genomic imbalances, and clinical characteristics. *Oph-
    thalmology* 2013;120(10):2130–2138.
29. Chawla B, Kashyap S, Sen S, et al. Clinicopathologic review of epithelial tumors of
    the lacrimal gland. *Ophthal Plast Reconstr Surg* 2013;29:440–445.

Case Reports

30. Dagher G, Anderson RL, Ossoinig KC, et al. Adenoid cystic carcinoma of the lacri-
    mal gland in a child. *Arch Ophthalmol* 1980;98:1098–1100.
31. Shields JA, Shields CL, Eagle RC Jr, et al. Adenoid cystic carcinoma of the lacrimal
    gland simulating a dermoid cyst in a 9-year-old child. *Arch Ophthalmol* 1998;116:
    1673–1676.
32. Shields JA, Shields CL, Eagle RC Jr, et al. Adenoid cystic carcinoma arising in the
    nasal orbit. *Am J Ophthalmol* 1997;123:398–399.
33. Kiratli H, Bilgic S. An unusual clinical course of adenoid cystic carcinoma of the
    lacrimal gland. *Orbit* 1999;18:197–201.
34. Duke TG, Fahy GT, Brown LJ. Adenoid cystic carcinoma of the superonasal conjunc-
    tival fornix. *Orbit* 2000;19:31–35.
35. Karatza E, Shields CL, Shields JA, et al. Calcified orbital cyst in an adult simulating a
    malignant lacrimal gland tumor. *Ophthal Plast Reconstr Surg* 2004;20:397–399.
36. Henderson JW. Adenoid cystic carcinoma of the lacrimal gland, is there a cure? *Trans
    Am Ophthalmol Soc* 1987;85:312–319.
37. Bartley GB, Harris GJ. Adenoid cystic carcinoma of the lacrimal gland: is there a
    cure…yet? *Ophthal Plast Reconstr Surg* 2002;18:315–318.
38. Friedrich RE, Bleckmann V. Adenoid cystic carcinoma of salivary and lacrimal gland
    origin: localization, classification, clinical pathological correlation, treatment results
    and long-term follow-up control in 84 patients. *Anticancer Res* 2003;23:931–940.
39. Meldrum ML, Tse DT, Benedetto P. Neoadjuvant intracarotid chemotherapy for
    treatment of advanced adenocystic carcinoma of the lacrimal gland. *Arch Ophthalmol*
    1998;116:315–321.
40. Walsh RD, Vagefi MR, McClelland CM, et al. Primary adenoid cystic carcinoma of
    the orbital apex. *Ophthal Plast reconstr Surg* 2013;29(1):e33–e35.
41. Ali MJ, Honavar SG, Naik MN, et al. Primary adenoid cystic carcinoma: an extremely
    rare eyelid tumor. *Ophthal Plast Reconstr Surg* 2012;28(2):e35–e36.

● 泪腺腺样囊性癌

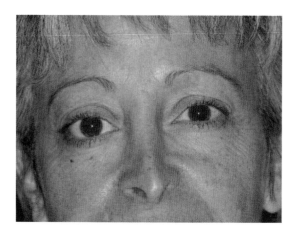

图 37.43　患者女性,50 岁,右眼突眼并向下方移位

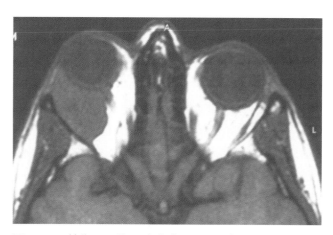

图 37.44　轴位 MRI 的 T1 加权像可见眼眶内巨大卵圆形肿物

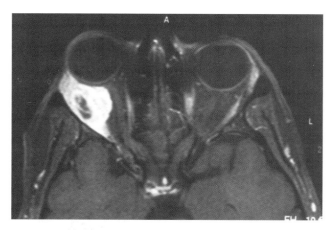

图 37.45　轴位 MRI 的 T1 加权增强联合脂肪抑制成像可见肿物强化

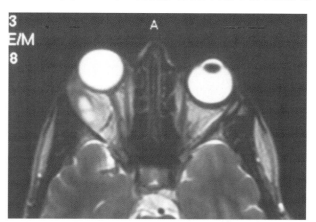

图 37.46　轴位 MRI 的 T2 加权像肿物呈不均匀信号

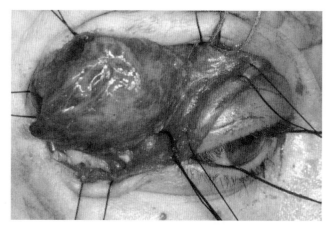

图 37.47　活检时暴露的肿物大体观。该病例中,尽管显微镜下显示肿瘤已侵及眶缘但仍完整切除肿物。患者接受了眶内容摘除术,放疗和化疗

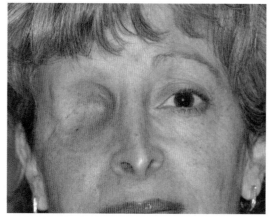

图 37.48　保留眼睑的眶内容摘除术后面部表现。术后 2 年,患者仍选择不植入义眼

● 泪腺腺样囊性癌：一例侵袭性病例的临床病理联系

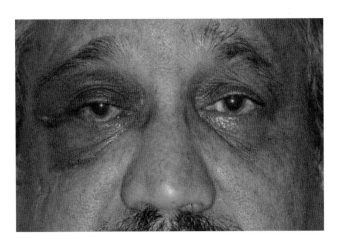

图 37.49　患者男性，61 岁，右眼球突出伴眼球向下方移位

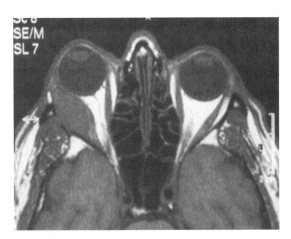

图 37.50　MRI 轴位 T1 加权像，显示右眼眶颞侧巨大的纺锤形肿瘤

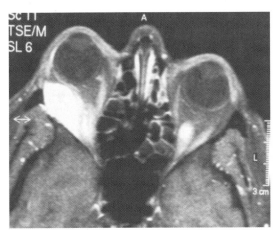

图 37.51　MRI 轴位 T1 加权钆增强联合脂肪抑制成像，显示巨大肿物和眼球突出，同时提示眶外侧骨壁受侵蚀

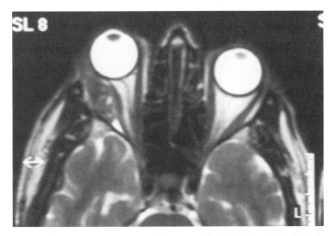

图 37.52　MRI 轴位 T1 加权像显示不均匀信号。对该患者尝试进行肿物切除活检，但无法将整个病灶完整取出，随后对该患者进行眼眶内容摘除术

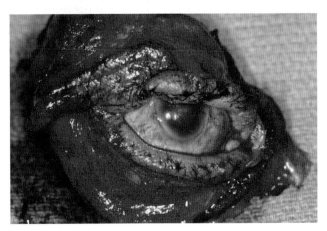

图 37.53　眶内容摘除术后标本

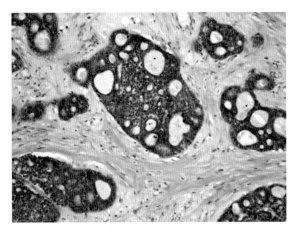

图 37.54　组织病理学检查，示腺样囊性癌（HE×150）

● 泪腺腺样囊性癌：早期影像学检查发现肿瘤并行短距离放射治疗

Shields JA，Shields CL，Freire JE，et al. Plaque radiotherapy for selected orbital malignancies；preliminary observations：the 2002 Montgomery Lecture，part 2. O phthal Plast Reconstr Surg 2003；19：91~95.

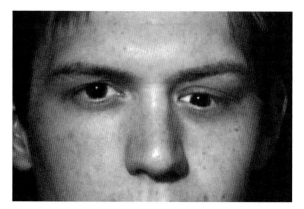

图 37.55　青年男性患者，左眼球突出并向鼻下方移位

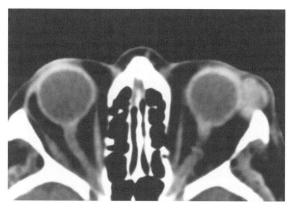

图 37.56　图 37.55 病例，轴位 CT 扫描显示左侧泪腺有相对较小、界线清楚的肿物。完整切除这一有包膜的肿物，大体和显微镜下均未见残留

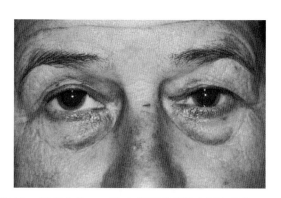

图 37.57　患者女性，57 岁，左眼眼球轻微向下方移位

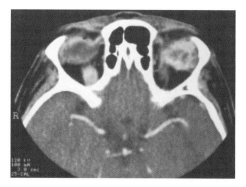

图 37.58　图 37.57 病例，轴位 CT 扫描可见起源于泪腺窝内的眶内肿物。肿物内可见腺样囊性癌特征性的钙化灶

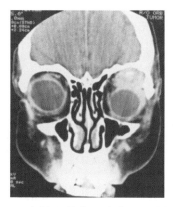

图 37.59　图 37.57 病例，冠状位 CT 扫描可见类似的特征性表现

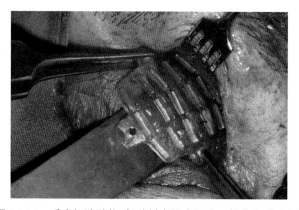

图 37.60　手术切除肿物，但腺样囊性癌细胞已侵袭包膜，因此在该患者眼眶颞上方植入 I125 材料制成的放射性敷贴器，进行短距离放射治疗。6 年后，在眶顶部和额窦处发现肿瘤复发。对该患者行眶内容摘除联合额窦切除手术，术后 10 年患者生存状况良好

● 儿童泪腺腺样囊性癌

　　泪腺 ACC 可在儿童和成年人中发病。下图所述为一例 9 岁男孩发病的临床病理联系及诊疗情况。治疗包括肿瘤切除和随后的短距离放射治疗。

　　1. Shields JA，Shields CL，Eagle RC Jr，et al. Adenoid cystic carcinoma of the lacrimal gland in anine-year-old child. Arch Ophthalmol 1998；116：1673-1676.

　　2. Shields JA，Shields CL，Freire JE，et al. Plaque radiotherapy for selected orbital malignancies：preliminary observations：the 2002 Montgomery Lecture，part 2.Ophthal Plast Reconstr Surg 2003；19：91-95.

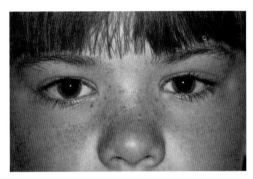

图 37.61　患儿男性，9 岁，主诉头痛，左眼眼球轻度向下方移位

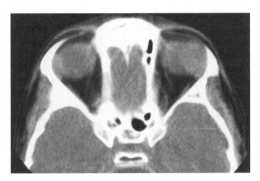

图 37.62　轴位 CT 扫描可见起源于泪腺窝的眼眶内肿物

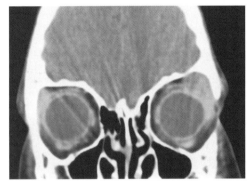

图 37.63　轴位 CT 扫描显示肿物所致的眶壁凹陷。这一征象提示良性肿瘤可能，如皮样瘤

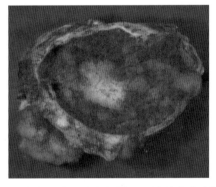

图 37.64　经手术切除的肿瘤的剖面。该肿物为囊性，囊腔中央可见黄色物质，类似皮样瘤表现

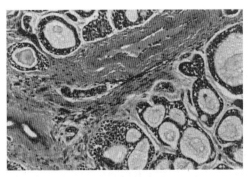

图 37.65　组织病理学显示腺样囊性癌的瑞士干酪样改变（HE×100）

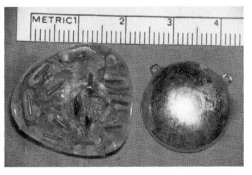

图 37.66　另外的冰冻切片没有显示眶内有肿瘤残余，且患者视力非常好，因此未对该患者进行眶内容摘除手术，而是植入放射性粒子进行短距离放射治疗。图中所示为 I125 粒子制成的放射板，以及置于巩膜上的金属外壳，以防止眼球受到放射性损伤。患儿的泪腺肿瘤得以控制，但患儿于 12 岁时死于 Wilms 肿瘤的转移，肿瘤科医师认为该肿瘤与泪腺肿瘤并无关联

● 非典型的眼眶鼻侧泪腺腺样囊性癌

　　极少数情况下，ACC 可在眶内远离泪腺位置发生。此类肿瘤的发病机制尚不明确，推测其可能起源于异位泪腺组织。下面展示这样一个病例。

Shields JA, Shields CL, Eagle RC Jr, et al. Adenoid cystic carcinoma arising in the nasal orbit. Am J Ophthalmol 1997; 123: 398–399.

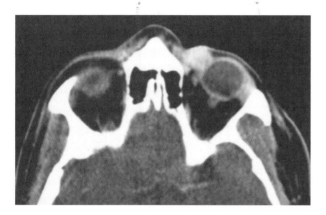

图 37.67　患者男性，27 岁，轴位 CT 扫描显示左侧眼眶前部鼻侧一圆形肿物。该患者在外院行肿物部分切除和组织活检，结果回报腺样囊性癌

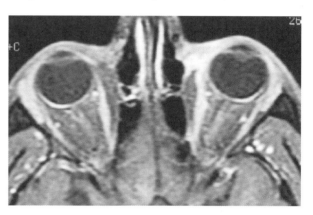

图 37.68　术后 2 周眼眶轴位 MRI，显示鼻侧与先前肿物一致增强的组织。冰冻切片显示弥漫性肿瘤细胞浸润，该患者行保留眼睑的眶内容摘除手术

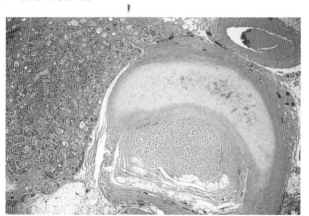

图 37.69　肿物标本组织病理学显示腺样囊性癌细胞与软骨滑车相邻（HE×100）

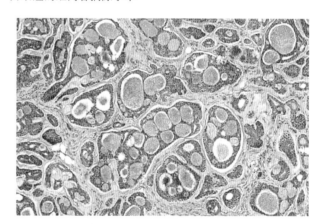

图 37.70　组织病理学检查显示腺样囊性癌（HE×150）

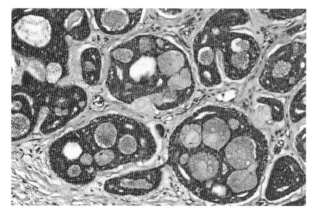

图 37.71　组织病理学检查显示腺样囊性癌（HE×200）

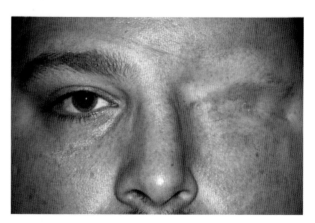

图 37.72　患者行保留眼睑的眼眶内容摘除术后外观，该患者选择不植入假体

泪腺原发性导管癌

概述

泪腺原发性导管癌组织病理学和免疫组织化学表现上与唾液腺导管癌类似。该病为一种罕见的强侵袭性的唾液腺肿瘤,在组织病理学上类似于乳腺导管癌(1~10)。增强泪腺导管癌做为一种独立疾病的认识,有助于以后对其生物学行为、治疗和预后的阐述。

临床特征

据我们所知,该肿瘤无特征性临床表现。肿瘤常表现为上睑颞上方可触及的无痛性肿块,且肿块生长缓慢,最终会造成进行性的上睑下垂、突眼及眼球向鼻下方移位。更晚期的肿瘤可导致疼痛和复视。

诊断

CT 和 MRI 显示限局性肿物,不能与其他泪腺部良性和恶性肿瘤相区别。病灶在造影剂下增强。随时间的推移,肿瘤可突破包膜生长,边界变得不清。

组织病理

泪腺原发性导管癌由体积较大的多边形细胞构成,细胞核呈囊泡样,核仁突出,细胞质呈双嗜性。某些区域上皮细胞呈空泡状或顶浆分泌样改变。可见扩张的导管样结构,伴周围基底膜突起形成的乳头状、筛孔状、粉刺状及立方状结构。可见有丝分裂相。与腺样囊性癌(adenoid cystic carcinoma, ACC)相似,肿瘤可侵袭周围神经和血管。

在我们这组病例中,黏液胭脂红染色显示有显著的黏蛋白产物(10)。肿瘤对 AE1, CK7, CEA, EMA 及 BRST-2 免疫反应阳性,CK20 表现为局灶性弱着染,TTF1, PSA, HER-2/neu, ER, P53 及 S100 染色为阴性(10)。一项对 5 例患者的研究发现,所有患者肿瘤均呈雄激素受体阳性,5 例患者中 3 例对 HER-2/neu 蛋白超表达(6),4 例发生肿瘤转移且其中 3 例在之后的 5 年内死亡。

治疗方法

泪腺原发性导管癌一般不能依据临床诊断,但其治疗手段与所有局限性的泪腺肿瘤相同。应尽可能将肿瘤完整切除。若无法行完整的切除活检,则应行广泛切取活检。若组织病理学提示原发性导管癌且未完全切除病灶,则应进行局部扩大切除甚至要考虑眶内容摘除术。此外,要与肿瘤内科和放疗科医生联系,制定后续的化疗和放疗方案。该类型肿瘤的预后尚不清楚,肿瘤可发生局部淋巴结转移和远处转移。

Selected References

Reviews

1. Shields JA, Shields CL, Scartozzi R. Survey of 1264 patients with orbital tumors and simulating lesions: the 2002 Montgomery Lecture, part 1. *Ophthalmology* 2004;111: 997–1008.
2. Shields CL, Shields JA, Eagle RC, et al. Clinicopathologic review of 142 cases of lacrimal gland lesions. *Ophthalmology* 1989;96:431–435.
3. Shields JA, Shields CL, Epstein J, et al. Primary epithelial malignancies of the lacrimal gland. The 2003 Ramon L. Font Lecture. *Ophthalmic Plast Reconstr Surg* 2004;20: 10–21.
4. Andrew NH, McNab AA, Selva D. Review of 268 lacrimal gland biopsies in an Australian cohort. *Clin Experiment Ophthalmol* 2015;43(1):5–11.
5. Andreoli MT, Aakalu V, Betabutr P. Epidemiological trends in malignant lacrimal gland tumors. *Otolaryngol Head Neck Surg* 2015;152(2):279–283.

Histopathology

6. Kubota T, Moritani S, Ichihara S. Clinicopathologic and immunohistochemical features of primary ductal adenocarcinoma of lacrimal gland: five new cases and review of literature. *Graefes Arch Clin Exp Ophthalmol* 2013;251:2071–2076.

Case Reports

7. Katz SE, Rootman J, Dolman PJ, et al. Primary ductal adenocarcinoma of the lacrimal gland. *Ophthalmology* 1996;103:157–162.
8. Nasu M, Haisa T, Kondo T, et al. Primary ductal adenocarcinoma of the lacrimal gland. *Pathol Int* 1998;48:981–984.
9. Krishnakumar S, Subramanian N, Mahesh L, et al. Primary ductal adenocarcinoma of the lacrimal gland in a patient with neurofibromatosis. *Eye* 2003;7:843–845.
10. Milman T, Shields JA, Husson M, et al. Primary ductal adenocarcinoma of the lacrimal gland. *Ophthalmology* 2005;112:2048–2051.

● 泪腺原发性导管癌

原发性导管腺癌是乳腺组织常见的肿瘤。极少数情况下，类似肿瘤可发生于泪腺和主唾液腺。选图所示为一泪腺导管腺癌老年男性患者，没有肿瘤病史，也没发现全身其他部位的肿瘤。对该患者进行了眶内容摘除手术，但随后发生了肿瘤区域淋巴结转移。

Milman T, Shields JA, Husson M, et al. Primary ductal adenocarcinoma of the lacrimal gland. Ophthalmology 2005；112：2048-2051.

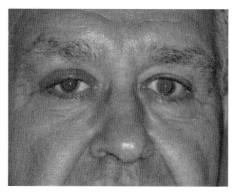

图 37.73　老年男性患者，右眼上睑下垂，眼球向下方移位。转院前已于外院行泪腺病灶组织活检，但组织病理学结果不明确

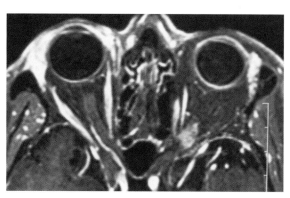

图 37.74　MRI 钆增强扫描联合脂肪抑制，轴位成像可见右侧眼眶泪腺窝内有增强的残余肿瘤。因此决定对该患者进行诊断性及治疗性切除活检

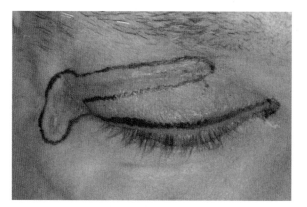

图 37.75　手术切口如图，计划切除泪腺肿物及先前的手术瘢痕。组织病理学检查显示浸润性导管癌，手术切缘可见到肿瘤细胞，最终选择行眶内容摘除术

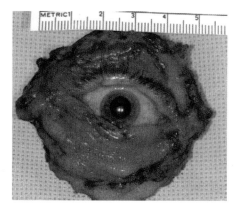

图 37.76　保留眼睑的眶内容摘除术后标本外观

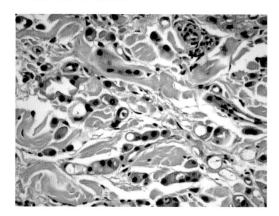

图 37.77　组织病理学显示纤维基质内恶性肿瘤细胞呈束状排列，与乳腺导管癌相似（HE×100）

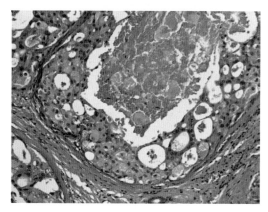

图 37.78　标本的另一区域组织病理学显示管壁结构，管腔内可见形态多样的恶性肿瘤细胞及部分坏死的瘤细胞

● 泪腺黏液表皮样癌

泪腺黏液表皮样癌是一种相对罕见的泪腺恶性上皮性肿瘤。下图所示为一资料完整的病例。

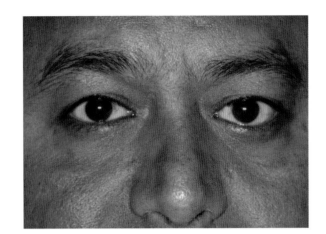

图 37.79　中年男性患者,左眼上睑肿胀

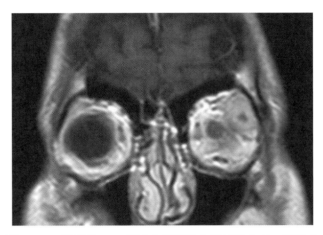

图 37.80　冠状位 MRI 显示左侧眼眶内眼球后方有一圆形中等强度信号肿物

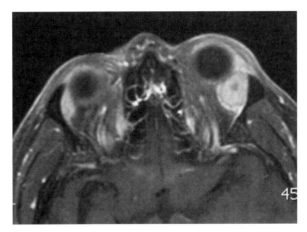

图 37.81　轴位 MRI 显示泪腺区限局性增强肿块

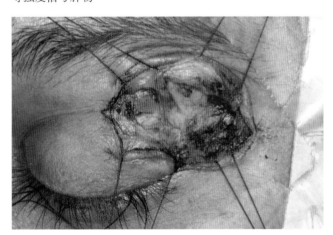

图 37.82　经眼睑皮纹切口,骨膜外入路将肿物切除

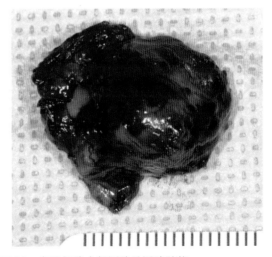

图 37.83　完整切除全部泪腺及泪腺肿物

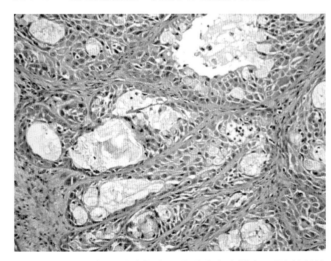

图 37.84　组织病理学诊断为泪腺黏液表皮样癌,可见特征性上皮细胞和黏液池(HE×150)

泪腺原发性恶性上皮性肿瘤组织病理学表现

如前文所述,每种类型的泪腺原发性恶性上皮性肿瘤都有着相似的临床和放射影像学特征,但不同的组织病理学类型,其预后不尽相同(1~3)。因此对这些肿瘤组织进行组织病理学类型的区分十分重要。下文是一个特殊的部分,简要总结了大部分 PEMLG 的组织病理学特征并对其中一部分肿瘤的组织病理学表现进行阐述。

腺样囊性癌

ACC 可细分为若干种组织病理亚型,分别称为筛状(瑞士干酪)型、硬化型、基底细胞样、粉刺性癌及管状型。筛状型由富含黏液池的小叶构成,使肿瘤呈瑞士干酪样病理表现。硬化型由束状排列的上皮细胞构成,周围为致密的透明基质。基底细胞样型表现为实性的上皮小叶,细胞核大且有嗜碱性,缺乏细胞质,表面上与基底细胞癌类似,但其缺乏基底细胞癌特征性的周边栅栏样结构。虽然有一定的争议,此种类型的预后较差(1)。粉刺性癌有上皮小叶构成,局部病灶中央有坏死灶。管状型(导管癌)由细长的逗号状的上皮小管构成,小管内衬有 2~3 层细胞。

多形性腺癌

多形性腺癌表现为多形性腺瘤中伴有局部区域恶变。可见不同比例的黏液状、软骨样成分及恶性上皮细胞。

原发性腺癌

原发性腺癌的细胞呈多形性,有丝分裂活跃,呈片状及束状排列,常有管腔形成以及黏蛋白产生。一般缺乏间质成分。

黏液表皮样癌

黏液表皮样癌由不同比例的恶性上皮细胞组成,通常伴有较多的囊性结构。胞质内和细胞外局部区域黏蛋白染色阳性。黏液表皮样癌的分化程度不同,分化程度越高,其细胞内黏蛋白含量越高,预后情况越好。

原发性鳞状细胞癌

泪腺原发性鳞状细胞癌的特征性病理表现为单纯的角化细胞的增殖,分化良好的恶性鳞状细胞。与多形性腺癌相比,鳞状细胞癌不具有腺样成分,特异性染色未见黏蛋白。

皮脂癌

泪腺皮脂癌表现为恶性细胞有丝分裂活跃,细胞质呈空泡状且脂质染色可着染,同眼睑皮脂癌表现类似。

腺泡细胞腺癌

导管腺癌表现为微小的囊样结构,细胞呈空泡样,胞核呈圆形,核仁明显。胞质内的酶原体颗粒呈过碘酸 - 雪夫(periodic acid-Schiff, PAS)染色、阿尔新蓝(Alcian blue)和胶体铁(colloidal iron)染色阳性。有观察发现腺泡细胞腺癌可由泪腺向颅内蔓延(1)。

导管癌

导管癌表现为泪腺内导管非典型上皮细胞增殖,引起囊泡膨胀。肿瘤细胞同乳腺导管癌类似,细胞形成的小叶结构由基底膜包绕。

淋巴上皮癌

淋巴上皮癌由岛状分布的未分化癌细胞构成,周围被淋巴细胞和巨噬细胞弥漫包绕浸润。一些病例有可能是原发病变,并不是由既往存在的良性淋巴上皮病变发展而来。

基底细胞腺癌

基底细胞腺癌表现为均一的基底细胞样细胞,无多形性腺瘤中的黏液状、软骨样及间质成分。基底细胞腺癌与基底细胞样型 ACC 的鉴别十分重要,因为前者较后者的预后好。基底细胞腺癌阿尔新蓝(Alcian blue)染色阴性,平滑肌细胞肌动蛋白反应阴性,这些特征有助于与 ACC 相鉴别。

上皮 – 肌上皮癌

上皮 – 肌上皮癌起源于泪腺肌上皮细胞,可表现为良性或恶性特征。正如该病的命名,该肿瘤由肌上皮细胞和导管上皮细胞两种细胞构成。

囊腺癌

囊腺癌的特征性表现为癌细胞伴多量囊肿,常伴有显著的乳突状结构。支持该类肿瘤诊断的特征为:缺乏腺泡结构或黏液表皮样分化,以及缺少原发多形性腺瘤起源证据。囊腺癌较其他类型的 PEMLG 预后好。

Selected References

Reviews

1. Shields JA, Shields CL, Epstein J, et al. Primary epithelial malignancies of the lacrimal gland. The 2003 Ramon L. Font Lecture. *Ophthalmic Plast Reconstr Surg* 2004;20: 10–21.
2. Andrew NH, McNab AA, Selva D. Review of 268 lacrimal gland biopsies in an Australian cohort. *Clin Experiment Ophthalmol* 2015;43(1):5–11.
3. Andreoli MT, Aakalu V, Betabutr P. Epidemiological trends in malignant lacrimal gland tumors. *Otolaryngol Head Neck Surg* 2015;152(2):279–283.

● 泪腺原发性上皮性恶性肿瘤组织病理学表现

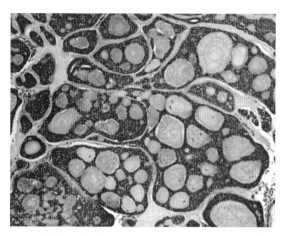

图 37.85　筛状型或瑞士干酪型泪腺 ACC 组织病理学表现为恶性上皮细胞小叶内大量的黏液池（HE×75）

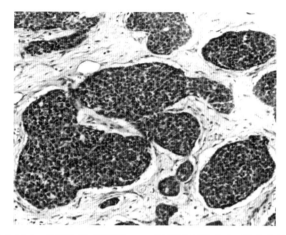

图 37.86　基底细胞样泪腺 ACC 组织病理学检查，显示实性恶性上皮细胞小叶（HE×75）

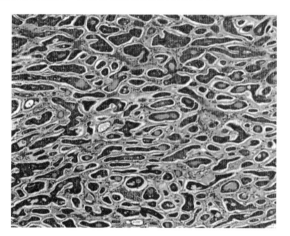

图 37.87　泪腺管状或导管性腺样囊性癌表现为细长的导管结构，其内衬有恶性上皮细胞（HE×75）

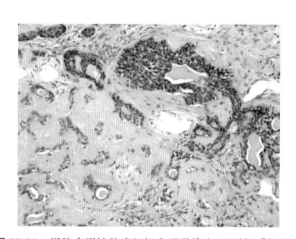

图 37.88　泪腺多形性腺癌组织病理学检查，显示间质细胞和恶性上皮细胞（HE×150）

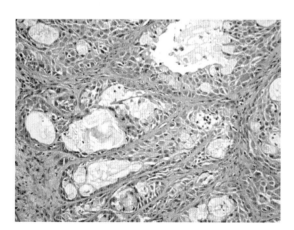

图 37.89　泪腺黏液表皮样癌表现为含有黏液池的恶性上皮细胞（HE×150）黏蛋白染色阳性

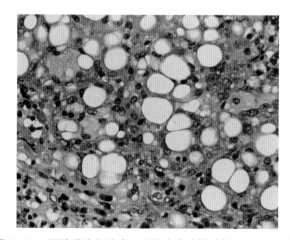

图 37.90　泪腺腺泡细胞癌显示微小囊腔样结构（HE×150）

（于明依　姜利斌　译）

眼眶转移癌

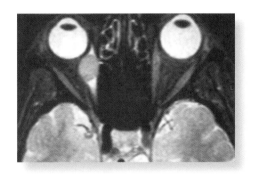

概述

数种转移癌可通过血液途径到达眶内软组织或眶骨（1~74）。眼眶转移癌可发生于成人或儿童，二者的原发性肿瘤有所不同。本章内容只涉及转移到眼眶的肿瘤，关于直接蔓延至眼眶的淋巴瘤或继发性肿瘤的内容将在其他章节中阐述。

在成人，多数的眼眶转移癌来源于乳腺、前列腺、肺、肾、胃肠道和其他器官。小肠类癌及阑尾类癌易转移至眼眶，而支气管类癌易转移到葡萄膜（35~40）。皮肤黑色素瘤、葡萄膜黑色素瘤和软组织肉瘤也偶可转移至眼眶（41~47）。儿童眼眶转移癌比较少见，主要来源于肾上腺皮质癌，少数来源于肾母细胞瘤和尤文瘤（48~53）。

多数乳腺癌眼眶转移的患者有乳腺癌的病史，很多肺癌或类癌肿瘤眼眶转移的患者并无肿瘤病史，眼眶占位通常是其首发体征。总的来说，约20%的眼眶转移癌患者无原发性肿瘤病史，眶部肿瘤为未明确的原发性肿瘤的首发表现（5）。

临床特征

眼眶转移癌的临床特征因原发肿瘤的种类而不同，尽管会有一系列的症状和体征，其典型表现为急性眼痛、上睑下垂、突眼、眼球移位、复视、眼睑和结膜水肿。部分硬癌，尤其来源于乳腺和胃的硬癌，可因肿瘤纤维化和收缩而产生反常的眼球内陷（12，17，21，22）。

诊断

每位可疑患有眼眶转移癌的患者都应该行全身系统性评估以发现原发肿瘤。

眼眶转移癌患者的 CT 和 MRI 表现因原发肿瘤不同而有所差异。发展至眼眶的转移性乳腺癌一般沿着面部筋膜和肌肉生长，弥散分布于软组织中（4，5，15~22）。前列腺癌的转移易侵及眶部（4，5，25~28）。转移性黑色素瘤、类癌以及肾细胞癌表现近似于良性眶部肿瘤，可呈局限性的圆形或卵形肿物（29~53）。确诊依赖于眼眶组织活检。如原发肿瘤不明确，进行开眶术切除活检或部分切除活检。如已知原发肿瘤，肿瘤位置较靠前，可用细针穿刺活检（fine needle aspiration biopsy，FNAB）来确诊。

眼眶转移癌

组织病理

眼眶转移癌与原发肿瘤的组织病理学基本相似,该部分内容超出本书讨论范围。对转移癌经验丰富的病理学家,很容易通过 HE 染色识别出乳腺、肺和胃肠道的类癌肿瘤,或者来源于甲状腺、肾脏的转移癌,以及转移的黑色素瘤等。但有些转移癌分化程度很低,很难进行诊断,必要时需行免疫组织化学染色和电镜检查。

另外一个重要问题是,对于无全身肿瘤病史的患者,若其发生分化程度低的上皮性恶性肿瘤,我们将如何确定这些肿瘤的诊断? 这需要病理学家来判定肿瘤是来自泪腺或眼睑汗腺,还是其他类似的肿瘤。我们就曾遇见过这样一些几乎无法进行区分的病例。因此,外科医生应尽量提供详细的病史以协助病理学家做出诊断。

治疗方法

如果原发性肿瘤不明确,或者已明确肿瘤但不知是否发生了转移,可通过影像学检查进行评估并采用最佳入路进行开放性活检。若原发癌灶明确,并且可能发生远处转移时,则可进行 FNAB。后续治疗包括放疗、激素治疗或化疗。

Selected References

Reviews

1. Shields JA, Shields CL, Scartozzi R. Survey of 1264 patients with orbital tumors and simulating lesions: the 2002 Montgomery Lecture, part 1. *Ophthalmology* 2004;111:997–1008.
2. Shields JA, Bakewell B, Augsburger JJ, et al. Classification and incidence of space-occupying lesions of the orbit. A survey of 645 biopsies. *Arch Ophthalmol* 1984;102:1606–1611.
3. Shields JA, Bakewell B, Augsburger JJ, et al. Space-occupying orbital masses in children: a review of 250 consecutive biopsies. *Ophthalmology* 1986;93:379–384.
4. Goldberg RA, Rootman J, Cline RA. Tumors metastatic to the orbit: a changing picture. *Surv Ophthalmol* 1990;35:1–24.
5. Shields JA, Shields CL, Brotman HK, et al. Cancer metastatic to the orbit. The 2000 Robert M. Curts Lecture. *Ophthal Plast Reconstr Surg* 2001;17:346–354.
6. Shields CL, Shields JA, Peggs M. Tumors metastatic to the orbit. *Ophthal Plast Reconstr Surg* 1988;4:73–80.
7. Gunalp I, Gunduz K. Metastatic orbital tumors. *Jpn J Ophthalmol* 1995;39:65–70.
8. Amemiya T, Hayashida H, Dake Y. Metastatic orbital tumors in Japan: a review of the literature. *Ophthalmic Epidemiol* 2002;9:35–47.
9. Demirci H, Shields CL, Shields JA, et al. Orbital tumors in the older adult population. *Ophthalmology* 2002;109:243–248.
10. Capone A Jr, Slamovits TL. Discrete metastasis of solid tumors to extraocular muscles. *Arch Ophthalmol* 1990;108:237–243.
11. Ferry AP, Font RL. Carcinoma metastatic to the eye and orbit. I. A clinicopathologic study of 227 cases. *Arch Ophthalmol* 1974;92:276–286.
12. Cline RA, Rootman J. Enophthalmos: a clinical review. *Ophthalmology* 1984;91:229–237.

Management

13. Tijl J, Koornneef L, Eijpe A, et al. Metastatic tumors to the orbit—management and prognosis. *Graefes Arch Clin Exp Ophthalmol* 1992;230:527–530.

Case Reports

Breast Carcinoma

14. Glassburn JR, Klionsky M, Brady LW. Radiation therapy for metastatic disease involving the orbit. *Am J Clin Oncol* 1984;7:145–148.
15. Demirci H, Shields CL, Chao A, et al. Uveal metastasis from breast cancer in 264 patients. *Am J Ophthalmol* 2003;136:264–271.
16. Huda N, Venable HP. Metastasis of carcinoma of the breast to both orbits. *Am J Ophthalmol* 1967;64:779–780.
17. Shields CL, Shields JA, Mruczek AW. Enophthalmos as the initial manifestation of metastasis from scirrhous carcinoma of the breast. *Ophthalmic Practice* 1989;7:159–160.
18. Reeves D, Levine MR, Lash R. Nonpalpable breast carcinoma presenting as orbital infiltration: case presentation and literature review. *Ophthal Plast Reconstr Surg* 2002;18:84–88.
19. Saitoh A, Amemiya T, Tsuda N. Metastasis of breast carcinoma to eyelid and orbit of a postmenopausal woman: good response to tamoxifen therapy. *Ophthalmologica* 1997;211:362–366.
20. Jacobs M, Benger R. Metastatic breast carcinoma of the orbit. *Aust N Z J Ophthalmol* 1989;17:357–361.
21. Manor RS. Enophthalmos caused by orbital metastatic breast carcinoma. *Acta Ophthalmologica* 1974;52:881–884.
22. Shields CL, Stopyra GA, Marr BP, et al. Enophthalmos as initial manifestation of occult mammogram-negative breast carcinoma. *Ophthal Surg Lasers Imaging* 2004;35:56–57.

Lung Cancer

23. Kulvin MM, Sawchak WG. Tumor of the orbit. Metastatic from malignant bronchial adenoma. *Am J Ophthalmol* 1960;49:833.
24. Shields JA, Shields CL, Eagle RC Jr, et al. Diffuse ocular metastases as an initial sign of metastatic lung cancer. *Ophthalmic Surg Lasers* 1998;29:598–601.

Prostate Cancer

25. Hesse RJ. Orbital metastasis from prostatic carcinoma. *Arch Ophthalmol* 1982;100:64.
26. Winkler CF, Goodman GK, Eiferman RA, et al. Orbital metastases from prostatic carcinoma: identification by an immunoperoxidase technique. *Arch Ophthalmol* 1981;99:1406–1408.
27. Carriere VM, Karcioglu ZA, Apple DJ, et al. A case of prostate carcinoma with bilateral orbital metastasis and the review of the literature. *Ophthalmology* 1982;89:202–206.
28. Baltogiannis D, Kalogeropoulos C, Ioachim E, et al. Orbital metastasis from prostatic carcinoma. *Urol Int* 2003;70:219–222.

Renal Cancer

29. Shields JA, Shields CL, Brucker WK, et al. Metastatic renal cell carcinoma to the orbit. *Ophthalmic Practice* 1989;7:239–242.
30. Mezer E, Gdal-On M, Miller B. Orbital metastasis of renal cell carcinoma masquerading as Amaurosis fugax. *Eur J Ophthalmol* 1997;7:301–304.
31. Bersani TA, Costello JJ Jr, Mango CA, et al. Benign approach to a malignant orbital tumor: metastatic renal cell carcinoma. *Ophthal Plast Reconstr Surg* 1994;10:42–44.
32. Denby P, Harvey L, English MG. Solitary metastasis from an occult renal cell carcinoma presenting as a primary lacrimal gland tumour. *Orbit* 1986;5:21–24.
33. Kindermann WR, Shields JA, Eiferman RA, et al. Metastatic renal cell carcinoma to the eye and adnexae. A report of 3 cases and review of the literature. *Ophthalmology* 1981;88:1347–1350.
34. Shields JA, Shields CL, Eagle RC Jr, et al. Metastatic renal cell carcinoma to the palpebral lobe of lacrimal gland. *Ophthal Plast Reconstr Surg* 2001;17:191–194.

Carcinoid Tumor

35. Couch DA, O'Halloran HS, Hainsworth KM, et al. Carcinoid metastasis to extraocular muscles: case reports and review of the literature. *Orbit* 2000;19:263–269.
36. Honrubia FM, Davis WH, Moore MK, et al. Carcinoid syndrome with bilateral orbital metastases. *Am J Ophthalmol* 1972;72:1118–1121.
37. Divine RD, Anderson RL, Ossoinig KC. Metastatic carcinoid unresponsive to radiation therapy presenting as a lacrimal fossa mass. *Ophthalmology* 1982;89:516–520.
38. Riddle PJ, Font RL, Zimmerman LE. Carcinoid tumors of the eye and orbit: a clinicopathologic study of 15 cases, with histochemical and electron microscopic observations. *Hum Pathol* 1982;13:459–469.
39. Shields CL, Shields JA, Eagle RC, et al. Orbital metastasis from a gastrointestinal carcinoid tumor. *Arch Ophthalmol* 1987;105:968–971.
40. Rush JA, Waller RR, Campbell RJ. Orbital carcinoid tumor metastatic from the colon. *Am J Ophthalmol* 1980;89:636–640.

Skin Melanoma

41. Font RL, Naumann G, Zimmerman LE. Primary malignant melanoma of the skin metastatic to the eye and orbit. *Am J Ophthalmol* 1967;63:738–754.
42. Zografos L, Ducrey N, Beati D, et al. Metastatic melanoma in the eye and orbit. *Ophthalmology* 2003;110:2245–2256.

Uveal Melanoma

43. Shields JA, Perez N, Shields CL, et al. Orbital melanoma metastatic from contralateral choroid: management by complete surgical resection. *Ophthalmic Surg Lasers* 2002;33:416–420.
44. Abramson DH, Servodidio CA. Metastatic choroidal melanoma to the contralateral orbit 40 years after enucleation. *Arch Ophthalmol* 1997;115:134.
45. Coupland SE, Sidiki S, Clark BJ, et al. Metastatic choroidal melanoma to the contralateral orbit 40 years after enucleation. *Arch Ophthalmol* 1996;114:751–756.
46. Shields JA, Perez N, Shields CL, et al. Orbital melanoma metastatic from contralateral choroid. Management by complete surgical resection. *Ophthal Surg Lasers* 2002;33:416–420.
47. Shields JA, Shields CL, Shakin EP, et al. Metastasis of choroidal melanoma to the contralateral choroid, orbit, and eyelid. *Br J Ophthalmol* 1988;72:456–460.

Neuroblastoma, Wilms' Tumor, Ewing's Sarcoma

48. Musarella M, Chan HS, DeBoer G, et al. Ocular involvement in neuroblastoma. Prognostic implications. *Ophthalmology* 1984;91:936–940.
49. Lau JJ, Trobe JD, Ruiz RE, et al. Metastatic neuroblastoma presenting with binocular blindness from intracranial compression of the optic nerves. *J Neuroophthalmol* 2004;24:119–124.
50. Apple DJ. Metastatic orbital neuroblastoma originating in the cervical sympathetic glanglionic chain. *Am J Ophthalmol* 1969;68:1093–1095.
51. Fratkin D, Purcell JJ, Krachmer JH, et al. Wilm's tumor metastasis to the orbit. *JAMA* 1977;238:1841–1842.
52. Apple DJ. Wilms' tumor metastatic to the orbit. *Arch Ophthalmol* 1968;80:480–483.
53. Kawachi E, Nunobiki K, Shimada S, et al. A case of Ewing's sarcoma with orbital metastasis. *Folia Ophthalmol Jpn* 1984;35:1840–1845.

Rhabdomyosarcoma

54. Fekrat S, Miller NR, Loury MC. Alveolar rhabdomyosarcoma that metastasized to the orbit. *Arch Ophthalmol* 1993;111:1662–1664.
55. Amato MM, Esmaeli B, Shore JW. Orbital rhabdomyosarcoma metastatic to the contralateral orbit: a case report. *Ophthalmology* 2002;109:753–756.
56. Walton RC, Ellis GS Jr, Haik BG. Rhabdomyosarcoma presumed metastatic to the orbit. *Ophthalmology* 1996;103:1512–1516.

Other Cancers

57. Friedman J, Karesh J, Rodrigues M, et al. Thyroid carcinoma metastatic to the medial rectus muscle. *Ophthal Plast Reconstr Surg* 1990;6:122–125.
58. McCulley TJ, Yip CC, Bullock JD, et al. Cervical carcinoma metastatic to the orbit. *Ophthal Plast Reconstr Surg* 2002;18:385–387.
59. Bartley GB, Campbell RJ, Salomao DR, et al. Adrenocortical carcinoma metastatic to the orbit. *Ophthal Plast Reconstr Surg* 2001;17:215–220.
60. Logrono R, Inhorn SL, Dortzbach RK, et al. Leiomyosarcoma metastatic to the orbit: diagnosis of fine-needle aspiration. *Diagn Cytopathol* 1997;17:369–373.
61. Kaltreider SA, Destro M, Lemke BN. Leiomyosarcoma of the orbit. *Ophthal Plast Reconstr Surg* 1987;3:35–41.
62. Burnstine MA, Frueh BR, Elner VM. Angiosarcoma metastatic to the orbit. *Arch Ophthalmol* 1996;114:93–96.
63. Ballinger WH, Wesley RE. Seminoma metastatic to the orbit. *Ophthal Surg* 1984;15:120–122.
64. Krauss HR, Slamovits TL, Siboney PA, et al. Orbital metastasis of bladder carcinoma (Letter to the Editor). *Am J Ophthalmol* 1982;94:265–266.
65. Lubin JR, Grove AS Jr, Zakov ZN, et al. Hepatoma metastatic to the orbit. *Am J Ophthalmol* 1980;89:268–273.
66. Margo CE, Folberg RF, Zimmerman LE, et al. Endodermal sinus tumor (yolk sac tumor) of the orbit. *Ophthalmology* 1983;90:1426–1432.
67. Rush JA, Older JJ, Ruchman AV. Testicular seminoma metastatic to the orbit. *Am J Ophthalmol* 1981;91:258–260.
68. Scharf Y, Scharf Y, Arieh YB, et al. Orbital metastasis from extra-adrenal pheochromocytoma. *Am J Ophthalmol* 1970;69:638–640.
69. Snyderman HR. Orbital metastasis from tumor of the pancreas. Report of two cases with necropsy findings. *Am J Ophthalmol* 1942;25:1215–1221.
70. Seretan EL. Metastatic adenocarcinoma from the stomach to the orbit. *Arch Ophthalmol* 1981;99:1469.
71. Eldesouky MA, Elbakary MA, Shalaby OE, et al. Orbital metastasis from hepatocellular carcinoma: report of 6 cases. *Ophthal Plast Reconstr Surg* 2014;30:e78–e82.
72. Dhrami-Gavazi E, Lo C, Patel P, et al. Gestational choriocarcinoma metastasis to the extraocular muscle: a case report. *Ophthal Plast Reconstr Surg* 2013;30:e75–e77.
73. Johnson D, Warder D, Plourde ME, et al. Orbital metastasis secondary to Merkel cell carcinoma: case report and literature review. *Orbit* 2013;32:263–265.

Pseudometastasis

74. Foley MR, Moshfeghi DM, Wilson MW, et al. Orbital inflammatory syndromes with systemic involvement may mimic metastatic disease. *Ophthal Plast Reconstr Surg* 2003;19:324–327.

● **乳腺癌眼眶转移**

　　眼眶转移癌中，乳腺癌所占比例较高，通常表现为突眼，但硬化性乳腺癌因其具有收缩特性，反而表现为眼球内陷。CT 和 MRI 可显示出这种典型性表现，但对诊断并无特异性。

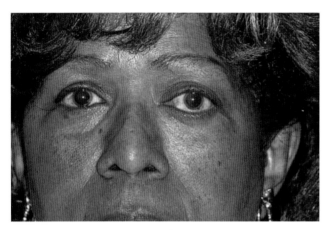

图 38.1　患者女性，68 岁，乳腺癌左眼眶转移，表现为左眼突眼

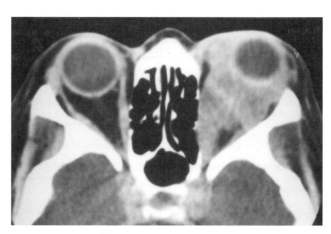

图 38.2　图 38.1 病例，眼眶轴位 CT 示弥散肿瘤充满左侧大部分眼眶，伴内直肌浸润

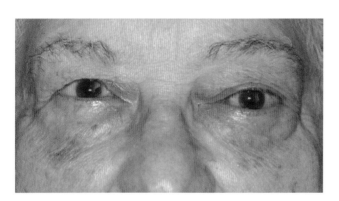

图 38.3　老年女性患者，乳腺癌左眼眶转移，表现为突眼，眼球向下移位，结膜充血

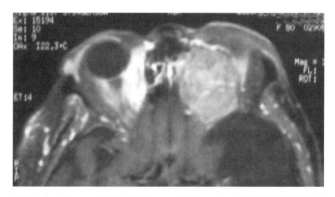

图 38.4　图 38.3 病例，眼眶 MRI 轴位 T1 加权增强联合脂肪抑制像，显示强化的巨大的眼眶肿物

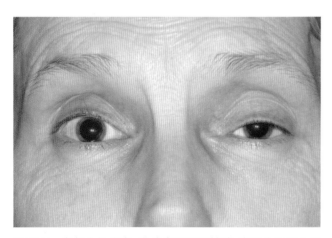

图 38.5　中年女性患者，乳腺癌左眼眶转移，表现为左眼上睑下垂及轻度突眼

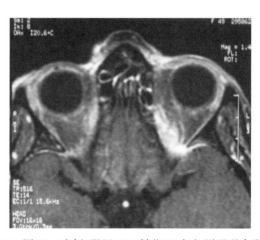

图 38.6　图 38.5 病例，眼眶 MRI 轴位 T1 加权增强联合脂肪抑制像，显示轻度增强的眼眶肿物

● 乳腺癌眼眶转移：临床案例

　　与其他部位的眼眶转移癌一样，乳腺癌眼眶转移可有多种表现，症状和体征比较明显，表现为迅速发展的突眼，眼球移位，眼痛，眼球运动障碍，以及球结膜水肿等。

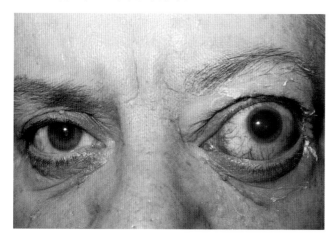

图 38.7　患者女性，65 岁，乳腺癌左眼眶转移，表现为单侧的突眼，左眼球向上移位

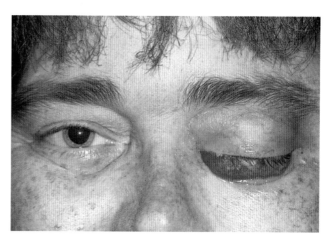

图 38.8　患者女性，47 岁，乳腺癌左眼眶转移，左上睑下垂，左球结膜水肿

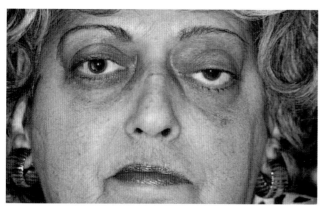

图 38.9　患者女性，64 岁，乳腺癌双眼眶转移，表现为双侧突眼以及上睑下垂

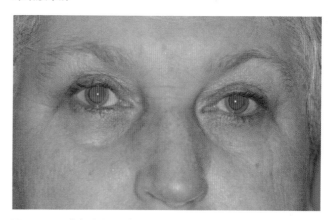

图 38.10　中年女性患者，乳腺癌史，左眼轻度突眼

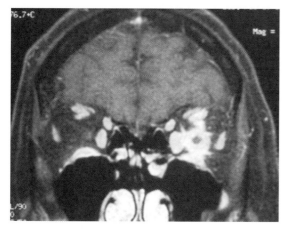

图 38.11　图 38.10 病例，眼眶 MRI 冠状位 T1 加权增强联合脂肪抑制像，显示包绕左侧视神经的增强浸润灶

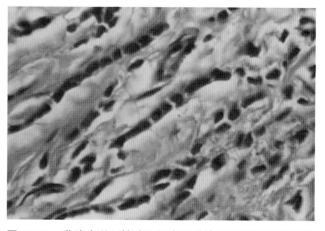

图 38.12　乳腺癌眼眶转移组织病理学检查，示恶性肿瘤细胞束以及纤维基质（HE × 200）

乳腺癌眼眶转移：反常的眼球内陷

转移到眼眶的乳腺硬癌或硬化性乳腺癌可因纤维化而使眼球回缩，导致反常的眼球内陷。

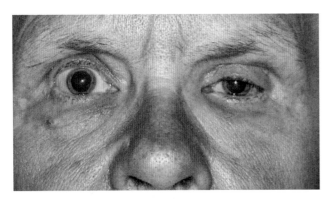

图 38.13 患者女性，75 岁，乳腺硬癌眼眶转移，左眼球内陷。因疑右眼突眼就诊，后证实为右眼正常

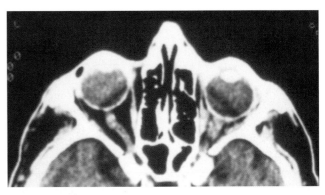

图 38.14 图 38.13 病例，眼眶轴位 CT 示，左眼眶内侧和后部眼眶可见弥散的呈收缩状态的肿瘤组织，导致眼球内陷

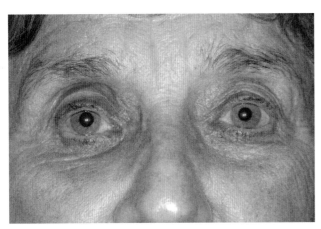

图 38.15 老年女性患者，乳腺硬癌右眼眶转移，右眼明显眼球内陷

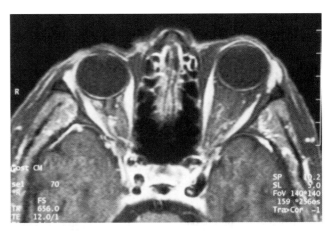

图 38.16 MRI 轴位 T1 加权像显示右眼眶内弥散肿物伴右眼球回缩

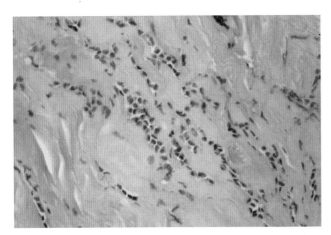

图 38.17 图 38.16 病变组织病理学检查，示小细胞团和广泛纤维化（HE×50）

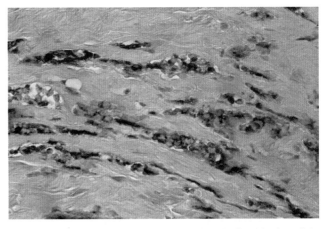

图 38.18 图 38.16 病变免疫组织化学显示，与组织病理学相应部位的乳腺肿瘤标记物呈阳性反应（BRST×500）

● 乳腺癌眼眶转移：活检技术

　　在可疑眼眶转移癌中，可根据临床表现、肿瘤大小和部位，行切除活检、切取活检或 FNAB。对于弥散的且与邻近结构粘连的肿瘤，可行切取活检，但最佳方案应尽可能行切除活检。

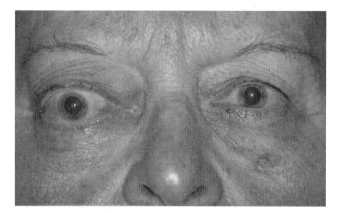

图 38.19　患者女性，76 岁，乳腺癌，无转移史，右眼突眼

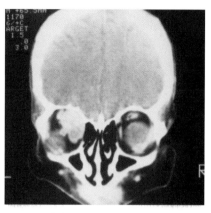

图 38.20　图 38.19 病例，CT 冠状位显示右眼眶鼻上方占位。对于该病例，最佳取活检方式是鼻上方眼睑皮肤纹理处切口，行切除活检或切取活检

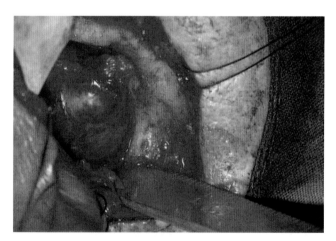

图 38.21　行切除活检术中暴露肿瘤

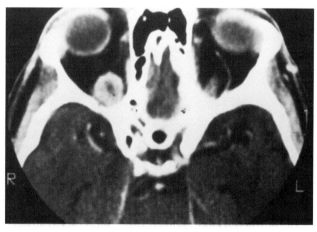

图 38.22　患者女性，58 岁，乳腺癌眼眶后部转移。轴位 CT 显示眼眶后部小肿瘤

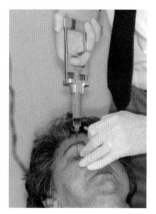

图 38.23　CT 引导下细针抽吸穿刺活检

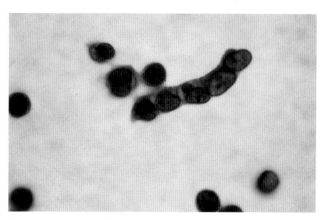

图 38.24　眼眶转移的乳腺癌细针穿刺活检细胞病理学检测，示特征性细胞（Papanicolaou × 250）

● 前列腺癌眼眶转移

前列腺癌转移至眼眶容易侵及眶骨及软组织。前列腺特异性抗原免疫组织化学染色可支持组织病理学诊断。

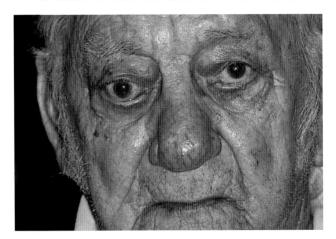

图 38.25   患者男性，79 岁，前列腺癌，右眼突眼并眼球向下移位

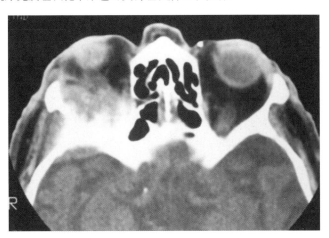

图 38.26   图 38.25 病例，轴位 CT 显示前列腺癌转移，骨和软组织广泛受侵

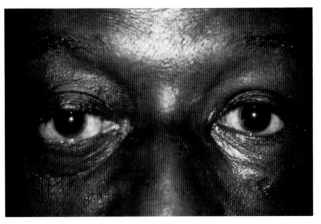

图 38.27   患者男性，56 岁，前列腺癌，右眼向下移位

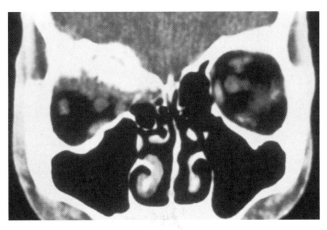

图 38.28   图 38.27 病例，CT 冠状位显示右眼眶顶骨质和少量软组织受侵

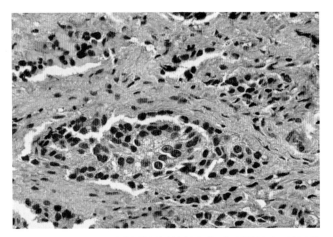

图 38.29   图 38.27 病例眼眶活检的组织病理学检查，显示符合前列腺转移癌表现（HE × 150）

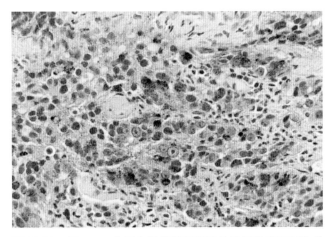

图 38.30   图 38.29 中标本行前列腺特异性抗原免疫组织化学染色显示为阳性（ × 150）

● 类癌肿瘤眼眶转移

支气管类癌眼眶转移通常侵犯葡萄膜,然而,回肠或阑尾类癌肿瘤的眼部转移容易侵犯眼眶,这种转移模式的原因并不明确。如下显示回肠类癌眼眶转移的临床病理学联系。

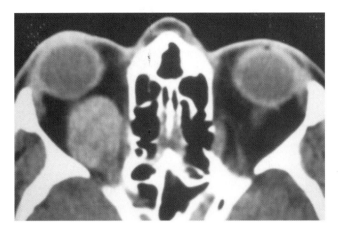

图 38.31　患者女性,63 岁,有回肠类癌病史,右眼球进行性突出

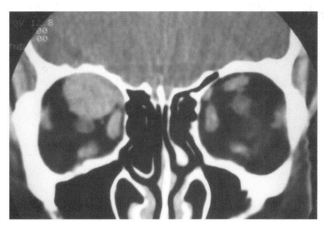

图 38.32　冠状位 CT 显示眶上部肿物

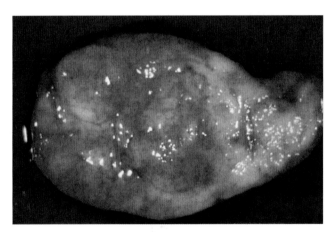

图 38.33　切除肿瘤肉眼观

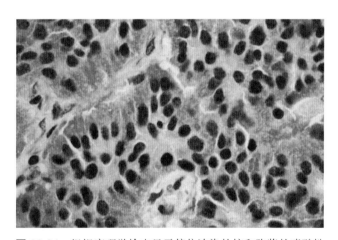

图 38.34　组织病理学检查显示偏位浓染的核和胞浆的嗜酸性颗粒(HE × 250)

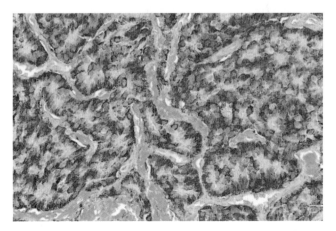

图 38.35　组织病理学检查显示嗜银性神经分泌颗粒(硝酸银染色 × 400)

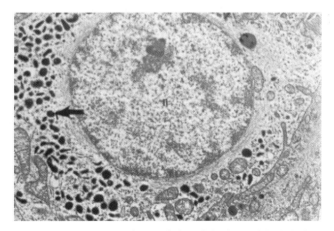

图 38.36　电子显微照片可见类癌肿瘤细胞,这种细胞有大的细胞核,细胞质内有神经分泌颗粒(× 14 000)

● 肺癌眼眶转移

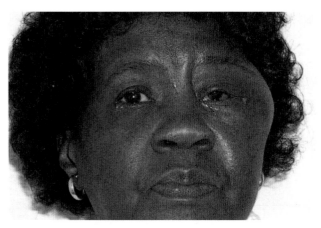

图 38.37   患者女性,57 岁,肺癌转移至眼眶,左眼突眼,左颞窝肿胀

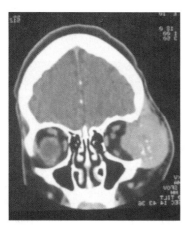

图 38.38   图 38.37 病例,CT 冠状位显示出巨大的伴有骨质破坏的肿瘤

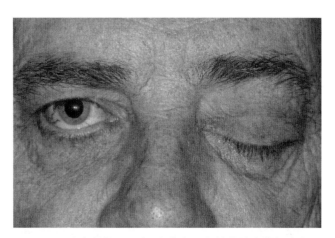

图 38.39   患者男性,70 岁,肺癌发现之前的首发体征为左上睑完全下垂

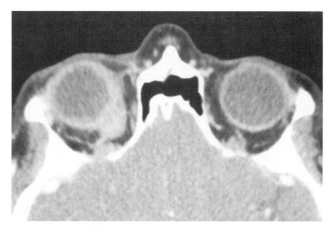

图 38.40   CT 轴位显示肺癌转移癌位于右眼眶中部压迫眼球

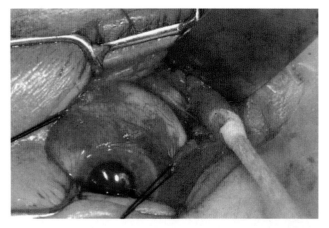

图 38.41   图 38.40 病例,结膜切开的术野,肉眼勉强可见肿瘤,行切取活检后,确诊为肺癌转移

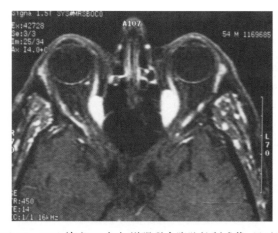

图 38.42   MRI 检查 T1 加权增强联合脂肪抑制成像,显示肺癌双眼眶转移,侵及双眼内直肌

● 肾细胞癌眼眶转移

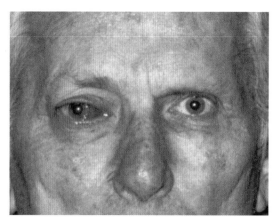

图 38.43　患者男性,68 岁,肾细胞癌眼眶转移,肾细胞癌病史,未明确转移,右眼突眼,向外移位。右眼球结膜发红的原因是在某处行活检,然而未发现任何肿瘤细胞

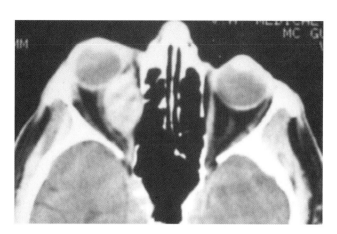

图 38.44　图 38.43 病例,轴位 CT 显示右眼眶内侧卵圆形肿物。肿物已被切除

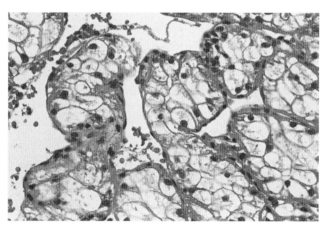

图 38.45　图 38.43 病变组织病理学检查,示透明细胞小叶,符合肾细胞癌(HE × 150)

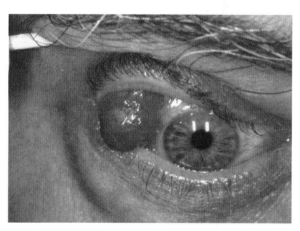

图 38.46　老年男性患者,肾细胞瘤转移到右侧泪腺。呈现为红色的原因是转移的肾细胞癌有出血倾向

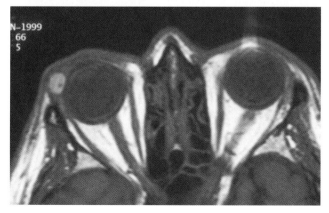

图 38.47　图 38.46 病例,MRI 轴位 T1 加权增强像,示右侧泪腺区强化的病灶

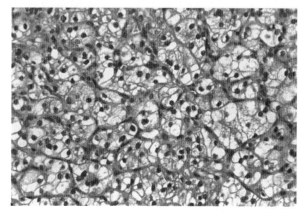

图 38.48　图 38.46 病变组织病理学检查,示大的透明细胞小叶,符合肾细胞癌(HE × 150)

● 皮肤黑色素瘤眼眶转移

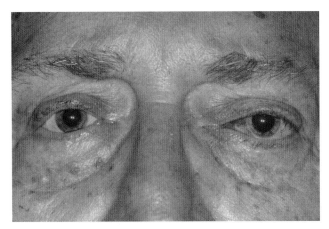

图 38.49　老年女性患者,皮肤黑色素瘤全身转移,左眼突眼,球结膜充血

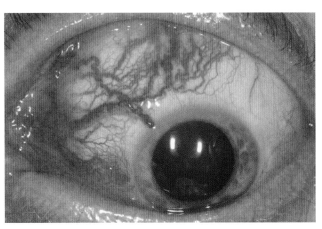

图 38.50　眼球表面特写,可见来自眼眶的无黑色素实性肿物从眼眶向结膜下组织延伸

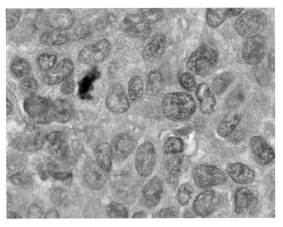

图 38.51　图 38.50 病变组织病理学检查,示恶性上皮样黑色素瘤细胞。注意有丝分裂相(HE×250)

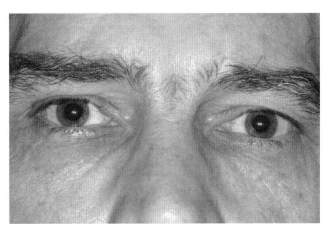

图 38.52　中年男性患者,皮肤黑色素瘤转移至眼眶,导致左眼向下移位

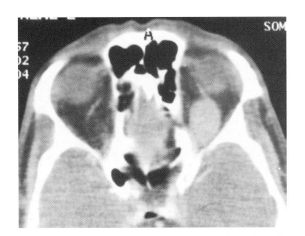

图 38.53　图 38.52 病例,CT 轴位示左眼眶上方一卵圆形局限性肿物

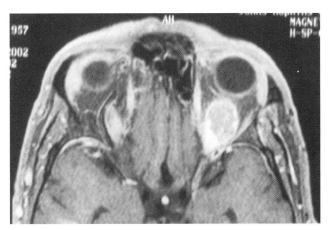

图 38.54　图 38.52 病例,MRI 轴位 T1 加权增强联合脂肪抑制像,显示增强的肿物

● 脉络膜黑色素瘤眼眶转移

　　葡萄膜黑色素瘤主要经血行转移至眼眶,并且此时肿瘤通常已经发生全身转移。这种情况的眼眶转移癌一般界线清楚,可侵犯眼外肌。下面展示两例脉络膜黑色素瘤向眼眶转移:一例是向同侧眼眶直肌转移,另一例是向对侧眼眶直肌转移。由于黑色素瘤转移癌的肿物多为局限性,通常较容易完成手术切除,根据患者全身情况进行放疗或化疗。

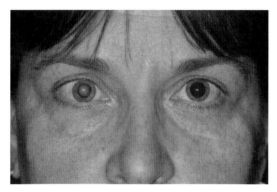

图 38.55　患者女性,34 岁。1989 年,右眼脉络膜黑色素瘤,行放射性粒子治疗。肿瘤消退,但患者逐渐发生放射性视网膜病变和白内障。2002 年,患者发生肝转移,行栓塞化疗。2003年,患者右眼上睑轻度水肿。图示右眼可见放射性白内障

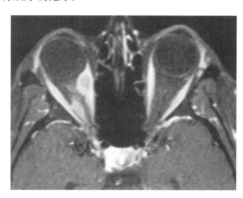

图 38.56　MRI 轴位 T1 加权图像显示右眼内直肌受累

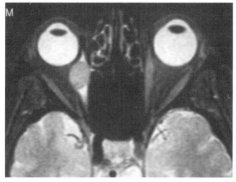

图 38.57　MRI 轴位 T2 加权图像显示,局限性卵圆形肿物侵及内直肌。在其他层面上,在左上直肌可见一类似的肿物。随后发现该患者已经有了广泛转移

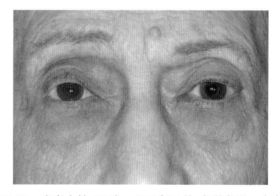

图 38.58　患者女性,72 岁。1995 年 3 月,右眼发现一个大的睫状体脉络膜黑色素瘤,行放射性粒子治疗。2002 年,患者黑色素瘤转移至肺和左侧眼眶,左眼轻度突眼

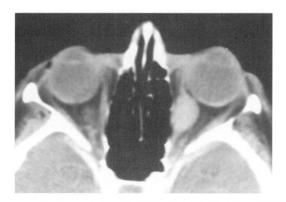

图 38.59　轴位 CT 显示,卵圆形肿物侵及左侧内直肌。肿物继续生长会压迫左侧视神经,由于左眼是其唯一能看得见的眼睛,所以行开眶术将肿物切除,保留了内直肌和上直肌内的部分肿瘤组织

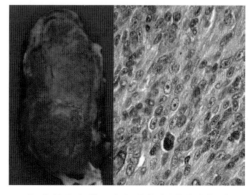

图 38.60　切除的肿瘤外观为发暗的卵圆形肿物,似已经完全切除(左图)。转移癌的组织病理学(右图)(HE × 250)尽管已经全身转移,但视力较好

脉络膜黑色素瘤眼眶对侧眼眶转移

脉络膜黑色素瘤可经血行转移至同侧或对侧眼眶。以下示一罕见病例，为肿瘤向对侧眼眶转移，表现为对侧眼球突出。

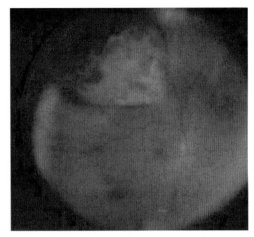

图 38.61　年轻女性患者，右眼赤道部脉络膜黑色素瘤的广角眼底图像

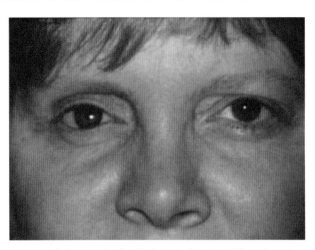

图 38.62　图 38.61 病例面部外观像，新近出现的左眼突眼

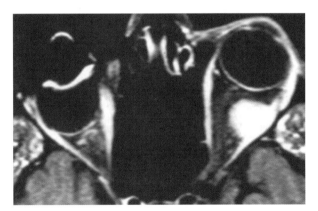

图 38.63　先前眼眶 MRI（轴位）显示右眼眶内植入的义眼台，左眼眶增强的肿物

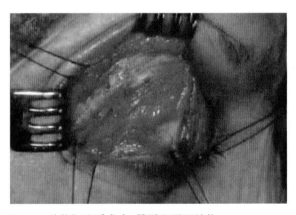

图 38.64　肿物探查手术中，暴露左眼眶肿物

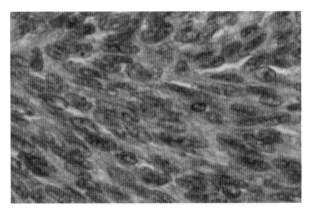

图 38.65　脉络膜黑色素瘤的组织病理学显示低度恶性的梭形 B 黑色素瘤细胞（HE×200）

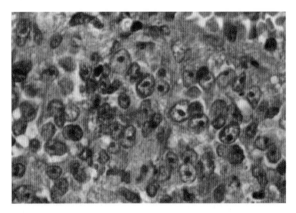

图 38.66　眼眶内黑色素瘤转移瘤组织病理学显示高度恶性上皮样黑色素瘤细胞（HE×200）

甲状腺癌和未知原发部位肿瘤的眼眶转移

下图所示为罕见病例：甲状腺癌向眼眶转移，以及未知原发性肿瘤的眼眶转移。

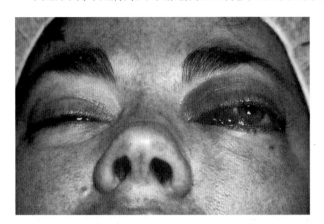

图 38.67　患者女性，41 岁，甲状腺 Hurthle 细胞癌的眼眶转移，左眼突眼，球结膜水肿（R. Jean Campbel, MD 供图）

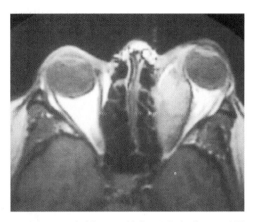

图 38.68　图 38.67 病例，MRI 轴位 T1 加权像，显示眼眶内侧部梭形肿物，侵及内直肌（R. Jean Campbel, MD 供图）

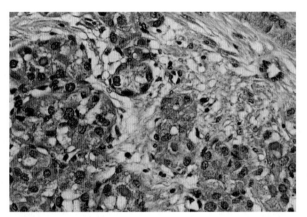

图 38.69　组织病理学检查示实性肿瘤细胞的小叶和腺体，甲状腺球蛋白的免疫组织化学染色为阳性（HE×150）（R. Jean Campbel, MD 供图）

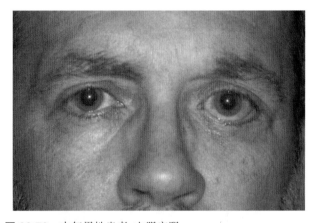

图 38.70　中年男性患者，左眼突眼

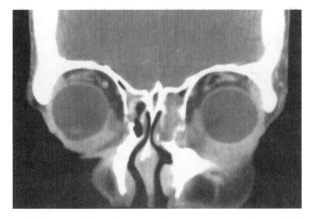

图 38.71　CT 冠状位显示左眼眶上部有弥漫的边界不清的肿物。活检结果为低分化腺癌，为转移癌，通过全面的系统评估并没有发现原发肿瘤，行手术切除大部分病灶

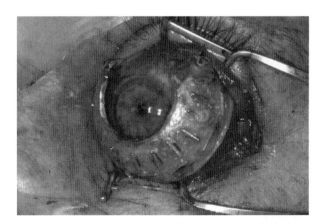

图 38.72　图 38.70 和图 38.71 病例，于手术中切除 90% 以上眶部肿瘤以后，残余肿瘤行敷贴照射治疗。图示个体化定制的翻转的放射性敷贴，用以保护眼球和照射残存的眶部肿瘤

● 肾上腺神经母细胞瘤眼眶转移

　　神经母细胞瘤是儿童最常见的眼眶转移癌。多数神经母细胞瘤转移病例,在发生眼眶转移前已明确了肾上腺神经母细胞瘤的诊断。某些特殊病例中,于腹部肿物发现之前已经发生眼眶转移。两个病例展示如下。

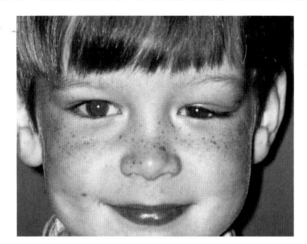

图 38.73　患儿男性,6 岁,左眼突眼,上睑下垂

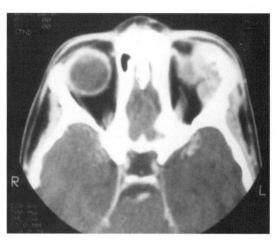

图 38.74　图 38.73 病例,轴位 CT 显示眼眶颞上部位不规则形状肿物,侵及软组织和骨质

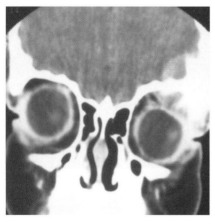

图 38.75　图 38.73 病例,CT 冠状位显示肿瘤侵犯到颅腔,活检结果为转移性神经母细胞瘤,之后发现原发灶在肾上腺

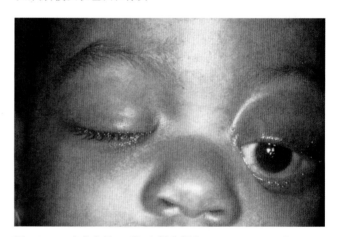

图 38.76　患儿女性,2 岁,左眼突眼(Julia Stevens. MD 和 Morton Smit, MD 供图)

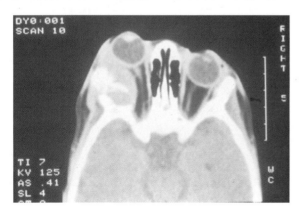

图 38.77　图 38.76 病例,轴位 CT 显示眼眶颞上部骨质破坏,与前面 6 岁男孩的情况相似(Julia Stevens. MD. 和 Morton Smit, MD 供图)

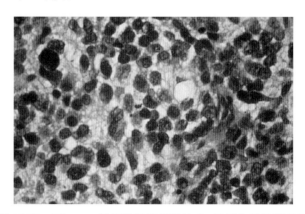

图 38.78　图 38.77 病变组织病理学检查,显示为恶性肾母细胞瘤(HE×250)(Julia Stevens. MD. 和 Morton Smith, MD 供图)

● 肾母细胞瘤，尤文肉瘤，横纹肌肉瘤的眼眶转移

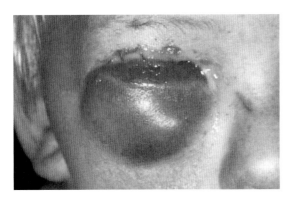

图 38.79　男性患儿，肾母细胞瘤转移至右眼眶，右眼重度突眼，眼睑出血

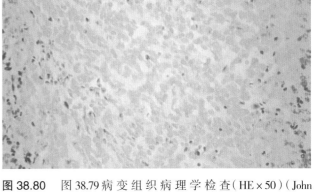

图 38.80　图 38.79 病变组织病理学检查（HE×50）（John Purcell，MD 供图）

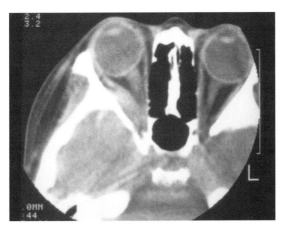

图 38.81　CT 轴位显示，尤文肉瘤转移至右眼眶，沿外直肌延伸（Eiko Kawachi，MD 供图）

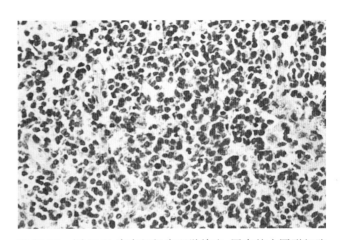

图 38.82　图 38.81 病变组织病理学检查，图中的小圆形细胞符合转移至眼眶的尤文肉瘤的特征（Eiko Kawachi，MD 供图）

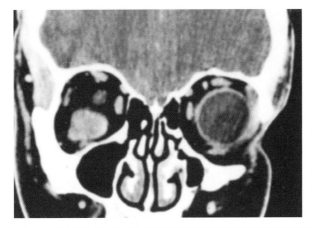

图 38.83　患者女性，22 岁，阴道旁腺泡型横纹肌肉瘤转移至眼眶（Neil Miller，MD 供图）

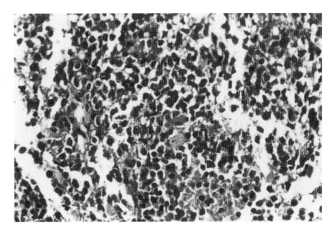

图 38.84　图 38.83 病变组织病理学检查，显示转移性横纹肌肉瘤（HE×100）（Neil Miller，MD 供图）

（刘文冬　姜利斌　译）

眼眶淋巴瘤和白血病

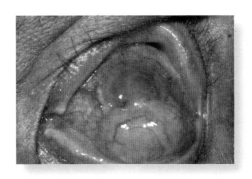

概述

淋巴瘤是一种来源于 B 淋巴细胞或 T 淋巴细胞克隆增殖的恶性肿瘤（1~3）。主要有两种淋巴瘤，包括霍奇金淋巴瘤和非霍奇金淋巴瘤（non-Hodgkin lymphoma, NHL）。NHLs 是根据细胞来源分类的，约 80% 来自 B 淋巴细胞，14% 来自 T 淋巴细胞，6% 源于自然杀伤细胞（2, 3）。眼附属器淋巴肿瘤的分类有很多种，包括由世界卫生组织（World Health Organization, WHO）制定的修订版欧美淋巴瘤（Revised European American Lymphoma, REAL）分 类, Ann Arbor 分 类, AJCC 分类等。以下为由 WHO 更新的 2008 版成熟 B 细胞肿瘤的 REAL 分类。AJCC 制定的眼眶附属器淋巴瘤分类以肿瘤范围和具体位置为依据（表 39.2）。

淋巴瘤可累及眼球及其附属器的任何部位。大多数为 B 细胞 NHL 的原发性肿瘤，眼周区域最常见的原发性类型为黏膜相关淋巴组织（mucosa-associated lymphoid tissue, MALT）结外边缘区 B 细胞淋巴瘤（extranodal marginal zone B-cell lymphoma, ENMZL）。这种低度恶性的黏膜相关淋巴瘤在眼眶和结膜都容易发生（1~29）。不太常见的眼眶淋巴病变如 Burkitt 淋巴瘤、T 细胞淋巴瘤、浆细胞瘤、浆母细胞淋巴瘤和白血病也将在本章进行讨论。

T 细胞淋巴瘤（蕈样肉芽肿病）一般累及眼睑。

眼眶和眼附属器的 NHL 通常分为良性（良性反应性淋巴增生, benign reactive lymphoid hyperplasia, BRLH）, 中性（非典型性淋巴增生, atypical lymphoid hyperplasia, ALH）和恶性。在临床上很难确定一个特定的淋巴病变属于良性还是恶性，病理评估对这些病变进行分类是必要的。出于简洁，用"淋巴瘤"、"淋巴肿瘤"、"淋巴增生样肿瘤"等术语来描述这些分类。

一般来说，眼眶淋巴肿瘤有其特有的临床、影像学和病理学特点。该病通常发生于老年人，是老年人最常见的恶性眶部肿瘤，59 岁以上的患者中，眼眶淋巴瘤占眼眶恶性肿瘤的 24%（7）。眼眶淋巴瘤可以局限在眼眶，也可作为全身淋巴瘤的一部分。虽然统计数据有所差异，在眼眶淋巴瘤的患者中，单侧眼眶淋巴瘤患者的 10 年系统性淋巴瘤发病率约为 33%，而双侧眼眶淋巴瘤患者约为 72%（8）。

有一种特殊的眼眶淋巴瘤发生于器官移植后，可能与免疫抑制相关，称为"移植后淋巴增生性疾病"（post-transplant lymphoproliferative disorder, PTLD），并且与 EBV（Epstein-Barr virus）病毒相关，最有效的治疗方法是减少免疫抑制，使宿主免疫系统能够控制病毒引发的相关疾病（29）。

711

眼眶非霍奇金淋巴瘤

表 39.1   WHO2008 版成熟 B 细胞肿瘤分类

非霍奇金淋巴瘤
慢性淋巴细胞性白血病 / 小淋巴细胞性淋巴瘤
B 细胞性白血病
脾边缘区淋巴瘤
多毛细胞白血病
脾脏淋巴瘤 / 白血病,不能分类
● 脾弥散性红髓小 B 细胞淋巴瘤
● 多毛细胞白血病变异型
淋巴浆细胞淋巴瘤
● Waldenstrom 巨球蛋白血症
重链病
● α 重链病
● γ 重链病
● μ 重链病
浆细胞骨髓瘤
骨孤立性浆细胞瘤
骨外浆细胞瘤
结外边缘区黏膜相关淋巴组织淋巴瘤（MALT 淋巴瘤）
结内边缘区淋巴瘤（marginal zone B-cell lymphoma, MZL）
● 儿童结内边缘淋巴瘤
滤泡淋巴瘤
● 儿童滤泡淋巴瘤
原发性皮肤滤泡中心淋巴瘤
弥散性大 B 细胞淋巴瘤（Diffuse large B-cell lymphoma, DLBCL），无特定类型
● T 细胞 / 组织细胞大 B 细胞淋巴瘤
● 慢性炎症相关 DLBCL
● EBV 病毒,老年 DLBCL
淋巴瘤样肉芽肿病
原发性纵隔（胸腺）大 B 细胞淋巴瘤
血管内大 B 细胞淋巴瘤
原发性皮肤 DLBCL,腿型
ALK+ 大 B 细胞淋巴瘤
浆母细胞性淋巴瘤
原发性渗出性淋巴瘤
起自 HHV8 相关多中心 Castleman 病的大 B 细胞淋巴瘤
Burkitt 淋巴瘤
B 细胞淋巴瘤,不能分类型（特征介于 DLBCL 和 Burkitt 淋巴瘤之间）
B 细胞淋巴瘤,不能分类型（特征介于 DLBCL 和霍奇金淋巴瘤之间）
霍奇金淋巴瘤
经典霍奇金淋巴瘤
● 结节硬化型经典霍奇金淋巴瘤
● 富于淋巴细胞的经典霍奇金淋巴瘤
● 混合细胞型经典霍奇金淋巴瘤
● 淋巴细胞削减型经典霍奇金淋巴瘤

Jaffe Es. The 2008WHO classi cation of lymphomas: implications for clinical practice and translational research. Hematology 2009; 523-531.

表 39.2　眼附属器淋巴瘤的 AJCC 分类

临床分期	定　　义
原发肿瘤（T）	
Tx	肿瘤程度不能评估
T0	无肿瘤证据
T1	结膜淋巴瘤
T1a	球结膜淋巴瘤
T1b	睑结膜、结膜穿隆、泪阜结膜淋巴瘤
T1c	广泛的结膜淋巴瘤
T2	眼眶淋巴瘤
T2a	眼眶前部淋巴瘤
T2b	眼眶及泪腺淋巴瘤
T2c	眼眶后部淋巴瘤
T2d	眼眶及鼻泪道系统淋巴瘤
T3	眶隔前眼睑淋巴瘤
T4	眼眶淋巴瘤 + 同时累及骨或脑
T4a	累及鼻咽部
T4b	累及骨
T4c	累及鼻窦
T4d	累及脑
局部淋巴结（N）	
Nx	区域淋巴结不能评估
N0	无区域淋巴结受累
N1	单侧区域淋巴结受累
N2	对侧 / 双侧区域淋巴结受累
N3	眼部远处的淋巴结受累
N4	中央淋巴结受累
远处转移（M）	
M0	远处转移不能评估
M1a	不连续组织的远处转移（腮腺、肺、肝、脾、肾、乳腺）
M1b	骨髓的远处转移
M1c	M1a 和 M1b 同时存在

Edge SB, Byrd Dr, Compton CC, et al, eds. Carcinoma of the conjunctiva. In: AJCC Cancer Staging Manual.7th ed. New York, NY : Springer; 2010: 583–589.

临床特征

眼眶淋巴瘤的典型表现为无痛性、慢性进行性、眼眶前部单侧或双侧肿物,常可在眼睑或结膜触及韧性肿物。在这种情况下,检查结膜有无典型的鲑鱼肉样浸润,以及脉络膜有无浸润是非常重要的,若存在浸润,则高度提示眼眶淋巴瘤的可能。

诊断

疑似眼眶淋巴瘤患者应进行全面系统的评估,以确定任何相关的全身性淋巴瘤的程度。关于眼眶的病灶,CT 和 MRI 显示卵圆形或者长形的肿物,常与邻近的眼眶结构融合,中度程度的增强。病灶通常局限于软组织,很少侵及骨。眼眶淋巴瘤可发生在眼眶的任何部位,常局限于泪腺,发生于泪腺部位时,需要与泪腺原发性上皮肿瘤鉴别。淋巴瘤常有一个长圆形、卵形或煎饼形轮廓,与眼球和眶骨融合,但通常不会造成骨窝或侵蚀眶骨。相反,泪腺上皮肿瘤的轮廓更圆,易压迫眶骨,形成一个窝或侵蚀骨质。

组织病理

大多数良性或恶性眼眶淋巴瘤为 B 细胞类型（8.10）。眼眶淋巴瘤疾病谱包括:良性反应性淋巴增生（BRLH）、非典型性淋巴增生（ALH）以及弗兰克淋巴瘤。BRLH 特征性表现为小圆形淋巴细胞和浆细胞呈多形态性排列,常存在有丝分裂活跃的生发中心;ALH 是 BRLH 和弗兰克恶性淋巴瘤之间的过渡形式,由成片的单一形态的淋巴细胞组成。与 BRLH 相比,其细胞核更大,核仁明显,可以观察到囊泡结构。恶性 NHL 的特点是存在更多含大裂解核的未分化细胞,核呈多型性,核仁明显。不存在或少见淋巴滤泡和内皮细胞增生现象（9, 22, 24）。

治疗方法

眼眶淋巴瘤的治疗是个性化的,通常需要行切除或切取活检,最好通过影像学检查确定活检位置。提前与病理学家沟通是很重要的,这样能确保切除的组织经过适当的处理可进行免疫组织化学和流式细胞学检查。外科医生应该尽可能完整切除肿瘤或尽可能多的肿瘤,并避免损伤重要的眼眶内结构。

应进行全身检查和影像学检查排除远处的淋巴瘤（8）。如果患者为全身淋巴瘤,眼眶病变位置靠前,位于皮肤下方,行细针活检则可帮助做出眼眶肿物的诊断,这样可以避免行开放性活检。建议对全身淋巴瘤进行化疗,眼眶的病变在化疗后,无需后续治疗。如果未发现全身性淋巴瘤,那么可以对眼眶淋巴瘤进行局部放射治疗,采用 2000~2500cGy 治疗良性病变,3500~4000cGy 治疗恶性病变(1,8,10,14~17)。其他替代疗法包括全身静脉注射或局部注射利妥昔单抗。在对 10 例无全身病变的眼眶淋巴瘤患者使用利妥昔单抗治疗研究中发现,这些患者静脉使用利妥昔单抗治疗后,平均 2.5 年随访期内,36% 患者的淋巴瘤得到完全的控制,对于有部分反应或复发的患者(64%),需要补充放射治疗(19)。另外,对于全身淋巴瘤的评估为阴性的患者,应该每年或每两年随访一次,重新评估全身的情况。

　　一项采用 AJCC(表 39.2)与 Ann Arbor 分期方法分析淋巴瘤治疗效果的研究发现,淋巴瘤治疗效果与组织病理学类型(表 39.1)关系更为密切,而与分类中特定部位肿瘤的大小无关(4)。在另一项纳入 130 例患者的研究中,采用 AJCC 第 7 版对眼附属器淋巴瘤进行分类(表 39.2),治疗方法依据组织学类型(表 39.1)而设定,AJCC 肿瘤分期越高,5 年生存率越低(5)。具体来讲,T1 期的 5 年生存率是 68%,T2 期为 59%,T3 期为 29%,T4 期为 33%。

　　需要特别提及的是,近期研究发现眼眶 ENMZL 发生与胃 MALT 淋巴瘤,以及幽门螺杆菌和衣原体感染有关,有学者开始对使用抗生素治疗结膜和眼眶 MALT 淋巴瘤的设想产生了兴趣。

Selected References

Reviews

1. Shields JA, Shields CL, Scartozzi R. Survey of 1264 patients with orbital tumors and simulating lesions: the 2002 Montgomery Lecture, part 1. *Ophthalmology* 2004;111: 997–1008.
2. Coupland SE, Damato B. Lymphomas involving the eye and ocular adnexa. *Curr Opin Ophthalmol* 2006;17:523–531.
3. Jaffe ES. The 2008 WHO classification of lymphomas: implications for clinical practice and translational research. *Hematology* 2009;523–531.
4. Graue GF, Finger PT, Maher E, et al. Ocular adnexal lymphoma staging and treatment: American Joint Committee on Cancer versus Ann Arbor. *Eur J Ophthalmol* 2013;23:344–355.
5. Sniegowshi MC, Roberts D, Bakhoun M, et al. Ocular adnexal lymphoma: validation of American Joint Committee on Cancer seventh edition staging guidelines. *Br J Ophthalmol* 2014;98:1255–1260.
6. Aronow ME, Portell CA, Rybicki LA, et al. Ocular adnexal lymphoma: assessment of a tumor node metastasis staging system. *Ophthalmology* 2013;120:1915–1919.
7. Demirci H, Shields CL, Shields JA, et al. Orbital tumors in the older adult population. *Ophthalmology* 2002;109:243–248.
8. Demirci H, Shields CL, Karatza EC, et al. Orbital lymphoproliferative tumors: Analysis of clinical features and systemic involvement in 160 cases. *Ophthalmology* 2008;115:1626–1631.
9. Cockerham GC, Jakobiec FA. Lymphoproliferative disorders of the ocular adnexa. *Int Ophthalmol Clin* 1997;37:39–59.
10. Coupland SE, Krause L, Delecluse HJ, et al. Lymphoproliferative lesions of the ocular adnexa. Analysis of 112 cases. *Ophthalmology* 1998;105:1430–1441.
11. Lauer SA. Ocular adnexal lymphoid tumors. *Curr Opin Ophthalmol* 2000;11: 361–366.
12. Malek SN, Hatfield AJ, Flinn IW. MALT lymphomas. *Curr Treat Options Oncol* 2003;4:269–279.
13. Tranfa F, Di Matteo G, Strianese D, et al. Primary orbital lymphoma. *Orbit* 2001;20: 119–124.

Management

14. Yeo JH, Jakobiec FA, Abbott GF, et al. Combined clinical and computed tomographic diagnosis of orbital lymphoid tumors. *Am J Ophthalmol* 1982;94:235–245.
15. Kennerdell JS, Flores NE, Hartsock RJ. Low-dose radiotherapy for lymphoid lesions of the orbit and ocular adnexa. *Ophthal Plast Reconstr Surg* 1999;15:129–133.
16. Bolek TW, Moyses HM, Marcus RB Jr, et al. Radiotherapy in the management of orbital lymphoma. *Int J Radiat Oncol Biol Phys* 1999;44:31–36.
17. Lee SW, Suh CO, Kim GE, et al. Role of radiotherapy for primary orbital lymphoma. *Am J Clin Oncol* 2002;25:261–265.
18. Harada K, Murakami N, Kitaguchi M, et al. Localized ocular adnexal mucosa-associated lymphoid tissue lymphoma treated with radiation therapy: a long-term outcome in 86 patients with 104 treated eyes. *Int J Radiat Oncol Biol Phys* 2014;88: 650–654.
19. Tuncer S, Tanyildiz B, Basaran M, et al. Systemic rituximab immunotherapy in the management of primary ocular adnexal lymphoma: single institution experience. *Curr Eye Res* 2014;23:1–6.
20. Rath S, Connors JM, Dolman PJ, et al. Comparison of American Joint Committee on Cancer TNM-based staging system (7th edition) and Ann Arbor classification for predicting outcome in ocular adnexal lymphoma. *Orbit* 2014;33:23–28.
21. Rasmussen PK, Coupland SE, Finger PT, et al. Ocular adnexal follicular lymphoma: a multicenter international study. *JAMA Ophthalmol* 2014;132:851–858.

Histopathology

22. Knowles DM II, Jakobiec FA. Ocular adnexal lymphoid neoplasms: clinical, histopathologic, electron microscopic, and immunologic characteristics. *Hum Pathol* 1982;13:148–162.
23. Nicolo M, Truini M, Sertoli M, et al. Follicular large-cell lymphoma of the orbit: a clinicopathologic, immunohistochemical and molecular genetic description of one case. *Graefes Arch Clin Exp Ophthalmol* 1999;237:606–610.
24. Medeiros LJ, Harris NL. Lymphoid infiltrates of the orbit and conjunctiva. A morphologic and immunophenotypic study of 99 cases. *Am J Surg Pathol* 1989;13:459–471.

Case Reports

25. Adkins JW, Shields JA, Shields CL, et al. Plasmacytoma of the eye and orbit. *Int Ophthalmol* 1996;20:339–343.
26. Park KL, Goins KM. Hodgkin's lymphoma of the orbit associated with acquired immunodeficiency syndrome. *Am J Ophthalmol* 1993;116:111–112.
27. Font RL, Laucirica R, Patrinely JR. Immunoblastic B-cell malignant lymphoma involving the orbit and maxillary sinus in a patient with acquired immune deficiency syndrome. *Ophthalmology* 1993;100:966–970.
28. Font RL, Shields JA. Large cell lymphoma of the orbit with microvillous projections ("porcupine lymphoma"). *Arch Ophthalmol* 1985;103:1715–1719.
29. Douglas RS, Goldstein SM, Katowitz JA, et al. Orbital presentation of posttransplantation lymphoproliferative disorder: a small case series. *Ophthalmology* 2002;109: 2351–2355.

眼眶非霍奇金淋巴瘤：临床,计算机断层扫描和磁共振成像特征表现

眼眶淋巴瘤的临床和影像学特征性表现对诊断很有帮助。

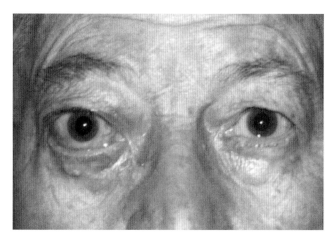

图 39.1　患者男性,90 岁,既往无淋巴瘤史,右眼轻度突眼

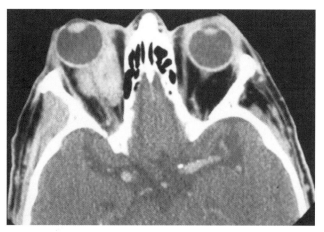

图 39.2　图 39.1 病例,CT 轴位显示特征性的弥漫性眼眶占位,侵及眼球和视神经。在这种病例中,可局麻下行切取活检

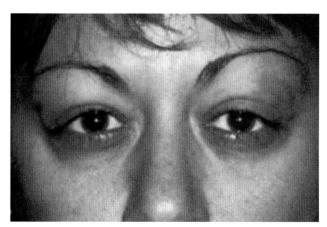

图 39.3　患者女性,37 岁,淋巴瘤累及双侧泪腺,双侧眼眶颞上方肿胀

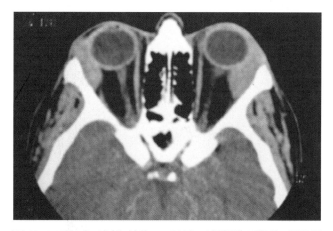

图 39.4　图 39.3 病例,轴位 CT 显示,双侧泪腺区肿物,紧贴眼球和眶骨

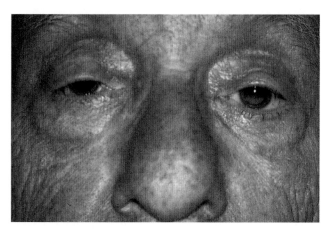

图 39.5　患者男性,86 岁,右眼突眼,上睑下垂

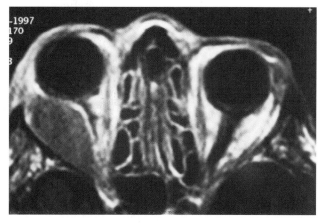

图 39.6　图 39.5 病例,MRI 轴位 T1 加权像显示,右眼眶颞侧弥散性卵圆形肿物

眼眶非霍奇金淋巴瘤：临床和病理学表现

在疑似眼眶淋巴瘤患者中，进行完整的眼部检查是很重要的。发现典型的结膜或葡萄膜的淋巴瘤强烈提示眼眶淋巴瘤的诊断。

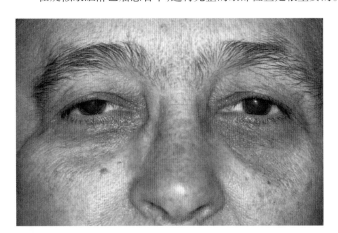

图 39.7　患者女性，68 岁，右眼轻度上睑下垂及突眼

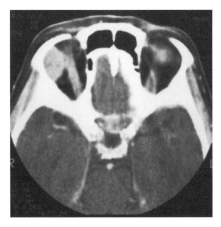

图 39.8　图 39.7 病例，轴位 CT 显示右眼眶颞上方卵圆形肿物

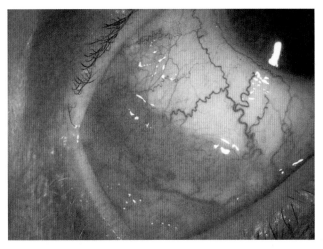

图 39.9　图 39.7 病例，颞下方结膜穹隆有轻度淋巴浸润

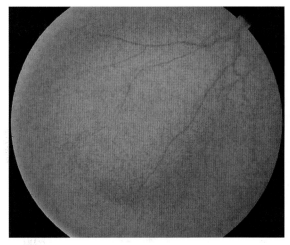

图 39.10　图 39.7 病例，颞下方脉络膜有橘黄色淋巴浸润。患者拒绝治疗，眼眶、结膜和脉络膜病灶增长非常缓慢

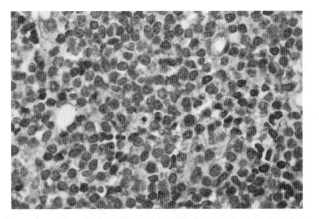

图 39.11　另一例患者眼眶低度恶性淋巴瘤的组织病理学显示，分化良好的淋巴细胞和核内嗜酸性包涵体（Dutcher 小体）位于视野中心附近（HE × 250）

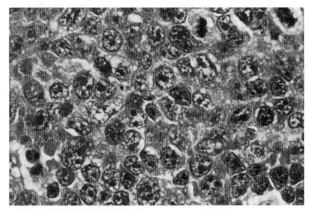

图 39.12　眼眶恶性淋巴瘤组织病理学显示低分化淋巴细胞（HE × 250）

● 眼眶泪腺淋巴瘤：临床表现与磁共振成像相关性

　　淋巴瘤可以发生在眼眶的任何部位，但似乎更好发于泪腺。泪腺淋巴瘤与眼眶其他部位的淋巴瘤一样，单侧或双侧发生，可以是孤立性的，也可以是全身淋巴瘤的一部分，通常表现为一种无痛性生长缓慢的前眶部肿物，经皮肿物一般可被触及，甚至外观可见。CT 和 MRI 等影像学检查对于明确诊断以及活检的手术入路非常有帮助。以下展示了一些病例，每一个病例均经过了组织病理学的诊断。

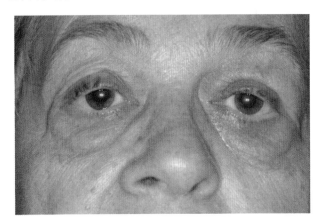

图 39.13　老年男性患者，双侧泪腺区肿物

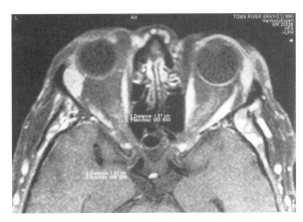

图 39.14　图 39.13 病例，MRI 轴位 T1 加权增强像，显示右侧泪腺中度增大，左侧泪腺轻度增大

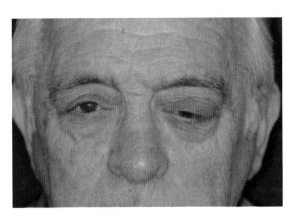

图 39.15　老年男性患者，左泪腺区肿物

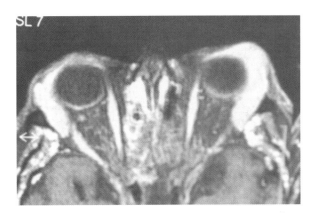

图 39.16　图 39.15 病例，MRI 轴位 T1 加权增强像，注意肿物接触眼球和眶骨的方式

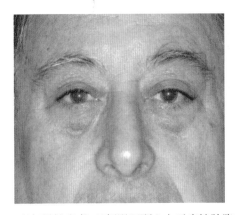

图 39.17　老年男性患者，双侧眼眶颞上方无痛性肿胀

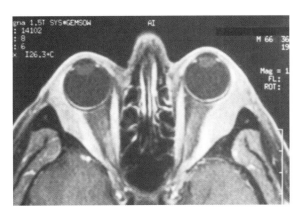

图 39.18　图 39.17 病例，MRI 轴位 T1 加权增强像，显示双侧泪腺区肿物，肿物沿外直肌生长

● 眼眶非霍奇金淋巴瘤:诊断和治疗

　　绝大多数情况下,对于疑似眼眶淋巴瘤病例应进行活检。如果尚不明确淋巴瘤的存在,可通过轴位和冠状位 CT 或 MRI 检查,确定最容易接近肿瘤的手术入路,从而进行开放式活检。对于眶前部较小且局限的肿瘤应该尽可能完全切除,而体积较大且不能被完全切除的肿瘤应该行切取活检,并尽可能多地切除肿瘤。如果患者已明确淋巴瘤的诊断并已进行分期,可以行细针穿刺活检来明确眶部肿瘤的诊断。眼眶淋巴瘤对放疗和化疗均有反应。

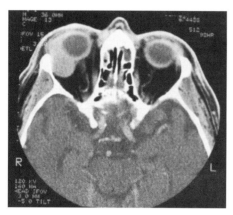

图 39.19 轴位 CT 显示侵及泪腺的局限性眼眶淋巴瘤。由于肿瘤需要活检并容易进行手术治疗,因此建议完整切除肿瘤,而不是仅做切取活检

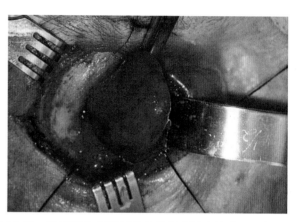

图 39.20 通过颞上方眶切开术将整个肿瘤摘除,无需眶骨切开术

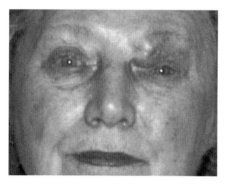

图 39.21 患者女性,71 岁,已明确患有淋巴瘤,鼻上方前部眼眶可见皮下肿物。在这种情况下,在门诊行细针穿刺活检即可确诊

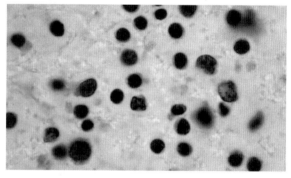

图 39.22 图 39.21 病例,细针穿刺活检细胞学检查结果,显示大的和小的淋巴细胞。该病例诊断为低级别恶性淋巴瘤(巴氏染色 ×300)

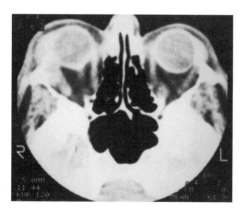

图 39.23 患者男性,70 岁,眼眶淋巴瘤对放疗的反应。轴位 CT 显示右颞侧眼眶弥漫性肿物

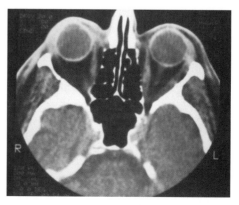

图 39.24 图 39.23 病例,放疗后轴位 CT 显示肿瘤完全消退

眼眶淋巴瘤：非典型类型

　　大多数眼眶淋巴瘤是典型的非霍奇金 B 细胞淋巴瘤（1~8）。但也不排除特殊案例，例如带有微绒毛突起的大细胞性淋巴瘤。这种罕见的淋巴瘤在光镜下，甚至在电镜下均易与上皮性肿瘤混淆（9）。

　　皮肤 T 细胞淋巴瘤（蕈样肉芽肿病）也可影响到眼眶及其附件（10, 11）。这种类型比 B 细胞淋巴瘤更有侵袭性，可迅速生长并破坏眼球。患有眼眶 T 细胞淋巴瘤的多数患者都有全身 T 细胞淋巴瘤（蕈样肉芽肿病）。治疗方法与 B 细胞淋巴瘤类似，但预后不佳。

Selected References

Reviews

1. Coupland SE, Damato B. Lymphomas involving the eye and ocular adnexa. *Curr Opin Ophthalmol* 2006;17:523–531.
2. Jaffe ES. The 2008 WHO classification of lymphomas: implications for clinical practice and translational research. *Hematology* 2009;523–531.
3. Graue GF, Finger PT, Maher E, et al. Ocular adnexal lymphoma staging and treatment: American Joint Committee on Cancer versus Ann Arbor. *Eur J Ophthalmol* 2013;23:344–355.
4. Sniegowshi MC, Roberts D, Bakhoun M, et al. Ocular adnexal lymphoma: validation of American Joint Committee on Cancer seventh edtion staging guidelines. *Br J Ophthalmol* 2014;98:1255–1260.
5. Aronow ME, Portell CA, Rybicki LA, et al. Ocular adnexal lymphoma: assessment of a tumor node metastasis staging system. *Ophthalmology* 2013;120:1915–1919.
6. Demirci H, Shields CL, Karatza EC, et al. Orbital lymphoproliferative tumors: Analysis of clinical features and systemic involvement in 160 cases. *Ophthalmology* 2008;115:1626–1631.
7. Cockerham GC, Jakobiec FA. Lymphoproliferative disorders of the ocular adnexa. *Int Ophthalmol Clin* 1997;37:39–59.
8. Coupland SE, Krause L, Delecluse HJ, et al. Lymphoproliferative lesions of the ocular adnexa. Analysis of 112 cases. *Ophthalmology* 1998;105:1430–1441.

Case Reports

9. Font RL, Shields JA. Large cell lymphoma of the orbit with microvillous projections ("porcupine lymphoma"). *Arch Ophthalmol* 1985;103:1715–1719.
10. Meekins B, Proia AD, Klintworth GK. Cutaneous T-cell lymphoma presenting as rapidly enlarging ocular adnexal tumor. *Ophthalmology* 1985;91:1288–1293.
11. Shields CL, Shields JA, Eagle RC Jr. Rapidly progressive T-cell lymphoma of conjunctiva. *Arch Ophthalmol* 2002;120:508–589.

● 淋巴瘤：非典型类型：含微绒毛突起的大细胞性淋巴瘤和皮肤 T 细胞淋巴瘤

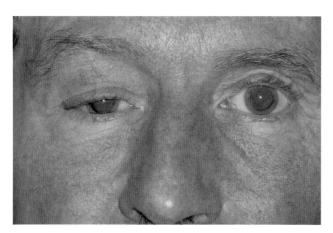

图 39.25 患者男性，57 岁，右眼上睑下垂，眼球向下移位

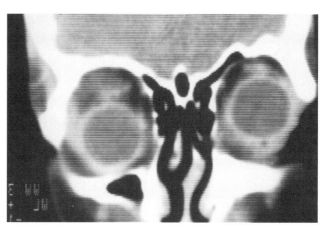

图 39.26 图 39.25 病例，CT 冠状位显示眼眶颞上方肿物，且在许多层面显示骨的侵蚀

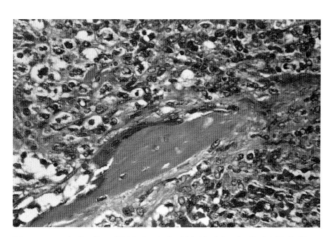

图 39.27 组织病理学检查显示恶性肿瘤细胞，但根据光镜下表现不能明确诊断（HE×100）

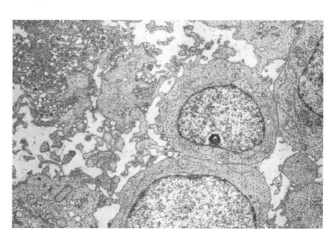

图 39.28 电镜图像显示淋巴细胞表面有微绒毛突起，形似上皮性肿瘤，但有微绒毛突起的大细胞性淋巴瘤特征（又称"豪猪"淋巴瘤）

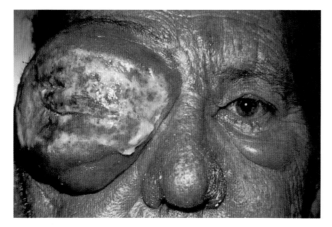

图 39.29 侵袭性 T 细胞淋巴瘤侵及大范围眼眶，破坏眼球（蕈样肉芽肿病）（Gordon Klintworth，MD 供图）

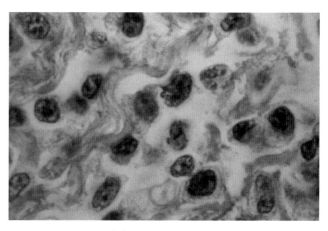

图 39.30 图 39.29 病例，组织病理学检查显示恶性 T 细胞（HE×400）（Gordon Klintworth，MD 供图）

眼眶浆细胞瘤和淋巴浆细胞样肿瘤

概述

仅由浆细胞组成的肿瘤（浆细胞瘤），或由 B 淋巴细胞和浆细胞组成的肿瘤（淋巴浆细胞样肿瘤）与前面讨论的各种淋巴瘤都密切相关（1~27）。浆细胞实际上是产生大量免疫球蛋白的 B 淋巴细胞。淋巴浆细胞样肿瘤与淋巴瘤更接近。浆细胞瘤是一种主要由浆细胞组成的肿瘤，与多发性骨髓瘤更接近。多发性骨髓瘤是一种浆细胞肿瘤，其特点为浆细胞浸润骨髓，以及血清中存在单克隆免疫球蛋白（Bence-Jones 蛋白）。髓外浆细胞瘤包括一种孤立类型，可发生在上呼吸道、胃肠道或淋巴结。该病在眼眶比较少见，可损伤软组织或眶骨（6.12~15）。浆细胞瘤可作为一种孤立的病变侵犯眼眶，也可作为多发性骨髓瘤的一部分侵及眼眶。多数孤立的浆细胞瘤患者最终将发展为多发性骨髓瘤。在作者的临床系列病例中，有 6 例浆细胞瘤，占所有眼眶淋巴瘤的 4%，在所有眶部肿瘤中不到 1%（1）。

Waldenström 巨球蛋白血症是恶性淋巴浆细胞样肿瘤，可分泌免疫球蛋白 M。其全身症状和体征类似于淋巴瘤。患者可发展为淋巴瘤和骨髓瘤。

临床特征

眼眶浆细胞瘤的临床特点与 NHL 相似。该肿瘤较常发生于中老年患者，其典型特征为突眼和眼球移位，也可见于无骨髓瘤的儿童或成人（12）。患者可能会疼痛感，尤其是在发生病灶出血或侵及眶骨时。在某些情况下，眼眶浆细胞瘤可呈蕈状生长。正如我们所说，有的患者有多发性骨髓瘤病史，没有多发性骨髓瘤病史的患者也需要长期随访以监测骨髓瘤是否发生。眼眶浆细胞瘤偶可作为多发性骨髓瘤控制不佳的首发体征，或可作为发现恶性肿瘤的首要体征。

诊断

有疑似或活检证实的眼眶浆细胞瘤患者应进行全身评估，以排除多发性骨髓瘤或其他蛋白异常血症。以眼眶淋巴瘤为例，眼眶浆细胞瘤的 CT 或 MRI 表现为弥漫性或卵圆形占位。眼眶浆细胞瘤坏死出血的临床表现与眼眶蜂窝织炎相似（11），在多发性骨髓瘤患者易显示骨的浸蚀。孤立的软组织浆细胞瘤也可能与骨髓瘤相关。有的病例实际上是起源于眼眶骨，继而侵及眼眶软组织。

组织病理

多发性骨髓瘤属于浆细胞肿瘤，其特点是浆细胞浸润骨髓，血清中有单克隆免疫球蛋白。眼眶浆细胞瘤可包含分化良好的成熟浆细胞及分化差的恶性浆细胞。

治疗方法

治疗包括切开活检或切除活检，如果肿瘤不能被完全摘除，则行放射治疗。如果患有多发性骨髓瘤，通常采用大剂量化疗，局部病灶进行放疗。不伴多发性骨髓瘤的孤立性眼眶浆细胞瘤患者可行放疗，一般反应良好。

Selected References

Reviews

1. Shields JA, Shields CL, Scartozzi R. Survey of 1264 patients with orbital tumors and simulating lesions: the 2002 Montgomery Lecture, part 1. *Ophthalmology* 2004;111: 997–1008.
2. Coupland SE, Damato B. Lymphomas involving the eye and ocular adnexa. *Curr Opin Ophthalmol* 2006;17:523–531.
3. Jaffe ES. The 2008 WHO classification of lymphomas: implications for clinical practice and translational research. *Hematology* 2009;523–531.
4. Coupland SE, Krause L, Delecluse HJ, et al. Lymphoproliferative lesions of the ocular adnexa. Analysis of i12 cases. *Ophthalmology* 1998;105(8):1430–1441.
5. Adkins JW, Shields JA, Shields CL, et al. Plasmacytoma of the eye and orbit. *Int Ophthalmol* 1977;20:339–343.
6. Knapp AJ, Gartner S, Henkind P. Multiple myeloma and its ocular manifestations. *Surv Ophthalmol* 1987;31:343–351.
7. Orellana J, Friedman AH. Ocular manifestations of multiple myeloma, Waldenstrom's macroglobulinemia, and benign monoclonal gammopathy. *Surv Ophthalmol* 1981;26:157–169.
8. de Smet MD, Rootman J. Orbital manifestations of plasmacytic lymphoproliferations. *Ophthalmology* 1987;94:995–1003.

Histopathology

9. Shields JA, Cooper H, Donoso LA, et al. Immunohistochemical and ultrastructural study of unusual IgM lambda lymphoplasmacytic tumor of the lacrimal gland. *Am J Ophthalmol* 1986;101:451–457.
10. Khalil MK, Huang S, Viloria J, et al. Extramedullary plasmacytoma of the orbit: case report with results of immunocytochemical studies. *Can J Ophthalmol* 1981;16:39–42.

Case Reports

11. Rappaport K, Liesegang TJ, Menke DH, et al. Plasmacytoma manifesting as recurrent cellulitis and hematic cyst of the orbit. *Am J Ophthalmol* 1996;122:595–597.
12. Sharma MC, Mahapatra AK, Gaikwad S, et al. Primary extramedullary orbital plasmacytoma in a child. *Childs Nerv Syst* 1996;12:470–472.
13. Gonnering RS. Bilateral primary extramedullary orbital plasmacytomas. *Ophthalmology* 1987;94:267–270.

14. Ezra E, Mannor G, Wright JE, et al. Inadequately irradiated solitary extramedullary plasmacytoma of the orbit requiring exenteration. *Am J Ophthalmol* 1995;120:803–805.
15. Aboud N, Sullivan T, Whitehead K. Primary extramedullary plasmacytoma of the orbit. *Aust N Z J Ophthalmol* 1995;23:235–239.
16. Agrawal PK, Mittal S, Gupta P, et al. Plasmacytoma of orbit. *Indian J Ophthalmol* 1993;41:34–36.
17. Tung G, Finger PT, Klein I, et al. Plasmacytoma of the orbit. *Arch Ophthalmol* 1988;106:1622.
18. Nikoskelainen E, Dellaporta A, Rice T, et al. Orbital involvement by plasmacytoma. Report of two cases. *Acta Ophthalmol (Copenh)* 1976;54:755–761.
19. McFadzean RM. Orbital plasma cell myeloma. *Br J Ophthalmol* 1975;59:164–165.
20. Levin SR, Spaulding AG, Wirman JA. Multiple myeloma. Orbital involvement in a youth. *Arch Ophthalmol* 1977;95:642–644.
21. Jampol LM, Marsh JC, Albert DM, et al. IgA-associated lymphoplasmacytic tumor involving the conjunctiva, eyelid, and orbit. *Am J Ophthalmol* 1975;97:279–284.
22. Kottler UB, Cursiefen C, Holbach LM. Orbital involvement in multiple myeloma: first sign of insufficient chemotherapy. *Ophthalmologica* 2003;217:76–78.
23. Uceda-Montanes A, Blanco G, Saornil MA, et al. Extramedullary plasmacytoma of the orbit. *Acta Ophthalmol Scand* 2000;78:601–603.
24. Fay AM, Leib ML, Fountain KS. Multiple myeloma involving the orbit. *Ophthal Plast Reconstr Surg* 1998;14:67–71.
25. Sen S, Kashyap S, Betharia S. Primary orbital plasmacytoma: A case report. *Orbit* 2003;22:317–319.
26. Hsu VJ, Agarwal MR, Chen CS, et al. IgA orbital plasmacytoma in multiple myeloma. *Ophthal Plast Reconstr Surg* 2010;26(2):126–127.
27. Lazaridou MN, Micallef-Eynaud P, Hanna IT. Soft tissue plasmacytoma of the orbit as part of the spectrum of multiple myeloma. *Orbit* 2007;26(4):315–318.

● 眼眶浆细胞瘤和淋巴浆细胞样肿瘤

淋巴浆细胞样肿瘤发生在眼眶,可能与 Waldenström 巨球蛋白血症或骨髓瘤有关,也可作为眼眶的孤立性肿瘤。这些肿瘤通常为低度恶性肿瘤。

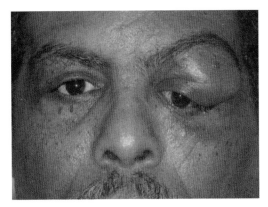

图 39.31　患者男性,50 岁,Waldenström 巨球蛋白血症病史 20 年,左眼颞上方进行性增大无痛性肿物

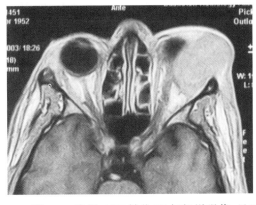

图 39.32　图 39.31 病例,MRI 轴位 T1 加权增强像,显示左侧泪腺区增大的增强占位

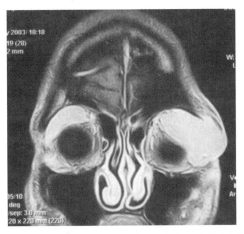

图 39.33　图 39.31 病例,MRI 冠状位显示双侧眼眶颞上方肿物。复查患者先前所做的活检,发现为弥散性非霍奇金 B 细胞性淋巴瘤,与黏膜相关淋巴组织的边缘区淋巴瘤一致。患者进行 4 周利妥昔单抗治疗后,效果非常好

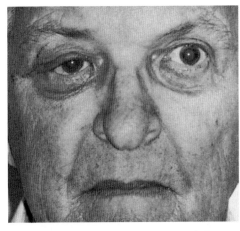

图 39.34　患者男性,72 岁,淋巴浆细胞样肿瘤右眼上睑下垂,轻度突眼

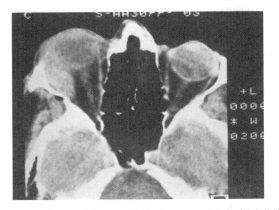

图 39.35　图 39.34 病例,CT 轴位显示眼眶颞上方卵圆形肿物侵及大部分泪腺。通过颞上方开眶术将肿瘤完全切除

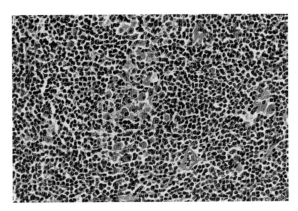

图 39.36　图 39.35 病变组织病理学检查,显示弥漫的小淋巴细胞和分散的肿胀的浆细胞(HE×100)

● 眼眶浆细胞瘤：与多发性骨髓瘤相关

恶性浆细胞瘤可发生于多发性骨髓瘤患者的眼眶组织，易侵犯眶骨，但有时也可局限于软组织。

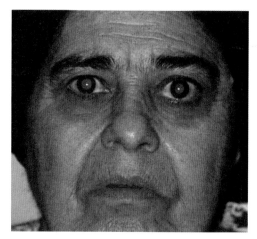

图 39.37　患者女性，76 岁，作为多发性骨髓瘤一部分的眼眶浆细胞瘤，有免疫球蛋白 G 型多发性骨髓瘤病史 3 年并进行了化疗，出现了左眼突眼

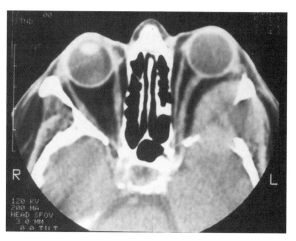

图 39.38　图 39.37 病例，轴位 CT 显示眼眶颞侧弥散肿物，视神经向内侧移位，颞骨破坏，向脑和颞窝生长

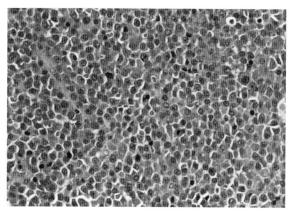

图 39.39　图 39.38 病变组织病理学检查，示成片非典型浆细胞（HE×75）

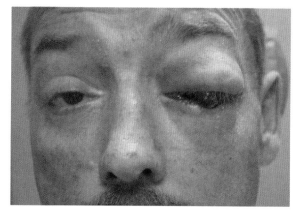

图 39.40　患者男性，52 岁，多发性骨髓瘤，左眼突眼、眼睑肿胀

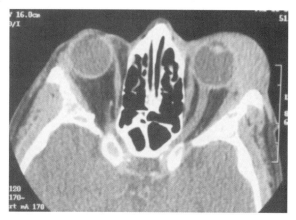

图 39.41　图 39.40 病例，MRI 轴位 T1 加权增强像，示左侧眼眶内大的软组织肿物侵犯泪腺

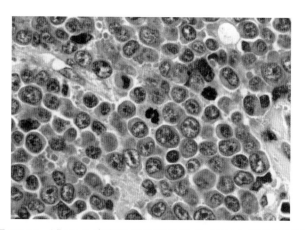

图 39.42　图 39.41 病变组织病理学检查，示存在有丝分裂活动的恶性浆细胞肿瘤（HE×200）

眼眶浆母细胞淋巴瘤

概述

　　最初报道浆母细胞淋巴瘤是在口腔中发现的,在其他部位很少发现(1~4)。然而,也有一些病例报道在眼眶中发现浆母细胞瘤(3~4)。这种罕见的 NHL 类型最近将其分类为弥漫性大 B 细胞淋巴瘤(1)。该病与人免疫缺陷病毒(human immunocompetent patients, HIV)感染相关,也可发生在免疫力正常的患者中。

临床特征

　　浆母细胞淋巴瘤是一种罕见的弥漫大 B 细胞淋巴瘤,呈高度侵袭性病程,死亡率高。该病发生于眼眶软组织中,但可向脑和鼻窦甚至眼球内蔓延,约 80% 为免疫缺陷患者(1~4)。

诊断

　　对于迅速蔓延的眼眶肿物,需怀疑该病的可能。影像学如 CT 和 MRI 有助于诊断。临床上一般不会考虑本病的可能,而通常诊断为侵袭性淋巴瘤。本病的诊断需要临床和活检后组织病理学和免疫组织化学检查结果确定。

组织病理

　　浆母细胞淋巴瘤是一种弥漫性大 B 细胞淋巴瘤,可以表现出类似于 Burkitt 淋巴瘤的"星空"病理表现。其细胞类似于 B 淋巴细胞,但表达的是浆细胞的免疫表型。无 B 细胞表面的免疫组化标记物,但表达 IgG 等浆母细胞特征(2~4)。浆母细胞淋巴瘤的发病机制尚不清楚,但认为该病起源于生发中心后组的终末分化期的活化 B 细胞或浆母细胞,并且该病与 EBV 感染有很强的相关性。

治疗方法

　　浆母细胞淋巴瘤通常是致命的,但却无有效的治疗方法。如果有眼眶症状,可进行姑息放疗或化疗。

Selected References

1. Jaffe ES. The 2008 WHO classification of lymphomas: implications for clinical practice and translational research. *Hematology* 2009;523–531.
2. Delecluse HJ, Anagnostopoulos I, Dallenbach F, et al. Plasmablastic lymphomas of the oral cavity: a new entity associated with the human immunodeficiency virus infection. *Blood* 1997;89:1413–1420.
3. Morley AM, Verity DH, Meligonis G, et al. Orbital plasmablastic lymphoma–comparison of a newly reported entity with diffuse large B-cell lymphoma of the orbit. *Orbit* 2009;28(6):425–429.
4. Mulay K, Ali MJ, Reddy VA, et al. Orbital plasmablastic lymphoma: a clinicopathological correlation of a rare disease and review of literature. *Clin Ophthalmol* 2012;6:2049–2057.

● 眼眶浆母细胞淋巴瘤

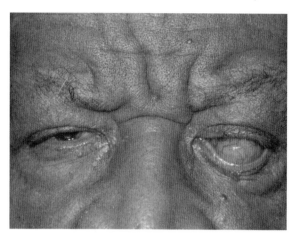

图 39.43　患者男性，77 岁，非洲裔美国籍，免疫力正常，视力迅速下降，肿物由下穹隆突出

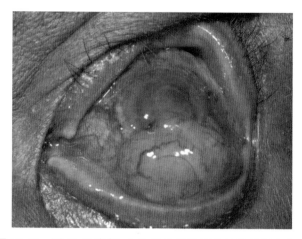

图 39.44　图 39.43 病例，大的无色素性肿物虽然看起来位于结膜穹隆，但实际上已经侵犯眼眶和眼内结构

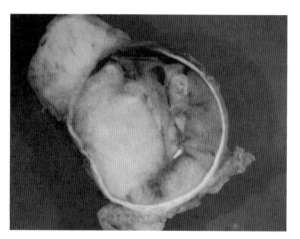

图 39.45　眼球和相连的眶部肿瘤被切除。可见其恶性程度很高

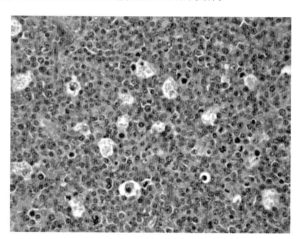

图 39.46　组织病理学检查，示弥漫的单一的大的浆细胞样细胞和少数浆母细胞浸润，并混合有易染体巨噬细胞。这些特征，以及免疫组织化学检查的表现符合浆母细胞淋巴瘤

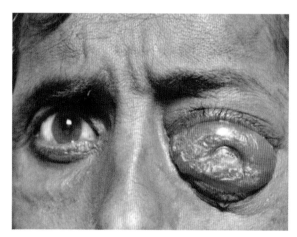

图 39.47　患者男性，57 岁，印度裔，免疫功能障碍，左眼明显眶周水肿，角膜干燥

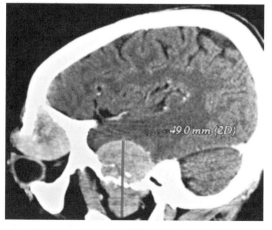

图 39.48　图 39.47 病例，CT 冠状位示眼眶上方和脑部弥漫性异质性肿物。活检证实为浆母细胞瘤巴瘤

眼眶 Burkitt 淋巴瘤

概述

　　Burkitt 淋巴瘤是一种非霍奇金 B 细胞淋巴瘤,常发生于眼眶(1~14)。早期对 Burkitt 淋巴瘤的描述为一种进展迅速的实性淋巴瘤,多见于非洲儿童的下颌和腹部(2)。该肿瘤约占东非儿童恶性肿瘤的 50%(4)。

　　Burkitt 淋巴瘤有三种不同的形式,包括非洲型、非非洲型(美洲)型和 AIDS 型,每一种都可侵犯眼眶软组织或眶骨,并可累及眼球(2~14)。在作者所报道的 1264 例眼眶病变系列研究中,只有一例被诊为 Burkitt 淋巴瘤(美洲型)(5)。

临床特征

　　在非洲型 Burkitt 淋巴瘤中,眼眶的受累常在上颌骨受侵犯之后。美洲型 Burkitt 淋巴瘤通常累及淋巴结、骨髓和脏器。AIDS 型 Burkitt 淋巴瘤侵袭性更强,主要侵犯 AIDS 患者的中枢神经系统(6)。

诊断

　　非洲儿童,腹部和眼眶肿物伴单侧或双侧突眼,眼球向上移位,要高度怀疑 Burkitt 淋巴瘤。眼眶 CT 和 MRI 显示上颌骨肿物,侵犯眶骨。美洲型 Burkitt 淋巴瘤影像学表现为鼻窦的不规则肿物,并侵犯眼眶。AIDS 型 Burkitt 淋巴瘤可侵犯眼眶软组织和眶骨(12,13)。疑似 Burkitt 淋巴瘤的患者应对淋巴瘤和 HIV 感染进行系统评估。

组织病理

　　Burkitt 淋巴瘤是一种 B 淋巴细胞的密集增殖。在低倍镜下,含有散布吞噬碎片的组织细胞会表现为典型的"星空"现象。多数病例中可检测到 EBV,而且许多病例中也可检测到染色体的异常,特别可观察到第 8 号染色体移位到第 14 染色体长臂上。现在看来,EBV 在 Burkitt 淋巴瘤的发病机制中起着一定的作用,但确切作用尚不清楚。

治疗方法

　　眼眶 Burkitt 淋巴瘤与全身淋巴瘤一同治疗。一般来说,应在病灶减容同时进行活检。该种肿瘤对化疗药物环磷酰胺、长春新碱、甲氨蝶呤和激素泼尼松非常敏感。某些对化疗有抵抗的病例可行外照射治疗(受累区域放射剂量为 30Gy)。近年来,该疾病的预后有很大改善。

Selected References

Reviews

1. Jaffe ES. The 2008 WHO classification of lymphomas: implications for clinical practice and translational research. *Hematology* 2009;523–531.
2. Burkitt D. A sarcoma involving the jaws in African children. *Br J Surg* 1958;46: 218–223.
3. Burkitt D, O'Conor GT. Malignant lymphoma in African children. I. A clinical syndrome. *Cancer* 1961;14:258–269.
4. Templeton AC. Orbital tumours in African children. *Br J Ophthalmol* 1971;55: 254–261.
5. Shields JA, Shields CL, Scartozzi R. Survey of 1264 patients with orbital tumors and simulating lesions: the 2002 Montgomery Lecture, part 1. *Ophthalmology* 2004;111: 997–1008.
6. Reifler DM, Warzynski MJ, Blount WR, et al. Orbital lymphoma associated with acquired immune deficiency syndrome (AIDS). *Surv Ophthalmol* 1994;38:371–380.

Case Reports

7. Edelstein C, Shields JA, Shields CL, et al. Non-African Burkitt lymphoma presenting with oral thrush and an orbital mass in a child. *Am J Ophthalmol* 1997;124:859–861.
8. Weisenthal RW, Streeten BW, Dubansky AS, et al. Burkitt lymphoma presenting as a conjunctival mass. *Ophthalmology* 1995;102:129–134.
9. Payne T, Karp LA, Zimmerman LE. Intraocular involvement in Burkitt's lymphoma. *Arch Ophthalmol* 1971;85:295–298.
10. Feman SS, Niwayama G, Hepler RS, et al. "Burkitt tumor" with intraocular involvement. *Surv Ophthalmol* 1969;14:106–111.
11. Zak TA, Fisher JE, Afshani E. Infantile non-African Burkitt's lymphoma presenting as bilateral fulminant exophthalmos. *J Pediatr Ophthalmol Strabismus* 1982;19: 294–298.
12. Blakemore WS, Ehrenberg M, Fritz KJ, et al. Rapidly progressive proptosis secondary to Burkitt's lymphoma. Origin in the ethmoidal sinuses. *Arch Ophthalmol* 1983;101:1741–1744.
13. Brooks HL, Downing J, McClure JA, et al. Orbital Burkitt's lymphoma in a homosexual man with acquired immune deficiency. *Arch Ophthalmol* 1984;102: 1533–1537.
14. Gupta R, Yadav JS, Yadav S, et al. Orbital involvement in nonendemic Burkitts lymphoma. *Orbit* 2012;31(6):441–445.

● 眼眶 Burkitt 淋巴瘤

1. Edelstein C, Shields JA, Shields CL, et al. Non-African Burkitt's lymphoma presenting with oral thrush and an orbital mass in a child. Am J Ophthalmol 1997; 124: 859-861.

2. Brooks HL, Downing J, McClure JA, et al. Orbital Burkitt's lymphoma in a homosexual man with acquired immune deficiency. Arch Ophthalmol 1984; 102: 1533-1537.

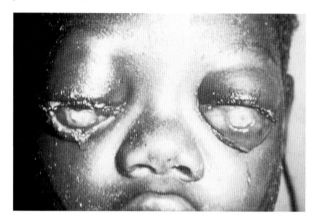

图 39.49   非洲型 Burkitt 淋巴瘤。大范围的眼眶受累、双侧角膜暴露、角膜溃疡(华盛顿武装部队病理学研究所供图)

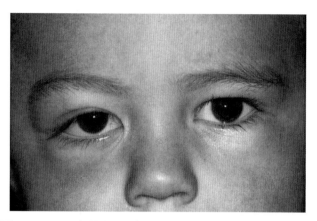

图 39.50   26 个月患儿, 非非洲型 Burkitt 淋巴瘤。右眼眼睑肿胀伴突眼

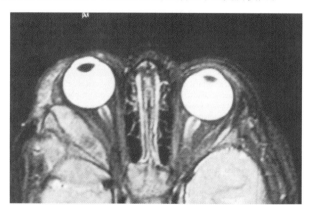

图 39.51   图 39.50 病例, MRI 轴位 T2 加权像, 显示沿眼眶外侧壁生长的长形肿物

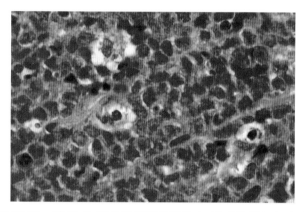

图 39.52   图 39.50 病变组织病理学检查, 示成片淋巴细胞及岛状组织细胞(HE×300)

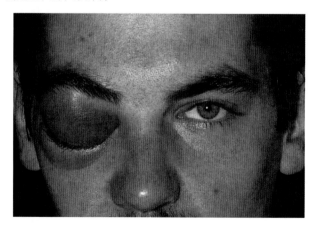

图 39.53   青少年男性患者, AIDS 相关 Burkitt 淋巴瘤。右眼睑急性肿胀和突眼(H. Logan Brooks, MD 供图)

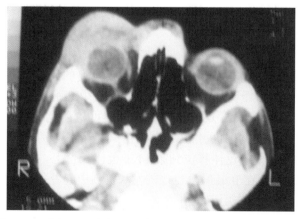

图 39.54   图 39.53 病例, CT 轴位显示眼眶前部肿瘤弥漫性浸润。患者对化疗反应明显(H. Logan Brooks, MD 供图)

移植后眼眶淋巴增生性疾病

概述

移植后眼眶淋巴增生性疾病（post-transplant lymphoproliferative disorder, PTLD）是一个包括多种疾病的综合征，包含了多克隆和／或单克隆淋巴细胞增殖，在接受加强免疫抑制的器官移植受体者中占2%（1~7）。有些患者既往也曾有 EBV 感染史。该病可影响包括中枢神经系统、胃肠道、颈部淋巴结和扁桃体在内的一系列组织。有些病例可发生在眼部区域，并可累及眼眶组织。

临床特征

PTLD 可发生在眼眶、眼睑、结膜、葡萄膜和视网膜。本书其他部分也会讨论该病。PTLD 的表现与典型的眼眶淋巴瘤相似，但在器官移植后出现，因此，对于接受免疫抑制治疗的器官移植患者出现眼眶区域淋巴样病变，应怀疑本病。

组织病理

虽然组织病理学和免疫组织化学特征不同，但细胞属于 B 淋巴细胞系，现已提出了 PTLD 的病理分类，可用于预测预后（4）。

治疗方法

PTLD 眼眶病变的治疗依赖于眼眶受累范围和组织病理学特征。应尝试降低免疫抑制，使宿主免疫系统得到恢复。与其他眼眶淋巴样肿瘤一样，小局部病变可以切除，大病变可以通过活检确诊，并接受放射治疗。预后情况随疾病程度而异。有的患者完全康复，有的患者最终死亡。

Selected References

Reviews

1. Jaffe ES. The 2008 WHO classification of lymphomas: implications for clinical practice and translational research. *Hematology* 2009;523–531.
2. Strazzabosco M, Corneo B, Iemmolo RM, et al. Epstein-Barr virus-associated post transplant lympho-proliferative disease of donor origin in liver transplant recipients. *J Hepatol* 1997;26:926–934.
3. Douglas RS, Goldstein SM, Katowitz JA, et al. Orbital presentation of posttransplantation lymphoproliferative disorder: a small case series. *Ophthalmology* 2002;109: 2351–2355.

Histopathology/Genetics

4. Knowles DM, Cesarman E, Chadburn A, et al. Correlative morphologic and molecular genetic analysis demonstrates three distinct categories of posttransplantation lymphoproliferative disorders. *Blood* 1995;85:552–565.

Case Reports

5. Pomeranz HD, McEvoy LT, Lueder GT. Orbital tumor in a child with posttransplantation lymphoproliferative disorder. *Arch Ophthalmol* 1996;114:1422–1423.
6. Clark WL, Scott IU, Murray TG, et al. Primary intraocular posttransplantation lymphoproliferative disorder. *Arch Ophthalmol* 1998;116:1667–1669.
7. Chan SM, Hutnik CM, Heathcote JG, et al. Iris lymphoma in a pediatric cardiac transplant recipient: clinicopathologic findings. *Ophthalmology* 2000;107: 1479–1482.

● 移植后眼眶淋巴增生性疾病

Douglas RS, Goldstein SM, Katowitz JA, et al. Orbital presentation of posttransplantation lymphoproliferative disorder: small case series. Ophthalmology 2002; 109: 2351–2355.

（Roverta Gausas, MD 供图）

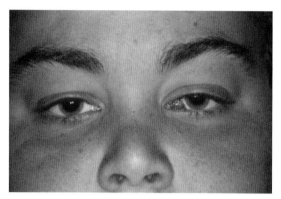

图 39.55   患儿男性，8 岁，移植后眼眶 – 结膜淋巴增生性疾病面部外观，左眼泪阜部肉样肿物

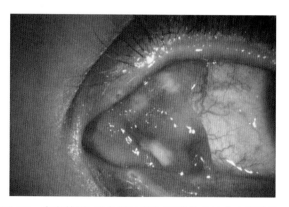

图 39.56   病变特写，示鼻侧结膜和泪阜的多结节肉样肿块

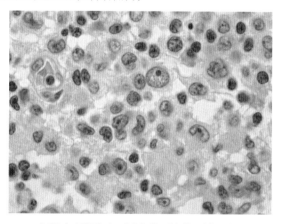

图 39.57   组织病理学检查可见非典型性淋巴样细胞（HE×300）

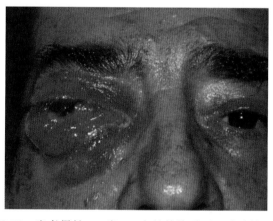

图 39.58   患者男性，61 岁，42 个月前接受了心脏移植，右眼球明显突出，结膜和眼睑水肿（Roberta Gausa, MD 供图）

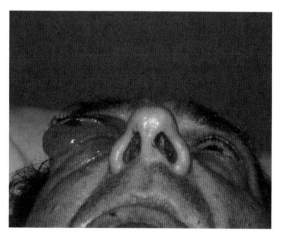

图 39.59   图 39.58 病例，患者仰卧位，从另一个角度可更好的观察突眼和眼睑肿胀（Roberta Gausas, MD 供图）

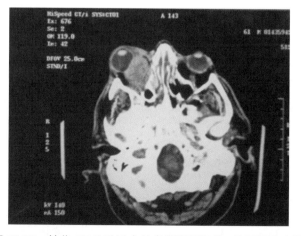

图 39.60   轴位 CT 显示巨大的鼻侧眼眶肿物，从而导致突眼和眼球移位。组织病理学检查发现，由免疫母细胞和浆细胞分化的弥漫大 B 淋巴细胞浸润（Roberta Gausas, MD 供图）

移植后眼眶淋巴增生性疾病

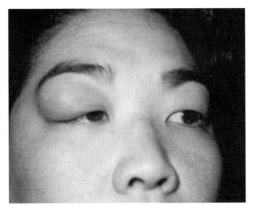

图 39.61　患者女性,45 岁,亚裔,右眼上睑肿胀 2 年,近期加重。她因肾小球肾炎行肾移植后,进行了免疫抑制治疗(Mary Stefanyszyn, MD 供图)

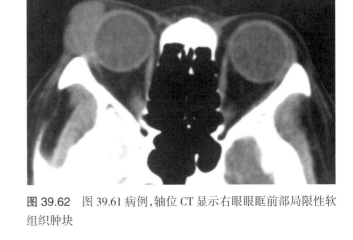

图 39.62　图 39.61 病例,轴位 CT 显示右眼眼眶前部局限性软组织肿块

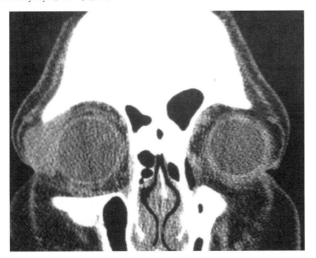

图 39.63　冠状位 CT 显示肿物明显来源于泪腺窝

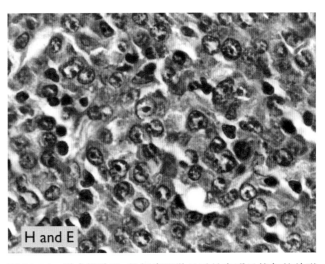

图 39.64　手术切除后,组织病理学显示具有明显核仁的单形性淋巴细胞(HE×150)

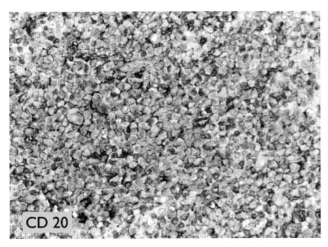

图 39.65　B 细胞淋巴细胞 CD20 染色阳性,提示 B 细胞淋巴瘤(CD20×100)

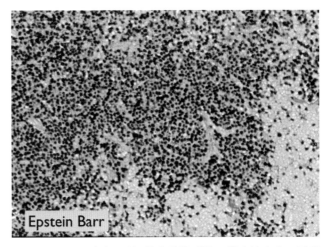

图 39.66　EBV 染色阳性,符合移植后淋巴增生性疾病。予以患者降低免疫抑制的治疗(EBV×100)

白血病累及眼眶（眼眶髓样肉瘤）

概述

白血病是异常白细胞的肿瘤样增殖。虽然白血病的分类很复杂，而且一直在变更，但主要类型依然是急性淋巴细胞白血病、慢性淋巴细胞白血病、急性髓细胞性白血病和慢性粒细胞性白血病。任何一种白血病都可能累及眼眶，眼眶受累还可能是白血病全身性病变的首要表现（1~24）。粒细胞性白血病软组织浸润是眼眶白血病最广为人知一种类型，也被称为髓样肉瘤，粒细胞性肉瘤，或绿色瘤（5,11）。因为几种急性髓细胞性白血病类型有很少的甚至几乎没有粒细胞谱系，所以目前多采用"髓样肉瘤"这一更宽泛的名称。眼眶髓样肉瘤可能在发现血液或骨髓受累之前发生（2），因此，对于儿童的单侧或双侧眶部肿瘤，必须与髓样肉瘤进行鉴别诊断。

眼眶髓样肉瘤比较罕见，主要集中在中东、亚洲和非洲（2）。许多大型临床研究来自土耳其（5）和印度（11,14,22）。在作者研究的1264例眼眶病变中，有3例慢性淋巴细胞性白血病，2例急性淋巴细胞性白血病。大多数眼眶髓样肉瘤病例发生于幼小患儿（4），该病在儿童期眶部肿瘤中较罕见，在作者科室的以往报告中，250例眶部肿瘤中只有1例是髓样肉瘤（4）。

临床特征

患者通常是10岁以内的儿童，表现单侧或双侧眼睑水肿，突眼或眼球移位。有时可在眼睑上触及韧性肿物，或者于结膜上看到淡红色肉样肿物。鉴别诊断包括淋巴瘤、转移性神经母细胞瘤和特发性眼眶炎症（"炎性假瘤"）。在眶部肿瘤和炎性假瘤中，急性髓样肉瘤累及眼眶相对少见。当儿童双侧眼眶同时发生肿瘤时，髓样肉瘤是最可能的诊断之一。当儿童发生任何来源不明的眼眶肿物时，尤其是双侧眼眶肿物，都应判断患儿是否患有急性髓细胞性白血病（13）。

诊断

任何有眼眶肿物的儿童都应进行完整的血常规及其他血液检查排除白血病。若血液计数升高，通常要进行骨髓活检来明确诊断。眼眶MRI和CT检查可显示眼眶软组织肿物，并在对比剂下可增强。该软组织肿物偶尔可累及眶骨并延伸到颞窝。在可触及肿物情况下，可在眼睑皮纹处或在颞窝皮肤行切开活检。

组织病理

组织病理学上，髓样肉瘤由圆形细胞组成，类似于大细胞淋巴瘤中的细胞（2,9~11）。其细胞核呈更明显的椭圆形，细胞质颗粒更多。当病理学家通过对儿童眼眶活检诊断淋巴瘤时，也应该考虑到白血病的可能性。在这种情况下，对溶酶体（溶菌酶）的Leder染色或免疫组化染色发现细胞质酯酶可以证实白血病的诊断。电镜也可辅助诊断某些疑难病例（11）。

治疗方法

治疗手段包括采用适宜的化疗药物治疗全身的白血病。眶部肿瘤通常对化疗反应良好，对放疗也很敏感。

Selected References

Reviews

1. Jaffe ES. The 2008 WHO classification of lymphomas: implications for clinical practice and translational research. *Hematology* 2009;523–531.
2. Zimmerman L, Font RL. Ophthalmologic manifestations of granulocytic sarcoma (myeloid sarcoma or chloroma). *Am J Ophthalmol* 1975;30:975–990.
3. Shields JA, Shields CL, Scartozzi R. Survey of 1264 patients with orbital tumors and simulating lesions: the 2002 Montgomery Lecture, part 1. *Ophthalmology* 2004;111:997–1008.
4. Shields JA, Bakewell B, Augsburger DG, et al. Space-occupying orbital masses in children. A review of 250 consecutive biopsies. *Ophthalmology* 1986;93:379–384.
5. Cavdar AO, Arcasoy A, Babacan E, et al. Ocular granulocytic sarcoma (chloroma with acute myelomonocytic leukemia in Turkish children. *Cancer* 1978;41:1606–1609.
6. Kincaid MC, Green WR. Ocular and orbital involvement in leukemia. *Surv Ophthalmol* 1983;27:211–232.
7. Rosenthal AR. Ocular manifestations of leukemia. A review. *Ophthalmology* 1983;90:899–905.
8. Brownstein S, Thelmo W, Olivier A. Granulocytic sarcoma of the orbit. *Can J Ophthalmol* 1975;10:174–183.

Histopathology

9. Davis JL, Parke DW II, Font RL. Granulocytic sarcoma of the orbit. A clinicopathologic study. *Ophthalmology* 1985;92:1758–1762.
10. Singh T, Jayaram G, Gupta AK. Cytologic diagnosis of myeloid sarcoma. *Am J Ophthalmol* 1985;99:496–497.
11. Aggarwal E, Mulay K, Honavar SG. Orbital extra-medullary granulocytic sarcoma: Clinicopathologic correlation with immunohistochemical features. *Surv Ophthalmol* 2014;59:232–235.

Case Reports

12. Michelson JB, Shields JA, Leonard BC, et al. Periorbital chloroma and proptosis in a two-year old with acute myelogenous leukemia. *J Pediatr Ophthalmol* 1975;12:255–258.
13. Shields JA, Stopyra GA, Marr BP, et al. Bilateral orbital myeloid sarcoma as initial sign of acute myeloid leukemia. *Arch Ophthalmol* 2003;121:138–142.

14. Shome DK, Gupta NK, Prajapati NC, et al. Orbital granulocytic sarcomas (myeloid sarcomas) in acute nonlymphocytic leukemia. *Cancer* 1992;70:2298–2301.

15. Ohta K, Kondoh T, Yasuo K, et al. Primary granulocytic sarcoma in the sphenoidal bone and orbit. *Childs Nerv Syst* 2003;19:674–679.

16. Consul BN, Kulshrestha OP, Mehrotra AS. Bilateral proptosis in acute myeloid leukemia. *Br J Ophthalmol* 1967;51:65–67.

17. Rajantie J, Tarkkanen A, Rapola J, et al. Orbital granulocytic sarcoma as a presenting sign in acute myelogenous leukemia. *Ophthalmologica* 1984;189:158–161.

18. Jordan DR, Noel LP, Carpenter BF. Chloroma. *Arch Ophthalmol* 1991;109:734–735.

19. Watkins LM, Remulla HD, Rubin PA. Orbital granulocytic sarcoma in an elderly patient. *Am J Ophthalmol* 1997;123:854–856.

20. Stockl FA, Dolmetsch M, Saornil A, et al. Orbital granulocytic sarcoma. *Br J Ophthalmol* 1997;1:1084–1088.

21. Bhattacharjee K, Bhattacharjee H, Das D, et al. Chloroma of the orbit in a non leukemic adult: a case report. *Orbit* 2003;22:293–297.

22. Gujral S, Bhattarai S, Mohan A, et al. Ocular extramedullary myeloid cell tumour in children: an Indian study. *J Trop Pediatr* 1999;45:112–115.

23. Mangla D, Dewan M, Meyer DR. Adult orbital myeloid sarcoma (granulocytic sarcoma): two cases and review of the literature. *Orbit* 2012;31(6):438–440.

24. Esmaeli B, Medeiros LJ, Myers J, et al. Orbital mass secondary to precursor T-cell acute lymphoblastic leukemia: a rare presentation. *Arch Ophthalmol* 2001;119(3):443–446.

● 眼眶髓样肉瘤（白血病）

Davis JL, Parke DW II, Font RL. Granulocytic sarcoma of the orbit. A clinicopathologic study. Ophthalmology 1985；92：1758–1762.

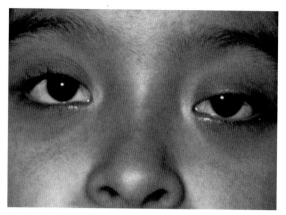

图 39.67   患儿女性，9 岁，粒细胞肉瘤，左眼眼睑下垂伴突眼（Ramon Font，MD 供图）

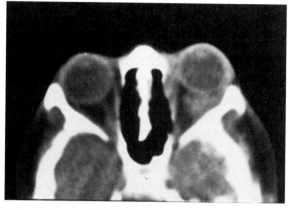

图 39.68   图 39.67 病例，轴位 CT 显示不规则状眼眶肿物。与眼眶肿物相连的脑部病灶活检显示为粒细胞肉瘤。约 1 个月后，患者血液检查结果诊断为白血病（Ramon Font，MD 供图）

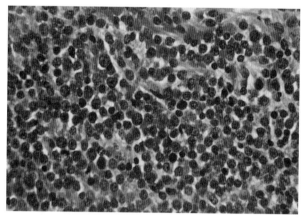

图 39.69   图 39.67 病变组织病理学检查，示低分化的白血病细胞（HE×150）（Ramon Font，MD 供图）

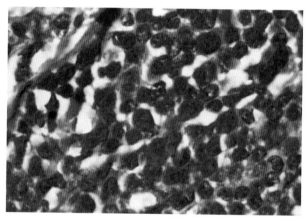

图 39.70   图 39.67 中肿瘤的 Leder 染色显示细胞质颗粒（Leder 染色 ×250）（Ramon Font，MD 供图）

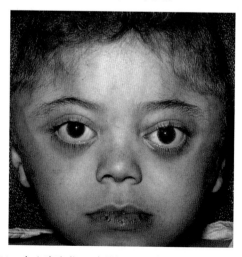

图 39.71   白血病患儿，双侧眼眶和颞窝有肿物，皮肤苍白

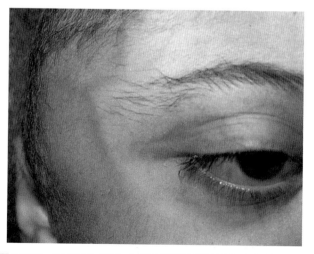

图 39.72   图 39.71 病例，右眼和颞侧区域特写，注意扩张的颞侧静脉

眼眶髓样肉瘤（白血病）：双侧眼眶受累

眼眶髓样肉瘤并不是导致儿童突眼常见的原因。但是，当儿童期出现双侧同时发生的眼眶肿物时，髓样肉瘤是最常见的病因之一。

Shields JA, Stopyra GA, Marr BP, et al. Bilateral orbital myeloid sarcoma as initial sign of acute myeloid leukemia. Arch Ophthalmol 2S003；121：138–142.

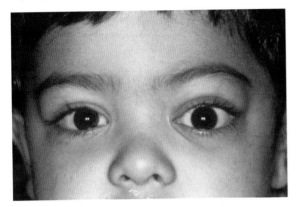

图 39.73　患儿 25 月，既往体健，左眼无痛性渐进性突眼 2 周

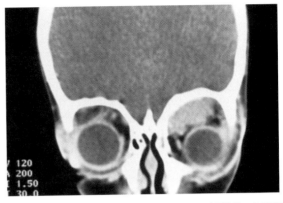

图 39.74　眼眶冠状位 CT 显示双侧眼眶上部肿物，左眼眶肿物比右侧的更大更明显

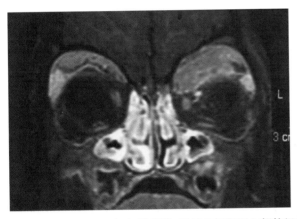

图 39.75　MRI 轴位 T1 加权增强像，显示双侧眼眶上部软组织肿物

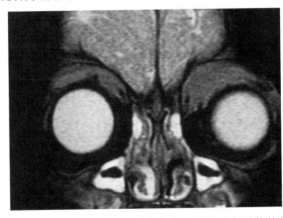

图 39.76　MRI 轴位 T2 加权增强像，显示眼眶上部肿物的范围

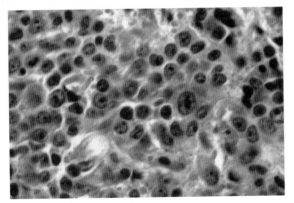

图 39.77　组织活检显微镜下可见，增殖的具有不规则核形态的低分化细胞，和典型的成单核细胞（HE×250）Leder 染色为阳性，支持髓样肉瘤的诊断

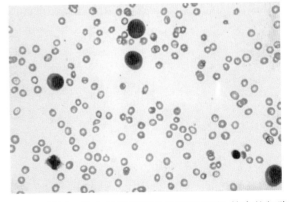

图 39.78　外周血染色显示循环中的原始细胞，符合粒细胞性白血病的诊断（HE×400）

（刘文冬　姜利斌　译）

第 40 章

眼眶继发性肿瘤

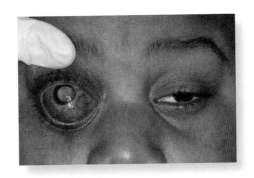

概述

传统定义认为,眼眶继发性肿瘤是指眶周肿瘤侵入眼眶组织形成的病变,这些眶周组织包括眼睑、结膜、球内组织、鼻窦、鼻咽部和颅脑(1~34)。与眼眶继发性肿瘤不同,眼眶转移瘤是指机体远处的肿瘤通过血液或神经途径侵入眼眶。本章节通过一些侵入眼眶的特殊病例对眼眶继发性肿瘤这一类疾病做一概述。

可蔓延至眼眶的眼睑肿瘤主要包括眼睑基底细胞癌、皮脂腺癌、鳞状细胞癌、皮肤恶性黑色素瘤和Merkel细胞癌。来源于结膜的肿瘤包括恶性黑色素瘤、鳞状细胞癌,特别是黏液样变和梭形细胞变异。来源于球内的恶性肿瘤包括葡萄膜黑色素瘤、视网膜母细胞瘤以及少见的髓上皮瘤和获得性睫状体上皮肿瘤。来源于窦腔的眼眶继发性肿瘤包括筛窦肿瘤、上颌窦肿瘤及少见的横纹肌肉瘤。来源于鼻咽部恶性病变包括青少年血管纤维瘤及嗅神经母细胞瘤。颅内肿瘤累及眼眶的包括蝶骨翼脑膜瘤及少见的胶质母细胞瘤。多数继发性侵犯眼眶的肿瘤已经在其他章节或其他图谱书中讨论过。在作者1264例眼眶病变临床病例研究中,眼眶继发性肿瘤占11%,共计

142例。因为作者接诊较大多数为葡萄膜黑色素瘤和视网膜母细胞瘤病例,而仅有少数原发于鼻窦肿瘤病例转诊给作者,如上病例统计结果会存在一定的偏倚(1)。

临床特征

眼眶继发性肿瘤的临床特征因原发肿瘤的部位和类型不同而表现各异。在多数情况下,此类患者多有眶周病手术史或其他治疗的病史。特别是眼睑、结膜、泪囊及球内的肿瘤。在鼻窦、鼻咽部肿瘤及蝶骨翼脑膜瘤的病例中,眼眶表现通常为疾病首发症状。

诊断

在疑似眼眶继发性肿瘤的病例中,进行详细的询问病史并进行眼部及全身系统的评估是非常重要的。外眼的检查、裂隙灯及眼底检查可以发现原发肿瘤。影像学检查,特别是CT及MRI技术对于确定眼眶受累范围,以及评估眼睑、结膜、眼球、鼻窦、鼻咽部、颅内的原发肿瘤是十分重要的。

眼眶继发性肿瘤

组织病理

继发性肿瘤的病理组织学类型与原发性肿瘤的类型有着必然的联系。这些肿瘤的病理学在教科书及目前的病理图谱上都可找到。

治疗方法

对于不同类型的眶周肿瘤侵及眼眶的治疗方法也各不相同。每一个病例都应该个性化对待。一般来说，进行广泛的外科手术切除，之后进行放疗或者化疗是一种选择。多数源于眼睑及结膜的肿瘤（基底细胞癌、鳞状细胞癌、黑色素瘤等）蔓延至眼眶通常在早期就行广泛手术切除治疗，其中也包括眶内容摘除术（6）。对于大范围蔓延至眼眶的葡萄膜黑色素瘤（23）及视网膜母细胞瘤（24~27）通常也需要行眶内容摘除术治疗，对于眼眶受累程度轻的病例，还可采用放疗及化疗方法。继发于淋巴瘤、转移性肿瘤、横纹肌肉瘤及嗅神经母细胞瘤的程度较轻眶部肿瘤通常行放射治疗。依据临床眼眶受累情况的不同，蝶骨翼脑膜瘤可行手术切除、放疗或二者皆选择。还有许多情况，治疗方法的选择需要依据患者整体的临床状况来确定。

这里引用了许多其他关于特殊眼眶继发性肿瘤的文献。

Selected References

Reviews

1. Shields JA, Shields CL, Scartozzi R. Survey of 1264 patients with orbital tumors and simulating lesions: The 2002 Montgomery Lecture, part 1. *Ophthalmology* 2004;111: 997–1008.
2. Shields JA, Bakewell B, Augsburger JJ, et al. Classification and incidence of space-occupying lesions of the orbit. A survey of 645 biopsies. *Arch Ophthalmol* 1984;102: 1606–1611.
3. Shields JA, Bakewell B, Augsburger JJ, et al. Space-occupying orbital masses in children: A review of 250 consecutive biopsies. *Ophthalmology* 1986;93:379–384.
4. Demirci H, Shields CL, Shields JA, et al. Orbital tumors in the older adult population. *Ophthalmology* 2002;109:243–248.
5. Glover AT, Grove AS Jr. Orbital invasion by malignant eyelid tumors. *Ophthal Plast Reconstr Surg* 1989;5:1–12.

Management

6. Shields JA, Shields CL, Suvarnamani C, et al. Orbital exenteration with eyelid sparing: indications, technique and results. *Ophthalmic Surg* 1991;22:292–297.
7. Shields JA, Shields CL, De Potter P. Surgical approach to conjunctival tumors. The 1994 Lynn B. McMahan Lecture. *Arch Ophthalmol* 1997;115:808–815.

Case Reports

Eyelid Basal Cell Carcinoma

8. Madge SN, Khine AA, Thaller VT, et al. Globe-sparing surgery for medial canthal basal cell carcinoma with anterior orbital invasion. *Ophthalmology* 2010;117: 2222–2228.

Eyelid Sebaceous Carcinoma

9. Shields JA, Demirci H, Marr BP, et al. Sebaceous carcinoma of the ocular region. *Surv Ophthalmol* 2005;50:103–122.
10. Shields JA, Demirci H, Marr BP, et al. Sebaceous carcinoma of the eyelids. Personal experience with 60 cases. *Ophthalmology* 2004;111:2151–2157.
11. Rao NA, Hidayat AA, McLean IW, et al. Sebaceous gland carcinoma of the ocular adnexa: A clinicopathologic study of 104 cases with five year follow-up data. *Hum Pathol* 1982;13:113–122.
12. Priyadarshini O, Biswas G, Biswas S, et al. Neoadjuvant chemotherapy in recurrent sebaceous carcinoma of eyelid with orbital invasion and regional lymphadenopathy. *Ophthal Plast Reconstr Surg* 2010;26:366–368.

Eyelid Squamous Cell Carcinoma

13. Detorakis ET, Ioannakis K, Giatromanolaki A, et al. Selective removal of sebaceous gland carcinoma of the lower eyelid with orbital infiltration. *Ophthalmic Surg Lasers Imaging* 2007;38:413–416.

Eyelid Melanoma

14. Johnson TE, Tabbara KF, Weatherhead RG, et al. Secondary squamous cell carcinoma of the orbit. *Arch Ophthalmol* 1997;115:75–78.
15. Shields JA, Elder D, Arbizo V, et al. Orbital involvement with desmoplastic melanoma. *Br J Ophthalmol* 1987;71:279–285.
16. Dithmar S, Meldrum ML, Murray DR, et al. Desmoplastic spindle-cell melanoma of the eyelid with orbital invasion. *Ophthal Plast Reconstr Surg* 1999;15:134–136.

Conjunctival Melanoma

17. Polito E, Leccisotti A. Primary and secondary orbital melanomas: a clinical and prognostic study. *Ophthal Plast Reconstr Surg* 1995;11:169–181.
18. Shields CL, Markowitz JS, Belinsky I, et al. Conjunctival melanoma. Outcomes based on tumor origin in 382 consecutive cases. *Ophthalmology* 2011;118:389–395.
19. Shields CL, Shields JA, Gunduz K, et al. Conjunctival melanoma: Risk factors for recurrence, exenteration, metastasis and death in 150 consecutive patients. *Arch Ophthalmol* 2000;118:1497–1507.
20. Crawford JB. Conjunctival melanomas: prognostic factors. A review and analysis of a series. *Trans Am Ophthalmol Soc* 1980;78:467–502.
21. Paridaens AD, McCartney AC, Minassian DC, et al. Orbital exenteration in 95 cases of primary conjunctival malignant melanoma. *Br J Ophthalmol* 1994;78:520–528.

Uveal Melanoma

22. Shields JA, Shields CL, Gunduz K, et al. Clinical features predictive of orbital exenteration for conjunctival melanoma. *Ophthal Plast Reconstr Surg* 2000;16:173–178.
23. Shields JA, Shields C. Massive orbital extension of posterior uveal melanoma. *J Ophthal Plast Reconstr Surg* 1991;7:238–251.

Retinoblastoma

24. Ellsworth RM. Orbital retinoblastoma. *Trans Am Ophthalmol Soc* 1974;72:88.
25. Shields CL, Shields JA, Baez K, et al. Optic nerve invasion of retinoblastoma. Metastatic potential and clinical risk factors. *Cancer* 1994;73:692–698.
26. Hungerford J, Kingston J, Plowman N. Orbital recurrence of retinoblastoma. *Ophthalmic Paediatr Genet* 1987;8:63–68.
27. Kaliki S, Shields CL, Shah SU, et al. Postenucleation adjuvant chemotherapy with vincristine, etoposide, and carboplatin for the treatment of high-risk retinoblastoma. *Arch Ophthalmol* 2011;129:1422–1427.

Sinus Tumors

28. Conley JJ. Sinus tumors invading the orbit. *Trans Am Acad Ophthalmol Otolaryngol* 1966;70:615–619.
29. Johnson LN, Krohel GB, Yeon EB, et al. Sinus tumors invading the orbit. *Ophthalmology* 1984;91:209–217.

Other Tumors

30. Rakes SM, Yeatts RP, Campbell RJ. Ophthalmic manifestations of esthesioneuroblastoma. *Ophthalmology* 1985;92:1749–1753.
31. Elner VM, Burnstine MA, Goodman ML, et al. Inverted papillomas that invade the orbit. *Arch Ophthalmol* 1995;113:1178–1183.
32. Perlman JI, Specht CS, McLean IW, et al. Oncocytic adenocarcinoma of the lacrimal sac: report of a case with paranasal sinus and orbital extension. *Ophthalmic Surg* 1995;26:377–379.
33. Moshari A, Bloom EE, McLean IW, et al. Ectopic chordoma with orbital invasion. *Am J Ophthalmol* 2001;131:400–401.
34. Herwig MC, Fischer HP, Moore CE, et al. Orbital invasion of a maxillary ameloblastoma. *Ophthalmology* 110:251–254.

● 眼睑基底细胞癌侵犯眼眶

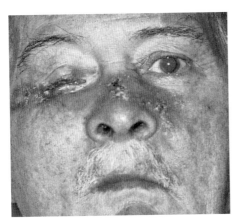

图 40.1　患者男性，63 岁，右眼靠近外眦处被忽视的眼睑基底细胞癌侵入眶内，由于眼眶内弥漫性受累造成眼球运动明显受限

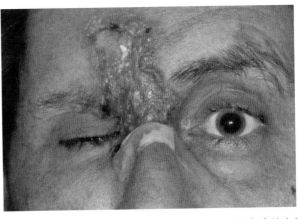

图 40.2　患者男性，67 岁，鼻梁及前额部被忽视的皮肤基底细胞癌侵入眶内，引起右眼上睑下垂及运动障碍

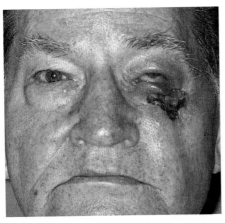

图 40.3　患者男性，69 岁，右眼下睑及外眦处被忽视的基底细胞癌侵入眶内，引起右眼向上移位，眼球运动明显受限

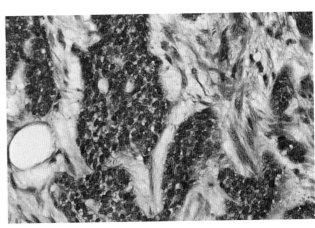

图 40.4　图 40.3 病例，行眶内容摘除术后的病理组织学检查，注意纤维结缔组织基质中多样的基底细胞癌细胞（HE×200）

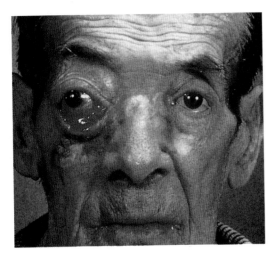

图 40.5　患者男性，66 岁，右眼下睑基底细胞癌侵入眶内。患者于 16 年前已行右眼下睑基底细胞癌手术切除，但未随诊。注意其右眼球向外上方移位（Moshe Lahav，MD 供图）

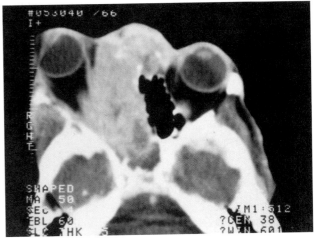

图 40.6　图 40.5 病例眼眶轴位 CT，显示大量肿瘤组织侵犯眶内侧壁及筛窦，并侵入颅内（Moshe Lahav，MD 供图）

● 皮脂腺癌侵犯眼眶：类似原发性泪腺肿瘤

皮脂腺癌偶可侵入泪腺及轴位组织,造成眼睑弥漫性肿物,与泪腺原发性肿瘤相似。

Shields JA, Font RL. Meibomian glnad carcinoma presenting as alacrimal gland tumor. Arch Ophthalmol 1974；92：304–308.

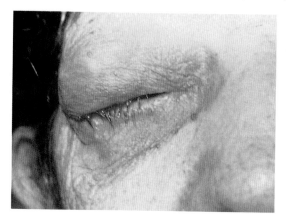

图 40.7　患者女性,65 岁,右眼眶颞上肿物并伴上睑增厚。上睑因眼睑肿物而轻度增厚。泪腺活检示恶性肿瘤,已行眶内容摘除术

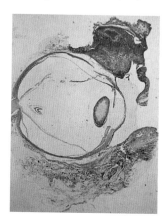

图 40.8　低倍显微镜下可见眼前上方泪腺区嗜碱性肿物

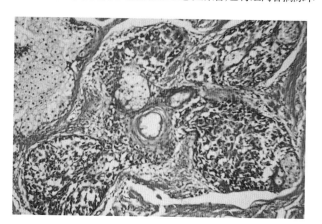

图 40.9　睑板区域的显微镜下可见皮脂腺癌小叶（HE×125）

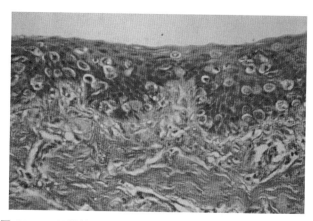

图 40.10　显微镜下显示表皮组织中的皮脂腺癌呈湿疹样癌浸润（HE×75）

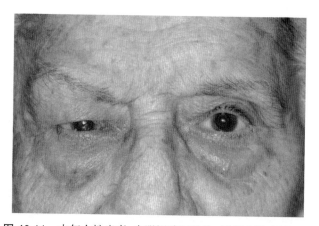

图 40.11　中年女性患者,右眼泪腺区肿块,尽管有提示是泪腺原发性肿物,但眼睑增厚表明为皮脂腺癌。通过手术切除了肿物,眼睑和结膜残余的肿物进行了敷贴放射治疗

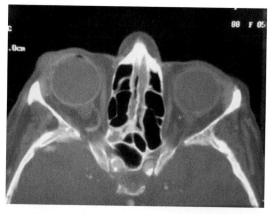

图 40.12　图 40.11 病例,轴位 CT 显示泪腺区弥散性肿块,提示泪腺淋巴瘤

● 眼睑黑色素瘤侵及眼眶

一些皮肤黑色素瘤可通过嗜神经机制侵入真皮,复发后表现为深处的结节。眼睑的黑色素瘤可通过相似的机制侵入眼眶软组织。特别是结缔组织增生性黑色素瘤,可沿神经侵入深处,这一过程称为"神经趋化性"。

Shields JA, Elder D, Arbizo V, et al. Orbital involvement with desmoplastic melanoma. Br J Ophthalmol 1987; 71: 279–285.

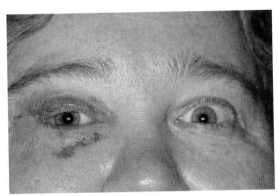

图 40.13 年轻女性患者,右眼下睑原发黑色素瘤病史,于外院行肿物活检并诊断为复发性眼睑黑色素瘤

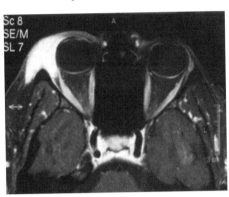

图 40.14 图 40.13 病例,MRI 轴位 T1 加权增强联合脂肪抑制像,显示眼睑肿物已伸入眼眶颞侧前部。患者已行眶内容物摘除术,但术后出现了明确的全身转移

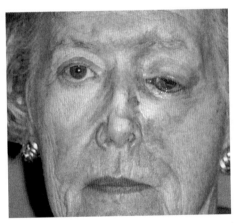

图 40.15 患者女性,79 岁,左眼突眼伴上睑下垂,5 年前行左眼内眦处皮肤黑色素瘤切除术

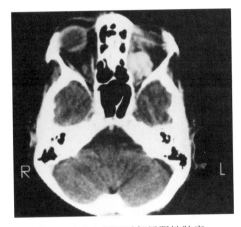

图 40.16 轴位 CT 显示左眼眶后部局限性肿瘤

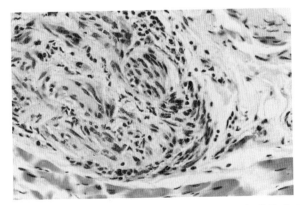

图 40.17 重新对患者皮肤病变进行组织病理组织学检查,可见梭形细胞侵犯神经

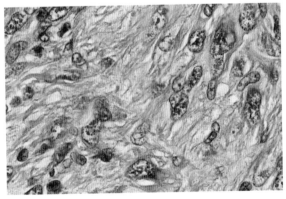

图 40.18 此患者眶部肿瘤另一部分显微镜下照片,可见未分化的梭形细胞和上皮样细胞。原眼睑病变部及复发眶部肿瘤的免疫组化结果均证实了黑色素瘤的诊断(HE×250)

● 结膜鳞状细胞癌侵及眼眶

　　大多数情况下,结膜鳞状细胞癌早期通过精细的手术切除,可控制病灶发展。如果早期未及时治疗或未完整切除,可出现眼眶复发,特别是免疫抑制患者,在这种情况下,通常需要保留眼睑的眶内容摘除术以控制肿瘤发展。

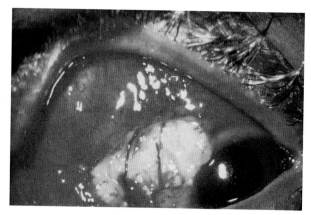

图 40.19　患者男性,70 岁,左眼被忽视的鳞状细胞癌,眼眶 CT 显示肿瘤侵入眼眶,造成眼球赤道部受压迫

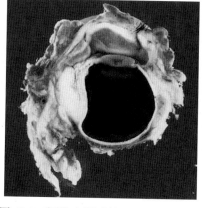

图 40.20　图 40.19 病例,左眼球摘除术后标本,可见白色实体肿瘤沿眼球表面向后延伸(左眼)

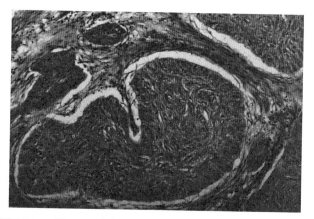

图 40.21　图 40.20 病例,组织病理学检查,显示梭形细胞侵入并伴有角化(HE×25)

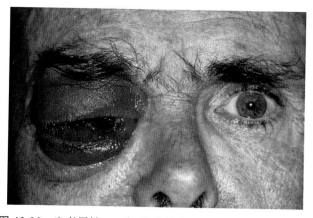

图 40.22　患者男性,56 岁,肝移植术后免疫抑制治疗中,可见该患者右眼球突出、眼睑淤血、结膜出血性水肿。既往外院行结膜鳞状细胞癌手术治疗,目前情况表示复发

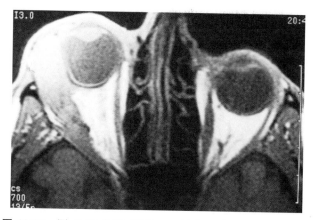

图 40.23　图 40.22 病例,眼眶 MRI 轴位 T1 加权像,显示病变沿眶外侧壁浸润

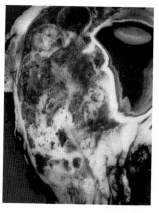

图 40.24　眶内容摘除术后标本切面可见眼球颞侧的出血性肿物

● 结膜黑色素瘤侵入眼眶

在极少数情况下,结膜黑色素瘤在首次诊断时已处于相当晚期的阶段,必须进行眶内容摘除术。大多数情况下,结膜黑色素瘤侵入眼眶常发生在极具侵袭性的结膜黑色素瘤多次切除术后,特别是起源于原发性获得性黑变病的结膜黑色素瘤类型。

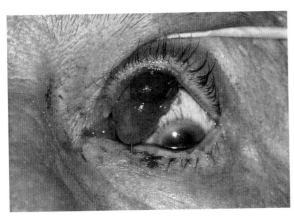

图 40.25　患者男性,64 岁,复发的结膜黑色素瘤位于眼睑鼻上穹隆并侵入前部眼眶

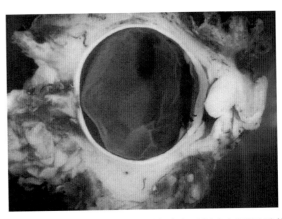

图 40.26　图 40.25 病例,眶内容摘除术后标本切面显示前部无黑色素性黑色素瘤结节

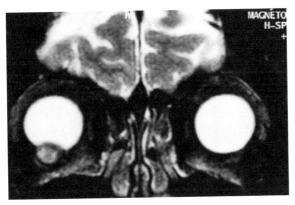

图 40.27　患者女性,50 岁,MRI 冠状位 T2 加权像显示下方眼眶黑色素瘤,患者既往曾行结膜黑色素瘤切除术

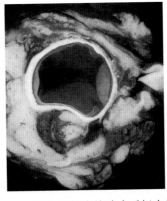

图 40.28　图 40.27 病例,眶内容摘除术后标本切面,可见一较大肿瘤结节自下方压迫巩膜

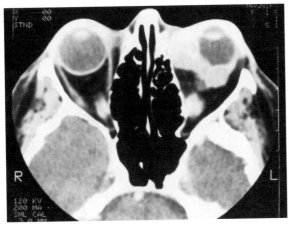

图 40.29　患者女性,72 岁,左眼复发性结膜黑色素瘤,包绕左眼球周围眼眶侵犯

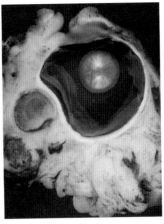

图 40.30　图 40.29 病例,行眶内容摘除术后标本,可见一巨大肿瘤结节自鼻侧压迫巩膜

● **年轻非洲裔美国籍患者,结膜黑色素瘤侵入眼眶**

　　结膜黑色素瘤好发于白种人。极少数情况下,这种恶性疾病可发生于非白种人。在我们以往眼肿瘤学的临床实践中,遇到过几例发生于年轻非洲裔美国人的结膜黑色素瘤病例,病变具有相对侵袭性。

　　Shields CL, Markowitz JS, Belinsky l, et al. Conjuctival melanoma. Outcomes based on tumor orgin in 382 consecutive cases. Ophthalmology 2011; 118; 389–395.

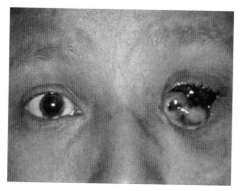

图 40.31　年轻女性患者,非洲裔美国籍,可见结膜巨大黑色素瘤,该肿物已生长数年

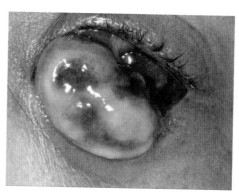

图 40.32　图 40.31 病例特写,可见左眼多结节深棕色肿块,完全覆盖角膜和眼睑

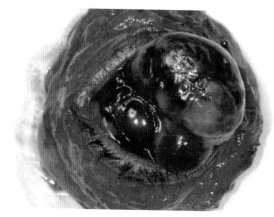

图 40.33　眶内容摘除术后标本可见巨大的黑色素瘤

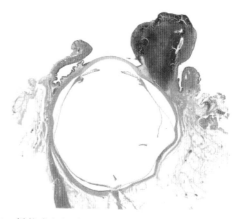

图 40.34　低倍率组织病理学检查可见眼球和起自结膜与前部眼眶的带蒂肿物(HE×2)

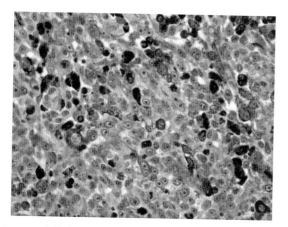

图 40.35　高倍率组织病理学检查可见紧密排列的上皮样黑色素细胞,部分含色素,部分不含色素(HE×150)

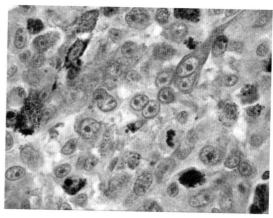

图 40.36　高倍率组织病理学检查可见未分化的黑色素瘤细胞,伴有突出的核仁,双核细胞,及活跃的有丝分裂相(HE×250)

葡萄膜黑色素瘤侵入眼眶

在少数情况下,葡萄膜黑色素瘤可侵入眼眶,常在确诊后很长时间发生,这种情况在 *Atlas of Intraocular Tumors* 一书中也有讨论。
Shields CL, Shields JA, Yarian DL, et al. Intracranial extension of choroidal melanoma via the optic nerve. Br J Ophthalmol 1987; 71: 172–176.

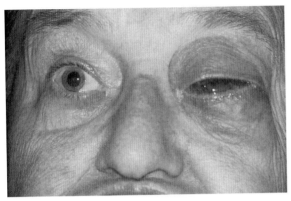

图 40.37　患者女性,62 岁,面部外观像,因视网膜中央静脉阻塞继发青光眼接受药物及睫状体冷凝治疗,逐渐出现突眼及疼痛

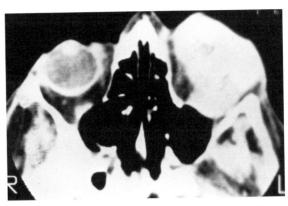

图 40.38　图 40.37 病例,眼眶 CT,可见眼球及整个眶内布满实性肿物。通过下睑结膜穹隆行细针穿刺活检诊断为黑色素瘤,遂行眶内容摘除术

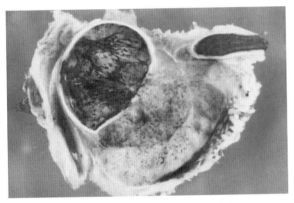

图 40.39　图 40.37 病例,眶内容摘除术后标本矢状切面。可见黑色素瘤充满整个眼球及眼眶并取代视神经。最终证实此肿瘤为黑色素瘤,主要由上皮样黑色素瘤细胞构成

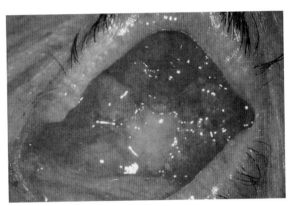

图 40.40　患者女性,因"晶体溶解性青光眼"行白内障手术数年,现患者眼球表面出现弥漫的多结节的无黑色素肿块

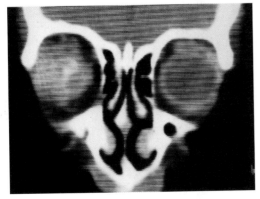

图 40.41　图 40.40 病例,眼眶 CT 冠状位可见弥漫性实性肿物环绕眼球生长

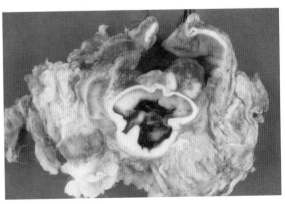

图 40.42　眶内容摘除术后标本可见弥散生长的无色素性睫状体黑色素瘤,并向眼球外大范围生长

● 巨大的脉络膜黑色素瘤侵入眼眶

Ghassemi F, Palamar M, Shields CL, et al. Black tears（melanodacryorrhea）from uveal melanoma. Arch Ophthalmol 2008；126（8）：1166–1168.

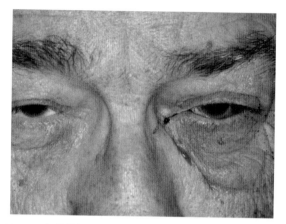

图 40.43　患者男性，71 岁，白种人，发现眼泪中有黑色物质

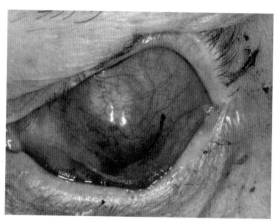

图 40.44　图 40.43 病例，眼球表面可见疑似黑色素瘤的深色肿块。眼底镜下发现巨大的脉络膜黑色素瘤向巩膜外延伸

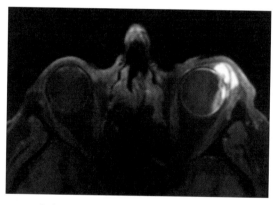

图 40.45　患者眼眶轴位 MRI 成像，可见眶内增强的黑色素瘤并向眶内侵犯

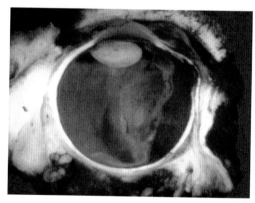

图 40.46　此患者行眶内容物摘除术后，可见巨大的眼内黑色素瘤

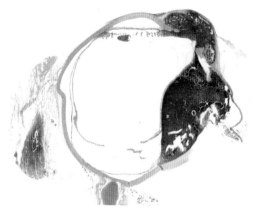

图 40.47　低倍镜下组织病理学检查，可见葡萄膜及继发的眶内黑色素瘤（HE×2）

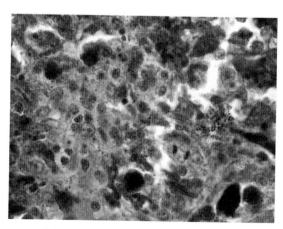

图 40.48　高倍镜下组织病理学检查，可见未分化的上皮样黑色素瘤细胞伴有丝分裂相（HE×200）

视网膜母细胞瘤侵入眼眶

　　视网膜母细胞瘤偶可大范围侵袭眼眶组织，这在一些医疗条件先进的国家非常少见，但是在一些医疗条件落后的地区却相当常见。视网膜母细胞瘤行眶内容摘除术后预后较差，死亡率较高。这种情况在 *Atlas of Intraocular Tumors* 一书中已有讨论。

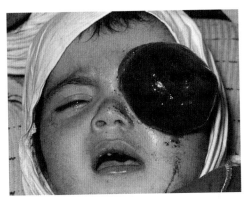

图 40.49　中东患儿，可见巨大的视网膜母细胞瘤向眼外扩展（Hormoz Chams，MD 供图）

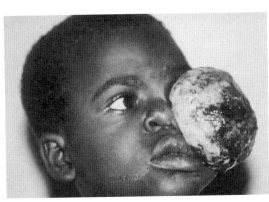

图 40.50　非洲患儿，可见巨大的视网膜母细胞瘤向眼外扩展（Armed Forces Institute of Pathology，Washington，DC 供图）

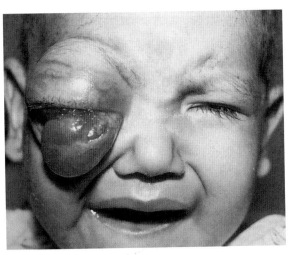

图 40.51　拉丁美洲患儿，可见明显的视网膜母细胞瘤向眼眶扩展（Imelda Pifano，MD 供图）

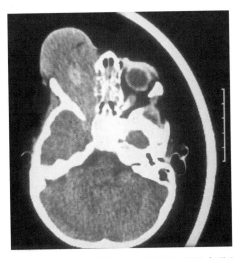

图 40.52　图 40.51 病例，轴位 CT 可见巨大的眼内及眶部肿瘤

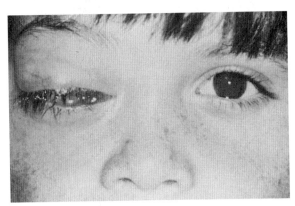

图 40.53　患儿男性，10 岁，眼眶广泛肿胀，既往于外院因视网膜母细胞瘤行眼球摘除术

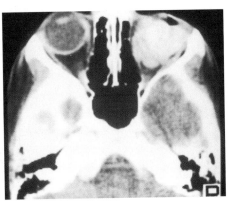

图 40.54　图 40.53 病例，眼眶轴位 CT 扫描，可见眼眶植入物周围有巨大的视网膜母细胞瘤包绕

● 巨大的未识别的视网膜母细胞瘤侵入眼眶

Shields CL, Schoenfeld E, Kocher K, et al. Lesions simulating retinoblastoma（pseudoretinoblastoma）in 604 cases. Ophthalmology 2013；120：311–316.

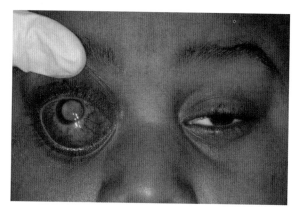

图 40.55   患儿男性，6 岁，未明确的视网膜母细胞瘤，误诊为 Coats 病并随诊 1 年，后怀疑为视网膜母细胞瘤最终转诊至我院

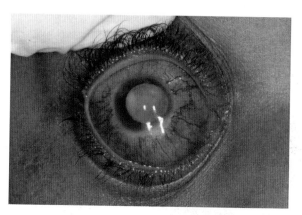

图 40.56   图 40.55 病例特写，可见患眼呈牛眼、充血、白瞳症

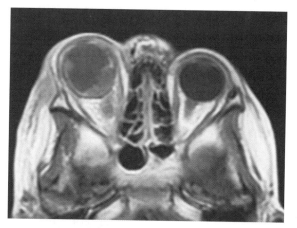

图 40.57   眼眶 MRI 可见眼球增大，眼内肿块向眶内蔓延，符合视网膜母细胞瘤向眶内侵犯的表现

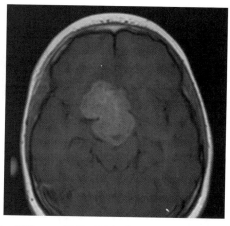

图 40.58   颅脑 MRI 图像可见颅内巨大肿块，怀疑视网膜母细胞瘤侵犯

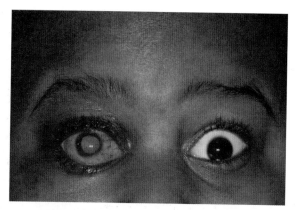

图 40.59   经过 2 周期化疗后可见患儿肿瘤明显缩小。患儿再次接受 12 个月的化疗，随后行放疗及眼球摘除术。3 年后随访，生存良好

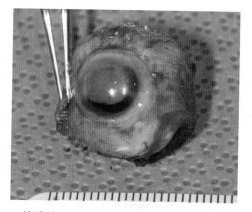

图 40.60   摘除的眼球已萎缩，并且组织病理学检查无肿瘤残余

● 鼻窦肿瘤侵入眼眶

鼻旁窦肿瘤,特别是起源于筛窦及上颌窦的肿瘤,可继发性侵入眼眶。虽然大多数为鳞状上皮肿瘤,但是肉瘤、骨瘤以及纤维骨瘤也可起源于鼻窦并向眼眶侵犯。与预期表现相同,筛窦肿瘤导致眼球向外移位,上颌窦肿瘤导致眼球向上移位。伴有眼眶侵袭的鳞状细胞癌,需要与耳鼻喉科医生联合进行手术切除,并进行适当的放疗及化疗。

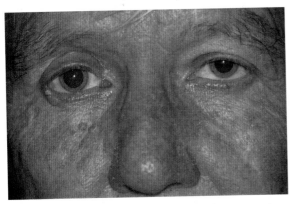

图 40.61　患者男性,68 岁,上颌窦肿瘤有轻微眼眶内蔓延,左眼球轻微上移

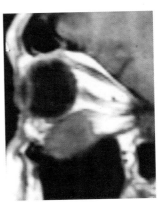

图 40.62　图 40.61 病例,眼眶 MRI 矢状位 T1 加权像,可见起源于上颌窦顶部肿瘤向眶内软组织生长

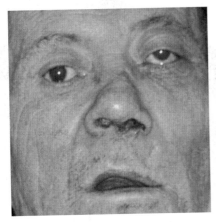

图 40.63　患者男性,80 岁,上颌窦肿瘤向眼眶明显蔓延,左眼球上移

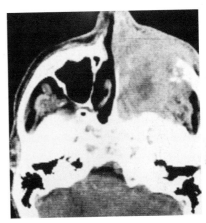

图 40.64　图 40.63 病例,眼眶轴位 CT 扫描,可见上颌窦内巨大的新生物

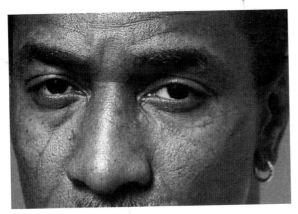

图 40.65　患者男性,46 岁,筛窦肿瘤向眼眶蔓延,左眼球轻微向外侧移位

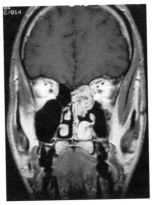

图 40.66　图 40.65 病例,眼眶冠状位 MRI,可见左侧筛窦及鼻腔内肿块并向眶内侧侵犯

● 鼻咽肿瘤侵入眼眶

　　鼻咽肿瘤也可继发性的侵入眼眶。幼年性血管纤维瘤是一种不常见的肿瘤,常发生于年轻男性,且具有局部侵袭性,但不向远处转移。鼻咽肿瘤最常见,但也有其他一些肿瘤可表现为相似的侵袭性行为。该部位的肿瘤可侵及多条脑神经。鼻腔神经胶质瘤是一种神经源性的肿瘤,起源于鼻腔顶壁的嗅觉上皮。

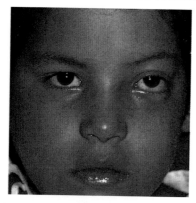

图 40.67　患儿女性,7岁,鼻咽部血管纤维瘤,左眼突出并向上移位,随后手术取出一巨大的血管状肿物(Robert Levine 博士供图)

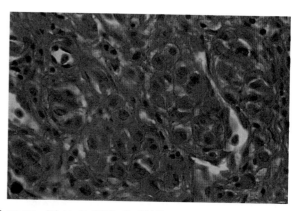

图 40.68　图 40.67 病例,术后肿物组织病理学检查,可见血管性肿物,伴有卵圆形及梭形细胞

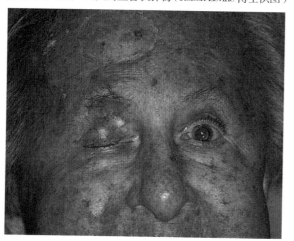

图 40.69　患者女性,84岁,鼻咽癌侵犯右眼眶,表现为右眼上睑下垂伴眼球运动功能障碍

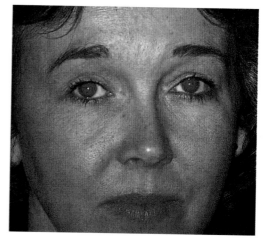

图 40.70　患者女性,39岁,鼻腔神经胶质瘤致左眼突眼

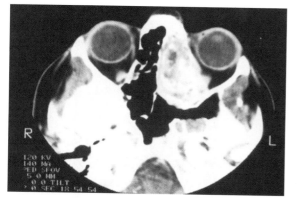

图 40.71　图 40.70 病例,眼眶 CT 轴位,可见一巨大的形状不规则肿瘤侵犯鼻腔及眶内壁

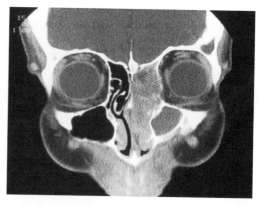

图 40.72　图 40.70 病例,眼眶 CT 冠状位,可见一弥漫的鼻咽部肿瘤

(刘洪雷　译)

第 41 章

眶部肿瘤的手术治疗

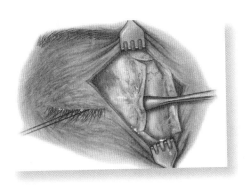

　　关于眶部肿瘤和假瘤手术方法的详细描述,已经在本书多处讨论(1~5)。眼球摘除术在 *Atlas of Intraocular Tumors* 一书中有所介绍,本章节不再赘述。本文通过图片的方法简述了细针穿刺活检(fine needle aspiration biopsy, FNAB)、结膜入路、皮肤入路及眶内容摘除术的适应证及手术方法(1~5)。一般情况下,界限明确的肿瘤应在完整切除后活检,但弥散且界限不明确的肿瘤应行部分切除后活检。诊断方法的选择很大程度上依赖于影像学检查,并且依据病变的大小、位置及疑似诊断的不同而异。大多数情况下,行眼眶穿刺活检或针对眶前段的小病变可采用局部麻醉,而对于眶中部及眶深部体积较大的病变,最好行全身麻醉。

细针穿刺活检术

FNAB 是在特定病例中获得诊断的一种有效方法（1）。此方法常用于眼眶淋巴瘤的明确诊断，或对于已知患有系统性淋巴瘤或原发性肿瘤的病例，确定其有无眶内转移灶。如果疑似诊断为淋巴瘤或者转移性肿瘤，并且无已知系统性恶性肿瘤，通常进行肿物部分切除或完整切除后活检，提供更多的病灶组织，便于进一步行组织病理学检查。对于局限性眶部肿瘤，一般行完整切除术而不选择穿刺活检。本文通过图片示例说明 FNAB 的适应证。

对于眶部肿瘤有多种 FNAB 方法。持握式穿刺枪可使用 25G 或 22G 口径穿刺针。如果眶内病变在皮肤表面即可触及，可将穿刺针直接刺入肿块内，再将肿瘤细胞抽吸至针孔内。一种相似技术也可用于 FNAB，该技术通常用于眼内肿瘤，通过一根 25mm 长的塑料管将探针针头与 10cc 注射器连接，引导探针刺入病变部位并将肿瘤细胞吸至针孔内。

将肿瘤细胞成功收集至注射器后，有两种涂片方法以进行细胞病理学染色。一种方法是快速将注射器中的细胞推于玻片上，用另一玻片将细胞推开涂匀以进行染色。第二种方法，将穿刺针置入含有细胞固定液的玻璃瓶中，并立即将固定液吸入注射器中。病理学家更倾向于第二种方法，此方法可将穿刺针内的肿瘤细胞组织浸入固定液中，然后立即将注射器转交至病理科，以便及时进行细胞病理学检查。将上述溶液通过微孔过滤技术离心后可使细胞得到更高的显出和分布，利于病理组织学研究。

结膜入路

对于眶前部肿瘤,经结膜入路手术是最佳方式。此方法通常可以缩短手术时间,并且避免了皮肤切口及缝合过程。作者通常使用此方法治疗眼眶前段的局限性肿瘤,这些肿瘤多为良性,例如海绵状血管瘤、神经鞘瘤及软组织皮样囊肿。行角膜缘后或下穹隆结膜切口,并用剪刀分离 Tenon 囊。用尼龙线牵引 2~3 条直肌以旋转眼球。使用分离剪、棉签或骨膜剥离器钝性分离至暴露肿瘤,并尽可能完整切除肿瘤(切除活检)。应当谨慎切断眶内任何结构,以避免切断肌肉、神经及血管。

当由颞下方结膜入路时,应注意辨别下斜肌并使用橡皮管保护下斜肌。对于颞上方病变,应注意辨别上斜肌并保护其不受损伤。对于眶前部鼻侧病变,可经泪阜入路,于泪阜颞侧做一垂直切口可充分暴露肿物。可直接切除或者在冷冻技术辅助下切除肿瘤。切除肿瘤后,可使用 7-0 可吸收线缝合,结膜囊内涂抗生素或糖皮质激素类眼膏,眼垫遮盖术眼。术后第一天拆除眼垫,并进行视力、瞳孔及眼球运动功能检查。

皮肤入路

皮肤入路方式可以更好的暴露术野,其适用于较大的、眶深部肿瘤,对于侵犯眶部泪腺的肿瘤同样适用。根据轴位、冠状位影像学检查明确病变的大小、位置,可选择颞上、鼻上、颞下、鼻下或直接在鼻侧做切口。延皮肤切口做皮下局部浸润麻醉,同时联合使用肾上腺素可达到更好的止血效果。在肿瘤所在象限,用 4-0 丝线经结膜缝合牵引直肌,需确保牵引线在整个手术过程中均可见。

皮肤切口完成后,是否选择经眶隔或是经骨膜入眶内,这取决于影像学检查及术中所见。眶前段病变可通过眶隔入眶,眶中段及后段病变则通过骨膜入眶。在分离眶内软组织时,尽可能采取钝性分离。经眶隔入眶后,轻柔的分离眶内脂肪,明确附近眼外肌后,用缝线或橡皮条带牵引眼外肌,以便将肿瘤直接切除。

选择骨膜外途径入路时,通过皮肤切口,距眶缘外约 3mm 处切开骨膜,应用骨膜剥离器分离眶骨膜,需注意应充分向眶后部分离。由于此种方法是在骨膜外平面进行,所以可以在最大程度上减少出血,并且可防止过早暴露眶内脂肪。用剪刀切开眶骨膜后,肿瘤区域的眶脂肪就会暴露出来。然后将肿瘤周围慢慢分离并小心的切除肿瘤。完成止血后,使用可吸收缝线缝合皮下组织及皮肤。我们一般使用 5-0 可吸收线缝合骨膜,用 6-0 可吸收线缝合皮肤。抗生素软膏涂抹切口并用敷料包扎 1~2 天。对于存在肿胀和出血风险的患者,要在术后第一天进行专科检查。对于一些术中操作较少和对眶内组织干扰相对较少的患者,可以等 2~3 周后再进行复查。

无论使用何种手术方法,最好是在不损伤眶内重要结构(例如眼外肌、视神经)的前提下完整切除肿瘤。对于非局限性的或体积较大的肿瘤,可在必要时分块切除病变。如果诊断不明确或存在眶内残余肿瘤,可在术中进行冰冻切片病理检查,以决定是否在终止手术前扩大范围切除更多病变。对于放疗敏感的恶性肿瘤,如淋巴瘤和转移瘤,可不必完全切除肿瘤。而对放疗不敏感的恶性肿瘤,应尽可能完整切除全部肿瘤。

眶内容摘除术

　　眶内容摘除术通常适用于葡萄膜黑色素瘤侵犯眶内、原发于眼睑或结膜的恶性肿瘤侵犯眶内,以及某些原发于眼眶的恶性肿瘤。根据病情,可采用保留眼睑的眶内容摘除术(4,5)。全身麻醉诱导后,用无菌马克笔于皮肤切口行360°划线标记。如果肿瘤累及眼睑而无法保留眼睑,标记线应高于眼睑低于眉毛。如需保留眼睑,则应围绕睫毛行360°划线标记。

　　将局麻药物和肾上腺素沿皮肤切口进行皮下注射麻醉,可以达到更好的止血效果。切开皮肤后向下分离至骨膜。对于保留眼睑的眶内容摘除术,将皮肤及眼轮匝肌从睑板上分离至骨膜,注意保留皮瓣以用于之后的缝合关闭。对于不保留眼睑的眶内容摘除术,直接分离皮下组织至眶缘。360°切开骨膜后暴露眶骨,用骨膜剥离器将骨膜从眶骨上向眶尖方向尽量往深处分离。用视神经剪深入眶内到达眶尖,"盲剪"视神经、肌肉及邻近组织,切断后将眼球和其他眶内容向前牵拉并去除。立即用纱布填塞眶腔止血。

　　如果行保留眼睑的眶内容摘除术,使用5-0可吸收线缝合皮下组织切口,用6-0可吸收线缝合关闭眼睑皮肤切口。如果行不保留眼睑的眶内容摘除术,眶腔可用纱布填塞,以便形成肉芽组织,也可通过植皮或者旋转肌皮瓣方法填充缺损区域。

Selected References

1. Shields JA. Basic principles of management. In: Shields JA, ed. *Diagnosis and Management of Orbital Tumors*. Philadelphia, PA: WB Saunders; 1989:47–66.
2. Rootman J, Stewart B, Goldberg RA. *Orbital Surgery. A Conceptual Approach*. Philadelphia, PA: Lippincott Raven; 1995.
3. Dutton J. *Atlas of Oculoplastic and Orbital Surgery*. Philadelphia, PA: Lippincott Williams and Wilkins; 2013.
4. Shields JA, Shields CL, Suvarnamani C, et al. Orbital exenteration with eyelid sparing: indications, technique and results. *Ophthalmic Surg* 1991;22:292–297.
5. Shields JA, Shields CL, Demirci H, et al. Experience with eyelid-sparing orbital exenteration. The 2000 Tullos O. Coston Lecture. *Ophthal Plast Reconstr Surg* 2001;17: 355–361.

● 眼眶手术：手术器械以及结膜入路

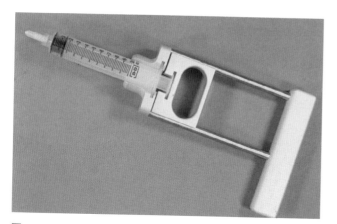

图 41.1　用于眶部肿瘤细针穿刺活检的穿刺器械

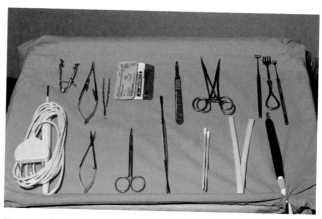

图 41.2　用于眼眶手术的器械托盘

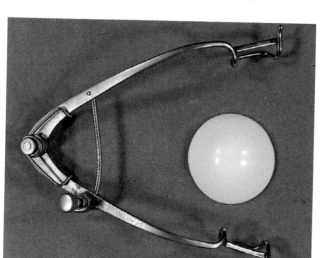

图 41.3　用于眼眶手术的开睑器和角膜保护器

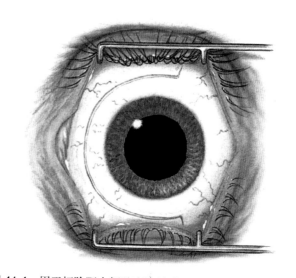

图 41.4　用于切除眶内侧肿瘤的结膜切口

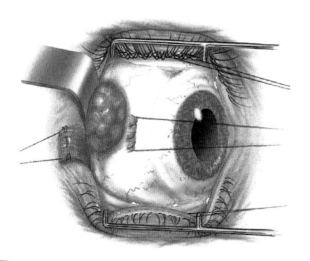

图 41.5　经结膜和 Tenon 囊切口暴露肿瘤。需要注意离断内直肌是为了更好的暴露肿物。一般情况下无需要离断

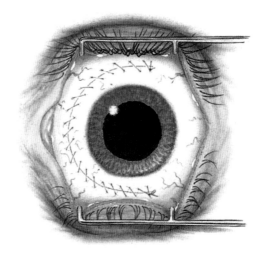

图 41.6　肿瘤切除后用可吸收线连续缝合

● 眼眶手术：鼻上方皮肤入路

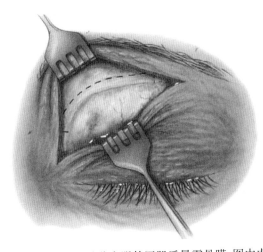

图 41.7　经皮肤切开并分离眼轮匝肌后暴露骨膜，图中虚线是骨膜切口

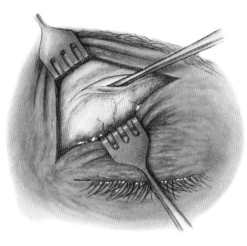

图 41.8　骨膜切开后，使用骨膜剥离器沿眶壁剥离骨膜暴露眶骨

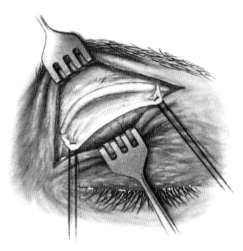

图 41.9　暴露眶周区域，准备切开入眶

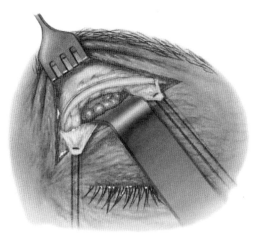

图 41.10　切开眶骨膜，分离眶内软组织，显示肿瘤已切除

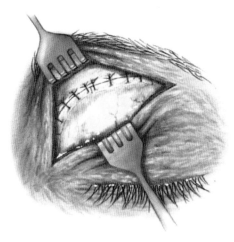

图 41.11　眶肿瘤切除后，使用 5-0 可吸收缝线间断缝合骨膜

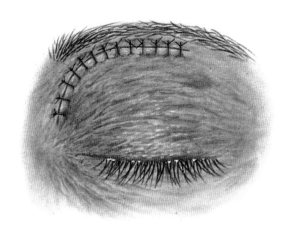

图 41.12　使用 6-0 可吸收线间断缝合眶周皮肤

● 眼眶手术:颞上方皮肤入路

对于一些较易获取的肿瘤,可通过此入路进行切除,从而避免骨切开术。

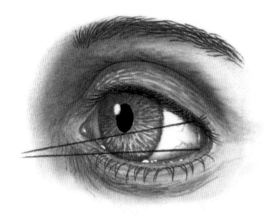

图 41.13　首先,于外直肌做牵引线以便术中牵拉及识别肌肉

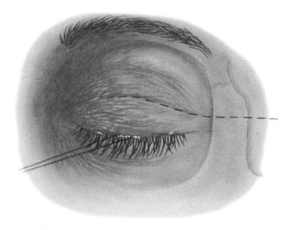

图 41.14　图中虚线表示沿眼睑皮纹的切口位置,行颞上方眶切开术

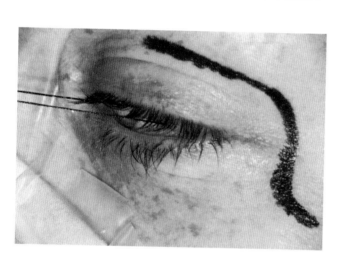

图 41.15　用马克笔标记颞上方眶切开术的切口位置

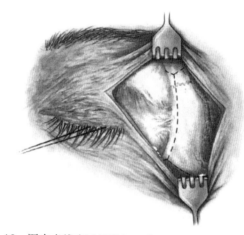

图 41.16　图中虚线表示骨膜切口位置

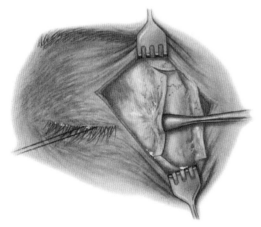

图 41.17　如图所示,皮肤、眼轮匝肌及眶骨膜已切开,并用骨膜剥离器将骨膜和眶壁分离

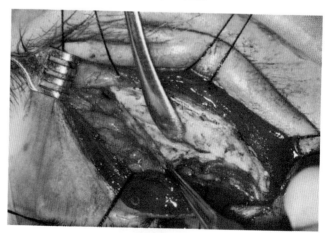

图 41.18　图片显示术中使用骨膜剥离器。当把骨膜从眶骨分离后,必须决定是切开骨膜摘除肿瘤,还是进一步行骨切开术(Kronlein)以便更好地暴露肿瘤

● 眼眶手术：颞上方皮肤入路

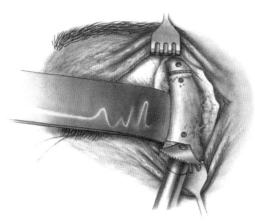

图 41.19　如决定行骨切开术，在骨缘钻四个孔以便之后的重建，在两个孔之间使用电锯切开眶骨

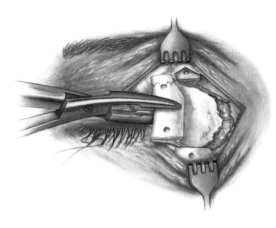

图 41.20　骨瓣已成型并用咬骨钳取下

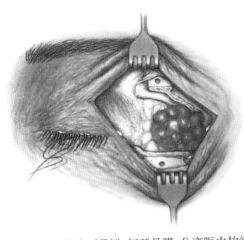

图 41.21　用咬骨钳取下骨瓣，切开骨膜，分离眶内软组织后暴露肿瘤

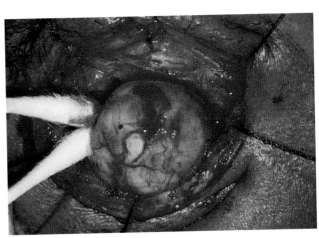

图 41.22　用棉签在肿瘤周围进行钝性分离，也可用骨膜剥离器在肿瘤和周围软组织之间进行分离

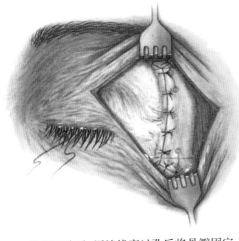

图 41.23　肿瘤切除后，用缝线穿过孔后将骨瓣固定，并用缝线缝合骨膜

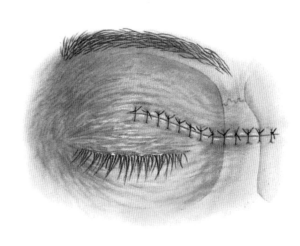

图 41.24　用 6-0 缝线间断缝合皮肤切口

● 眼眶手术：眶内容摘除术

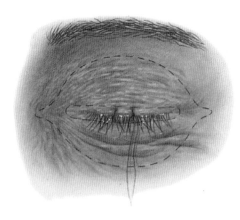

图 41.25　术前决定是保留眼睑还是不保留眼睑是非常重要的。图片中外侧虚线表示不保留眼睑的眶内容摘除术切口；内侧的睫毛外缘的虚线表示保留眼睑的眶内容摘除术切口

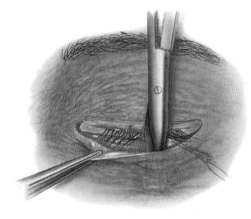

图 41.26　图片示保留眼睑的眶内容摘除术的眼睑切口，360°分离皮肤至眶缘骨膜

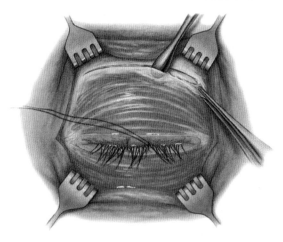

图 41.27　360° 暴露眶骨膜，并用骨膜剥离器将骨膜从眶骨分离

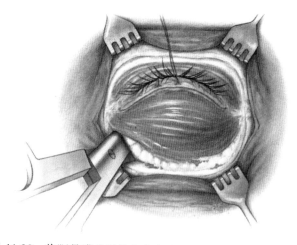

图 41.28　将眶骨膜从眶骨上完全分离且深达眶尖，用长剪刀从眶骨和眶骨膜之间伸入眶内，用于切断视神经、眼外肌及邻近组织，确保大部分清除的眶内容物位于骨膜内

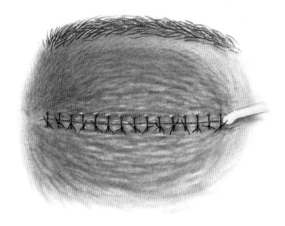

图 41.29　眶尖止血后，将上、下睑缝合并在内部放置引流条

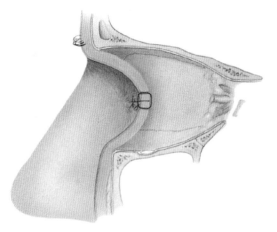

图 41.30　使用 5-0 可吸收线缝合上、下睑后的侧面观

● 眶内容摘除术后赝复体技术

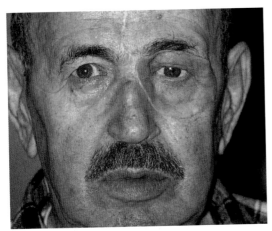

图 41.31　老年男性,左侧眼眶胶黏赝复体,此患者既往因眼睑基底细胞癌侵犯眶内行左眼眶不保留眼睑的眶内容摘除术

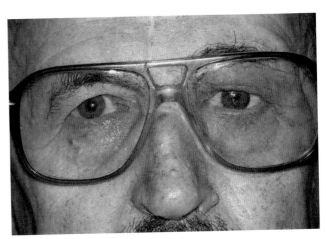

图 41.32　图 41.31 示病例患者佩戴眼镜照片

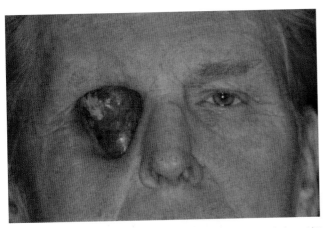

图 41.33　男性患者,因泪腺腺样囊性癌行眶内容摘除术,面部外观像

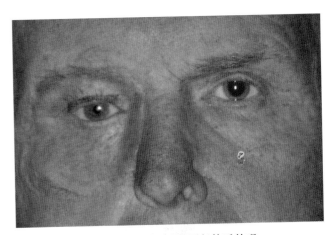

图 41.34　图 41.33 病例,植入胶黏赝复体后外观

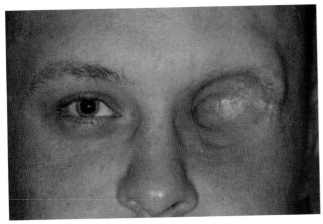

图 41.35　年轻男性患者,行保留眼睑的眶内容摘除术,术后外观像

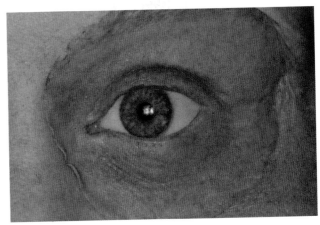

图 41.36　左眼眶植入胶黏赝复体后特写

眶内容摘除术：美容修复

　　眶内容摘除术后，不同患者对美容修复的要求不同。有些患者倾向于简单的佩戴眼罩，有些患者佩戴磨砂眼镜，有些患者佩戴赝复体。以下图片展示了这些不同的修复方式。

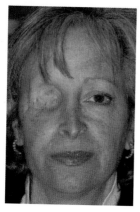

图 41.37　因泪腺腺样囊性癌侵犯眶内行眶内容摘除术，术后愈合良好

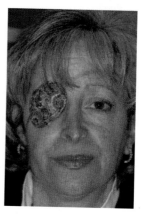

图 41.38　佩戴定做的海盗眼罩达到美容修复的目的，该眼罩配有和皮肤颜色一致的松紧带

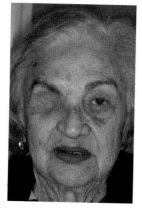

图 41.39　因眼睑皮脂腺癌侵犯眶内行眶内容摘除术，术后愈合良好

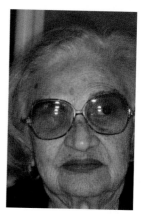

图 41.40　具有美容修复效果的磨砂眼镜

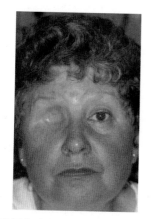

图 41.41　因结膜黑色素瘤侵犯眶内行眶内容摘除术，术后愈合良好

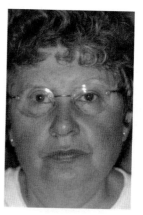

图 41.42　具有美容效果的胶黏赝复体

（刘洪雷　译）

Note: Figures are noted with a page number first succeeded by the notation for the specific figure in italic numerals: for example, figure 1–27 on page 3 is shown as 3: 1–27.

29档